Matthias Egger, Oliver Razum, Anita Rieder (Hrsg.)
Public Health *kompakt*
De Gruyter Studium

Matthias Egger, Oliver Razum und
Anita Rieder (Hrsg.)

Public Health
kompakt

Projektleitung
Lotte Habermann-Horstmeier

4., aktualisierte und erweiterte Auflage

DE GRUYTER

Herausgeber
Prof. Dr. med. Matthias Egger
Universität Bern
Institut für Sozial- und Präventivmedizin
Mittelstrasse 43
CH – 3012 Bern

Prof. Dr. med. Oliver Razum
Universität Bielefeld
Fakultät für Gesundheitswissenschaften
Postfach 10 01 31
33501 Bielefeld

Univ.-Prof. Dr. med. Anita Rieder
Medizinische Universität Wien
Zentrum für Public Health
Kinderspitalgasse 15
A – 1090 Wien

Projektleitung
Dr. med. Lotte Habermann-Horstmeier
Villingen Institute of Public Health
Klosterring 5
78050 Villingen-Schwenningen

Das Buch enthält 133 Abbildungen und 66 Tabellen.

ISBN: 978-3-11-067354-8
e-ISBN (PDF): 978-3-11-067370-8
e-ISBN (EPUB): 978-3-11-067375-3

Library of Congress Control Number: 2020950606

Bibliografische Information der Deutschen Nationalbibliothek
Die Deutsche Nationalbibliothek verzeichnet diese Publikation in der Deutschen Nationalbiblio-
graphie; detaillierte bibliografische Daten sind im Internet über http://dnb.d-nb.de abrufbar.

© 2021 Walter de Gruyter GmbH, Berlin/Boston
Einbandabbildung: PeopleImages / E+ / Getty Images
Satz/Datenkonvertierung: L42 AG, Berlin
Druck und Bindung: CPI books GmbH, Leck

www.degruyter.com

Geleitwort von ao. Univ.-Prof. Dr. Herwig Ostermann

Über weite Strecken wird im Medizinstudium ein individualmedizinischer Blick auf Gesundheitsrisiken und -probleme eingenommen. Public Health erweitert dieses Blickfeld um populationsbezogene Sichtweisen und gesellschaftliche Einflussfaktoren. Dieses Feld entwickelt sich stetig, zuletzt sind Globalisierung und Klimawandel, soziale Ungleichheit, die demografisch bedingten Änderungen im Krankheitsspektrum zunehmend in den Fokus dieser multidisziplinären Wissenschaft gerückt. In der Theorie analysiert Public Health epidemiologisch fassbare Risikostrukturen, Verursachungszusammenhänge und Bewältigungsstrategien. In der (politischen) Praxis sollten diese Erkenntnisse in allen gesundheitsrelevanten Handlungsfeldern Berücksichtigung finden. Kaum jemand, der im Gesundheitswesen tätig ist, kann sich dieser Dimension entziehen.

Gerade in Zeiten einer Pandemie haben wir zuletzt gesehen, dass ein breiter und umfassender Blick auf das Geschehen notwendig ist. Neben der Rettung einzelner Menschenleben geht es auch um Maßnahmen zur Eindämmung der Ausbreitung der Erkrankung und zum Schutz des Lebens von Vielen. Dabei rücken zwangsläufig auch Fragen der Angemessenheit von Maßnahmen sowie ihrer Folgen für die Gesellschaft in den Fokus. Es gilt, Kollateralschäden wie weitere Verschärfungen der sozialen und gesundheitlichen Ungleichheit sowie physische und psychische Langfristschäden zu verhindern. Public Health übernimmt hier eine wichtige Sichtweise und Aufgabe. Dazu braucht es neben der Medizin eine Vielzahl von Disziplinen und Methoden – u. a. Epidemiologie, Gesundheitsökonomie, Gesundheitssystem- und Versorgungsforschung, Prävention und Gesundheitsförderung, Soziologie, Psychologie, Gesundheitskommunikation sowie Ethik.

Das Lehrbuch Public Health *kompakt*, nun in der 4. Auflage erschienen, gibt einen ausgezeichneten Überblick über die Konzepte und Handlungsfelder von Public Health und einen spannenden Einstieg in die Welt der Bevölkerungsgesundheit.

ao. Univ.-Prof. Dr. Herwig Ostermann
Geschäftsführer Gesundheit Österreich GmbH, Wien

https://doi.org/10.1515/9783110673708-201

Geleitwort von Prof. Dr. Lothar H. Wieler

„Public Health *kompakt*"

Public Health, verstanden als die öffentliche Sorge um die Gesundheit aller, ist ein sehr dynamisches Gebiet. Allein die Frage, welche Akteure welchen Beitrag zu wessen Gesundheit leisten können oder auch sollen, ist aktuell in Deutschland heiß diskutiert. Das spiegelt sich auch in der Weiterentwicklung dieses Buches von der ersten über die zweite bis hin zur aktuell vorgelegten dritten Ausgabe wider. Nicht nur, dass die große Nachfrage erfreulicherweise eine Neuauflage erforderlich gemacht hat, auch die Rahmenbedingungen für Public Health unterliegen einem stetigen Wandel.

So werden neuere Konzepte von Public Health in dieses Buch aufgenommen und diskutiert. Die zunehmende Globalisierung von Gesundheitsrisiken bedingt, dass auch Public Health global gedacht und zu „Global Health" wird. Der zusätzliche, neue Aspekt, dass mit den großen Zuwanderungsströmen nach Europa in den letzten Jahren diese Globalisierung sozusagen vor der Haustür stattfindet, findet seinen Niederschlag. Die Themen Migration und Flucht, die Sorge um die Gesundheit Geflüchteter und erforderliche Maßnahmen sind neue Themen dieser Ausgabe. Im Zuge des demographischen Wandels und der Alterung der Gesellschaft gewinnt die Gesundheit bzw. die Gesunderhaltung im Lebensverlauf zentrale Bedeutung. Folgerichtig gibt es neu in dieser Ausgabe das Kapitel „Gesundheit im Verlauf des Lebens – Life Course Approach to Health".

Das europäische Regionalbüro der WHO definiert 10 zentrale Handlungsfelder von Public Health, die folgende Aspekte umfassen: Die Surveillance von Gesundheit und Lebensqualität in der Bevölkerung, die Befähigung zu raschen Reaktionen bei Gesundheitsgefahren und Notlagen, den Gesundheitsschutz unter Einschluss von Umwelt, Arbeitsleben und Lebensmittelsicherheit, die Gesundheitsförderung unter Berücksichtigung sozialer Determinanten mit dem Ziel der Herstellung gesundheitlicher Chancengleichheit, Krankheitsprävention und -früherkennung, die Wahrnahme von Steuerungsfunktionen im Bereich Gesundheit, die Sicherstellung einer nachhaltigen Organisation und Finanzierung, eine (angewandte) Public-Health-Forschung, eine wissensbasierte Politikberatung und die Ausbildung von Public-Health-Akteuren in ausreichender Zahl und Kompetenz. Insbesondere zu Letzterem leistet dieses Buch einen hervorragenden Beitrag, indem das Basiswissen, sozusagen das Handwerkszeug von Public Health, aktuell vermittelt wird.

Für alle 10 zentralen Handlungsfelder von Public Health trifft dieses Buch Aussagen, gibt Informationen und Anleitungen zum Handeln. Und das umfasst weit mehr als rein medizinische Aspekte, was zur Folge hat, dass auch der Adressaten- und Leserkreis dieses Buches immer größer wird. Es sind schon lange nicht mehr nur Mediziner oder Medizinstudenten, denn Public Health ist multi- und interdisziplinär und braucht ein Netzwerk ganz vieler Akteure. In diesem Sinne freue ich mich

https://doi.org/10.1515/9783110673708-202

über diese aktuelle dritte Auflage des „Public Health *kompakt*" und wünsche den Herausgebern, dass recht bald eine weitere, vierte folgen muss.

Prof. Dr. Lothar H. Wieler
Präsident
Robert Koch-Institut, Berlin

Geleitwort von Pascal Strupler

Was auch immer der Antrieb sein mag, Medizin zu studieren oder sich einem Gesundheitsberuf hinzuwenden – früher oder später wird sich Ihr Tätigkeitsfeld einengen – auf ein Spezialgebiet, auf eine Altersgruppe, auf ein einziges Organ, eine einzelne Krankheit. Selbst wenn Sie sich der Breite der Hausarztmedizin zuwenden sollten, wird immer ein größerer oder kleinerer Teil des Gesundheitswesens im toten Winkel Ihres Blickfeldes liegen.

Der Trend zu thematischer Fokussierung bringt gewiss große und notwendige Fortschritte auf jedem Gebiet, auch in der Medizin. Er ist aber eng verwoben mit den Gefahren jeder monothematischen Ausrichtung: Zusammenhänge werden leicht übersehen, kritische Fragen überhört, Ursachen am falschen Ort gesucht, wichtige Einflüsse unterschätzt.

Umso notwendiger ist – gerade beim Einstieg in die medizinische Berufsausbildung – eine Rundumsicht auf das, was Gesundheit ausmacht und Krankheit zu vermeiden vermag, auf die Versorgung der Gesamtbevölkerung mit gesundheitsfördernden oder -erhaltenden Diensten. Es ist das große Verdienst dieses Buches, einen strukturierten, stringenten und spannenden Einblick in die Welt der öffentlichen Gesundheitsbelange zu vermitteln und zur Vertiefung breiterer Kenntnisse anzuregen.

Public Health steht für Gesundheitsbestreben im weiteren, gesellschaftlichen, gesellschaftspolitischen Sinn. Sie steht auch für die Erkenntnis in die Notwendigkeit zur Zusammenarbeit aller beteiligten Akteure im Interesse der öffentlichen Gesundheit. Damit richtet sich das Buch selbstverständlich nicht nur an das klassische Gesundheitspersonal. Public Health ist – hoffentlich – auch der Anspruch der Gesundheitspolitik auf optimale Berücksichtigung der Gesundheit in allen Bereichen der Politik. Insofern ist die Lektüre auch für all jene empfehlenswert, die sich mit dem Blick aufs Ganze im gesundheitspolitischen Umfeld bewegen, oder dort etwas bewegen wollen.

Pascal Strupler
Ehem. Direktor des Bundesamtes für Gesundheit
Bern

https://doi.org/10.1515/9783110673708-203

Vorwort zur vierten Auflage

Seit der ersten Auflage im Jahr 2012 hat sich *Public Health kompakt* als Einführungstext für Studentinnen und Studenten der Medizin, der Pflegeberufe und anderer Gesundheitsberufe etabliert. Dies belegen die vielen positiven Rezensionen in den sozialen Medien und der Fachpresse: „Ideal zur Begleitung der Vorlesungen und zur Prüfungsvorbereitung", „Die Texte sind kurz, prägnant und leicht verständlich", „Die Publikation bietet umfangreiches und sehr gut aufbereitetes Wissen ..." oder „Ich hätte mir dieses Buch in meiner Studienzeit gewünscht".

Gut motiviert durch diese Kommentare haben wir die 4. Auflage in Angriff genommen. Unser Ziel war es, einige Lücken zu schließen sowie die Statistiken und Inhalte auf den neuesten Stand zu bringen.

Die SARS-CoV-2-Pandemie, deren zweite Welle wir zurzeit in der Schweiz, in Österreich und in Deutschland erleben, hat hierbei zu einigen Verzögerungen geführt. Die Pandemie wird in Kap. 9.3.3 und in Kap. 10.3 behandelt, mehrere Kapitel weisen zudem auf spezifische Aspekte der Pandemie hin. In der 5. Auflage von *Public Health kompakt* werden wir Bilanz ziehen. Aktuell sehen die Zahlen – insbesondere für die Schweiz – nicht gut aus. Wie die Abbildung zeigt, gelang es Deutschland bis zum Herbst 2020 am besten, die Anzahl der Neuinfektionen relativ niedrig zu halten.

Die weiteren Änderungen in der 4. Auflage im Überblick: Das Methodenkapitel wurde um die Themen Multimethoden-Studien (Mixed-Methods Studies), Routine-

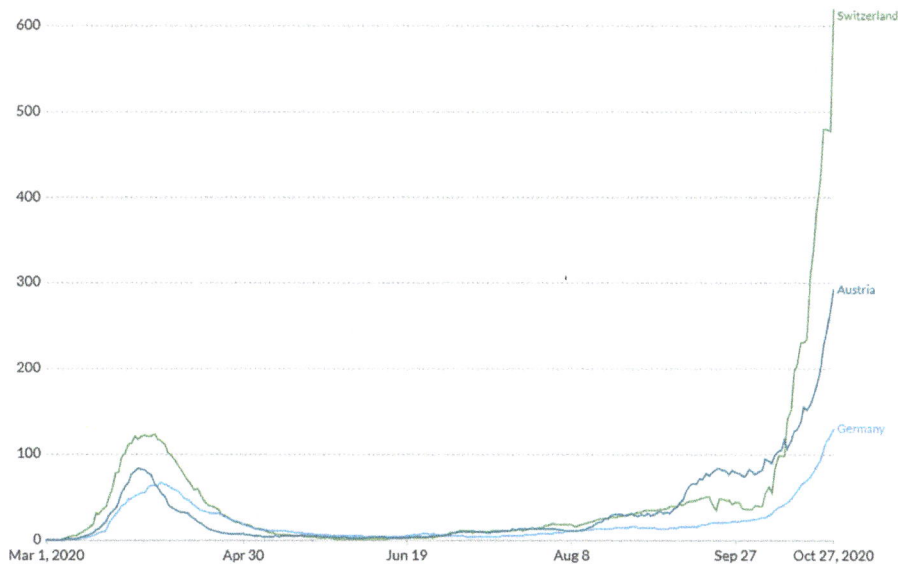

Anzahl der täglich bestätigten COVID-19-Fälle pro 1 Mio. Menschen. Dargestellt ist der gleitende 7-Tage-Durchschnitt. Quelle: Our World in Data.

https://doi.org/10.1515/9783110673708-204

daten und Langzeitstudien ergänzt (Kap. 2.4). Der Text über das deutsche Gesundheitssystem (Kap. 3.2.3) wurde von Beate Land neu geschrieben. In Kap. 5 wurden mehrere Tabellen zu gesundheitlichen Risikofaktoren und präventiven Maßnahmen in verschiedenen Altersstufen ergänzt. Kap. 6.1 (Klima) geht verstärkt auf die klimatischen, ökologischen und gesundheitlichen Folgen der Klimaerwärmung und Kap. 6.3 auf das One-Health-Konzept ein. Kap. 8.2 (Adipositas und Diabetes mellitus) wurde von Anita Rieder, Maria Wakolbinger und Alexandra Kautzky-Willer neu verfasst. In Kap. 9 wurde ein Abschnitt über Maßnahmen zur Erhöhung der Impfraten ergänzt.

Wir danken allen Autorinnen und Autoren für die vielen Aktualisierungen und Verbesserungen. Unser Dank gilt auch Frau lic. rer. pol. Annette Jamieson für die sorgfältige Durchsicht des Abschnitts über das Schweizer Gesundheitssystem (Kap. 3.2.1) und Herrn Philipp Steinmann für die Kommentare zum Kapitel über die ionisierende Strahlung (Kap. 6.5.2). Weiter sind wir dankbar für die Verbesserungsvorschläge, die uns aus der Leserschaft erreicht haben und freuen uns auf zukünftige Kommentare.

Lotte Habermann-Horstmeier hat auch diese 4. Auflage äußerst kompetent koordiniert und alle Texte mit der ihr eigenen Liebe zum Detail redigiert. Herzlichen Dank, Lotte!

Auch dieses Mal möchten wir auf die zum Lehrbuch gehörende Webseite (www. public-health-kompakt.de) hinweisen, wo sich eine Fülle von Angaben zu den verwendeten Quellen, zu weiterführender Literatur, Links zu relevanten Webseiten und zusätzliche Unterlagen befinden. Wir laden Sie herzlich ein, über diese Webseite Ihre Kritik und Anregungen zur 4. Auflage zu äußern. Das Buch hat in den letzten Jahren einige Seiten dazugewonnen, und es würde uns besonders interessieren, wo die nächste Auflage etwas gekürzt werden könnte. Public Health *kompakt* soll kompakt bleiben!

Matthias Egger, Oliver Razum, Anita Rieder
Oktober 2020

Inhaltsverzeichnis

Verzeichnis der Autorinnen und Autoren

Abel, Prof. Dr. phil. Thomas, PhD
Leiter der Forschungsgruppe „Social Environment"
Institut für Sozial- und Präventivmedizin
Universität Bern
Mittelstrasse 43, CH-3012 Bern

Bender, PD Dr. med. Dr. phil. Nicole, MSc
Universität Zürich,
Institut für Evolutionäre Medizin (IEM)
Winterthurerstrasse 190, CH-8057 Zürich

Berg-Beckhoff, Prof. Dr. biol. hum. Gabriele
Institut für Gesundheitswissenschaften
Abteilung zur Forschung in der Gesundheitsförderung
Universität Süd-Dänemark
Niels Bohr Vej 9–10, DK-6700 Esbjerg

Brzoska, Prof. Dr. PH Patrick, MSc EMPH
Lehrstuhl für Versorgungsforschung
Fakultät für Gesundheit/Department
für Humanmedizin
Universität Witten/Herdecke
Alfred-Herrhausen-Straße 50, D-58448 Witten

Dorner, Assoc.-Prof. Priv.-Doz. Dr. med. univ. Thomas E., MPH
Medizinische Universität Wien
Zentrum für Public Health
Abteilung für Sozial- und Präventivmedizin
Kinderspitalgasse 15, A-1090 Wien

Egger, Prof. Dr. med. Matthias, MSc FFPH DTM & H
Professor für Epidemiologie und Public Health
Institut für Sozial- und Präventivmedizin Universität Bern
Mittelstrasse 43, CH-3012 Bern

Fischer, Prof. Hubertus
Stellvertretender Abteilungsleiter der Abteilung Klima- und Umweltphysik,
Physikalisches Institut und Oeschger-Zentrum für Klimaforschung (OCCR)
Universität Bern
Sidlerstrasse 5, CH-3012 Bern

Fuchs, Prof. Dr. phil. Reinhard
Institut für Sport und Sportwissenschaft
Albert-Ludwigs-Universität Freiburg
Sandfangweg 4, D-79102 Freiburg

Fenner, Prof. Dr. med. Lukas, MSc DTMPH
Institut für Sozial- und Präventivmedizin
Universität Bern
Mittelstrasse 43, CH-3012 Bern

Gastmeier, Prof. Dr. med. Petra
Direktorin des Instituts für Hygiene und Umweltmedizin
Charité – Universitätsmedizin Berlin
Hindenburgdamm 27, D-12203 Berlin

Geyer, Prof. Dr. phil. Siegfried
Leiter der Forschungs- und Lehreinheit
Medizinische Soziologie an der Medizinischen Hochschule
Hannover OE 5420
Carl-Neuberg-Str. 1, D-30625 Hannover

Habermann-Horstmeier, Dr. med. Lotte, MPH
Leiterin des Villingen Institute of Public Health (VIPH)
Klosterring 5, D-78050 Villingen-Schwenningen

Haidinger, ao. Univ.-Prof. Dr. med. Gerald
FA für Sozialmedizin und Public Health
Abteilung für Sozial- und Präventivmedizin, Zentrum für Public Health
Medizinische Universität Wien
Kinderspitalgasse 15, A-1090 Wien

Hanzal, ao. Univ. Prof. Dr. med. Engelbert
Koordinator, Universitäts- Kontinenz- und Beckenbodenzentrum
Universitätsklinik für Frauenheilkunde
Medizinische Universität Wien
Währinger Gürtel 18–20, A-1090 Wien

Hoffmann, Prof. Dr. med. Barbara, MPH
Leitung Umweltepidemiologie,
Professor of Environmental Epidemiology
Institut für Arbeits-, Sozial- und Umweltmedizin,
Universitätsklinikum Düsseldorf
AG Umweltepidemiologie
Postfach 101007, D-40001 Düsseldorf

Hutter, OA Assoz. Prof. Priv.-Doz. Dipl.-Ing. rer. nat. tech. Dr. med. univ. Hans-Peter
Stellvertretender Leiter des Departments für Umwelthygiene und Umweltmedizin,
Zentrum für Public Health
Medizinische Universität Wien
Kinderspitalgasse 15, A-1090 Wien

Jahn, Prof. Dr. med. Albrecht, MSc, Dipl. Biol.
Heidelberger Institut für Global Health
Universitätsklinikum Heidelberg
Im Neuenheimer Feld 130/3, D-69120 Heidelberg

Kautzky-Willer, Univ.-Prof.in Dr.in Alexandra
Universitätsklinik für Innere Medizin III
Abteilung für Endokrinologie und Stoffwechsel
Medizinische Universität Wien
Währinger Gürtel 18–20, A-1090 Wien

Klien, Dr. med. Christine
Fachärztin für Arbeitsmedizin
ehem. Präsidentin der Österreichischen Gesellschaft für Arbeitsmedizin
vormals: Ölrainstr. 26b, A-6900 Bregenz

Kolip, Prof. Dr. phil. Petra
Leiterin der AG 4 Prävention und Gesundheitsförderung
Fakultät für Gesundheitswissenschaften
Universität Bielefeld
Postfach 100131, D-33501 Bielefeld

Kuehni, Prof. Dr. med. Claudia, MSc
Institut für Sozial- und Präventivmedizin
Leiterin des Bereichs Pädiatrische Epidemiologie
Universität Bern
Mittelstrasse 43, CH-3012 Bern

Künzli, Prof. Dr. med. Dr. phil. Nino
Leiter Abteilung Bachelor/Master/Doctorate, Department Education and Training (ET)
Schweizerisches Tropen- und Public Health-Institut Basel (Swiss TPH)
Ordinarius für Sozial- und Präventivmedizin der Universität Basel
Socinstrasse 57, CH-4051 Basel

Kundi, Ao. Univ.-Prof. Dr. Michael
Abteilung für Umwelthygiene und Umweltmedizin
Zentrum für Public Health
Medizinische Universität Wien
Kinderspitalgasse 15, A-1090 Wien

Lagler, Assoc-Prof. Dr. med. univ. Heimo, MPH, DTM
Klinische Abteilung für Infektionen und Tropenmedizin
Universitätsklinik für Innere Medizin 1
Medizinische Universität Wien
Spitalgasse 23, A-1090 Wien

Land, Prof. Dr. Beate
Studiengangsleitung Angewandte Gesundheits- und Pflegewissenschaften
Duale Hochschule Baden-Württemberg (DHBW) Mannheim
Coblitzallee 1–9, D-68163 Mannheim

Latzin, Prof. Dr. med. Philipp, PhD
Abteilungsleiter pädiatrische Pneumologie
Universitäts-Kinderklinik Inselspital Bern
Freiburgstrasse, CH-3010 Bern

Low, Prof. Dr. med. Nicola, MSc FFPH DTM & H
Institut für Sozial- und Präventivmedizin
Leiterin des Bereichs Sexual & Reproductive Health
Universität Bern
Mittelstrasse 43, CH-3012 Bern

Marschall, Prof. Dr. med. Jonas, MSc, DTM & H
Universitätsklinik für Infektiologie
Leitung Spitalhygiene
Inselspital, Universitätsspital Bern
Freiburgstrasse, CH-3010 Bern

Müller, Prof. Dr. med. Thomas J.
Ärztlicher Direktor
Privatklinik Meiringen
Zentrum für Psychiatrie und Psychotherapie
Willigen, CH-3860 Meiringen

Niemann, Steffen, M. A.
Wissenschaftl. Mitarbeiter Forschung
BFU, Beratungsstelle für Unfallverhütung
Hodlerstrasse 5a, CH-3011 Bern

Pletscher, Dr. med. Claudia
FA für Arbeitsmedizin und Allgemeine Innere Medizin
ehem. Chefärztin und Leiterin Arbeitsmedizin der SUVA
vormals: Fluhmattstrasse 1, CH-6002 Luzern

Probst-Hensch, Prof. Dr. phil. Nicole,PhD, MPH
Leiterin Departement Epidemiologie und Public Health
Schweizerisches Tropen- und Public-Health-Institut (Swiss TPH)
Assoziiertes Institut der Universität Basel
Socinstrasse 57, CH-4051 Basel

Puhan, Prof. Dr. Milo
Direktor des Instituts für Epidemiologie, Biostatistik und Prävention
Universität Zürich
Hirschengraben 84, CH-8001 Zürich

Razum, Prof. Dr. med. Oliver, MSc
Leiter der AG 3 Epidemiologie & International Public Health
Dekan der Fakultät für Gesundheitswissenschaften
Universität Bielefeld
Postfach 10 01 31, D-33501 Bielefeld

Reichenbach, Prof. Dr. med. Stephan, MSc
Institut für Sozial- und Präventivmedizin
Leiter des Bereichs Musculoskeletal Health
Universität Bern
Mittelstrasse 43, CH-3012 Bern

Richter, Prof. Dr. rer. soc. Matthias
Direktor des Instituts für Medizinische Soziologie
Medizinische Fakultät der Martin Luther Universität Halle-Wittenberg
Magdeburger Str. 8, D-06112 Halle (Saale)

Rieder, Univ.-Prof. Dr. med. Anita
Medizinische Universität Wien
Vizedirektorin für Lehre
Leiterin des Zentrums für Public Health
Leiterin der Abteilung für Sozial- und Präventivmedizin
Kinderspitalgasse 15, A-1090 Wien

Röösli, Prof. Dr. phil II Martin
Leiter Einheit Umwelt und Gesundheit
Schweizerisches Tropen- und
Public Health-Institute (Swiss TPH)
Assoziiertes Institut der Universität Basel
Socinstrasse 57, CH-4002 Basel

Rosenbrock, Prof Dr. rer. pol. Rolf
Vorsitzender des Paritätischen Wohlfahrtsverbandes – Gesamtverband e. V.
Oranienburger Straße 13–14, D-10178 Berlin

Saß, Dr. phil. Anke-Christine, MPH
Abt. für Epidemiologie und Gesundheitsmonitoring
Robert Koch-Institut
General-Pape-Straße 62–66, D-12101 Berlin

Schilt, Dr. Adrian
Wissenschaftlicher Mitarbeiter
Eidgenössisches Departement für Umwelt, Verkehr, Energie und Kommunikation (UVEK)
Bundesamt für Umwelt BAFU
Abteilung Klima
Papiermühlestrasse 172, CH-3063 Ittigen

Schmid, Prof. Dr. med. Klaus
Oberarzt und Facharzt für Arbeitsmedizin, Sozialmedizin – Umweltmedizin
Betriebsärztlicher Dienst der Universität Erlangen-Nürnberg
Harfenstr. 18, D-91054 Erlangen

Schwappach, Prof. Dr. rer. med. David, MPH
Direktor der Stiftung für Patientensicherheit
Asylstrasse 77, CH-8032 Zürich

Seidler, Prof. Dr. med. Andreas, MPH
Direktor des Instituts und der Poliklinik für Arbeits- und Sozialmedizin (IPAS)
Technische Universität Dresden
Medizinische Fakultät
Fetscherstr. 74, D-01307 Dresden

Steck, Nicole, PhD MSc
Wissenschaftliche Mitarbeiterin
Institut für Sozial- und Präventivmedizin (ISPM)
Universität Bern
Mittelstrasse 43, CH-3012 Bern

Wakolbinger, Maria, PhD MSc
Medizinische Universität Wien
Zentrum für Public Health
Abteilung für Sozial- und Präventivmedizin
Kinderspitalgasse 15, A-1090 Wien

Wandeler, Prof. Dr. med. Gilles, MSc
Oberarzt
Universitätsklinik für Infektiologie
Inselspital, Universitätsspital Bern
Freiburgstrasse, CH-3010 Bern

Zürcher, Kathrin, MSc
PhD Student
Institut für Sozial- und Präventivmedizin
Universität Bern
Mittelstrasse 43, CH-3012 Bern

Zwahlen, Prof. Dr. phil. Marcel, MSc
Stellv. Direktor des Instituts für Sozial- und Präventivmedizin
Universität Bern
Mittelstrasse 43, CH-3012 Bern

1 Public Health: Konzepte, Disziplinen und Handlungsfelder

Matthias Egger, Oliver Razum, Anita Rieder

In diesem einführenden Kapitel lernen wir die zentralen Begriffe, Konzepte, Disziplinen und Handlungsfelder von Public Health kennen. Ein Blick in das 19. Jh. zeigt, dass Public Health zu Beginn überraschenderweise weniger mit der Medizin als mit dem Ingenieurwesen zu tun hatte. Die Geschichte macht auch verständlich, warum heute der englische Begriff „Public Health" auch im Deutschen gebräuchlich ist. Public Health und Medizin unterscheiden sich in ihrer Sicht auf Krankheit und Gesundheit. Anders als im medizinischen Denken steht in Public Health die Entstehung von Gesundheit (*Salutogenese*) und nicht die Entstehung von Krankheit (*Pathogenese*) im Mittelpunkt. Zu den Kernthemen von Public Health gehört u. a. die gesundheitliche Ungleichheit zwischen verschiedenen Bevölkerungsgruppen, z. B. die Ungleichheit im Zusammenhang mit der sozialen Schichtzugehörigkeit und dem Geschlecht. Bei vielen Public-Health-Fragen spielen auch ethische Aspekte eine Rolle. Während in der Medizinethik die Arzt-Patient-Beziehung im Mittelpunkt steht, ist es in der *Public-Health-Ethik* das Verhältnis zwischen Institutionen und Bevölkerung. Wir schließen das Kapitel mit einem kritischen Blick auf die *Public Health Genomics* und ihrem Versprechen einer individualisierten Prävention.

1.1 Definition

Unter *Public Health* verstehen wir eine von der Gesellschaft organisierte, gemeinsame Anstrengung, mit dem Ziel der
- Erhaltung und Förderung der Gesundheit der gesamten Bevölkerung oder von Teilen der Bevölkerung,
- Vermeidung von Krankheit und Invalidität,
- Versorgung der Bevölkerung mit präventiven, kurativen und rehabilitativen Diensten.

Im deutschsprachigen Raum wird synonym auch etwas umständlich von der *öffentlichen Gesundheitspflege* gesprochen. Der Begriff der *Volksgesundheit* ist durch den Nationalsozialismus belastet (s. Kap. 1.2) und wird deshalb nicht verwendet. Daher ist der englische Begriff „Public Health" auch im Deutschen gebräuchlich. Im Gegensatz zur kurativen Individualmedizin richtet Public Health den Blick auf die gesamte Bevölkerung oder auf Bevölkerungsgruppen und beschäftigt sich hier mit ethisch (s. Kap. 1.6) und ökonomisch (s. Kap. 2.5) vertretbaren Maßnahmen der Gesundheitsförderung, der Krankheitsprävention und der Versorgung.

Handlungsfelder von Public Health sind
- die *wissenschaftliche Forschung an universitären Instituten*: In der Schweiz geschieht das z. B. an Instituten für Sozial- und Präventivmedizin und dem Schweizerischen Tropen- und Public Health-Institut (Swiss TPH). In Österreich findet

https://doi.org/10.1515/9783110673708-001

Public-Health-Forschung vor allem an den medizinischen Universitäten statt. Zentren für Public Health kooperieren dabei oftmals mit Institutionen des Öffentlichen Gesundheitswesens oder umgekehrt. In Deutschland forschen Public-Health-Wissenschaftler v. a. an *gesundheitswissenschaftlichen Instituten* sowie an medizinischen Instituten mit Public-Health-Ausrichtung.

- die *Praxis in den Public-Health-Institutionen*: In der Schweiz sind hierfür z. B. die kantonalen Gesundheitsämter und das *Bundesamt für Gesundheit* (BAG) zuständig. In Österreich ist das *Bundesministerium für Gesundheit und Frauen* (BMGF) für die gesundheitliche Rahmengesetzgebung verantwortlich. Die *Gesundheit Österreich GmbH* ist mit der Strukturplanung, Gesundheitsförderung und Qualitätssicherung im Gesundheitswesen beauftragt. In Deutschland ist das *Robert Koch-Institut* die zentrale Einrichtung auf dem Gebiet der Krankheitsüberwachung und -prävention. Es erarbeitet zudem wissenschaftliche Erkenntnisse, die dann als Basis für gesundheitspolitische Entscheidungen dienen sollen.
- die *Gesundheits- und Sozialpolitik*, die durch Verordnungen und Gesetze das Gesundheitswesen steuert und gesundheitsfördernde Arbeits- und Lebensbedingungen schafft.

Zu den Aufgaben von Public-Health-Institutionen gehört es, die Gesundheit der Bevölkerung zu schützen und zu überwachen (*Surveillance*), etwa im Zusammenhang mit Infektionskrankheiten (s. Kap. 9), der Lebensmittelsicherheit (s. Kap. 6.2), der Sicherheit am Arbeitsplatz (s. Kap. 7.2) oder der Luftverschmutzung (s. Kap. 6.4). Darüber hinaus sind sie u. a. für die Entwicklung und Durchführung von Impfprogrammen (s. Kap. 9.4), Screening-Programmen (s. Kap. 4.5) und Aufklärungskampagnen (s. Kap. 4.1) zuständig. Hierbei arbeiten Fachleute verschiedenster Disziplinen aktiv zusammen (s. Kap. 1.4). Beispiele für gesundheitspolitische Maßnahmen sind Rauchverbote in öffentlichen Räumen (s. a. Kap. 4.2.2) und die laufenden Bestrebungen, Gesundheitsförderung und Prävention zu stärken, z. B. in Deutschland durch ein Präventionsgesetz (PrävG, s. Kap. 4.1.3). In Österreich wurde die Gesundheitsförderung durch das 1998 verabschiedete Gesundheitsförderungsgesetz maßgeblich beeinflusst.

Der *Master of Public Health* (MPH) ist ein international anerkannter akademischer Grad, der im angelsächsischen Raum (z. B. an der geschichtsträchtigen *London School of Hygiene & Tropical Medicine* oder an den *Schools of Public Health* nordamerikanischer Universitäten), aber auch an verschiedenen Hochschulen in Deutschland, Österreich und der Schweiz erworben werden kann. Ein MPH-Studium ist in der Schweiz Teil der Weiterbildung zum Facharzt in *Prävention und Gesundheitswesen*. In Deutschland kann der Facharzt für *Öffentliches Gesundheitswesen* und der Facharzt für *Hygiene und Umweltmedizin* erworben werden. In Österreich wurde der Facharzt für Sozialmedizin im Jahr 2016 durch eine *Facharztausbildung Public Health* abgelöst. In allen drei Ländern gibt es darüber hinaus einen Facharzttitel im Bereich der *Arbeitsmedizin*, in Deutschland noch die Zusatzbezeichnung *Betriebsmedizin*.

1.2 Geschichtliche Notizen

Matthias Egger, Lukas Fenner

Die soziale Frage

Die Entwicklung der modernen Public Health ist eng mit der *sozialen Reformbewegung* im 19. Jh. verbunden, die darauf abzielte, die soziale Lage der Arbeiter und ihrer Familien zu verbessern. Abb. 1.1 illustriert die Lebensumstände der damaligen Arbeiterschaft am Beispiel einer Behausung in London. Angesichts dieser Zustände überrascht es nicht, dass London und andere europäische Städte zu jener Zeit immer wieder von Choleraepidemien heimgesucht wurden (s. a. Abb. 1.2) und dass dort auch die Tuberkulose grassierte. Im Zentrum der angestrebten Reformen standen die Verbesserung der sanitären Bedingungen in den Städten und der Verhältnisse am Arbeitsplatz. In England förderte der *Public Health Act* von 1848 den Bau von Wasser-

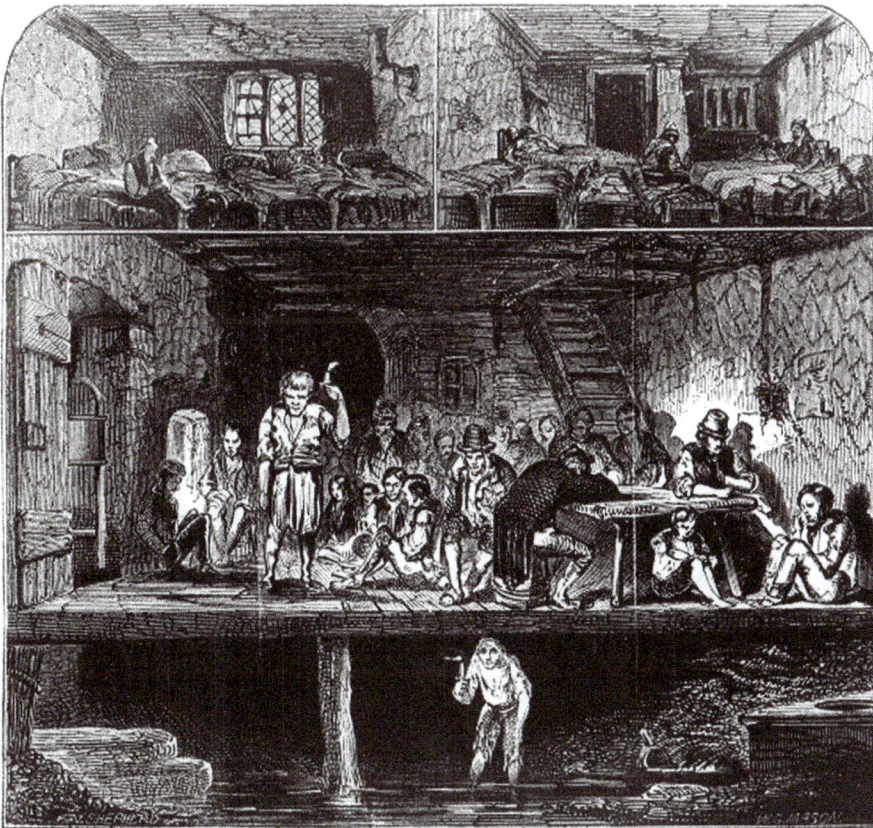

Abb. 1.1: Eine Londoner Behausung an der Field Lane im 19. Jahrhundert. Die Notdurft wurde am Kanal verrichtet (Quelle: Wellcome Images. https://wellcomeimages.org/).

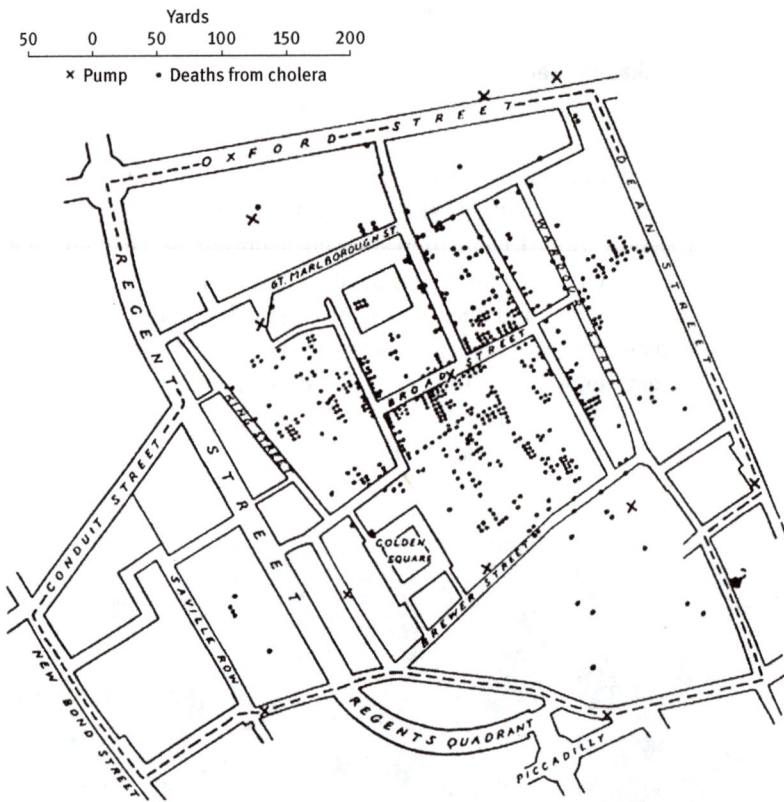

Abb. 1.2: Karte der Cholera-Todesfälle im Rahmen der Epidemie von 1854, die rund um die Broad-Street-Wasserpumpe auftraten. Die Wasserpumpen sind durch ein Kreuz markiert, die Choleratodes-fälle durch einen Punkt. Der Epidemiologe John Snow (1813–1858, s. a. Kap. 2.1.1) folgerte hieraus, dass die Cholera durch verschmutztes Trinkwasser übertragen wird und entfernte den Pumpengriff, um weitere Ansteckungen zu verhindern. (Quelle: Gilbert E. W. Pioneer map and health and disease in England. Geographical Journal 1958;124(2):172–183).

leitungen und Kanalisationsanlagen (s. a. Kap. 6.2). In Berlin trieb der Pathologe und Sozialreformer *Rudolf Virchow* (1821–1902, s. a. Kap. 2.1.1) den Bau von zentraler Wasserversorgung und Kanalisation voran, während in München *Max von Pettenkofer* (1818–1901) hierbei die treibende Kraft war.

Hygiene und Sozialhygiene

Pettenkofer hatte ab 1865 den ersten Lehrstuhl für Hygiene in Deutschland inne. Zentrale Themen dieses neuen medizinischen Fachgebietes waren die Verhütung von Krankheiten und die Förderung der Gesundheit der Bevölkerung. Pettenkofers besonderes Interesse galt dabei der physikalischen und chemischen Umwelt. Er gilt

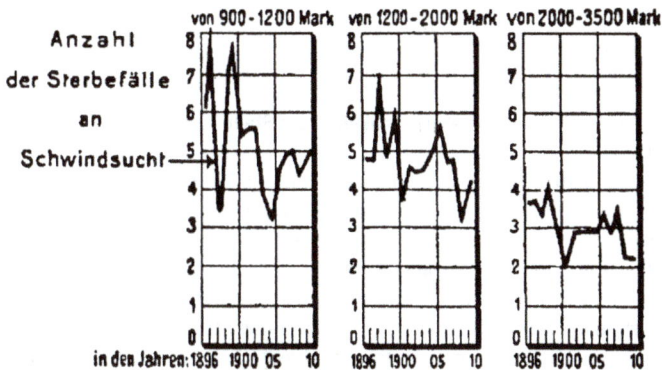

Abb. 1.3: Beispiel einer sozialhygienischen Studie, die zu Beginn des 20. Jh. in Deutschland durchgeführt wurde. Die Grafik zeigt das Einkommen (in Mark) und die Tuberkulosesterblichkeit (pro 1.000 Einwohner) in Hamburg in den Jahren zwischen 1896 und 1910. Menschen mit höherem Einkommen wiesen eine deutlich niedrigere Sterblichkeit an Tuberkulose auf als Menschen aus niedrigeren Einkommensschichten. (Quelle: Mosse M, Tugendreich G. Krankheit und Soziale Lage, 1913).

deshalb als Wegbereiter der *Umweltepidemiologie* und *Umweltmedizin* (s. Kap. 5). Mit der Entdeckung der Bakterien und dem im Jahr 1882 durch *Robert Koch* (1843–1910) erfolgten Nachweis von *Mycobacterium tuberculosis* als einzigen, eindeutig identifizierbaren Krankheitserreger der Tuberkulose wurde die Bakteriologie zur führenden Gesundheitswissenschaft des ausgehenden 19. Jahrhunderts. Damit war die Debatte um die Frage, wodurch Krankheiten verursacht werden, jedoch noch nicht abgeschlossen. Die von *Alfred Grotjahn* (1869–1931) begründete *Sozialhygiene* stellte die monokausale Erklärung der Entstehung von Infektionskrankheiten in Frage und betonte die Wichtigkeit von gesellschaftlichen Einflüssen, wie z. B. von engen und unhygienischen Wohnverhältnissen, schlechter Ernährung oder niedrigem Einkommen auf die Krankheitsentstehung (s. Abb. 1.3). Grotjahn vertrat allerdings als Mitglied der Gesellschaft für Rassenhygiene auch eugenische Vorstellungen (s. u.). Zu Beginn des 20. Jahrhunderts war Deutschland auf dem Gebiet der Hygiene führend, was sich u. a. daran zeigte, dass die erste *Internationale Hygiene-Ausstellung* 1911 in Dresden von mehr als fünf Mio. Menschen (!) besucht wurde. Die Schaffung von *kommunalen Gesundheitsämtern* in Deutschland (heute oft: *Fachdienst Gesundheit*) ist ein bleibender Verdienst jener Zeit.

Aber auch in der Schweizer Hauptstadt Bern gelang es beispielsweise, die Zahl der Tuberkulose-Toten zu senken, schon bevor ab Mitte des 20. Jahrhunderts eine wirksame medizinische Behandlung zur Verfügung stand. Zum frühen Erfolg in der Tuberkulosebekämpfung führten neben dem medizinischen Fortschritt auch die allgemeinen Verbesserungen der Lebensumstände und Public-Health-Maßnahmen, die auf Krankheitsprävention und Gesundheitsförderung zielten (s. Box 1.2.1). So wurden in Bern öffentliche Sanatorien für Tuberkulose-Erkrankte und Freiluftschulen für gefährdete Kinder errichtet, etwas später kamen Screening-Untersuchungen (s. Kap. 4.5) mit Hilfe von Röntgen-Apparaten und Tuberkulin-Hauttests hinzu.

Box 1.2.1: Lebensbedingungen und Tuberkulose-Sterblichkeit in der Stadt Bern im 19. und 20. Jahrhundert

Die früher auch als *Phthise* oder *Schwindsucht* bezeichnete bakterielle Infektionskrankheit Tuberkulose wird durch Tröpfcheninfektion übertragen. Erreger ist das *Mycobacterium tuberculosis*. Er verursachte Ende des 19. und im frühen 20. Jahrhundert in allen europäischen Ländern bis zu einem Viertel aller Todesfälle. Um 1900 lag die Infektions-Prävalenz bei Jugendlichen in der Schweiz bei 100 %. Die Erkrankung wurde als „Volkskrankheit" betrachtet. In der Stadt Bern (Schweiz) variierte die Tuberkulose-Sterblichkeit stark zwischen den einzelnen Stadtteilen. So war sie in Teilen der Altstadt – insbesondere im *Schwarzen Quartier* – fast doppelt so hoch wie in der übrigen Innenstadt (550/100.000 gegenüber 327/100.000). Die Belegung der Wohnungen war in diesem ehemaligen Handwerker- und Arbeiterstadtteil besonders hoch (2,2 Personen pro Raum; andere Stadtgebiete: 1,4 Personen). Die Wohnungsgröße war deutlich geringer (18 m³ pro Person gegenüber 31 m³), was die Übertragung der Tuberkulose begünstigte. Auch der durch Verunreinigung von Wasser und Lebensmitteln ausgelöste Typhus war im Slum-ähnlichen *Schwarzen Quartier* wesentlich verbreiteter. Um 1896 verfügten 77 % der Wohnungen nicht über eine eigene Toilette, 74 % hatten kein fließendes Wasser, 11 % waren feucht und baulich unbefriedigend.

Nicht nur in der Schweiz, sondern auch in anderen europäischen Ländern ging die Tuberkulose-Sterblichkeit jedoch seit Mitte des 19. Jahrhunderts stetig zurück. In Bern nahm sie zwischen 1856 und 1950 um das Zehnfache ab, und zwar lange bevor eine effektive Therapie zur Verfügung stand. Zum Erfolg trugen die allgemeine Verbesserung der Lebensumstände, eine bauliche Aufwertung der Häuser, insbesondere der Belüftung, sowie andere Public-Health-Maßnahmen bei (s. Abb. unten).

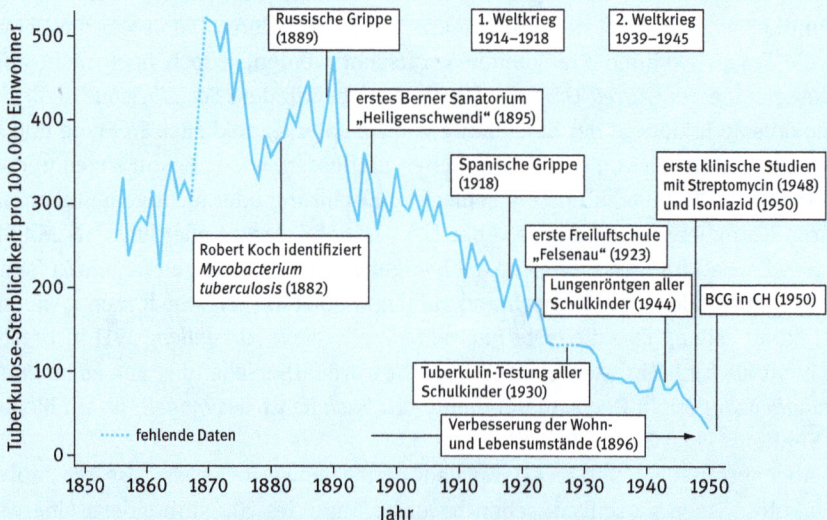

BCG: Bacille Calmette-Guérin, abgeschwächt virulentes Bakterium, Basis für den ersten Tuberkulose-Lebendimpfstoff; *WHO:* World Health Organization, Weltgesundheitsorganisation.

Am Ende des 19. Jahrhunderts wurden in der Schweiz die ersten öffentlichen Volksheilstätten für Lungenkranke eröffnet. 1923 folgten Freiluftschulen für Tuberkulose gefährdete Kinder. Ab 1930 wurde bei allen Schulkindern ein Tuberkulin-Hauttest durchgeführt, ab 1940 zusätzlich noch systematische Röntgen-Thorax-Kontrollen. Für lange Zeit bestand die Behandlung der Tuberkulose vorwiegend aus Bettruhe, Freiluft-Liegekuren, Sonnenkuren (Heliotherapie), guter Ernährung und der Kollapstherapie (Herstellung eines künstlichen Pneumothorax[1]). Das erste gegen Tuberkulose wirksame Antibiotikum, Streptomycin, konnte ab 1948 klinisch eingesetzt werden.

Während die Tuberkulose in Ländern mit hohem Einkommen heute selten geworden ist (Schweiz: 6,5 Fälle/100.000 Einwohner), grassiert die „Krankheit der Armen" in anderen Regionen immer noch stark (Subsahara-Afrika: > 200/100.000). Nach Schätzung der WHO gab es 2018 weltweit zehn Mio. neuer Krankheitsfälle, an Tuberkulose starben in diesem Zeitraum 1,2 Mio. Menschen.

Eugenik und Nationalsozialismus

Die Sozialhygiene war eng mit der *Eugenik* oder *Rassenhygiene* verbunden. Hierunter verstand man die Anwendung von Erkenntnissen aus der Humangenetik auf die Bevölkerung mit dem Ziel, die Fortpflanzung von „Gesunden" zu fördern und dadurch den Anteil an Menschen mit „positiven" Erbanlagen zu erhöhen. Auch der Sozialhygieniker Grotjahn (s. o.) war Mitglied der Gesellschaft für Rassenhygiene und befürwortete die Zwangssterilisierung von Menschen mit körperlicher oder geistiger Behinderung, von Menschen mit Epilepsie und von Alkoholkranken. Die Eugenik geht auf den englischen Naturforscher *Francis Galton* (1822–1911) zurück, einem Vetter Charles Darwins. Die ersten eugenisch motivierten Sterilisationen wurden in Europa bereits um 1890 durch den Psychiater und Ameisenforscher *Auguste Forel* (1848–1931) in der Psychiatrischen Universitätsklinik Burghölzli in Zürich durchgeführt. Nach ihrer Machtergreifung im Jahr 1933 setzten die *Nationalsozialisten* das auf den Ideen der Rassenhygiene beruhende, menschenverachtende Ziel eines „rassenreinen arischen Volkskörpers" konsequent und mit unglaublicher Grausamkeit mit Hilfe von Massensterilisierungen, Massentötungen und Genozid durch. Weniger bekannt sind andere Aspekte der nationalsozialistischen Gesundheitspolitik, wie Maßnahmen gegen das Rauchen, Verbote von petrochemischen Kanzerogenen und der Schutz vor Asbest am Arbeitsplatz (s. a. Kap. 7.6.6). Tabak galt dabei nicht nur als Krebserreger und Ursache von Herzkrankheiten, sondern auch als *Rassengift*, das die Fruchtbarkeit und Arbeitskraft der Menschen einschränkt. Nichtrauchen war daher eine *Gesundheitspflicht*. Das Rauchen in der Öffentlichkeit sowie die Tabakwerbung wurden eingeschränkt oder verboten. Eine Abbildung in Kap. 1 auf unserer Lehrbuch-Homepage zeigt ein Werbeplakat aus einer Kampagne gegen das Rauchen aus dem Jahr 1941. Die unglückliche Verbindung mit dem Nationalsozialismus, die sich im englischen Sprachraum in Begriffen wie „nicoNazi" oder „health facism" niederschlägt,

---

1 *Künstlicher Pneumothorax:* Die erkrankte Lungenseite wurde durch das Einbringen von Stickstoff oder gefilterter Luft in den Pleuraspalt stillgelegt, um den Heilungsprozess bei offener Tuberkulose zu unterstützen.

belastet die Tabakprävention noch heute. Wie wenig erfolgreich die nationalsozialistische Tabakpolitik jedoch war, zeigt sich u. a. dadurch, dass die „Amis" (d. h. die amerikanischen Zigaretten) Deutschland nach dem Zweiten Weltkrieg im Sturm eroberten.

Neuere Entwicklungen und Herausforderungen

Nach dem Zweiten Weltkrieg entwickelte sich in der *Deutschen Demokratischen Republik* (DDR; 1949–1990) ein zentralistisches Gesundheitssystem, das der Prävention, der Gesundheitserziehung und dem Gesundheitsschutz in den Betrieben eine große Bedeutung zuwies. Die Gesundheitssysteme in der Bundesrepublik Deutschland (BRD) und der Schweiz wurden hingegen dezentral und libertär organisiert (s. a. Kap. 3). Krankheit berechtigte hier zur selbstverantwortlichen *Inanspruchnahme* von gesetzlich verankerten, versicherten medizinischen Leistungen. Der salutogenetische Public-Health-Ansatz (s. Kap. 1.3.1) rückte dabei in den Hintergrund. Krankheit wurde zunehmend als medizinisch-technisches Problem verstanden, für das Fachärzte und Krankenhäuser zuständig waren. Parallel zum Anstieg der Lebenserwartung sank die Kinderzahl pro Familie, ebenso der Anteil der Erwerbstätigen im Verhältnis zu den Nichterwerbstätigen.

Die *demografische Entwicklung* (s. a. Kap. 2.2) führte in den Industrienationen zu einer zunehmenden Alterung der Bevölkerung. Damit nahm auch die Häufigkeit chronisch-degenerativer Krankheiten, v. a. von Herz-Kreislauf-Erkrankungen und Bösartige Tumoren zu (s. Kap. 8.3 und Kap. 8.4). Gleichzeitig stieg die Anzahl der psychischen und psychosomatischen Erkrankungen (s. Kap. 8.7) an. Im Rahmen des *Risikofaktorenmodells* wurde nun nach biomedizinischen, aber auch nach psychosozialen Faktoren gesucht, die mit einer erhöhten Erkrankungswahrscheinlichkeit einhergehen. Man hoffte, hierdurch Strategien zur Prävention und Gesundheitsförderung entwickeln zu können (s. Kap. 4.1). Mit Hilfe der 1948 gestarteten *Framingham-Studie*, einer Kohortenstudie (s. a. Kap. 2.1.5) der Bevölkerung der Stadt Framingham/USA, wurden z. B. verschiedene Risikofaktoren identifiziert, die zur Entstehung von Herzinfarkt und Schlaganfall beitragen (s. a. Kap. 8.3). In der Folgezeit wurden die Gesundheitswissenschaften zunehmend *interdisziplinär* und *multiprofessionell* (s. Kap. 1.4). Man wandte sich nun auch neuen Feldern zu, wie etwa der Evaluation und der Kosten-Nutzen-Bewertung medizinischer Maßnahmen (*klinische Epidemiologie* und *Gesundheitsökonomie*, s. a. Kap. 2.1.7 und Kap. 2.5), der Versorgung der Bevölkerung und der Steuerung der Gesundheitssysteme (*Versorgungs-* und *Gesundheitssystemforschung*, s. a. Kap. 3) und den Herausforderungen auf globaler Ebene (*Global Health*, s. a. Kap. 10).

Die Alterung der Bevölkerung (s. Kap. 2.2), die Zunahme von Übergewicht und chronisch-degenerativen Erkrankungen (s. a. Kap. 8) sowie die sozialen Ungleichheiten in Gesundheitszustand und Versorgung (s. a. Kap. 1.3.1 und Kap. 3) sind wichtige Felder, auf denen Public Health schon heute stark gefordert ist. Darüber hinaus gibt es noch einige Hindernisse, die es in den kommenden Jahren zu überwinden gilt. Hierzu gehören die dominante Rolle der kurativen Medizin in den fragmentierten Gesundheitssystemen (s. a. Kap. 3), die oft lückenhafte Zusammenarbeit zwischen den Gesundheitswissenschaften und den Einrichtungen des öffentlichen Gesundheitsdienstes sowie die fehlende Ausrichtung der Forschung auf die konkreten Fragestellungen der öffentlichen Gesundheitspolitik. Einige der genannten Mängel wurden während der Covid-19-Pandemie für Politik und Öffentlichkeit deutlich sichtbar, sodass nun z. B. in Deutschland angestrebt wird Teile des Gesundheitssystems zu reformieren.

1.3 Zentrale Konzepte und Themen

1.3.1 Gesundheit und Krankheit

Ein Mensch ist nicht einfach entweder krank oder gesund. Die Betrachtungsweise kann sich schon durch die eingenommene Perspektive ändern: Eine Ärztin diagnostiziert bei einem Menschen eine Vorstufe eines bösartigen Tumors, der Betroffene verspürt jedoch noch keine Symptome und fühlt sich gesund. Auch handelt es sich bei Gesundheit und Krankheit nicht um ein Phänomen, das nur zwei Zustände einnehmen kann. Zwischen „krank" und „gesund" können zahlreiche Zwischenstufen bestehen. Zudem gibt es sehr unterschiedliche Vorstellungen darüber, wie Krankheit und Gesundheit entstehen. Krankheit und Gesundheit lassen sich darüber hinaus auch auf unterschiedlichen Ebenen betrachten, auf der des Individuums (dies ist v. a. die Sichtweise der Medizin) und auf der der Bevölkerung (dies entspricht der Perspektive von Public Health). Public Health und Medizin unterscheiden sich damit jedoch nicht nur in ihren Sichtweisen, sondern auch in den von ihnen gewählten Strategien, um Gesundheit zu erhalten, zu verbessern oder wiederherzustellen.

Es gibt zahlreiche Konzepte und Modelle, die z. T. sehr unterschiedliche Betrachtungsweisen auf Krankheit und Gesundheit erlauben (siehe Lehrbuch-Homepage). Exemplarisch werden hier die Konzepte der *Pathogenese* und der *Salutogenese* vorgestellt.

Pathogenese

Mit dem Begriff der „Pathogenese" bezeichnet man die Entstehung und Entwicklung einer Krankheit. Pathogenetische Konzepte beschäftigen sich mit Prozessen, die zu Krankheiten führen und untersuchen mögliche Risikofaktoren für die Entstehung von Krankheiten. Sie schauen dabei in erster Linie auf Veränderungen, die sich an Organen, Geweben und Zellen zeigen. Pathogenetische Konzepte bilden die Grundlage der naturwissenschaftlichen Medizin. Man kann sie auch als „Krankheitsmodelle" verstehen und damit den weiter unten beschriebenen „Gesundheitsmodellen" gegenüberstellen, derer sich Public Health häufig bedient.

Das *biomedizinische Krankheitsmodell* ist stark pathogenetisch geprägt. Es interpretiert Krankheit als eine Abweichung vom Normalzustand des Körpers. Krankheiten haben hier spezifische Ursachen (z. B. Bakterien). ÄrztInnen identifizieren diese Ursachen und können dann eine kausale[2] – anstatt eine symptomatische[3] – Behandlung durchführen. Dieses stark naturwissenschaftlich beeinflusste Krankheitsmodell hat sich bei vielen Erkrankungen als sehr erfolgreich erwiesen. Daher werden erhebliche Ressourcen in die Weiterentwicklung der Biomedizin investiert. Ein Schwerpunkt ist derzeit z. B. die Genomik (s. Kap. 1.7). In den vergangenen Jahrzehnten hat sich aber auch gezeigt, dass das biomedizinische Krankheitsmodell erhebliche Defizite aufweist. So geht es nicht ausreichend auf das individuelle Verhalten der Menschen ein, das insbesondere bei der Entstehung der immer bedeutsamer werdenden chronischen, nichtübertragbaren Krankheiten eine große Rolle spielt. Dieser Mangel wird durch das – ebenfalls stark pathogenetisch geprägte – *Risikofaktorenmodell* zumindest ansatzweise behoben (s. Kap. 2.1.1). Darüber hinaus bleiben gesellschaftliche Determinanten von Gesundheit und Krankheit nahezu unberücksichtigt. Dies ist in hohem Maße unbefriedigend, da u. a. sozioökonomische Benachteiligungen bei der Entstehung von Krankheit eine bedeutende Rolle spielen (s. Kap. 1.3.2). Weiterhin vermag das biomedizinische Krankheitsmodell nicht zu erklären, warum bestimmte Menschen gesund bleiben und wie sich Gesundheit fördern lässt. Spätestens hier zeigen sich die Stärken eines *salutogenetischen Modells*.

Salutogenese

Das Wort „Salutogenese" bezeichnet analog dem Wort „Pathogenese" die Entwicklung und Entstehung von Gesundheit. Es wurde in den 1970er-Jahren von *Aaron Antonovsky* im Rahmen seines *salutogenetischen Modells* geprägt (Näheres zu Antonovsky auf unserer Lehrbuch-Homepage). Anders als im medizinischen Denken steht hierbei die Gesundheit und nicht die Krankheit im Mittelpunkt. Antonovsky unterscheidet nicht zwischen zwei sich ausschließenden Begriffen „gesund" und „krank". Vielmehr interpretiert er Gesundheit und Krankheit als Endpunkte einer Linie. Zwischen diesen Endpunkten liegt ein Kontinuum von zahlreichen möglichen Zwischenstufen. Im Laufe des Lebens verändert sich der Gesundheitszustand eines Menschen auf diesem Kontinuum ständig. Antonovsky betrachtet Krankheiten somit als einen normalen Teil des menschlichen Lebens. Gesundheit ist nicht der Regelfall und Krankheit nicht lediglich eine Abweichung von einem normalerweise bestehenden Gleichgewicht (*Homöostase*). Antonovsky spricht in seinem Modell der Salutogenese von einem Zustand der *Heterostase*, mit dem er die ständigen Veränderungen betont, denen der Organismus infolge der Einwirkung äußerer Stressoren ausgesetzt ist. Nur

---

2 *kausal:* ursächlich
3 *symptomatisch:* an den Symptomen orientiert

durch fortlaufend stattfindende, aktive Anpassungsleistungen und Auseinandersetzungen mit solchen Stressoren bleiben Menschen gesund.

Die beiden äußeren Punkte des von ihm beschriebenen Kontinuums bezeichnet Antonovsky als „**h**ealth-**e**ase" (Gesundheit) und „**dis**-**e**ase" (Krankheit). Hiervon leitet er die Bezeichnung *HEDE-Kontinuum* ab. Aus salutogenetischer Sicht soll ein Mensch stets aktiv danach streben, auf diesem Kontinuum möglichst nahe an den Punkt „Gesundheit" zu gelangen. Widerstandsressourcen helfen ihm dabei, Stressoren zu überwinden und sich somit auf dem HEDE-Kontinuum in Richtung Gesundheit zu bewegen. Solche Ressourcen können zum einen auf der gesellschaftlichen Ebene liegen (hierzu gehört z. B. ein intaktes gesellschaftliches Umfeld). Zum anderen verfügt jeder Mensch aber auch in unterschiedlichem Ausmaß über individuelle Ressourcen (s. Kap. 4.1), etwa bei der Problemlösefähigkeit (→ Kognition), beim Selbstvertrauen (→ Psyche), bei der durch Training erworbene Ausdauer (→ Körper) oder in finanzieller Hinsicht (→ Ökonomie).

Hat ein Mensch belastende Situationen wiederholt erfolgreich bewältigt, kann sich bei ihm ein zunehmendes Kohärenzgefühl (*Sense of Coherence*, SOC) ausbilden. Menschen mit einem ausgeprägten Kohärenzgefühl sind dadurch in der Lage, mit Stressoren erfolgreich umzugehen oder diese sogar als positive Herausforderung zu erleben. Angemessene Bewältigungsstrategien (*Coping-Strategien*; s. Kap. 4.2.1) wirken sich in Verbindung mit einem starken Kohärenzgefühl förderlich auf die Gesundheit aus. Viele Public-Health-Strategien zur Förderung der Gesundheit in der Bevölkerung zielen daher darauf ab, gesellschaftliche und individuelle Ressourcen zu stärken. Dieser Ansatz unterscheidet sich damit substanziell von der Betrachtungsweise der Medizin, die einen pathogenetischen Ansatz vertritt.

1.3.2 Gesundheitliche Ungleichheiten

Eines der Kernthemen von Public Health ist die Ungleichheit zwischen verschiedenen Bevölkerungsgruppen in Bezug auf ihre Gesundheit. Die vorhandenen Unterschiede im Hinblick auf soziale Schicht, Region, Ethnie, Nationalität, Alter und Geschlecht gehen oft mit gesundheitlichen Ungleichheiten einher. Diese Ungleichheiten betreffen neben dem Gesundheitszustand und den Gesundheitschancen (s. a. Kap. 4.1) auch das Gesundheitsverhalten und den Lebensstil (s. a. Kap. 4.2.3) sowie den Zugang und die Inanspruchnahme von Leistungen des Gesundheitssystems (s. a. Kap. 3). Sie sind in der Regel nicht durch unterschiedliche Bedürfnisse der Menschen gerechtfertigt, sondern entstehen aufgrund von Privilegien oder Benachteiligungen. In diesem Abschnitt diskutieren wir stellvertretend hierfür die Ungleichheiten, die im Zusammenhang mit der sozialen Schichtzugehörigkeit und dem

Geschlecht auftreten. Selbstverständlich bestehen oft gleichzeitig auch andere Formen der gesundheitlichen Ungleichheit, z. B. infolge des Alters oder der ethnischen Zugehörigkeit[4].

Soziale Ungleichheit und Gesellschaft

Sowohl in reichen wie auch in armen Ländern gibt es innerhalb von Gesellschaften oft große Unterschiede zwischen den Menschen hinsichtlich bestimmter Merkmale wie Einkommen, beruflicher Position, Bildung und Sozialprestige. Diese Merkmale bilden die Grundlage für die Eingruppierung der Menschen in *soziale Schichten*. Entsprechend der unterschiedlichen Ausstattung haben die Menschen in den verschiedenen sozialen Schichten unterschiedliche Chancen, nicht nur in gesellschaftlicher Hinsicht, sondern – damit einhergehend – auch bezüglich ihrer Gesundheit. Es sind also nicht nur Krankheitserreger oder individuelle gesundheitsschädigende Verhaltensweisen, die zu Erkrankungen führen. Vielmehr trägt auch die Ungleichverteilung von Ressourcen zu einem höheren Krankheitsrisiko in den benachteiligten Schichten bei.

Ungleichheit und Ungerechtigkeit: Das Wort „Ungleichheit" (*Inequality*) bezeichnet zunächst nur Unterschiede in den gesundheitlichen Chancen von Bevölkerungsgruppen. Solche Unterschiede kommen häufig vor. Oftmals sind sie nicht zu ändern oder werden sogar freiwillig von den Betroffenen hervorgerufen. So haben z. B. ältere Menschen ein höheres Risiko zu versterben als jüngere – daran ist leider nichts zu ändern. Ein anderes Beispiel sind Mountainbiker, die ein höheres Verletzungsrisiko haben als Menschen, die keinen Sport treiben. Dieses zusätzliche Risiko gehen sie aber freiwillig ein. Gleichzeitig ziehen sie möglicherweise auch gesundheitliche Vorteile aus dieser Tätigkeit.

Zahlreiche sozial bedingte gesundheitliche Unterschiede zwischen den Bevölkerungsgruppen sind jedoch vermeidbar und vor allem so gravierend, dass sie nicht einfach hingenommen werden können. Man spricht dann von *Ungerechtigkeit* (*Inequity*). So sind MigrantInnen in Deutschland (s. a. Kap. 10.2.7) noch immer eine sozial benachteiligte Gruppe. Sie wiesen über viele Jahre hinweg eine deutlich höhere Säuglingssterblichkeit (Todesfälle im ersten Lebensjahr pro 1.000 Lebendgeborene) auf als die nicht migrierte Mehrheitsbevölkerung. Im Jahr 2000 war diese bei Menschen mit nicht-deutscher Nationalität fast dreimal so hoch wie bei Menschen mit deutscher Nationalität. Todesfälle bei Säuglingen sind schwerwiegende Vorfälle, die

---

4 In den USA erkrankten und starben z. B. in den ersten Monaten der Covid-19-Pandemie deutlich mehr schwarze als weiße Menschen. Gründe hierfür waren v. a. die durchschnittlich schlechteren Lebensbedingungen, die schlechtere Gesundheitsversorgung und der schlechtere Gesundheitszustand von Menschen mit schwarzer Hautfarbe. Zudem waren sie in ihren Berufen (z. B. als Krankenpflegekräfte, Busfahrer, Lieferfahrer etc.) häufiger dem Virus ausgesetzt.

vielfach vermeidbar sind. Um sie zu verhindern, müssen Schwangerenvorsorge, Geburtshilfe und kinderärztliche Versorgung für alle in gleicher Weise zugänglich sein und in gleich hoher Qualität angeboten werden. Menschen mit geringerer Bildung oder mit Problemen mit der deutschen Sprache nehmen Leistungen jedoch oft zu spät in Anspruch oder seltener als der Durchschnitt der Bevölkerung. Der Zugang zu Gesundheitseinrichtungen ist damit von der sozialen Lage abhängig, in der sich ein Mensch befindet. Wenn also Unterschiede in der Säuglingssterblichkeit zwischen den sozialen Schichten auftreten, so handelt es sich dabei um eine gesundheitliche Ungerechtigkeit. Im Fall der Menschen mit nicht-deutscher Nationalität scheint sich diese Ungerechtigkeit inzwischen jedoch verringert zu haben. Mittlerweile entspricht die Säuglingssterblichkeit in dieser Bevölkerungsgruppe annähernd der Säuglingssterblichkeit in der nicht migrierten Mehrheitsbevölkerung.

Soziale Unterschiede, die unterschiedliche Gesundheitschancen zur Folge haben können, finden sich jedoch z. B. auch hinsichtlich der Nutzung digitaler Gesundheitsangebote (*Digital Health Divide*). Es gibt bereits deutliche Hinweise darauf, dass in der Gesellschaft vorhandene Ungleichheiten bzw. Ungerechtigkeiten auch im Hinblick auf digitale Angebote fortbestehen.

Gesundheitliche Ungerechtigkeiten treten oft in noch stärkerem Maße zwischen armen und reichen Ländern auf. Tab. 10.2 in Kap. 10 zeigt dies eindrücklich am Beispiel der Säuglingssterblichkeit. Sie ist in der Zentralafrikanischen Republik mehr als 20-mal so hoch wie in der Schweiz, in Österreich oder in Deutschland. Die Gründe für diese Unterschiede sind naheliegend. Die Zentralafrikanische Republik ist ein Land mit einem sehr niedrigem Entwicklungsstand (*Least Developed Country*, siehe Tab. 10.1) und sehr niedrigem Pro-Kopf-Einkommen, während die Schweiz, Österreich und Deutschland zu den *High-Income-Ländern* gehören.

Die Whitehall-Studie: Die soziale und wirtschaftliche Lage von Menschen nimmt also großen Einfluss auf ihre Gesundheitschancen. Diese Erkenntnis gilt in den Industrienationen in ähnlicher Weise auch für chronische Erkrankungen (z. B. für Herz-Kreislauf-Krankheiten). Dies haben sozialepidemiologische Studien seit den 1960er-Jahren eindrücklich belegt. Am bekanntesten ist hier die *Whitehall*-Studie, die 1967 startete und nach dem Regierungsgebäude Whitehall in London benannt wurde. An dieser Kohortenstudie (s. Kap. 2.1) nahmen 18.000 männliche Angestellte der britischen Regierung teil. Die Studienergebnisse zeigten, dass Männer, die in der niedrigsten Job-Kategorie arbeiteten, eine höhere Sterblichkeit im Hinblick auf nahezu alle wichtigen Todesursachen hatten als Männer in der höchsten Job-Kategorie. Dies lag nicht etwa nur daran, dass schlechter gestellte Menschen meist auch ungesünder leben. Der Gradient blieb auch dann bestehen, wenn man die Unterschiede in der Prävalenz (Häufigkeit) von Risikofaktoren wie Rauchen statistisch ausglich (adjustierte). Zugespitzt formuliert: Pförtner haben hiernach ein höheres Risiko, einen Herzinfarkt zu erleiden oder frühzeitig zu versterben als leitende Angestellte. Der Herzinfarkt ist damit nicht eine Krankheit der Manager und Chefs, sondern der Gemanagten – der Menschen, die ein geringes Einkommen, einen niedrigen Bildungsstand und geringe Gestaltungsmöglichkeiten in ihrem Leben haben. Mittlerweile liegen aus den deutschsprachigen Ländern ähnliche Beobachtungen vor. Abb. 1.4 aus der Schweiz zeigt die weitere Lebenserwartung von Männern verschiedener Altersgruppen und unterschiedlicher Bildung. Als Vergleichsgruppe dienen Männer, die lediglich die obligatorische Schulbildung durchlaufen haben. In allen Altersgruppen haben die Männer eine umso höhere weitere Lebenserwartung, je höher ihr Bildungsgrad ist.

Seit 1985 wird eine ähnliche Kohortenstudie wie die oben beschriebene Whitehall-Studie unter dem Namen *Whitehall II* durchgeführt, nun auch mit weiblichen Teilnehmern. Sie versucht zu klären, wie der gesundheitliche Gradient in Abhängigkeit von der beruflichen Stellung oder der sozialen Lage entsteht. Die Ergebnisse legen nahe, dass *Stress* (s. Kap. 4.2.2) hierbei eine große Rolle spielt und dass es verschiedene Arten von Stress gibt. Zur gesundheitlichen Ungleichheit trägt v. a. eine Form des Stresses bei, die entsteht, wenn den Betroffenen die Möglichkeit fehlt, ihr Leben oder ihre Arbeit selbst zu gestalten (s. a. Kap. 4.2.2, Kap. 7.3.1 und Kap. 8.3). Mittlerweile haben andere Studien noch weitere Faktoren identifiziert. So haben sozial schlechter gestellte Menschen oft einen schlechteren Zugang zu den Gesundheitsdiensten – dies gilt beispielsweise für MigrantInnen in Deutschland (s. o. und Kap. 10.2.7). Auch gibt es Hinweise darauf, dass bereits während der Schwangerschaft und in der frühen Kindheit Krankheitsrisiken „programmiert" werden (vgl. Kap. 1.7 und Kap. 5.1). Wer unter ungünstigen Bedingungen aufwächst, hätte demnach im späteren Leben ein höheres Erkrankungsrisiko als Menschen, die in wirtschaftlich entspannten Verhältnissen zur Welt kommen (s. Abb. 1.4). Natürlich spielen hier auch gesundheitsschädliche Verhaltensweisen eine Rolle, die bei sozial benachteiligten Menschen häufiger vorkommen. Darüber hinaus können Menschen, die wegen ihrer sozialen Benachteiligung ein höheres Krankheitsrisiko haben, dadurch auch sozial weiter absteigen, was wiederum das Krankheitsrisiko erhöht – ein Teufelskreis aus Krankheit und Armut.

Interventionen zur Verbesserung der Gesundheit auf der Bevölkerungsebene: Die heute vorliegenden Erkenntnisse aus der Sozialepidemiologie bestätigten nachdrücklich, dass es nicht nur individuelle, medizinische Risikofaktoren gibt, die unsere Gesundheit beeinflussen, sondern auch gesellschaftlich bedingte krankmachende oder schützende Faktoren – auch in den deutschsprachigen Ländern. Um die Gesundheit der Bevölkerung zu verbessern, reichen daher medizinische Maßnahmen allein nicht aus. Vielmehr ist es erforderlich, die Lebensbedingungen benachteiligter Gruppen zu verbessern. Auch müssen diese Gruppen gezielt angesprochen werden, um ihr gesundheitliches Wissen und ihren Zugang zu Gesundheitsdiensten zu verbessern. Die AutorInnen eines Berichts der Weltgesundheitsorganisation WHO, der unter dem Namen *The Social Determinants of Health* (Die sozialen Determinanten von Gesundheit) im Jahr 2012 vorgelegt wurde, kommen zum Schluss, dass hierfür

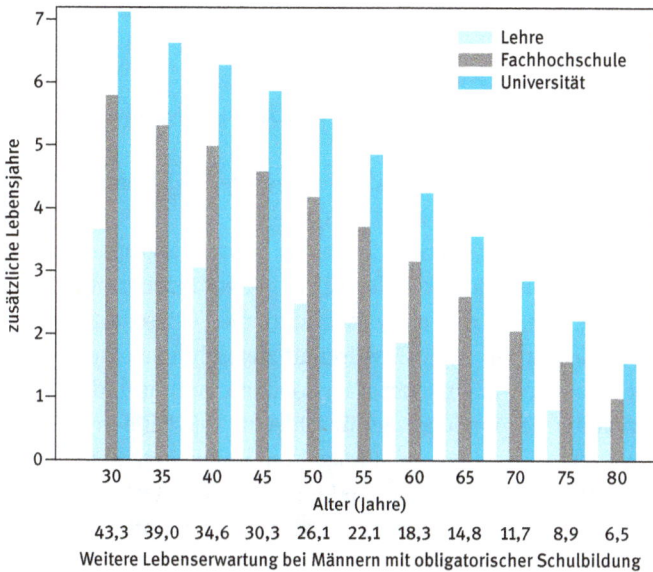

Weitere Lebenserwartung bei Männern mit obligatorischer Schulbildung

Abb. 1.4: Die weitere Lebenserwartung bei Männern in der Schweiz in Abhängigkeit von Alter und Bildung. Die Zahlen der unteren Zeile geben die weitere Lebenserwartung bei Männern mit obligatorischer Schulbildung (Primarschule) an. Die Balken darüber zeigen die zusätzliche Anzahl an Lebensjahren bei Männern mit einer Lehre, Fachhochschul- bzw. Universitätsabschluss. (Quelle: Spörri et al. Swiss Medical Weekly, 2006).

die Ungleichverteilung von gesellschaftlichen Ressourcen (v. a. der finanziellen Mittel und des politischen Einflusses) reduziert werden muss. Auf dieser Basis hat die WHO 2018 das 13. Allgemeine Arbeitsprogramm 2019–2023 erarbeitet, das die gesundheitliche (Un-)Gerechtigkeit in den Mittelpunkt stellt.

Ungleichheit zwischen den Geschlechtern

Das Geschlecht gehört zu den wichtigsten Determinanten gesundheitlicher Ungleichheiten. Im Englischen werden die Unterschiede zwischen Frauen und Männern vereinfachend in zwei Kategorien unterteilt:

- Der Begriff „*Sex*" bezeichnet die biologischen (u. a. genetischen, anatomischen, physiologischen, immunologischen) Unterschiede zwischen den Geschlechtern. Das biologische Geschlecht beeinflusst z. B.
  - Die Wahrscheinlichkeit geboren zu werden: Das natürliche Verhältnis von Jungen zu Mädchen liegt hier bei 1,05 (105 Jungen : 100 Mädchen).
  - Das Risiko, an bestimmten Erkrankungen zu leiden: So kommen z. B. Autoimmunerkrankungen bei Frauen häufiger vor als bei Männern.

- Die Ausprägung von bestimmten Symptomen: Die beim Herzinfarkt auftretenden Symptome unterscheiden sich z. B. in Abhängigkeit vom Geschlecht der Betroffenen.
- Die Behandlungsresultate: Frauen bilden z. B. nach Impfungen weniger Antikörper.
- Die Lebenserwartung: In den Industrienationen liegt sie bei Frauen um etwa 5 Jahre höher als bei Männern (s. a. Kap. 2.2.4).
- Im Gegensatz hierzu beschreibt der Begriff „Gender" die psychologischen, sozialen und kulturellen Dimensionen des Geschlechts. Damit sind insbesondere die sozialen Rollen, Beziehungen, Verhaltensweisen und die Wertschätzung gemeint, die Frauen und Männern in einer Gesellschaft zugeschrieben werden. In Gesellschaften mit Bevorzugung männlicher Nachkommen, z. B. in Indien oder China, leistet die pränatale Bestimmung des Geschlechts mit Hilfe von Ultraschalluntersuchungen der selektiven Abtreibung von weiblichen Embryonen Vorschub. Obwohl es in Indien verboten ist, den Eltern das Geschlecht ihres Kindes während der Schwangerschaft mitzuteilen, wurden dort 2015 pro 1.000 Jungen nur 903 Mädchen geboren (Verhältnis 1,11).

Ein Beispiel für die Gesundheitsrelevanz der Geschlechterrollen ist die alkoholassoziierte Sterblichkeit: Das Trinken von Alkohol in großen Mengen ist in vielen Ländern Teil des männlichen Rollenverständnisses. So ist in Russland das „Zapoi", ein mehrtägiger Alkoholexzess, ein lebensgefährliches Ritual unter den Männern (s. Box 10.1.2 in Kap. 10). Es erstaunt deshalb nicht, dass Alkohol weltweit bei Männern für einen deutlich höheren Anteil an verlorenen Lebensjahren (*Disability Adjusted Life Years*) verantwortlich ist als bei Frauen (s. a. Kap. 10.1).

Die Förderung der Chancengleichheit von Männern und Frauen ist ein wichtiges Ziel der Politik. Sie gehört darüber hinaus zu den Entwicklungszielen der Vereinten Nationen (Sustainable Development Goals [SDGs], s. a. Kap. 10.4.1). Der Europarat hat in diesem Zusammenhang den Begriff „*Gender Mainstreaming*" für eine gleichstellungsorientierte Politik auf allen Ebenen geprägt. Für Public Health und die Gesundheitspolitik bedeutet dies, dass die gesundheitliche Situation von Frauen *und* Männern in allen Bereichen der öffentlichen Gesundheit berücksichtigt werden soll. Auch die Versorgung soll verstärkt auf die spezifischen Bedürfnisse von Frauen und Männern ausgerichtet werden. Weiterhin sollen Public-Health-Maßnahmen und -Programme bezüglich ihrer Auswirkungen auf Geschlechterungleichheiten überprüft werden, und auch in der Gesundheitsberichterstattung soll die Geschlechterperspektive Berücksichtigung finden. Dies alles soll jedoch nicht isoliert geschehen, sondern unter Berücksichtigung anderer Dimensionen von Ungleichheit – wie z. B. von Ungleichheit, die durch die sozio-ökonomische Lage, das Alter oder den Migrationshintergrund hervorgerufen wird.

1.4 Die Disziplinen von Public Health

Unter dem Dach von Public Health wirken Disziplinen zusammen, die aus zwei unterschiedlichen wissenschaftlichen Traditionen kommen, der medizinisch-naturwissenschaftlichen und der sozial- und verhaltenswissenschaftlichen Tradition. Methodische Kernbereiche des interdisziplinären Fachs Public Health sind die *Epidemiologie* (s. Kap. 2.1) – ergänzt durch die *Demografie* (Kap. 2.2) und die *Biostatistik* (Kap. 2.3) – sowie die *Sozialwissenschaften* (s. Kap. 2.4) und die *Gesundheitsökonomie* (s. Kap. 2.5). Während die Epidemiologie quantitativ arbeitet, kommen in den Sozialwissenschaften sowohl quantitative als auch qualitative Methoden und Instrumente zum Einsatz.

Wichtige Einzeldisziplinen von Public Health sind:

– *Sozialmedizin*: Hierunter versteht man den Bereich der Medizin, der Zusammenhänge zwischen gesellschaftlichen Faktoren wie Einkommen oder Berufstätigkeit und gesundheitlichen Outcomes wie Erkrankung oder Tod untersucht. Es bestehen enge Beziehungen zur *Arbeitsmedizin* (s. Kap. 7), deren Ziel es ist, arbeitsbedingte Erkrankungen u. a. durch Vorsorgemaßnahmen zu verhindern oder diese abzumildern.

– *Medizinsoziologie*: Sie wendet die Theorien und Methoden der Soziologie an, um Gesundheit und Krankheit zu beschreiben und zu erklären. Im Zentrum stehen dabei die sozialen Bedingungen, Ursachen und Konsequenzen von Gesundheit und Krankheit. Die Medizinsoziologie analysiert die Einflüsse sozialer Organisationen und Institutionen auf die Bevölkerungsgesundheit genauso wie die Zusammenhänge von sozialen Bedingungen, individuellem Verhalten und Erkrankungsrisiko. Ihre Erkenntnisse fließen in Maßnahmen der Prävention und der Gesundheitsförderung (s. Kap. 4.1) ein.

– *Gesundheitsförderung*: Die Gesundheitsförderung umfasst alle Aktivitäten und Maßnahmen, die der Stärkung der personalen, sozialen und materiellen Gesundheitsressourcen und -potenziale der Menschen dienen. Gesundheitsförderung soll somit einen Prozess in Gang setzen, der allen Menschen ein höheres Maß an Selbstbestimmung über ihre Gesundheit ermöglicht und sie dadurch zu einer Stärkung ihrer Gesundheit befähigt (s. Kap. 4.1, Kap. 4.4 und Kap. 7.4). Im Bereich der Gesundheitsförderung arbeiten neben Public-Health-Fachleuten z. B. auch Hausärzte sowie Sozial- und Arbeitsmediziner.

– *Präventivmedizin*: Sie befasst sich mit der Krankheitsvorsorge und der Verhütung von Krankheiten, u. a. durch Prävention oder Früherkennung. Beispiele hierfür sind Impfungen zur Kontrolle von Infektionskrankheiten (*Communicable Diseases*; s. Kap. 9) und Screening-Programme zur Früherkennung von chronischen Krankheiten wie Herz-Kreislauf- oder Krebserkrankungen (*Non Communicable Diseases*; s. Kap. 8 sowie Kap. 4.4 und Kap. 4.5).

– *Umweltmedizin*: Die Umweltmedizin beschäftigt sich mit den Einflüssen von Umweltnoxen wie Lärm, Hitze oder Luftschadstoffen auf die Gesundheit der Bevölkerung (s. Kap. 6). Im Bereich „Umwelt und Gesundheit" sind nicht nur Mediziner und Public-Health-Fachleute, sondern auch Wissenschaftler und Praktiker aus den Bereichen Ökologie, Klima- und Geowissenschaften, Landwirtschaft, Ernährungswissenschaften etc. tätig.

– *Gesundheitspsychologie und -pädagogik*: Diese Disziplinen untersuchen das menschliche Erleben und Verhalten bzw. deren Veränderungen. Ihre Erkenntnisse werden u. a. im Bereich der Gesundheitsförderung angewandt (s. Kap. 4.1.2 und Kap. 4.2.2).

– *Gesundheitspolitik*: Sie beschäftigt sich damit, wie Institutionen im Gesundheitssystem entstehen und wie diese arbeiten, wie dort Prozesse ablaufen und Entscheidungen getroffen werden (s. z. B. Kap. 3 und Kap. 4.1.3).

– *Gesundheitsökonomie*. Die Gesundheitsökonomie (s. Kap. 2.5) untersucht alle wirtschaftlichen Aspekte von Gesundheit, Krankheit und Gesundheitsversorgung.

– *Organisations- und Managementwissenschaften*: Sie befassen sich mit Prozessabläufen und Entscheidungsfindungen innerhalb von Institutionen, wie z. B. von Krankenhäusern.

– *Ethik*: Die Ethik beschäftigt sich mit gutem, richtigem und gerechtem menschlichem Handeln – ein Aspekt, der z. B. bei der Verteilung knapper Ressourcen im Gesundheits- und Sozialbereich eine große Rolle spielt (s. Kap. 1.6).

Die hier aufgelisteten Einzeldisziplinen lassen sich hinsichtlich ihres jeweiligen Forschungsgegenstands nicht immer eindeutig voneinander trennen. Deutlich wird das in den Bereichen Sozialmedizin und Medizinsoziologie. Dort wird oft die gleiche Thematik untersucht, jedoch aus unterschiedlichen wissenschaftlichen Perspektiven. Andererseits gibt es Public-Health-Forschungsfelder, die meist nicht als eigene Disziplinen ausgewiesen werden, die aber die interdisziplinäre Arbeitsweise von Public Health sehr deutlich aufzeigen. Ein Beispiel hierfür ist die *Gesundheitssystem- und Versorgungsforschung*. Sie untersucht die Struktur, Leistungsfähigkeit und Wirksamkeit von Angeboten in den Gesundheitssystemen. Erreichbarkeit, Zugang und Nutzen von Angeboten sowie deren Kosten-Nutzen-Verhältnis spielen dabei eine bedeutende Rolle. Hierzu bedient sie sich u. a. verschiedener Methoden und Ansätze der Epidemiologie, der empirischen Sozialforschung, der Gesundheitspolitik, der Management- und Organisationsforschung sowie der Ethik.

Die vorliegende Liste kann keinen Anspruch auf Vollständigkeit erheben. So lässt sich auch argumentieren, dass weitere Fächer wie z. B. die Sportmedizin zu Public Health gehören, da sie sich im Bereich der Prävention und Gesundheitsförderung (oft in Zusammenarbeit mit der Gesundheitspsychologie und -pädagogik oder der Präventivmedizin) engagieren. Andererseits führen nicht alle Versuche einer Zusammenarbeit zwischen medizinisch-naturwissenschaftlichen Fächern und Public Health stets zu Ergebnissen, die aus Public-Health-Sicht unmittelbar relevant sind. Kapitel 1.7 diskutiert dies am Beispiel der *Public Health Genomics*.

1.5 Ansatzpunkte der Prävention

Prävention bedeutet im wörtlichen Sinne, einer Krankheit „zuvorzukommen" (von lat. *praevenire*). Um dies zu erreichen, kann Prävention an verschiedenen Punkten ansetzen:

- auf dem Weg von Gesundheit über Krankheit zum Tod: *Primär-, Sekundär- und Tertiärprävention*
- auf der Bevölkerungsebene oder bei Risikogruppen: *Bevölkerungs- oder Hochrisikostrategie*
- am Individuum oder seiner Umwelt: *Verhaltens- und Verhältnisprävention* (s. Kap. 4.1)

Ziel von Prävention ist die Verbesserung der Gesundheit der Bevölkerung insgesamt, aber auch der Gesundheit von Bevölkerungsgruppen oder einzelnen Personen. In den folgenden Abschnitten erläutern wir hierzu einige Konzepte und Begriffe.

1.5.1 Primär-, Sekundär- und Tertiärprävention

Leider werden die folgenden Begriffe nicht immer einheitlich genutzt. Zudem gibt es Übergänge zwischen den beschriebenen Formen.

- **Primärprävention** hat zum Ziel, das Auftreten von Gesundheitsschäden, Neuerkrankungen und Todesfällen in der Bevölkerung zu vermeiden oder zumindest die Wahrscheinlichkeit zu senken, dass die betreffenden Schädigungen oder Krankheiten auftreten. Klassische Beispiele für Primärprävention sind Maßnahmen zum Nichtraucherschutz (z. B. durch Rauchverbote in Gaststätten und öffentlichen Räumen) oder zum Anheben des „Einstiegsalters" beim Rauchen (z. B. durch die Besteuerung von Tabakprodukten, um eine finanzielle Barriere zu errichten). Auch *Impfungen*, wie etwa die Masernimpfung bei Kindern, gehören zur Primärprävention.
- **Sekundärprävention** zielt darauf ab, klinisch noch unauffällige Frühformen von Erkrankungen zu erkennen und dadurch rechtzeitig zu behandeln, sodass die Erkrankung nicht fortschreitet oder sogar geheilt werden kann. Ein klassisches Beispiel hierfür ist das bevölkerungsweite *Screening* zur Früherkennung von bestimmten Krankheiten wie Brust- oder Darmkrebs (s. Kap. 4.5).
- Ziel der **Tertiärprävention** ist es, die Verschlimmerung einer bereits manifesten Erkrankung zu verhindern oder den Vorgang zu verlangsamen. Weitere mögliche Ziele sind die Verbesserung der Lebensqualität oder der sozialen Funktionsfähigkeit. Ein typisches Beispiel hierfür sind *Rehabilitationsmaßnahmen* nach Eintritt einer schweren Herz-Kreislauf- oder Krebserkrankung.

Einige präventive Maßnahmen können Aspekte von Primär-, Sekundär- *und* Tertiärprävention beinhalten. So lassen sich beispielsweise viele Maßnahmen der Gesundheitsberatung mehr als einem der drei genannten Ansatzpunkte zuordnen. Eine Ernährungsberatung kann bei gesunden Menschen das Ziel haben, das Auftreten eines Diabetes mellitus Typ 2 von vornherein zu verhindern. Bei Menschen mit mäßig erhöhtem Blutzuckerspiegel soll durch Ernährungsberatung das Auftreten einer klinischen Symptomatik vermieden werden. Schließlich soll sie bei manifesten Diabetikern helfen, das Risiko von Komplikationen zu senken.

Es gibt unterschiedliche Meinungen darüber, ob kurative medizinische Maßnahmen auch als Sekundär- oder Tertiärprävention bezeichnet werden können. Ein Beispiel dafür ist die Gabe von antiretroviralen Medikamenten bei HIV-positiven Menschen. Sind bei den Betroffenen schon Symptome aufgetreten, kann die Medikation dazu dienen, eine Verschlimmerung der Erkrankung sowie das Auftreten von durch die Immunschwäche bedingten Folgeerkrankungen zu verhindern. Die Gabe antiretroviraler Medikamente könnte hier somit als Tertiärprävention angesehen werden. Bei klinisch noch unauffälligen Menschen mit positivem HIV-Test kann die Medikation das Auftreten von Symptomen verhindern. Hier könnte die Maßnahme also als Sekundärprävention interpretiert werden. Da eine antiretrovirale Therapie die Viruslast im Blut der Behandelten erheblich senken kann, sodass sich die Ansteckungsgefahr für ihre Sexualpartner verringert, handelt es sich auch um eine primärpräventive Maßnahme.

1.5.2 Bevölkerungs- und Hochrisikostrategie

Die Konzepte der Hochrisikostrategie und der Bevölkerungsstrategie wurden in den 1980er Jahren vom britischen Epidemiologen *Geoffrey Rose* (1926–1993) im Zusammenhang mit der Primärprävention kardiovaskulärer Erkrankungen (s. a. Kap. 8.3) entwickelt.

Die *Hochrisikostrategie* ist eine logische Fortsetzung des Denkens in Kategorien, das die klinische Medizin prägt. Menschen sind entweder gesund oder krank, sie benötigen entweder eine Therapie oder nicht. Analog hierzu zielt die Hochrisikostrategie darauf ab, die Menschen, die ein erhöhtes Risiko haben, in Zukunft eine Erkrankung zu entwickeln, zu identifizieren, um dieses Risiko durch geeignete Maßnahmen zu verringern. Abb. 1.5 illustriert dies anhand des Gesamtcholesterinwertes im Blut und der Sterblichkeit durch die koronare Herzkrankheit (KHK). Die Daten stammen aus einer großen Kohortenstudie, an der in den USA mehr als 350.000 Männer teilnahmen. Sie wurden im Rahmen des *Multiple Risk Factor Intervention Trial* untersucht und nachverfolgt. Die Abbildung zeigt die Verteilung der Cholesterinwerte in der Bevölkerung (Säulen) und den Anstieg der KHK-Mortalität in Korrelation zu den Cholesterinwerten (unterbrochene Linie). Bei den meisten Männern wurden Cholesterinwerte zwischen 4,5 mmol/l und 6,0 mmol/l gemessen. In einem Zeitraum von

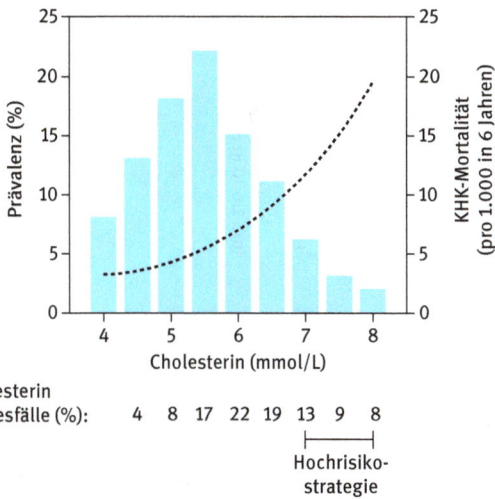

Durch erhöhtes Cholesterin
verursachte KHK-Todesfälle (%):   4   8   17   22   19   13   9   8

Hochrisiko-
strategie

Abb. 1.5: Verteilung der Serumcholesterinwerte bei Männern in Korrelation zum Risiko, an einer koronaren Herzkrankheit (KHK) zu sterben [Säulen] sowie Anzahl der KHK-Todesfälle pro 1.000 Männer innerhalb von 6 Jahren im Verhältnis zu ihren Cholesterinwerten [gestrichelte Linie]. Die Hochrisikostrategie zielt auf eine Reduktion des Risikos von Männern mit deutlich erhöhten Werten. Unter den Verstorbenen sind aber wesentlich mehr Männer mit mäßig als mit stark erhöhten Cholesterinwerten. (Quelle: modifiziert nach Rose G. The Strategy of Preventive Medicine. Oxford University Press, 1992).

sechs Jahren lag die KHK-Mortalität in Abhängigkeit von den Cholesterinwerten der Teilnehmer zwischen ca. 3 und 20 pro 1.000 Teilnehmer. In der Hochrisikogruppe (Männer mit sehr hohen Cholesterinwerten) verstarb somit einer von 50 Männern an einer KHK. Allerdings waren in dieser Studie nur 2 % der teilnehmenden Männer betroffen. Die Zahlen unterhalb der Grafik geben den Prozentsatz der Todesfälle an, der in jeder Cholesterinkategorie durch die erhöhten Werte verursacht wurde. Diese Zahlen illustrieren eindrücklich die Grenzen der Hochrisikostrategie. Nur in 30 % der Todesfälle sind Männer betroffen, bei denen deutlich erhöhte Cholesterinwerte (≥ 7 mmol/l) gemessen wurden. Die überwiegende Mehrzahl der Todesfälle (70 %) trat bei Männern mit moderat erhöhten Cholesterinwerten auf (Werte zwischen 5,5 und 7 mmol/l).

Wird bei der Prävention ausschließlich eine Hochrisikostrategie eingesetzt, profitiert somit nur eine Minderheit von Menschen mit deutlich erhöhtem Risiko. Die Mortalität insgesamt wird nur wenig beeinflusst. Diese Situation trifft auch für viele andere kardiovaskuläre Risikofaktoren wie z. B. Blutdruck, Entzündungsmarker oder glykosyliertes HbA1c zu. Auch beim Verhältnis zwischen Augeninnendruck und dem Auftreten eines grünen Stars (Glaukom) oder der Knochendichte und dem Frakturrisiko ist die Situation ähnlich.

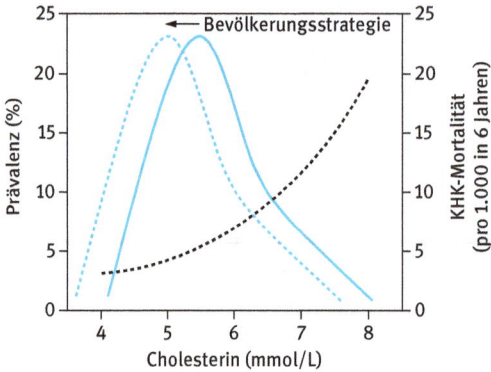

Abb. 1.6: Verteilungen der Serumcholesterinwerte [blaue durchgezogene Linie] in der männlichen Bevölkerung und des auf den Cholesterinwert bezogenen Risikos bei Männern, an einer koronaren Herzkrankheit (KHK) zu sterben [schwarze gestrichelte Linie]. Die Populationsstrategie zielt auf die Verschiebung der gesamten Cholesterinverteilung in Richtung günstigerer Werte [blaue gestrichelte Linie] und reduziert deshalb das Risiko aller Männer, an einer KHK zu versterben. (Quelle: modifiziert nach Rose G. The Strategy of Preventive Medicine. Oxford University Press, 1992).

Die *Bevölkerungsstrategie* berücksichtigt im Gegensatz zur Hochrisikostrategie die Verteilung des Risikos in der gesamten Bevölkerung und strebt danach, diese Risikoverteilung hin zu günstigeren Werten zu verschieben (Abb. 1.6). Eine erfolgreiche Bevölkerungsstrategie sucht somit eine ähnliche Verteilung des Risikofaktors auf einem niedrigeren Niveau zu erreichen (gestrichelte blaue Linie in Abb. 1.6). Ihr Nutzen ergibt sich einerseits aus der Verschiebung von Hochrisikopersonen heraus aus der Gefahrenzone. Noch wichtiger im Hinblick auf den Bevölkerungsnutzen ist jedoch die insgesamt große Summe des für jeden Einzelnen relativ kleinen Nutzens bei sehr vielen Personen in der Mitte der Verteilung.

Es kann nun einfach berechnet werden, ob der Gesamtnutzen bei der Hochrisiko- oder der Bevölkerungsstrategie größer ausfällt. Eine Tabelle in Kap. 1 unserer Lehrbuch-Homepage zeigt ausführliche Berechnungen für die kardiovaskuläre[5] Primärprävention bei britischen Männern mittleren Alters. Eine geringfügige Verschiebung der Blutdruckverteilung um 5 % in Richtung niedrigerer Werte hat z. B. einen größeren Effekt auf die Inzidenz von kardiovaskulären Ereignissen (16 % Reduktion im Rahmen einer *Bevölkerungsstrategie*) als die blutdrucksenkende Behandlung von all denjenigen Männern, die ein Zehnjahresrisiko von 20 % oder mehr aufweisen (11 % Reduktion im Rahmen einer *Hochrisikostrategie*). Ein Risiko von 20 % für den Eintritt

---

5 *kardiovaskulär:* das Herz und das Blutgefäßsystem betreffend

eines kardiovaskulären Ereignisses wird in den aktuellen Richtlinien allgemein als Schwellenwert für einen Therapiebeginn mit blutdrucksenkenden Mitteln verwendet. Erst wenn bereits ab einem Risiko von 15 % blutdrucksenkende Medikamente gegeben werden, wird dieselbe Reduktion (16 %) erreicht. In dieser Situation müssten jedoch 50 % aller Männer Medikamente einnehmen! Eine ähnliche Situation ergibt sich für die Cholesterinsenkung oder die kombinierte Reduktion von Cholesterinwerten und Blutdruck.

1.5.3 Das Präventionsparadox

Wie das Beispiel zeigt, kann der Bevölkerungsansatz durch eine kleine Reduktion des Risikos bei allen Menschen eine beträchtliche Reduktion der Inzidenz (s. Kap. 2.1.2) erreichen. Allerdings ist es für den Einzelnen sehr unwahrscheinlich, dass er oder sie persönlich von dieser Maßnahme profitieren wird. In diesem Zusammenhang prägte *Rose* 1981 den Begriff des *Präventionsparadoxes*:

> A preventive measure that brings large benefits to the community offers little to each participating individual.

Das Präventionsparadox stellt ein grundlegendes Dilemma der bevölkerungs- und der risikogruppenbezogenen Prävention dar: Eine präventive Maßnahme, die für die Bevölkerung einen hohen Nutzen bringt, bringt dem einzelnen Menschen oft nur wenig. Umgekehrt hilft der Hochrisikoansatz Einzelnen, tut aber wenig, um die Krankheitslast (*Burden of Disease*, s. Kap. 10.1.2 und Kap. 10.1.5) in der Bevölkerung zu reduzieren. Dieses Dilemma ergibt sich immer dann, wenn das Risiko die Gesamtbevölkerung oder große Teile der Bevölkerung betrifft. Ein Beispiel hierfür wären Impfprogramme im Kindesalter, die zu Herdenimmunität (s. Kap. 9.1.3) führen, oder die Gurttragepflicht.

Aus Public-Health-Sicht ist eine bevölkerungsweite Intervention vielversprechender, weil sie mehr Krankheitsereignisse oder vorzeitige Todesfälle verhindern kann und die zugrundeliegenden Ursachen angeht. Solche Maßnahmen gehören oft zur Verhältnisprävention (s. Kap. 4.1.2) und sind politisch nicht immer leicht durchzusetzen, da sie nicht selten mit kulturellen Normen und Gepflogenheiten oder handfesten wirtschaftlichen Interessen in Konflikt geraten. Die Hochrisikostrategie ist dagegen eine auf die Bedürfnisse der identifizierten Betroffenen zugeschnittene Verhaltensprävention (s. Kap. 4.1.2) und leichter umzusetzen. Die Betreuung erfolgt hier im Rahmen eines etablierten Verhältnisses zwischen dem Individuum und seinem Arzt oder seiner Ärztin (s. a. Kap. 4.4). Tab. 1.1 fasst die wichtigsten Merkmale sowie die Vor- und Nachteile der Hochrisiko- und der Bevölkerungsstrategie zusammen.

Die Hochrisikostrategie und die Bevölkerungsstrategie schließen sich selbstverständlich nicht gegenseitig aus, sondern können, wie von der WHO empfohlen, sinnvoll kombiniert werden. In vielen Situationen ist die Annahme eines Kontinuums nützlich, in dem Zwischenstufen zwischen den beiden Extremen bestehen. Schließlich können auch spezifische, auf eine Risikogruppe zugeschnittene Angebote sinnvoll sein, wie z. B. Anlaufstellen für drogenabhängige Personen, die diese mit sauberem Spritzenmaterial versorgen.

Tab. 1.1: Merkmal der Bevölkerungs- und der Hochrisikostrategie.

	Bevölkerungsstrategie	Hochrisikostrategie
Zielgruppe	gesamte Bevölkerung	Risikogruppen
Ansatz	periphere (gesellschaftliche) Ursachen	unmittelbare (biologisch-individuelle) Ursachen
Vorteile	potenziell großer Nutzen für die Bevölkerung beeinflusst zugrunde liegende Ursachen	Intervention wird Individuum gerecht; hohe Motivation von Betroffenen und Gesundheitssystem; politisch einfach umzusetzen
Nachteile	Nutzen für das Individuum wenig sichtbar; Konflikte mit kulturellen Normen oder wirtschaftlichen Interessen; politisch schwierig umzusetzen	Nutzen für Bevölkerung klein; „Symptombekampfung"; „Labeling"[a] und Medikalisierung der Betroffenen
Beispiele	Reduktion des Salzgehalts in verarbeiteten Lebensmitteln; Tragen von Sicherheitsgurten im Auto; Einschränkung des Zugangs zu Schusswaffen; Kampagnen zur Förderung des Konsums von Früchten und Gemüse	Medikamente oder Diätberatung zur Senkung von Cholesterin, Blutdruck oder Körpergewicht in der Primärprävention; Interventionen der Sekundär- und Tertiärprävention, z. B. korrekte Einstellung des Blutzuckers bei Diabetes mellitus

[a] *Labeling:* Den betroffenen Personen wird pauschal eine bestimmte Eigenschaft zugeschrieben.

1.6 Public-Health-Ethik

Matthias Egger, Lotte Habermann-Horstmeier

Die *Ethik* ist eine angewandte Disziplin der Philosophie, die es sich zur Aufgabe macht, in verschiedenen Lebensbereichen Kriterien und Normen für gutes und richtiges menschliches Handeln zu entwickeln. Als *Medizinethik* bezeichnet man den Teilbereich der Ethik, der sich mit dem Handeln der verschiedenen Akteure in der medizinischen Versorgung, Pflege und Forschung beschäftigt. Ethische Fragen stellen sich in der Medizin immer wieder bei der Abwägung von Risiken oder Kosten bestimmter Diagnostiken und Therapien im Verhältnis zu ihrem Nutzen, aber auch im Zusammenhang mit dem Schutz nicht-einwilligungsfähiger Personen (z. B. Demenzkranke, Menschen mit geistiger Behinderung, Kinder oder Bewusstlose) oder bei der Planung und Durchführung klinischer Studien (s. Kap. 2.1.6). Besonders kontrovers diskutierte medizinethische Themen sind Sterbehilfe und Beihilfe zum Suizid, die z. B. in Deutschland und der Schweiz sehr unterschiedlich gehandhabt werden.

Die *Public-Health-Ethik* ist ein relativ neues Anwendungsgebiet der Ethik, das sich mit ethischen Fragen im Bereich der öffentlichen Gesundheitspflege beschäftigt. Solche Fragestellungen können z. B. bei der Durchführung von Überwachungs- und Kontrollmaßnahmen im Rahmen von Infektionskrankheiten[6] ebenso auftreten wie bei der Durchführung von Screening-Programmen oder bei dem Erlass von Verboten (etwa des Rauchens in öffentlichen Räumen). Während in der Medizinethik die Arzt-Patient-Beziehung im Mittelpunkt steht, ist es in der Public-Health-Ethik das Verhältnis zwischen den staatlichen und nicht-staatlichen Institutionen einerseits und den BürgerInnen andererseits.

Ethik leitet ihre Prinzipien aus theoretischen Ansätzen ab. Eine der grundlegenden **ethischen Theorien** ist der *Utilitarismus*. Handlungen werden hier im Hinblick auf ihre Konsequenzen bewertet, und zwar unter dem Gesichtspunkt der Steigerung des allgemeinen Wohlergehens. Dieser Ansatz ist dem Denken im Bereich Public Health sehr nahe. Die Daten, auf die man sich bei der Abwägung von Nutzen, Schaden und Kosten bestimmter Maßnahmen beruft, stammen in der Regel aus epidemiologischen und ökonomischen Studien (s. Kap. 2.1.5 und 2.5.1). Ein problematischer

---

6 Im Rahmen der *Covid-19-Pandemie* kam es z. B. in Deutschland zu einer intensiven Diskussion darüber, wie medizinisches Personal handeln soll, wenn die vorhandenen Therapieplätze nicht ausreichen oder nicht genug Personal zur Verfügung steht. Der *Deutsche Ethikrat* hat dazu Anfang April 2020 in einer Ad-hoc-Empfehlung festgestellt, dass hierbei „sichergestellt werden muss [...], dass unfaire Einflüsse bei der Entscheidung nach aller Möglichkeit ausgeschlossen werden, etwa solche im Hinblick auf sozialen Status, Herkunft, Alter, Behinderung usw.". Die behandelnden ÄrztInnen müssen in einer solchen kritischen Situation dann vor Ort die Entscheidung danach treffen, welcher Person sie die besten Überlebenschancen bzw. eine bessere Gesamtprognose zuerkennen (*Triage* nach „klinischer Erfolgsaussicht").

Aspekt des Utilitarismus ist, dass hier nur das Wohlergehen der Mehrheit berücksichtigt wird. Dem Utilitarismus wird deshalb das Konzept der Menschenrechte gegenübergestellt. Viele der 30 Artikel der *Allgemeinen Erklärung der Menschenrechte,* die die UN-Generalversammlung im Jahr 1948 verabschiedete, sind für Public Health relevant. Hierzu gehören z. B. der Anspruch auf den Schutz vor Diskriminierung, das Recht auf Fürsorge und Gesundheit, das Recht auf Bildung und das Recht, an der Gestaltung der öffentlichen Angelegenheiten seines Landes mitzuwirken. Erwähnt sind aber auch Pflichten gegenüber der Gesellschaft (s. Lehrbuch-Homepage).

Von besonderer Bedeutung im Hinblick auf einen Berufskodex sind die folgenden sechs wichtigen **Prinzipien** der Medizin- und der Public-Health-Ethik, die sich in einigen Bereichen überschneiden (s. Tab. 1.2).

Tab. 1.2: Übersicht über die wichtigsten ethischen Prinzipien im Bereich der Medizinethik und der Public-Health-Ethik.

Medizin	Public Health
Autonomie *(Respect for autonomy)*	Gegenseitige Abhängigkeit *(Interdependence)*
Jede Person ist frei in ihren Entscheidungen. Bei medizinischen Maßnahmen oder der Teilnahme an einer Studie muss die informierte Zustimmung *(Informed Consent)* der betroffenen Personen vorliegen.	Das Handeln einer Person betrifft nicht nur sie selbst, sondern auch andere Personen. Jede Person ist auch von den Aktionen anderer betroffen.
Fürsorge *(Beneficence und Non-maleficence)*	Mitwirkung *(Participation)*
Schädliche oder risikoreiche Eingriffe und Maßnahmen sollen vermieden werden. Durch die Maßnahme/Studie wird das Wohl der PatientInnen oder StudienteilnehmerInnen gefördert.	Public-Health-Maßnahmen werden unter Mitsprache und mit dem Einverständnis der betroffenen Bevölkerung geplant und durchgeführt.
Gerechtigkeit *(Justice)*	Wissenschaftliche Abstützung *(Scientific evidence)*
Das Prinzip der Gerechtigkeit fordert eine faire Verteilung von Gesundheitsleistungen, Risiken und Nutzen in der klinischen Forschung.	Entscheidungen über Public-Health-Maßnahmen sollen aufgrund von wissenschaftlichen Daten und nicht auf der Basis von Annahmen und Meinungen erfolgen.

Das Prinzip der Autonomie: Bei allen Maßnahmen im Bereich der Medizin und in Public Health muss die Entscheidungsfreiheit der betroffenen Menschen respektiert werden. Auch Public-Health-Maßnahmen bedürfen daher der informierten Zustimmung *(Informed Consent,* s. a. Kap. 2.1.6), z. B. im Zusammenhang mit Impfungen oder Screening-Untersuchungen.

Das Prinzip der gegenseitigen Abhängigkeit: Das Prinzip der Autonomie wird durch das *Prinzip der gegenseitigen Abhängigkeit* ergänzt und relativiert. Es besagt, dass das Handeln eines Einzelnen in der Regel auch andere Menschen betrifft. Eine mit HIV infizierte Person muss daher andere durch den Gebrauch von Kondomen vor einer Ansteckung schützen. Durch die Impfung des Krankenhauspersonals gegen die Virusgrippe (Influenza) können HochrisikopatientInnen vor Ansteckung geschützt werden (s. a. Kap. 9.4.1). Ein Rauchverbot in öffentlichen Räumen ist u. a. aufgrund der schädlichen Wirkung des Passivrauchens (s. a. Kap. 4.2.2 und Kap. 6.4.3) gerechtfertigt.

Das Prinzip der Fürsorge: Das *Prinzip der Fürsorge* beinhaltet die Verpflichtung, den Menschen Gutes zu tun und Schaden zu vermeiden. In Kombination mit dem Menschenrecht auf Gesundheit und Fürsorge lässt sich hieraus eine Verpflichtung des Staates ableiten, sich im Bereich Public Health zu engagieren. Hierzu gehört, dass die Lebensbedingungen der Menschen so gestaltet werden sollen, dass die einzelnen BürgerInnen – soweit sie dazu in der Lage sind – Verantwortung für ihre Gesundheit übernehmen können. Dies ist in vielen Ländern bislang nicht der Fall (s. Kap. 10.2).

Das Prinzip der Mitwirkung: Dem Prinzip der Fürsorge steht das *Prinzip der Mitwirkung* gegenüber: Public-Health-Maßnahmen sollen stets unter Einbezug der betroffenen Bevölkerung geplant und umgesetzt werden. Handlungen, die gegen den Willen oder ohne die informierte Zustimmung der Betroffenen zu deren Wohl durchgesetzt werden (*Paternalismus*), widersprechen diesem Prinzip.

Das Prinzip der Gerechtigkeit: Gerechtigkeit wird in der Medizinethik vorwiegend als *distributive* Gerechtigkeit verstanden. Dies bedeutet, dass die Leistungen des Gesundheitssystems allen offenstehen und die Kosten fair auf die Mitglieder der Gesellschaft verteilt werden sollen (s. a. Kap. 3). Im Public-Health-Kontext leitet sich daraus die Verpflichtung ab, sozio-ökonomisch bedingte Ungleichheiten im Gesundheitszustand der Bevölkerung (s. Kap. 1.3.2) zu verringern. Es muss dabei darauf geachtet werden, dass sich die bestehenden Ungleichheiten nicht durch Public-Health-Maßnahmen, die vor allem von sozial Bessergestellten in Anspruch genommen werden, weiter vergrößern. Zum Prinzip der Gerechtigkeit gehört auch der Schutz vor *Diskriminierung* und *Stigmatisierung*.

Das Prinzip der wissenschaftlichen Abstützung: Die Vor- und Nachteile von Public-Health-Maßnahmen sollen schließlich nicht von gesellschaftlichen Moralvorstellungen, Meinungen und Annahmen geleitet, sondern auf der Basis guter wissenschaftlicher Daten diskutiert werden (*Prinzip der wissenschaftlichen Abstützung*). Dieses Prinzip gilt sinngemäß auch für die Medizinethik, wird aber im Public-Health-Kontext besonders betont, weil hier oft gesunde Menschen betroffen sind.

Als erste Formulierung eines ethischen **Berufskodex** gilt der *Eid des Hippokrates* (s. Lehrbuch-Homepage), benannt nach dem griechischen Arzt Hippokrates von Kós (um 460 bis 370 v. Chr.). Im Jahr 1947 wurde der *Nürnberger Kodex* als Reaktion auf die während der Zeit des Nationalsozialismus im Namen der medizinischen Forschung begangenen Verbrechen verfasst. Er enthält ethische Richtlinien für die Durchführung von Experimenten am Menschen. Der Weltärztebund verabschiedete 1964 die **Deklaration von Helsinki** zu ethischen Grundsätzen für die medizinische Forschung am Menschen. Sie wurde seither mehrmals revidiert und dient heute den Ethikkommissionen als Grundlage für die Beurteilung klinischer Studien (s. a. Kap. 2.1.6). Im Bereich der Medizin haben ethische Diskussionen also anders als in Public Health schon eine lange Tradition. Die in den USA entwickelten ausführlichen Richtlinien für ethisches Handeln in Public Health (*Principles for the Ethical Practice of Public Health*) wurden von der *American Public Health Association* erst 2002 angenommen (s. Lehrbuch-Homepage).

Im Bereich Public Health werden in den letzten Jahren zunehmend auch ethische Fragen im Zusammenhang mit dem Thema **Nudging** diskutiert. Als Nudging bezeichnet man eine Methode, mit deren Hilfe man das Verhalten von Menschen auf vorhersagbare Weise zu beeinflussen sucht, und zwar ohne Verbote oder Gebote. So wäre es z. B. eine Nudging-Methode, Menschen zu veranlassen, in öffentlichen Gebäuden häufiger die Treppe, anstatt der Rolltreppen zu nutzen, indem man die Treppe für das Publikum interessanter macht. Dieses Prinzip wurde u. a. im Bereich der Stockholmer U-Bahn angewandt. Hier wurden die Treppenstufen mit Klaviertönen unterlegt, sodass bei jeder Berührung ein Ton entstand. Die Passanten nutzten daraufhin die Treppenstufen wesentlich häufiger als die Rolltreppe. Von Kritikern dieser Methode wird immer wieder angeführt, dass es sich hierbei um eine Form des *Paternalismus* handelt. Zwar können die Adressaten einer solchen Maßnahme wählen, ob sie sie in Anspruch nehmen. Allerdings ist die Option bewusst so attraktiv gestaltet, dass es den Menschen schwerfällt, sie auszuschlagen. Ihnen ist damit in der Regel nicht bewusst, dass sie von einer bestimmten Gruppe (z. B. Public-Health-Fachleuten, Politikern oder auch der Werbebranche) in einer paternalistischen Weise dazu gedrängt werden, etwas zu tun, was sie sonst vielleicht nicht getan hätten. Im Hinblick auf die Prinzipien der Public-Health-Ethik lässt sich hier also durchaus darüber streiten, ob beim Nudging z. B. die Prinzipien der Autonomie und der Mitwirkung eingehalten werden.

In der Public-Health-Praxis werden ethische Aspekte viel zu selten diskutiert. So gab es in Deutschland bei den 2019 zur Erhöhung der Zahl der Organspender vorgeschlagenen Maßnahmen keine Hinweise darauf, dass hierunter auch Nudging-Maßnahmen waren. Ebenso fanden bislang kaum Diskussionen zu möglichen Folgen von Public-Private-Partnership (PPP)-Maßnahmen in Public Health statt. Dies scheint sich nun aber zu ändern. So steht derzeit z. B. der wachsende Einfluss privater Organisationen wie der Bill & Melinda Gates-Stiftung auf die WHO in der Kritik.

Auch wird aus Sicht der Public-Health-Ethik bislang kaum über die möglichen ökologischen Folgen von Public-Health-Maßnahmen debattiert. Beispiele hierfür sind der unkontrollierte Verbleib von imprägnierten Moskitonetzen zum Schutz vor Malaria in der afrikanischen Umwelt sowie die Bodenverseuchung durch arsenhaltiges Wasser in Bangladesch, welches im Rahmen von Public-Health-Maßnahmen über Brunnen an die Oberfläche geholt wurde.

1.7 Public Health Genomics

Albrecht Jahn, Nicole Probst-Hensch

Public Health Genomics hat zum Ziel, genombasiertes Wissen und die dazu entwickelten Technologien mit Public-Health-Forschung, Gesundheitspolitik und Gesundheitsprogrammen zu verknüpfen (s. *Office of Genomics and Precision Public Health* der *Centers for Disease Control and Prevention [CDC]*).

Die Erkenntnis, dass *genetische Faktoren* bei der Entstehung und Manifestation vieler Krankheiten eine wichtige Rolle spielen, ist nicht neu. Von praktischer Bedeutung ist sie bisher vor allem bei monogenetischen Erkrankungen, wie z. B. der Phenylketonurie (PKU), bei der ein Enzymdefekt, verursacht durch eine Mutation in einem einzelnen Gen, dazu führt, dass sich die Aminosäure Phenylalanin im Körper der Betroffenen anreichert. Hierdurch kommt es zu einer schweren geistigen Entwicklungsstörung. Die frühzeitige Erkennung einer PKU über einen Bluttest bei Neugeborenen bietet die Möglichkeit, die Manifestation der Erkrankung durch eine phenylalaninarme Diät zu verhindern. Der Bluttest wird u. a. in Deutschland, Österreich und der Schweiz im Rahmen des Neugeborenen-Screenings flächendeckend durchgeführt und gilt als ein Paradebeispiel für eine sinnvolle Screening-Maßnahme (s. Kap. 4.5.4). Seit einiger Zeit kann die PKU auch bereits vorgeburtlich mit Hilfe eines Gentests diagnostiziert werden. An solche genetischen Tests werden im Hinblick auf Sensitivität und Spezifität (s. Kap. 2.3.7) die gleichen Anforderungen wie an andere Tests im Bereich der klinischen Diagnostik und des Screenings gestellt.

Anders als die *Genetik*, die – wie im Beispiel der PKU – die Funktion einzelner Gene oder Gen-Kombinationen untersucht, befassen sich die *Genomics* mit dem gesamten Genom eines Organismus, um die Funktionen und Interaktionen von Genen und deren Produkten besser zu verstehen. Mit der Entschlüsselung des menschlichen Genoms im Jahr 2001 waren zunächst hochgesteckte Erwartungen im Hinblick auf medizinische Anwendungen der neuen Erkenntnisse verbunden. Diese Hoffnung hat sich insbesondere in Bezug auf die primäre und sekundäre Prävention nicht übertragbarer und chronischer Krankheiten bislang noch nicht in dem erwarteten Ausmaß erfüllt.

Derzeit versucht man, individuelle, auf genetischen Parametern beruhende, maßgeschneiderte Behandlungs- und Präventionsmaßnahmen zu entwickeln. Vertreter einer solchen „personalisierten Medizin" sprechen davon, dass sich in Zukunft auch das Fach Public Health weg von den klassischen, populationsbezogenen Konzepten, hin zu einer individualisierten Vorsorge und einer „Personalised Public Health" entwickeln wird. Durch die Kenntnis ihrer genetischen Ausstattung könnten dann z. B. alle Menschen innerhalb einer Bevölkerung in die Lage versetzt werden, die für sie jeweils richtige Ernährungsweise zu wählen. Zur Analyse ihres Genotyps würden zuvor Testverfahren wie die Genomsequenzierung, DNA-Mikroarrays und die Schlüsseltechniken der Proteomik[7] eingesetzt.

Diese Zukunftsvision berücksichtigt jedoch nicht, dass insbesondere im Bereich der chronischen, nichtübertragbaren Krankheiten (z. B. der Herz-Kreislauf-Erkrankungen [s. Kap. 8.3] und der Bösartige Tumoren [s. Kap. 8.4]) nur wenige Krankheitsbilder durch ein einzelnes oder wenige krankhafte Genvarianten mit hoher Penetranz verursacht werden. Von einer hohen Penetranz spricht man bei einer hohen Wahrscheinlichkeit, dass ein Träger dieser Genvarianten die damit verbundene Krankheit bis zu einem bestimmten Alter entwickelt. Zu den häufigeren Krankheiten, die auf der Basis hochpenetranter Genvarianten entstehen, gehören z. B. die familiäre Hypercholesterinämie, die unbehandelt bereits in einem frühen Alter zu Herz-Kreislauf-Erkrankungen führt, oder auch familiäre Formen von Brust-, Eierstock- und Darmkrebs. Bei diesen Krankheiten erscheint aus Public-Health-Perspektive ein *Kaskadenscreening-Ansatz* sinnvoll (Screening, s. Kap. 4.5). Erfüllt eine Person klinische Diagnose-Kriterien, die den Verdacht auf eine entsprechende Erkrankung nahelegen, wird bei diesem Index-Patienten nach einer *kausalen Mutation* – d. h. einer Mutation, die ursächlich für die Entstehung dieser Erkrankung ist – in den Kandidaten-Genen gesucht. Wird eine kausale Mutation bestätigt, kann den biologischen Verwandten des Index-Patienten nach dem Schneeball-Prinzip eine genetische Testung angeboten werden. Voraussetzung für die Anwendung eines solchen Kaskaden-Screenings ist jedoch, dass hier – wie bei der familiären Hypercholesterinämie und bei familiärem Brust- und Darmkrebs – präventive Maßnahmen zur Verfügung stehen, um das Morbiditäts- und Mortalitätsrisiko zu senken.

An der Entstehung der meisten Krankheiten sind aber mehrere Gene und Genvarianten mit niedriger Penetranz beteiligt. Darüber hinaus spielen hier auch komplexe Interaktionen zwischen Genen und Umwelt eine große Rolle. So können z. B. auch Faktoren, die prä- und perinatal auf den Menschen einwirken, an der Krankheitsentstehung (z. B. von Adipositas und Diabetes mellitus) mitwirken. Solche epigenetischen und non-genomischen[8] Phänomene sind in der Lage, physiologische Abläufe im Körper eines Menschen bleibend zu beeinflussen. Als epigenetische Veränderungen bezeichnet man Veränderungen von Zelleigenschaften, die nicht oder

---

7 *Proteomik:* Die Proteomik erforscht die in einer Zelle oder einem Individuum zu einem bestimmten Zeitpunkt vorhandenen Eiweiße (Proteine) mit biochemischen Methoden.
8 *Non-genomisch:* nicht auf genetischem Wege, nicht die Erbanlagen betreffend.

nicht permanent in der DNA festgelegt sind, jedoch trotzdem auf die Tochterzellen vererbt werden. Durch diese Veränderungen werden Chromosomenabschnitte oder ganze Chromosomen in ihrer Aktivität beeinflusst. Die Reihenfolge der Nukleotid-Bausteine in der DNA ändert sich hierdurch jedoch nicht (s. Kap. 5.1). Da fast jeder Patient im Grunde sein ganz persönliches Risikomuster aufweist, das dann zur Entstehung einer bestimmten Krankheit führt, sind Risikovorhersagen schwierig zu treffen. Entsprechendes gilt für darauf basierende, maßgeschneiderte Präventionsmaßnahmen.

In den letzten zwei Jahrzehnten wurde intensiv nach Genvarianten gesucht, die die *Heritabilität* für häufige chronische Krankheiten erklären. Als Heritabilität bezeichnet man den durch die Vererbung von genetischen Varianten erklärbaren Teil der Verteilung des Krankheitsrisikos in einer Bevölkerung. Anfänglich beschränkte sich die Untersuchung des Zusammenhangs zwischen genetischer Variabilität und Krankheitsrisiko vor allem auf *Mutationen* und *Polymorphismen*[9] in spezifischen Genen, von denen man annahm, sie hätten eine bestimmte biologische Bedeutung (*Kandidatengen-Ansatz*). Da inzwischen die DNA von zahlreichen Menschen mit unterschiedlichem ethnischem Hintergrund genotypisiert und sequenziert werden konnte, kennt man heute eine Vielzahl von einzelnen Abweichungen in der Basenabfolge der DNA (= *Single Nucleotide Polymorphisms [SNP]*) und weiß, wie sie zueinander in Beziehung stehen. So können nun mehr als 1 Mio. Genvarianten, die über die ganze DNA einer einzelnen Person verteilt sind, mit Hilfe von Genchips schnell und kostengünstig bestimmt oder mit großer Wahrscheinlichkeit vorhergesagt werden. Im Rahmen von genomweiten Fall-Kontroll- oder Assoziationsstudien (*Genome Wide Associations – GWA*) wird so ohne vorher vorhandene Hypothesen nach typischen Mustern in Genen und Chromosomenregionen im menschlichen Erbgut gesucht, die mit der Entstehung einer spezifischen Krankheit in Beziehung stehen könnten. Bislang hat man schon eine Vielzahl von SNPs und auch anderen Genvarianten gefunden, die auf ein erhöhtes Krankheitsrisiko hindeuten. Vor allem GWAS-Metaanalysen (Metaanalyse, s. Kap. 2.1.7), die auf den Daten hunderttausender Studienteilnehmer basieren, sowie die dadurch gefundenen genetischen Zusammenhänge geben wichtige, neuartige Hinweise auf relevante Krankheitsmechanismen. Von der Erforschung seltener Genvarianten und der genetischen Variabilität in molekularen Netzwerken[10] mit möglicherweise kausalem Effekt sowie von der Untersuchung von Gen-Umwelt-Interaktionen[11] erhofft man sich vor allem ein besseres Verständnis von modifizierbaren Krankheitsrisiken. Da viele häufige Risiken im Bereich Lebens-

---

9 *Polymorphismus:* Das Auftreten einer oder mehrerer Genvarianten innerhalb einer Population.
10 *Molekulare Netzwerke:* Hierunter versteht man Wechselwirkungsnetzwerke auf molekularer Ebene, die das Zusammenspiel der Moleküle innerhalb einer Zelle umfassend beschreiben.
11 *Gen-Umwelt-Interaktionen:* Die individuelle genetische Ausstattung führt dazu, dass Umwelteinflüsse bestimmte Auswirkungen haben.

stil und Umwelt nur durch die beobachtende Epidemiologie erforscht werden können, bleibt das kausale Verständnis eine Herausforderung.

Für die Zuordnung von Kausalität im Hinblick auf eine personalisiertere Risikovorhersage und auf effiziente Präventionsansätze ist ein besseres Verständnis der biologischen Zusammenhänge wichtig. Der kausale Effekt genetisch determinierter Risiken auf eine bestimmte Krankheit kann z. B. durch die *Mendelian Randomization* (MR) direkt getestet werden. Die MR basiert darauf, dass genetische Varianten, wie zum Beispiel die mit Übergewicht assoziierten Genvarianten, in der Meiose zufällig auf die Keimzellen verteilt werden (also gewissermaßen randomisiert werden; Randomisierung s. Kap. 2.1.6). Wird nun der Effekt dieser „Übergewichts-Gene" auf eine Krankheit anstatt der Effekte des Gewichts selbst beobachtet, kann unter bestimmten Bedingungen eine Kausalitätszuordnung erfolgen. Die moderne epidemiologische Erforschung exogener modifizierbarer Krankheitsrisiken basiert heute aber v. a. auf dem *Exposome-Ansatz*. Die Exposome-Forschung untersucht nicht nur die genetische Variabilität, sie analysiert zudem auch molekulare Netzwerke (*Omics-Ansätze* wie z. B. Metabolomics, Transcriptomics, Methylomics, Proteomics). Gleichzeitig geht sie davon aus, dass die potentiell modifizierbaren Krankheitsrisiken in der externen Umwelt und im Lebensstil der Menschen in ihrer Gesamtheit und mit der gleichen Präzision wie die Moleküle im Körper analysiert werden müssen, um das Krankheitsverständnis abzurunden.

Hingegen ist der Weg zu sinnvollen *Gentests* noch weit, die das Risiko häufiger chronischer Krankheiten vorhersagen und zur Früherkennung solcher Krankheiten dienen sollen. Zwar werden seit einiger Zeit v. a. über das Internet zahlreiche Tests erfolgreich vermarktet, die z. B. ein personalisiertes Präventions- und Diätkonzept versprechen und die personalisierte „Spezialdiät" gleich mitverkaufen. Diese Tests haben jedoch keine belastbare wissenschaftliche Grundlage. Brauchbare prädiktive[12] diagnostische Tests, die auf dem Boden von Genom-Analysen entwickelt wurden, gibt es derzeit nur bei wenigen monogenetischen Erkrankungen. Da solche Erkrankungen jedoch lediglich einen geringen Anteil der gesamten Krankheitslast (*Burden of Disease*; s. Kap. 10.1.2) ausmachen, sind sie für Public Health nur von untergeordneter Bedeutung. Man erhofft sich aber von den deutlichen Fortschritten im Bereich der bioinformatischen und funktionellen Charakterisierung genetischer Varianten im Erbgut (*Annotation*[13]) und von der Zusammenarbeit zwischen EpidemiologInnen, KlinikerInnen und GrundlagenwissenschaftlerInnen, dass auch die Resultate der genetischen Forschung im Bereich komplexer Erkrankungen in den nächsten Jahren zu-

---

12 *Prädiktiver genetischer Test:* Gentest bei einer Person, die zum Zeitpunkt der Untersuchung noch keine Symptome einer Erkrankung zeigt.
13 *Annotation:* Funktionelle Zuordnung und Beschreibung z. B. der genauen Lage von Genen bzw. Genteilen; die Erkenntnisse können experimentell gewonnen sein oder aus Computer-gestützten Vorhersage stammen.

nehmend Eingang in den klinischen Alltag finden werden. Allerdings ist heute noch zweifelhaft, ob in Zukunft eine „stratifizierte Medizin" möglich sein wird, bei der mit Hilfe von genetischen Tests gezielte Präventions- oder Therapieempfehlungen für Subpopulationen abgeleitet werden, die dann zu einer effektiveren und kostengünstigeren Prävention bzw. Therapie beitragen sollen. Dabei ist zu berücksichtigen, dass sich die meisten nationalen Präventionsprogramme (z. B. im Bereich Tabakkontrolle, HIV-Prävention oder Bewegungsförderung) aus Public-Health-Sicht an die gesamte Bevölkerung oder an große Untergruppen richten müssen, um wirksam zu sein. Es wäre wenig hilfreich, in Zukunft eine Personalisierung hinsichtlich der individuellen „Empfindlichkeit" gegenüber bestimmten Risikofaktoren (z. B. Rauchen, Übergewicht) vorzunehmen und Individuen mit einer größeren Risikotoleranz von Präventionsmaßnahmen auszuschließen. Sinnvoll wäre es jedoch, z. B. polygenetische Risiko-Scores zu entwickeln, um Frauen, die mit großer Wahrscheinlichkeit von einem Mammographie-Screening profitieren, von Frauen zu unterscheiden, bei denen die Nebenwirkungen einer Screening-Mammographie deren Nutzen mit großer Wahrscheinlichkeit übersteigen (Screening, s. Kap. 4.5).

Wie auf dem *UN-Gipfel zu nichtübertragbaren Erkrankungen* (2011) hervorgehoben wurde, kann ein wesentlicher Teil der vorzeitigen Krankheits- und Todesfälle aufgrund von Herz-Kreislauf-Erkrankungen, Erkrankungen der Luftwege, Krebs und Diabetes mellitus durch eine Reduktion weniger Risikofaktoren (Rauchen, übermäßiger Alkoholgenuss, fehlende Bewegung und ungesunde Ernährung) verhindert oder zumindest in ein höheres Alter verschoben werden. Die UN-Mitgliedsstaaten sind daher aufgefordert, entsprechende Maßnahmen durch gesetzliche Regelungen und Vereinbarungen mit der Tabak-, Nahrungsmittel- und Getränkeindustrie umzusetzen. Im Vergleich zu den hierdurch möglichen positiven Einflüssen auf die Krankheitslast weltweit leistet Public Health Genomics derzeit (noch) keinen wesentlichen Beitrag zu einer Verbesserung des Gesundheitsstatus auf der Bevölkerungsebene. Allerdings kann die Exposome- und Public-Health-Genomics-Forschung einen indirekten Beitrag zur Bevölkerungsgesundheit leisten, indem sie das kausale Verständnis für Umweltrisikofaktoren mit potentiell großem Beitrag zur Krankheitslast (wie z. B. Luftschadstoffe oder Verkehrslärm) verbessert.

Internet-Ressourcen

Auf unserer Lehrbuch-Homepage (**www.public-health-kompakt.de**) finden Sie Links zu den hier verwendeten Quellen, zu weiterführender Literatur sowie zu anderen themenrelevanten Internet-Ressourcen.

2 Public-Health-Methoden

Als Forschungsmethoden bezeichnet man Verfahren und Techniken, die zur Klärung von wissenschaftlichen Fragestellungen dienen. Da es sich bei *Public Health* um ein interdisziplinäres Fach handelt, kann die Herangehensweise an bestimmte Fragestellungen sehr unterschiedlich sein. Die einzelnen Disziplinen, die sich in Public Health zusammenfinden, bringen jeweils ihre eigenen Methoden mit. Diese können daher sowohl aus dem Bereich der Naturwissenschaften als auch aus dem Bereich der Sozial- und Geisteswissenschaften stammen.

In diesem Kapitel gehen wir zuerst auf eine der Kernwissenschaften von Public Health ein, die *Epidemiologie*. Wir betrachten ihre Rolle in Public Health, schauen uns verschiedene epidemiologische Verfahren zum Messen und Vergleichen an und erläutern spezifische epidemiologische Grundbegriffe wie Expositionen, Outcomes, Validität und Reliabilität. Anschließend werden epidemiologische und klinische Studientypen sowie systematische Übersichtsarbeiten und Metaanalysen vorgestellt. Um die Qualität epidemiologischer Studien beurteilen zu können, ist es von großer Bedeutung, die wichtigsten Fehlerquellen zu kennen.

Der Abschnitt *Demografie* beschäftigt sich mit den Kennziffern zur Beschreibung einer Bevölkerung, z. B. dem Geburtenüberschuss, dem Wanderungssaldo, verschiedenen Sterberaten, der Lebenserwartung und potenziell verlorenen Lebensjahren. Außerdem zeigt er häufig verwendete grafische Darstellungen, z. B. zur Altersstruktur einer Bevölkerung.

Die *Biostatistik* erläutert, wie man trotz vorhandener statistischer Unsicherheit möglichst wahrheitsgemäße Schlussfolgerungen über Populationen und Patientengruppen ziehen kann. Hierzu werden Daten zuerst klassifiziert und transparent zusammengefasst. Begriffe wie Stichprobenvariabilität, Normalverteilung und 95 %-Vertrauensintervall, p-Wert und statistische Signifikanz werden erklärt.

Der Abschnitt *Sozialwissenschaftliche Methoden der Datenerhebung* beschäftigt sich mit der Fragebogenerstellung, insbesondere mit der Formulierung von guten Fragen und möglichen Antworten. Anschließend werden quantitative und qualitative Methoden der Datenerhebung betrachtet und ihre Vor- und Nachteile diskutiert.

Der Abschnitt *Gesundheitsökonomie* stellt zuerst die zentralen gesundheitsökonomischen Studientypen vor. Dabei wird auch die Frage diskutiert, wie man den Nutzen medizinischer Maßnahmen quantifizieren kann. Anschließend wird erläutert, wie man Ergebnisse gesundheitsökonomischer Studien ausdrücken und interpretieren kann. Der Abschnitt schließt mit der für die Gesundheitsökonomie zentralen Frage: Wie viele Ressourcen wollen Gesellschaften für zusätzliche Gesundheit aufwenden?

2.1 Epidemiologie

Oliver Razum, Patrick Brzoska, Matthias Egger

Die Epidemiologie ist eine Kernwissenschaft für Public Health: Sie ist unentbehrlich, um den Gesundheitszustand auf der Bevölkerungsebene zu beschreiben, Krankheitsursachen und damit Interventionsmöglichkeiten zu identifizieren und deren Wirksamkeit zu messen. Wörtlich übersetzt ist Epidemiologie die Lehre von dem, was „über das Volk kommt" [von *epi* (gr.): über und *démos* (gr.): Volk]. Sie untersucht die Verteilung von Krankheiten, Todesfällen und anderen gesundheitlichen Ereignissen

https://doi.org/10.1515/9783110673708-002

(„Outcomes") in Bevölkerungen oder Bevölkerungsgruppen, aber auch von Risikofaktoren und schützenden Faktoren (beide werden unter dem Begriff „Expositionen" zusammengefasst). Die deskriptive Epidemiologie beschreibt dabei die Verteilung von Outcomes und Expositionen, die analytische Epidemiologie schließt aus den Verteilungsmustern auf mögliche Krankheitsursachen und setzt dazu epidemiologische Studiendesigns wie Kohortenstudien und Fall-Kontroll-Studien ein. Bei der Betrachtung der Studienergebnisse stellen EpidemiologInnen systematische Überlegungen zu möglichen Verzerrungen und ihren Folgen sowie zur Ursächlichkeit (*Kausalität*) der beobachteten Zusammenhänge an. Die Ergebnisse solcher epidemiologischen Studien helfen, präventive Interventionsmaßnahmen zu erarbeiten und diese zu evaluieren (s. Kap. 4.3.6).

2.1.1 Die Rolle der Epidemiologie in Public Health

Epidemiologie – Definition und Überblick

Die Epidemiologie untersucht die Verteilung von gesundheitsrelevanten Ereignissen und Determinanten in Bevölkerungen oder Bevölkerungsgruppen. Solche *gesundheitsrelevanten Ereignisse* – „Outcomes" – sind v. a. Krankheiten und Todesfälle. Zu den *Determinanten* gehören Risikofaktoren und schützende (*protektive*) Faktoren – EpidemiologInnen sprechen hier allgemein von „Expositionen". Expositionen können sich aus dem individuellen Verhalten von Menschen ergeben (z. B. Rauchen oder regelmäßiger körperlicher Aktivität), aber auch aus der physikalischen Umwelt (z. B. Zugang zu Gesundheitsdiensten). Mit einer „Bevölkerung" oder Population im epidemiologischen Sinne können – je nach Situation – alle Menschen eines Landes gemeint sein, aber auch Untergruppen wie z. B. alle Menschen über 65 Jahre oder alle TeilnehmerInnen einer Studie.

Untersuchungsgegenstand der Epidemiologie sind heute nicht nur Infektionskrankheiten, sondern auch nichtübertragbare, chronische Erkrankungen wie etwa der Diabetes mellitus und seine Risikofaktoren. Epidemiologie beschäftigt sich darüber hinaus z. B. auch mit berufsbedingten Erkrankungen und Unfällen. So konnten EpidemiologInnen das gehäufte Auftreten von Blasenkrebs nach einer beruflichen Exposition gegenüber aromatischen Aminen nachweisen. Ein weiteres Beispiel ist der Nachweis der Häufung von Verkehrsunfällen unter jungen männlichen Autofahrern jeweils in der Nacht von Freitag und Samstag.

Solche Kenntnisse über die Verteilung von Gesundheitsproblemen und ihren Risikofaktoren in der Bevölkerung ermöglichen es, die jeweilige Größe der Probleme quantitativ zu beschreiben. Hieraus sind dann Rückschlüsse auf die Krankheitsursachen möglich, sodass geeignete Maßnahmen zur Prävention definiert werden können. Schließlich kann auch die Wirksamkeit solcher Maßnahmen evaluiert werden. EpidemiologInnen wenden hierbei deskriptive und analytische Verfahren an.

Die **deskriptive Epidemiologie** beschreibt ein Gesundheitsproblem, indem sie die folgenden Fragen beantwortet:
–   Wann treten die Krankheits-/Todesfälle auf (Verteilung über die Zeit)?
–   Wo treten die Krankheits-/Todesfälle auf (geografische Verteilung)?
–   Wer ist erkrankt? Wie viele Menschen erkranken/versterben? Wer ist exponiert?
    Wie viele Menschen sind exponiert?

Die Fragen *Wann*, *Wo* und *Wer* (*Time*, *Place*, *Person*) werden als die drei epidemiologischen Fragen bezeichnet. Sie sind die Grundlage des epidemiologischen Arbeitens. Eine Form der deskriptiven Epidemiologie und gleichzeitig Datenquelle für weitere epidemiologische Auswertungen ist die *Gesundheitsberichterstattung* (GBE). Sie umfasst z. B. die Datensätze der Todesursachenstatistik. Diese enthält u. a. Angaben zur Anzahl der Todesfälle, unterschieden (*stratifiziert*) nach Todesursachen, Alter, Geschlecht und Sterbejahr. Details zur GBE finden sich jeweils auf den Websites von *Statistik Schweiz*, *Statistik Austria* und der *Gesundheitsberichterstattung des Bundes* in Deutschland (s. Lehrbuch-Homepage).

Die **analytische Epidemiologie** befasst sich mit der Ermittlung von Risikofaktoren und von Krankheitsursachen. Dazu werden epidemiologische Studiendesigns eingesetzt, bei denen Vergleiche zwischen Populationen angestellt werden. Auch in der analytischen Epidemiologie werden drei Fragen beantwortet (s. a. Kap. 2.1.3 und 2.1.8):
–   Besteht eine Assoziation zwischen einem vermuteten Risikofaktor und dem untersuchten Outcome?
–   Wie stark ist die Assoziation?
–   Ist die beobachtete Assoziation ursächlich (kausal)?

Sind auf diese Weise Risikofaktoren identifiziert, die zum Auftreten des untersuchten Outcomes beitragen (*Attributables Risiko*, s. Kap. 2.1.3), so können geeignete präventive Interventionen entwickelt werden. Deren Wirksamkeit müsste sich durch eine verringerte Häufigkeit des Outcomes zeigen lassen, etwa mit Hilfe von Daten der GBE. In der Realität treten dabei jedoch häufig *Störfaktoren* auf (s. Kap. 2.1.8). Ein wissenschaftlich solider Wirksamkeitsnachweis auf höchstem Evidenzniveau kann nur experimentell durch eine *randomisierte kontrollierte Studie* erbracht werden (s. Kap. 2.1.6).

Zusätzlich zur Unterteilung in deskriptive und analytische Epidemiologie werden innerhalb der Epidemiologie noch verschiedene Themen- und Forschungsbereiche unterschieden. Beispiele hierfür sind die Umweltepidemiologie, die Ernährungsepidemiologie, die Sozialepidemiologie, die klinische Epidemiologie und die molekulare Epidemiologie.

Einige Meilensteine der Epidemiologie

Das „Denken in Bevölkerungen" ist keine neue Erfindung. Wichtige Grundprinzipien der Epidemiologie sind schon seit Jahrzehnten oder Jahrhunderten bekannt. Die folgenden Pioniere der Epidemiologie lassen wichtige Ideen und Herangehensweisen erkennen, die in der Epidemiologie eine große Rolle spielen:

John Graunt (1620–1674), ein englischer Kaufmann, analysierte die Listen aller Todesfälle, die schon damals in London geführt wurden – ähnlich, wie dies in der *Todesursachenstatistik* heute noch geschieht. Graunt stellte fest, dass Kinder ein höheres Sterberisiko als Erwachsene hatten, dass das Sterberisiko bei Männern höher war als bei Frauen, und dass die Sterblichkeit in London höher lag als auf dem Lande. Hieraus schlussfolgerte er, dass die Risiken für Krankheit und Tod nicht zufällig und nicht gleichmäßig in der Bevölkerung verteilt sind. Diese Erkenntnis mag banal erscheinen, sie ist aber Grundlage jeglicher Epidemiologie. Würden Krankheiten und Todesfälle rein zufällig auftreten, so könnte man keine Risikofaktoren identifizieren (wie z. B. das Rauchen als Risikofaktor für Lungenkrebs) oder Bevölkerungsgruppen benennen, die ein erhöhtes Risiko aufweisen (wie etwa alleinstehende, ältere Männer für Suizid).

Der englische Arzt **John Snow** (1813–1858) untersuchte die großen *Cholera-Ausbrüche*, die im 19. Jahrhundert in den Städten zu Tausenden von Toten führten. Damals waren Erreger und Übertragungsweg der Seuche noch unbekannt. Snow zeigte mit deskriptiven und analytischen epidemiologischen Methoden, dass kontaminiertes Trinkwasser eine wesentliche Rolle bei der Übertragung der Cholera in London spielte. Viele Jahre vor der Kultivierung des Erregers *Vibrio cholerae* durch *Robert Koch* konnte er aus seinen Studienergebnissen wirksame Präventionsmaßnahmen ableiten.

Der deutsche Mediziner und Begründer der Zellpathologie **Rudolf Virchow** (1821–1902) leistete Pionierarbeit auf dem Gebiet der Sozialepidemiologie. Virchow beobachtete während einer *Hungertyphus-Epidemie* (Typhus exanthematicus; Läusefleckfieber) in Oberschlesien, dass Armut krank macht und Krankheit somit auch gesellschaftliche Ursachen hat. Medikamente allein reichen nicht, um den Gesundheitszustand der Bevölkerung zu verbessern, solange es an bezahlter Arbeit, Bildung und sozialer Absicherung mangelt. Virchow prägte 1848 den Satz „Die Medizin ist eine soziale Wissenschaft, und die Politik ist weiter nichts als Medizin im Großen".

Der Epidemiologe **Richard Doll** (1912–2005) und der Statistiker **Austin Bradford Hill** (1897–1991) führten die *British Doctors Study* durch, eine modellhafte Kohortenstudie (s. Kap. 2.1.5) zum Einfluss des Rauchens auf die Sterblichkeit an Lungenkrebs und anderen Erkrankungen. Im Jahr 1951 rekrutierten Doll und Hill mehr als 34.000 Ärzte aus dem britischen Ärzteregister und fragten nach deren Rauchgewohnheiten. Sie beobachteten die Ärzte über viele Jahre und verglichen unter anderem die Häufigkeit von Todesfällen an Lungenkrebs und Herz-Kreislauf-Krankheiten unter exponierten und nicht exponierten Ärzten. Beide trugen dazu bei, dass *Rauchen als Risikofaktor für Lungenkrebs* erkannt wurde, lange bevor die Mechanismen der Krebsentstehung auf zellulärer Ebene verstanden wurden. Hill war darüber hinaus einer der Pioniere auf dem Gebiet der *randomisierten Studien* (s. Kap. 2.1.6) und entwickelte die nach ihm benannten *Bradford-Hill-Kriterien für Kausalität* (s. Kap. 2.1.7).

2.1.2 Epidemiologische Verfahren zum Messen und Vergleichen

Häufigkeitsmaße für Expositionen und Outcomes

Zur Untersuchung der Häufigkeit von *Expositionen* und *Outcomes* nutzt die Epidemiologie verschiedene deskriptive Maßzahlen.

Absolute Zahl: Die grundlegendste deskriptive Maßzahl ist die absolute Zahl. Sie gibt die Anzahl von Personen an, die einer bestimmten Exposition ausgesetzt sind oder einen bestimmten Outcome aufweisen. Die absolute Zahl ist eine wichtige Grundlage der Gesundheitsberichterstattung und wird aus unterschiedlichen routinemäßig erhobenen Daten, amtlichen Statistiken oder epidemiologischen *Surveys* gewonnen. So zeigt z. B. die amtliche Pflegestatistik, dass am 31. Dezember 2017 die absolute Zahl an Menschen, die nach der Definition des *Sozialgesetzbuchs XI* in Nordrhein-Westfalen pflegebedürftig waren, 769.132 betrug. In Hessen waren zum gleichen Zeitpunkt 262.000 Menschen pflegebedürftig.

Prävalenz: Ein Nachteil absoluter Zahlen ist, dass sie keinen Vergleich zwischen einzelnen Regionen oder verschiedenen Zeitpunkten erlauben. So kommt die höhere Zahl der Pflegebedürftigen im deutschen Bundesland Nordrhein-Westfalen vermutlich dadurch zustande, dass die Bevölkerung dort größer ist als im Bundesland Hessen. Ein Vergleich der absoluten Zahlen (*Zähler*) wird daher erst dann möglich, wenn sie in Bezug zur Bevölkerungsgröße (*Nenner*) der jeweiligen Regionen gesetzt werden. (Auf mögliche Altersstruktureffekte wollen wir an dieser Stelle nicht eingehen [s. hierzu Kap. 2.2.2].)

Die daraus resultierende Maßzahl heißt **Punktprävalenz**. Sie beschreibt den Anteil der Exponierten bzw. den Anteil derjenigen, die einen bestimmten Outcome aufweisen (zum Beispiel pflegebedürftig sind), jeweils zu einem definierten Zeitpunkt. Dieser Anteil wird oft pro 100 Personen, manchmal auch pro 1.000, 10.000 oder 100.000 Personen der Gesamtbevölkerung angegeben:

$$\text{Punktprävalenz} = \frac{\text{Personen m. Exposition bzw. Outcome zu einem definierten Zeitpunkt}}{\text{Gesamtbevölkerung zum gleichen Zeitpunkt}} (\cdot 100)$$

Die Punktprävalenz von Pflegebedürftigkeit am 31. Dezember 2017 betrug damit in Nordrhein-Westfalen, wo zu diesem Zeitpunkt 17.912.132 Menschen lebten,

(769.132 / 17.912.134) · 100 = 4,3 pro 100 Personen.

Insgesamt waren also 4,3 % der Menschen in Nordrhein-Westfalen pflegebedürftig. In Hessen lag die Punktprävalenz zum gleichen Zeitpunkt ebenfalls bei 4,3 %:

$$(262.000 \ / \ 6.045.425) \cdot 100 = 4,3 \text{ pro } 100 \text{ Personen}$$

Da sich die Punktprävalenz lediglich auf einen einzigen Zeitpunkt bezieht, stellt sie eine Momentaufnahme dar. Sie ist daher nicht als Maßzahl für Erkrankungen mit einer kurzen Dauer (z. B. Durchfallerkrankungen oder Erkältungen) geeignet. In solchen Fällen wird als alternatives Prävalenzmaß die **Periodenprävalenz** berechnet, die sich auf einen Zeitraum (etwa einen Monat oder ein Jahr) bezieht. Im Zähler der Periodenprävalenz befinden sich alle Fälle zu Beginn des betrachteten Zeitraums sowie alle in diesem Zeitraum neu aufgetretenen Fälle:

$$\text{Periodenprävalenz} = \frac{\text{Erkrankte zu Beginn eines Zeitraums + Neuerkrankte im Zeitraum}}{\text{Mittlere Bevölkerung im Zeitraum}} \ (\cdot \ 100)$$

Als mittlere Bevölkerung im Zeitraum wird in der Regel der Durchschnitt aus der Bevölkerungszahl zu Beginn und zum Ende des Betrachtungszeitraums angegeben.

Einige epidemiologische Lehrbücher verwenden bei der Formel der Punkt- und Periodenprävalenz im Nenner nur die Bevölkerung „unter Risiko" (*at risk*). Die Bezugsbevölkerung besteht in diesem Fall nur aus denjenigen, die den Outcome ausbilden können. Eine solche Definition ist z. B. bei Fragestellungen sinnvoll, die sich mit geschlechtsspezifischen Krankheiten wie Prostatakrebs oder Gebärmutterhalskrebs beschäftigen.

Inzidenz: Die Periodenprävalenz ist eine statische Maßzahl. Die Inzidenz erlaubt es hingegen, Veränderungen innerhalb eines Zeitraums abzubilden. Das geschieht, indem der Zähler nur die neu aufgetretenen (*inzidenten*) Fälle eines bestimmten Zeitraums berücksichtigt. In der Regel wird die Inzidenz nur für Outcomes (z. B. Erkrankungen), seltener für Expositionen verwendet. In der Epidemiologie lassen sich verschiedene Inzidenzmaße unterscheiden.

Die **kumulative Inzidenz** (auch als *Inzidenzrisiko* oder nur kurz als *Risiko* bezeichnet) ist die Wahrscheinlichkeit, mit der eine Person in einem bestimmten Zeitraum erkrankt. Sie ist das Verhältnis der Zahl an Neuerkrankungen in einem definierten Zeitraum zur Zahl der Bevölkerung unter Risiko zu Beginn des Zeitraums und wird meist pro 1.000 oder 100.000 Personen angegeben.

$$\text{kumulative Inzidenz} = \frac{\text{Neuerkrankte in einem definierten Zeitraum}}{\text{Bevölkerung unter Risiko zu Beginn des Zeitraums}}$$

Die kumulative Inzidenz ist eine geeignete Maßzahl, wenn Veränderungen innerhalb der Bevölkerung unter Risiko (durch Zu- und Abwanderungen sowie durch Geburten und Sterbefälle) vernachlässigt werden können. Da dies bei vielen epidemiologischen Fragestellungen jedoch nicht der Fall ist und die Bevölkerung unter Risiko im definierten Zeitraum genauer abgebildet werden muss, wird statt der kumulativen Inzidenz die **Inzidenzrate** berechnet. Auch hierbei werden Neuerkrankte in einem definierten Zeitraum betrachtet. Im Nenner befindet sich dann aber die mittlere Bevölkerung unter Risiko:

$$\text{Inzidenzrate} = \frac{\text{Neuerkrankte in einem definierten Zeitraum}}{\text{Mittlere Bevölkerung unter Risiko im gleichen Zeitraum}}$$

Die *mittlere Bevölkerung unter Risiko* ist meist der Durchschnitt aus der Bevölkerung unter Risiko zu Beginn und zum Ende des Betrachtungszeitraums. Wie die kumulative Inzidenz wird die Inzidenzrate oft pro 1.000 oder 100.000 Personen angegeben. Im Jahr 2016 erkrankten z. B. in Deutschland 12.090 Männer an schwarzem Hautkrebs (da es noch keine flächendeckende Krebsregistrierung gibt, handelt es sich hierbei um einen Schätzwert). Die mittlere männliche Bevölkerung umfasste in diesem Jahr 40.605.621 Personen. Hieraus lässt sich eine Inzidenzrate von (12.090/40.605.621) · 100.000 = 29,8 pro 100.000 Männern errechnen. Dies bedeutet, dass im Jahr 2016 in Deutschland pro 100.000 männlichen Personen etwa 30 Männer neu an schwarzem Hautkrebs (Melanom) erkrankten.

In epidemiologischen Studien setzt ein solches Vorgehen voraus, dass alle Studienteilnehmer zeitgleich in die Studie aufgenommen werden. In der Praxis ist das oft nicht möglich, da die Rekrutierung meist einen längeren Zeitraum beansprucht. Außerdem nehmen nicht alle Personen, die zu Beginn in eine Studie eingeschlossen werden, auch bis zum Ende daran teil. Manche von ihnen entwickeln den Outcome (d. h. sie erkranken), andere Teilnehmer wollen nicht länger an der Studie teilnehmen, oder man weiß nichts mehr über ihren Verbleib. Sie alle scheiden aus der Studie aus und zählen nicht länger zur Bevölkerung unter Risiko. Um die unterschiedlichen Zeiträume zu berücksichtigen, die die Personen zur Bevölkerung unter Risiko gehören, wird in epidemiologischen Studien bei der Berechnung der Inzidenzrate im Nenner statt der mittleren Bevölkerung häufig die *Personenzeit unter Risiko* verwendet. In diesem Fall heißt die Inzidenzrate auch **Inzidenzdichte**:

$$\text{Inzidenzdichte} = \frac{\text{Neuerkrankte in einem definierten Zeitraum}}{\text{Personenzeit unter Risiko im gleichen Zeitraum}}$$

Sie wird meist pro 1.000 oder 100.000 Personenjahre angegeben.

Spezielle Inzidenzmaße für die Untersuchung der Sterblichkeit sind die Mortalität und die Letalität (s. a. Kap. 2.2.3). Die **Mortalität** (auch Mortalitätsrate oder Sterbeziffer) bezeichnet die Zahl der Gestorbenen in einem bestimmten Zeitraum (*inzidente Sterbefälle*) im Verhältnis zur mittleren Bevölkerung in dieser Zeit. Die Mortalität ist eine Maßzahl, die häufig in der Gesundheitsberichterstattung verwendet und meistens pro 100.000 Personen der Bevölkerung angegeben wird:

$$\text{Mortalitätsrate} = \frac{\text{Gestorbene innerhalb eines Zeitraums}}{\text{Mittlere Bevölkerung unter Risiko im gleichen Zeitraum}} \ (\cdot\ 100.000)$$

Im Jahr 2017 sind in Deutschland z. B. 226.680 Menschen an bösartigen Tumoren gestorben. Die mittlere Bevölkerung betrug im gleichen Jahr 82.657.002 Personen. Daraus lässt sich eine Mortalitätsrate von (226.680/82.657.002) · 100.000 = 274,2 pro 100.000 Personen errechnen. Im Jahr 2017 starben in Deutschland also etwa 274 von 100.000 Menschen an bösartigen Tumoren.

Die **Letalität** wird meist in Prozent ausgedrückt und bezeichnet die Zahl der in einem definierten Zeitraum an einer Krankheit Gestorbenen im Verhältnis zur Zahl der Erkrankten im gleichen Zeitraum:

$$\text{Letalität} = \frac{\text{An einer Krankheit Gestorbene innerhalb eines Zeitraums}}{\text{Alle von der Krankheit betroffenen Personen im Zeitraum}} \ (\cdot\ 100)$$

Beispiel: Im Jahr 1976 erkrankten 182 Veteranen der *American Legion*, die sich in Philadelphia zu einem Treffen versammelt hatten, an einer bis dahin unbekannten Form der Lungenentzündung. Neunundzwanzig der 182 erkrankten Personen verstarben (Letalität 16 %). Der Erreger erhielt den Namen *Legionella pneumophila*, und die Krankheit wurde fortan als Legionärskrankheit bekannt.

2.1.3 Assoziationsmaße für Expositionen und Outcomes

Aufgabe der Epidemiologie ist es nicht nur, die Häufigkeit von Expositionen und Outcomes in einer Bevölkerung zu untersuchen, sondern auch die Stärke des Zusammenhangs (*Assoziation*) zwischen ihnen zu bestimmen. Dafür stehen unterschiedliche **Assoziationsmaße** zur Verfügung. Um einen solchen Zusammenhang zu berechnen, nutzt die Epidemiologie häufig die sogenannte *Vier-Felder-Tafel* als Hilfsmittel. Ein hier festgestellter Zusammenhang sagt jedoch noch nichts über eine mögliche Ursache-Wirkungs-Beziehung aus (s. Kap. 2.1.8).

Vier-Felder-Tafel: Eine Vier-Felder-Tafel (*Kontingenztafel*) stellt die Häufigkeit einer Exposition in Abhängigkeit zu einem Outcome dar (s. Tab. 2.1).

Tab. 2.1: Gerüst einer Vier-Felder-Tafel.

		Outcome		
		Ja	Nein	Summe
Exposition	Ja	a	b	a + b
	Nein	c	d	c + d
	Summe	a + c	b + d	a + b + c + d

Die vier Felder bezeichnen hierbei:
- die exponierten Personen, bei denen der Outcome aufgetreten ist (a),
- die exponierten Personen, bei denen der Outcome nicht aufgetreten ist (b),
- die nicht exponierten Personen, bei denen der Outcome aufgetreten ist (c),
- die nicht exponierten Personen, bei denen der Outcome nicht aufgetreten ist (d).

Weitere wichtige Informationen der Vier-Felder-Tafel ergeben sich aus den fünf Randsummen. Sie geben Auskunft über
- alle exponierten Personen ($a + b$),
- alle nicht exponierten Personen ($c + d$),
- alle Personen, bei denen der Outcome aufgetreten ist ($a + c$),
- alle Personen, bei denen der Outcome nicht aufgetreten ist ($b + d$),
- alle Personen, die untersucht wurden ($a + b + c + d$).

Relatives Risiko und Relative Rate: Aus der Vier-Felder-Tafel können die *kumulativen Inzidenzen* unter den exponierten Personen ($a/[a + b]$) und den nicht exponierten Personen ($c/[c + d]$) abgelesen werden. Das Verhältnis der beiden Inzidenzen ist ein Maß für die Stärke des Zusammenhangs zwischen Exposition und Outcome. Es wird als **Relatives Risiko (RR)** bezeichnet:

$$\text{Relatives Risiko} = \frac{\text{Kumulative Inzidenz unter den Exponierten}}{\text{Kumulative Inzidenz unter den Nichtexponierten}} = \frac{\frac{a}{a+b}}{\frac{c}{c+d}}$$

Ist das Relative Risiko größer als 1, weist das auf ein höheres Risiko der Exponierten hin, den Outcome auszubilden (z. B. zu erkranken). Bei einem Relativen Risiko kleiner als 1 ist das Risiko für die Exponierten, den Outcome auszubilden, geringer als unter den Nichtexponierten. Je weiter das Relative Risiko von 1 entfernt ist, desto größer ist der Unterschied zwischen Exponierten und Nichtexponierten und damit auch der Zusammenhang zwischen Exposition und Outcome.

Liegen statt kumulativer Inzidenzen *Inzidenzraten* vor, ist es strenggenommen nicht korrekt, von einem Relativen Risiko zu sprechen, da man Zähler und Nenner nicht als Wahrscheinlichkeiten interpretieren kann. Der Quotient aus der Inzidenzrate unter den Exponierten und der Inzidenzrate unter den Nichtexponierten wird stattdessen als **Relative Rate** bezeichnet. Er wird wie das Relative Risiko berechnet:

$$\text{Relative Rate} = \frac{\text{Inzidenzrate unter den Exponierten}}{\text{Inzidenzrate unter den Nichtexponierten}}$$

In der *British Doctors Study* betrug z. B. nach 20 Jahren Beobachtungszeit die Inzidenzrate für Speiseröhrenkrebs 14 Fälle pro 100.000 Personen und Jahr bei Zigarettenrauchern und 3 Fälle pro 100.000 Personen und Jahr bei Nichtrauchern. Die relative Rate berechnet sich folgendermaßen:

$$\text{Relative Rate} = (14 \, / \, 100.000) \, / \, (3 \, / \, 100.000) = 4{,}7$$

Raucher haben demnach eine fast fünfmal so hohe Rate wie Nichtraucher, an Speise-röhrenkrebs zu versterben.

Um Relative Risiken oder Relative Raten berechnen zu können, muss die kumu-lative Inzidenz bzw. die Inzidenzrate unter den Exponierten und Nichtexponierten bekannt sein. In Kohorten- und randomisierten kontrollierten Studien (s. Kap. 2.1.5 und Kap. 2.1.6) ist dies der Fall. Bei Studientypen, wo dies nicht möglich ist (z. B. Querschnitt- oder Fall-Kontroll-Studien), wird stattdessen als alternatives Assoziati-onsmaß die Odds Ratio verwendet.

Odds Ratio: Die **Odds Ratio (OR)** basiert – anders als das Relative Risi-ko – nicht auf der kumulativen Inzidenz, sondern auf der Chance (im Englischen als Odds bezeichnet) von Exponierten und Nichtexponierten, dass ein Outcome auftritt. Die Chance ist hierbei ein Quotient, bestehend aus der Wahrscheinlichkeit für einen Outcome und seiner Gegenwahrscheinlichkeit:

$$\text{Odds} = \frac{\text{Wahrscheinlichkeit für einen Outcome}}{1 - (\text{Wahrscheinlichkeit für einen Outcome})}$$

Die Odds Ratio setzt also die Chancen von Exponierten und Nichtexponierten zuei-nander ins Verhältnis. Sie ist damit ein Quotient zweier Quotienten und wird deshalb manchmal auch als *Quotenquotient* oder *Chancenverhältnis* bezeichnet. Die beiden Chancen lassen sich leicht aus einer Vier-Felder-Tafel ablesen (a/b und c/d). Durch die Kehrwertregel kann man die Formel für die Odds Ratio schließlich wie hier dar-gestellt vereinfachen:

$$\text{Odds Ratio} = \frac{\text{Odds unter den Exponierten}}{\text{Odds unter den Nichtexponierten}} = \frac{\dfrac{a}{b}}{\dfrac{c}{d}} = \frac{a \cdot d}{b \cdot c}$$

Interpretieren lässt sich die Odds Ratio ähnlich wie das Relative Risiko oder die Rela-tive Rate. Werte über 1 weisen auf eine höhere Chance, Werte unter 1 auf eine gerin-gere Chance der Exponierten hin, den Outcome auszubilden. Je weiter eine Odds Ra-tio nach unten oder oben von der 1 abweicht, desto stärker ist der Zusammenhang zwischen Exposition und Outcome. Ist der Outcome selten, liegen die Odds Ratio und das Relative Risiko eng beieinander. Wenn der Outcome hingegen häufig ist, können Odds Ratio und Relatives Risiko stark voneinander abweichen.

Die Vier-Felder-Tafel in Tab. 2.2 illustriert die Berechnung und Interpretation der Odds Ratio am Beispiel einer Fall-Kontroll-Studie zum Einfluss von Neuroleptika (*Ex-position*) auf die Entstehung einer venösen Thromboembolie (VTE; *Outcome*).

Tab. 2.2: Vier-Felder-Tafel zum Zusammenhang von Neuroleptikaeinnahme und venöser Thrombo-embolie (VTE).

		Outcome (VTE)					
		Ja		Nein		Summe	
Exposition (Neuroleptikaeinnahme)	Ja	2.126	a	4.752	b	6.878	a + b
	Nein	23.406	c	84.739	d	108.145	c + d
	Summe	25.532	a + c	89.491	b + d	115.023	a + b + c + d

Odds Ratio = (2.126 · 84.739) / (4.752 · 23.406) = 1,62
Quelle der Originaldaten: Parker C, Coupland C, Hippisley-Cox J. Antipsychotic drugs and risk of venous thromboembolism: nested case-control study. British Medical Journal 2010;341:c4245.

Die AutorInnen untersuchten insgesamt 115.023 Personen, die in Hausarztpraxen in Großbritannien registriert waren. Hiervon entwickelten 25.532 PatientInnen zwischen 1996 und 2007 eine VTE (*Fälle*), bei den übrigen 89.491 Personen kam es nicht zu einer VTE (*Kontrollen*). Insgesamt nahmen 6.878 Personen Neuroleptika ein (*Exponierte*), 108.145 Personen taten dies nicht (*Nichtexponierte*). Von den Neuroleptika-NutzerInnen litten 2.126 an einer VTE, 4.752 nicht. Die Odds einer VTE betrug daher unter den Exponierten 2.126/4.752. Von denjenigen, die keine Neuroleptika einnahmen, litten 23.406 an einer VTE. Ihre Odds lag damit bei 23.406/84.739. Um hieraus die Odds Ratio zu errechnen, wird ein Quotient aus beiden Odds gebildet:

$$OR = (2.126/4.752)/(23.406/84.739) = (2.126 \cdot 84.739)/(4.752 \cdot 23.406) = 1,6$$

Demnach ist also die Chance bei Personen, die Neuroleptika einnehmen, eine VTE zu bekommen, 1,6-mal so hoch wie bei Personen, die keine Neuroleptika einnehmen.

Attributables Risiko: Besteht eine Ursache-Wirkungs-Beziehung zwischen Exposition und Outcome (s. Kap. 2.1.8), erlaubt das **attributable Risiko (AR)** den Anteil bei den neuen Erkrankungen zu ermitteln, der auf die Exposition zurückzuführen ist. Das attributable Risiko wird meist in Prozent angegeben und wie folgt berechnet:

$$\text{Attributables Risiko} = \frac{\left(\begin{array}{c}\text{Kum. Inzidenz unter}\\ \text{den Exponierten}\end{array}\right) - \left(\begin{array}{c}\text{Kum. Inzidenz unter den}\\ \text{Nichtexponierten}\end{array}\right)}{\text{Kum. Inzidenz unter den Exponierten}} (\cdot 100)$$

Zur Berechnung des AR wird in der Praxis häufig die Inzidenzrate herangezogen (was zu etwas weniger präzisen Ergebnissen führt). In der oben erwähnten Analyse der *British Doctors Study* lässt sich das attributable Risiko zum Zusammenhang von Rauchen und Speiseröhrenkrebs-Mortalität dann folgendermaßen berechnen:

$$(14/100.000 - 3/100.000)/(14/100.000) \cdot 100 = 78,6\%$$

Dies bedeutet, dass 78,6 % aller Sterbefälle durch Speiseröhrenkrebs unter den Exponierten auf Tabakkonsum zurückzuführen sind.

Im Bereich Public Health wird häufig das **bevölkerungsbezogene attributable Risiko** berechnet (s. a. Kap. 6.4.4). Es wird meistens als *Population Attributable Risk* (PAR) oder als *Population Attributable Fraction* (PAF) bezeichnet. Das bevölkerungsbezogene attributable Risiko gibt an, welcher Anteil der Fälle in der gesamten Bevölkerung auf die Exposition zurückgeht. Damit entspricht es auch dem Anteil der Fälle in der Bevölkerung, der vermeidbar wäre, wenn die Exposition beseitigt würde – vorausgesetzt, die Assoziation zwischen Exposition und Outcome ist wirklich ursächlich. Das bevölkerungsbezogene attributable Risiko wird nach folgender Formel berechnet:

$$\text{Bevölkerungsbez. attribut. Risiko} = \frac{\binom{\text{Kum. Inzidenz in}}{\text{d. Gesamtbevöl.}} - \binom{\text{Kum. Inzidenz unter den}}{\text{Nichtexponierten}}}{\text{Kum. Inzidenz in der Gesamtbevölkerung}} \; (\cdot \, 100)$$

Alternativ können Sie das bevölkerungsbezogene attributable Risiko mit Hilfe des *Relativen Risikos* (RR) und des Anteils der Exponierten in der Bevölkerung (p) ermitteln:

$$\text{Bevölkerungsbezogenes attributables Risiko} = \frac{p \cdot (RR - 1)}{p \cdot (RR - 1) + 1} \; (\cdot \, 100)$$

2.1.4 Validität und Reliabilität

Die Güte eines Messverfahrens wird durch seine Validität und Reliabilität bestimmt. Die **Validität** (Gültigkeit) bezeichnet das Ausmaß, in dem ein Messverfahren das misst, was es messen soll. Eine Messung gilt dann als valide, wenn ihr Ergebnis der Realität entspricht. Der Begriff der **Reliabilität** (Wiederholbarkeit) beschreibt das Ausmaß, in dem Messwerte replizierbar sind. Ein Messverfahren oder eine Messung gelten also dann als reliabel, wenn zu unterschiedlichen Messzeitpunkten oder bei Messwiederholungen gleiche Messwerte ermittelt werden. Eine Abbildung in Kap. 2.1 auf unserer Lehrbuch-Homepage zeigt schematisch am Beispiel der Bestimmung des Körpergewichts die Auswirkungen hoher bzw. geringer Validität und Reliabilität eines Messverfahrens auf das Verhältnis zwischen den gemessenen Werten und dem wahren (aber unbekannten) Wert.

In der Epidemiologie – etwa bei der Untersuchung von Ursache-Wirkungs-Beziehungen – wird darüber hinaus auch noch zwischen interner und externer Validität unterschieden. Diese Begriffe beziehen sich jedoch nicht auf die oben beschriebene Eigenschaft von Messungen und Messverfahren, sondern auf die Qualität der Studie und die Anwendbarkeit der Resultate. Eine hohe **interne Validität** liegt dann vor, wenn in einer Studie die beobachtete Ausprägung eines Outcomes allein auf die Exposition zurückzuführen ist und Alternativerklärungen für das Vorliegen oder die Höhe der gefundenen Effekte weitestgehend ausgeschlossen werden können. Dabei sinkt die interne Validität mit der steigenden Anzahl von plausiblen alternativen Erklärungen aufgrund von Fehlern und Verzerrungen. Bevor eine Untersuchung als intern valide bezeichnet werden kann, müssen deshalb Störgrößen als Ursache für einen beobachteten Zusammenhang ausgeschlossen werden (s. Kap. 2.1.8). Der Begriff der **externen Validität** bezeichnet die Anwendbarkeit oder Generalisierbarkeit der Studienergebnisse über die Studienteilnehmer hinaus auf andere Populationen. Eine geringe externe Validität findet man bei unnatürlichen Untersuchungsbedingungen und bei geringer Repräsentativität der untersuchten Stichprobe. Eine hohe interne Validität ist Voraussetzung für eine hohe externe Validität.

2.1.5 Epidemiologische Studientypen

In der analytischen Epidemiologie werden Bevölkerungen oder Bevölkerungsgruppen im Hinblick auf die interessierenden Expositionen und Outcomes verglichen, um die oben erwähnten drei Fragen nach dem Vorhandensein, der Stärke und der Kausalität einer Assoziation (s. Kap. 2.1.1) zu beantworten. Analytisch-epidemiologische Studien im engeren Sinne sind beobachtende Studien. Hier wird die Exposition nicht von den Forschenden zugeteilt, sondern durch sie beobachtet. Die gängigsten Designs sind die *Querschnittstudie,* die *Kohortenstudie* und die *Fall-Kontroll-Studie*. Experimentelle Studien, bei denen ForscherInnen die Exposition zuteilen, werden in Kap. 2.1.6 besprochen.

Querschnittstudien

In einer Querschnittstudie werden alle Variablen, deren Assoziation untersucht werden soll, zum gleichen Zeitpunkt erhoben. Das erlaubt eine schnelle Durchführung, kann aber zu schwer interpretierbaren Ergebnissen führen. Da eine zeitliche Achse fehlt, bleibt oft unklar, welche Variable die Exposition ist und welche der Outcome. Wir stellen uns hierzu als Beispiel eine Studie vor, bei der in einem Krankenhaus bei allen PatientInnen der Cholesterinspiegel gemessen wird. Gleichzeitig wird ermittelt, ob der Patient eine Krebserkrankung hat oder nicht. Es findet sich nun ein statistischer Zusammenhang zwischen einem niedrigen Cholesterinspiegel und einer Krebserkrankung. Nun wäre es falsch, auf der Basis solcher Querschnittdaten den Schluss zu ziehen, dass ein niedriger Cholesterinspiegel ein Risikofaktor für Krebserkrankungen ist. Da die Studie keine zeitlichen Informationen erhoben hat, könnte es ebenso gut sein, dass eine Krebserkrankung zu einem niedrigen Cholesterinspiegel führt – etwa, weil die Betroffenen den Appetit verlieren und nicht mehr genügend essen. Tatsächlich erscheint das sogar als die plausiblere Interpretation dieser Ergebnisse. Mit dem gewählten Querschnittdesign ist eine Klärung jedoch nicht möglich.

Hierzu müsste eine Kohortenstudie durchgeführt werden. Untersuchungen, bei denen lediglich die Prävalenz *eines* Risikofaktors oder *einer* Erkrankung zu einem bestimmten Zeitpunkt gemessen wird, werden ebenfalls als Querschnittstudien oder auch als „Prävalenzstudien" bezeichnet. In diesem Fall handelt es sich jedoch um deskriptive – und nicht um analytische – Studien.

Kohortenstudien

Kohortenstudien werden auch als prospektive (d. h. in die Zukunft schauende) oder longitudinale (sich über einen Zeitraum erstreckende) Studien bezeichnet. Sie beginnen mit einer Gruppe von *Exponierten* und einer Gruppe von *Nichtexponierten*, die alle vom zu untersuchenden Outcome frei – also im Hinblick auf diesen Outcome gesund – sein müssen. Beide Gruppen werden über einen bestimmten Zeitraum nachverfolgt. In jeder der beiden Gruppen wird die Inzidenz des Outcomes berechnet (s. Abb. 2.1). Das ist in Kohortenstudien möglich, da sowohl die Zahl der Fälle als auch die Zahl der Personen unter Risiko bzw. deren Personenzeit (s. Kap. 2.1.2) bekannt sind. Als Assoziationsmaß dient das *Relative Risiko* (RR) oder die *Relative Rate* (s. Kap. 2.1.3).

Kohortenstudien sind besonders geeignet, wenn

– mehrere Outcomes einer Exposition untersucht werden sollen (z. B. das Risiko von Rauchern im Vergleich zu Nichtrauchern, verschiedene Krebsarten zu entwickeln)
– der Outcome häufig ist
– die Exposition selten ist
– der Expositionsstatus sich über die Zeit verändert (dies lässt sich durch Angabe der exponierten bzw. nicht exponierten Personenzeit berücksichtigen)

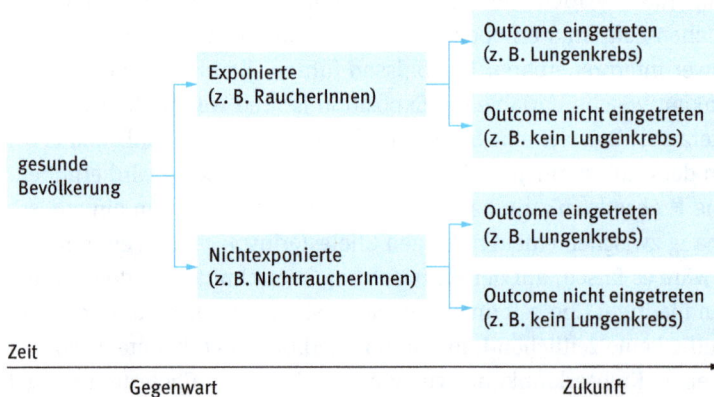

Abb. 2.1: Schema einer Kohortenstudie.

Viele chronische, nichtübertragbare Erkrankungen haben eine lange *Latenzzeit*, d. h. es existiert ein Zeitraum zwischen der Exposition und dem Auftreten des Outcomes. Daher dauern Kohortenstudien, die Ursachen solcher Krankheiten untersuchen, oft Jahre oder Jahrzehnte. Wird dagegen z. B. das Risiko der Entwicklung einer Fehlbildung als Folge einer Exposition während der Schwangerschaft erforscht, so muss die dazu durchgeführte Kohortenstudie nur auf die Dauer der Schwangerschaft angelegt sein.

Historische Kohortenstudien: Eine Kohortenstudie kann auch so angelegt werden, dass sie sich von einem Zeitpunkt in der Vergangenheit bis in die Gegenwart erstreckt. Das ist möglich, wenn für eine Personengruppe entsprechende Expositions- und Gesundheitsdaten aus der Vergangenheit vorliegen. Solche „historischen Kohortenstudien" werden z. B. in der Arbeitsepidemiologie durchgeführt, wenn in einem Unternehmen Unterlagen über Expositionen am Arbeitsplatz (z. B. zum Arbeiten mit einem Lösungsmittel) für die gesamte Beschäftigungsdauer vorliegen. Außerdem muss für alle Beschäftigten ermittelt werden, ob der Outcome (etwa eine Krebserkrankung) eingetreten ist. Die nicht exponierte Vergleichsgruppe sollte aus dem gleichen oder einem vergleichbaren, anderen Betrieb kommen, damit der sozioökonomische Status ähnlich ist. Eine Stichprobe aus der Allgemeinbevölkerung als Vergleichsgruppe kann zu einer Verzerrung führen, da ihr Gesundheitszustand im Schnitt schlechter sein kann als der einer arbeitenden Population (*Healthy-Worker-Effekt*). Ein Beispiel für eine historische Kohortenstudie ist die *Swiss National Cohort*. Hierbei wurden die Daten, die Ende 1990 in einer Volkszählung (u. a. zum Bildungsstand der Schweizer Bevölkerung) erhoben wurden, mit der Statistik der Todesfälle der Jahre 1991 bis 2008 verlinkt.

Die „SAPALDIA Kohorte" und die „NAKO Gesundheitsstudie": Im Normalfall wird vor dem Beginn einer Kohortenstudie entsprechend der Forschungsfrage genau festgelegt, welche Expositionen und welche Outcomes untersucht werden sollen. So untersuchte z. B. die *SAPALDIA Kohorte* (Swiss study on Air Pollution And Lung Disease in Adults) den Einfluss der Luftverschmutzung auf die Gesundheit der Atemwege und des Herz-Kreislauf-Systems. Es gibt jedoch auch Kohortenstudien, bei denen es keine vorformulierte Forschungsfrage gibt. In solchen Kohorten werden eine Vielzahl potenziell interessanter Expositionen sowie möglicher Confounder (s. Kap. 2.1.8) gemessen. Gleichzeitig werden unterschiedliche Outcomes erfasst. Ein Beispiel dafür ist die *Nationale Kohorte* in Deutschland. Hier werden 200.000 Menschen über einen Zeitraum von mindestens 10 bis 20 Jahren beobachtet. Ein solches Design erlaubt es den EpidemiologInnen, im Verlauf der Studie eine Vielzahl von Forschungsfragen zu generieren. Sie identifizieren dann jeweils exponierte und nicht exponierte Untergruppen in der Kohorte und ermitteln, ob der für die jeweilige Forschungsfrage interessierende Outcome eintritt.

Fall-Kontroll-Studien

Fall-Kontroll-Studien sind retrospektiv, also zeitlich gesehen „zurückschauend" (s. Abb. 2.2). Der Outcome ist bereits eingetreten, es wird nun der Expositionsstatus bei Personen mit Outcome (*Fälle*) und ohne Outcome (*Kontrollen*) erfragt und miteinander verglichen. Als Assoziationsmaß in Fall-Kontroll-Studien dient die *Odds Ratio* (OR), ein Näherungswert für das Relative Risiko (RR). Inzidenzraten lassen sich in Fall-Kontroll-Studien nicht berechnen, da nicht die gesamte Population, aus der die Fälle stammen, sondern nur ausgewählte Kontrollen in die Studie aufgenommen werden.

Fall-Kontroll-Studien sind besonders geeignet, wenn

– mehrere Expositionen untersucht werden sollen, die möglicherweise mit einem bestimmten Outcome assoziiert sind (z. B. verschiedene Expositionen, die das Risiko für Herz-Kreislauf-Erkrankungen erhöhen)
– der Outcome selten ist

Wollte man die Ursachen einer seltenen Krebserkrankung in einer Kohortenstudie untersuchen, so müsste man hunderttausende von Personen über einen längeren Zeitraum beobachten, um genügend inzidente (d. h. neu aufgetretene) Fälle zu finden. Einfacher und effizienter ist es, die Fälle, die über mehrere Jahre in einer großen Region aufgetreten sind, etwa mithilfe eines Krebsregisters zu identifizieren und dann zu befragen. Allerdings hängt die Qualität solcher Daten vom Erinnerungsvermögen der Fälle und der Kontrollen ab. Da die Rückfragezeiträume oft Jahre oder Jahrzehnte umfassen, kann es dabei zu Ungenauigkeiten kommen. Erinnern sich Fälle besser als Kontrollen – etwa, weil sie intensiv über mögliche Ursachen ihrer Krankheit nachdenken –, so kann das zu Verzerrungen führen (*Recall Bias*, s. Kap. 2.1.8).

Eine weitere Schwierigkeit bei Fall-Kontroll-Studien ist die Auswahl einer geeigneten Gruppe von Kontrollen. Idealerweise sollten sie als Zufallsstichprobe aus der gleichen Bevölkerung rekrutiert werden, aus der auch die Fälle stammen. Das ist mit

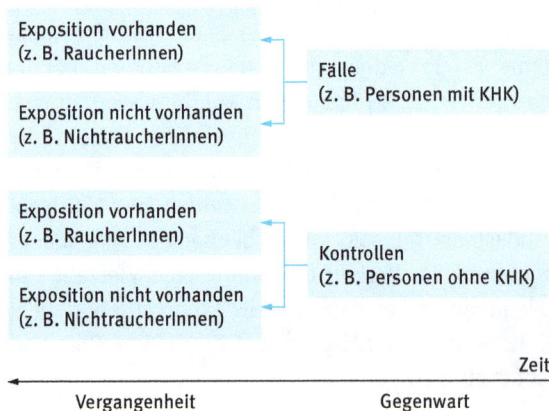

Abb. 2.2: Schema einer Fall-Kontroll-Studie.

einem hohen organisatorischen Aufwand verbunden, zudem ist die Teilnahmebereitschaft oft nur gering, was wiederum zu Verzerrungen führen kann (*Non-Response Bias*, s. Kap. 2.1.8). Eine mögliche Alternative sind Kontrollen aus einem Krankenhaus. Sie werden aus Abteilungen oder Stationen gezogen, in denen PatientInnen liegen, die das gesuchte Outcome nicht haben. In einer Studie zu oralen Kontrazeptiva („Pille") und Brustkrebs könnten das beispielsweise Patientinnen einer orthopädischen Station sein. Es gibt aber immer wieder Belege dafür, dass sich KrankenhauspatientInnen hinsichtlich potenziell interessierender Expositionen wie Rauchen oder Alkoholkonsum von der Allgemeinbevölkerung unterscheiden. Sie sind also für diese nicht wirklich repräsentativ. Daraus kann wiederum eine Verzerrung aufgrund eines *Selektionsbias* (s. Kap. 2.1.8) resultieren.

Eine Fall-Kontroll-Studie kann nur dann durchgeführt werden, wenn die Exposition in der Bevölkerung nicht allzu selten ist, und wenn der Expositionsstatus von den Befragten erinnert werden kann. Letzteres ist nicht immer der Fall: Beim EHEC-Ausbruch 2011 (s. Kap. 9.2.3) in Deutschland waren Sprossen der Überträger der Erkrankung. Die ersten Fall-Kontroll-Studien im Rahmen der Ausbruchsuntersuchung konnten dies allerdings nicht nachweisen. Die EHEC-PatientInnen erinnerten sich nicht daran, dass sie Sprossen gegessen hatten. Die Sprossen waren meist Dekoration oder unauffällige Beigabe zu Salaten. Gut erinnert – und in der Folge fälschlich beschuldigt – wurden lediglich die optisch viel auffallenderen Gurken und Tomaten im Salat, die jedoch für die Übertragung gar nicht verantwortlich waren. Das Erfragen der Exposition und die Auswahl einer geeigneten Kontrollgruppe sind also besondere Herausforderungen bei Fall-Kontroll-Studien.

2.1.6 Klinische Studien

Klinische Studien werden mit PatientInnen oder gesunden Probanden durchgeführt, um Medikamente, bestimmte Behandlungsformen oder andere medizinische Interventionen auf ihre Wirksamkeit und Sicherheit zu überprüfen. Klinische Studien sind meist experimentelle Studien. Anders als bei den in Kap. 2.1.5 vorgestellten beobachtenden Studientypen teilen ForscherInnen hier einer Studiengruppe eine bestimmte Intervention zu. Die klinische Prüfung verläuft in vier Phasen (hier dargestellt am Beispiel einer Medikamentenstudie; ähnlich ist der Ablauf bei neuen Impfstoffen):

– *Phase I:* Studien an einer kleinen Zahl gesunder ProbandInnen (20–80), um die Wirkungen eines Medikaments am potenziellen Wirkort (Organsystem) zu untersuchen. Im Blickpunkt stehen darüber hinaus die Pharmakokinetik, Verträglichkeit und Sicherheit der Substanz.
– *Phase II:* Erprobung an einer größeren Zahl von PatientInnen (200–500), um erste Hinweise auf die Wirksamkeit des Präparats und die notwendige Dosierung zu erhalten.

–   *Phase III:* Studie der therapeutischen Wirksamkeit an einer großen Zahl von PatientInnen (einige hundert bis Tausende). Gelingt dieser Wirkungsnachweis, wird in der Regel die Marktzulassung für das Medikament beantragt. Bei den Phase-III-Studien handelt es sich um randomisierte, kontrollierte Studien (*Randomized Controlled Trials*, RCT).
–   *Phase IV:* Studien nach der Zulassung des Medikaments, um unter den behandelten PatientInnen mögliche unerwünschte Arzneimittelwirkungen erkennen zu können. Phase-IV-Studien sind *beobachtende Studien*, da hier die Zuteilung zu der mit einem bestimmten Medikament behandelten Gruppe in der Routineversorgung der Arztpraxis und nicht kontrolliert durch die ForscherInnen vorgenommen wird.

Randomisierte, kontrollierte Studien

In Phase-III-Studien wird die Wirksamkeit eines neuen Medikaments (*Verum*) mit der eines alten Medikaments oder der eines Scheinmedikaments (*Placebo*) verglichen. Die Gruppe, die das alte Medikament oder das Placebo erhält, wird auch als Kontrollgruppe oder Kontrollarm bezeichnet, die Verum-Gruppe auch als Interventionsgruppe oder Interventionsarm. Bei diesem Design kann es zu Verzerrungen kommen, wenn sich die PatientInnen der Interventions- und der Kontrollgruppe in Eigenschaften unterscheiden, die Einfluss auf das Behandlungsergebnis haben. Dies wäre z. B. der Fall, wenn ein Altersunterschied zwischen den Gruppen bestände und sich die Heilungsaussichten mit zunehmendem Alter verschlechtern (*Confounding*, s. Kap. 2.1.8). Auch wäre es denkbar, dass ÄrztInnen besonders schwer erkrankte PatientInnen bevorzugt in die Verum-Gruppe aufnehmen – in der Hoffnung, dass die PatientInnen dort besonders effektiv behandelt werden. In der Verum-Gruppe befänden sich nun mehr schwerer Erkrankte, die leichteren Fälle verblieben in der Kontrollgruppe. Als Folge davon würde die Wirksamkeit des neuen Medikaments unterschätzt.

Eine ungleiche Verteilung prognostischer Faktoren zwischen beiden Gruppen muss also vermieden werden. Um dieses Ziel zu erreichen, werden die Studienteilnehmer zufallsgesteuert entweder der Interventionsgruppe oder der Kontrollgruppe zugewiesen. Ziel einer solchen *Randomisierung* ist es, Strukturgleichheit herzustellen: Mögliche Störfaktoren werden mit gleicher Wahrscheinlichkeit auf die Interventions- und die Kontrollgruppe verteilt. Bei größeren Studien mit mehreren hundert Studienteilnehmern pro Arm kann davon ausgegangen werden, dass sich bekannte (und unbekannte) prognostische Faktoren gleichmäßig auf die Studiengruppen verteilen, womit eine verzerrende Wirkung verhindert wird.

Randomisierung: Von einer Randomisierung kann nur dann gesprochen werden, wenn die Zuteilung wirklich zufallsgesteuert erfolgt (z. B. durch computergenerierte Randomisierungslisten). Andere denkbare Verteilungsverfahren beinhalten die Mög-

lichkeit einer Verzerrung. Wenn etwa alle PatientInnen, die montags in ein Krankenhaus aufgenommen werden, der Interventionsgruppe zugeteilt werden, während die
Dienstags-PatientInnen in die Kontrollgruppe kommen, ist eine Strukturgleichheit
beider Gruppen nicht gewährleistet. Es ist dann durchaus denkbar, dass montags
(d. h. nach dem Wochenende) viele besonders schwere Fälle aufgenommen werden.
Ein weiteres Problem ergibt sich aus der Vorhersehbarkeit der Zuordnung: Die für
die Aufnahme der PatientInnen verantwortlichen Personen können die Zuordnung

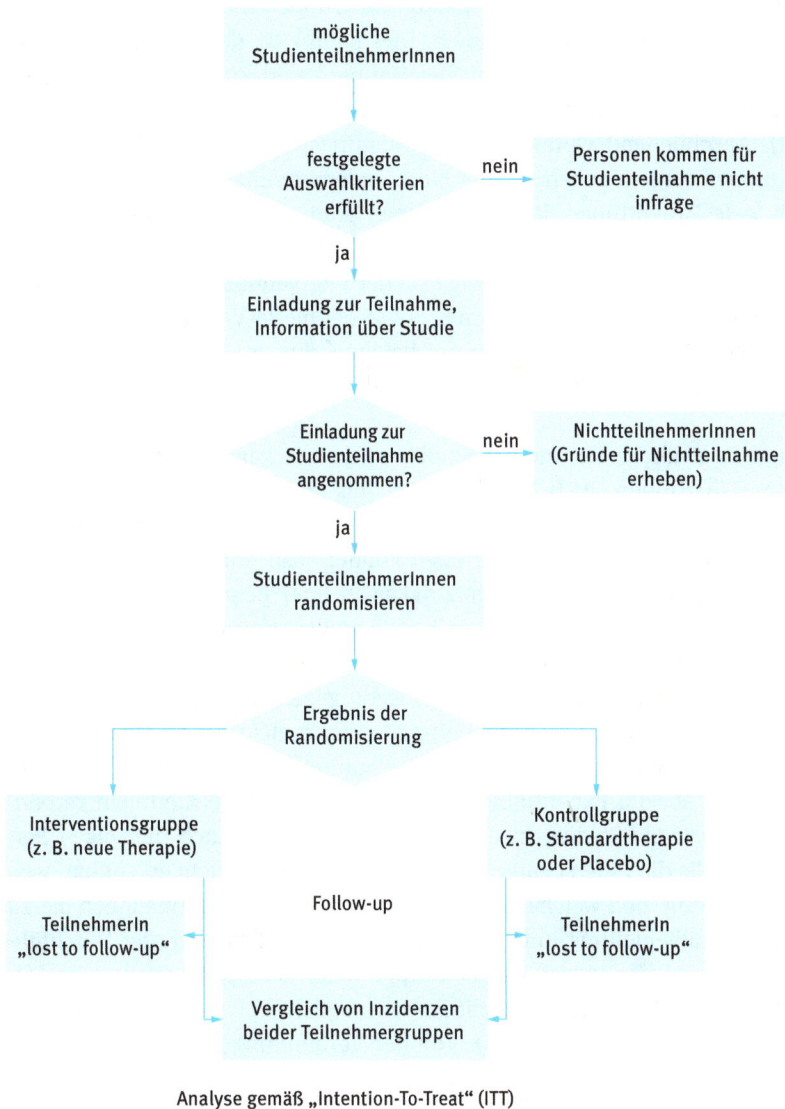

mögliche
StudienteilnehmerInnen

festgelegte
Auswahlkriterien
erfüllt?

nein → Personen kommen für
Studienteilnahme nicht
infrage

ja

Einladung zur Teilnahme,
Information über Studie

Einladung zur
Studienteilnahme
angenommen?

nein → NichtteilnehmerInnen
(Gründe für Nichtteilnahme
erheben)

ja

StudienteilnehmerInnen
randomisieren

Ergebnis der
Randomisierung

Interventionsgruppe
(z. B. neue Therapie)

Kontrollgruppe
(z. B. Standardtherapie
oder Placebo)

Follow-up

TeilnehmerIn
„lost to follow-up"

TeilnehmerIn
„lost to follow-up"

Vergleich von Inzidenzen
beider Teilnehmergruppen

Analyse gemäß „Intention-To-Treat" (ITT)

Abb. 2.3: Schematischer Ablauf einer randomisierten, kontrollierten Studie (RCT).

beeinflussen, indem sie z. B. diejenigen PatientInnen montags in die Studie aufnehmen, die ihrer Ansicht nach stärker von einer Therapie mit dem neuen Medikament profitieren. Die Zuordnung muss deshalb auch bei Verwendung von Randomisierungslisten immer verdeckt durch eine außenstehende Stelle vorgenommen werden, die unabhängig vom direkt in die Studie involvierten Personal ist (*Concealment of Allocation*).

Ist die Zahl der Studienteilnehmer gering, wählt man in der Regel eine *stratifizierte Randomisierung*. Hierdurch können wichtige Merkmale der PatientInnen gleichmäßig auf die Interventions- und die Kontrollgruppe verteilt werden, ohne das Prinzip der Randomisierung zu unterlaufen. Dies kann z. B. dann angebracht sein, wenn vermutet wird, dass ein Impfstoff bei Männern und Frauen unterschiedlich wirkt. Die PatientInnen werden dabei zunächst in Geschlechtergruppen aufgeteilt (stratifiziert). Anschließend wird die Randomisierung jeweils innerhalb dieser Geschlechtergruppen vorgenommen. Mit der *Blockrandomisierung* erreicht man, dass jeweils gleich viele PatientInnen den vorhandenen Studiengruppen zugeordnet werden. Dabei wird für jeden PatientInnen-Block (z. B. für jeweils 8 Personen) zufallsgesteuert festgelegt, in welcher Reihenfolge sie der Interventions- bzw. der Kontrollgruppe zugeteilt werden. Hierbei muss das zuvor definierte Verhältnis eingehalten werden (z. B. vier PatientInnen in jeder der beiden Gruppen). So ist sichergestellt, dass die entstehenden Gruppen zufallsverteilt gleich groß sind.

Verblindung: Zu einer Verzerrung der Studienergebnisse kann es auch dann kommen, wenn z. B. ÄrztInnen das Behandlungsergebnis unbewusst als besonders positiv beurteilen, weil sie wissen, dass der untersuchte Patient das Verum (und nicht das Placebo) erhalten hat. UntersucherInnen können also durch die Kenntnis der Studienhypothese und der Gruppenzugehörigkeit in ihrer Beurteilung des Behandlungsergebnisses beeinflusst werden. Um eine solche Verzerrung zu vermeiden, wird eine Verblindung durchgeführt (*Blinding*). Hierbei wissen weder PatientInnen noch UntersucherInnen, ob das Verum oder ein Placebo gegeben wurde. Voraussetzung dafür ist, dass sich Verum- und Placebopräparat optisch gleichen. In der Regel werden heute Phase-III-Studien als randomisierte, kontrollierte Studien (RCT) durchgeführt, bei denen sowohl PatientInnen als auch untersuchende ÄrztInnen verblindet wurden (*Doppelblind-Studie*). In einigen Studien werden auch diejenigen Personen verblindet, die die Daten bearbeiten. Für sie ist zunächst nicht erkennbar, welche Gruppe die Verum- und welche die Placebo-Gruppe ist. Die Informationen hierzu werden von der Studienleitung unter Verschluss gehalten. Erst nach der Durchführung der Analyse wird offengelegt, welche Gruppe welches Präparat erhalten hat. Eine Verblindung aller Beteiligten ist nicht immer möglich (z. B. beim Vergleich von invasiven mit konservativen Therapien). Von der Verblindung zu unterscheiden ist die oben beschriebene *verdeckte Zuordnung* (Concealment of Allocation) bei der Randomisierung. Sie hilft Ungleichheiten der Studiengruppen bei der Randomisierung zu vermeiden und ist immer machbar.

Studienablauf: Bei der Planung einer RCT ist in einem ersten Schritt zu klären, welche PatientInnen die Voraussetzungen für die Teilnahme an der Studie erfüllen. Dazu müssen klare Ein- und Ausschlusskriterien definiert sein. Anschließend werden die potenziellen Studienteilnehmer über das Ziel der Studie, die Randomisierung und die Verblindung aufgeklärt. Wenn sie ihr Einverständnis zur Teilnahme an der Studie gegeben haben (*Informed Consent*), werden sie in die Studie aufgenommen. Erst danach findet die Randomisierung statt. Die PatientInnen erhalten dann entweder das Verum- oder das Placebopräparat. Abb. 2.3 zeigt schematisch den Ablauf einer solchen Studie.

Die Auswertung der Daten erfolgt ähnlich wie bei einer Kohortenstudie. Es können z. B. die kumulativen Inzidenzen für Outcomes oder für das Auftreten von Nebenwirkungen in beiden Gruppen verglichen werden. Das Ergebnis wird dann als Relatives Risiko angegeben. Auch in diesem Stadium einer klinischen Studie können sich Verzerrungen ergeben, etwa wenn PatientInnen nicht in der Behandlungsgruppe verbleiben, der sie durch die Randomisierung zugewiesen wurden. So wäre es denkbar, dass ein behandelnder Arzt eine Patientin bei einem besonders schweren Verlauf und fehlendem Hinweis auf Besserung der anderen Gruppe zuweist – in der Hoffnung, es könne sich dabei um die Verum-Gruppe mit einem wirksamen Medikament handeln. Auf diese Weise würde sich die Zahl der PatientInnen mit schwererem Verlauf in einer der beiden Gruppen erhöhen, was das Ergebnis verzerren würde. Um dies zu vermeiden, werden alle PatientInnen entsprechend ihrer ursprünglichen Zuordnung ausgewertet, unabhängig davon, welche Behandlung sie tatsächlich erhalten haben. Diese Analyse aufgrund der beabsichtigten Therapie wird mit *Intention to Treat* (ITT) bezeichnet und sollte in klinischen Studien Standard sein. Probleme entstehen auch dann, wenn PatientInnen ihre Teilnahme an der Studie aufkündigen oder der Kontakt zu den Studienteilnehmern abreißt (*Loss to follow up*, LTFU).

Fallzahlkalkulation (Sample Size Calculation): Vor dem Beginn einer klinischen Studie muss zunächst die erforderliche Größe der Studie festgelegt werden. Mit Unterstützung eines Statistikers wird hierzu eine Fallzahlkalkulation vorgenommen. Zunächst ist zu überlegen, wie groß der Unterschied zwischen der Verum- und der Kontrollgruppe mindestens sein muss, um klinisch relevant zu sein. Anschließend wird das *Signifikanzniveau* (s. Kap. 2.3.8) festgelegt – in der Regel entscheidet man sich für ein Signifikanzniveau von 5 %. Das bedeutet, dass die Wahrscheinlichkeit, diesen Unterschied (oder einen größeren Unterschied) zu beobachten, wenn in Wirklichkeit *kein* Unterschied besteht, kleiner als 5 % sein soll. Weiter muss die *Power* der Studie festgelegt werden. Die Power gibt die Wahrscheinlichkeit an, dass die Studie den Unterschied, wenn er wirklich besteht, als statistisch signifikant aufdeckt. Meist entscheidet man sich für eine Power von 80 %.

Wird eine klinische Studie mit einer zu kleinen Fallzahl durchgeführt, so sind die Ergebnisse statistisch nicht aussagekräftig, denn die Power der Studie reicht nicht aus, um einen möglicherweise bestehenden Unterschied aufzuzeigen. In diesem Fall wird das 95 %-Vertrauensintervall (siehe Kap. 2.3.6) des Relativen Risikos oder der Relativen Rate die 1 mit einschließen, d. h. die Ergebnisse für das Verumpräparat sind im Vergleich zum Placebo oder dem alten Medikament sowohl mit einer besseren als auch mit einer schlechteren Wirkung vereinbar. Die Studie hat ihren Zweck dann nicht erfüllt. Leider sind viele klinische Studien in der Tat zu klein, um klinisch relevante Unterschiede aufzuzeigen oder auszuschließen. In dieser Situation können *Metaanalysen* mehrerer Studien sinnvoll sein (siehe Kap. 2.1.7).

Relative und absolute Risikoreduktion: Bei der Analyse der Daten einer randomisierten, kontrollierten Studie werden zunächst die *absoluten Risiken* oder kumulativen Inzidenzraten (s. Kap. 2.1.2) in den beiden Therapiegruppen berechnet. Die *relative Risikoreduktion* (RRR) gibt an, um welchen Prozentsatz der Einsatz der Verum-Therapie das Ergebnis gegenüber der Kontrollgruppe verändert. Die relative Risikoreduktion berechnet sich aus der kumulativen Inzidenz in den beiden Studienarmen.

Durch die Multiplikation mit 100 wird die relative Risikoreduktion in Prozent angegeben.

$$RRR = \frac{\text{Kumulative Inzidenz}_{\text{Kontrollgruppe}} - \text{Kumulative Inzidenz}_{\text{Interventionsgruppe}}}{\text{Kumulative Inzidenz}_{\text{Kontrollgruppe}}} \cdot 100$$

Die relative Risikoreduktion ist wenig aussagekräftig, wenn der untersuchte Outcome sehr selten ist. Eine Senkung einer sehr geringen Wahrscheinlichkeit um einen bestimmten Prozentsatz ist möglicherweise klinisch auch nicht relevant. Ein besseres Maß ist hier die *absolute Risikoreduktion* (ARR). Sie errechnet sich aus der Differenz der Risiken bzw. Inzidenzraten in beiden Therapiegruppen.

$$ARR = \text{Kumulative Inzidenz}_{\text{Kontrollgruppe}} - \text{Kumulative Inzidenz}_{\text{Interventionsgruppe}}$$

Ist die ARR größer als 0, so wirkt die Verum-Therapie besser als die Therapie, die in der Kontrollgruppe eingesetzt wurde (altes Medikament oder Placebo). Wirkt die neue Therapie jedoch nicht besser oder sogar schlechter als die Kontrollmedikation, ist die absolute Risikoreduktion gleich oder kleiner als 0. Da die ARR statt einer prozentualen Veränderung die tatsächliche Inzidenz angibt, ist die klinische Relevanz eines so angegebenen Ergebnisses leichter zu beurteilen.

Number Needed to Treat/Number Needed to Harm: Ein gebräuchliches Maß, um die Wirksamkeit eines neuen Medikaments zu beschreiben, ist die *Number Needed to Treat* (NNT). Sie gibt an, wie viele PatientInnen mit dem neuen anstatt dem alten Medikament behandelt werden müssen, um einen zusätzlichen Behandlungserfolg zu erzielen. Die NNT wird auch als „Anzahl der erforderlichen Behandlungen" bezeichnet. Sie berechnet sich folgendermaßen:

$$NNT = \frac{1}{ARR} = \frac{1}{\text{Kumulative Inzidenz}_{\text{Kontrollgruppe}} - \text{Kumulative Inzidenz}_{\text{Interventionsgruppe}}}$$

Eine weitere, wichtige Messgröße ist die *Number Needed to Harm* (NNH). Sie gibt die Zahl der PatientInnen an, die mit der neuen Therapie behandelt werden müssen, bis im Vergleich zur Kontrollgruppe bei einer Patientin eine zusätzliche unerwünschte Wirkung auftritt. Die NNH zeigt damit, wie häufig unerwünschte, durch das Verum-Präparat hervorgerufene Wirkungen (= Nebenwirkungen) sind. Ihre Berechnung erfolgt entsprechend dem Vorgehen bei der NNT.

Die Berechnung von RRR, ARR und NNT werden im Folgenden an einem Beispiel illustriert. In einer Studie zur Wirksamkeit eines neuen Cholesterinsenkers erhielten 2.221 PatientInnen das neue Medikament und 2.223 ein Placebo. Im Laufe des Follow-ups von durchschnittlich 5,4 Jahren verstarben 182 PatientInnen in der Interventionsgruppe (Medikament) und 256 PatientInnen in der Kontrollgruppe (Placebo). Das Sterberisiko in der Interventionsgruppe betrug daher 182/2.221 = 0,08 (oder 8 %), das in der Kontrollgruppe 256/2.223 = 0,12 (oder 12 %). Die relative Risikoreduktion (RRR), die absolute Risikoreduktion (ARR) und die *Number Needed to Treat* (NNT) lassen sich nun entsprechend den oben angegebenen Formeln wie folgt berechnen:

RRR: (0,12 – 0,08) / 0,12 · 100 = 33,3 %

ARR: (0,12 – 0,08) = 0,04 (oder 4 %)

NNT: 1/0,04 = 25.

Der Einsatz des neuen Cholesterinsenkers reduzierte damit die Sterblichkeit gegenüber der Kontrollgruppe um ca. 33 %, d. h. in der Interventionsgruppe starben ein Drittel weniger PatientInnen als in der Kontrollgruppe. Absolut betrachtet konnte das Medikament die Sterblichkeit jedoch nur um 4 % senken. Um einen Todesfall zu verhindern, müssen nun 25 PatientInnen über einen Zeitraum von durchschnittlich 5,4 Jahren mit dem neuen Medikament behandelt werden.

Ethische Aspekte

Die ethischen Prinzipien, die in einer klinischen Studie berücksichtigt werden müssen, sind in der *Declaration of Helsinki – Ethical Principles for Medical Research Involving Human Subjects* (s. Lehrbuch-Homepage) aufgelistet. Diese Deklaration fordert, das genaue Versuchsprotokoll einer Ethikkommission vorzulegen. Die Ethikkommission prüft, ob die geplante Studie ethisch vertretbar und zulässig ist. Hierfür wird u. a. beurteilt, ob die möglichen Nachteile, die mit einer Studienteilnahme verbunden sind, in einem vertretbaren Verhältnis zu den möglichen Vorteilen der Studie stehen (Nutzen-Risiko-Verhältnis). Weiterhin wird geprüft, ob PatientInneninformation und Einwilligungserklärung umfassend und verständlich sind. Ethikkommissionen sind unabhängige Gremien und bestehen meist aus ÄrztInnen, Pflegefachkräften, StatistikerInnen, JuristInnen und MedizinethikerInnen oder TheologInnen.

Internationale Richtlinien der *guten klinischen Praxis* (s. Lehrbuch-Homepage) definieren Standards, die die Durchführung einer klinischen Studie regeln. Die Einhaltung dieser Standards gewährleistet die Qualität der Studien und erleichtert Vergleiche zwischen verschiedenen Studien. Die Berichterstattung und Dokumentation zu randomisierten klinischen Studien sollte auf der Basis der *CONSORT*-Richtlinien (*Consolidated Standards of Reporting Trials Statement*, s. Lehrbuch-Homepage) erfolgen. Zu einer solchen ordnungsgemäßen Berichterstattung gehört, dass die Ergebnisse *aller* randomisierten, kontrollierten Studien publik gemacht werden – auch wenn sie gezeigt haben, dass ein neues Präparat nicht wirksamer ist als ein altes Präparat oder ein Placebo. Eine solche Offenlegung aller Studienergebnisse ist besonders wichtig für die Durchführung von Metaanalysen (s. Kap. 2.1.7), weil auf diese Weise eine Verzerrung der Resultate durch einen *Publikationsbias* (eine Form von *Selektionsbias*, s. Kap. 2.1.8) verhindert werden kann.

Heute sind viele wissenschaftliche Zeitschriften nur dann bereit, die Ergebnisse einer randomisierten, kontrollierten Studie zu veröffentlichen, wenn die Studie zuvor in ein spezielles Register aufgenommen wurde (z. B. *Deutsches Register Klinischer Studien* oder *EU Clinical Trials Register*). Die von der Weltgesundheitsorganisation (WHO) unterstützten und koordinierten Register sollen verhindern, dass negative Ergebnisse bei klinischen Studien unter Verschluss bleiben.

Randomisierte, kontrollierte Studien bei komplexen Interventionen

Randomisierte, kontrollierte Studien kommen auch außerhalb der klinischen Forschung zum Einsatz, etwa um die Wirksamkeit von Maßnahmen der Verhaltensprävention (z. B. der Raucherentwöhnung, s. Kap. 4.4), von Screening-Programmen (s. Kap. 4.5.3) oder Versorgungsmodellen (z. B. *Managed Care*) zu evaluieren. In der Tat wird zunehmend gefordert, auch Public-Health-Interventionen in randomisierten, kontrollierten Studien zu erproben und damit eine stärkere Evidenzbasierung von Public Health zu schaffen (*Evidence-based Public Health*, EbPH).

Auch bei diesen randomisierten, kontrollierten Studien teilen ForscherInnen einer Studiengruppe eine bestimmte Intervention zu, und auch hier gibt es eine Kontrollgruppe. Die Interventionen sind im Gegensatz zu klinischen Medikamentenstudien jedoch oft komplexer und Placebo-Kontrollen in der Regel nicht möglich. Dies erschwert die Verblindung der Studienteilnehmer oder macht sie unmöglich. Ein weiteres Problem ist die *Kontamination* des Interventionseffektes, die dadurch entsteht, dass sich Studienteilnehmer aus Interventions- und Kontrollgruppe austauschen. Die Interventionsmaßnahmen gelangen so in die Kontrollgruppe. Um dies zu verhindern, werden oft nicht einzelne Personen, sondern Arztpraxen, Pflegestationen, Dörfer oder Versorgungsregionen randomisiert. Ein weiterer Grund für eine solche *Cluster-Randomisierung* liegt darin, dass sich Interventionen oft nicht auf der individuellen Ebene umsetzen lassen.

2.1.7 Systematische Übersichten und Metaanalysen

Angesichts der großen Anzahl publizierter Einzelstudien sind gute Übersichten, die Auskunft über die vorhandene Evidenzlage geben, für die Entscheidungsfindung in der klinischen Medizin und in der Gesundheitspolitik besonders wichtig. Wir unterscheiden in diesem Zusammenhang zwischen narrativen und systematischen Übersichtsarbeiten einerseits und Metaanalysen andererseits.

Narrative Übersichten fassen die Ergebnisse wichtiger Studien informell zusammen und kommentieren sie. Die Auswahl und Beurteilung der Studien ist subjektiv und nicht immer umfassend. Die Schlussfolgerungen, die die AutorInnen ziehen, spiegeln nicht zuletzt auch ihre persönliche Meinung wider. Gerade aus diesem Grund haben narrative Übersichtsarbeiten jedoch auch weiterhin ihren Platz in der Literatur.

Im Unterschied zu narrativen Übersichtsarbeiten zeichnen sich **systematische Übersichtsarbeiten** durch eine klar definierte Fragestellung und ein reproduzierbares, wissenschaftliches Vorgehen aus. Es handelt sich hierbei um Studien über Studien. Nicht Personen werden untersucht, sondern alle Studien, die die zuvor festgelegten Einschlusskriterien erfüllen. In systematischen Übersichtsarbeiten wird die methodologische Qualität der in die Arbeit aufgenommenen Studien nach festgelegten Kriterien beurteilt, die Ergebnisse werden standardisiert erfasst. Ein- und Ausschlusskriterien, die Kriterien für die Studienqualität, Outcomes und Interventionen werden ebenso wie die Literatursuche ausführlich beschrieben. Auch mögliche Verzerrungen durch *Publikationsbias* (s. Kap. 2.1.6 und Kap. 2.1.8) oder eine mangelhafte Qualität der Studien werden diskutiert. Auf diese Weise werden die Schlussfolgerungen der AutorInnen leicht nachvollziehbar und reproduzierbar. Die *Cochrane Collaboration* ist ein internationales Netzwerk von WissenschaftlerInnen, ÄrztInnen und PatientInnen, das qualitativ hochstehende systematische Übersichtsarbeiten verfasst. Ihr Ziel ist es, dadurch evidenzbasiertes Handeln in der medizinischen Versorgung und in Public Health zu fördern. Ihre Übersichtsarbeiten werden über die *Cochrane Library* zugänglich gemacht.

Systematische Reviews enthalten oft eine oder mehrere **Metaanalysen.** In Metaanalysen werden die Ergebnisse der verschiedenen Studien statistisch zusammengefasst, um präzisere und allgemeingültigere Angaben über die Wirksamkeit von Interventionen zu erhalten. Einzelne Studien sind oft nicht groß genug, um kleinere, aber klinisch bedeutende Unterschiede sicher zu erfassen. Zudem sind die Ergebnisse von Einzelstudien oft nur auf eine relativ eng umschriebene Population anwendbar. Im Zentrum der Metaanalyse steht die Berechnung eines *Summationswertes* mit einem Vertrauensintervall. Beim Summationswert handelt es sich um einen gewichteten

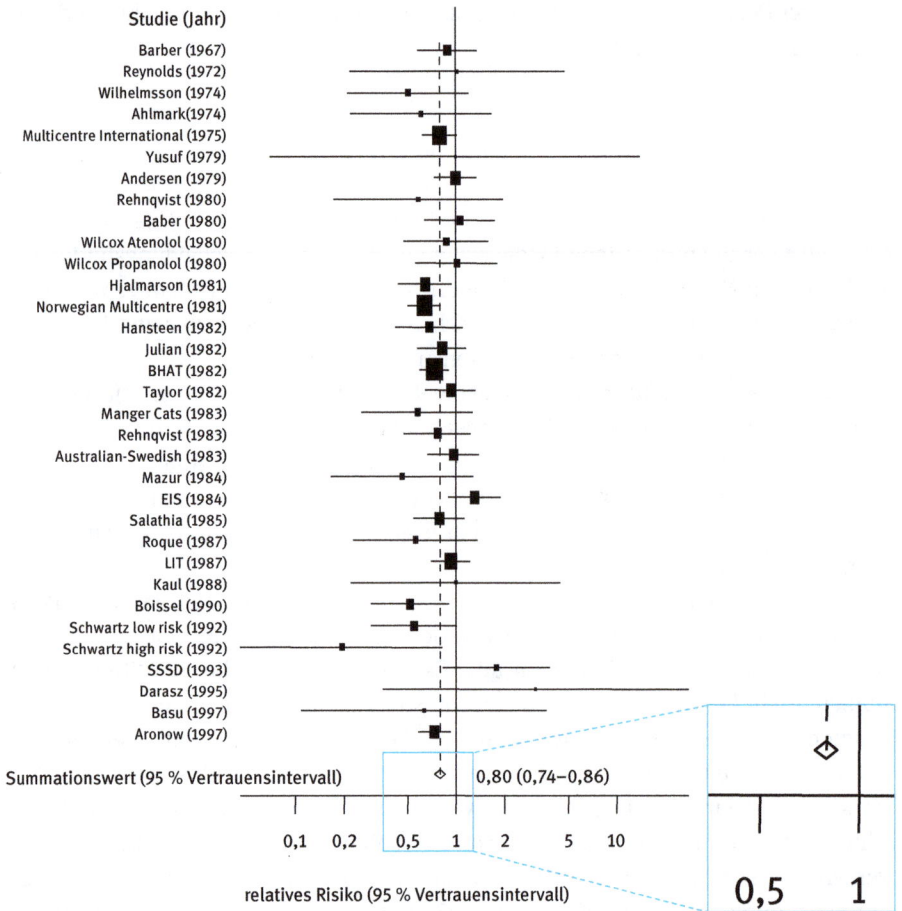

Abb. 2.4: Metaanalyse von randomisierten, klinischen Studien zur sekundärpräventiven Wirksamkeit einer Therapie mit Betablockern bei PatientInnen nach Myokardinfarkt.

Mittelwert, der große Studien stärker gewichtet als kleinere Studien. Der Summationswert wird zusammen mit den Ergebnissen der einzelnen Studien in einem *Forest Plot* dargestellt.

Abb. 2.4 zeigt den Forest Plot einer Metaanalyse von randomisierten klinischen Studien, die die sekundärpräventive Wirkung von verschiedenen Betablockern auf die Mortalität bei Personen nach einem Herzinfarkt untersuchten. Die schwarzen Rechtecke repräsentieren die gefundene Wirkung auf das Sterblichkeitsrisiko in den einzelnen Studien. Die Flächen der Rechtecke zeigen dabei das Gewicht der Studien in der Metaanalyse, die horizontalen Linien die 95 %-Vertrauensintervalle. Die vertikale Linie stellt das relative Risiko von 1 dar. Hier gibt es also keinen Unterschied in der Wirkung zwischen Betablocker- und Kontrollgruppen. In Studien, die links von dieser Linie liegen, war die Sterblichkeit in der Betablocker-Gruppe niedriger als in der Kontrollgruppe, während auf der rechten Seite der Linie die Kontrollgruppen besser abschnitten. Die gestrichelte Linie zeigt den Summationswert aus der Metaanalyse an, das Diamant-Zeichen unterhalb der aufgelisteten Einzelstudien veranschaulicht das 95 %-Vertrauensintervall des Summationswertes (s. vergrößerter Ausschnitt in Abb. 2.4). *Achtung:* In Forest Plots werden logarithmische Skalen verwendet, sodass 0,5 und 2 den gleichen Abstand zu 1 aufweisen und die Vertrauensintervalle damit symmetrisch sind!

In den meisten 95 %-Vertrauensintervallen unserer Abbildung ist die 1 enthalten. Die Mehrzahl der Studien zeigt somit, dass Betablocker keine statistisch signifikante sekundärpräventive Wirkung auf die Mortalität bei Personen nach einem Herzinfarkt haben (p ≥ 0,05). Durch die Metaanalyse wird hingegen deutlich, dass die Einnahme von Betablockern in dieser Situation zu einer Reduktion der Sterblichkeit um 20 % führt. Das errechnete enge Vertrauensintervall schließt die 1 hier nicht ein (relatives Risiko = 0,80; 95 %-Vertrauensintervall 0,74–0,86). Anhand der gestrichelten Linie ist eine visuelle Beurteilung der Variabilität bzw. Heterogenität der Ergebnisse der Studien möglich. In unserem Beispiel ist diese recht klein. Die Ergebnisse der Studien liegen nahe beieinander, die 95 %-Vertrauensintervalle schließen den Summationswert aus der Metaanalyse mit ein. Es handelt sich somit um eine homogene Situation. Dies legt die Schlussfolgerung nahe, dass der Wirkung der verschiedenen Betablocker ein Klasseneffekt[14] zugrunde liegt, der in unterschiedlichen PatientInnenpopulationen zum Tragen kommt und deshalb eine hohe externe Validität (Generalisierbarkeit) aufweist.

Metaanalysen können die Wirksamkeit von Medikamenten und anderen Interventionen oft früher und überzeugender nachweisen als einzelne kleinere Studien. In diesem Fall wäre der Nutzen der Betablocker bereits Anfang der 1980er Jahre nachweisbar gewesen. Die Methode sollte jedoch keinesfalls unkritisch angewendet werden. Grundsätzlich kann die Qualität einer Metaanalyse nicht besser sein als diejenige der Einzelstudien (*Garbage in – Garbage out*[15]). Auch wird der Heterogenität der Ergebnisse oft nicht genügend Beachtung geschenkt. Wenn stark voneinander abweichende Resultate vorliegen, ist eine statistische Kombination dieser Ergebnisse selten sinnvoll. Schließlich kann ein *Publikationsbias* (s. Kap. 2.1.8) in den ausgewählten Studien die Ergebnisse von Metaanalysen verzerren.

---

14 *Klasseneffekt*: Ein Effekt, der bei einer Wirkstoff-Klasse und nicht nur bei einem einzelnen Medikament auftritt.
15 *Garbage in – Garbage out* (engl.): Wo man Müll hineinsteckt, kommt auch Müll heraus.

2.1.8 Mögliche Fehlerquellen in epidemiologischen Untersuchungen

Bevor beurteilt werden kann, ob eine ermittelte *Assoziation* zwischen einer Exposition und einem Outcome kausal ist, d. h. ob hier eine Ursache-Wirkungs-Beziehung besteht, muss zunächst untersucht werden, inwiefern mögliche Fehler und Verzerrungen den wahren Zusammenhang zwischen beiden verschleiern.

Zufällige Fehler

Ein zufälliger Fehler liegt dann vor, wenn der Wert einer gemessenen Variablen in einer Stichprobe rein zufallsbedingt um den tatsächlichen (wahren) Wert der Variablen in der Grundgesamtheit streut. Eine häufige Quelle von zufälligen Fehlern sind ungenaue Messungen. Ist die Stichprobe groß genug, fallen Messungenauigkeiten in der Regel nicht ins Gewicht. Die einzelnen Messwerte schwanken dann zwar um den wahren Wert und die *Reliabilität* der Messung ist gering, denn bei jeder Messung wird ein anderer Wert ermittelt. Im Durchschnitt nähern sich die einzelnen Messwerte aber dem wahren Wert an, die *Validität* der Messung ist daher hoch (s. Kap. 2.1.4).

Um mit ausreichender Sicherheit auf die Grundgesamtheit schließen zu können, ist auch bei genauen Messungen eine ausreichend große Stichprobe nötig. Wenn die Stichprobe zu klein ist, können trotz genauer Messungen zufällige Fehler in Form von *Stichprobenfehlern* auftreten. Dies lässt sich leicht mit Hilfe eines Würfels veranschaulichen. Wird nur zehnmal gewürfelt, kann es passieren, dass manche Augenzahlen oft, andere vielleicht gar nicht gewürfelt werden, obwohl bei einem „fairen" Würfel alle sechs Augenzahlen die gleiche Wahrscheinlichkeit haben, geworfen zu werden (nämlich ein Sechstel). Stichprobenfehler nehmen mit zunehmender Stichprobengröße ab. Wie groß die Stichprobe letztendlich sein muss, um den zufälligen Fehler auf einem akzeptablen und vor Studienbeginn definierten Niveau zu halten, ist von unterschiedlichen Faktoren abhängig und Gegenstand der *Fallzahlplanung* (s. Kap. 2.1.6).

Systematische Fehler

Von einem systematischen Fehler oder **Bias** ist in der Epidemiologie dann die Rede, wenn der Fehler nicht zufällig, sondern immer in der gleichen Weise auftritt. Ein Beispiel hierfür ist eine ungeeichte Waage, die das Gewicht einer Person immer um 5 Kilogramm zu hoch angibt. Eine solche Messung ist *reliabel*, denn bei jeder Messung wird der gleiche Wert gemessen. Ihre Validität ist jedoch gering, da auch mit zunehmender Anzahl von Messungen der korrekte (wahre) Wert nicht ermittelt werden kann (vgl. Kap. 2.1.4).

Selektionsbias: Ein Selektionsbias bezeichnet einen systematischen Auswahlfehler bei der Rekrutierung von Studienteilnehmern oder bei deren Verbleib in einer Studie. Ein Beispiel für einen häufigen Auswahlfehler ist ein sogenannter *Non-Response-Bi-*

as. Er kann auftreten, wenn sich die TeilnehmerInnen einer Studie von den Personen unterscheiden, die eine Studienteilnahme verweigern. Ein Grund hierfür ist, dass Eigenschaften, die mit der Teilnahmeverweigerung zusammenhängen, oft auch mit der Exposition und dem Outcome assoziiert sind. So konsumieren Teilnahmeverweigerer (*Non-Responder*) im Vergleich zu TeilnehmerInnen oft mehr Alkohol und Tabak. Um den Grad der Verzerrung abzuschätzen, die durch einen Non-Response-Bias entsteht, müssen daher auch grundlegende Informationen über Non-Responder eingeholt werden. Eine spezielle Variante des Non-Response-Bias kann in der Beobachtungs-Phase (*Follow-up*) von Kohorten- und randomisierten kontrollierten Studien auftreten. Dies ist der Fall, wenn sich die Studienausfälle in der Gruppe der Exponierten und Nichtexponierten (bzw. der Interventions- und Kontrollgruppe) in Faktoren unterscheiden, die auch mit der Exposition oder dem Outcome in Zusammenhang stehen. Um diesen *Loss-to-follow-up-Bias* zu vermeiden, müssen StudienteilnehmerInnen in Längsschnittstudien intensiv nachverfolgt werden (vgl. Abb. 2.3).

Ein Selektionsbias kann nicht nur StudienteilnehmerInnen, sondern auch wissenschaftliche Ergebnisse betreffen. WissenschaftlerInnen und angesehene wissenschaftliche Publikationsorgane neigen nämlich dazu, eher Ergebnisse zu veröffentlichen, die Zusammenhänge zwischen Expositionen und Outcomes aufzeigen. Studien, die (wider Erwarten) keine Assoziationen erkennen lassen, werden daher oft gar nicht oder in Zeitschriften veröffentlicht, die wenig Beachtung finden. Für Metaanalysen stellt dieser *Publikationsbias* ein Problem dar, denn er kann zu einer Überschätzung des tatsächlichen Zusammenhangs zwischen Expositionen und Outcomes führen (s. Kap. 2.1.7).

Informationsbias: Ein Informationsbias (auch *Missklassifikation* genannt) bezeichnet einen systematischen Messfehler, der dazu führt, dass Personen im Hinblick auf Exposition, Outcome und weitere Einflussvariablen (*Kovariaten*) falsch klassifiziert werden. Exponierte werden z. B. fälschlicherweise den Nichtexponierten zugeordnet oder Kranke den Gesunden.

Die möglichen Folgen eines Informationsbias werden im Folgenden an der in Kap. 2.1.3 beschriebenen Fall-Kontroll-Studie zur Assoziation von Neuroleptikaeinnahme und venöser Thromboembolie (VTE) illustriert. Die AutorInnen ermittelten in ihrer Untersuchung eine Odds Ratio von 1,6. Wir nehmen nun an, dass sowohl bei den Fällen (VTE) als auch den Kontrollen (keine VTE) 5 % aller Personen, die keine Neuroleptika einnahmen, dies bei der Befragung nicht korrekt angaben und damit fälschlicherweise der Gruppe der Exponierten zugeordnet wurden. Eine solche Missklassifikation, die unabhängig vom Outcome- oder Expositionsstatus ist, wird als *nicht-differenzielle Missklassifikation* bezeichnet. Die Vier-Felder-Tafel hierzu ist in Tab. 2.3 dargestellt.

Tab. 2.3: Vier-Felder-Tafeln zum Zusammenhang von Neuroleptikaeinnahme und venöser Thrombo-embolie (VTE; Zahlen nach Parker et al. 2010, s. Tab. 2.2) mit einer hypothetischen fünfprozentigen *nicht-differenziellen Missklassifikation* (oben) und einer hypothetischen *differenziellen Missklassifi-kation* (unten). Bei der nicht-differenziellen Missklassifikation wurden 5 % aller Personen, die keine Neuroleptika einnahmen, fälschlicherweise der Gruppe der Exponierten zugeordnet. Die differenziel-le Missklassifikation beträgt bei den erkrankten Personen 10 % (d. h. 10 % aller Personen, die keine Neuroleptika einnahmen, wurden fälschlicherweise der Gruppe der Exponierten zugeordnet) und bei den nicht erkrankten Personen 5 %.

Nicht-differenzielle Missklassifikation

		Outcome (VTE)					
		Ja		Nein		Summe	
Exposition	Ja	3.296	a	8.989	b	12.285	a + b
(Neuroleptikaeinnahme)	Nein	22.236	c	80.502	d	102.738	c + d
	Summe	25.532	a + c	89.491	b + d	115.023	a + b + c + d

Odds Ratio = (3.296 · 80.502) / (8.989 · 22.236) = 1,33

Differenzielle Missklassifikation

		Outcome (VTE)					
		Ja		Nein		Summe	
Exposition	Ja	4.467	a	8.989	b	13.456	a + b
(Neuroleptikaeinnahme)	Nein	21.065	c	80.502	d	101.567	c + d
	Summe	25.532	a + c	89.491	b + d	115.023	a + b + c + d

Odds Ratio = (4.467 · 80.502) / (8.989 · 21.065) = 1,90

Die Odds Ratio ist bei der *nicht-differenziellen Missklassifikation* mit (3.296 · 80.502) / (8.989 · 22.236) = 1,33 geringer als zuvor. Wie in diesem Beispiel führt eine nicht-dif-ferenzielle Missklassifikation fast immer zu einer Unterschätzung des Zusammen-hangs von Exposition und Outcome.

Dagegen können Missklassifikationen, die vom Outcome- oder Expositionsstatus abhängig sind (*differenzielle Missklassifikationen*), sowohl zu einer Unter- als auch zu einer Überschätzung der Assoziation von Exposition und Outcome führen. Zu einer differenziellen Missklassifikation kann es z. B. infolge eines unterschiedlichen Erin-nerungsvermögens bei Fällen und Kontrollen kommen (*Recall-Bias*) – ein Problem, das häufig in Fall-Kontroll-Studien auftritt. Ein solcher Recall-Bias könnte beispiels-weise in der genannten Fall-Kontroll-Studie dazu führen, dass die Missklassifikation bei den erkrankten Personen mit 10 % höher ist als bei den nicht erkrankten Personen, wo sie nur 5 % beträgt (Tab. 2.3). In diesem hypothetischen Fall einer differenziellen Missklassifikation beträgt die Odds Ratio 1,9. Die Assoziation wird daher im Vergleich zu den Originaldaten überschätzt.

Confounding

Der Begriff Confounding bezeichnet eine Verzerrung, die durch den Einfluss einer oder mehrerer weiterer Einflussvariablen (*Confounder* oder *Störgrößen*) entsteht, sodass die Assoziation zwischen Exposition und Outcome über- oder unterschätzt wird.

Confounding liegt dann vor, wenn diese Einflussvariablen sowohl mit dem Outcome als auch mit der Exposition assoziiert sind. Ein Beispiel für Confounding ist die Assoziation von gelben Fingern (*Exposition*) und Lungenkrebs (*Outcome*). Menschen, die viel rauchen, haben bedingt durch das Kondensat des Zigarettenrauchs oft gelbe Finger. Rauchen ist aber auch ein bekannter Risikofaktor für Lungenkrebs, und zwar unabhängig davon, ob die Raucher gelbe Finger haben oder nicht. Das Rauchen ist also im Hinblick auf den Zusammenhang zwischen gelben Fingern und Lungenkrebs ein Confounder. Wird dieser Confounder nicht berücksichtigt, ergibt sich (fälschlicherweise) ein Zusammenhang zwischen dem Vorhandensein von gelben Fingern und Lungenkrebs. Abb. 2.5 veranschaulicht das mit Hilfe eines *Confounding-Dreiecks*.

Häufige Confounder in epidemiologischen Untersuchungen sind das *Alter* und der *sozioökonomische Status*. Es gibt verschiedene Möglichkeiten, potenzielle Confounder bei der Durchführung und Analyse von Studien zu berücksichtigen.

– So kann man bereits im Studiendesign vorsehen, nur Personen in die Studie einzuschließen, die im Hinblick auf mögliche Confounder homogen sind. Man würde dann z. B. nur Personen ähnlichen Alters oder mit einem ähnlichen sozioökonomischen Status in die Studie aufnehmen (Einschränkung der Studienbevölkerung).

– In Fall-Kontroll-Studien besteht darüber hinaus die Möglichkeit, für potenzielle Confounder zu matchen (*Matching*). Hierzu wird jedem Fall eine Kontrolle zugeordnet, die ihm in der Ausprägung eines oder mehrerer Confounder ähnelt.

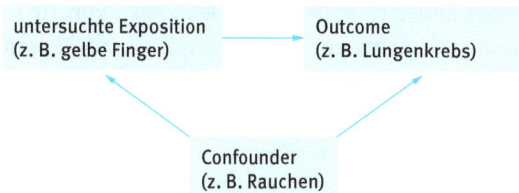

untersuchte Exposition (z. B. gelbe Finger) ——→ Outcome (z. B. Lungenkrebs)

Confounder (z. B. Rauchen)

Abb. 2.5: Schematische Darstellung von Confounding am Beispiel der Assoziationen von gelben Fingern und Lungenkrebs; nach Davey Smith G, Phillips AN. Confounding in epidemiological studies: why „independent" effects may not be all they seem. British Medial Journal 2992;305:757–759.

– In randomisierten kontrollierten Studien (s. Kap. 2.1.6) werden Personen nach dem Zufallsprinzip der Interventions- und der Kontrollgruppe zugeordnet. Auch potenzielle Confounder werden dadurch gleichmäßig zwischen beiden Gruppen verteilt, sodass *Strukturgleichheit* entsteht.

– Wenn eine epidemiologische Studie bereits durchgeführt wurde, ist es möglich, Confounding durch eine *stratifizierte Analyse* zu kontrollieren. Dazu wird die Assoziation zwischen Exposition und Outcome getrennt für die einzelnen Ausprägungen (*Strata;* von lat. *Stratum* = Schicht) des vermeintlichen Confounders ermittelt. Confounding liegt dann vor, wenn die ermittelte Assoziation größer oder kleiner ist, als bei der unstratifizierten Analyse errechnet wurde.

– Werden mehrere Confounder vermutet, können diese durch *multivariate Verfahren* kontrolliert werden.

Die beiden letzten Möglichkeiten setzen voraus, dass potenzielle Confounder in der Studie erhoben wurden.

Variablen, die Zwischenstufen auf dem kausalen Pfad von Exposition und Outcome darstellen – *Intermediärvariablen* – sind keine Confounder. Ein Beispiel hierfür ist „geringes Geburtsgewicht" bei Kindern von Frauen, die während der Schwangerschaft geraucht haben. Die *Exposition,* das Rauchen während der Schwangerschaft, führt hier über ein geringes Geburtsgewicht (*Intermediärvariablen*) zu einer erhöhten Sterblichkeit der Säuglinge in der ersten Lebenswoche (*Outcome*).

Effektmodifikation

Die Stärke der Assoziation zwischen Exposition und Outcome kann sich je nach Ausprägung einer dritten Variablen – dem *Effektmodifikator* – unterscheiden. Dies wird als **Effektmodifikation** oder *Interaktion* bezeichnet. Tab. 2.4 zeigt die Ergebnisse einer Metaanalyse, in der untersucht wurde, ob es einen Unterschied im Zusammenhang zwischen der *Exposition* Hepatitis-B-Virus-Infektion und dem *Outcome* Leberkrebs bei RaucherInnen und NichtraucherInnen gibt. Die Vergleichsgruppe besteht bei allen angegebenen Relativen Risiken aus NichtraucherInnen, die nicht mit dem Hepatitis-B-Virus (HBV) infiziert, also HBV-negativ, sind.

Die Untersuchung zeigt, dass NichtraucherInnen, die mit dem Hepatitis-B-Virus (HBV) infiziert sind, im Vergleich zu HBV-negativen NichtraucherInnen ein 15,8-fach höheres Risiko haben, ein Karzinom der Leber zu entwickeln. Das Risiko von HBV-positiven Rauchern, ein Leberkarzinom zu bekommen, ist jedoch mit einem RR von 21,6 noch deutlich höher. Beide Faktoren (HBV-Infektion und Rauchen) wirken also zusammen und verstärken sich gegenseitig. Anders als Confounding und Bias ist eine Effektmodifikation keine Verzerrung. Es ist jedoch ebenso wichtig, sie zu identifizieren und in der Auswertung zu berücksichtigen, da sonst wichtige Zusammenhänge unerkannt bleiben. Effektmodifikationen können wie Confounding mittels stratifizierter oder multivariater Analyse aufgedeckt werden.

Tab. 2.4: Relatives Risiko für die Entwicklung von Leberkrebs in Abhängigkeit von einer vorherigen Hepatitis-B-Virus-Infektion (Exposition) und von der Frage, ob die betroffene Person RaucherIn ist (Effektmodifikator).

		Effektmodifikator (Rauchen)	
		Nein	Ja
Exposition	*Nein*	1,0 (Referenz)	1,9
(Hepatitis-B-Virus-Infektion)	*Ja*	15,8	21,6

Quelle der Originaldaten: Chuang SC, Lee YC, Hashibe M, Dai M, Zheng T, Boffetta P. Interaction between cigarette smoking and hepatitis B and C virus infection on the risk of liver cancer: a meta-analysis. Cancer Epidemiology, Biomarkers and Prevention 2010;19:1261–1268.

Nur Assoziation oder auch Ursache?

Um Empfehlungen für Public-Health-Maßnahmen aussprechen zu können, reicht es nicht aus, die Assoziation zwischen Exposition und Outcome fehler- und verzerrungsfrei zu bestimmen. Zusätzlich muss ermittelt werden, ob ein Ursache-Wirkungs-Zusammenhang zwischen Exposition und Outcome besteht, die Assoziation also auch kausal ist. Einen statistischen Test auf Kausalität gibt es nicht. Daher müssen alle Hinweise für und gegen einen kausalen Zusammenhang sorgfältig beurteilt werden. *Sir Austin Bradford Hill* benannte schon 1965 verschiedene Kriterien, die es erleichtern, eine Assoziation auf ihre Kausalität hin zu beurteilen. Sie werden als **Bradford-Hill-Kriterien** bezeichnet:

- *Stärke der Beziehung*: Die Wahrscheinlichkeit einer kausalen Beziehung zwischen Exposition und Outcome nimmt mit der Stärke der Assoziation zu.
- *Konsistenz der Beziehung:* Wird eine Assoziation in mehreren unterschiedlichen Bevölkerungen (in verschiedenen Ländern, bei Personen unterschiedlichen Alters etc.) und mittels unterschiedlicher Studientypen festgestellt, ist eine kausale Beziehung wahrscheinlicher, als wenn dies nicht der Fall ist.
- *Zeitliche Sequenz:* Bei einer kausalen Beziehung muss die Ursache der Wirkung zwingend vorausgehen. Querschnittstudien sind daher weniger gut geeignet als Kohorten- und experimentelle Studien, auf eine eventuell vorhandene Kausalität zu schließen, da sie Expositionen und Assoziationen gleichzeitig erheben.
- *Spezifität des Effekts:* Dieses Kriterium fordert, dass eine Exposition (z. B. das Masernvirus) nur mit einem einzigen Outcome (hier: einer Masernerkrankung) assoziiert ist. Für die Untersuchung von Expositionen wie Rauchen oder Alkoholkonsum, die das Risiko für viele verschiedene Outcomes erhöhen, ist es weniger hilfreich.
- *Dosis-Wirkungs-Beziehung:* Steigt mit zunehmender „Menge" der Exposition (z. B.: 1–10 Zigaretten/Tag, 11–20 Zigaretten/Tag, 21–30 Zigaretten/Tag) das Risiko, dass das Outcome eintritt, ist eine Kausalität wahrscheinlicher als ohne Dosis-Wirkungs-Beziehung.

- *Biologische Plausibilität und Kohärenz:* Eine Ursache-Wirkungs-Beziehung zwischen Exposition und Outcome sollte biologisch plausibel sein und nicht im Widerspruch zu den Ergebnissen anderer Fachgebiete stehen.
- *Experimentelle Evidenz:* Kann man mittels einer randomisierten kontrollierten Studie zeigen, dass das Risiko für einen Outcome sinkt, sobald die Exposition beseitigt ist, liegt sehr wahrscheinlich eine Ursache-Wirkungs-Beziehung vor.

Die Bradford-Hill-Kriterien können die Beurteilung einer Ursache-Wirkungs-Beziehung zwischen Exposition und Outcome unterstützen, sie sollten jedoch nicht als Checkliste missverstanden werden. Nur selten wird eine Ursache-Wirkungs-Beziehung so deutlich wie bei der Assoziation zwischen Rauchen und Lungenkrebs. Hier werden mit Ausnahme der *Spezifität des Effekts* alle oben genannten Kriterien erfüllt.

2.1.9 Evidenzbasierte Medizin und Public Health

Das Konzept der *Evidence-based Medicine* (EbM) wurde in den 1980er Jahren an der McMaster-Universität in Hamilton, Kanada, von einer Gruppe um den Internisten und Epidemiologen **David Sackett** entwickelt. Gemeint ist hiermit eine Medizin, die von ÄrztInnen nicht nur klinische Fertigkeiten und Erfahrung verlangt, sondern explizit auch Wissen aus der aktuellen patientenorientierten Forschung sowie Kenntnisse darüber, wie dieses Wissen zu interpretieren und anzuwenden ist. EbM zielt somit darauf ab, die Prinzipien und Methoden der klinischen Epidemiologie und der Gesundheitsökonomie (s. a. Kap. 2.1.6 und 2.5) in die klinische Praxis zu integrieren. Nach *Sackett* muss das Ziel dabei sein, einen *„gewissenhaften, ausdrücklichen und umsichtigen Gebrauch der aktuell besten wissenschaftlichen Daten für Entscheidungen in der Versorgung eines individuellen Patienten"* sicherzustellen. In die Entscheidungsfindung miteinbezogen werden sollen dabei neben der klinischen Situation selbstverständlich auch die Präferenzen der PatientInnen (Abb. 2.6).

Eine wichtige Fertigkeit im Rahmen der EbM, die erst in den letzten Jahren Eingang in die Curricula fand, ist das rasche Auffinden von relevanten Einzelstudien, systematischen Übersichten und evidenzbasierten Zusammenfassungen in medizinischen Datenbanken (z. B. in *PubMed, Cochrane Library, Clinical Evidence, UpToDate* etc.). Je nach Fragestellung sind hierbei randomisierte kontrollierte Studien zur Wirksamkeit von Medikamenten (s. a. Kap. 2.1.6), diagnostische Studien zu den Eigenschaften eines Tests (s. a. Kap. 2.3.7, Kap. 4.5), Kohortenstudien zur Prognose einer Erkrankung (s. a. Kap. 2.1.5), Kosten-Nutzen-Studien (s. a. Kap. 2.5) oder auch qualitative Studien etwa zur Compliance oder zur Zufriedenheit der PatientInnen mit einer bestimmten Therapiemethode (s. a. Kap. 2.4.5) gefragt.

In einem nächsten Schritt erfolgt dann die kritische Beurteilung der gefundenen Evidenz (*Critical Appraisal*). Dabei wird die interne Validität der Studien systematisch erfasst. Wichtige Kriterien sind hierbei Selektionsbias, Informationsbias und

Confounding. Anschließend werden die Resultate und mögliche Zufallsfehler gewürdigt (s. a. Kap. 2.1.8) und die Anwendbarkeit im Rahmen des gegebenen klinischen Problems überprüft (externe Validität, s. a. Kap. 2.1.4). Nützliche Checklisten für dieses Vorgehen bei verschiedenen Studientypen sind zum Beispiel auf der Webseite des britischen *Critical Appraisal Skills Programme* abrufbar (CASP, siehe Lehrbuch-Homepage). Aufgrund der so gewonnenen Evidenzlage werden schließlich Empfehlungen in Form von Leitlinien erarbeitet. Tab. 4.3 in Kap. 4.4.2 zeigt eine Kategorisierung von Empfehlungen für präventivmedizinische Maßnahmen aufgrund der Qualität der vorhandenen Evidenz. Das *GRADE-System* (*Grading of Recommendations, Assessment, Development and Evaluation*) vereinheitlichte die verschiedenen Klassifikationssysteme zur Bewertung der Evidenz und Formulierung von Empfehlungen. GRADE hat in den letzten Jahren stark an Bedeutung gewonnen und wird von der Weltgesundheitsorganisation (WHO), der *Cochrane Collaboration* und anderen Organisationen verwendet (s. Lehrbuch-Homepage).

Die Prinzipien der EbM sind sinngemäß auch auf die Pflege (*Evidence-based Nursing*), die Gesundheitsversorgung (*Evidence-based Health Care*) und die öffentliche Gesundheit (*Evidence-based Public Health*) anwendbar. Bei der evidenzbasierten Public Health (EbPH) verschiebt sich die Handlungsebene allerdings vom Patienten zum Gesundheitssystem bzw. zur Bevölkerung. So wird im Modell der EbPH die Erfassung der klinischen und sozialen Situation des einzelnen Patienten durch die Krankheitslast in der Bevölkerung (*Burden of Disease*, s. a. Kap. 10.1.2) ersetzt. Die Werte und Einstellungen sowie die Bereitschaft zur Mitwirkung in der Bevölkerung treten hier an die Stelle der individuellen Präferenzen (Abb. 2.6).

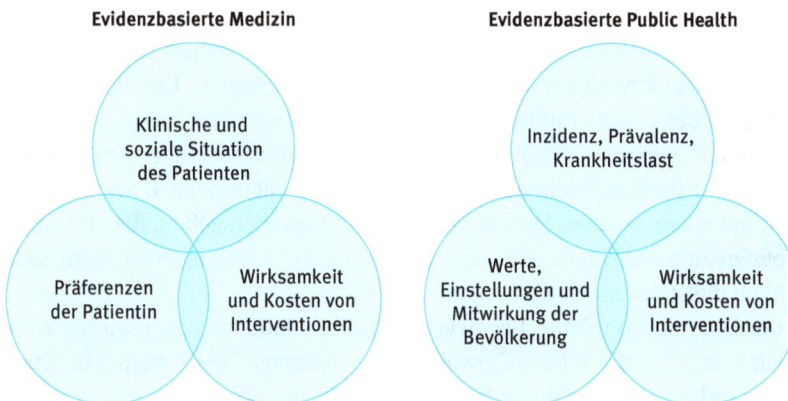

Evidenzbasierte Medizin

- Klinische und soziale Situation des Patienten
- Präferenzen der Patientin
- Wirksamkeit und Kosten von Interventionen

Evidenzbasierte Public Health

- Inzidenz, Prävalenz, Krankheitslast
- Werte, Einstellungen und Mitwirkung der Bevölkerung
- Wirksamkeit und Kosten von Interventionen

Abb. 2.6: Grundlagen für evidenzbasierte Entscheidungen in der klinischen Praxis und in Public Health.

2.2 Demografie

Marcel Zwahlen, Nicole Steck, Lotte Habermann-Horstmeier

Die Frage „Wie viele sind wir?" bewegt Regierungen bereits seit dem Altertum. Sie bildet die Grundlage der *Demografie* [von *démos* (gr.): Volk und *grafé* (gr.): Schrift, Beschreibung], die sich mit verschiedenen Merkmalen von Bevölkerungen beschäftigt. Dabei interessieren neben der Gesamtgröße der Bevölkerung, ihrer altersmäßigen Zusammensetzung und ihrer geografischen Verteilung auch die sozialen und Umweltfaktoren, die hier für Veränderungen verantwortlich sind. Die Daten zur fortlaufenden Beschreibung der Bevölkerung stammen mehrheitlich aus staatlichen Quellen, v. a. aus Volkszählungen, dem Geburten- und Sterberegister sowie repräsentativen Stichproben-Erhebungen.

2.2.1 Die Bevölkerung

Das Lukasevangelium berichtet über eine Anordnung des römischen Kaisers Augustus, nach der sich alle Bewohner des Reiches für eine Volkszählung in ihre Herkunftsorte zu begeben hatten. Maria und Josef reisten daraufhin nach Bethlehem, wo Jesus geboren wurde. Die Registrierung der Bevölkerung gab den Verantwortlichen in Rom einen Überblick über die Anzahl ihrer Steuerbürger. Die einfachste Information über eine Bevölkerung bezieht sich also auf die Zahl der Personen, die sich in einer geografisch definierten Region an einem bestimmten Datum befinden. Doch wenn Sie beispielsweise am 15. Juli die Anzahl an Personen zählen, die sich auf Mallorca befinden, erhalten Sie möglicherweise nicht die Zahl, die in *Wikipedia* unter „Bevölkerung von Mallorca" aufgeführt wird (896.038 Einwohner für das Jahr 2019). Denn der Monat Juli ist Ferienzeit, und Sie werden Personen zählen, die nicht auf Mallorca wohnen, sondern sich nur vorübergehend dort aufhalten. Um die Bevölkerungszahl in einer Region zu ermitteln, zählt man daher diejenigen Personen, die an einem bestimmten Datum in dieser Region langfristig wohnhaft oder angemeldet sind. Dies setzt ein funktionierendes An- und Abmeldesystem beim Einwohneramt voraus. Auch mit einem solchen System kann es aber Personen geben, die zwar dort wohnen, aber nicht angemeldet sind oder Personen, die dort gemeldet sind, sich aber tatsächlich meistens anderswo aufhalten.

Die in der *Schweiz* wohnhafte Bevölkerung hat im Zeitraum von 1900 bis 2019 kontinuierlich von 3,3 auf 8,6 Mio. Einwohner zugenommen. Dies entspricht einer Zunahme um rund 160 %. Allein seit 1960 ist die Zahl der Einwohner um ca. 58 % angewachsen. Aufgrund ihrer wechselhaften Geschichte lassen sich die Bevölkerungszahlen in Österreich erst ab 1947, in Deutschland erst ab 1956 gut darstellen. Die Einwohnerzahlen für *Deutschland* beziehen sich bis 1989 auf die beiden deutschen Staaten (vormalige Bundesrepublik Deutschland und Deutsche Demokratische

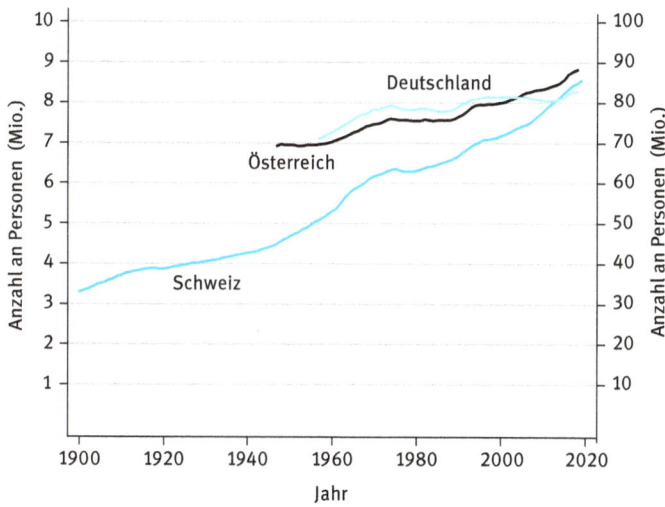

Abb. 2.7: Bevölkerungsentwicklung in Deutschland, Österreich und der Schweiz. Die Skala links bezieht sich auf die Bevölkerungszahlen von Österreich (bis einschließlich 2018) und der Schweiz (bis einschließlich 2019), die rechte Skala auf die entsprechenden Zahlen für Deutschland (bis einschließlich 2018).

Republik). Insgesamt hat die deutsche Bevölkerung im Zeitraum von 1960 bis 2019 von 72,6 auf 83,2 Mio. Einwohner zugenommen, das entspricht einer Zunahme um 14,6 % (Abb. 2.7). Die Größe der Bevölkerung *Österreichs* ist vergleichbar mit der der Schweiz. Die Zahl der Einwohner nahm dort von 6,9 Mio. im Jahr 1950 auf 8,86 Mio. im Jahr 2019 zu, was einer Zunahme um 28,4 % entspricht.

Die Bevölkerungszahl kann durch natürliche Bevölkerungsbewegungen (Geburten und Todesfälle) oder durch räumliche Bevölkerungsbewegungen, also durch Ein- und Auswanderungen, zu- bzw. abnehmen.

Geburtenüberschuss und Geburtendefizit

Je nachdem, ob in einem bestimmten Gebiet mehr Geburten oder mehr Todesfälle aufgetreten sind, bezeichnet man die in einem gegebenen Kalenderjahr errechnete Differenz zwischen der Anzahl an Geburten und der Anzahl an Sterbefällen als *Geburtenüberschuss* oder *Geburtendefizit*. Die Differenz wird dann auf die aktuelle Bevölkerungszahl bezogen, d. h. durch die Gesamtzahl der Einwohner dividiert und pro 1.000 Einwohner angegeben. Somit ist der Wert nun zwischen verschiedenen Ländern und Gebieten vergleichbar. Deutschland meldet seit 1991 ein Geburtendefizit: Pro 1.000 Einwohner werden seit 1998 ein bis zwei Geburten weniger registriert als Todesfälle. In der Schweiz sank der Geburtenüberschuss von knapp 10 pro 1.000 Einwohner im Jahr 1960 auf 2,3 pro 1.000 Einwohner im Jahr 1980. Seither schwankt er zwischen knapp 2 und 3 pro 1.000 Einwohner. In Österreich ist die Geburtenbilanz seit rund 20 Jahren mit kleinen Schwankungen in den positiven und den negativen Bereich praktisch ausgeglichen.

Migrationssaldo

Die Differenz zwischen der Zahl der Einwanderungen (*Immigration*) und der Zahl der Auswanderungen (*Emigration*) über Gebietsgrenzen hinweg wird als Migrations- oder Wanderungssaldo bezeichnet. Auch diese Größe wird meist für ein gegebenes Kalenderjahr berechnet und als absolute Zahl angegeben oder auf die Gesamtbevölkerung bezogen (pro 1.000 Einwohner). Der Wanderungssaldo kann kurzfristig stark schwanken. So führte in der Schweiz die durch die Erdölkrise von 1973 ausgelöste Rezession zu einem negativen Migrationssaldo in den Jahren 1975 bis 1977. Arbeitskräfte, die vor 1970 aus anderen Ländern in die Schweiz eingewandert waren, wanderten nun wieder vermehrt aus. Ausschlaggebend für die kontinuierliche Zunahme der Schweizer Bevölkerung von 6,6 Mio. Einwohnern im Jahr 1990 auf 8,57 Mio. Einwohner im Jahr 2019 ist primär ein positiver Migrationssaldo. In Österreich führte der seit Mitte der 1980er Jahre positive Migrationssaldo ebenfalls zu einer stetigen Zunahme der Einwohnerzahl. Auch Deutschland verzeichnete in den Jahren nach der Wiedervereinigung als Folge eines positiven Wanderungssaldos eine Bevölkerungszunahme, obwohl ein Geburtendefizit vorlag. Noch unklar ist, wie sich die hohe Zahl an Asylsuchenden und temporären Flüchtlingen der Jahre 2014 bis 2017 längerfristig auf die Trends im Wanderungssaldo auswirken.

2.2.2 Entwicklung der Altersstruktur der Bevölkerung

Neben der Gesamtzahl der Einwohner liefert die Zusammensetzung der Bevölkerung nach Alter und Geschlecht wichtige Informationen. Abb. 2.8 zeigt die Altersstruktur der weiblichen und männlichen Schweizer Bevölkerung im Jahre 1900 sowie im Jahr 2018, untergliedert in Altersgruppen von jeweils einem Jahr. Im Jahr 1900 glich die Altersstruktur einer Pyramide, hier nahm die Anzahl an Personen mit ansteigendem Alter ab. Die Altersstruktur im Jahr 2018 lässt sich dagegen eher mit einer Urne oder einem Pilz vergleichen.

Bei der Betrachtung der Altersstruktur in Deutschland im Jahr 1960 fallen besonders die Einbuchtungen im Alter von 41/42 Jahren und 15 Jahren auf (Abb. 2.9). Sie markieren das Ende des ersten bzw. zweiten Weltkrieges. Selbst in der Altersstruktur für das Jahr 2019 ist die Einbuchtung am Ende des zweiten Weltkrieges noch immer sichtbar, nun – fast 75 Jahre später – bei den etwa 75-Jährigen. Darüber hinaus wird deutlich, dass Frauen eine höhere Lebenserwartung als Männer haben. Dies führt dazu, dass es mehr Frauen als Männer in der Altersgruppe der über 80-Jährigen gibt (s. Kap. 2.2.4).

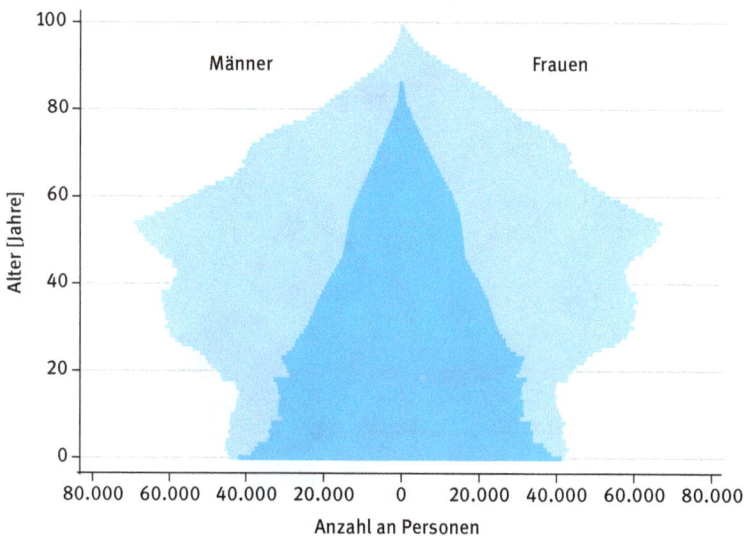

Abb. 2.8: Altersstruktur der Bevölkerung in der Schweiz in den Jahren 1900 (dunkelblau) und 2018 (hellblau).

Sowohl in Deutschland und Österreich (s. Abb. 2.10) als auch in der Schweiz gibt es aktuell in den einzelnen Jahrgängen deutlich mehr Menschen im Alter von 50 bis 65 Jahren als im Alter zwischen 25 bis 50 Jahren. In den nächsten 5 bis 15 Jahren wird ein Großteil dieser 50- bis 65-Jährigen in Rente gehen. Sofern es in absehbarer Zukunft nicht mehr Geburten oder eine starke Einwanderung von jungen Menschen gibt, wird der Anteil der über 65-Jährigen in der nächsten Dekade in allen drei Ländern stark zunehmen: In der Schweiz von derzeit (2020) 17 % auf fast 25 %, in Österreich von knapp 18 % auf gut 22 % und in Deutschland von 28,9 % auf fast 33,4 % (s. Tab. 2.5). Auch hier ist noch nicht klar, wie sich die v. a. in den Jahren 2015/2016 nach Deutschland eingereisten Asylsuchenden und temporären Flüchtlinge auf diese Trends auswirken werden. Da viele Krankheiten im höheren Alter häufiger auftreten, wird dieser Anstieg zu einer Zunahme der Zahl an Menschen mit chronischen Krankheiten führen, insbesondere in der Gruppe der über 80-Jährigen. Dementsprechend ist auch mit einem Anstieg der Behandlungen und Kosten zu rechnen.

In Bezug auf die Gesamtbevölkerungszahlen sehen die Prognosen für Deutschland etwas anders aus als für die Schweiz und Österreich (s. Tab. 2.5). Hier soll die Bevölkerung zwischen 2020 und 2030 etwa gleichbleiben. In der Schweiz geht man dagegen von einer Zunahme in diesem Zeitraum um 8,5 % aus, in Österreich von einer Zunahme um 3,4 %. Angesichts möglicher weiterer Flüchtlingswellen werden diese Prognosen allerdings als unsicher eingestuft.

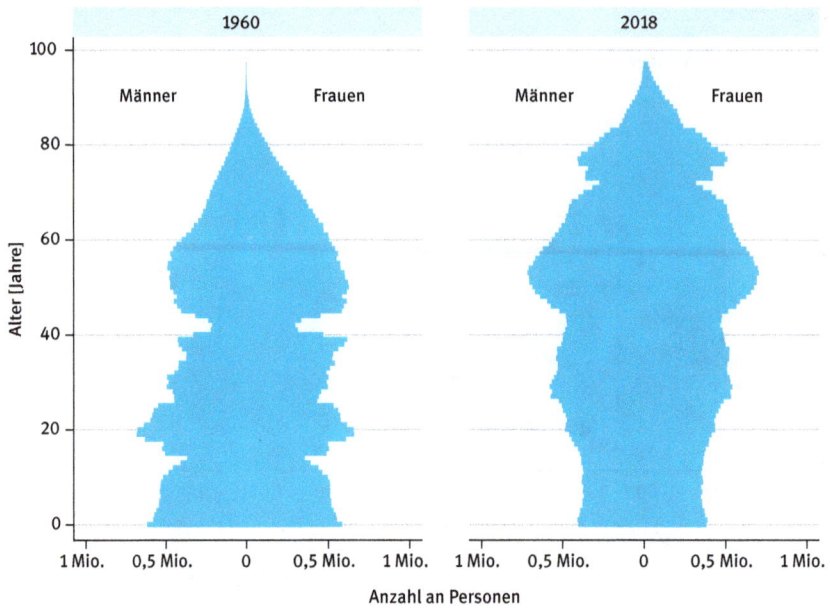

Abb. 2.9: Altersstruktur der Bevölkerung in Deutschland (West- und Ost-Deutschland zusammenge-zählt) in den Jahren 1960 und 2018.

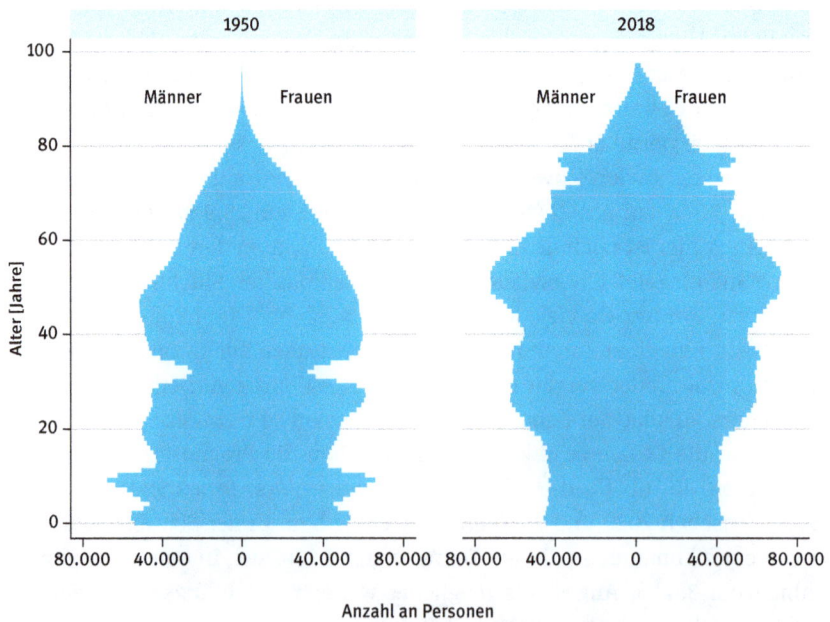

Abb. 2.10: Altersstruktur der Bevölkerung in Österreich in den Jahren 1950 und 2018.

Tab. 2.5: Prognosen zur Bevölkerungsentwicklung in Deutschland, Österreich und in der Schweiz.

Jahr	2010	2020	2030
Deutschland			
Gesamtbevölkerung (in Mio.)	81,5	83,4 (+ 2,3 %)	83,3 (+ 2,2 %)
Personen älter als 65 Jahre (in %)	20,6	28,9 (+ 40,3 %)	33,4 (+ 62,1 %)
Österreich			
Gesamtbevölkerung (in Mio.)	8,39	8,91 (+ 6,2 %)	9,21 (+ 9,8 %)
Personen älter als 65 Jahre (in %)	17,7	19,1 (+ 7,9 %)	23,2 (+ 31,1 %)
Schweiz			
Gesamtbevölkerung (in Mio.)	7,86	8,69 (+ 10,6 %)	9,43 (+ 20,0 %)
Personen älter als 65 Jahre (in %)	17,1	18,9 (+ 10,5 %)	22,2 (+ 29,8 %)

Quellen: Statistisches Bundesamt. Bevölkerung Deutschlands bis 2060, Ergebnisse der 14. Koordinierten Bevölkerungsvorausberechnung (www.destatis.de); Bundesamt für Statistik. Szenarien zur Bevölkerungsentwicklung der Schweiz 2020–2050 (www.bfs.admin.ch); Statistik Austria. Vorausberechnete Bevölkerungsstruktur für Österreich 2015–2100 laut Hauptszenario (www.statistik.at).

2.2.3 Sterbefälle und Mortalitätsraten

Die Mortalitäts- oder Sterberate für ein bestimmtes Gebiet in einem definierten Kalenderjahr wird aus dem Verhältnis zwischen der Anzahl an Sterbefällen und der ständigen Einwohnerzahl in der Mitte des Jahres berechnet und meist pro 100.000 Einwohner angegeben.

$$\text{Mortalitätsrate im Jahr X (pro 100.000)} = \frac{\text{Anzahl der Sterbefälle im Jahr X}}{\text{Bevölkerungszahl in der Jahresmitte von X}} \cdot 100.000$$

So starben z. B. in Österreich im Jahr 2018 83.270 Personen. Bei einer Bevölkerungszahl von 8,8 Mio. Einwohnern ergibt sich daraus eine Mortalitätsrate von 970,5 Sterbefällen pro 100.000 Einwohner. Analog werden die geschlechts- und altersspezifischen Mortalitätsraten berechnet. In diesem Fall werden im Zähler und im Nenner nur die Zahlen des jeweiligen Geschlechts bzw. der jeweiligen Altersgruppe eingesetzt. Für die Berechnung der Mortalitätsrate der 50- bis 54-jährigen Männer wird somit im Zähler die Zahl der Todesfälle der Männer im Alter von 50 – 54 Jahren und im Nenner die Zahl der Männer dieses Alters in der ständigen Wohnbevölkerung des betrachteten Gebietes zur Jahresmitte verwendet.

Abb. 2.11 zeigt die auf diese Weise berechneten altersspezifischen Mortalitätsraten auf einer logarithmischen Skala für Männer und Frauen in der Schweiz in den Jahren 1900 und 2018. Ganz offensichtlich sind die Mortalitätsraten 2018 deutlich niedriger als im Jahr 1900. Bei den 40-Jährigen ist die Sterberate heute zehnmal niedriger, und bei Kindern im Alter von 2–15 Jahren ist die Reduktion noch deutli-

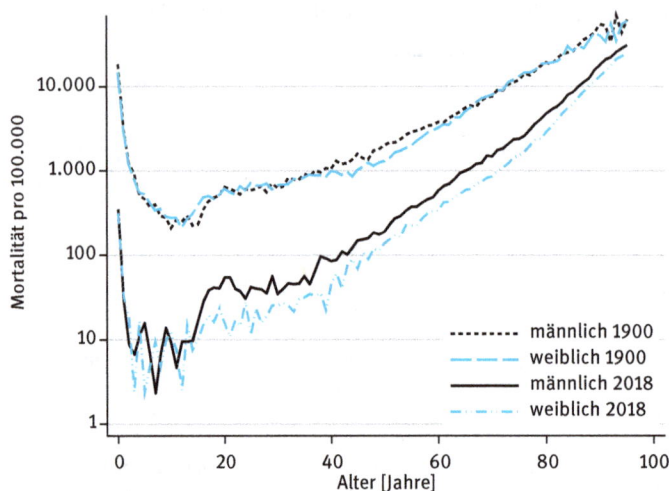

Abb. 2.11: Mortalitätsraten pro 100.000 Personen in der Schweiz in den Jahren 1900 und 2018, berechnet nach Altersgruppen und Geschlecht. Die y-Achse weist eine logarithmische Skala auf (Quelle: The Human Mortality Database; www.mortality.org).

cher. Die Abbildung zeigt auch, dass im Jahr 2018 die Mortalitätsraten bei den über 20-jährigen Männern höher liegen als bei den gleichaltrigen Frauen. Besonders ausgeprägt ist dies im Alter zwischen 20 und 35 Jahren. Ein ähnliches Bild zeigt sich in Österreich und in West- bzw. Ostdeutschland seit den Jahren 1960 (s. Abbildungen in Kap. 2.2 auf unserer Lehrbuch-Homepage).

Die Sterblichkeit von Neugeborenen wird anders berechnet: Die Zahl aller in einem Kalenderjahr innerhalb des ersten Lebensjahres verstorbenen Kinder wird zur Anzahl der in diesem Jahr lebend geborenen Kinder ins Verhältnis gesetzt. Man bezeichnet diese Größe als *Säuglingssterblichkeit*. In der Regel wird sie pro 1.000 Lebendgeborene angegeben.

$$\text{Säuglingssterblichkeit (pro 1.000)} = \frac{\text{Anzahl der Sterbefälle im ersten Lebensjahr}}{\text{Anzahl lebend geborener Kinder}} \cdot 1.000$$

Die Säuglingssterblichkeit ist bei den Jungen etwas höher als bei den Mädchen. Ebenso wie in allen anderen, sich wirtschaftlich erfolgreich entwickelnden Ländern ist sie in Deutschland, Österreich und der Schweiz in den vergangenen Jahren kontinuierlich gesunken (s. Abbildung in Kap. 2.2 auf unserer Lehrbuch-Homepage). Im Jahr 2018 betrug sie in der Schweiz etwa 3,4 pro 1.000 lebend geborener Jungen und 3,1 pro 1.000 lebend geborener Mädchen. Die *Kindersterblichkeit* beziffert die Anzahl der Kinder, die im Zeitraum der ersten fünf Lebensjahre sterben, und die *neonatale*

Sterblichkeit die Anzahl der Kinder, die innerhalb von 28 Tagen nach der Geburt versterben. Beide Größen werden wiederum auf 1.000 Lebendgeburten bezogen.

2.2.4 Lebenserwartung

In einem Gedankenexperiment kann man sich 1.000 lebend geborene Mädchen vorstellen und sich fragen, wie viele von ihnen den ersten Geburtstag feiern könnten, wenn für sie die Säuglingssterblichkeit für Mädchen aus dem Jahr 1900 in der Schweiz gelten würde. Weiterhin könnte man sich fragen, wie viele von den Mädchen, die ein Jahr alt geworden wären, ihren zweiten Geburtstag feiern würden, wenn die Mortalitätsrate der 1- bis 2-jährigen Mädchen aus dem Jahr 1900 gelten würde. Solche Berechnungsschritte kann man für jedes weitere Lebensjahr machen. Aus den Prozentsätzen dieser hypothetischen Personen, die den jeweiligen Geburtstag erleben, lässt sich eine Überlebenskurve zeichnen (Abb. 2.12). Etwa 20 % der lebend geborenen Mädchen würden vor dem 5. Lebensjahr sterben und nur rund 40 % dieser Mädchen würden den 60. Geburtstag feiern können.

Jeder Mensch wird einmal sterben. Wir können nun das jeweilige Sterbealter erfassen und den Mittelwert des Sterbealters aller Personen berechnen. Das Ergebnis nennt man die *durchschnittliche Lebenserwartung ab Geburt*. In unserer Berechnung mit den Mortalitätsraten von 1900 resultiert daraus für Mädchen eine Lebenserwartung von 47,8 Jahren. Sie entspricht der durchschnittlichen Zahl an zu erwartenden Lebensjahren unter der Voraussetzung, dass die in einem bestimmten Jahr beobach-

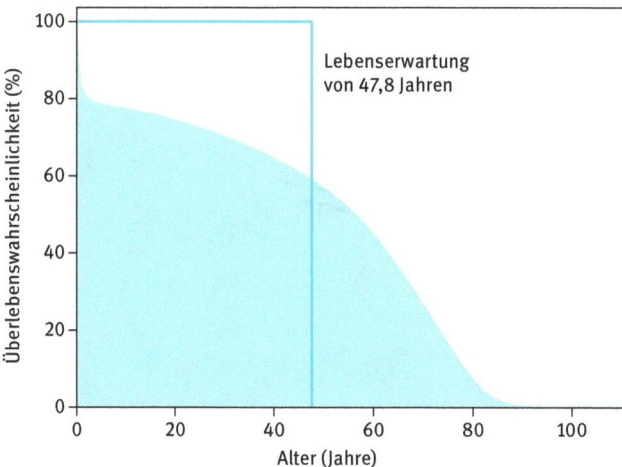

Abb. 2.12: Überlebenskurve einer hypothetischen Gruppe von lebend geborenen Mädchen, die mit den Schweizer Mortalitätsraten von 1900 versterben würden. Die grün gefärbte Fläche unter der Überlebenskurve entspricht der Fläche des eingezeichneten Rechtecks.

teten altersspezifischen Mortalitätsraten für das ganze Leben gelten würden. Die Lebenserwartung lässt sich auch einfach grafisch finden: Es genügt ein Rechteck, das die gleiche Fläche aufweist wie die Fläche unter der Überlebenskurve (Abb. 2.12). Das Rechteck zeigt eine hypothetische Überlebenskurve, bei der alle Personen bis zu einem gewissen Alter überleben und dann im selben Alter sterben.

Die Fläche unter der Überlebenskurve und damit die Lebenserwartung erhöhen sich deutlich, sobald die Kindersterblichkeit sinkt. Genau das geschah während des letzten Jahrhunderts in den Industrieländern. Die altersspezifischen Mortalitätsraten sanken in allen Altersgruppen kontinuierlich ab. Dies führte zu einer Erhöhung der Lebenserwartung ab Geburt in der Schweiz (s. Abbildung in Kap. 2.2 auf unserer Lehrbuch-Homepage), in Österreich und in Deutschland (Abb. 2.13). So betrug die durchschnittliche Lebenserwartung ab Geburt in Österreich um 1900 noch 43,4 Jahre für Frauen und 40,6 Jahre für Männer. Bis 1950 stieg sie auf 67,3 J. (♀) bzw. 62,2 J. (♂) an, und bis 2018 dann noch einmal auf 84,0 J. (♀) bzw. 79,3 J. (♂). Ähnlich sieht es in der Schweiz aus, wo die durchschnittliche Lebenserwartung von 48,8 Jahren für Frauen und 46,1 Jahren für Männer im Jahr 1900 auf 74,1 J. (♀) bzw. 68,7 J. (♂) im Jahr 1960 und weiter auf 85,4 J. (♀) bzw. 81,7 J. (♂) im Jahr 2018 anstieg. Im Jahr 1918 führte eine Grippepandemie nicht nur in Europa zu einem Einbruch in der Lebenserwartung. Hieran wird deutlich, dass es sich bei der Lebenserwartung um eine hypothetische Konstruktion handelt. Sie zeigt die Überlebenskurven von Personen, die in jedem Altersjahr die Mortalitätsrate durchleben müssten, wie sie zur Zeit ihrer Geburt herrschte. Die hypothetische Gruppe von Personen, die während der Grippepandemie geboren wurden, würde somit ihr ganzes Leben in der Situation der Grippepandemie von 1918 leben.

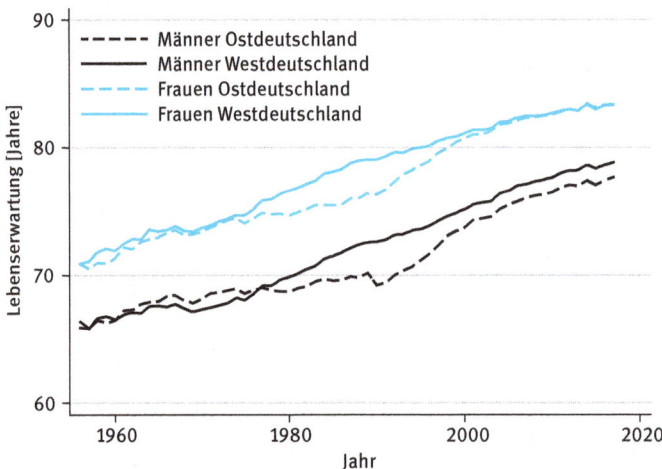

Abb. 2.13: Durchschnittliche Lebenserwartung ab Geburt in Deutschland zwischen 1956 und 2017 (Quelle: The Human Mortality Database; www.mortality.org).

Seit dem zweiten Weltkrieg haben Frauen in West- und Ostdeutschland gegenüber Männern eine etwa um 5 Jahre höhere Lebenserwartung. Wie in der Schweiz und in Österreich zeigt die zeitliche Entwicklung für Frauen und Männer in Westdeutschland eine stetige Zunahme der Lebenserwartung. In Ostdeutschland war hingegen von 1980 bis zur Wiedervereinigung 1990 eine Verlangsamung dieses Trends festzustellen. In der Zwischenzeit sind die Lebenserwartungen in West- und Ostdeutschland annähernd gleich.

Die mittlere Lebenserwartung bei Geburt ist eine der zentralen internationalen Vergleichsziffern im Gesundheitswesen. Sie spiegelt die sozioökonomischen und gesundheitlichen Lebensverhältnisse in einer Gesellschaft zu einem bestimmten Zeitpunkt wider. Vergleicht man die mittlere Lebenserwartung bei Geburt in verschiedenen Gesellschaften bzw. innerhalb einer Gesellschaft zu verschiedenen Zeitpunkten, lassen sich daraus wesentliche Rückschlüsse auf das allgemeine Entwicklungsniveau einer Bevölkerung ziehen.

2.2.5 Todesursachen und potenziell verlorene Lebensjahre

Wie bereits dargestellt, steigen die Sterberaten für Männer und Frauen mit zunehmendem Lebensalter unterschiedlich stark an. Aus den Sterberaten und der urnenförmigen Altersstruktur, wie sie heute für die Schweiz, Österreich und Deutschland vorliegen, ergibt sich die Altersverteilung der Todesfälle in den drei Ländern. Über die letzten hundert Jahre hat sich diese Verteilung stark verändert. 2017 traten in der Schweiz deutlich weniger als 1 % aller Todesfälle bei Kindern und Jugendlichen auf, die jünger als 15 Jahre alt waren. Im Jahr 1900 waren hingegen noch 32,2 % der Gestorbenen jünger als 15 Jahre! Dagegen traten im Jahr 2019 über 60 % der Todesfälle bei Menschen auf, die 80 Jahre oder älter waren, im Jahr 1900 waren nur 2,1 % der Gestorbenen älter als 85 Jahre. Auch die Verteilung nach Todesursachen hat sich stark verändert (s. eine Box in Kap. 2.2 auf unserer Lehrbuch-Homepage).

Um deutlich zu machen, dass bestimmte Todesursachen bei jüngeren Personen eine wichtige Rolle spielen, hat man die *Zahl an potenziell verlorenen Lebensjahren*, aufgeschlüsselt nach Todesursachen, als weitere Kennziffer berechnet. In der englischen Terminologie werden sie *Potential Years of Life Lost* (PYLL) genannt. Für jede Todesursache lässt sich pro Kalenderjahr berechnen, wie viele Menschen hieran vor dem 70. Lebensjahr verstorben sind. Wenn jemand beispielsweise im Alter von 30 Jahren an einem Verkehrsunfall stirbt, dann gehen durch diesen Todesfall 40 potenzielle Lebensjahre verloren. Man zählt nun alle potenziell verlorenen Lebensjahre der an einer Todesursache verstorbenen Personen zusammen. Diese Zahlen sowie ihre prozentuale Verteilung nach Todesursachen dienen als Hinweis auf das Präventionspotenzial für einzelne, zum Tod führende Krankheiten. Betrachtet man z. B. die relative Verteilung nach Krankheitsgruppen in Deutschland, so gehen bei den Frauen 37,7 % der potenziell verlorenen Lebensjahre auf Krebserkrankungen zurück

(Männer: 22,7 %), 10,6 % auf Unfälle, Vergiftungen und andere äußere Ursachen wie Suizide (Männer: 19,3 %).

Ein weiterer Begriff, der in diesem Zusammenhang häufig genannt wird, ist die „gesunde Lebenserwartung" (*Healthy Life Expectancy*). Diese wird definiert als die durchschnittliche Anzahl an zu erwartenden Lebensjahren, die bei guter Gesundheit bzw. ohne nachhaltige Behinderung verbracht werden. Schließlich wird die Krankheitslast (*Burden of Disease*) in *Disability Adjusted Life Years* (DALYs) angegeben, wobei ein DALY einem durch Erkrankung oder vorzeitigen Tod verlorenen gesunden Lebensjahr entspricht (s. Kap. 10.1.2).

2.3 Biostatistik

Marcel Zwahlen

Wir lesen in einem Fachartikel, dass bei einer bestimmten Therapieform von 100 Behandelten nur halb so viele versterben wie bei einer anderen Form der Therapie. Ist dieser Unterschied statistisch gut abgesichert (*statistisch signifikant*)? Oder ist es möglich, dass er nur auf Zufall beruht? Es könnte z. B. sein, dass in der ersten Gruppe eine Person verstarb, in der zweiten jedoch zwei. In der ersten Gruppe starben damit tatsächlich nur halb so viele Menschen wie in der zweiten Gruppe. Wie stark unterscheidet sich der Therapieerfolg bei diesen beiden Behandlungsformen nun wirklich? Mit Hilfe der Statistik versuchen wir, über numerische Informationen Antworten auf solche Fragen zu erhalten. Statistik befasst sich mit dem Sammeln, Zusammenfassen, Darstellen und Interpretieren von Daten. *Biostatistik* ist der Zweig der Statistik, der diese Aufgaben in der Biomedizin und in Public Health übernommen hat.

2.3.1 Warum brauchen wir Statistik?

> „In God we trust. All others must have data."
> *W. E. Demming (1900–1993; amerik. Physiker und Statistiker)*

> „It is easy to lie with statistics. It is hard to tell the truth without statistics."
> *A. Dunkels (1939–1998; schwed. Mathematiker und Lehrer)*

Statistik und statistische Verfahren dienen dazu, aus Situationen, die typischerweise mit einer gewissen Variabilität auftreten, möglichst wahrheitsgemäße Schlüsse zu ziehen. Insbesondere biologische Prozesse zeigen oft eine solche inhärente Variabilität. Dies spiegelt sich dann auch in biomedizinischen Messwerten wider. So variiert beispielsweise der arterielle Blutdruck nicht nur von Mensch zu Mensch, sondern auch bei einem Individuum von Stunde zu Stunde. In einer Population von Individuen äußert sich Variabilität in Form von zufällig auftretenden Ereignissen oder Messwerten. Einerseits können beispielsweise Personen, die gegen eine bestimmte Infektionskrankheit geimpft wurden, trotz Impfung an dieser Infektion erkranken, andererseits können ungeimpfte Personen gesund bleiben. Wenn wir diese Situation aus statistischer Sicht betrachten, stellen sich uns u. a. folgende Fragen:

– Was kann daraus geschlossen werden, wenn bei den geimpften Personen ein größerer Anteil gesund bleibt als bei den ungeimpften?
– Wie wirksam ist der Impfstoff? Ist der Unterschied zwischen Geimpften und Ungeimpften vielleicht zufällig zustande gekommen?
– Gaukelt uns eine Verzerrung bei der Studienpopulation möglicherweise eine Wirkung der Impfung nur vor? So könnte z. B. die Gruppe der Geimpften mehr Interesse an präventiven Maßnahmen gezeigt haben als die der Ungeimpften. Damit wäre denkbar, dass sich beide Gruppen im Gesundheitsverhalten und in den generellen Lebensumständen unterscheiden. Dies alles sind Faktoren, die die Erkrankungswahrscheinlichkeit beeinflussen könnten.

Statistische Methoden erlauben es, die ersten beiden Fragen zu beantworten. Das in der dritten Frage angesprochene Problem eines Selektionsbias (s. Kap. 2.1.8) kann durch eine sorgfältige Planung der durchzuführenden Studie verhindert werden.

Die *Hauptarbeitsbereiche der Biostatistik* sind

– die Mithilfe bei der Planung von Studien (s. die verschiedenen Studientypen in Kap. 2.1)
– die Beschreibung und Zusammenfassung von erhobenen Daten (z. B. des mittleren Blutdrucks in einer Population, s. „deskriptive Statistik")
– die Quantifizierung von wichtigen Kenngrößen in Populationen oder Patientengruppen (z. B. die Inzidenz einer Infektion, s. „Schätzen von Parametern")
– das Testen von präzisen quantitativen Hypothesen („Impfstoff A ist 20 % wirksamer als Impfstoff B")

2.3.2 Klassifikation von Daten

Um in der Biomedizin und in Public Health Antworten auf Fragen zu bekommen, werden in der Regel Studien durchgeführt, die Messungen beinhalten. Gemessen werden bestimmte Charakteristika (**Variablen**), die Antworten auf die bestehenden Fragen versprechen. Häufig sind dies Untersuchungen bei Studienteilnehmern. Es kann sich aber auch um Messwerte handeln, die an Versuchstieren gewonnen wurden oder um Charakteristika von Krankenhäusern oder Analyseergebnisse aus Urinproben. Jeder Aspekt, der untersucht wird, wie etwa der Blutdruck, der Cholesterinspiegel oder das Geschlecht, entspricht in der Regel einer Variablen. Bevor die Anwendung bestimmter statistischer Verfahren festgelegt und erste Berechnungen durchgeführt werden, lohnt es sich, die vorhandenen Daten anzusehen und sie nach

Datentypen zu ordnen. In einem ersten Schritt wird zwischen quantitativer und kategorischer Information unterschieden.

Quantitative Daten sind entweder *kontinuierliche* oder *diskrete Daten*. Als kontinuierliche Variable bezeichnet man einen Messwert, der sich auf einer kontinuierlichen Skala mit einer definierten Maßeinheit abbilden lässt. Kontinuierliche Variablen sind z. B. das Körpergewicht oder ein Cholesterinwert. Sie können jeden beliebigen Wert auf der Skala des Messgerätes einnehmen. Im Gegensatz dazu kann eine diskrete Variable nur eine beschränkte Anzahl, meist ganzzahliger Werte annehmen. Beispiele hierfür sind die Anzahl von Geburten oder von Krankenhausaufenthalten im letzten Jahr.

Kategorische Daten werden auch *nominale* oder *qualitative Daten* genannt. Hierbei handelt es sich um nicht-numerische Daten, wie beispielsweise der Geburtsort, die Nationalität, die Augenfarbe oder die Art eines Medikaments. Eine wichtige Untergruppe kategorischer Daten sind *binäre oder dichotome Variablen,* die nur zwei mögliche Werte kennen. So ist das Geschlecht entweder weiblich oder männlich, und der Teilnehmer an einer Studie ist bei Studienende entweder am Leben oder gestorben.

Bei **geordneten kategorischen Daten** gehen wir davon aus, dass den Kategorien – auch wenn sie nicht-numerischer Art sind – eine natürliche Ordnung zukommt. Geordnete kategorische Daten sind z. B. die Antworten auf die folgende Frage: „Während meines Krankenhausaufenthaltes wurde ich mit Respekt und Würde behandelt."

Bitte beantworten Sie, ob Sie dieser Aussage

a) überhaupt nicht zustimmen
b) ein wenig zustimmen
c) stark zustimmen
d) vollumfänglich zustimmen

Ein weiteres Beispiel für eine solche natürliche Ordnung sind die Stadien einer Krebserkrankung: Stadium I hat eine bessere Prognose als Stadium IV.

2.3.3 Transparentes Zusammenfassen der erhobenen Daten

Die quantitativen Daten, die in einer Studie erhoben wurden, müssen in einem ersten Schritt geeignet zusammengefasst werden, um eine bessere Übersichtlichkeit zu erreichen.

Betrachten Sie z. B. die folgende Situation: In einer Studie, an der 200 Personen teilnahmen, wurden u. a. Gewicht und Körpergröße gemessen. Anhand dieser Werte wurde anschließend der Body-Mass-Index (BMI) der Teilnehmer durch Division von Körpermasse (in Kilogramm) durch das Quadrat der Körpergröße (in Metern) berechnet. Die alleinige Auflistung der 200 BMI-Werte wäre nun bei der Beurteilung dieser Daten wenig hilfreich:

- BMI-Werte [kg/m²] der Personen 1–10: 24,0; 27,6; 28,7; 29,0; 25,4; 25,7; 27,8; 25,3; 28,4; 29,0
- BMI-Werte [kg/m²] der Personen 191–200: 28,5; 24,8; 28,6; 21,8; 24,4; 24,4; 21,3; 26,8; 27,7; 22,9

Es ist sinnvoller, eine leicht verständliche Zusammenfassung dieser Werte zu erstellen. Das kann mittels *grafischer Darstellung* oder mit Hilfe geeigneter *Kennzahlen* geschehen. Nützlich ist in diesem Zusammenhang die sogenannte **Fünf-Zahlen-Zusammenfassung** (*Five-Number Summary*). Zu diesen fünf Zahlen gehören:

- **Tiefster Wert** (Minimum)
- **Unteres Quartil**: Der Wert, der die vorliegende Reihe von Werten so unterteilt, dass 25 % der Werte kleiner als dieser Wert sind.
- **Median** (m): Der Wert, der die Reihe so unterteilt, dass (höchstens) die Hälfte der Werte kleiner als m und (höchstens) die Hälfte der Werte größer als m sind. Bei einer geraden Anzahl von Werten (k = Anzahl der vorliegenden Werte) wird die Mitte zwischen dem (k/2)-ten und (k/2 + 1)-ten Wert genommen.
- **Oberes Quartil**: Der Wert, der die Reihe von Werten so unterteilt, dass 75 % der Werte kleiner als das obere Quartil sind.
- **Höchster Wert** (Maximum).

Bei den 200 Personen, für die der BMI berechnet wurde, ergäben sich daraus z. B. die folgenden Werte (in kg/m²) der Fünf-Zahlen-Zusammenfassung:
Minimum: 16,70; Unteres Quartil: 23,50; Median: 25,10; Oberes Quartil: 26,85; Maximum: 39,20.

Diese fünf Kennzahlen lassen sich auch in einem **Boxplot** (Kastengrafik) oder *Box-Whisker-Plot* darstellen (Abb. 2.14). Im Boxplot sehen wir in der Mitte eine dunkler eingefärbte Box, welche durch die Werte des unteren und oberen Quartils begrenzt ist. 50 % aller Werte liegen innerhalb des Interquartilbereichs zwischen 23,50 und 26,85. In der Mitte dieser Box ist der Median-Wert eingezeichnet. Die beiden Linien, die von den Rändern der Box ausgehen, werden *Whisker* (Antennen, Fühler) genannt. Die Länge dieser Whisker ist auf das 1,5-Fache des Interquartilabstands beschränkt. In unserem Beispiel beträgt der Interquartilabstand 26,85 − 23,5 = 3,35. Die Begrenzung des oberen Whiskers liegt also maximal bei 26,85 + (1,5 × 3,35) = 31,875. Der untere Whisker erstreckt sich bis maximal 23,5 − (1,5 × 3,35) = 18,475. Werte, die weiter als die beiden Whisker vom Median entfernt liegen, werden einzeln dargestellt und als Ausreißerwerte bezeichnet.

Eine andere Form der grafischen Darstellung ist das **Histogramm**. Hierbei werden zuerst Werteintervalle gebildet, anschließend wird gezählt, wie viele der vorliegenden Werte in die jeweiligen Intervalle fallen. Das Ergebnis kann man dann auf zwei verschiedene Arten grafisch darstellen. Entweder wird die Anzahl oder der Pro-

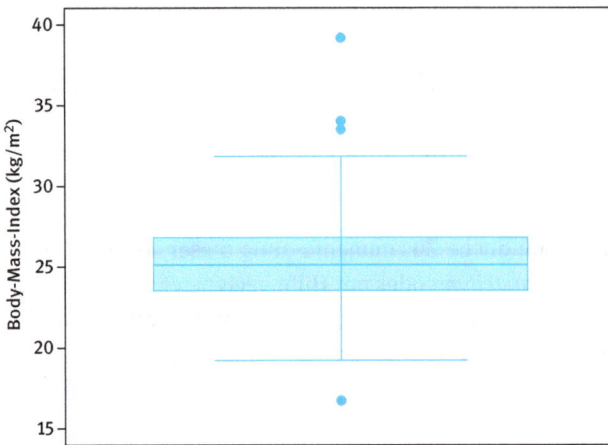

Abb. 2.14: Boxplot-Darstellung der BMI-Werte der 200 Personen aus dem Anwendungsbeispiel. Bei den Punkten außerhalb der Whisker handelt es sich um Ausreißerwerte.

zentsatz der Werte aufgezeigt, die jeweils in die gebildeten Werteintervalle fallen. Abb. 2.15 zeigt eine solche Darstellung. Die gewählten Intervalle haben hier eine Länge von 2 kg/m² (z. B. 16 bis < 18 kg/m², 18 bis < 20 kg/m² etc.). Der Nachteil eines solchen Histogramms ist, dass es von der gewählten Intervalleinteilung abhängt, welches Bild man erhält.

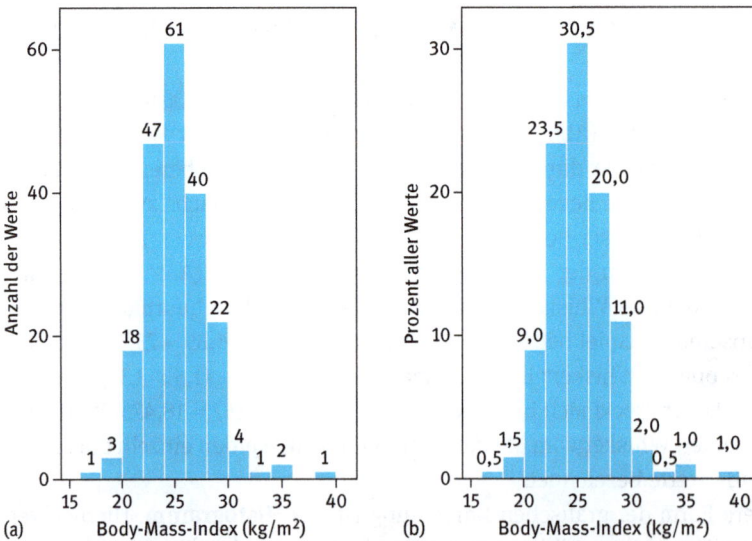

Abb. 2.15: Histogramm der BMI-Werte der 200 Personen aus dem Anwendungsbeispiel. (a) Histogramm, bei dem die Anzahl der Werte in der jeweiligen Wertegruppe angegeben sind. (b) Histogramm, das die jeweiligen Prozentsätze angibt.

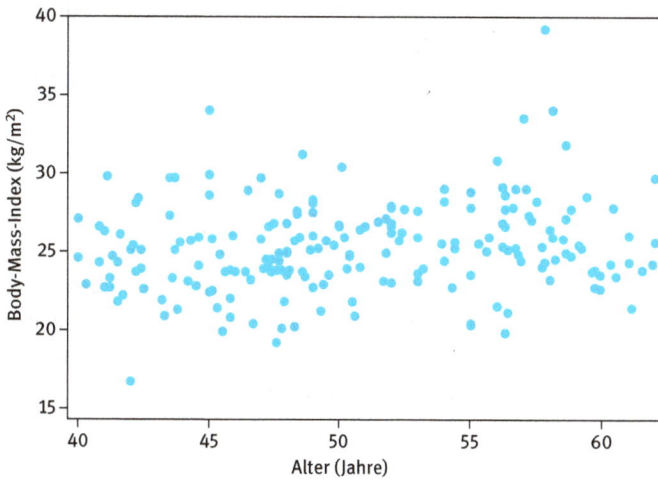

Abb. 2.16: Streudiagramm (Scatter Plot), das das Alter der 200 Personen aus dem Anwendungsbei-spiel zu ihrem Body-Mass-Index in Relation setzt.

Eine weitere Möglichkeit der grafischen Darstellung ist das **Streudiagramm**. Hierdurch können zwei verschiedene Merkmale gleichzeitig dargestellt werden. In unserem Anwendungsbeispiel ließe sich auf diese Weise etwa der BMI mit dem Alter der 200 untersuchten Personen verknüpfen (Abb. 2.16).

Oft werden auch der **Mittelwert** und die **Standardabweichung** als Kennzahlen zur Zusammenfassung der vorliegenden Werte verwendet. Die Anzahl der Werte des Datensatzes bezeichnet man hierbei mit N.

Formel 2.1: Formeln für die Berechnung des Mittelwertes und der Standardabweichung einer Wertereihe. SD = Standard Deviation (engl.).

$$\text{Mittelwert} = \frac{X_1 + \ldots + X_N}{N} = \frac{\sum_{j=1}^{j=N} X_j}{N}$$

$$\text{Standardabweichung (SD)} = \sqrt{\frac{\sum_{j=1}^{j=N} (X_j - \text{Mittelwert})^2}{N-1}}$$

Der Mittelwert ist eine Kennzahl für typische Werte in der Mitte einer Datenreihe, die Standardabweichung kennzeichnet dagegen die Variabilität der betrachteten Werte. Zu beachten ist, dass bei der Berechnung der Standardabweichung die Summe der quadrierten Abstände zum Mittelwert durch die um 1 reduzierte Anzahl der Werte ge-teilt wird (N–1).

Ständen uns alle 200 BMI-Werte aus unserem Anwendungsbeispiel zur Verfügung, ließe sich daraus ein Mittelwert von 25,3 kg/m² sowie eine Standardabweichung von 2,92 kg/m² berechnen. In unserem Beispiel nimmt die Standardabweichung damit einen ähnlichen Wert wie der Interquartilabstand ein, der 3,35 kg/m² betrug.

Mittelwert und Standardabweichung reagieren empfindlich darauf, wenn einige wenige Werte weit außerhalb des übrigen Wertebereichs liegen. So würde sich die Standardabweichung z. B. von 2,92 auf 4,98 kg/m² erhöhen, wenn unter den Werten unseres Beispiels anstatt der zehn höchsten BMI-Werte zwischen 29,8 kg/m² und 39,2 kg/m² zehn Werte von jeweils 45 kg/m² gewesen wären. Der Mittelwert würde nun 25,9 kg/m² betragen. Median und Interquartilbereich würden sich jedoch nicht ändern. Tab. 2.6 fasst die *Vor- und Nachteile der Kennzahlen quantitativer Daten* zusammen.

Tab. 2.6: Vor- und Nachteile der Kennzahlen quantitativer Daten.

	Vorteil	Nachteil
Kennzahlen für die Mitte		
Mittelwert	einfach zu berechnen, gute statistische Eigenschaften	reagiert empfindlich auf Ausreißerwerte
Median	einfach zu verstehen, reagiert nicht sensibel auf Ausreißerwerte (= robust gegenüber Ausreißerwerten)	hat komplexe statistische Eigenschaften
Kennzahlen für die Variabilität		
Standardabweichung	hat gut verstandene statistische Eigenschaften	ist kompliziert zu berechnen, reagiert empfindlich auf Ausreißerwerte
Interquartilbereich	einfach zu verstehen: 50 % aller Werte liegen in diesem zentralen Bereich	hat komplexe statistische Eigenschaften

Will man dagegen die Resultate von **qualitativen Daten** zusammenfassen, ist es nicht sinnvoll, Median oder Mittelwert zu berechnen. Dies gilt auch dann, wenn Zahlencodes verwendet wurden, wie z. B. die Zahlen 1 bis 5 zur Kodierung des Personenstands (schweizerisch: Zivilstand) in ledig, verheiratet, geschieden, verwitwet, getrennt lebend. Eine nützliche Information bei qualitativen Daten ist die *prozentuale Verteilung* auf die verschiedenen Kategorien. Diese kann dann anhand einer **Tabelle** (Tab 2.7) oder grafisch in Form eines **Kuchendiagramms** (*Pie chart*; Abb. 2.17) oder eines **Häufigkeitsdiagramms** (Abb. 2.18) dargestellt werden. Die Kuchengrafik bezeichnet man auch als *Kreisdiagramm*, die Häufigkeitsgrafik als *Balkendiagramm* (*Bar chart*).

Tab. 2.7: Zivilstand (Personenstand) der 30- bis 49-jährigen Männer und Frauen in der Schweiz (Schweizerische Gesundheitsbefragung 2007).

Zivilstand	Männer	Frauen
ledig	26,5 %	18,5 %
verheiratet	64,8 %	68,7 %
verwitwet	0,6 %	1,4 %
geschieden	6,3 %	9,4 %
getrennt lebend	1,8 %	2,0 %
gesamt	100 %	100 %

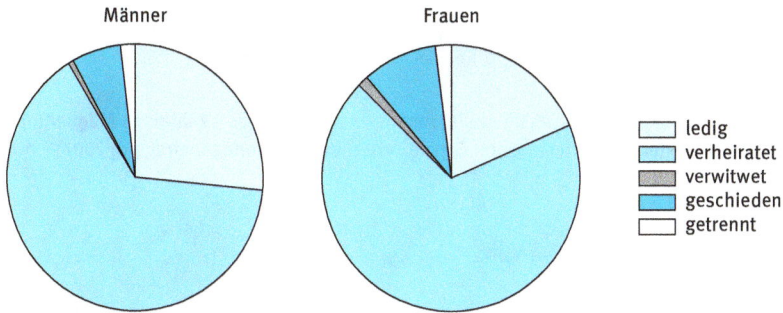

Abb. 2.17: Kuchengrafik, die den Zivilstand (Personenstand) der 30- bis 49-jährigen Männer und Frauen in der Schweiz wiedergibt (Schweizerische Gesundheitsbefragung 2007; die genauen Prozentsätze zeigt Tab. 2.7).

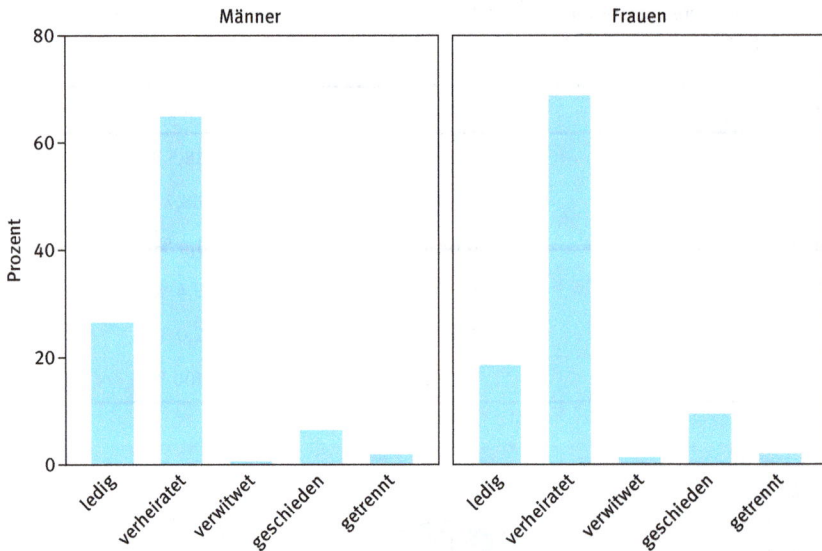

Abb. 2.18: Häufigkeitsgrafik, die den Zivilstand (Personenstand) der 30- bis 49-jährigen Männer und Frauen in der Schweiz wiedergibt (Daten aus der Schweizerischen Gesundheitsbefragung 2007).

2.3.4 Variabilität des Mittelwertes bei wiederholten Zufalls-Stichproben

Da es nur ausnahmsweise möglich ist, Untersuchungen ganzer **Populationen** durchzuführen, ist man in der Regel dazu gezwungen, sich mit der Analyse einer Teilmenge einer Population zu begnügen. Wenn diese Teilmenge nach dem Zufallsprinzip ausgewählt wurde, wird sie als *zufällig gezogene Stichprobe* bezeichnet. Die Wahrscheinlichkeitslehre erlaubt es nun, anhand einer solchen Stichprobe Aussagen darüber zu machen, wie sich die statistischen Kennzahlen der zufällig gezogenen Stichprobe von den wahren Werten in der Gesamtpopulation unterscheiden. Wenn man anhand der Resultate einer Stichprobe Aussagen über die ganze Population machen will, muss man allerdings berücksichtigen, dass aufgrund des Zufalls mehrere, nach dem gleichen Zufallsprinzip gezogene Stichproben unterschiedliche Kennzahlen liefern. Dieses Phänomen der „Stichprobenvariation" soll nun anhand von Computersimulationen illustriert werden.

Computersimulation der Stichprobenvariabilität
Hierzu stellen wir uns vor, dass wir im Jahr 2007 in der Schweiz alle rund 2,4 Mio. Personen im Alter zwischen 30 und 49 Jahren nach ihrem Personenstand (Zivilstand) befragt hätten. Es zeigte sich, dass exakt 60 % der Befragten verheiratet waren. Wir ziehen nun am Computer eine zufällige Stichprobe von einer bestimmten Größe (z. B.

50 Personen) aus der Gesamtpopulation und berechnen anschließend den Prozentsatz der verheirateten Personen aus dieser Stichprobe. Das Ganze wird 10.000-mal wiederholt, und zum Schluss wird die Verteilung der in den Stichproben berechneten Prozentsätze mittels eines Histogramms beschrieben. Dieses Prozedere wird dann für eine Stichprobengröße von 100, 300 und 500 Personen wiederholt (Abb. 2.19). Es wird bei allen Stichprobengrößen deutlich, dass die Verteilung des berechneten Prozentsatzes jeweils um die Mitte, den wahren Wert von 60 % schwankt. Allerdings variieren die Resultate bei einer Stichprobengröße von 50 Personen relativ stark zwischen 40 % und 80 %. Dagegen kommt es bei einer Stichprobengröße von 300 Personen kaum vor, dass der berechnete Prozentsatz kleiner als 50 % oder größer als 70 % wird. Je mehr Personen eine Stichprobe umfasst, desto weniger variieren also die in der Stichprobe berechneten Resultate. Im Grenzfall einer Vollerhebung entspricht der berechnete Wert exakt dem wahren Wert.

Auch für die Berechnung des Mittelwertes einer Stichprobe gilt, dass der hier berechnete Wert vom wahren Mittelwert umso weniger abweicht, je größer die Stichprobe ist. Bei unserem Beispiel der rund 2,4 Mio. SchweizerInnen im Alter zwischen 30 und 49 Jahren sind die Body-Maß-Index-Werte normalverteilt mit einem Mittelwert von 25 kg/m² und einer Standardabweichung von 4 kg/m². Werden nun aus der Gesamtpopulation wiederholt Stichproben verschiedener Größe gezogen und wird pro Stichprobe der Mittelwert des BMI berechnet, so ergibt sich hieraus eine Verteilung der für die Stichproben berechneten Mittelwerte um die Mitte, den wahren Wert von 25 kg/m² herum. Die Mittelwerte variieren dabei umso mehr, je kleiner die Anzahl an Personen in der Stichprobe ist (s. Abbildung in Kap. 2.3 auf unserer Lehrbuch-Homepage).

Aus der Wahrscheinlichkeitslehre ergibt sich auch, dass die Stichprobenvariabilität einer berechneten Proportion oder eines berechneten Mittelwertes annährungsweise durch die sogenannte *Normalverteilung* beschrieben werden kann, wenn die Stichproben nach dem Zufallsprinzip gezogen wurden. Je größer hierbei die Stichprobengröße N ist, desto exakter stimmt diese Annäherung. Die normalverteilten Werte liegen dabei zentriert um den wahren Wert herum. Die „Breite" der Normalverteilung muss allerdings geeignet gewählt werden. Eine Abbildung in Kap. 2.3 auf unserer Lehrbuch-Homepage zeigt geeignete Normalverteilungskurven für die Berechnung des Prozentsatzes verheirateter Personen (oben) sowie für die Berechnung des mittleren BMI-Wertes (unten), jeweils in Abhängigkeit von der Stichprobengröße. Diese entsprechen annähernd den Simulationsverteilungen, die in den oberen Hälften von Abb. 2.19 und auf einer Abbildung in Kap. 2.3 auf unserer Lehrbuch-Homepage zu sehen sind.

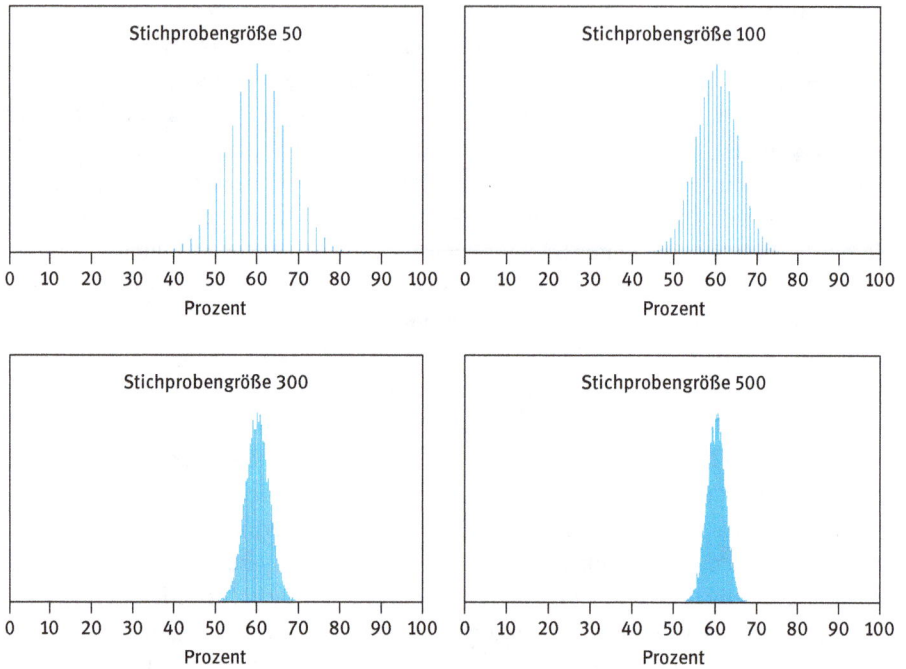

Abb. 2.19: Stichprobenvariabilität in Abhängigkeit von der Stichprobengröße (50, 100, 300 und 500 Personen) für den Prozentsatz an verheirateten Personen bei einem wahren Prozentsatz von 60 % in der Gesamtpopulation. Resultate von Computersimulationen mit jeweils 10.000 Stichproben.

2.3.5 Die Normalverteilung in aller Kürze

Es ist sinnvoll, sich eingehender mit der *Normalverteilung* (Gauß-Verteilung) auseinander zu setzen. „Normal" bedeutet hier, dass diese statistische Verteilung in vielen Situationen einer guten Annäherung an die wahren Werte entspricht, sodass sie auch als Grundlage für Berechnungen dienen kann. Abb. 2.20 zeigt die *Dichtefunktion der Standard-Normalverteilung*. Die Dichtefunktion kann man sich als „geglättetes Histogramm" von unendlich vielen Werten vorstellen. Es stellt aber nicht die Anzahl der beobachteten Werte dar, sondern die prozentuale Verteilung dieser Werte. Hierbei beträgt die gesamte Fläche zwischen der Funktionslinie und der X-Achse genau 100 %. Gibt man ein bestimmtes Intervall vor, dann ergibt die *Fläche unter der Kurve* (engl. *Area under the Curve*) den Prozentsatz der Werte in diesem Intervall. Im Intervall zwischen − 1 und + 1 befinden sich z. B. 68,3 % aller Werte. Da die Kurve symmetrisch zum Wert 0 ist, kann man daraus ableiten, dass 34,15 % der Werte zwischen 0 und + 1 liegen. Dem entsprechend befinden sich 95 % aller Werte zwischen − 1,96 und + 1,96. Fünf Prozent der Werte liegen damit weiter als 1,96 von 0 entfernt.

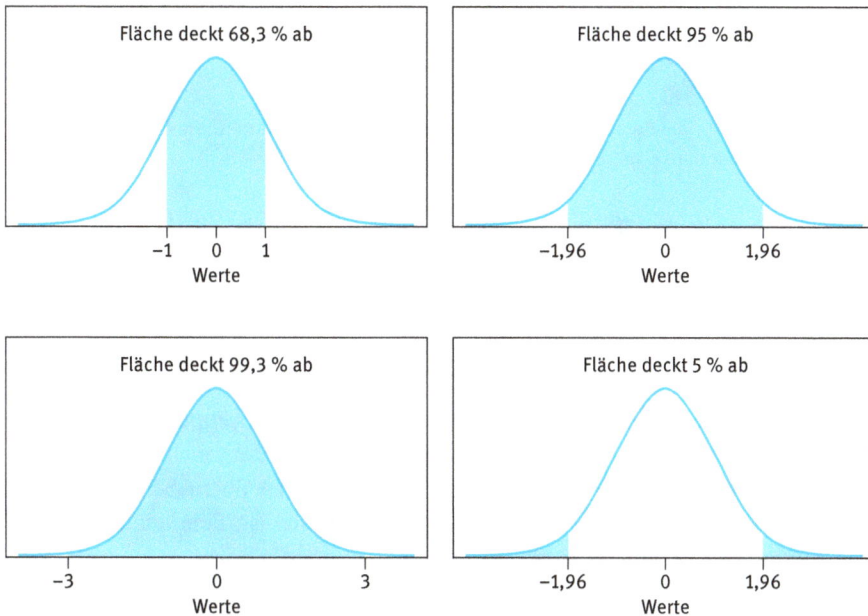

Abb. 2.20: Die Standard-Normalverteilung mit dem Mittelwert (MW) = 0 und der Standardabweichung (SD) = 1. Die gesamte Fläche zwischen der Linie der Dichtefunktion und der X-Achse beträgt 100 %.

Leider ist es nicht möglich, eine einfache Formel anzugeben, mit der man diese Flächenabschnitte für jedes Intervall selbst berechnen kann. Früher gab es daher in Statistikbüchern eine Tabelle, die die Werte für die Flächenabschnitte von minus Unendlich bis zu einem bestimmten Wert („Z-Wert" genannt) angab. Heute kann man diese mit Hilfe verschiedener Computerprogramme berechnen (s. Lehrbuch-Homepage).

2.3.6 Das 95 %-Vertrauensintervall

Wir wissen nun, dass bei einer großen Stichprobe der hierbei berechnete Mittelwert bzw. ein bestimmter Prozentsatz der Variablen annähernd einer Normalverteilung um den wahren Wert in der Gesamtpopulation folgt. Damit ist es uns möglich, rund um den in der Stichprobe berechneten Wert (Mittelwert oder Prozentsatz) ein Intervall zu berechnen, das mit einer gewünschten Wahrscheinlichkeit den wahren Wert enthält. Was uns noch fehlt, ist eine Formel, die angibt, welche Breite die zu benützende Normalverteilung haben soll. Sie kann durch die Formeln für den sogenannten Standardfehler berechnet werden. In Englisch wird der Standardfehler als *Standard Error* bezeichnet und mit „SE" abgekürzt.

Den Standardfehler für einen Mittelwert errechnet man, indem man die Standardabweichung aller Werte in der Population durch die Quadratwurzel der Stichprobengröße dividiert.

Formel 2.2: Formeln für die Berechnung des Standardfehlers (a) eines Mittelwertes und (b) einer Proportion. SE = Standard Error (engl.).

$$\text{a. Standardfehler (SE) für Mittelwert} = \frac{\text{Standardabweichung der Werte}}{\sqrt{N}} = \frac{SD}{\sqrt{N}}$$

$$\text{b. Standardfehler (SE) für Proportion} = \sqrt{\frac{\text{Proportion} \times (1 - \text{Proportion})}{N}}$$

In der Praxis ist die **Standardabweichung** für alle Werte einer Population in der Regel jedoch nicht bekannt. Deshalb wird hierzu die Standardabweichung der vorliegenden Werte benützt. Beide Werte stimmen näherungsweise überein. Auch hier gilt: Die Annäherung ist umso besser, je größer die Stichprobe ist. Eine analoge Formel gibt es für den Standardfehler einer Proportion.

Um nun das **95 %-Vertrauensintervall** (**VI**, auch: Konfidenzintervall) zu berechnen, wird anschließend zum erhaltenen Mittelwert noch 1,96-mal der Standardfehler für diesen Wert auf der einen Seite addiert, auf der anderen Seite subtrahiert. Das gewählte Vertrauensintervall umfasst denjenigen Bereich um den geschätzten Wert herum, der mit einer zuvor festgelegten Wahrscheinlichkeit (hier: 95 %) die wahre Lage dieses Wertes angibt. Analog hierzu lässt sich auch das 95 %-Vertrauensintervall für eine Proportion berechnen.

Formel 2.3: Formel für die Berechnung des 95 %-Vertrauensintervalls eines Mittelwertes. MW = Mittelwert, SE = Standardfehler.

$$\text{95 \%-Vertrauensintervall (VI) für Mittelwert} = [\text{MW} - 1{,}96 \times \text{SE(MW)}; \text{MW} + 1{,}96 \times \text{SE(MW)}]$$
$$= \text{MW} \pm 1{,}96 \times \text{SE(MW)}$$

Wenn nun z. B. bei einer randomisierten Behandlungsstudie zwei Gruppen miteinander verglichen werden, dann interessiert uns in der Regel eine Größe, die den Unterschied zwischen den beiden Gruppen beschreibt. Dies kann z. B. die Differenz zwischen den beiden Mittelwerten der betrachteten Gruppen sein oder die Differenz zwischen zwei Proportionen dieser Gruppen. Auch die Risiken, dass ein bestimmtes Ereignis wie Rückfall, Herzinfarkt oder Tod eintritt, können in beiden Gruppen unterschiedlich sein. Hier lässt sich ebenfalls ein 95 %-Vertrauensintervall analog zum oben beschriebenen Vorgehen konstruieren. Zum beobachteten Wert für die Differenz wird auf der einen Seite der Standardfehler für die interessierende Größe 1,96-mal addiert, auf der anderen Seite subtrahiert.

Entsprechende Formeln kommen bei der Berechnung des 95 %-Vertrauensintervalls eines *relativen Risikos* und der *Odds Ratio* zur Anwendung (s. a. Kap. 2.1). Hier muss jedoch beachtet werden, dass die Werte vor der Berechnung logarithmiert und dann zum Schluss auf die gewünschte Skala zurück transformiert werden müssen. Verwendet wird dabei der natürliche Logarithmus zur Basis der Eulerschen Zahl e. Die Rücktransformation muss daher mit der Exponentialfunktion e^x geschehen.

Es stellt sich nun natürlich die Frage, wie gut diese Annäherungen (*Approximationen*) in der praktischen Anwendung sind. Bei einer Anzahl von weniger als 60 Messwerten wird das 95 %-Vertrauensintervall für den Mittelwert zu eng, wenn man es mit dem Faktor 1,96 aus der Normalverteilung berechnet. In dieser Situation empfiehlt es sich, die Familie der t-Verteilungen heranzuziehen (s. dazu http://de. wikipedia.org/wiki/Studentsche_t-Verteilung), um den passenden Faktor für die Berechnung des 95 %-Vertrauensintervalls zu ermitteln. Bei einer Wertereihe von nur 50 (bzw. 20, 10 oder 5) Messungen sollte anstatt des Faktors 1,96 besser der Faktor 2 (bzw. 2,1; 2,23; 2,57) verwendet werden. Bei Proportionen, wie z. B. bei einem Risiko (= Anzahl der Ereignisse / Anzahl der Personen in der Gruppe), wird die approximative Berechnung des 95 % Vertrauensintervalls unzuverlässig, sobald die Anzahl der Ereignisse bzw. der Nichtereignisse kleiner als 5 wird. In diesen Fällen müssen anstatt der Annäherung über die Normalverteilung andere Methoden verwendet werden.

2.3.7 Der Umgang mit Wahrscheinlichkeiten: Interpretation von Untersuchungen und Tests

Obwohl die Wahrscheinlichkeitsrechnung als Teilgebiet der Mathematik nur wenige Rechenregeln kennt und daher auf den ersten Blick einfach erscheint, macht der Umgang mit Wahrscheinlichkeiten nicht selten Probleme. Eine Box in Kap. 2.3 auf unserer Lehrbuch-Homepage fasst wichtige Regeln der Wahrscheinlichkeitsrechnung zusammen.

Probleme entstehen besonders häufig bei der Interpretation der Resultate von Untersuchungen und Tests. Hier sind mehrere, unterschiedlich definierte *bedingte Wahrscheinlichkeiten* von Bedeutung. So ist die **Sensitivität** eines Tests die Wahrscheinlichkeit, dass der Test bei einer tatsächlich erkrankten Person positiv ausfällt. In mathematischer Schreibweise wird dies folgendermaßen ausgedrückt: P (positiver Test | Person hat die Krankheit). Als **Spezifität** eines Tests bezeichnet man dagegen die Wahrscheinlichkeit, dass bei einer nicht erkrankten Person der Test auch tatsächlich negativ ausfällt. Die Notation lautet hier: P (negativer Test | Person hat die Krankheit nicht). Es handelt sich hierbei um bedingte Wahrscheinlichkeiten, da man jeweils das Eintreten eines Ereignisses *A* (positiver/negativer Test) unter der Bedingung anschaut, dass ein anderes Ereignis *B* (Person hat eine Krankheit/keine Krankheit) eingetreten ist.

Was ist nun die Wahrscheinlichkeit für einen falsch positiven Test? Um dies zu beantworten, gilt es, die Frage zu präzisieren. Bezieht sich diese Aussage auf nicht erkrankte Personen, dann ist die Wahrscheinlichkeit für einen falsch positiven Test einfach gleich 1 – Spezifität: Die beiden Wahrscheinlichkeiten verhalten sich komplementär (s. dazu eine Box in Kap. 2.3 auf unserer Lehrbuch-Homepage). In der Praxis bezieht sich die Frage jedoch häufig auf die Personen mit positiven Testresultaten. Um diese beraten zu können, muss man wissen, wie häufig Personen mit einem positiven Test die Krankheit nicht haben: P (Person hat die Krankheit nicht | positiver Test). Wir können dies am Beispiel von systematisch durchgeführten Mammografien bei 50-jährigen Frauen zur Früherkennung von Brustkrebs illustrieren. Um die Frage beantworten zu können, benötigen wir einige zusätzliche Angaben:

- Die *Sensitivität* der Mammografie-Untersuchung liegt bei 85 %, d. h. bei 100 Frauen mit Brustkrebs wird der Test in 85 Fällen positiv ausfallen.
- Die *Spezifität* der Mammografie-Untersuchung liegt bei 97 %, d. h. bei 100 Frauen ohne Brustkrebs wird der Test in 3 Fällen positiv ausfallen.
- Weiter wird angenommen, dass von tausend 50-jährigen Frauen, die sich gesund fühlen, zwei unerkannt an Brustkrebs erkrankt sind (*Prävalenz*, s. a. Kap. 2.1).

Diese realistischen Annahmen liegen den Berechnungen in Tab. 2.8 zugrunde. Hier wurden 10.000 Frauen mammografiert. Da nach unserer Annahme zwei von 1.000 sich gesund fühlenden Frauen an Krebs erkrankt sind, haben in unserer Gruppe 20 Frauen Brustkrebs. Die restlichen 9.980 Frauen sind nicht an Brustkrebs erkrankt. Bei einer Test-Sensitivität von 85 % hätten 17 der 20 Frauen mit Brustkrebs ein positives Test-Resultat. Drei Brustkrebsfälle blieben dagegen unerkannt. Darüber hinaus gäbe es auch bei 3 % (= 299 Frauen) der 9.980 Frauen ohne Brustkrebs ein positives Test-Resultat (Spezifität 97 %). Aus diesen Berechnungen ergibt sich, dass insgesamt 299 der 316 (17 + 299) positiven Tests falsch positiv sind, was 94,6 % entspricht!

Tab. 2.8: Interpretation der Resultate eines Tests am Beispiel eines Mammografie-Screenings bei 10.000 Frauen.

Annahmen:
– Die Sensitivität des Tests ist 85 %.
– Die Spezifität des Tests ist 97 %.
– Die Prävalenz der Krankheit beträgt 2 von 1.000 (also 20 von 10.000).

Testresultat	Personen mit der Krankheit	Personen ohne die Krankheit	Gesamt
Positiv	17	299	316
Negativ	3	9.681	9.684
Gesamt	20	9.980	10.000

– Der *positiv prädiktive Wert* des Tests beträgt 17/316 = 5,4 %.
– 94,6 % der positiven Tests sind falsch positiv.
– Der *negativ prädiktive Wert* des Tests beträgt 9.681/9.684 = 99,97 %.

Als **positiv prädiktiven Wert** (*PPV = Positive Predictive Value*) bezeichnet man den Anteil der tatsächlich erkrankten Personen unter allen Personen mit positivem Test: P (Person hat die Krankheit | positiver Test). In der geschilderten Situation wären dies 17 von 317 Frauen, d. h. nur 5,4 % der Frauen mit positivem Test wären tatsächlich erkrankt. Führt man dieselbe Berechnung mit einem anderen Prävalenzwert durch, ändert sich auch der PPV. Je höher die Krankheitshäufigkeit ist, desto höher liegt auch die Zahl der tatsächlich Erkrankten unter den positiv getesteten Personen und damit der PPV. Dies ist einer der Gründe, warum das Mammografie-Screening bei Frauen unter 50 Jahren nicht empfohlen wird: Brustkrebs ist in dieser Altersgruppe weniger häufig als bei älteren Frauen.

Der **negative prädiktive Wert** (*NPV = Negative Predictive Value*) ist definiert als der Anteil der tatsächlich gesunden Personen unter allen Personen mit negativem Test: P (Person hat die Krankheit nicht | negativer Test). In unserem Fall wären das 9.681 von 9.684 Frauen. Dies bedeutet, dass 99,97 % aller Frauen mit einem negativen Testergebnis tatsächlich nicht an Brustkrebs erkrankt waren. Hier gilt: Je niedriger die Prävalenz, desto höher ist der NPV. Um sich diese Zusammenhänge einzuprägen, wiederholen Sie am besten die Berechnungen in Tab. 2.8 mit einer Prävalenz von 20 %.

Eine ausführliche Diskussion über die Vor- und Nachteile von Screening-Untersuchungen finden Sie in Kap. 4.5.

2.3.8 Statistische Signifikanz und p-Wert

Oft liest man in wissenschaftlichen Zeitschriften, dass die Resultate einer Studie „statistisch signifikant" seien. Um zu erläutern, was damit gemeint ist, betrachten wir die Resultate einer im Jahr 2010 im englischen Medizinjournal *The Lancet* veröffentlichten randomisierten Studie. Die Studie untersuchte, ob eine einmalige Sigmoidoskopie (= endoskopische Untersuchung des Enddarms einschließlich der S-förmigen Grimmdarmschlinge) bei klinisch gesunden Personen im Alter von 55 bis 64 Jahren die Darmkrebs-Sterblichkeit in den nächsten 11 Jahren reduziert. Als Vergleichsgruppe dienten Gleichaltrige, bei denen keine solche Untersuchung durchgeführt wurde. Die Studienautoren untersuchten neben der Darmkrebs-Sterblichkeit auch die Gesamtsterblichkeit in beiden Gruppen (Tab. 2.9). Die Berechnungen ergaben, dass die Darmkrebs-Sterblichkeit in der Sigmoidoskopie-Gruppe im Vergleich zur Kontrollgruppe um 31 % gesenkt werden konnte. Das relative Risiko (RR) betrug 0,69 bei einem 95 % VI von 0,59 bis 0,80. Die Gesamtsterblichkeit sank dadurch nach Angaben der Autoren um 3 % (RR: 0,97; 95 %-VI: 0,95; 1,00).

Tab. 2.9: Randomisierte Studie zur Wirksamkeit einer einmaligen Sigmoidoskopie als Mittel der Darmkrebs-Früherkennung: Zahl der Todesfälle insgesamt sowie der Darmkrebs-Todesfälle in beiden Gruppen während eines Zeitraums von etwa 11 Jahren (Resultate übernommen aus The Lancet 2010;375:1624–33, Tab. 1).

	Gruppe mit einmaliger Sigmoidoskopie	Kontrollgruppe ohne Sigmoidoskopie	Relatives Risiko (95 %-VI)	p-Wert
Darmkrebs-Todesfälle	221	637	0,69 (0,59; 0,80)	< 0,0001
Alle Todesfälle	6.775	13.768	0,97 (0,95; 1,00)	0,052
Gesamtzahl der Personen	57.099	112.939		

95 %-VI: 95 %-Vertrauensintervall.
Das *relative Risiko* (RR) vergleicht die Gruppe, bei deren Mitgliedern jeweils eine einmalige Sigmoidoskopie durchgeführt wurde, mit der Kontrollgruppe (s. Kap. 2.1.3).

Die Autoren veröffentlichten zusätzlich den sogenannten **p-Wert**, der in der englischen Terminologie als „p-value" bezeichnet wird. Auch der p-Wert ist eine *bedingte* Wahrscheinlichkeit. Für Studien, die die Wirksamkeit einer bestimmten Intervention untersuchen, wird in der Regel als Bedingung die sogenannte **„Null-Hypothese"** gewählt. Bei dieser Hypothese geht man davon aus, dass die Intervention keine Wirkung hat. Unter dieser Annahme wird nun die Wahrscheinlichkeit berechnet, dass der tatsächlich beobachtete oder ein noch größerer Unterschied rein zufällig zustande gekommen sind.

Bei der Sigmoidoskopie-Studie sagt der p-Wert von < 0,0001 für die Darmkrebs-Sterblichkeit folgendes aus: Unter der Annahme, dass eine einmalige Sigmoidoskopie die Darmkrebs-Sterblichkeit bei den untersuchten Personen nicht reduziert – das relative Risiko also 1 ist –, ist die Wahrscheinlichkeit kleiner als 1 zu Zehntausend, ein relatives Risiko von ≤ 0,69 oder ≥ 1,45 (= 1/0,69) rein zufällig zu beobachten. Bei der Analyse der Gesamtsterblichkeit nennen die Autoren einen p-Wert von 0,052. Dies bedeutet analog, dass unter der Annahme, die einmalige Sigmoidoskopie reduziere die Gesamtsterblichkeit bei den untersuchten Personen nicht, eine Wahrscheinlichkeit von 5,2 % besteht, ein relatives Risiko von ≤ 0,97 oder ≥ 1,03 (1/0,97) zu beobachten, das rein durch Zufall zustande gekommen ist. Diese p-Werte werden „zweiseitig" genannt, weil hier die Entfernung zum Null-Wert, der für „keine Wirksamkeit" steht, sowohl nach oben („Nutzen durch Behandlung") als auch nach unten („Schaden durch Behandlung") betrachtet wird.

Die Berechnung des p-Wertes

Der **p-Wert** lässt sich unter Verwendung der *Standard-Normalverteilung* in drei Schritten berechnen.

- Zuerst berechnet man die Distanz zwischen dem Studien-Wert für die Wirksamkeit einer Methode und der Null-Hypothese, d. h. dem Wert, der „keine Wirksamkeit" beschreibt. Wenn *relative Risiken* (RR) betrachtet werden, müssen die Berechnungen auf der logarithmischen Skala durchgeführt werden. Für die Gesamtsterblichkeit bei der betrachteten Sigmoidoskopie-Studie berechnet sich dies aus ln(0,97332) – ln(1). Als Ergebnis erhalten wir – 0,02704.
- Der Absolutbetrag dieses Resultates wird anschließend durch den Standardfehler dividiert. Auch hier muss bei relativen Risiken die logarithmische Skala verwendet werden. Berechnet man den Logarithmus des Standardfehlers SE(ln (RR)), so ergibt dies 0,01392. Teilt man nun 0,02704 durch 0,01392, erhält man den Wert 1,942529. Dieser Wert wird als **Z-Wert** zur Berechnung des p-Wertes bezeichnet.
- In einem dritten Schritt wird nun berechnet, welcher Prozentsatz der Werte bei der Standard-Normalverteilung weiter als Z von Null entfernt liegt. In unserem Beispiel bedeutet dies: Welcher Prozentsatz ist kleiner/größer als der errechnete Z-Wert, d. h. kleiner als – 1,942529 oder größer als 1,942529? Wir wissen, dass bei der Standard-Normalverteilung genau 5 % aller Werte außerhalb von ± 1,96 liegen. Also erwarten wir etwas mehr als 5 %. Die genaue Berechnung ergibt 5,2 %.

Auch für die Differenz der Mittelwerte aus zwei Behandlungsgruppen lässt sich analog ein p-Wert berechnen. In die Berechnung des p-Wertes fließt also der *Standardfehler* und dadurch auch die *Größe der Studie* mit ein.

Dualität zwischen 95 %-Vertrauensintervall und „statistischer Signifikanz"

Es hat sich eingebürgert, dass p-Werte, die kleiner als 0,05 sind, als „statistisch signifikant" bezeichnet werden. Die Wahl der 0,05-Grenze hat den Vorteil, dass eine Dualität zwischen dem 95 %-Vertrauensintervall und der „statistischen Signifikanz" besteht. In den Fällen, in denen das 95 %-Vertrauensintervall den Wert für „keine Wirksamkeit" ausschließt, ist der p-Wert kleiner als 0,05 und damit das Resultat „statistisch signifikant" (und umgekehrt).

Dies sehen wir z. B. bei den Darmkrebstodesfällen in der Sigmoidoskopie-Studie. Das 95 %-Vertrauensintervall für das relative Risiko reicht von 0,59 bis 0,80 und schließt damit den Wert 1 (= „keine Wirksamkeit") klar aus. Entsprechend ist der p-Wert deutlich kleiner als 0,05. Dagegen reicht das 95 %-Vertrauensintervall für das relative Risiko bei der Gesamtsterblichkeit von 0,95 bis 1,00. Es berührt also den Wert 1, der für „keine Wirksamkeit" steht. Aufgrund der Dualität zwischen dem 95 %-Vertrauensintervall und der „statistischen Signifikanz" sollte hier der p-Wert bei 0,05 (= 5 %) liegen. Gibt man das Resultat mit mehr als zwei Stellen nach dem Komma an, sieht man, dass das obere Ende des 95 %-Vertrauensintervalls 1,00024 beträgt. Es schließt also die 1 noch knapp mit ein. Damit muss der p-Wert etwas größer als 5 % sein.

2.3.9 Statistische Signifikanz und klinische Relevanz

Statistisch signifikante Resultate sind nicht zwingend auch klinisch relevant. In Tab. 2.10 sind die hypothetischen Resultate von drei randomisierten placebokontrollierten Studien zur Senkung des LDL-Cholesterins im Blut dargestellt. In allen drei Studien wurden die TeilnehmerInnen zufällig entweder derjenigen Gruppe zugeteilt, in der sie das neue Medikament (A, B oder C) erhielten oder der Placebo-Gruppe. Dort wurde ihnen statt des zu testenden Medikaments ein Scheinmedikament (Placebo) verabreicht. Nach einer Behandlungsdauer von 3 Monaten wurde in allen Gruppen der Blutspiegel des LDL-Cholesterins gemessen. Daraus wurden nun die Mittelwerte pro Behandlungsgruppe sowie die Differenzen der Mittelwerte berechnet (Zeile 4 von Tab. 2.10). Anschließend wurde der Standardfehler für die Differenz von Mittelwerten (Zeile 5) und die Grenzen des 95 %-Vertrauensintervalls (Zeile 6) ermittelt. Zum Schluss wurden der Z-Wert sowie der p-Wert berechnet (Zeilen 7 und 8).

Tab. 2.10: Hypothetische Resultate von drei placebokontrollierten, randomisierten Studien zur Senkung des LDL-Cholesterins im Blut.

Studie	Medikament	Anzahl der Patienten pro Gruppe	Differenz der Mittelwerte des LDL-Cholesterins (mg/dl) zwischen der Medikamenten-Gruppe und der Placebo-Gruppe	Standardfehler für die Differenz der Mittelwerte des LDL-Cholesterins	Grenzen des 95 %-Vertrauensintervalls für die Differenz der Mittelwerte des LDL-Cholesterins	Z-Wert	p-Wert
1	A	40	−20	33	−84,68 bis 44,68	−0,606	0,544
2	B	4.000	−2	3,3	−8,47 bis 4,47	−0,606	0,544
3	C	5.000	−5	2	−8,92 bis −1,08	−2,5	0,012

Interessanterweise ergaben die Berechnungen sowohl für Medikament A als auch für Medikament B den gleichen p-Wert von 0,544. Die Resultate sind also beide statistisch *nicht signifikant*. Das erstaunt nicht. In beiden Studien ist zu sehen, dass der Wert 0 deutlich im 95 %-Vertrauensintervall enthalten ist. Betrachtet man die Grenzen des 95 % Vertrauensintervalls von Studie 1, fällt auf, dass der Behandlungseffekt hiermit nicht sinnvoll eingegrenzt wurde. Er liegt mit 95 % Wahrscheinlichkeit zwischen einer Senkung um 84,7 mg/dl und einer Erhöhung um 44,7 mg/dl. Da in Studie 1 nur 40 PatientInnen pro Gruppe untersucht wurden, überrascht dieses unpräzise Resultat nicht. Es sind also größere Studien notwendig, um die Wirksamkeit von Medikament A abzuklären. In Studie 2 umfasste jede Gruppe 4.000 Personen. Die Wirksamkeit von Medikament B konnte recht präzise quantifiziert werden. Sie liegt mit 95 % Wahrscheinlichkeit zwischen einer Senkung um 8,47 mg/dl und einer Erhöhung um 4,47 mg/dl. Eine klinisch relevante Senkung um ≥ 10 mg/dl ist daher sehr unwahrscheinlich. Bei Medikament C liegt mit einen p-Wert von 0,012 ein *statistisch signifikanter* Behandlungseffekt vor. Der Wert 0 ist nicht im 95 %-Vertrauensintervall enthalten. Betrachtet man die Grenzen des 95 %-Vertrauensintervalls, so liegt der Behandlungseffekt mit 95 % Wahrscheinlichkeit zwischen einer Senkung um 8,92 mg/dl und einer Senkung um 1,08 mg/dl. Damit liegt zwar eine „statistisch signifikante" Senkung vor, aber auch hier ist eine Senkung um ≥ 10 mg/dl eher unwahrscheinlich.

Um alle drei Studien abschließend beurteilen zu können, ist es wichtig zu wissen, welches Ausmaß einer Senkung des LDL-Cholesterinspiegels im Blut klinisch relevant ist. Geht man davon aus, dass dies erst bei einer Senkung um mindestens 10 mg/dl der Fall ist, dann ist auch Medikament C nicht geeignet, da es ja nur mit einer sehr geringen Wahrscheinlichkeit eine solche Senkung erreicht. Es zeigt sich, dass die Information, ob ein Behandlungseffekt statistisch signifikant ist, allein nicht ausreicht, um die klinische Relevanz der Resultate einer Studie beurteilen zu können. Die Information des 95 %-Vertrauensintervalls ist hier wesentlich nützlicher. Wir erhalten einen 95 %-Wahrscheinlichkeitsbereich für den Behandlungseffekt und können daraus auch ableiten, ob der Behandlungseffekt in einem Bereich liegt, der klinisch relevant ist.

2.4 Sozialwissenschaftliche Datenerhebung

Siegfried Geyer, Thomas Abel

Anders als in der Medizin werden die für Forschung und Praxis nötigen Daten im Bereich der *Sozialwissenschaften* in erster Linie über Fragebogen und nicht durch die Messung biologisch-medizinischer Parameter gewonnen. In Gesundheitsförderung und Prävention setzt man Fragebogen häufig dann ein, wenn man etwas über das Wissen, die Wahrnehmungen oder subjektiven Beurteilungen zu bestimmten Verhaltensweisen, Zuständen oder Bedürfnissen von Personen bzw. Personengruppen erfahren möchte. Solche systematischen Befragungen, die das Ziel haben, Daten zu einem bestimmten Thema zu erheben, nennt man auch *Surveys*. Kenntnisse in der Entwicklung und Anwendung von Fragebogen sind unentbehrlich, wenn es darum geht, Public-Health-Studien zu beurteilen oder gar selbst durchzuführen. Seit einigen Jahren werden in Public Health auch zunehmend Routinedaten genutzt.

2.4.1 Was ist eine gute Frage?

Eine klare und verständliche Formulierung der Fragen ist die wichtigste Voraussetzung dafür, dass sich aus den mit Hilfe von Fragebogen erhobenen Daten später durch Interpretation auch Schlüsse ziehen lassen. Hierzu müssen Forscher und Befragte eine gestellte Frage in gleicher Weise verstehen und interpretieren können. Dies ist in der Praxis keineswegs selbstverständlich. Nicht immer sprechen die Konstrukteure eines Fragebogens und die Adressaten, an die sich der Fragebogen richten soll, im Hinblick auf den Wortschatz und das sprachliche Niveau die gleiche Sprache. Wenn eine Frage verstanden wurde, müssen die Befragten auch über die notwendige Information verfügen, sie zu beantworten. Dazu gehört nicht nur das Wissen um eine Antwort, sondern auch genügend Zeit, sich zu erinnern, die Antwort zu formulieren und sie in ein vorgegebenes Format zu bringen.

In Lebensqualitätsfragebogen wird z. B. danach gefragt, wie häufig bestimmte Symptome innerhalb eines definierten Zeitraums aufgetreten sind. Da jedoch Ereignisse, die als wenig relevant erachtet wurden, aufgrund der Struktur des menschlichen Gedächtnisses nach einer gewissen Zeit vergessen werden, sind die Antworten unter Umständen wenig präzise. Seltene Ereignisse, wie etwa die Häufigkeit des Auftretens von Symptomen oder die Zahl von Arztbesuchen, werden in der Regel gezählt. Bei häufigeren Ereignissen basieren die Angaben dagegen auf groben Schätzungen und sind entsprechend ungenau. Ebenso fehleranfällig sind Zeitschätzungen.

Antworten werden in der Regel durch solche Sachverhalte bestimmt, die zum Zeitpunkt der Fragestellung im Gedächtnis der Befragten präsent sind. Ist ein längerer Erinnerungsprozess erforderlich, muss den Befragten genügend Zeit zur Verfügung stehen, jedoch auch dann können erhebliche Urteilsfehler auftreten. So kann z. B. die Zahl der Arztbesuche falsch eingeschätzt werden, wenn sich die Befragten an ein bestimmtes Datum nicht direkt erinnern können, oft wird es dann aus anderen Ereignissen rekonstruiert. Bei diesem Prozess können Irrtümer vorkommen. Schließlich können Fragen, die den Befragten peinlich oder in anderer Weise unangenehm sind, zu einer Antwortverweigerung führen. Beispiele sind Fragen nach dem Alkoholkonsum, nach Sexualpraktiken oder auch nach dem Einkommen.

Die Qualität von Antworten ist jedoch nicht nur von der Verständlichkeit der Fragen abhängig, sondern auch von der Länge der Befragung. Mit zunehmender Dauer nehmen bei den Befragten Konzentrationsprobleme zu, das Risiko von Urteilsfehlern steigt, während die Motivation zur Teilnahme sinkt. Dies ist insbesondere bei alten Menschen und Menschen mit Erkrankungen zu berücksichtigen.

Bei der Konstruktion eines Fragebogens ist die Entscheidung, ob die Antwortmöglichkeiten vorgegeben (sog. *geschlossene Fragen*) oder die Antworten offen gelassen werden (sog. *offene Fragen*), vom Verwendungszweck und der geplanten Vorgehensweise bei der Auswertung abhängig. Fragen mit vorgegebenen Antwortmöglichkeiten sind in der Regel schneller zu beantworten, die quantitativen Informationen sind leichter auszuwerten. Geschlossene Fragen grenzen den Antworthorizont der Befragten auf die vorgegebenen Alternativen ein, und zwar auch dann, wenn die zusätzliche Option einer offenen Antwort vorgegeben wird. Die Antwortvorgaben bei geschlossenen Fragen sollten immer einen möglichst hohen Grad an Eindeutigkeit haben.

Beispiel für eine geschlossene Frage:

Wie häufig haben Sie in den letzten sechs Monaten wegen einer Erkrankung oder wegen Beschwerden eine Arztpraxis aufgesucht?
Antwortmöglichkeiten:

O gar nicht   O einmal   O zwei- bis viermal   O mehr als viermal

---

Wenn über den Gegenstand einer Frage wenig bekannt ist, sollte ein unstandardisiertes Antwortformat gewählt werden. Die Antworten auf solche offenen Fragen sind meist subjektive Einschätzungen der Befragten, in die eine möglichst große Bandbreite an Informationen einfließen sollte. Offene Fragen liefern v. a. qualitative Informationen. Ihre Auswertung ist meist aufwendig und erfordert eine überprüfbare Bildung von Kategorien.

Beispiel für eine offene Frage:

Gibt es Ihrer Meinung nach Zusammenhänge zwischen Ihrer Arbeitslosigkeit und Ihrem Gesundheitszustand? Und wenn ja, welche?
Antwort (Bitte verwenden Sie so viele Zeilen, wie Sie möchten):

2.4.2 Was führt zu einer guten Antwort?

Bei der Konstruktion von Fragebogen kann man auf mehrere Antwortformat-Optionen zurückgreifen. Je nach Verwendungszweck können sie innerhalb eines Instruments auch miteinander kombiniert werden. Die Abb. 2.4.1 auf unserer Lehrbuch-Homepage zeigt einen Abschnitt aus einem Fragebogen der Eidgenössischen Jugendbefragung *CH-X 2010 – Vertiefungsfragen zur Gesundheit*, der verschiedene Antwortformate enthält.

Ratingskalen/Ordinalskalen

Am häufigsten werden Ratingskalen mit mehreren Antwortalternativen verwendet, die den Befragten eine abgestufte Antwort ermöglichen. Dabei sollten die Alternativen so formuliert werden, dass sich die einzelnen Kategorien auf den gleichen Inhalt beziehen und semantisch die gleichen Abstände haben. Diese *semantische Äquidistanz* wurde bisher für die folgenden drei Beurteilungsdimensionen untersucht:
-   Häufigkeit: nie – selten – gelegentlich – oft – immer
-   Intensität: nicht – wenig – mittelmäßig – ziemlich – sehr
-   Bewertung von Aussagen: stimmt nicht – stimmt wenig – stimmt mittelmäßig – stimmt ziemlich – stimmt sehr

Über die „beste" Gestaltung von Antwortformaten gab es lange Zeit Unklarheit. In den letzten Jahren wurden jedoch Studien durchgeführt, die es erlauben, einige der offenen Fragen zu beantworten. Daraus können die folgenden Empfehlungen abgeleitet werden:
-   Die Zahl der Antwortstufen sollte unter Berücksichtigung der zu beurteilenden Thematik und der Differenzierungsfähigkeit der Befragten innerhalb eines Bereichs von 5 ± 2 Kategorien bleiben, wobei Fünfpunktskalen bei Standardanwendungen in dieser Hinsicht einen guten Kompromiss darstellen.
-   Skalen mit weniger als 5 Punkten sind wenig reliabel (Reliabilität s. Kap. 2.1.4) und bei Befragten mit Unsicherheiten in der Verwendung behaftet.
-   Vierpunktskalen, die oft zur Vermeidung von Mittelkategorien eingesetzt werden, führen mit großer Wahrscheinlichkeit zu Zustimmungstendenzen in Form extremer Antworten.
-   In Antwortskalen sollte jeder Skalenpunkt verbal bezeichnet sein. Dazu sind semantisch gleichabständige Begriffe (s. o.) zu verwenden.
-   Werden numerische Quantifizierer verwendet, dürfen dies keine negativen Zahlen (z. B. −1 oder −2) sein.

Kategorialskalen

Eine solche Skala besteht aus sich gegenseitig ausschließenden Kategorien, die qualitativer Art und ohne eine natürliche Ordnung sind. Ein Beispiel hierfür ist die Klassifizierung von Personen nach ihrem Familienstand (schweizerisch: Zivilstand) in die Kategorien „ledig", „verheiratet", „geschieden" oder „verwitwet". Die Befragten können dort in Abhängigkeit von der Instruktion entweder nur eine oder auch mehrere Antworten ankreuzen. Mehrere Antworten könnten z. B. auch bei einer Frage nach der Art von vorhandenen Belastungssymptomen ausgewählt werden. In anderen Fällen können die Befragten aufgefordert werden, Begriffe in eine Rangreihe zu bringen.

Die Testung von Fragebogen

Es ist nun keineswegs sicher, dass ein Fragebogen in der Form, wie er entwickelt wurde, ohne weiteres auch später in der Praxis verwendet werden kann. Da Survey-Fragen meist von Fachleuten entworfen werden, muss die verwendete Sprache nicht mit der der Zielgruppe übereinstimmen. In der praktischen Anwendung kann es zu Problemen kommen, wenn Befragte eine Frage anders verstehen als von den Fragebogenkonstrukteuren gedacht. Auch können die verwendeten Begriffe mehrdeutig sein und von Befragten und Fragebogenkonstrukteuren unterschiedlich verstanden werden. Beides kann später zu erheblichen Schwierigkeiten in der Interpretation der gewonnenen Daten führen. Darüber hinaus können abstrakte Begriffe in ihrem inhaltlichen Verständnis divergieren. So kann z. B. eine Frage nach dem schweizerischen Gesundheitssystem so beantwortet werden, dass Befragte, die im Versicherungswesen arbeiten, bei ihrer Beantwortung primär das Versicherungssystem im Blick haben. ÄrztInnen denken dagegen in erster Linie an die ärztliche Versorgung, PatientInnen beantworten die Frage vor dem Hintergrund ihrer eigenen Erfahrung mit ÄrztInnen bzw. Einrichtungen der medizinischen Versorgung.

Bei der Lösung der daraus resultierenden Probleme können routinemäßig angewandte *Standard-Pretests* eine Hilfe sein. Hierbei werden die entwickelten Fragebogen in Interviews unter möglichst realistischen Befragungsbedingungen getestet. Die Interviewer oder Interviewerinnen registrieren dort die von den Befragten unaufgefordert abgegebenen Kommentare und melden sie an die Studienleitung zurück. Das Verfahren kann nur grobe Fehler aufdecken. Antworten von Befragten, die irrtümlich der Überzeugung sind, dass sie eine Frage korrekt verstanden haben, bleiben ungeprüft als richtig stehen. Nach dem derzeitigen Wissensstand können Standard-Pretests zur Schätzung des für ein Interview notwendigen Zeitaufwands dienen, nicht jedoch zur Aufdeckung von Verständnisproblemen. Fragebogenkonstrukteuren steht mittlerweile ein umfangreiches Instrumentarium zur Testung der Verständlichkeit von Survey-Fragen zur Verfügung. Nach dem aktuellen Stand der Methodenforschung muss der Einsatz eines nicht getesteten Fragebogens als Mangel einer Studie gewertet werden. Das am häufigsten verwendete Testverfahren ist das *Probing*. Hierbei werden potenziell unklare Begriffe oder auch eine ganze Frage auf ihre Verständlichkeit hin untersucht. Bislang gibt es noch keine komplette Liste von standardisierten Regeln zur Überprüfung von Fragebogen. Die angemessene Fallzahl für einen

Pretest ist nicht festgelegt, wenn jedoch komplexere Inhalte abgefragt werden und/oder die Grundgesamtheit der Befragten heterogen ist, werden größere Fallzahlen (ca. 20 Fälle) als angemessen erachtet.

2.4.3 Der Datenzugang über Surveys

Bei Surveys wird zunächst entschieden, auf welche Weise die zu Befragenden ausgewählt werden und ob ein Quer- oder ein Längsschnittdesign angewandt werden soll (s. Kap. 2.1.5).

Wenn eine Untersuchung Aussagen über eine gesamte Bevölkerung ermöglichen soll, wird üblicherweise eine *Zufallsstichprobe* gezogen. Dabei können z. B. Daten von Einwohnermeldeämtern oder anderen vollständigen Verzeichnissen genutzt werden. Auf diese Weise erhält man ein verkleinertes Abbild der zu untersuchenden Bevölkerung, was die Verwendung statistischer Prüfverfahren erlaubt. Wenn die zu untersuchenden Gruppen unterschiedlich groß oder wenn Subgruppen zu klein sind und ein Zugang über eine Zufallsziehung nicht möglich ist, werden *Quotenstichproben* gezogen. Hierbei wird vorgegeben, welche Eigenschaften (z. B. Geschlecht, Alter oder Berufsgruppen) die zu befragenden Personen haben müssen, wobei sich die Quoten an der Verteilung der Merkmale in der Grundgesamtheit orientieren sollen. Die detaillierte Ziehung bleibt den Ausführenden der Befragung überlassen. Problematisch sind unkontrollierbare Selektionseffekte (*Selektionsbias*, s. Kap. 2.1.8), sodass Aussagen über Grundgesamtheiten nicht möglich sind. Ein weiteres, nicht zufallsgesteuertes Verfahren ist das *Schneeballsystem*, das angewandt wird, wenn bei Gruppen relevante Merkmale nicht bekannt oder als Auswahlkriterien nicht verwendbar sind. Dabei wird bei einer Person der zu untersuchenden Gruppe begonnen, und davon ausgehend werden weitere rekrutiert. Der Nachteil ist wiederum das unklare Verhältnis zur Grundgesamtheit, sodass auch hier mögliche Selektionseffekte nicht geschätzt werden können.

Die Mehrzahl der bisher in der Gesundheitsforschung durchgeführten Studien basiert auf *Querschnittsdesigns*, die nur eine Messung vorsehen. Derartige Untersuchungen ermöglichen nur Momentaufnahmen, weshalb zunehmend häufiger *Längsschnittanalysen* durchgeführt werden. Sie ermöglichen die Untersuchung von Veränderungen, haben jedoch das Problem, dass über die Zeit Befragte die Studie verlassen, was ebenfalls zu Selektionseffekten (*Loss-to-follow-up-Bias*) führen kann.

Die für eine Studie erforderliche *Fallzahl* richtet sich jeweils nach der Komplexität der Fragestellung, nach der Größe der zu untersuchenden Gruppen und nach der erwarteten Höhe der statistischen Effekte.

2.4.4 Standardisierte Methoden zur Erhebung von Daten

Persönliche Befragung

Die klassische Form der Befragung ist das persönliche Interview. Aus Kostengründen wird mittlerweile jedoch die Mehrzahl der Befragungsstudien mit Hilfe anderer Methoden durchgeführt. Bei der persönlichen Befragung sitzen sich Befragte und Interviewer gegenüber. Normalerweise verliest der Interviewer die Fragen, und die darauf gegebenen Antworten des Befragten werden registriert. Es ist auch möglich, Antwortalternativen in Form von Karten vorzulegen. Darüber hinaus können wahlweise Abbildungen, Modelle oder Fragebogen zum Selbstausfüllen eingesetzt werden.

Werden bei persönlichen Interviews Papierfragebogen eingesetzt, dann müssen die auf diese Weise gewonnenen Informationen anschließend in eine elektronische Form gebracht werden. Durch den Einsatz von Computern direkt bei der Befragung ist dies heute meist nicht mehr nötig. Solche „*Computer-Assisted Personal Interviews*" (CAPI) ermöglichen es, Kontrollen in die Dateneingabe einzubauen und nötige Korrekturen unmittelbar vornehmen zu lassen. Dabei wird durch ein Hintergrundprogramm automatisch geprüft, ob ein eingegebener Wert innerhalb eines definierten Bereichs liegt. Nach dem Abschluss der Befragung liegt dann bereits ein auswertungsfähiger Datensatz vor.

Durch die persönliche Form der Kommunikation kommt den Interviewern bei dieser Form der Datenerhebung eine besondere Rolle zu. Sie müssen von den Befragten akzeptiert werden und – in Abhängigkeit von der Studienthematik – auch in der Lage sein, ein gewisses Vertrauensverhältnis aufzubauen. Hierzu ist eine gründliche Schulung der Interviewer notwendig. Lange Zeit lernte man in solchen Schulungen, dass das Interviewer-Verhalten eher distanziert und auf die alleinige Gewinnung von Informationen ausgerichtet sein sollte. Untersuchungen haben jedoch gezeigt, dass diese Form von den Befragten oft als kalt und teilnahmslos empfunden wird. Eine emotional warme und unterstützende Form der Befragung erzielt bei inhaltlich neutraler Gesprächsführung deutlich bessere Daten. Interviewerinnen und Interviewer sollten dabei über ein ausreichendes Selbstbewusstsein verfügen und in der Lage sein, potenzielle Befragte zu einer Teilnahme zu animieren. Darüber hinaus müssen sie fähig sein, sich unterschiedlichen Situationen flexibel anzupassen.

Telefonische Surveys

Mit zunehmender Telefondichte wurde die Möglichkeit, die Datenerhebung über das Telefon durchzuführen, immer häufiger genutzt. Telefoninterviews erfordern bei kleineren Stichproben keine großen infrastrukturellen Voraussetzungen und können relativ kostengünstig durchgeführt werden. Wenn die Telefondichte in einer Bevölkerung hoch genug ist, besteht darüber hinaus die Möglichkeit, große und/oder repräsentative Stichproben zu ziehen, sodass das Telefon sowohl für umfangreichere Surveys als auch für kleinere Erhebungen genutzt werden kann. Etwa seit der Jahrtau-

sendwende sinkt die Zahl der Festnetzanschlüsse in den meisten westlichen Industrienationen zugunsten des Gebrauchs von Mobiltelefonen, sodass über Festnetzanschlüsse eine Repräsentativität von Telefonbefragungen schwieriger zu erzielen
ist. In Deutschland gab es 2017 in 95,6 % aller Haushalte ein Mobiltelefon und in
90,0 % einen Festnetzanschluss. Die Mobiltelefonnutzung ist mittlerweile auch in
den Altersgruppen über 65 Jahre sehr häufig und steigt kontinuierlich an. Ein Problem telefonischer Befragungen sind die zunehmenden Verweigerungsraten. Damit
ist jedoch nicht notwendigerweise ein Verlust an Repräsentativität und eine Zunahme von Verzerrungen verbunden. Ob systematische Fehler aufgrund von Ausfällen
vorliegen, muss für jeden Einzelfall untersucht werden.

Aus Sicht der Untersucher sind telefonische Befragungen von Vorteil, da hier im
Vergleich zu persönlichen Befragungen die Wege- und Reisekosten wegfallen. Dadurch können in einer bestimmten Zeiteinheit wesentlich mehr Interviews durchgeführt werden. In größeren Studien kann der Einsatz von Interviewern zentral über
ein Survey-Labor organisiert werden. Oftmals werden die Interviews dann als *Computer-Assisted Telephone Interviews* (CATI) durchgeführt. Hierdurch sind eine bessere
Kontrolle der Studiendurchführung sowie eine bessere Supervision seitens der Interviewer möglich. Ein weiterer Vorteil ist, dass Befragte bei Umzügen nicht mehr aus
der Stichprobe ausscheiden, sofern sie ihre Telefonnummer beibehalten. Andererseits muss das Studiendesign bei Telefonsurveys dem Medium angepasst werden.
Zur Übermittlung von Informationen steht hier – zumindest bis heute – nur das ge-
sprochene Wort zur Verfügung. Fragebogen, die für ein persönliches oder für ein
schriftliches Interview konzipiert wurden, können daher für die telefonische Befragung untauglich sein. Sie sind möglicherweise zu komplex oder verwenden optische
Präsentationen, wie z. B. Bilder oder Tabellen. In diesen Fällen muss eine Verein-
fachung bzw. Adaptation des Fragebogens vorgenommen werden. Wegen der begrenzten Gedächtnisspanne ist bei telefonischen Befragungen eine Präsentation von
Antwortskalen oder längeren Listenfragen nicht möglich. Alternativ müssen Fragen
zerlegt und die vorgegebenen Antworten in kategoriale bzw. in Ja/Nein-Formate
transformiert werden. Da es bei reinen Telefoninterviews nicht möglich ist, zusätzliches Stimulusmaterial wie Fotos, Karten oder visuelle Hilfen zu verwenden, kann alternativ ein zweistufiges Verfahren gewählt werden. Hierbei wird zunächst der Kontakt zu den Befragten aufgebaut und erst nach der Zusendung dieses Materials dann
das eigentliche Telefoninterview durchgeführt.

Bei Telefoninterviews ist die Latenzzeit zwischen Frage und Antwort kürzer als
bei anderen Befragungsformen. Bei komplexeren Inhalten sowie bei Fragen, bei denen die Befragten auf ihre Erinnerungen zurückgreifen müssen, kann das zu einer
vergleichsweise niedrigen Zuverlässigkeit (*Reliabilität*) führen. Auch ist der Kontakt
am Telefon anonymer als bei einer persönlichen Befragung. Bei sensiblen Themen
(wie z. B. beim Thema „häusliche Gewalt") kann ein höherer Grad an Anonymität
eine Befragung erst möglich machen.

Schriftliche Befragung

Bei schriftlichen Befragungen werden die Fragebogen postalisch verschickt oder auf eine andere Art ausgeteilt. Dabei muss darauf geachtet werden, dass kein direkter Kontakt zwischen Forschern und Befragten während des Ausfüllens besteht. Die Rücklaufquoten können stark zwischen 10 % und 90 % schwanken. Dies ist u. a. durch unterschiedliche Merkmale der Zielgruppen erklärbar. So sind Bevölkerungssurveys, die ohne ein offensichtliches Schwerpunktthema durchgeführt werden, anfälliger für eine geringe Rücklaufquote als thematisch enger definierte Befragungen. Auch bei bestimmten Bevölkerungsgruppen (u. a. bei Menschen mit hohem Zeitdruck, wie etwa Personen, die Beruf und Familie miteinander vereinbaren müssen) muss mit niedrigeren Beteiligungen gerechnet werden. Hohe Rücklaufquoten von über 70 % können v. a. dann erreicht werden, wenn bei den Befragten eine hohe persönliche Betroffenheit vorliegt (z. B. bei PatientInnen), wenn sie sich von der Teilnahme einen positiven Nutzen versprechen oder wenn ihnen die durchführende Institution bekannt ist.

Ein Programm zur Steigerung des Rücklaufs bei schriftlichen Befragungen („The Taylored Design Method [TDM]" von Dillman et al.) beinhaltet die folgenden Maßnahmen:

– *Fragebogen*: Der Fragebogen sollte als gebundenes, ansprechend gestaltetes Heft konstruiert werden. Er sollte mit einem interessanten, aber neutral gestalteten Umschlag aus festerem Papier versehen sein. Die optimale Länge eines Fragebogens wird in der Literatur mit 12 bis 16 Seiten angegeben.
– *Anreize*: Die Befragten sollten eine kleine Anerkennung (keine Bezahlung!) für das Ausfüllen des Fragebogens erhalten. Verschiedene Studien konnten zeigen, dass dadurch auch die Bereitschaft zur Teilnahme an Wiederholungsbefragungen steigt.
– *Mehrfache Kontaktaufnahme*: Um die Rücklaufquoten zu erhöhen, sollten, wenn nötig, insgesamt vier Kontaktaufnahmen vorgesehen werden (erste Versendung und drei Erinnerungen).
– *Frankierter Rückumschlag*: Um die Bearbeitung des Fragebogens für die Befragten so einfach wie möglich zu machen, sollte jeweils ein frankierter Rückumschlag beigelegt werden.
– *Anerkannte Autorität*: Dem Fragebogen sollte neben einem personalisierten Anschreiben ein unterstützender Begleitbrief einer anerkannten Autorität beiliegen. Diese Persönlichkeit sollte im Hinblick auf ihre soziale Anerkennung in der Gruppe der Befragten sorgfältig ausgewählt werden und einen Bezug zur Thematik der Studie haben.

Internetsurveys

Aufgrund der zunehmenden Verbreitung des Internets wird dieses Verfahren immer häufiger auch für *Gesundheitssurveys* genutzt. Die elektronische Aufbereitung erlaubt es, z. B. Bilder, Filme und andere Medien flexibel einzubinden. Innerhalb des Surveys kann vielfältiges Material präsentiert werden, das den Befragten die Beurteilung eines Sachverhaltes erleichtert, ihre Erinnerung unterstützt oder die Möglichkeiten des Surveys deutlich erweitert.

Die Verwendung von Onlinebefragungen hat in den letzten Jahren deutlich zugenommen. Parallel dazu wurden Methodenstudien durchgeführt, um die Möglichkeiten und Grenzen von Internetbefragungen auszuloten. Sie zeigen, dass sich Internetnutzer und Nichtnutzer bisher hauptsächlich durch ihr Alter unterscheiden. Bei vorhandenem Internetzugang gibt es darüber hinaus Unterschiede in der Vertrautheit der Nutzer mit dem Medium. Dies wirkt sich auf die Erreichbarkeit von Zielgruppen aus. Das Hauptproblem von Internetsurveys ist jedoch die geringe Teilnahmebereitschaft. Erschwerend kommt hinzu, dass Internetsurveys während der Befragung sehr häufig abgebrochen werden. Wenn es Befragten möglich ist, zwischen verschiedenen Interview-Formen zu wählen, ist die Beteiligung in Internetsurveys durchgehend niedriger als in allen anderen Verfahren der Datensammlung.

Die zunehmende Verbreitung von Internetbefragungen wird die Teilnahmequoten, die in den letzten Jahrzehnten kontinuierlich zurückgingen, weiter sinken lassen. Zur Qualität der auf diese Weise gewonnenen Daten gibt es bisher nur wenige Studien. Die Aussagekraft der Daten muss jedoch durch eine niedrige *Responserate* (d. h. eine niedrige Beteiligung) nicht notwendigerweise beeinträchtigt sein. Allerdings sind die bisher vorliegenden Untersuchungen zur Datenqualität von Internetbefragungen selektiv und decken nur einzelne Themen ab. Die Befunde sollten daher nicht verallgemeinert werden. Derzeit konzentriert man sich bei der Weiterentwicklung von Internetsurveys auf das größte Problem, die Verbesserung der Antwortbereitschaft.

Delphi-Befragungen

Die Delphi-Methode wurde entwickelt, um Expertenmeinungen zu bündeln und im Verlauf von mehreren Befragungsrunden zu einer konsensbasierten Meinung zu gegebenen Themen zu kommen. Eine weitere Aufgabe besteht darin, in einer unübersichtlichen Entscheidungssituation zu einheitlichen und begründeten Schlussfolgerungen zu kommen und anstehende Entwicklungen vorhersagen zu können. Dies beinhaltet z. B. die Definition von Forschungsbedarfen und die Priorisierung relevanter Themen. Um diese Ziele zu erreichen, ist es notwendig, qualitative und quantifizierende Forschungsmethoden zu kombinieren. Im Grunde handelt es sich hierbei um einen Mehrmethodenansatz, dessen Besonderheit in der Befragung von Experten besteht. Die Befragungen können als standardisierte Interviews, aber auch als Gruppendiskussionen oder in qualitativer Form durchgeführt werden. Im Rahmen eines Delphi-Verfahrens können mehrere Befragungsrunden mit anonymisierten Rückmeldungen hintereinandergeschaltet werden, um die Konsensbildung zu fördern und um den sozialen Druck durch Meinungsführer zu neutralisieren. Delphi-Verfahren erfreuen sich zunehmender Verbreitung, sie werden jedoch wegen der Expertenzentrierung und wegen der mangelnden Treffsicherheit von Vorhersagen kritisiert. Ob es sich um einen sinnvollen und erfolgreichen Ansatz handelt, hängt damit in erster Linie von der Zielsetzung eines Delphi-Prozesses ab.

2.4.5 Qualitative Datenerhebungsverfahren

Mit Hilfe der bisher beschriebenen standardisierten Verfahren werden *quantitative Daten* gewonnen. Es ist jedoch auch möglich, *qualitative Verfahren* zur Datengewinnung einzusetzen. In Public Health kommen diese Verfahren z. B. zur Anwendung, wenn es gilt, verständliche Fragen für Fragebogen zu entwickeln und diese dann mit Hilfe von *Fokusgruppen* (s. u.) zu testen. Qualitative Verfahren können auch dazu dienen, die in quantitativen Befragungen erzielten Erkenntnisse durch detailliertere Informationen zu ergänzen (z. B. mit Hilfe von *episodischen* oder *fokussierten* Interviews bzw. *Fallstudien,* s. u.). Wegen des erheblich größeren Zeit- und Personalaufwands bei der Erhebung und Auswertung dieser Daten können solche Methoden jedoch jeweils nur bei relativ kleinen Fallzahlen eingesetzt werden. Am häufigsten werden die folgenden qualitativen Verfahren angewandt:

Narrative Interviews

Die Befragten werden hierbei zuerst über die Modalitäten des Vorgehens informiert. Anschließend werden sie aufgefordert, über ein zuvor festgelegtes Thema zu berichten. Ein solches Thema kann ein vergangenes Erlebnis sein, wie z. B. die eigene Krankengeschichte, die dann sowohl beschrieben als auch bewertet werden soll. Die Länge der Erzählphase wird durch die Befragten selbst bestimmt. Kommentierungen oder Nachfragen von Seiten der Interviewer sollen weitgehend unterbleiben.

Episodische Interviews

In episodischen Interviews werden die Befragten aufgefordert, über spezifische Situationen (z. B.: „In welcher Situation sind Sie sich zum ersten Mal ihrer ‚Gesundheit' bewusst geworden?") oder über Kategorien von Situationen (z. B.: „Wann ist für Sie ‚Gesundheit' wichtig?") zu berichten. Mit Hilfe episodischer Interviews wurden beispielsweise Studien durchgeführt, um Zusammenhänge von kritischen Lebensereignissen und dem Auftreten spezifischer Erkrankungen aufdecken zu können. Grundlage für diese Art der Befragung ist ein Leitfaden, der die Themen enthält, die behandelt werden sollen. Sowohl die Auswahl als auch die Gewichtung der Themen wird jedoch den Befragten überlassen. Das Interview wird entweder aufgezeichnet oder in anderer Form protokolliert.

Fokussierte Interviews

Fokussierte Interviews haben vor allem das Ziel, Hypothesen zu testen. Grundlage ist wiederum ein Leitfaden. Er dient dazu, die für die Befragten bedeutsamen Aspekte eines Themas zu erfassen und ihre Reaktionen festzuhalten. Bei Fragen nach dem Gesundheitssystem kann dies z. B. bedeuten, dass Befragte erklären, was für sie zum Gesundheitssystem gehört. Aus den gewonnenen Informationen wird schließlich eine inhaltliche Synthese gebildet, die als Grundlage für die weitere Hypothesenbildung dient. Bei fokussierten Interviews gehört es zu den Aufgaben der InterviewerInnen, Fragestimuli zu setzen und die Befragten ggf. aufzufordern, ihre Aussagen zu präzisieren.

Fokusgruppeninterviews

In Fokusgruppeninterviews werden Gruppen von Personen zu einer vorher festgelegten Thematik befragt. Die Interviewer geben dabei das Thema vor und strukturieren die daraus entstehende Diskussion. Im Idealfall sollte die Gruppengröße bei acht bis 10 TeilnehmerInnen liegen. Solche Fokusgruppeninterviews können z. B. dazu dienen, die Bewohner eines Quartiers zu den gesundheitlichen Risiken und Ressourcen in ihrem Wohnumfeld zu befragen. Um einen geeigneten Kreis von Interview-Teilnehmern zu gewinnen, kann es erforderlich sein, mit potenziellen Teilnehmern Vorinterviews zu führen. Die Gruppeninterviews sollten auf Band aufgenommen und später in zwei Stufen aufbereitet werden. In einem ersten Schritt werden die Gespräche und Diskussionen mit Hilfe inhaltsanalytischer Techniken ausgewertet. Hierbei werden die Informationen unter Verwendung von zuvor festgelegten Interpretationsregeln und anhand von eigens erstellten Kategoriensystemen klassifiziert. In einem zweiten Schritt werden Diskussionsmuster herausgearbeitet, um z. B. Verzerrungseffekte durch Meinungsführer zu erkennen.

Bei der Interpretation der Daten muss immer berücksichtigt werden, dass es sich bei Fokusgruppeninterviews um eine künstliche Situation handelt. Die Teilnehmer wurden durch das Forschungsteam ausgewählt. Die beobachteten und registrierten Interaktionen müssen daher nicht den verbalen Reaktionen entsprechen, die in einem natürlichen Rahmen auftreten würden, sodass Übertragungen auf andere Umgebungsbedingungen mit Vorsicht durchgeführt werden müssen. Fokusgruppeninterviews können nicht nur als eigenständige Methode, sondern z. B. auch als Ergänzung zu Fragebogeninterviews eingesetzt werden. Sie können hier u. a. zu einem detaillierteren Verständnis der mit Hilfe von geschlossenen Antwortvorgaben erhobenen Informationen führen.

Einzelfallstudien

Einzelfallstudien betrachten einen spezifischen Fall im Quer- oder im Längsschnitt. Voraussetzung hierfür ist die Annahme, dass der für die Untersuchung gewählte Fall in seinen relevanten Merkmalen typisch und damit auf andere Fälle übertragbar ist.

Als Untersuchungsobjekte kommen neben Personen auch Gruppen, Institutionen oder Organisationsstrukturen in Frage. Beispiele hierfür wären etwa Schulen, Gewerkschaften oder Politikerinnen und Politiker. Im Rahmen einer Einzelfallstudie werden unterschiedliche Arten von Daten mit dem Ziel gesammelt, ein möglichst vollständiges Bild im Hinblick auf die Fragestellung zu erhalten. So können etwa die Auswirkungen der Einführung von Fallpauschalen auf die alltäglichen Abläufe in einem Krankenhaus anhand einer kleinen Zahl solcher Einrichtungen untersucht werden. Dazu werden z. B. Daten aus den PatientInnenakten, die Verweildauern und andere routinemäßig erstellte Dokumente herangezogen. Betrachtet werden aber auch typische Interaktionsmuster innerhalb des Krankenhauses sowie Veränderungen bei den alltäglichen Handlungsabfolgen.

Fallstudien können dazu dienen, die Ergebnisse quantitativer Studien zu ergänzen, Hypothesen zu formulieren oder relevante Aspekte einer gegebenen Fragestellung möglichst vollständig auszuleuchten. Die Erkenntnisse aus einer oder wenigen Fallstudien lassen sich jedoch nicht generalisieren, sie können lediglich Unterschiede zwischen den gewählten Untersuchungseinheiten (z. B. Krankenhäusern, Gesundheitssystemen oder einmaligen Ereignissen) aufzeigen.

2.4.6 Multimethodenstudien (Mixed Methods)

Während Studien lange Zeit mit einer einzigen Art von Design und der gleichen Art von Instrumenten durchgeführt wurden, nutzt die Forschung in Public Health nun verschiedene Verfahren und Instrumente. Dies bezieht sich nicht nur auf die Verknüpfung qualitativer und standardisierter Erhebungsverfahren, sondern auch auf die Kombination von Befragungen und Daten medizinischer Untersuchungen. Ebenso werden Daten aus verschiedenen Registern, Routinedaten von Krankenkassen und aggregierte Daten (z. B. Populationsdaten zum Rauchverhalten) miteinander kombiniert, um Nachteile einer einzelnen Art von Daten auszugleichen oder um ein vollständigeres Bild von einem Untersuchungsgegenstand zu gewinnen. So werden z. B. persönliche Befragung, Onlinebefragung und Telefoninterview miteinander kombiniert. Dies macht begleitende forschungsmethodische Untersuchungen notwendig, begründet jedoch keine grundsätzlichen Vorbehalte gegen die Kombination verschiedener Methoden und Datenarten.

2.4.7 Routinedaten

Untersuchungen zu Gesundheit und Krankheit, die anhand von Befragungsdaten durchgeführt werden, unterschätzen die Häufigkeit von Erkrankungen, Behinderungen und Beschwerden, weil gesundheitlich beeinträchtigte Menschen deutlich seltener an Surveys teilnehmen. Zudem bleiben Analphabeten, Menschen ohne ausreichende Sprachkenntnisse und Menschen mit schweren geistigen Behinderungen unberücksichtigt, weil sie Survey-Fragen nicht beantworten können. Ein alternativer und im Bereich der Versorgungsforschung zunehmend genutzter Zugang sind Routinedaten, etwa von Krankenkassen, Rentenversicherern und Registern. Diese Art von Daten ermöglicht auch langzeitliche Beobachtungen und die Einbeziehung von Verstorbenen, ist aber idealerweise an die vollständige Erfassung von Daten oder an Gesundheitssysteme mit allgemeiner Versicherungspflicht gebunden. Es gibt zu diesen Datenquellen bisher kaum zusammenfassende methodenorientierte Darstellungen. Dies sollte sich aber mit zunehmender Nutzung ändern.

2.4.8 Langzeitstudien

Querschnittlich angelegte Studien bilden einen Zustand zum Zeitpunkt der Datenerhebung ab. Aufgrund dieser Begrenztheit stehen sie zunehmend in der Kritik. In der Gesundheitsforschung sind mittlerweile langzeitliche Daten verfügbar, die sowohl Vergleiche zwischen Ländern als auch Untersuchung von Verläufen über die Zeit erlauben. Zeitbezogene Analysen können entweder als Veränderungen bei Personen über die Zeit als auch in Form von Kohortenstudien durchgeführt werden. Im zuletzt genannten Fall werden etwa die gleiche Art von Beschwerden oder die gleichen Erkrankungen in einem bestimmten Alter während verschiedener Kalenderjahre untersucht. Ein Beispiel ist die abnehmende Häufigkeit von Herzinfarkten über die letzten Jahrzehnte, die im Zusammenhang mit der Veränderung gesundheitsrelevanter Verhaltensweisen untersucht werden kann. Relevante und international vergleichende Datensätze, die hierfür genutzt werden können, sind der *Survey of Health, Ageing and Retirement in Europe* (SHARE), der auch in Deutschland, Österreich und der Schweiz durchgeführt wird. Für Deutschland sind es z. B. der *Deutsche Alterssurvey* (DEAS) oder die vom Robert Koch-Institut durchgeführten Studien.

2.5 Gesundheitsökonomie

David Schwappach

Nicht alle gesundheitlichen Ziele und Maßnahmen, die grundsätzlich wünschenswert wären, sind auch finanzierbar. Die Frage, wie begrenzte Ressourcen eingesetzt werden sollen, ist eine zentrale Herausforderung für die Gesundheitssysteme weltweit. Um hier Antworten zu finden, wendet die *Gesundheitsökonomie* wirtschaftswissenschaftliche Theorien und Methoden auf das Gesundheitssystem an. Zu den wichtigsten Aufgaben gehört dabei die *Kosten-Nutzen-Bewertung* gesundheitsbezogener Leistungen.

Entscheidungen über die Verteilung von *Ressourcen* müssen auf allen Ebenen eines Gesundheitssystems getroffen werden. Wird beispielsweise ein neues Arzneimittel zur Behandlung des Diabetes mellitus entwickelt, muss entschieden werden, ob das neue Medikament in den Leistungskatalog der Krankenversicherung aufgenommen und bei einer Verordnung bezahlt wird. Auch zwischen den verschiedenen Bereichen des Gesundheitssystems müssen die Mittel verteilt werden, z. B. zwischen den Gebieten der präventiven, kurativen und palliativen Medizin. Das Gesundheitssystem konkurriert darüber hinaus mit anderen gesellschaftlichen Sektoren um Ressourcen, wie etwa dem Bildungswesen. Solche Überlegungen können durchaus sinnvoll sein, wenn zum Beispiel mehr Gesundheit „produziert" werden könnte, wenn verstärkter in die Bildung der Bevölkerung als in die Therapie bestehender Erkrankungen investiert würde.

Neben anderen Kriterien, wie zum Beispiel ethischen Überlegungen (s. Kap. 1.6), kann das **Kosten-Nutzen-Verhältnis** gesundheitsbezogener Maßnahmen eine wichtige Information für Entscheidungsträger sein. Im Bereich der Gesundheitsökonomie werden daher mit Hilfe spezifischer Evaluationsstudien Kosten/Nutzen-Daten erstellt. Als *gesundheitsökonomische Evaluation* bezeichnet man die vergleichende Analyse verschiedener Handlungsmöglichkeiten anhand ihrer jeweiligen Kosten und Nutzen. Für die zu vergleichenden Alternativen (z. B. zwei verschiedene Medikamente zur Senkung des Bluthochdrucks) werden die gleichen Kosteneinheiten (z. B. „Euro") und die gleichen Nutzeneinheiten (z. B. „Blutdrucksenkung in mmHg") verwendet. Auf diese Weise lassen sich verschiedene Alternativen anhand expliziter Kriterien miteinander vergleichen. Favorisiert wird dann jene Alternative, bei der für die Erzielung einer Nutzeneinheit der geringere Mitteleinsatz erforderlich ist.

2.5.1 Gesundheitsökonomische Studientypen

Im Bereich der Gesundheitsökonomie lassen sich vier verschiedene Studientypen unterscheiden:
– Kosten-Minimierungs-Analyse
– Kosten-Effektivitäts-Analyse
– Kosten-Nutzwert-Analyse
– Kosten-Nutzen-Analyse

Sie unterscheiden sich darin, wie der Nutzen gesundheitlicher Maßnahmen ausgedrückt wird. In der Darstellung der Kosten gibt es keinen grundsätzlichen Unterschied (Tab. 2.11).

Tab. 2.11: Merkmale der verschiedenen gesundheitsökonomischen Studien.

	CMA	CEA	CUA	CBA
	Cost-Minimization-Analysis	Cost-Effectiveness-Analysis	Cost-Utility-Analysis	Cost-Benefit-Analysis
	Kosten-Minimie-rungs-Analyse	Kosten-Effektivität-Analyse	Kosten-Nutzwert-Analyse	Kosten-Nutzen-Analyse
Kosten	Monetäre Einheiten (z. B. €)	Monetäre Einheiten (z. B. €)	Monetäre Einheiten (z. B. €)	Monetäre Einheiten (z. B. €)
Nutzen	wird als identisch angenommen und nicht berücksichtigt	natürliche Einheiten (z. B. Senkung des Blutdrucks in mmHg; beschwerde-freie Tage)	Qualitätsadjustierte Lebensjahre (QALYs)	Monetäre Einheiten (z. B. €)

Die **Kosten-Minimierungs-Analyse** (Cost-Minimization-Analysis, CMA) ist eine sogenannte reduzierte gesundheitsökonomische Studie. Ihr liegt die wesentliche Annahme zugrunde, dass sich der Nutzen der bewerteten Alternativen nicht unterscheidet. Damit reduziert sich die Analyse auf einen reinen Kostenvergleich. Die Annahme eines identischen Nutzens ist jedoch nur in sehr wenigen Fällen wirklich erfüllt. Zum Beispiel haben viele Maßnahmen zwar ähnliche erwünschte Wirkungen, aber ein unterschiedliches Nebenwirkungsprofil. Ergebnisse einer CMA sind daher immer kritisch zu prüfen.

Die **Kosten-Effektivitäts-Analyse** (Cost-Effectiveness-Analysis, CEA) ist die am häufigsten eingesetzte Analyseform. Dabei wird der Nutzen in „natürlichen" Einheiten ausgedrückt, also solchen Parametern, die beobachtbar oder messbar sind. Beispiele für natürliche Nutzeneinheiten sind die Blutdrucksenkung in mmHg, beschwerdefreie Tage oder vermiedene Frakturen bei Osteoporose.

Die Daten zum Nutzen der zu vergleichenden Maßnahmen werden entweder im Rahmen einer Studie neu erhoben oder aus der Literatur übernommen und anschließend ins Verhältnis zu den jeweils entstehenden Kosten gesetzt (s. eine Box in Kap. 2.5 auf unserer Lehrbuch-Homepage). So lässt sich für beide Maßnahmen ein **Kosten/Nutzen-Quotient** (auch *Kosten-Effektivitäts-Rate*, CER genannt) errechnen. Die CEA kann dann angewandt werden, wenn sich der Nutzen der zu vergleichenden Maßnahmen berechtigterweise im gleichen Nutzenmaß ausdrücken lässt. Die Reduktion auf nur einen spezifischen Nutzenaspekt wird den Konsequenzen vieler Erkrankungen aber nicht gerecht. Häufig haben sowohl Erkrankung als auch deren Behandlung Effekte auf die Lebensqualität und die Lebenserwartung der PatientInnen.

Die **Kosten-Nutzwert-Analyse** (Cost-Utility-Analysis, CUA) überwindet diesen Nachteil der CEA. Bei der CUA werden Wirkungen von Krankheit und gesundheitsbezogenen Maßnahmen auf Lebensqualität und Lebenslänge in einem „virtuellen",

d. h. nicht real existierenden Nutzenmaß zusammengefasst, dem **qualitäts-adjustierten Lebensjahr** (Quality-Adjusted Life Year, QALY; s. Kap. 10.1.2). Als QALY bezeichnet man die mit einem Qualitätsfaktor gewichtete Dauer eines Gesundheitszustandes.

1 QALY ≙ 1 Lebensjahr in vollständiger Gesundheit

Es spiegelt die Annahme wider, dass ein Lebensjahr in guter Gesundheit für die Betroffenen einen höheren Wert hat als ein Lebensjahr in schlechter Gesundheit. Würde man also nur den Effekt von Maßnahmen auf die Lebenserwartung vergleichen, so blieben möglicherweise erhebliche Unterschiede in der Lebensqualität unbeachtet. Aus diesem Grund werden bei den QALYs die Lebensjahre durch eine Gewichtung „qualitätskorrigiert". Der Gewichtungsfaktor gibt den subjektiven Wert eines Gesundheitszustandes an und wird als **Nutzwert** (Utility) bezeichnet. Nutzwerte können einen Wert zwischen 0 und 1 annehmen. Der Wert 0 entspricht dabei dem Tod, der Wert 1 einem Zustand in vollständiger Gesundheit (Box 2.5.1, Abb. 2.21).

Box 2.5.1: Wie werden Nutzwerte ermittelt?
Nutzwerte können durch verschiedene Verfahren erhoben werden. Mit dem EQ-5D liegt ein standardisierter Fragebogen zur Erfassung von Nutzwerten in vielen Sprachen vor, bei dem sechs Dimensionen der Lebensqualität berücksichtigt und zu einem Wert zusammengefasst werden. Andere häufig eingesetzte Verfahren sind die *Time Trade-Off Methode* (TTO, Zeitausgleichsverfahren) und das *Standard Gamble* (SG, Standard-Lotterie-Verfahren). Für viele Erkrankungen und Gesundheitszustände existieren inzwischen publizierte Nutzwerte, die z. B. über die *Cost Effectiveness Registry* recherchiert werden können (Näheres zu den Verfahren s. Internet-Ressourcen).

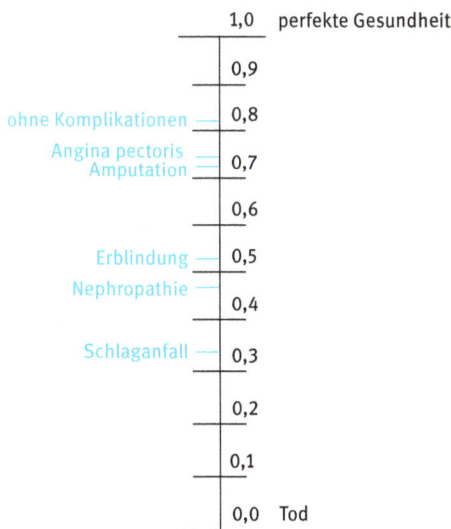

Abb. 2.21: Exemplarische Nutzwerte für verschiedene Komplikationen des Diabetes mellitus Typ1, Abbildung basiert auf: Lee JM, Rhee K, O´Grady MJ et al. Health Utilities for Children and adults with Type 1 Diabetes. Medial Care 2011;49(10):924–931.

QALYs berechnet man, indem man die Dauer eines Gesundheitszustandes (in Jahren) mit dem jeweiligen Nutzwert *multipliziert*. Verbringt also ein Patient fünf Jahre in einer Lebensqualität, die einem Nutzwert von 0,8 entspricht, so werden in dieser Zeit vier QALYs angehäuft. Für eine CUA werden nun jeweils die QALYs der zu vergleichenden Maßnahmen berechnet. Diese werden dann ins Verhältnis zu den dafür aufzuwendenden Kosten gesetzt, sodass daraus ein *Kosten/QALY-Quotient* resultiert (Abb. 2.22).

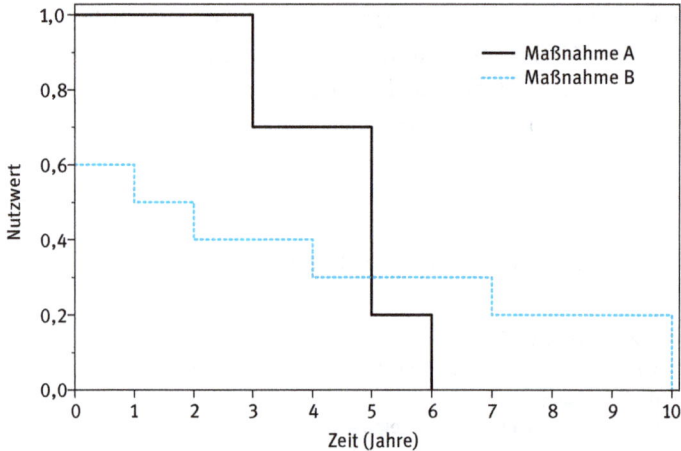

Abb. 2.22: Vergleich des Nutzens zweier hypothetischer Maßnahmen durch Berechnung von QALYs im Rahmen einer CUA. Bei Maßnahme A werden 4,6 QALYs angehäuft, bei Maßnahme B sind es 3,4 QALYs. Die Maßnahmen A und B verursachen Kosten in Höhe von 68.000 € bzw. 55.000 €. Damit liegen die Kosten/QALY-Quotienten bei 14.783 €/QALY für Maßnahme A und 16.176 €/QALY für Maßnahme B. Obwohl also die PatientInnen bei Maßnahme A kürzer leben und die Behandlung teurer ist, häufen sie mehr QALYs an und das Kosten/QALY-Verhältnis ist günstiger.

Der große Vorteil der CUA liegt darin, dass hier theoretisch alle Auswirkungen einer Maßnahme auf die Lebensqualität (z. B. physische, psychische und soziale Aspekte) und die Lebenslänge abgebildet werden. Damit wird das Kosten-Nutzen-Verhältnis gesundheitsbezogener Maßnahmen unabhängig von Indikationsgebieten, Versorgungssektoren und anderen Merkmalen miteinander vergleichbar. Hierin unterscheidet sich die CUA von der CEA, bei der dies durch das notwendige gemeinsame Nutzenmaß nicht möglich ist. Auf diese Weise könnten beispielsweise (1) ein neues Operationsverfahren mit höherer Überlebenswahrscheinlichkeit bei polytraumatisierten PatientInnen, (2) ein Screeningverfahren zur Früherkennung bösartiger

Neubildungen bei Kindern und (3) eine medikamentöse Therapie bei chronisch Kranken anhand des Kosten/QALY-Quotienten miteinander verglichen werden.

Will eine Gesellschaft die Lebensqualität und Lebenslänge ihrer BürgerInnen maximieren, so sollte sie ihre Ressourcen auf die Maßnahmen konzentrieren, die das günstigste Kosten/QALY-Verhältnis aufweisen. Allerdings sollten die im Rahmen dieses Ansatzes der **„Nutzen-Maximierung"** auftretenden *ethischen Aspekte* kritisch reflektiert werden. Durch die Konstruktion des QALYs werden z. B. lebensrettende Maßnahmen bei Kindern und Jugendlichen immer einen höheren Gewinn an QALYs aufweisen als lebensrettende Maßnahmen bei Erwachsenen, da durch die höhere Lebenserwartung jüngerer Menschen per Definition in der Zukunft mehr QALYs aufsummiert werden können (s. a. Kap. 1.4). Die CUA hat jedoch immer dann große Vorzüge gegenüber der CEA, wenn durch die betrachteten Erkrankungen oder Maßnahmen verschiedene Aspekte der Lebensqualität und/oder Lebenslänge beeinflusst werden.

Bei der **Kosten-Nutzen-Analyse** (Cost-Benefit-Analysis, CBA) werden nicht nur die Kosten, sondern auch die Nutzen in geldwerten Einheiten ausgedrückt. Dies bedeutet, dass alle gesundheitlichen Aspekte ebenso wie Todesfälle monetarisiert werden. Die CBA ist damit die einzige Analyseform, bei der sich ein „Netto-Nutzen" berechnen lässt (Nutzen [€] minus Kosten [€]). Damit können auch gesamtgesellschaftliche Mittelverwendungen verglichen werden (z. B. Vergleich zwischen Bildungs- und Gesundheitssystem).

Zur Bestimmung eines monetären Wertes von gesundheitlichen Effekten – wie z. B. dem Rückgang von Symptomen bei einer Erkrankung – werden häufig Verfahren zur Bestimmung der *Zahlungsbereitschaft* eingesetzt, die **Willingness-to-Pay (WTP)-** oder die Willingness-to-Accept (WTA)-Methode. Bei diesem Ansatz wird untersucht, wie viel Geld eine Person zu bezahlen bereit wäre, um einen gesundheitlichen Effekt zu erzielen bzw. wie viel Geld sie fordern würde, um auf eine Gesundheitsverbesserung zu verzichten. Für die Bestimmung des Geldwertes eines (vermiedenen) Todesfalles werden auch Ansätze aus der Versicherungs- und Verkehrsplanung sowie dem Arbeitsschutz verwendet. Die beschriebenen Verfahren zur Monetarisierung von Gesundheit und Lebenszeit werden kontrovers diskutiert. Zum einen wird hinterfragt, ob die geldwerte Bemessung eines menschlichen Lebens ethisch vertretbar ist, zum anderen können WTP- und WTA-Werte durch die Einkommensverhältnisse der befragten Personen beeinflusst werden. Die eigentliche CBA wird nur selten angewandt. Darüber hinaus wird der Begriff der Kosten-Nutzen-Analyse jedoch häufig auch als Oberbegriff für alle gesundheitsökonomischen Analysen verwendet.

2.5.2 Kostenarten

Bei gesundheitsökonomischen Evaluationen werden möglichst alle relevanten Ressourcenverbräuche berücksichtigt und anschließend mit den Kosten hinterlegt, die mit der zu untersuchenden Erkrankung oder der alternativen Maßnahme verbunden sind. Dafür ist es unerheblich, wer diese Kosten zu tragen hat (z. B. PatientInnen, ArbeitgeberInnen etc.). Eine Ausnahme bilden gesundheitsökonomische Studien, die explizit aus einer spezifischen **Perspektive** heraus durchgeführt werden. Oft ist dies die Perspektive des Krankenversicherungssystems. Bei solchen Studien werden dann nur jene Kosten berücksichtigt, die durch den Krankenversicherer getragen werden müssen. Andere Kosten – z. B. solche, die die PatientInnen selber tragen – fallen heraus. Bei einer umfassenden, d. h. nicht aus einer bestimmten Perspektive unternommenen gesundheitsökonomischen Studie werden folgende **Kostenarten** berücksichtigt:

Direkte Kosten

Medizinische und nicht-medizinische direkte Kosten sind alle Ressourcenverbräuche, die durch eine Krankheit und deren Behandlung entstehen. Zu den *medizinischen direkten Kosten* zählen beispielsweise die Kosten der Behandlung im Krankenhaus, von Medikamenten, diagnostischen Untersuchungen und Physiotherapiemaßnahmen. Auch die Behandlung von Nebenwirkungen ist hierbei zu berücksichtigen. *Nicht-medizinische direkte Kosten* sind z. B. die Fahrtkosten zum Krankenhaus, die Kosten von Umbauarbeiten im Wohnhaus von PatientInnen aufgrund einer durch die Krankheit eingetretenen Behinderung oder auch die Kosten, die durch die Inanspruchnahme von Hilfsleistungen im Haushalt von PatientInnen anfallen.

Indirekte Kosten

Viele Erkrankungen können dazu führen, dass Menschen in ihrer Produktivität eingeschränkt werden. Dies ist der Fall, wenn sie ihrer Erwerbsarbeit zeitweise nicht nachkommen können oder wenn sie dauerhaft arbeitsunfähig sind. Auch wenn sie frühzeitig versterben, entstehen *Produktivitätsverluste* („indirekte Kosten"). Produktivitätsverluste im Bereich der nicht-bezahlten Arbeit, z. B. der Familienarbeit, können ebenfalls relevant sein und müssen dann berücksichtigt werden. Gerade bei chronischen und psychischen Erkrankungen ist der Anteil der Kosten, der durch Produktivitätsverluste entsteht, oft hoch und kann damit einen erheblichen Effekt auf das Kosten-Nutzen-Verhältnis von Behandlungsmaßnahmen haben.

Intangible Kosten

Als *intangible Kosten* werden Kosten bezeichnet, die nicht oder nur schwer gemessen und dann in einem Geldwert ausgedrückt werden können. Beispiele hierfür sind

Angst oder Stigmata, die mit einer Erkrankung verbunden sind. Intangible Kosten werden bei gesundheitsökonomischen Evaluationen nicht quantitativ berücksichtigt, zumal sie oft schon auf der Nutzen-Seite negativ in die Bewertung der Lebensqualität eingehen. So ist etwa davon auszugehen, dass PatientInnen, die unter einer besonders stigmatisierten Erkrankung leiden (z. B. psychische Erkrankungen, HIV/AIDS), deswegen auch in ihrer Lebensqualität eingeschränkt sind.

2.5.3 Die inkrementelle Betrachtungsweise bei gesundheitsökonomischen Studien

In den vorangegangenen Beispielen wurden die Ergebnisse gesundheitsökonomischer Studien als durchschnittliche Kosten/Nutzen-Quotienten für die zu vergleichenden Alternativen dargestellt. Unabhängig vom Studientyp ist die Verwendung von Durchschnitts-Quotienten jedoch oft irreführend und unrealistisch. Dies ist in der Medizin vor allem dann der Fall, wenn es um einen Vergleich mit neuen, oft teureren Alternativen zu bereits bestehenden Maßnahmen geht. In solchen Situationen ist vielmehr relevant, welche zusätzlichen Kosten aufgebracht werden müssen, um einen zusätzlichen Nutzen zu erzielen. Dieses Konzept wird als inkrementelle (schrittweise) oder marginale Betrachtungsweise bezeichnet. Dabei wird nicht der durchschnittliche Kosten/Nutzen-Quotient einer Alternative berechnet, sondern der inkrementelle Kosten/Nutzen-Quotient (inkrementelle Kosten-Effektivitäts-Rate, ICER). Hierzu wird die Differenz der Kosten (Kosten der zu prüfenden Maßnahme abzüglich der Kosten der vorhandenen Alternative) zur Differenz der Nutzen beider Optionen ins Verhältnis gesetzt (Δ Kosten / Δ Nutzen s. Box 2.5.2).

Box 2.5.2: Fallbeispiel zur Errechnung des inkrementellen Kosten/Nutzen-Quotienten
PatientInnen mit einer bestimmten psychischen Erkrankung erhalten üblicherweise über einen längeren Zeitraum eine effektive Verhaltenstherapie (Behandlung A). In einer Studie wurde nun ein neues Medikament untersucht, das zur Therapie dieser Erkrankung entwickelt wurde (Behandlung B). Folgende Berechnungen wurden vorgenommen:

Behandlung	Gesamtkosten	Gesamtnutzen	Kosten/Nutzen-Quotient	Inkrementeller Kosten/Nutzen-Quotient
A	425.000 €	18 QALYs	23.611 €/QALY	–
B	495.000 €	20 QALYs	24.750 €/QALY	35.000 €/QALY

Rechnung: Inkrementeller Kosten/Nutzen-Quotient = Gesamtkosten B – Gesamtkosten A/ Gesamtnutzen B – Gesamtnutzen A
(495.000 € – 425.000 €) / (20 QALYs – 18 QALYs) = 35.000 €/QALY
Für jedes zusätzlich gewonnene QALY müssen bei der neuen Behandlung also 35.000 € mehr ausgegeben werden.

Häufig ist der inkrementelle Kosten/Nutzen-Quotient deutlich höher als der durchschnittliche Kosten/Nutzen-Quotient. Die inkrementelle Betrachtungsweise ist jedoch grundsätzlich vorzuziehen, da sie den Entscheidungsträgern realitätsnähere Informationen über den tatsächlichen Unterschied zwischen den betrachteten Alternativen aufzeigt.

2.5.4 Die Interpretation gesundheitsökonomischer Studienergebnisse

Die aus einer gesundheitsökonomischen Evaluation hervorgegangenen Ergebnisse lassen sich grafisch sehr gut mit Hilfe einer sogenannten **Kosten-Effektivitäts-Fläche** darstellen. Prinzipiell sind dabei vier verschiedene Alternativen möglich (Abb. 2.23).

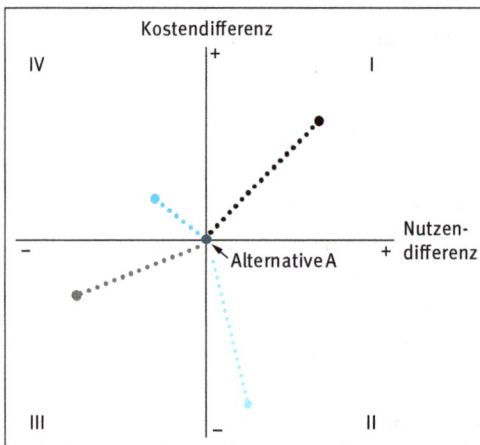

Abb. 2.23: Die Ergebnisse einer gesundheitsökonomischen Evaluationsstudie lassen sich auf einer Kosten-Effektivitäts-Fläche auftragen. Die untersuchten Maßnahmen werden im Vergleich zu einer Alternative A (im Zentrum; häufig der *Status Quo*) hinsichtlich der zusätzlich aufzuwendenden Kosten und des zu erwartenden zusätzlichen Nutzens eingetragen.

Im Vergleich zu einer Alternative A (im Zentrum) kann eine Maßnahme entweder teurer und effektiver (Quadrant I), günstiger und effektiver (Quadrant II), günstiger und weniger effektiv (Quadrant III) oder teurer und weniger effektiv sein (Quadrant IV). Da in den Quadranten II und IV jeweils eine der beiden Maßnahmen im Hinblick auf Kosten und Nutzen eindeutig über- oder unterlegen ist, spricht man hier von einer **Dominanz**. Im I. Quadranten müssen für einen höheren Nutzen mehr Ressourcen eingesetzt werden, im III. Quadranten könnten dagegen bei Verzicht auf einen höheren Nutzen Ressourcen eingespart werden. In der Praxis tritt der positive inkrementelle Kosten/Nutzen-Quotient (Quadrant I) häufig auf. Er stellt Entscheidungsträger dann meist vor eine schwierige *Abwägungsentscheidung*.

Im Zentrum dieser Abwägungsentscheidung steht die grundlegende Frage der Gesundheitsökonomie: Wie viele Ressourcen ist eine Gesellschaft (z. B. ein solidarisch finanziertes Versicherungssystem) bereit, für eine zusätzliche Nutzeneinheit aufzuwenden? Wie viel darf beispielsweise ein zusätzlich gewonnenes QALY kosten? Bislang gibt es in Deutschland, Österreich und der Schweiz keinen eindeutigen, expliziten Grenzwert zu dieser Frage. In Großbritannien existiert dagegen z. B. ein Schwellenwert von 30.000 £ (2019: ca. 34.000 €) bei der Zulassung neuer Medikamente. Er wird allerdings nie als alleiniges Kriterium angesehen. Stattdessen findet eine Abwägung verschiedenster, auch ethischer Kriterien statt. So wird beispielsweise in den letzten Jahren ein deutlich höherer Schwellenwert für Maßnahmen am Lebensende und bei sehr seltenen Erkrankungen akzeptiert.

Ob der Einsatz von Ressourcen für eine bestimmte gesundheitsbezogene Intervention letztendlich „kosten-effektiv" ist, ist ein *bewertendes Urteil*. „Kosten-effektiv" ist dabei nicht gleichbedeutend mit „kosten-sparend". Da es sich immer um relative Berechnungen und Aussagen handelt, ist die Vergleichsgröße (z. B. die bisherige Behandlung) eindeutig anzugeben. Eine Intervention kann immer nur kosteneffektiv relativ zu einer anderen Alternative sein! Ein wichtiger Vorteil der gesundheitsökonomischen Analyse ist es, die Abwägungen zwischen Alternativen explizit, d. h. sichtbar zu machen. Sie trägt damit zu einer rationalen Entscheidungsfindung bei. Gleichwohl müssen immer auch andere Kriterien einbezogen werden.

Internet-Ressourcen

Auf unserer Lehrbuch-Homepage (**www.public-health-kompakt.de**) finden Sie Literaturquellen, Hinweise auf weiterführende Literatur, zusätzliche Abbildungen und Tabellen sowie verschiedene Links zu interessanten Quellen.

3 Gesundheitssysteme

Als Gesundheitssystem oder Gesundheitswesen bezeichnet man die Gesamtheit der Einrichtungen, deren Aufgabe es ist, die Gesundheit einzelner Menschen und die der gesamten Bevölkerung zu erhalten, zu fördern und wiederherzustellen sowie Krankheiten vorzubeugen. Gesundheitssysteme können sehr verschieden organisiert und finanziert werden. Üblicherweise unterscheidet man Sozialversicherungsmodelle von nationalen Gesundheitsdiensten. Viele Gesundheitssysteme haben Elemente aus beiden Organisationsmodellen übernommen.

In diesem Kapitel vergleichen wir zuerst die Organisation, die Kosten und die Qualität der Gesundheitssysteme verschiedener Länder und diskutieren dann ausführlich die Situation in der Schweiz, in Österreich und in Deutschland. Wir beleuchten die Rolle, die der Staat in den jeweiligen Gesundheitssystemen übernimmt und betrachten die Organisation der medizinischen und pflegerischen Versorgung sowie Kosten, Vergütung und Finanzierung der Leistungen. Dabei gehen wir auch auf verschiedene Aspekte des Versicherungswesens ein. Ein zentraler Bereich im Hinblick auf die Qualität der Gesundheitssysteme ist die PatientInnensicherheit, mit der wir uns abschließend beschäftigen.

3.1 Einführung in das Gesundheitswesen

Matthias Egger, Lotte Habermann-Horstmeier

3.1.1 Definition und Ziele

Das Gesundheitssystem oder Gesundheitswesen umfasst in einem Land alle staatlichen und privaten Einrichtungen, deren Aufgabe es ist, die Gesundheit einzelner Menschen und die der gesamten Bevölkerung zu erhalten, zu fördern und wiederherzustellen sowie Krankheiten vorzubeugen. Zu den Bereichen des Gesundheitswesens gehören also Gesundheitsförderung und Prävention ebenso wie die Diagnostik und Behandlung von Krankheiten und Unfällen sowie die Rehabilitation von kranken und verunfallten Menschen. Im weiteren Sinne können auch gesundheitsbezogene Forschung, pharmazeutische Industrie und Medizintechnik zum Gesundheitssystem eines Landes mit hinzugerechnet werden.

In den Industrienationen ist das Gesundheitssystem ein volkswirtschaftlich überaus wichtiger Beschäftigungszweig. So ist in Großbritannien der staatliche *National Health Service* (NHS, s. u.) der größte Arbeitgeber im Land. Auch in Deutschland, Österreich und der Schweiz zählt das Gesundheitswesen zu den wichtigsten Arbeitgebern im Dienstleistungssektor.

Wesentliche Ziele und Qualitätskriterien eines Gesundheitssystems sind:
- *Wirksamkeit und Leistungsfähigkeit:* Die erbrachten Leistungen sollen wirksam sein und zeitgerecht erbracht werden.
- *Bedarfsgerechtigkeit und Zweckmäßigkeit:* Die Leistungen sollen auf die Bedürfnisse der Bevölkerung zugeschnitten sein.

https://doi.org/10.1515/9783110673708-003

–   *Wirtschaftlichkeit und Finanzierbarkeit:* Die hieraus entstehenden Kosten sollen tragbar und durch die erzielten Ergebnisse gerechtfertigt sein.
–   *Chancengleichheit und Fairness:* Der angebotene Grundkatalog an Leistungen soll unabhängig von Einkommen und Status allen Menschen offenstehen.

3.1.2 Organisationsmodelle

Die Gesundheitssysteme westlicher Industrienationen lassen sich idealtypisch in zwei Gruppen einteilen:
–   *Sozialversicherungsmodell:* Dieses Modell wird nach Reichskanzler Otto von Bismarck (1815–1898), der die Sozialversicherung in Deutschland in den 1880er Jahren als Folge der durch die Industrielle Revolution auftretenden sozialen Spannungen einführte, auch als *Bismarck-Modell* bezeichnet. Das zentrale Organisationsmerkmal sind Versicherungskassen, die einen eigenständigen rechtlichen Status haben und sich selbst verwalten. In der Regel handelt es sich dabei heute um Pflichtversicherungen, die über einkommensabhängige Arbeitgeber- und Arbeitnehmerbeiträge finanziert werden. Versichert sind nicht nur die Arbeitnehmer selbst, sondern auch ihre Familienangehörigen sowie Arbeitslose und Rentner. In Deutschland gehören hierzu die Kranken-, die Pflege- und die Unfallversicherung, in Österreich und der Schweiz die Kranken- und die Unfallversicherung[16]. Die schweizerische Krankenversicherung stellt allerdings einen Sonderfall dar, weil sie nicht durch Arbeitgeber- und Arbeitnehmerbeiträge finanziert wird, sondern durch individuelle Beiträge und Prämien, die nicht einkommensabhängig sind. Auch Familienangehörige, Arbeitslose und Rentner müssen sich selbst versichern. Für Kinder, Jugendliche und junge Erwachsene sowie Personen, die in bescheidenen Verhältnissen leben, sind die zu zahlenden Prämien jedoch geringer.
–   *Nationaler Gesundheitsdienst:* Dieses Modell wird nach dem Ökonomen Sir William Beveridge (1879–1963), der 1942 die Schaffung eines nationalen Gesundheitsdienstes in Großbritannien vorschlug, auch *Beveridge-Modell* genannt. Sein Plan wurde nach dem Ende des 2. Weltkriegs mit der Gründung des *National Health Service* (NHS) umgesetzt. Das Gesundheitssystem wird vom Staat betrieben und über Steuern finanziert. Im Gegensatz zum Sozialversicherungsmodell liegen die Verantwortung für die Finanzierung und die Leistungserbringung somit in derselben staatlichen Hand. Die Bevölkerung hat kostenlosen Zugang zu den staatlich organisierten medizinischen Einrichtungen. Allerdings beteiligen sich die PatientInnen über Selbstbehalte und Konsultationsgebühren in unterschiedlichem Maße an den entstehenden Kosten. Zudem haben Wartelisten und

---

16 In Österreich wird die staatliche Pflegeversicherung aus Steuermitteln finanziert.

Rationierungen dazu geführt, dass die Bedeutung privater Zusatzversicherungen in einigen Ländern mit nationalem Gesundheitsdienst zugenommen hat[17].

Heute gibt es in den meisten Industrienationen Gesundheitssysteme, die Aspekte aus beiden Organisationsmodellen übernommen haben. Sie mischen öffentliche und private Finanzierung sowie öffentliche und private Leistungserbringung.

In den **USA** ist die Situation besonders komplex. Hier wird die Krankenversicherung von vielen Menschen als private Angelegenheit der BürgerInnen betrachtet. Es besteht keine Versicherungspflicht. Als Folge hiervon waren 2011 mehr als 300 Millionen EinwohnerInnen in den USA nicht versichert (s. auch eine Abbildung in Kap. 3.1 auf unserer Lehrbuch-Homepage). Aufgrund einer von Präsident Obama am 23. März 2010 unterschriebenen und vom Supreme Court 2012 bestätigten Gesetzesvorlage (*Affordable Care Act*), wurde das Gesundheitswesen der USA reformiert. Ziel war, die Anzahl der nicht versicherten Menschen zu reduzieren. Jede Bürgerin und jeder Bürger wurde verpflichtet, eine Krankenversicherung abzuschließen, wenn er oder sie nicht anderweitig versichert ist (sog. *Individual Mandate*). Die privaten Krankenversicherungen können dabei Versicherungswillige nicht mehr aufgrund von bestehenden Erkrankungen oder Risikofaktoren ausschließen. Vor 2012 wurden aus diesen Gründen z. B. mehr als 30 % der 60- bis 64-jährigen Antragsteller abgelehnt. Dank „Obamacare" sank der Anteil der unversicherten BürgerInnen von 16,0 % im Jahr 2010 auf 9,1 % im Jahr 2015. Obwohl es Präsident Donald J. Trump nicht gelang, sein Wahlversprechen einzulösen und den *Affordable Care Act* ganz aufzuheben, trug er während seiner Amtszeit durch verschiedene Maßnahmen – wie der Aufhebung des Pflichtcharakters der Versicherung – dazu bei, die Umsetzung des Gesetzes zu behindern. Bereits zwischen 2017 und 2018 stieg die Zahl der unversicherten Personen in den USA wieder von 8,0 auf 8,5 % an. Besonders hoch ist die Zahl der Unversicherten in vielen Südstaaten der USA.

In den *Low-Income*-Ländern steht der Aufbau von Gesundheitssystemen mit einer starken *Primary-Health-Care*-Komponente (s. Kap. 10.3) im Vordergrund. Aktuell gibt es in vielen dieser Länder nur schwach entwickelte staatliche Gesundheitsdienste. Die Versorgung der Bevölkerung geschieht punktuell durch nichtstaatliche Organisationen (z. B. in Missionskrankenhäusern) sowie in ländlichen Gebieten über Gesundheitsstationen, die mit Pflegefachkräften besetzt sind, und über traditionelle HeilerInnen und Hebammen. In den großen Städten mit Krankenhäusern und SpezialärztInnen werden auch private Gesundheitsdienstleistungen angeboten. Im Krankheitsfall sind oft Direktzahlungen für Medikamente, Arztbesuche und medizinische Maßnahmen zu leisten, was viele Menschen davon abhält, diese in Anspruch zu neh-

---

17 In Großbritannien hat sich die Situation in den letzten Jahren v. a. in den staatlichen Krankenhäusern infolge der Sparmaßnahmen beim *National Health Service* (NHS) deutlich verschlechtert. Dies zeigte sich insbesondere während der Covid-19-Pandemie.

men. Nur ein kleiner Teil der Bevölkerung (z. B. Beamte oder Angehörige des Militärs) ist krankenversichert. In den *Middle-Income*-Ländern sind die staatlichen Gesundheitsdienste oft besser aufgestellt, aber auch hier gibt es noch nicht überall eine flächendeckende, qualitativ hochstehende Gesundheitsversorgung (s. auch Kap. 10.1 und Kap. 10.2).

3.1.3 Kosten und Qualität im internationalen Vergleich

Für die Mitgliedsländer der *Organisation für wirtschaftliche Zusammenarbeit und Entwicklung* (OECD) werden die Ausgaben der Gesundheitssysteme standardisiert erfasst. Die aktuellen OECD-Daten (2019) zeigen, dass die Gesundheitsausgaben in den USA – wie schon in früheren Jahren – mit 17,0 % des Bruttoinlandsproduktes an erster Stelle stehen, während die Ausgaben hierfür in Spanien mit 9,0 % und Italien mit 8,7 % unterhalb der 10 %-Marke liegen (Abb. 3.1). Laut OECD gaben die US-Amerikaner im Jahr 2018 kaufkraftbereinigt pro Kopf 10.586 $ für ihr Gesundheitssystem aus, in der Schweiz waren es 7.317 $, in Deutschland 5.986 $, in Österreich 5.395 $, in Großbritannien 4.070 $ und in Spanien 3.323 $.

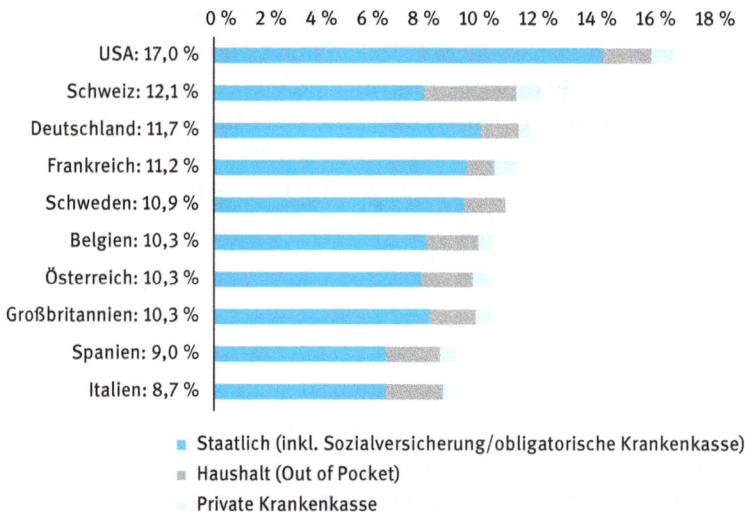

Abb. 3.1: Gesundheitsausgaben in verschiedenen Ländern, gemessen am Bruttoinlandsprodukt, unterschieden nach Finanzierungsträgern. Angaben für 2019 (bzw. 2018, wenn noch keine Daten vorlagen). (Quelle: OECD Health Data. https://stats.oecd.org/).

In den meisten OECD-Ländern verursachen staatliche Finanzierungsträger durch direkte Finanzierung von Krankenhäusern und anderen Einrichtungen sowie über staatliche Versicherungen den größten Teil der Ausgaben. Der Privatsektor umfasst die privaten Krankenkassen und Direktzahlungen der Haushalte (*Out of Pocket Payments*; z. B. zahnärztliche Behandlungen[18]). Im Allgemeinen ist die private Finanzierung im Bereich der ambulanten Leistungen von größerer Bedeutung als im stationären Bereich. Dabei spielen z. B. in den USA die privaten Krankenversicherungen eine wichtige Rolle, während in der Schweiz die privaten Haushalte besonders belastet werden.

In der Schweiz, in Österreich und in Deutschland entfallen zwischen 65 und 75 % der Gesundheitsausgaben auf kurative Leistungen, Rehabilitationsleistungen und Medikamente. Die übrigen Gesundheitsausgaben betreffen die Bereiche Langzeitpflege (ca. 15 bis 20 %), medizinische Hilfsmittel, Prävention und Verwaltung. Für organisierte öffentliche Gesundheits- und Präventionsprogramme wurden 2018 in Deutschland nur 3,2 %, in der Schweiz 2,6 % und in Österreich 1,7 % der Gesundheitsausgaben aufgewendet.

Wichtige Determinanten der Gesundheitsausgaben sind die Altersstruktur und der Gesundheitszustand einer Bevölkerung, die Prävalenz von Risiko- (z. B. Rauchen) und Schutzfaktoren (z. B. gesunde Ernährung), die verfügbaren Ressourcen (z. B. die Dichte von Fachärzten) sowie das ärztliche Verordnungsverhalten und die Inanspruchnahme von Leistungen durch die PatientInnen. In allen OECD-Ländern hatten die Gesundheitsausgaben vor Beginn der Weltwirtschaftskrise im Jahre 2007 kontinuierlich um durchschnittlich 4,0 % pro Jahr zugenommen. Danach kam es in den von der Krise besonders betroffenen Ländern zu deutlichen Abnahmen in den Pro-Kopf Ausgaben für Gesundheit (z. B. 2009 – 2013 in Griechenland –7,2 %, in Irland – 4,2 % und in Portugal – 3,3 %). In Deutschland nahmen die Pro-Kopf-Ausgaben zwischen 2009 und 2013 dagegen jährlich um ca. 2,0 % zu, in der Schweiz um 2,5 % und in Österreich um 1,0 %. Die Gesamtausgaben für den Gesundheitsbereich sind seither z. B. in Deutschland noch weiter angestiegen (2017: + 4,7 %.; 2018: + 4,0 %). Wie sich die aktuelle Covid-19-Pandemie auf die Gesundheitsausgaben in den einzelnen Ländern auswirken wird, lässt sich derzeit (Anfang 2021) noch nicht sagen.

Im Jahr 2000 nahm die Weltgesundheitsorganisation WHO einen Vergleich der *Qualität und Wirtschaftlichkeit der Gesundheitssysteme* ihrer 191 Mitgliedsländer vor, der als *World Health Report 2000* publiziert wurde. Hierin wurden sechs Kriterien definiert, nach denen die Qualität und Wirtschaftlichkeit der Gesundheitssysteme beurteilt wurde:

- Gesundheitszustand der Bevölkerung (gemessen als durchschnittliche Anzahl an Lebensjahren bei guter Gesundheit)
- Ausmaß der Ungleichheiten im Gesundheitszustand der Bevölkerung

---

18 In der Schweiz werden zahnärztliche Behandlungen nur in Ausnahmefällen von der Krankenkasse übernommen.

– Eingehen auf die Bedürfnisse der Bevölkerung (PatientInnenorientierung, z. B. freie Arztwahl oder zeitgerechte Behandlung)
– Ausmaß der Ungleichheiten in der PatientInnenorientierung
– Verteilung der finanziellen Lasten (Finanzierungsgerechtigkeit, gemessen am Verhältnis zwischen dem Haushalteinkommen und den Ausgaben der Haushalte für Gesundheit)
– Höhe der Ausgaben für Gesundheit

Bei der Gesamtwertung wurden Gesundheitszustand, PatientInnenorientierung und Finanzierungsgerechtigkeit zu den Ausgaben in Beziehung gesetzt. Einschränkend muss bemerkt werden, dass die Bewertungen der WHO aufgrund mangelnder objektiver Daten oft durch eine Kommission von Expertinnen und Experten vorgenommen wurden. Der WHO-Bericht erregte einiges Aufsehen, nicht zuletzt, weil die Gesundheitssysteme einiger Länder schlechter abschnitten als erwartet. Deutschland kam in der Gesamtwertung nur auf Platz 25, die Schweiz landete auf Platz 20, Österreich auf Rang 9 und die USA auf Platz 37. Der erste Rang wurde von Frankreich, der Letzte von Sierra Leone eingenommen. Es gibt unterschiedliche Gründe für die wenig schmeichelhaften Werte für Deutschland und die Schweiz sowie die relativ gute Bewertung des österreichischen Gesundheitssystems. Der Gesundheitszustand der deutschen Bevölkerung wurde als schlechter beurteilt als der in der Schweiz oder in Österreich. Darüber hinaus wurde in Deutschland auch mehr Ungleichheit im Gesundheitsniveau der Bevölkerung festgestellt als in der Schweiz oder Österreich. Die Ausgaben waren in Deutschland hoch, die Finanzierungsgerechtigkeit hingegen gut. In der Schweiz waren die Finanzierungsgerechtigkeit aufgrund der einkommensunabhängigen, hohen Belastung der Haushalte schlecht und die Gesundheitskosten hoch. Österreich schnitt bezüglich der Finanzierungsgerechtigkeit gut ab. Hier waren die Ausgaben niedriger als in den beiden anderen Ländern. Die umfassende Studie wurde seit 2000 nie wiederholt, sodass aktuelle Vergleiche fehlen. In der Zwischenzeit hat sich einiges in den Gesundheitssystemen geändert. Zudem lässt sich angesichts der aktuellen Covid-19-Pandemie z. B. über die Gewichtung der Parameter bei der Erstellung der Rangfolge der einzelnen Länder diskutieren. So haben z. B. die Gesundheitssysteme in Deutschland, Österreich und der Schweiz die Herausforderungen bislang recht gut gemeistert, während die Gesundheitssysteme in Frankreich, Italien, Spanien, Großbritannien und den USA deutlich schlechter damit zurande kamen.

Die OECD erfasst auch regelmäßig die *Qualität* der medizinischen Versorgung anhand bestimmter Indikatoren. Bei chronischen Erkrankungen wird die Qualität der medizinischen Versorgung z. B. anhand der Rate der vermeidbaren Hospitalisationen bei chronisch-obstruktiver Lungenerkrankung oder der Rate der vermeidbaren Amputationen der unteren Extremitäten bei Diabetes mellitus erfasst. Beobachtet werden auch die Versorgung bei akuten Erkrankungen (z. B. anhand der 30-Tage-Letalitätsrate nach einem akuten Herzinfarkt, s. a. Kap. 2.1.2), bei psychischen Erkrankungen (z. B. anhand der Rate der nicht geplanten Rehospitalisierungen bei PatientInnen mit Schizophrenie), bei Krebserkrankungen (z. B. anhand der Teilnahme an Screening-Programmen für Gebärmutterhals- und Brustkrebs oder der Sterberaten bei häufigen Krebsarten) und bei Infektionskrankheiten (z. B. anhand der Durchimpfungsraten bei Kindern). Weder die Schweiz noch Österreich oder Deutschland belegen bei den OECD-Indikatoren Spitzenplätze. Eine Abbildung in Kap. 3.1 auf unserer Lehrbuch-Homepage zeigt beispielhaft die Situation im Jahr 2007 für den Indikator „Letalität innerhalb von 30 Tagen nach akutem Herzinfarkt" in verschiedenen OECD-Ländern. Der OECD-Durchschnitt lag damals bei 10,2 %. In der Zwischenzeit verbesserte sich die Situation in allen deutschsprachigen Ländern. Derzeit liegen die Schweiz (2014: 5,1 %) und Österreich (2017: 6,2 %) unterhalb des aktuellen OECD-Durchschnitts von 6,9 %, während Deutschland mit 8,5 % (2017) noch deutlich darüber liegt.

Auf die Kosten und die Qualität der Gesundheitssysteme kann sich auch die derzeit in vielen Ländern stattfindende digitale Transformation im Gesundheitsbereich auswirken. Hierfür müssen vielfach noch die entsprechenden Strukturen geschaffen werden, z. B. um – unter Einhaltung des Datenschutzes – Gesundheitsdaten besser zu vernetzen oder Telemedizin anzubieten. Wie groß das Interesse beispielsweise an online zur Verfügung gestellten Gesundheitsinformationen ist, zeigen Angaben der OECD (2020). Hiernach hat sich der Anteil der Erwachsenen, die online Gesundheitsinformationen suchen, zwischen 2008 und 2017 mehr als verdoppelt. In Deutschland und der Schweiz lag der Prozentsatz 2017 mit 63 % bzw. 64 % noch höher als in Österreich (54 %).

3.2 Die Gesundheitssysteme im deutschsprachigen Raum

3.2.1 Das schweizerische Gesundheitssystem

Nicole Steck, Matthias Egger

Ein Kernmerkmal des schweizerischen Gesundheitssystems ist seine föderalistische Struktur mit den drei Ebenen *Bund*, *Kantone* und *Gemeinden*. Die Verantwortlichkeit für die Gesundheitsversorgung liegt dabei primär bei den Kantonen. Diese Situation – ein kleinräumiges Land mit 26 kantonalen Gesundheitssystemen und hoher Gemeindeautonomie – führt in vielen Bereichen zu Überschneidungen. Die damalige Bundesrätin Ruth Dreifuss bezeichnete 2001 die „Zersplitterung auf den verschiedensten Ebenen" als das „Hauptmerkmal" des schweizerischen Gesundheitssystems. Die Schweiz tut sich denn auch schwer mit einer nationalen *Gesundheitspolitik*, so z. B. bei der Schaffung von Schwerpunkten in der Transplantations- oder Spitzenmedizin.

Im Jahr 1996 wurde die *obligatorische Krankenpflegeversicherung* (OKP, Tab. 3.1) eingeführt. Es handelt sich um eine Pflichtversicherung für die gesamte Bevölkerung. Die Versicherten können dabei zwischen 51 privaten Versicherern wählen (Stand 2020). Wie in den Niederlanden erfolgt die Finanzierung über einkommensunabhängige *Kopfprämien*. Die Leistungen werden, ähnlich wie in den Ländern mit Sozialversicherungssystemen (z. B. in Deutschland), durch öffentliche und private Anbieter erbracht. Das schweizerische Gesundheitssystem muss laufend reformiert werden, um den aktuellen Herausforderungen gerecht zu werden. Im Sommer 2020 hat der Bundesrat u. a. eine Einschränkung der freien Arztwahl zur Eindämmung des Kostenwachstums vorgeschlagen. Auch kommen die Reformen im Bereich E-Health nur langsam voran. So wurde der Start des elektronischen PatientInnendossiers bereits mehrmals verschoben. Er ist jetzt für das Frühjahr 2021 geplant. Der Nachholbedarf bezüglich der Digitalisierung zeigte sich auch zu Beginn der Covid-19-Pandemie: Die Ärztinnen und Ärzte lieferten Daten per Fax an das Bundesamt für Gesundheit (BAG), wo die Formulare von Hand abgetippt werden mussten.

Die durch das Gesundheitssystem angebotenen Leistungen werden unterschiedlich in Anspruch genommen. Frauen tendieren stärker zu präventiven und komplementärmedizinischen Maßnahmen als Männer. Notfallkonsultationen sind dagegen bei Männern häufiger als bei Frauen. Personen mit hohem Bildungsstatus nehmen öfter Leistungen von FachärztInnen in Anspruch, während Spitalaufenthalte häufiger bei weniger gebildeten Personen vorkommen. Ärztliche Konsultationen sind in der französisch- und italienischsprachigen Schweiz häufiger als in der Deutschschweiz. Bei Personen mit Migrationshintergrund kommt es öfter zu Konsultationen, Spitalaufenthalten und Notfallkonsultationen als bei Schweizern. Schließlich ist die Inanspruchnahme in Ballungszentren höher als in ländlichen Gebieten.

Tab. 3.1: Ausgewählte Merkmale der schweizerischen obligatorischen Krankenpflegeversicherung (OKP).

Versicherungspflicht
- Jede Person mit Wohnsitz in der Schweiz muss sich innerhalb von 3 Monaten bei einem Versicherer ihrer Wahl versichern.
- ArbeitnehmerInnen können auf die Unfalldeckung verzichten, wenn sie am Arbeitsplatz gegen Unfall versichert sind.

Auflagen an Versicherer
- Die Versicherer nehmen alle Versicherungswilligen in die OKP und die freiwillige Taggeldversicherung auf. Ein Gewinn ist nicht gestattet.
- Sie beteiligen sich am Risikoausgleich zwischen den Versicherern. Dieser beruht auf Alter und Geschlecht der Versicherten, einem Aufenthalt im Spital oder Pflegeheim im Vorjahr und seit 2020 auch auf den *Pharmaceutical Cost Groups* (PCG).
- Sie können innerhalb der OKP Prämienrabatte aufgrund höherer Franchisen (bis max. 2.500 CHF, s. Fußnote 20) oder eingeschränkter Wahlmöglichkeiten (HMO oder Hausarztmodelle) anbieten.
- Sie können freiwillige Zusatzversicherungen mit Gewinnorientierung anbieten, wobei Versicherungswillige abgelehnt oder Vorbehalte angebracht werden dürfen.
- Sie sind verpflichtet, Maßnahmen zu unterstützen, die der Krankheitsverhütung dienen. Zu diesem Zweck betreiben sie gemeinsam mit den Kantonen die Institution *Gesundheitsförderung Schweiz*.

Tab. 3.1: (fortgesetzt)

Prämien

- Die Versicherer legen die Höhe der Prämien fest. Diese müssen vom Bundesamt für Gesundheit (BAG) genehmigt werden. Die Versicherer können die Prämien kantonal oder regional nach den Kostenunterschieden abstufen. Innerhalb der drei Altersgruppen (Kinder, junge Erwachsene bis 25 Jahre, Erwachsene) sind die Prämien risiko- und einkommensunabhängig.
- Die Höhe der Prämien unterscheidet sich zwischen den Kantonen z. T. erheblich: Die kantonale Durchschnittsprämie für Erwachsene betrug 2020 im Kanton Basel-Stadt 605 CHF monatlich (inkl. Unfallversicherung), im Kanton Appenzell Innerrhoden dagegen nur 360 CHF.
- Prämienverbilligungen für wirtschaftlich Schwächere (rund ein Viertel der Versicherten) werden durch Bund und Kantone finanziert.

Identischer Katalog von Leistungen

Leistungen, die der Diagnosestellung oder der Behandlung einer Krankheit und ihrer Folgen dienen:
- Untersuchungen und Behandlungen durch ÄrztInnen, ChiropraktorInnen oder Personen, die auf ärztliche Anordnung tätig werden
- Pflegeleistungen zu Hause, im Spital und im Pflegeheim. Aufenthalt im Spital und im Geburtshaus.
- Arzneimittel, Analysen sowie Mittel und Gegenstände aufgrund der Spezialitätenliste (SL), der Analysenliste (AL) und der Liste der Mittel und Gegenstände (MiGeL).
- Präventive Maßnahmen, z. B. Impfungen, acht Untersuchungen im Vorschulalter, bei Frauen ein Cervix-Abstrich alle drei Jahre, Mammografie im Rahmen von Screening-Programmen.
- Zahnärztliche Leistungen werden nur in Ausnahmefällen übernommen.

Bedingungen für Kostenübernahme

- Die Leistungen sind Pflichtleistungen der OKP und werden durch zugelassene Leistungserbringer erbracht.
- Die Maßnahmen sind wirksam, zweckmäßig und wirtschaftlich.
- Sie erfolgen auf ärztliche Verordnung und mit Rechnungsstellung nach dem betreffenden Tarif (z. B. TARMED[19]).

Kostenbeteiligung

- Die Versicherten beteiligen sich an den Kosten in Form einer Franchise und eines Selbstbehalts[20].
- Die Franchise beträgt für Erwachsene mindestens 300 CHF pro Kalenderjahr. Sie kann gegen einen Prämienrabatt bis zu max. 2.500 CHF erhöht werden. Für Kinder wird keine Franchise erhoben.
- Der Selbstbehalt beträgt 10 % der die Franchise übersteigenden Kosten bis zu einem Maximalbetrag von jährlich 700 CHF (Erwachsene) oder 350 CHF (Kinder).

---

19 TARMED: Einzelleistungstarif, nach dem ÄrztInnen in der Schweiz ihren PatientInnen in der Arztpraxis und im ambulanten Spitalbereich Rechnungen erstellen.

20 Wenn man in der Schweiz Leistungen aus der Krankenkasse bezieht, fällt eine Kostenbeteiligung an, die sich aus der sogenannten *Franchise (Höhe der Franchise wählbar; mit Rabatt verbunden, wenn > 300 CHF) und einem Selbstbehalt in Höhe von 10 % der die Franchise übersteigenden Kosten zusammensetzt.* Die maximale Kostenbeteiligung ist limitiert.

Rolle und Funktion des Staates

Die **Kantone** verfügen über weitgehende Rechte und Pflichten im Gesundheitsbereich. Sie können die Bundesbestimmungen durch kantonale Ausführungsgesetze ergänzen und sind im Vollzug autonom. Zu ihren Aufgaben gehören u. a. die Sicherstellung der stationären und ambulanten Gesundheitsversorgung, die Verbilligung der Prämien der OKP, die Ausbildung und Zulassung in den Gesundheitsberufen sowie die Prävention und Gesundheitsförderung (Tab. 3.2). Das politische Koordinationsorgan der kantonalen Gesundheitsdirektionen ist die *Konferenz der kantonalen GesundheitsdirektorInnen* (GDK). Sie fördert die Zusammenarbeit unter den Kantonen sowie zwischen den Kantonen und dem Bund oder anderen Organisationen des Gesundheitswesens. Die von den **Gemeinden** übernommenen Aufgaben variieren je nach Gemeindegröße und werden oft im Verbund mit Nachbargemeinden wahrgenommen. Die Gemeinden betreiben Pflegeheime und organisieren die Pflege zu Hause (*Spitex*) und den koordinierten Sanitäts- und Rettungsdienst.

Wichtige Aufgaben des **Bundes** sind die Überwachung und der Schutz der Gesundheit der Bevölkerung, die Aufsicht über die im Gesundheitswesen tätigen Versicherungen, die Überwachung der Arzneimittel und Medizinalprodukte sowie Gesundheitsförderung und Prävention. Darüber hinaus übernimmt der Bund Aufgaben in den Bereichen Bildung, Forschungsförderung und Statistik. Für viele Belange ist das *Bundesamt für Gesundheit* (BAG) zuständig. Die Verantwortung für die Zulassung und Kontrolle von Medikamenten (inkl. Impfstoffen und Blutprodukten) liegt beim Heilmittelinstitut *Swissmedic*. Das *Bundesamt für Statistik* (BFS) erhebt Daten zum Gesundheitszustand und der Gesundheitsversorgung der Bevölkerung und erstellt daraus Statistiken. Es ist darüber hinaus für die alle fünf Jahre stattfindende, repräsentative *Schweizerische Gesundheitsbefragung* verantwortlich und führt in Zusammenarbeit mit Universitäten eine nationale Kohortenstudie (*Swiss National Cohort*) durch. Das *Gesundheitsobservatorium* (Obsan) ist eine gemeinsame Institution von Bund und Kantonen, die Gesundheitsdaten aufbereitet und analysiert.

Tab. 3.2: Auswahl von wichtigen Aufgaben und Kompetenzen von Bund, Kantonen und Gemeinden im schweizerischen Gesundheitssystem.

Bund	Kantone
Sozial- und Privatversicherungen	*Gesundheitsversorgung*
– Obligatorische Krankenversicherung, Mutterschafts-, Unfall-, Invaliden- und Militärversicherung	– Sicherstellungsauftrag
	– Leistungsaufträge an Krankenhäuser und Pflegeheime (Spital- und Pflegeheimlisten)
– Freiwillige Taggeldversicherung	– Regelung der Restfinanzierung von Pflichtleistungen bei Pflegeheimen und Spitex-Organisationen
– Freiwillige Zusatzversicherungen	

Tab. 3.2: (fortgesetzt)

Bund	Kantone
Gesundheitsschutz und Überwachung – Übertragbare Krankheiten – Betäubungsmittel, Chemikalien, Giftstoffe – Lebensmittel – Radioaktive Strahlung – Forschung am Menschen	– Schulärztliche und sozialpsychiatrische Dienste – Notfall-, Rettungs- und Katastrophendienste
Medikamente, Impfstoffe, Blutprodukte – Zulassung und Kontrolle	*Bildung und Aufsicht* – Medizinische Fakultäten der Universitäten, höhere Fachschulen, Fachhochschulen – Berufszulassungen und Praxisbewilligungen für ÄrztInnen, ZahnärztInnen, ApothekerInnen, Hebammen/Geburtshelfer
Bildung und Forschung – Prüfungen in den universitären Medizinalfächern, Diplomanerkennung – Aus- und Weiterbildung der nicht universitären Gesundheitsberufe – Förderung und Koordination der Forschung	*Finanzierung* – Finanzierung von gemeinwirtschaftlichen Leistungen der Spitäler – Mitfinanzierung der Pauschalen im Spital – Prämienverbilligung für wirtschaftlich schwächere Versicherte – Sozialhilfe
Prävention und Gesundheitsförderung – Suchtbekämpfung (z. B. Tabak, Alkohol, Drogen) – Migration und Gesundheit – Psychische Gesundheit – Gender Health	*Gesundheitsschutz* – Umsetzung von Bundesrecht: Lebensmittel- und Giftkontrolle, Strahlenschutz, Arbeitssicherheit etc.
Alkohol und Tabak – Kontrolle von Herstellung, Einfuhr und Verkauf von Alkohol – Steuern auf Alkohol und Tabak	*Prävention und Gesundheitsförderung* – Stiftung „Gesundheitsförderung Schweiz" (mit Krankenversicherern)
Arbeitssicherheit – Verhütung von Unfällen und Berufskrankheiten – Sicherheit von Einrichtungen und Geräten	**Gemeinden** – Gesundheitsversorgung und Sozialwesen – Pflege- und Altersheime, Spitex, Gemeindepsychiatrie, schulmedizinische Dienste, Sozialhilfe etc., oft gemeinsam mit anderen Gemeinden oder delegiert an private Vereine
Statistik – Gesundheitsstatistiken – Gesundheitsobservatorium Obsan (mit Kantonen)	*Finanzierung* – Restfinanzierung bei Pflegeheimen und Spitex (ungedeckte Kosten OKP)
Fortpflanzungs- und Transplantationsmedizin, Gentechnologie	*Prävention und Gesundheitsförderung* – mit Bund und Kantonen
PatientInnenrechte, Persönlichkeitsschutz, Datenschutz	
Dialog Nationale Gesundheitspolitik – ständige Plattform von Bund und Kantonen (mit Gesundheitsdirektorenkonferenz GDK)	

(Quelle: modifiziert nach G. Kocher, W. Oggier. Gesundheitswesen Schweiz 2010–2012. Verlag Hans Huber, Bern, 2010).

Aufgabe der Stiftung *Gesundheitsförderung Schweiz* ist es, Maßnahmen zur Förderung von Gesundheit und Prävention anzuregen und diese dann zu koordinieren und zu evaluieren. Sie wird durch einen Zuschlag von derzeit 4,80 CHF pro Jahr auf die Prämie jedes Versicherten der obligatorischen Krankenpflegeversicherung finanziert. Auch die *Schweizerische Unfallversicherungsanstalt* (SUVA), die über zwei Mio. Berufstätige gegen Berufsunfälle, Berufskrankheiten und außerberufliche Unfälle versichert, arbeitet in ihrem Gebiet präventiv. Zudem engagiert sich das *Bundesamt für Sport* (BASPO) in den Bereichen Gesundheitsförderung und Dopingprävention. Projekte in der Gesundheits- und Versorgungsforschung werden vom *Schweizerischen Nationalfonds* (SNF) gefördert, einer vom Bund finanzierten Stiftung zur Förderung der Forschung in allen Disziplinen mit einem Budget von über 1 Mrd. CHF (2019).

Gesetzliche Grundlagen auf Bundesebene

Der Bereich Gesundheitsschutz und Überwachung ist auf Bundesebene in verschiedenen Gesetzen geregelt. Das KVG ist mehr als nur ein Versicherungsgesetz und wird immer mehr zum eigentlichen Schweizer Gesundheitsgesetz. Das Epidemiengesetz (s. Kap. 9.2.2) regelt den Schutz vor übertragbaren Krankheiten und sieht die dazu nötigen Maßnahmen vor. Es ermöglichte dem Bundesrat im März 2020, während der Covid-19-Pandemie die außerordentliche Lage auszurufen und damit von den Kantonen die Führung bei der Epidemien-Bekämpfung zu übernehmen. Das *Medizinalberufegesetz* legt die erforderlichen Kompetenzen der im Gesundheitswesen tätigen Fachkräfte in Aus- und Weiterbildungszielen fest und bildet unter anderem die Basis für den schweizweit geltende Lernzielkatalog für das Medizinstudium (PROFILES). Ein 2020 in Kraft getretenes *Gesundheitsberufegesetz* regelt die Ausbildung für Berufe der medizinischen Grundversorgung erstmals national einheitlich. Die Abgabe und Zulassung von Medikamenten und Medizinprodukten wird durch das *Heilmittelgesetz* (HMG) geregelt. Im *Humanforschungsgesetz* (HFG) werden einheitliche ethische und rechtliche Rahmenbedingungen für die Forschung am Menschen festgelegt. Auf der Lehrbuch-Homepage finden Sie den Link zu den aktuell gültigen Gesetzestexten.

Weitere wichtige gesetzliche Grundlagen sind das *Lebensmittelgesetz* (LMG), das *Umweltschutzgesetz* (USG, vgl. Kap. 6.3), die *Lärmschutz-Verordnung* (LSV, s. Kap. 6.6.5), die *Strahlenschutzverordnung* (s. Kap. 6.5.2) und das *Arbeitsgesetz* (ArG, s. Kap. 7.5).

Organisation der medizinischen und pflegerischen Versorgung

Ambulante ärztliche Versorgung: In der Schweiz erfolgt die ambulante ärztliche Versorgung vorwiegend durch niedergelassene ÄrztInnen und ZahnärztInnen in privaten Praxen. Seit ein paar Jahren ist ein Trend von der Einzel- zur Gruppenpraxis zu beobachten. Im Jahr 2019 waren laut der Statistik des Berufsverbandes der Schweizer Ärzteschaft FMH 19.706 ÄrztInnen hauptberuflich im ambulanten Sektor tätig (52 %

aller ÄrztInnen). Etwa zwei Drittel dieser ÄrztInnen sind Spezialisten. Dazu kommen über 4.300 ZahnärztInnen. Die Ärztedichte liegt bei 3,9 pro 1.000 Einwohner (Vollzeitäquivalenz) und damit über dem OECD-Durchschnitt (3,6 ÄrztInnen pro 1.000 Einwohner). Im ambulanten Sektor kommen 0,94 GeneralistInnen und 1,24 SpezialistInnen auf 1.000 Einwohner. Der hohe Ausländeranteil unter den ÄrztInnen (36,3 %) verdeutlicht, wie wichtig die Zuwanderung für die medizinische Versorgung in der Schweiz ist.

Die Krankenkassen der OKP sind verpflichtet, die Leistungen jedes niedergelassenen Arztes oder anderen zugelassenen Leistungserbringers zu vergüten. Dieser Vertrags- oder *Kontrahierungszwang* und die damit verbundene uneingeschränkte *freie Arztwahl* ist eine viel diskutierte Besonderheit des Schweizer Gesundheitssystems. Die Kantone können bei Bedarf die Zulassung neuer Arztpraxen einschränken.

Arzneimittelversorgung: Die Versorgung mit Arzneimitteln erfolgt überwiegend durch etwa 1.800 öffentliche Apotheken (Stand 2018), die privatwirtschaftlich betrieben werden. In den letzten Jahren haben Versandapotheken an Bedeutung gewonnen. Konkurrenz entsteht den Apotheken durch die mehr als 5.900 selbstdispensierenden ÄrztInnen[21] mit eigener Praxisapotheke (Stand 2015), wobei der Medikamentenverkauf durch ÄrztInnen kantonal geregelt ist.

Für die Zulassung von Arzneimitteln, Impfstoffen und Blutprodukten ist seit 2001 das Schweizerische Heilmittelinstitut *Swissmedic* verantwortlich. Die Abgabe dieser Substanzen wird anhand von fünf Kategorien (A – E) unterschiedlich streng reglementiert:
- A: einmalige Abgabe auf ärztliche Verschreibung (z. B. Opiate)
- B: mehrmalige Abgabe auf ärztliche Verschreibung (z. B. Betablocker)
- C: Abgabe in Apotheken mit Beratung (z. B. Paracetamol)
- D: Abgabe in Apotheken oder Drogerien mit Beratung
- E: Abgabe ohne Beratung

Die Liste der zugelassenen Präparate enthielt 2018 insgesamt 8.259 Human- und Tierarzneimittel. Die Zulassung ist Voraussetzung für die Aufnahme in die Spezialitätenliste (SL) des BAG. Die Kosten der Präparate der SL müssen von der OKP vergütet werden (*Positivliste*), wenn sie ärztlich verordnet wurden, unabhängig davon, ob es sich um ein verschreibungspflichtiges Medikament handelt oder nicht (Tab. 3.1). In der SL waren 2018 mehr als 2.800 Präparate gelistet.

Die *Leistungsorientierte Abgeltung* (LOA) regelt die Abgeltung von Leistungen der Apotheker an die Versicherten. Sie basiert auf Verträgen der Krankenversicherer und dem Schweizerischen Apothekerverband mit dem Ziel, das Einkommen vom Produkt-

---

21 Unter *Selbstdispensation* versteht man in der Schweiz die Abgabe von Arzneimitteln durch ÄrztInnen.

preis zu entkoppeln. Damit schafft die LOA Anreize, Originalpräparate durch Generika zu ersetzen und PatientInnen zu beraten.

Krankenhausversorgung: Die stationäre Krankenversorgung wird durch öffentlich-rechtliche und privatrechtliche Krankenhäuser wahrgenommen. Privatrechtliche Spitäler können von den Kantonen subventioniert werden, wenn sie über eine Notfallstation verfügen und einen Teil ihrer Mittel für Lehre und Forschung einsetzen. Laut Krankenhausstatistik des BFS gab es im Jahr 2018 in der Schweiz 281 Spitäler, während 1997 noch über 400 Betriebe gezählt wurden. Eine Tabelle auf der Lehrbuch-Homepage gibt eine Übersicht der Spitäler (Stand: 2018) und ihrer Rechtsform.

Ambulante und stationäre Pflege: Die spitalexterne Pflege (*Spitex*) ist ein wichtiger Teil des schweizerischen Gesundheitssystems. Ein Viertel der über 2.000 Spitex-Organisationen sind gemeinnützige oder öffentlich-rechtliche Organisationen. Sie kümmern sich um ca. 80 % der 370.000 KlientInnen (Stand 2018). Gut zwei Drittel der über 23 Mio. Stunden, die für Pflege und Betreuung aufgewendet werden, entfallen auf pflegerische Leistungen, knapp ein Drittel auf den hauswirtschaftlichen Bereich. Zwei Drittel der Leistungen werden von Frauen bezogen. Knapp die Hälfte der KlientInnen ist 80 Jahre alt oder älter.

Im Bereich der stationären Langzeitpflege gibt es 1.566 Alten- und Pflegeheime, in denen etwa 90.000 Bewohner (Langzeitaufenthalte; Stand: 2018) betreut werden. Drei Viertel der Langzeitaufenthalte enden mit dem Tod. Die Betriebskosten belaufen sich auf über 10 Mrd. CHF, 57 % hiervon sind Pensionskosten, die von den betreuten Personen und teilweise durch Ergänzungsleistungen (EL) abgedeckt werden. Die restlichen 43 % sind Kosten, die nach dem Krankenversicherungsgesetz (KVG) anerkannt sind. Sie werden zu 49 % von den Krankenkassen, zu 36 % von den Kantonen und zu 15 % von den betreuten Personen selbst getragen.

Selbsthilfegruppen, Gesundheitsligen und das Rote Kreuz: In der Schweiz sind mehrere tausend *Selbsthilfegruppen* aktiv. Sie werden von der Dachorganisation „Selbsthilfe Schweiz" unterstützt. *Gesundheitsligen* vertreten die Interessen von Menschen mit chronischen Krankheiten, beraten und unterstützen Betroffene und engagieren sich in Prävention und Forschung. Beispiele hierfür sind die Krebs-, Lungen- und Rheumaligen und die Aids-Hilfe Schweiz. Dachverband der Gesundheitsligen ist die Schweizerische Gesundheitsligen-Konferenz (GELIKO). Zu den wichtigsten Aufgaben des *Schweizerischen Roten Kreuzes* (SRK) gehören das Rettungs- und Sanitätswesen, der Blutspendedienst und die Förderung der Krankenpflege. Das SRK überprüft darüber hinaus die Bildungsgänge der nicht-universitären Gesundheitsberufe und registriert die Diplome. Finanziell unterstützt wird das Schweizerische Rote Kreuz vom Bund, den Kantonen und Gemeinden sowie von Mitgliedern und Gönnern.

Vergütungs- und Tarifsysteme

Bei der Vergütung der Leistungen gilt gemäß KVG grundsätzlich das Kostenvergütungs- oder Rückerstattungsprinzip. Beim Rückerstattungsprinzip bezahlt der Patient die Rechnung, die Versicherung vergütet die Kosten (*Tiers garant*[22]). Versicherer und Leistungserbringer können vereinbaren, dass deren Leistungen direkt entschädigt werden (*Tiers payant*[23]). Im ambulanten Bereich ist der Tiers garant vorherrschend, im stationären Bereich der Tiers payant.

Ambulante ärztliche Leistungen in der Praxis und im Spital werden nach dem 2004 eingeführten „TARMED"-Einzelleistungstarif vergütet, der etwa 4.600 Positionen ärztlicher und arztnaher Leistungen umfasst. Je nach Aufwand, Schwierigkeitsgrad und notwendigen Ressourcen wird jeder Leistung eine bestimmte Anzahl von Taxpunkten zugeordnet. In den Kantonen gelten unterschiedliche Taxpunktwerte (Preis pro Taxpunkt). Sie werden jedes Jahr mit den Versicherungen neu ausgehandelt. Da es sich bei diesem Tarifsystem um ein „Fee for Service"-System handelt, besteht das Risiko der Mengenausweitung durch angebotsinduzierte Nachfrage. Kassenpflichtige Medikamente werden auf der Basis der *Spezialitätenliste* SL vergütet, Hilfsmittel und andere Gegenstände aufgrund der MiGEL, Laboranalysen im Rahmen der OKP aufgrund der *Analysenliste* AL (Tab. 3.1).

Seit der Einführung eines neuen Spitalfinanzierungs-Systems im Jahr 2012 werden *akutstationäre Krankenhausleistungen* auf der Basis von Fallpauschalen (**SwissDRG**) vergütet. Hierzu gründeten Leistungserbringer, Versicherer und Kantone eine gemeinnützige Institution, die SwissDRG AG. Jeder Spitalaufenthalt wird anhand von Hauptdiagnose, Nebendiagnosen, Behandlungen und Schweregrad einer von mehr als 1.000 Fallgruppen zugeordnet und pauschal vergütet. Das Spital erhält diesen Betrag unabhängig von den im Einzelfall tatsächlich entstandenen Kosten. Dieses Tarifsystem soll die Transparenz und Vergleichbarkeit in der Spitalfinanzierung erhöhen und Leistungsanreize für die Spitäler setzen. Um zu verhindern, dass PatientInnen zu früh entlassen werden, müssen Spitäler einen Abschlag in Kauf nehmen, wenn diese kürzer als für ihre Erkrankung üblich im Spital verbleiben. Die Spitäler erhalten darüber hinaus keine zusätzliche Fallpauschale, wenn ein Patient innerhalb einer bestimmten Frist wegen der gleichen Erkrankung oder einer Komplikation wiederaufgenommen werden muss. Die stationären Leistungsbereiche der Erwachsenen-, Kinder- und Jugendpsychiatrie werden seit 2018 von der Tarifstruktur **TARPSY** gedeckt. Die Einführung einer neuen Tarifstruktur für die stationäre Rehabilitation wurde auf 2022 verschoben. Mit dem aktuellen System der Spitalfinanzierung wurde auch die Aufteilung der Kosten zwischen Kantonen und Krankenversicherungen neu geregelt. Die Kantone übernehmen danach mindestens 55 % der Kosten, die Krankenversicherungen maximal 45 %.

---

22 *Tiers garant* (fr.): Ein Dritter (= die Versicherung) bürgt.
23 *Tiers payant* (fr.): Ein Dritter (= die Versicherung) zahlt.

Voraussetzung für die Vergütung von Leistungen im *Pflegesektor* (Spitex und Pflegeheime) ist, dass es sich um Pflichtleistungen nach der Krankenpflege-Leistungsverordnung (KLV) handelt. Zusätzlich muss eine ärztliche Anordnung vorliegen. Pflichtleistungen sind Abklärungen, Beratungen und Koordinationen, Untersuchungen und Behandlungen sowie die Grundpflege. Die PatientInnen übernehmen zusätzlich zu Franchise und Selbstbehalt einen Teil der Kosten der Pflege-Pflichtleistungen. Dieser Beitrag ist limitiert auf max. 15,35 CHF pro Tag bei Spitex-Leistungen und max. 23,00 CHF pro Tag bei Pflegeleistungen in Pflegeheimen (Stand 2020). In den meisten Kantonen finanzieren die Gemeinden die Restkosten. Nicht von der OKP übernommen werden Kosten für Betreuung, Verpflegung und Unterkunft. Dadurch können für die BewohnerInnen Belastungen in Höhe von mehreren tausend CHF pro Monat entstehen.

Bei der Übernahme der Langzeitpflege-Kosten spielen neben der OKP noch weitere Sozialversicherungen eine Rolle. Pflegebedürftige Personen können Hilflosenentschädigungen erhalten. Sofern nicht genügend Mittel zur Deckung der Kosten vorhanden sind, können sie zudem Ergänzungsleistungen zu AHV/IV beantragen.

Finanzierung, Ausgaben und Inanspruchnahme des Gesundheitssystems

Die Gesamtausgaben für das schweizerische Gesundheitssystem lagen im Jahr 2018 bei ca. 81,9 Mrd. CHF. Dies entspricht 9.624 CHF pro Einwohner. Im Vergleich zum Jahr 2000 (43,1 Mrd. CHF) sind die Gesundheitsausgaben damit um 90 % gestiegen. Ihr Anteil am Bruttoinlandsprodukt (BIP) stieg im gleichen Zeitraum von 9,4 % auf 11,9 %. In Tab. 3.3 werden die Kosten nach Leistungserbringern und Finanzierung aufgeschlüsselt.

Gut die Hälfte der Kosten entfallen auf Krankenhäuser, Pflegeheime und andere sozialmedizinische Institutionen. Die ambulanten Versorger (ÄrztInnen, ZahnärztInnen, PhysiotherapeutInnen, PsychotherapeutInnen, Spitexdienste, Laboratorien etc.) sind für knapp ein Drittel der Kosten verantwortlich. Die größte Gruppe innerhalb dieses Sektors sind die ÄrztInnen. Der Einzelhandel (Schweiz: Detailhandel) mit Arzneimitteln und therapeutischen Apparaten hat einen Anteil von 9,4 % an den Kosten des Gesundheitswesens. Finanziert werden 43 % der Kosten durch die OKP und die Sozialversicherungen (Unfallversicherung UVG, AHV/IV[24] und Militärversicherung). Die direkten Zahlungen der privaten Haushalte belaufen sich auf etwas über ein Viertel der Kosten. Zum größten Teil sind es *Out of Pocket*-Zahlungen für Leistungen, die nicht von den Versicherungen abgedeckt werden.

---

24 AHV = Alters- und Hinterlassenenversicherung; IV = Invalidenversicherung.

Tab. 3.3: Kosten des schweizerischen Gesundheitswesens, gegliedert nach Leistungserbringern, Art der Leistungen und Finanzierung (2018).

Indikatoren der Gesundheitskosten		
Kosten des Gesundheitswesens in % des BIP	11,9	
Gesundheitsausgaben pro Einwohner in CHF	9.624,0	
Kosten des Gesundheitswesens in Mrd. CHF	81,9	
Kosten wichtiger Leistungserbringer	**Mrd. CHF**	**%**
Krankenhäuser	29,5	36,0 %
Ambulante Versorger[a]	23,9	29,2 %
Pflegeheime und andere sozialmedizinische Institutionen	13,4	16,4 %
Kosten wichtiger Leistungen		
Stationäre Behandlung	31,9	39,0 %
Ambulante Behandlung	21,7	26,5 %
Medikamente und Gesundheitsgüter	12,6	15,4 %
Prävention	2,1	2,6 %
Finanzierungsregimes (= Wer zahlt die Kosten?)		
OKP und andere Sozialversicherungen	34,7	42,4 %
Private Haushalte[b]	22,4	27,4 %
Staat	15,0	18,3 %
Privatversicherungen	5,4	6,6 %
Bedarfsabhängige Sozialleistungen und andere	3,0	3,7 %
Finanzierung nach Quellen (= Wer finanziert die Kosten?)		
Staat	24,3	29,7 %
Private Haushalte[c]	52,4	64,0 %
Unternehmen	5,2	6,3 %

BIP = Bruttoinlandsprodukt; OKP = obligatorische Krankenpflegeversicherung;
[a] ÄrztInnen, ZahnärztInnen, Spitex u. a.;
[b] Out of Pocket und Kostenbeteiligung OKP (Franchisen und Selbstbehalt);
[c] Out of Pocket, OKP, andere Sozialversicherungen, Kostenbeteiligungen, Privatversicherungen.
Quelle: Bundesamt für Statistik. Kosten und Finanzierung des Gesundheitswesens 2018.

3.2.2 Das österreichische Gesundheitssystem

Thomas E. Dorner

Österreich hat etwa 8,9 Mio. Einwohner (2019) und besteht aus neun Bundesländern. Diese föderalistische politische Struktur hat einen starken Einfluss auf das österreichische Gesundheitssystem. Geprägt wird das Gesundheitssystem durch die Sozialversicherung, die aus den Teilbereichen Krankenversicherung, Pensionsversicherung und Unfallversicherung besteht. Von besonderer Bedeutung ist die soziale Krankenversicherung. Sie ist eine Pflichtversicherung, d. h. die einzelnen Versicherten können ihre Krankenversicherung nicht frei wählen.

Im gesamteuropäischen Vergleich liegen die meisten Kennzahlen des österreichischen Gesundheitswesens im Durchschnitt. Nennenswerte Abweichungen zeigen sich bei den überdurchschnittlichen Gesundheitsausgaben von 10–11 % des Bruttoinlandsproduktes (BIP) und der starken Krankenhauslastigkeit mit hohen Aufwendungen für die stationäre Versorgung. Weiterhin ist die Ärztedichte in Österreich besonders hoch, dafür ist die Dichte bei anderen Gesundheitsberufsgruppen auffallend niedrig. Auch die Relation zwischen Fachärzten und Allgemeinmedizinern liegt in Österreich sehr deutlich auf Seiten der Fachärzte.

Im Hinblick auf die Gesundheitsindikatoren ist die Situation in Österreich bei der „dem Gesundheitssystem zuschreibbaren Sterblichkeit" deutlich besser als der europäische Durchschnitt. Allerdings verbringen Österreicher im Vergleich zum europäischen Durchschnitt erkennbar weniger „Lebensjahre bei guter Gesundheit".

Rolle und Funktion des Staates und der Bundesländer

In Österreich ist der Staat für die Rahmengesetzgebung verantwortlich, die Bundesländer für die Durchführungsgesetzgebung. Die Zuständigkeit für die Organisation und Finanzierung der intramuralen Gesundheitsversorgung, d. h. für Krankenhäuser und andere stationäre Einrichtungen, liegt bei den Bundesländern. Kompetenz- und Aufgabenverteilung, Finanzierung und thematische Prioritätensetzung werden alle fünf Jahre zwischen Staat und Bundesländern verhandelt und in einer sogenannten „Artikel 15a B-VG-Vereinbarung" festgelegt. Hierbei werden insbesondere Pläne für den akutstationären Bereich beschlossen. Die Vereinbarung wird in Form eines Staatsvertrages zwischen Staat und Bundesländern festgelegt und hat Verfassungsrang. Die Sanktionsmöglichkeiten des Bundes für die Nichteinhaltung bundesweiter Vorgaben sind allerdings sehr begrenzt.

Bundesebene: Die oberste Behörde in Gesundheitsangelegenheiten ist auf Bundesebene das Gesundheitsministerium, das meist mit verschiedenen (wechselnden) Ressorts in ein größeres Ministerium eingebunden ist. Das Gesundheitsministerium initiiert zumeist Gesetzesvorschläge, die größtenteils an die Bundesländer und die Sozialversicherungen weitergeleitet und dort umgesetzt werden. Der Bund selbst übernimmt vor allem Aufgaben als Aufsichtsbehörde. Er ist für den Vollzug der Gesetze zur gesundheitlichen Versorgung zuständig sowie für Ausbildungsfragen bei medizinischen Berufsgruppen. Das Ministerium ist dabei Aufsichtsbehörde der sozialen Krankenversicherung und der Standesvertretungen. Es überwacht die Einhaltung der Gesetze, die zur Sicherstellung der Versorgung umgesetzt werden.

Gemeinsam mit verschiedenen anderen Ministerien hat das Gesundheitsministerium federführend zehn Gesundheitsziele für Österreich entwickelt. Diese orientieren sich mit ihrer „Health in All Policies"-Strategie sehr stark an den Vorstellungen der Gesundheitsförderung. Lediglich eines der Gesundheitsziele widmet sich der medizinischen Versorgung (s. Tab. 3.4).

Tab. 3.4: Die Österreichischen Gesundheitsziele.

Ziel 1	Gesundheitsförderliche Lebens- und Arbeitsbedingungen für alle Bevölkerungsgruppen durch Kooperation aller Politik- und Gesellschaftsbereiche schaffen.
Ziel 2	Für gesundheitliche Chancengerechtigkeit zwischen den Geschlechtern und sozioökonomischen Gruppen, unabhängig von der Herkunft, für alle Altersgruppen sorgen.
Ziel 3	Gesundheitskompetenz der Bevölkerung stärken.
Ziel 4	Die natürlichen Lebensgrundlagen wie Luft, Wasser und Boden sowie alle unsere Lebensräume auch für künftige Generationen nachhaltig gestalten und sichern.
Ziel 5	Durch sozialen Zusammenhalt die Gesundheit stärken.
Ziel 6	Gesundes Aufwachsen für Kinder und Jugendliche bestmöglich gestalten und unterstützen.
Ziel 7	Gesunde Ernährung mit qualitativ hochwertigen Lebensmitteln für alle zugänglich machen.
Ziel 8	Gesunde und sichere Bewegung im Alltag durch die entsprechende Gestaltung der Lebenswelten fördern.
Ziel 9	Psychosoziale Gesundheit in allen Bevölkerungsgruppen fördern.
Ziel 10	Qualitativ hochstehende und effiziente Gesundheitsversorgung für alle nachhaltig sicherstellen.

Quelle: Rendi-Wagner P. Bundesministerium für Gesundheit (Hrsg.). Rahmen-Gesundheitsziele. Richtungsweisende Vorschläge für ein gesünderes Österreich. Langfassung. Wien: Bundesministerium für Gesundheit und Frauen, 2017.

Landes- und kommunale Ebene: Den neun österreichischen Bundesländern und den Gemeinden kommt eine besondere Bedeutung im österreichischen Gesundheitssystem zu. Die Bundesländer sind verpflichtet, die medizinische Versorgung der Bevölkerung durch ausreichende Kapazitäten in Krankenanstalten sicher zu stellen. Diese Krankenhäuser werden über die Landesgesundheitsfonds finanziert. Landesgesundheitsfonds sind auf der Ebene der Bundesländer für die Planung, Steuerung und Finanzierung des Gesundheitswesens – insbesondere im stationären Bereich – zuständig. Sie erhalten ihre finanziellen Mittel hauptsächlich und etwa zu gleichen Teilen von Sozialversicherungsträgern und der öffentlichen Hand (Bundesländern, Gemeinden und Staat). Rechtsträger der auf diese Weise finanzierten gemeinnützigen Krankenanstalten mit Öffentlichkeitsrecht ist meist das Bundesland. Außer im Bundesland Wien ist das Management der öffentlichen Krankenanstalten in allen Bundesländern an privatrechtlich organisierte Krankenhausbetriebsgesellschaften ausgelagert. Diese setzen den Versorgungsauftrag der Länder um und führen in ihrem Auftrag strategische Entscheidungen durch.

Auch der öffentliche Gesundheitsdienst – dies sind die Gesundheitsämter der Bezirksverwaltungsbehörden und der städtischen Magistrate mit den darin tätigen AmtsärztInnen – liegt im Zuständigkeitsbereich der Bundesländer. In den Gemeinden werden diese Aufgaben von Gemeindeärzten und Sprengelärzten wahrgenommen. Oberste Sanitätsbehörden in den Bundesländern sind die Landeshauptleute, welche vom Amt der Landesregierung und dem Landessanitätsrat in dieser Aufgabe unterstützt werden. Zu den weiteren Aufgaben der Bundesländer gehören die Errichtung von Institutionen zur Bekämpfung meldepflichtiger Infektionskrankheiten, von Impf- und Beratungsstellen, von Einrichtungen zur Gesundheitsförderung sowie von Einrichtungen zur Führung der Gesundheitsstatistik des jeweiligen Bundeslandes. Die Länder verwalten den Stellenmarkt in den Institutionen des öffentlichen Gesundheitswesens und überwachen die Einhaltung der Ausbildungsvorschriften für das nicht-ärztliche medizinische Personal.

Sozialversicherungen

Das österreichische Sozialversicherungswesen besteht aus den folgenden Bereichen:
- Krankenversicherung
- Pensionsversicherung
- Unfallversicherung
- (Arbeitslosenversicherung)

Die Arbeitslosenversicherung wird eigenständig vom Arbeitsmarktservice und nicht von den Sozialversicherungen verwaltet. Eine Pflegeversicherung gibt es zurzeit in der Österreichischen Sozialversicherung nicht.

Die **Krankenversicherung** ist die einzige Versicherung, die mit ihrem Versicherungsschutz fast die gesamte österreichische Bevölkerung abdeckt (99,9 %). Sie ist zuständig für Versicherungsfälle bei Krankheit, Arbeitsunfähigkeit, Mutterschaft und Gesundheitsvorsorge und schützt neben den Versicherten auch deren Angehörige („Mitversicherte", d. h. Ehepartner, Kinder etc.), falls diese nicht selbst krankenversichert sind. Zu den Leistungen der Krankenversicherung gehört in erster Linie die Kostenübernahme von ärztlicher und therapeutischer Hilfe. Weitere wichtige Leistungen sind die Finanzierung von Heilmitteln und Heilbehelfen (Hilfsmitteln) sowie die Mitfinanzierung der Leistungen, die in Krankenanstalten erbracht werden. Zu den weiteren Leistungen der Krankenversicherung, die insgesamt jedoch nur einen kleineren Anteil der aufgewendeten Mittel ausmachen, gehören Zahnbehandlungen und Zahnersatz, medizinische Hauskrankenpflege, Krankengeld bei Krankenstand, Rehabilitationsgeld, Mutterschaftsleistungen, Leistungen der Gesundheitsfestigung und Krankheitsverhütung, Früherkennung von Krankheiten und Gesundheitsförderung, Fahrtspesen und Transportkosten.

Die **Pensionsversicherung** versichert nur Erwerbstätige (gut 40 % der Bevölkerung). Der größte Teil der Versicherungsleistungen entfällt auf die Pensionen. Einen kleineren Teil machen die Beiträge zur Krankenversicherung der Pensionisten, die Beiträge zur Gesundheitsvorsorge und Rehabilitation sowie Ausgleichszulagen aus.

Die Pensionsaufwände bestehen in der Hauptsache aus Alterspensionen, ein geringerer Teil wird für Hinterbliebenenpensionen und Invaliditätspensionen benötigt.

Die **Unfallversicherung** bietet Schutz für Erwerbstätige, Studierende, Schulkinder und 5-jährige Kindergartenkinder bei Unfällen, die an der Arbeits- oder Ausbildungsstätte sowie auf dem Weg dorthin bzw. auf dem Weg von dort nach Hause passieren. Freizeitunfälle sind dabei nicht abgedeckt. Zu den wichtigsten Versicherungsleistungen der Unfallversicherung gehören die Versehrtenrenten und die Hinterbliebenenrenten sowie die Kosten für Unfallbehandlungen. Weitere Versicherungsleistungen sind Rehabilitationsleistungen und Beiträge zur Unfallverhütung.

In Österreich gibt es heute fünf **Sozialversicherungsträger**, die 2020 durch Zusammenlegung von 22 kleineren Sozialversicherungsträgern gebildet wurden. Die *Österreichische Gesundheitskasse* (ÖGK), die *Pensionsversicherungsanstalt* (PVA) und die *Allgemeine Unfallversicherungsanstalt* (AUVA) sind die größten Anbieter für Kranken-, Pensions- und Unfallversicherungsleistungen. Dazu kommen die *Versicherungsanstalt öffentlich Bediensteter, Eisenbahnen und Bergbau* (BVAEB) und die *Sozialversicherung der Selbständigen* (SVS), die zumindest für einen Teil ihrer Versicherten alle drei Zweige der Sozialversicherung tragen (s. Tab. 3.5). Je nach Beruf ist man in Österreich damit automatisch (→ Pflichtversicherung) bei einem oder mehreren Sozialversicherungsträgern kranken-, pensions- und unfallversichert. Hat ein Arbeitnehmer mehrere Arbeitgeber, wird er auch bei mehreren Versicherungsträgern versichert. Der *Dachverband der Sozialversicherungsträger* ist die Dachorganisation aller gesetzlichen Sozialversicherungen. Er stellt verbindliche Richtlinien auf und erarbeitet rechtspolitische Vorschläge, Gutachten und Stellungnahmen.

Tab. 3.5: Organisationsstruktur der österreichischen Sozialversicherung.

Dachverband der Sozialversicherungsträger		
Pensionsversicherung	Krankenversicherung	Unfallversicherung
Pensionsversicherungsanstalt (PVA)	Österreichische Gesundheitskasse (ÖGK)	Allgemeine Unfallversicherungsanstalt (AUVA)
Versicherungsanstalt öffentlich Bediensteter, Eisenbahnen und Bergbau (BVAEB)		
Sozialversicherung der Selbstständigen (SVS)		

Organisation der medizinischen und pflegerischen Versorgung

Die Dichte der berufsausübenden ÄrztInnen ist mit 5,1 pro 1.000 Einwohner in Österreich (2015) relativ hoch (EU-Mittel: 3,5 pro 1.000 Einwohner). Es ist zudem die zweithöchste Dichte an ÄrztInnen im gesamten OECD-Bereich. Die Anzahl der Beschäftigten im Gesundheitswesen hat sich in Österreich – ungeachtet der Berufsgruppen – innerhalb von 20 Jahren deutlich erhöht. In den letzten Jahren nahm insbesondere die Zahl der FachärztInnen erheblich zu. Das Verhältnis von AllgemeinmedizinerInnen zu FachärztInnen betrug 2015 bereits 1:3,59, während es 1995 noch bei 1:2,15 lag. 56 % aller ÄrztInnen sind in Krankenanstalten tätig. Dieser hohe Anteil zeigt gemeinsam mit der hohen Bettendichte (s. u.) die starke Spitallastigkeit des österreichischen Gesundheitssystems.

Parallel dazu betrug die Dichte bei den Pflegepersonen im Jahr 2015 in Österreich 8,1 pro 1.000 Einwohner. Dieser Wert liegt deutlich unter dem OECD-Durchschnitt. Allerdings stieg die Anzahl der Pflegepersonen in Österreich zwischen 2006 und 2015 jedoch bereits um 16 % an. Auch die Hebammen-Dichte ist in Österreich mit 24,8/100.000 Einwohner (2016) im internationalen Vergleich außerordentlich gering. Bestimmte Tätigkeiten, die international meist von Hebammen durchgeführt werden (wie z. B. die Entnahme eines PAP-Abstrichs), werden in Österreich fast ausschließlich von FachärztInnen für Gynäkologie und Geburtshilfe durchgeführt.

Ambulante ärztliche Versorgung: Die ambulante medizinische Versorgung findet in Österreich auf vier Ebenen statt. Hierzu gehören

- VertragsärztInnen und WahlärztInnen, die vorwiegend in Einzelordinationen (Einzelpraxen) tätig sind
- Gruppenpraxen
- Spitalsambulanzen (d. h. organisatorische Einheiten von Krankenhäusern)
- Ambulatorien, die als Krankenanstalten von Krankenversicherungsträgern oder Privatpersonen betrieben werden

Dabei ist eine exakte Trennung zwischen ärztlicher Primär- und Sekundärversorgung kaum möglich. Dies hat mehrere Gründe: Es fehlt in Österreich ein Gatekeeping-System mit dem Hausarzt als erster Anlaufstelle. Die PatientInnen können also direkt zu allen FachärztInnen gehen (Ausnahmen: Radiologie und Labordiagnostik). Diese nehmen daher auch viele Aufgaben wahr, die üblicherweise von der ärztlichen Primärversorgung durchgeführt werden (Erstkontakt, Koordination der Behandlung). Darüber hinaus nehmen Spitalsambulanzen (teilweise auch Ambulatorien) nicht nur an der fachärztlichen Versorgung im Rahmen der Vor- und Nachbetreuung von stationären PatientInnen teil. Sie spielen auch in der Primärversorgung eine wichtige Rolle. Diese beiden Versorgungsebenen sind bei den PatientInnen sehr beliebt, da sie zum Teil rund um die Uhr geöffnet haben und eine umfassende Versorgung anbieten. Derzeit werden daher verstärkt *Primärversorgungszentren* aufgebaut. Mit ihrer Hilfe soll die extramurale ambulante Versorgung gestärkt werden. Man versucht, diese Zentren mit Hilfe von differenzierten Angeboten und flexiblen Öffnungszeiten attraktiver zu machen.

Die wichtigste Säule der *ambulanten Versorgung* in Österreich sind die VertragsärztInnen und die WahlärztInnen. Es sind freiberuflich tätige AllgemeinmedizinerInnen und FachärztInnen, die in einem Vertragsverhältnis mit einem oder mehreren Versicherungsträgern stehen (*VertragsärztInnen*) oder außerhalb der Vertragsnetzwerke tätig sind (*WahlärztInnen*).

Spitalsambulanzen sind Einrichtungen, die an alle öffentlichen Akut-Kranken-anstalten angegliedert sind. Sie dienen der Notfallversorgung sowie der Anwendung von Untersuchungs- und Behandlungsmethoden, die im niedergelassenen Bereich nicht in ausreichendem Maße zur Verfügung stehen. Damit spielen sie eine wichtige Rolle in der ambulanten fachärztlichen Versorgung. Zudem nehmen sie auch Leistungen in der prä- und poststationären PatientInnenbetreuung wahr. Darüber hinaus haben viele Notfallambulanzen Aufgaben übernommen, die üblicherweise der primären Versorgungsebene zuzurechnen sind.

Selbstständige Ambulatorien sind Krankenanstalten, die ausschließlich in der ambulanten PatientInnenversorgung tätig sind. Für die Errichtung eines Ambulatoriums ist die Zustimmung der Landesregierung notwendig. Betreiber können Einzelpersonen (z. B. ÄrztInnen/ZahnärztInnen) oder Sozialversicherungsträger sein. Die häufigsten Ambulatorien gibt es in den Bereichen Radiologie, Physikalische Medizin und Rehabilitation, Zahnmedizin und Psychiatrie.

Arzneimittelversorgung: Die Arzneimittelversorgung wird in Österreich größtenteils durch die 1.380 öffentlichen Apotheken plus 841 Arztapotheken (Stand 2016) gewährleistet. Im stationären Bereich kommen noch 38 Anstaltsapotheken hinzu. Krankenanstalten werden durch Arzneimitteldepots versorgt, die von öffentlichen oder Anstaltsapotheken beliefert werden.

Stationäre Versorgung: In Österreich gibt es insgesamt 273 Krankenanstalten, davon 162 Akutkrankenhäuser (Stand 2016). Rechtsträger der meisten Krankenanstalten sind die Bundesländer und Bundesländergesellschaften sowie die Gemeinden. Geistliche Orden und Glaubensgemeinschaften, Privatpersonen und Privatgesellschaften, Sozialversicherungsanstalten, Vereine und Stiftungen sowie der Staat betreiben deutlich weniger Krankenanstalten. In den Krankenanstalten gibt es 64.838 Betten. Das entspricht 7,45 Betten je 1.000 Einwohner. Damit liegt die Bettendichte in Österreich etwas unterhalb der in Deutschland und deutlich über der der Schweiz und der OECD-Länder. Die dezentralisierte Lage der Krankenanstalten hat zur Folge, dass die Erreichbarkeit durch die PatientInnen großzügig sichergestellt ist. Andererseits entsteht durch die hohe Bettenkapazität aber ein Druck auf die Krankenanstalten, Gewinne zu erzielen, um die Wirtschaftlichkeit zu gewährleisten. Auch gibt es nur geringe Anreize für Krankenanstalten, sich zu spezialisieren. Hieraus können Kostennachteile entstehen. Außerdem kann die Qualität der Versorgung dadurch nicht auf dem höchstmöglichen Niveau gehalten werden.

Ein wesentlicher Teil der stationären Versorgung in Österreich ist die tagesklinische Versorgung (stationäre Krankenhausaufenthalte ohne Nächtigungen, „Nulltages-Aufenthalte). Sie sind in den letzten beiden Jahrzehnten stark angestiegen. Die häufigsten Indikationen für eine tagesklinische Versorgung sind Augendiagnosen, Katarakt-Operationen, gynäkologische Indikationen, Schmerzbehandlungen in der Orthopädie und onkologische Therapien, insbesondere Chemotherapien.

Ambulante und stationäre Pflege: Die Verantwortung für die Pflege liegt in Österreich in erster Linie bei der Familie und den pflegenden Angehörigen. Der Staat übernimmt diese Aufgabe erst dann, wenn die Pflege durch Angehörige nicht gewährleistet werden kann (*Subsidiaritätsprinzip*). Auf Bundesebene ist das Sozialministerium für die Pflege zuständig. Pflegebedürftige Personen und pflegende Angehörige erhalten jedoch auch dann auf allen Ebenen Unterstützung durch die öffentliche Hand, wenn der größte Anteil der Pflege informell durch Angehörige gewährleistet wird. So unterstützt der Staat die Bundesländer bei der Sicherung der Versorgung mit mobilen, stationären, teilstationären Diensten, Kurzzeitpflege in stationären Einrichtungen, Case- und Care-Management und bei alternativen Wohnformen. Die Finanzierung des Pflegesystems geschieht durch eine Mischung aus Bedarfsorientierung und Einkommens- und Vermögensprüfung der Betroffenen.

Die Zuerkennung von Unterstützung bei Pflegebedarf erfolgt auf zwei Ebenen:

– Pflegegeld nach Pflegebedarf. Der Bedarf wird durch spezialisierte ÄrztInnen und diplomiertes Pflegepersonal festgestellt. Er wird anhand von sieben Pflegestufen ausgedrückt, die abhängig von der Schwere der Pflegebedürftigkeit sind. Hierbei ist die Pflegestufe sieben die Stufe mit dem höchsten Pflegebedarf.
– Mindestsicherung bzw. Sozialhilfe, die nach der Einkommens- und Vermögenssituation der Betroffenen bemessen wird.

In Österreich beziehen etwa 5 % der Bevölkerung und etwa 18 % der Personen ab 60 Jahren Pflegegeld (Stand 2016), zwei Drittel davon sind Frauen. Die Pflegeversorgung erfolgt in vier Settings:

– Informelle Pflege durch Angehörige (vorwiegend Ehefrauen, Töchter und Schwiegertöchter)
– Häusliche Betreuung durch mobile Dienste
– Häusliche 24-Stunden-Betreuung
– Pflegeheime

Etwa 19 % der Pflegegeldbezieher leben in Alten- oder Pflegeheimen. Diese Gruppe verbraucht etwa die Hälfte der gesamten Ausgaben für Langzeitpflege in Österreich. Voraussetzung für die Aufnahme in ein Pflegeheim ist in allen Bundesländern die Pflegestufe 3 oder höher.

Finanzierung, Ausgaben und Inanspruchnahme des Gesundheitssystems

Die Ausgaben des österreichischen Gesundheitssystems beliefen sich im Jahr 2018 auf 42,5 Mrd. € (= 11,0 % des BIP). Sie gliedern sich in 39,8 Mrd. € für laufende Gesundheitsausgaben und 2,8 Mrd. € für Investitionen. Die laufenden Gesundheitsausgaben stiegen zwischen 2004 und 2013 von 9,7 % auf 10,3 % des BIP und sind seither stabil. Ohne die Ausgaben für Langzeitpflege liegen die laufenden Gesundheitsausgaben in Österreich stabil bei 8,8 % des BIP. Die meisten Gesundheitsausgaben werden für die stationäre Versorgung aufgewendet, gefolgt von der ambulanten Versorgung und der Versorgung mit Medikamenten und medizinischen Erzeugnissen (s. Tab. 3.6).

Tab. 3.6: Laufende Gesundheitsausgaben in Österreich (2018).

Laufende Gesundheitsausgaben insgesamt: 39,8 Mrd. €	
Stationäre Versorgung (inkl. stationäre Gesundheitsdienstleistungen in Pflegeheimen)	42 %
Ambulante Versorgung	28 %
Medikamente, medizinische Erzeugnisse	17 %
Häusliche Pflege (inkl. Pflegegeld)	7 %
Prävention	2 %
Gesundheitsverwaltung	4 %
Krankentransport und Rettungsdienste	1 %

Quelle: eigene Berechnungen nach: Statistik Austria, 2020

Die Gesundheitsausgaben werden zu etwa drei Vierteln durch öffentliche Träger und zu einem Viertel durch private Finanziers getragen. Der größte Teil der Gesundheitsausgaben wird von den Sozialversicherungsträgern übernommen, gefolgt von der öffentlichen Hand (Staat, Bundesländer, Gemeinden). Aber auch die privaten Haushalte tragen in Österreich mit knapp einem Fünftel der gesamten Gesundheitsausgaben zur Finanzierung des Gesundheitssystems bei (s. Tab. 3.7). Zu diesen „Out-of-pocket"-Ausgaben gehören Medikamentenselbstbehalte (Rezeptgebühren), Selbstbehalte bei Inanspruchnahme medizinischer Leistungen (bei einigen Krankenkassen) sowie privat bezahlte medizinische, therapeutische und pflegerische Dienstleistungen, Arzneimittel und Medizinprodukte.

Tab. 3.7: Finanziers der Gesundheitsausgaben in Österreich (2017).

Öffentliche Hand (Staat, Bundesländer, Gemeinden)	29,7 %
Sozialversicherungsträger	44,3 %
Private Krankenversicherung	4,9 %
Private Haushalte	19,2 %
Sonstige	1,9 %

Quelle: Bundesministerium Arbeit, Soziales, Gesundheit und Konsumentenschutz, 2019

Wie häufig die ambulante Gesundheitsversorgung in Anspruch genommen wird, geht am deutlichsten aus der Gesundheitsbefragung 2014 hervor, einer repräsentativen Befragung der Österreichischen Bevölkerung ab 15 Jahren. Hiernach gaben rund drei Viertel der Befragten (♂: 74 %; ♀: 79 %) an, im Jahr vor der Befragung einen Allgemeinmediziner aufgesucht zu haben. Ähnlich hoch war auch die Inanspruchnahme von Zahnärzten (♂: 69 %; ♀: 74 %). Weniger als zwei Drittel (♂: 55 %; ♀: 71 %) gaben an, im Jahr vor der Befragung fachärztliche Hilfe in Anspruch genommen zu haben. Eine Spitals- oder Unfallambulanz suchten jeweils 25 % der Männer und Frauen im Jahr vor der Befragung auf. Zudem nahmen im Jahr zuvor etwa 15 % der erwachsenen Bevölkerung eine Facharztbehandlung in Anspruch, ohne im selben Zeitraum in der Allgemeinmedizin in Behandlung gewesen zu sein. Etwa 9 % waren in einer Spitalsambulanz und 8 % in einem Krankenhaus, ohne zuvor bei einem Allgemeinmediziner gewesen zu sein. Insbesondere Personen mit höherer Bildung und Personen mit Migrationshintergrund nutzten Gesundheitsdienstleistungen häufiger direkt auf höherer Ebene.

Die Gesundheitsbefragung 2014 zeigte darüber hinaus, dass im Jahr vor der Befragung besonders häufig Physiotherapie (♂: 15 %; ♀: 21 %), Psychologie bzw. psychotherapeutische oder psychiatrische Betreuung und Behandlung (♂: 6 %; ♀: 8 %) sowie Ergotherapie (♂: 2 %; ♀: 3 %) als nicht-ärztliche Leistungen in Anspruch genommen wurden. Häusliche Pflegedienste oder soziale Hilfsdienste (z. B. Pflege durch Pflegekräfte oder Hebammen, Heimhilfen, Essen auf Rädern oder Fahrdienste) nutzten in diesem Zeitraum 1 % der Männer und 2 % der Frauen.

Im Jahr 2013 wurden in österreichischen Krankenanstalten mehr als 2,8 Mio. Spitalsentlassungen verzeichnet. Der überwiegende Teil (94,8 %) geschah in Akut-Krankenhäusern. Seither sank die Zahl der vollstationären Spitalsaufnahmen (Aufenthalt mindestens über eine Nacht) um jährlich durchschnittlich 1,1 %. Die Zahl der Eintagesaufenthalte stieg zwischen 2009 und 2013 hingegen jährlich um 4,2 % an. Besonders hoch war der Anstieg der Eintagesaufenthalte in den Bereichen Augenerkrankungen und Krebserkrankungen. Häufigste Entlassungsdiagnosen im akutstationären Bereich waren 2013 Krankheiten des Herz-Kreislauf-Systems (12,9 %), gefolgt von Krebserkrankungen (11,5 %), Verletzungen und Vergiftungen (11,2 %) und Krankheiten des Muskel-Skelett-Systems (10,5 % aller Entlassungsfälle). Die mittlere Verweildauer in Akut-Krankenanstalten nahm zwischen 1990 und 2013 kontinuierlich von durchschnittlich 11,1 auf 6,5 Tage pro Fall ab. Im Rahmen der Gesundheitsbefragung 2014 gaben zudem 14 % der Männer und 15 % der Frauen an, im Jahr zuvor mindestens einmal über Nacht im Krankenhaus stationär behandelt worden zu sein. Jeweils weitere 12 % der Männer und Frauen hatten im selben Zeitraum mindestens einen Null-Tagesaufenthalt in einem Spital.

3.2.3 Das deutsche Gesundheitssystem
Beate Land

In der Bundesrepublik Deutschland leben rund 83 Mio. Einwohner in 16 Bundesländern. Die deutlich gestiegene durchschnittliche Lebenserwartung führt auch zu einer steigenden Inanspruchnahme medizinischer Leistungen. Das Gesundheitswesen ist aber nicht nur ein Erbringer medizinischer, therapeutischer und pflegerischer Leistungen, sondern mit rund 5,3 Mio. Beschäftigten, 75 % davon weiblich, ein wichtiger Wirtschaftsfaktor.

Rolle und Funktion des Staates
Zur Aufgabe eines Staates gehört u. a. die Daseinsvorsorge für seine Bürgerinnen und Bürger durch die Bereitstellung ausreichender Kapazitäten für die Gesundheitsversorgung. Diese Funktion nimmt der Staat zum einen durch finanzielle Beteiligung z. B. an der Finanzierung von Krankenhäusern wahr. Im Wesentlichen delegiert er diese Aufgabe jedoch in *gemeinsamer Selbstverwaltung* an die eigentlichen Leistungserbringer wie ÄrztInnen, Krankenhausträger und die Krankenversicherungen. Innerhalb eines umfangreichen gesetzlichen Regelwerks übernehmen diese als Körperschaften öffentlichen Rechts Aufgaben der Gesundheitsversorgung, können ihre Belange aber weitgehend selbständig regeln. Dabei unterliegen sie einer staatlichen Rechtsaufsicht. Ein wichtiges Gremium der Selbstverwaltung ist der **Gemeinsame Bundesausschuss G-BA**. Dieser setzt sich zusammen aus Vertretern der niedergelassenen ÄrztInnen, ZahnärztInnen und PsychotherapeutInnen, die einen Behandlungsvertrag mit den gesetzlichen Krankenversicherungen GKV haben, aus Vertretern der Krankenhäuser und des Spitzenverbandes der gesetzlichen Krankenversicherungen. Neue Behandlungsverfahren, für deren Kosten die Allgemeinheit der gesetzlich Krankenversicherten aufkommt, werden vom G-BA hinsichtlich ihrer Kosten-Nutzen-Bewertung geprüft und dann ggf. in den Leistungskatalog der entsprechenden Sozialgesetzbücher aufgenommen. Unterstützt wird der G-BA dabei vom **Institut für Qualität und Wirtschaftlichkeit im Gesundheitswesen IQWIG**, das im Auftrag des G-BA entsprechende Untersuchungen durchführt bzw. beauftragt und die Ergebnisse publiziert.

Auf der **Bundesebene** kommen wichtige Impulse zur Gesetzgebung aus dem *Bundesministerium für Gesundheit* (BMG). Zentrale Aufgabe des BMG ist die Sicherstellung der Leistungsfähigkeit der gesetzlichen Kranken- und Pflegeversicherung bei Beitragssatzstabilität. Zudem soll durch gesetzliche Rahmenbedingungen die Qualität des Gesundheitssystems kontinuierlich weiterentwickelt werden (s. Tab. 3.8). In den letzten Jahren waren das u. a. Initiativen zur Stärkung der PatientInnenrechte, zur besseren personellen Ausstattung der Krankenhäuser mit Pflegekräften und zur Verbesserung und Kontrolle der Qualität der erbrachten Gesundheitsleistungen. Dem BMG sind verschiedene Bundesoberbehörden unterstellt, die z. B. für die Zulassung und Überwachung von Arzneimitteln, Betäubungsmitteln,

Medizinprodukten (*Bundesinstitut für Arzneimittel und Medizinprodukte,* BfArM) und Impfstoffen (*Paul-Ehrlich-Institut,* PEI) verantwortlich sind. Für die Überwachung und Kontrolle auftretender Krankheiten und Gesundheitsgefahren ist das *Robert Koch-Institut* (RKI) verantwortlich, das zu diesem Zweck großangelegte Gesundheitssurveys (s. Kap. 2.4) durchführt und auswertet.

Auf **Landesebene** werden gesundheitspolitische Entscheidungen von den zuständigen Gesundheitsbehörden der Sozialministerien umgesetzt. Sie überwachen die Landesgesundheitsämter, die Aufgaben der gesundheitlichen Prävention, Aufklärung und des Gesundheitsschutzes übernehmen.

Auf **kommunaler Ebene** sind in Städten und Kreisen Gesundheitsämter u. a. für die Aufklärung und Beratung der Bevölkerung in Gesundheitsfragen und für die Überwachung der Hygiene in öffentlichen Einrichtungen wie Alten- und Pflegeheimen, Krankenhäusern, Schulen und Arztpraxen verantwortlich.

Tab. 3.8: Wichtige gesetzliche Grundlagen und Rahmenbedingungen im Gesundheitsbereich (in Auszügen), eigene Darstellung.

Bereich	Gesetze	Anwendungsbereich
Medizin-produkte	– Medizinproduktegesetze – Medizinprodukte-Betreiberverordnung	– Zulassung und Betrieb von Medizinprodukten
Strahlenschutz	– Strahlenschutzverordnung – Röntgenverordnung	– Umgang mit diagnostischer und therapeutischer Strahlenanwendung
Arbeitssicher-heit	– Arbeitsschutzgesetz – Gefahrstoffverordnung	– Umgang mit Gefahrstoffen – Gesundheitsschutz der Beschäftigten bei der Arbeit
PatientInnen-rechte	– PatientInnenrechtegesetz	– Informations- und Aufklärungspflichten – PatientInnenrechte bei Behandlungsfehlern
Arzneimittel	– Arzneimittelgesetz – Betäubungsmittelgesetz – Betäubungsmittel-Verschreibungsverordnung	– Zulassung und Nutzung von Arzneimitteln – Sonderregelungen im Umgang mit Betäubungsmitteln
Digitalisierung	– Digitale-Versorgung-Gesetz – Datenschutzgesetz – E-Health-Gesetz	– Elektronische PatientInnenakte – Telemedizinische Versorgung (Videosprechstunde) – Gesundheits-Apps
Medizinische Versorgung	– Transplantationsgesetz – Transfusionsgesetz	– Spende und Übertragung von menschlichen Organen bzw. Organteilen
Pflegerische Versorgung	– Pflegeberufegesetz – Pflegepersonaluntergrenzen-Verordnung	– Ausbildung und Berufszulassung von Pflegepersonal – Personalgrenzen im Krankenhaus

Sozialversicherungen

Das in Deutschland gültige Sozialstaatsprinzip ist im Grundgesetz verankert und soll denjenigen staatliche Unterstützung gewähren, die z. B. durch Krankheit oder Arbeitslosigkeit in soziale Not geraten sind. Die entsprechenden gesetzlichen Regelungen sind in den jeweiligen Sozialgesetzbüchern festgelegt. Sie unterliegen seit ihrer Einführung in Form der Bismarck'schen Sozialgesetze 1883 den in Tab. 3.9 angeführten Prinzipien.

Tab. 3.9: Prinzipien der sozialen Sicherung in Deutschland.

Versicherungspflicht	Alle Einwohner müssen in einer Krankenversicherung versichert sein.
Selbstverwaltung	Die Leistungserbringer können ihre Belange im Rahmen der gesetzlichen Vorgaben selbstständig gemeinsam regeln.
Subsidiarität	Kosten werden im Rahmen der Zumutbarkeit zuerst vom Betroffenen getragen. Der Staat tritt erst ein, wenn die Belastungsgrenze überschritten wird.
Solidarität	Einkommensabhängige Beiträge: Gesunde zahlen für Kranke, Besserverdienende für Schlechterverdienende, Junge für Alte.
Sachleistungen	Medizinische Leistungen werden als Sachleistungen erbracht – keine Rechnung an den PatientInnen.
Parität	Finanzierung der Beiträge zu gleichen Teilen durch Arbeitgeber und Arbeitnehmer (Ausnahme: Beamte).

Alle Regelungen, die die Leistungen der **Gesetzlichen Krankenversicherung** betreffen, sind im 5. Sozialgesetzbuch beschrieben. Dort sind die Leistungsansprüche festgelegt, die gesetzlich Versicherte gegenüber der GKV haben. Unterschieden werden Pflichtversicherte, deren Einkommen unterhalb der festgesetzten Versicherungspflichtgrenze liegt, beitragsfrei mitversicherte Familienangehörige wie Kinder oder nicht versicherungspflichtig beschäftigte Ehepartner und freiwillig Versicherte, die trotz eines höheren Einkommens in der GKV versichert bleiben. Getragen werden die Beiträge paritätisch von Arbeitnehmern und Arbeitgebern. Die GKV übernimmt im Rahmen des gesetzlich festgelegten Leistungsanspruchs die Kosten für stationäre und ambulante Behandlungen, für Arzneimittel, Heil- und Hilfsmittel, häusliche Krankenpflege und in besonderen Fällen die Kosten für Rehabilitationsmaßnahmen. Zudem zahlt sie als Lohnersatzleistung Krankengeld bei längeren Erkrankungen von ArbeitnehmerInnen. Alle von der GKV erstatteten Leistungen unterliegen dem Wirtschaftlichkeitsgebot, d. h. sie müssen laut § 12 SGB V „ausreichend, zweckmäßig und wirtschaftlich sein" und sollen das Maß des Notwendigen nicht überschreiten. Bei vielen Leistungen, z. B. Medikamenten, wird allerdings zusätzlich ein finanzieller Eigenanteil von den Versicherten erhoben.

Eine wichtige Rolle spielt hierbei der **Medizinische Dienst der Krankenkassen** (MDK). Er hat eine Kontrollaufgabe bei der Prüfung der Notwendigkeit und Dauer einer Krankenhausbehandlung und der korrekten Leistungsabrechnung. Zudem führt er Qualitätskontrollen in ambulanten und stationären Pflegeeinrichtungen durch und prüft die Einhaltung der Qualitätsziele. Eine maßgebliche Rolle kommt ihm bei der Feststellung der Pflegebedürftigkeit und der Einschätzung des entsprechenden Pflegegrades zu. Abhängig vom Pflegegrad, der den Grad der Abhängigkeit von Pflegeleistungen abbildet, werden die finanziellen Zuwendungen der Pflegeversicherung festgelegt. Oftmals wird insbesondere im stationären Bereich die durch die MDK-Prüfungen notwendige ausufernde Dokumentation bemängelt.

Die **Gesetzliche Pflegeversicherung**, deren Leistungen im 11. Sozialgesetzbuch beschrieben werden, wurde erst 1995 eingeführt. Sie soll angesichts eines steigenden Pflegebedarfs der älter werdenden Bevölkerung eine zusätzliche Absicherung im Pflegefall darstellen. Auch sie stellt eine Pflichtversicherung dar und wird paritätisch durch Arbeitnehmer und Arbeitgeber finanziert. Sie trägt durch Zahlung von Pflegegeld oder durch die Finanzierung von Pflegesachleistungen zur finanziellen Entlastung der Betroffenen bzw. der Angehörigen der Betroffenen bei. Die finanziellen Leistungen hängen von der Einschätzung des Pflegebedarfs und der Festlegung eines Pflegegrades durch den MDK ab. Eine vollständige Übernahme der Pflegekosten findet jedoch nicht statt, d. h. die wesentliche Finanzierung im Pflegefall erfolgt über Eigenbeiträge der Betroffenen bzw. der Angehörigen der Betroffenen. In den letzten Jahren sahen sich die Versicherungsträger allerdings bei nur moderat gestiegenen Beitragssätzen einem deutlichen Anstieg an Leistungsempfängern gegenüber.

Die **Gesetzliche Unfallversicherung**, abgebildet im 7. Sozialgesetzbuch, stellt einen Sonderfall dar, da sie ausschließlich durch Arbeitgeberbeiträge finanziert wird. Hier sind neben ArbeitnehmerInnen und Auszubildenden auch SchülerInnen und ehrenamtlich tätige Personen versichert. Wesentliche Leistungen sind die durch Arbeits- und Wegeunfälle und durch Berufskrankheiten entstehenden Kosten für Heilbehandlungen und Rehabilitationsmaßnahmen, aber auch Zahlungen an Hinterbliebene von Verunfallten.

Organisation der medizinischen und pflegerischen Versorgung

Insgesamt waren 2018 in Deutschland mehr als 392.000 ÄrztInnen berufstätig, davon mehr als die Hälfte im stationären Bereich. Die Anzahl der in der PatientInnenversorgung tätigen ÄrztInnen liegt mit 4,3 pro 1.000 Einwohner (2017) über dem OECD-Durchschnitt von 3,5 ÄrztInnen pro 1.000 Einwohner. Den größten Anteil an FachärztInnen gibt es in den Bereichen Innere Medizin und Allgemeinmedizin. Im ambulanten Bereich sinkt die Zahl der niedergelassenen ÄrztInnen kontinuierlich, während die Zahl der angestellten ÄrztInnen hier proportional deutlich steigt. Dies spiegelt das zunehmende Bedürfnis nach einer besseren Vereinbarkeit von Familie und Beruf nicht nur bei den Ärztinnen wider. Die Zahl der in Deutschland tätigen ausländischen Ärztinnen und Ärzte ist im Jahre 2018 auf über 48.000 gestiegen. Allerdings wandern auch deutsche ÄrztInnen aus, insbesondere in die Schweiz, nach Österreich und in die USA.

In der Kranken- und Altenpflege waren 2018 in Deutschland 1,6 Mio. Pflegekräfte sozialversicherungspflichtig beschäftigt. Laut OECD-Bericht entspricht das einem Verhältnis von 12,9 Pflegekräften pro 1.000 Einwohner (im OECD-Durchschnitt sind es 8,8 Pflegekräfte pro 1.000 Einwohner). Diese Zahlen sind kritisch zu betrachten, da hier die Gesamtzahl der Pflegekräfte berücksichtigt wird. In Deutschland sind jedoch mehr als die Hälfte der Pflegekräfte in Teilzeit oder geringfügig beschäftigt. Nach Angaben des Statistischen Bundesamtes entsprechen die 1,7 Mio. Pflegekräfte 1,3 Mio. Vollzeitäquivalenten (Krankenpflege 0,8 Mio., Altenpflege 0,5 Mio.). Diesen steht ein deutlicher, Demografie bedingter Anstieg der Pflegebedürftigen gegenüber. Der heute schon bestehende bundesweite Fachkräftemangel, insbesondere in der Altenpflege, wird sich dadurch noch deutlich verschärfen.

Ambulante ärztliche Versorgung

Die ambulante ärztliche Versorgung wurde 2018 in Deutschland durch rund 157.000 ambulant tätige ÄrztInnen und 26.000 PsychotherapeutInnen sichergestellt. Diese teilen sich auf in ÄrztInnen, die einen Versorgungsvertrag mit der GKV haben (Vertragsärzte) und privatärztlich tätige ÄrztInnen. Um die für gesetzlich Versicherte erbrachten Leistungen mit der GKV abrechnen zu können, müssen niedergelassene ÄrztInnen Mitglieder der **Kassenärztlichen Vereinigung** (KV) ihres Bundeslandes sein. Damit gehen sie eine Versorgungsverpflichtung ein, die auch eine Versorgung nachts und am Wochenende durch Notfalldienste und Urlaubsvertretungen beinhaltet (Sicherstellungsauftrag). Um eine regionale Über- bzw. Unterversorgung mit niedergelassenen ÄrztInnen zu verhindern, findet eine an die Bevölkerungsstruktur angepasste Bedarfsplanung statt. In überversorgten Gebieten dürfen sich neue ÄrztInnen nur durch Übernahme einer bereits bestehenden Praxis niederlassen. Grundsätzlich haben alle PatientInnen eine freie Wahl unter den für die vertragsärztliche Versorgung zugelassenen ÄrztInnen. In Ballungsgebieten kommt es aber bereits zu Engpässen in der Versorgung. Hier nehmen mittlerweile bestimmte FachärztInnen (z. B. in den Bereichen Pädiatrie und Gynäkologie) keine neuen PatientInnen zur Routineversorgung mehr an. Im ländlichen Raum macht sich insbesondere der Mangel an hausärztlich tätigen AllgemeinmedizinerInnen bemerkbar.

Neben ÄrztInnen und PsychotherapeutInnen sind weitere Berufsgruppen an der ambulanten Versorgung von PatientInnen beteiligt. Das sind v. a. Angehörige therapeutischer Berufe wie Physio- und ErgotherapeutInnen oder LogopädInnen, die ihre medizinische Leistung als Heilmittel auf ärztliche Verordnung hin erbringen und diese direkt mit den Krankenkassen abrechnen. Im weiteren Sinne können auch die Rettungsdienste dem ambulanten Versorgungsbereich zugeordnet werden. Ihre Aufgabe ist die Notfallrettung und der Krankentransport. Verantwortlich für ausreichende Kapazitäten sind die Bundesländer, die jeweils eigene landesspezifische Regelungen erarbeitet haben.

Arzneimittelversorgung

Die Versorgung mit Medikamenten wird in Deutschland durch 19.268 Apotheken sichergestellt, davon sind mehr als 4.000 Filialapotheken. Mit rund 23 Apotheken pro 100.000 Einwohner liegt Deutschland unter dem EU-Durchschnitt von 31 Apotheken pro 100.000 Einwohner. Apotheken müssen persönlich von ApothekerInnen geführt werden, die ein Pharmaziestudium absolviert haben.

Alle in Deutschland eingesetzten Medikamente und Medizinprodukte müssen vor Markteinführung durch das BfArM zugelassen sein. Auch nach der Marktzulassung werden Arzneimittel weiter durch das BfArM überwacht, um auch sehr seltene Nebenwirkungen erfassen zu können. Dem BfArM angegliedert ist die Bundesopiumstelle, die den gesamten Verkehr mit Betäubungsmitteln überwacht.

Unterschieden werden verschreibungspflichtige von frei verkäuflichen, aber ggf. apothekenpflichtigen Medikamenten. Verschreibungspflichtige Medikamente dürfen nur von zugelassenen ÄrztInnen bzw. ärztlichen PsychotherapeutInnen zu Lasten der GKV auf speziellen Rezepten verordnet werden. Die Abrechnung erfolgt direkt zwischen Apotheke und Krankenkasse, wobei für viele Medikamente eine Zuzahlung von PatientInnen („Rezeptgebühr") erforderlich ist. Üblicherweise wird vom Arzt ein Wirkstoff verschrieben. Wenn auf dem Rezept nicht zusätzlich ein Markenname vermerkt ist, wird das preisgünstigste Medikament mit dem verordneten Wirkstoff an die PatientInnen ausgegeben.

Medikamente für PrivatpatientInnen werden auf einem gesonderten Formular rezeptiert und von den PatientInnen zunächst selbst bezahlt, bevor die Rechnung später bei der PKV eingereicht wird. Das kann bei extrem teuren Arzneimitteln (z. B. spezielle Krebsmedikamente) zu Problemen führen, weshalb in diesen Fällen ausnahmsweise eine direkte Abrechnung zwischen Apotheke und PKV erfolgen kann.

Die Kosten für Arzneimittel steigen seit Jahren kontinuierlich, was weniger an der zunehmenden Verschreibung von Medikamenten als vielmehr an den deutlich gestiegenen Preisen insbesondere für neu zugelassene Arzneimittel liegt. Im Jahr 2019 lagen die Ausgaben der GKV für Medikamente bei rund 41,04 Mrd. €, das entspricht 562 € pro Versicherten, was deutlich über dem OECD-Durchschnitt liegt. Zu den am häufigsten verordneten Medikamenten gehören Schmerzmittel, Blutrucksenker und Schilddrüsenhormone. Zu den umsatzstärksten Arzneimitteln gehören monoklonale Antikörper, die u. a. bei der Behandlung maligner Tumoren eingesetzt werden und aufgrund ihrer Patentbindung extrem teuer sind.

Stationäre Versorgung

In Deutschland hat sich die Krankenhauslandschaft in den letzten Jahren massiv verändert. Durch Schließungen und Zusammenschlüsse hat sich die Anzahl der Kliniken von 2.242 im Jahr 2000 auf 1.925 Kliniken im Jahr 2018 reduziert. Zudem ist ein – politisch durchaus gewollter – Trend weg von kleinen Allgemeinkrankenhäusern hin zu spezialisierten Versorgungszentren zu beobachten.

Je nach Versorgungsangebot werden bei Krankenhäusern verschiedene Versorgungsstufen unterschieden:

- Krankenhäuser der Grundversorgung mit nur einem oder zwei Fachbereichen,
- Krankenhäuser der Regelversorgung, die mit mehreren Fachabteilungen ein erweitertes fachliches Angebot vorhalten,
- Häuser der Schwerpunktversorgung, die überörtliche Schwerpunktaufgaben erfüllen (z. B. Angebot einer Pädiatrie oder Neurologie) und
- Kliniken der Maximalversorgung, die die höchste Versorgungsstufe darstellen und zu denen z. B. Universitätskliniken gehören.

Der Großteil der Kliniken ist in freigemeinnütziger (35 %) oder öffentlich-rechtlicher (30 %) Trägerschaft, ca. 35 % der Krankenhäuser werden von privaten Trägern betrieben. Das sind meist große Klinikträger, die landes- bzw. bundesweit tätig sind.

Für die Bereitstellung bedarfsgerechter stationärer Versorgungskapazitäten sind die jeweiligen Bundesländer verantwortlich. Zu diesem Zweck werden im *Landeskrankenhausplan* je nach Bevölkerungsstruktur und regionalen Besonderheiten entsprechende Kapazitäten festgelegt und regelmäßig angepasst. Ist ein Krankenhaus im Landeskrankenhausplan aufgenommen, hat es mit Übernahme des Versorgungsauftrags zwar die Verpflichtung, gesetzlich versicherte PatientInnen zu behandeln, gleichzeitig aber auch die Zusicherung, dass die erbrachten Leistungen von der GKV erstattet werden.

Grundsätzlich hat jeder Versicherte das Recht auf freie Wahl des Krankenhauses, in dem er behandelt werden möchte. Das gilt jedoch nur eingeschränkt in Notfällen. Dann muss das nächstgelegene geeignete Krankenhaus angefahren werden. Der überwiegende Teil (45 %) der PatientInnen kommt mit einer Einweisung der niedergelassenen ÄrztInnen oder als „Selbsteinweiser" über die Notfallambulanz (30 %) in die Klinik. Nur 15 % der PatientInnen kommen tatsächlich als Notfall mit einem Rettungsdienst ins Krankenhaus. Zu besonderen Problemen führt zunehmend der Trend, dass PatientInnen außerhalb der Öffnungszeiten der niedergelassenen Arztpraxen mit Bagatellerkrankungen die Notfallambulanzen der Kliniken aufsuchen. Diese sind personell primär für die Versorgung ihrer stationären PatientInnen ausgestattet und mit dem erhöhten PatientInnenaufkommen oftmals überlastet.

Eine Sonderstellung nehmen die 1.142 *Rehabilitationskliniken* ein, die häufig in privater Trägerschaft betrieben und nicht im Landeskrankenhausplan berücksichtigt werden. Zwar hat jeder Versicherte laut SGB V Anspruch auf Maßnahmen der medizinischen Rehabilitation, der Zugang für PatientInnen erfolgt aber ausschließlich über die Kostenträger, also meist die Rentenversicherung, die GKV oder die gesetzliche Unfallversicherung. Ohne Genehmigung des Reha-Antrags und eine Zusage der Kostenübernahme durch die Kostenträger werden PatientInnen nur als Selbstzahler aufgenommen. Auch der Rehabilitationsbereich unterliegt vielfältigen gesetzlichen Regelungen, was die maximale Aufenthaltsdauer sowie Art und Durchführung der entsprechenden Maßnahmen anbelangt. Nach Möglichkeit sollen Rehabilitationsmaßnahmen aus Wirtschaftlichkeitsgründen jedoch bevorzugt im deutlich preiswerteren ambulanten Rehabilitationsbereich erbracht werden. Hier gilt bei entsprechender Indikation der Grundsatz „ambulant vor stationär".

Ambulante und stationäre Pflege

Mit der Einführung des neuen Pflegebedürftigkeitsbegriffs im Rahmen des Pflegestärkungsgesetzes 2017 ist die Zahl der Pflegebedürftigen auf aktuell mehr als 4,1 Mio. Menschen deutlich gestiegen (Abb. 3.2). Der Großteil der Pflegebedürftigen wird im häuslichen Umfeld durch Angehörige bzw. ambulante Pflegedienste versorgt. Überwiegend wird die Pflege durch weibliche Familienangehörige wie Töchter, Schwiegertöchter und Ehefrauen übernommen. Diese haben bei festgestelltem Pflegegrad einen Anspruch auf Pflegegeld. Die ambulanten Pflegedienste, die eine Zulassung durch die Pflegekassen benötigen, um die erbrachten Leistungen mit den Kostenträgern als Sachleistung abrechnen zu können, übernehmen sowohl Tätigkeiten der Behandlungspflege wie der Grundpflege. Zwei Drittel der ambulanten Dienste sind in privater Trägerschaft. Eine Sonderrolle spielen die Pflegedienste der spezialisierten ambulanten Palliativversorgung (SAPV), die in Ergänzung zur allgemeinen Palliativversorgung im ambulanten Bereich, aber auch in stationären Pflegeeinrichtungen hinzugezogen werden können und gesondert vergütet werden.

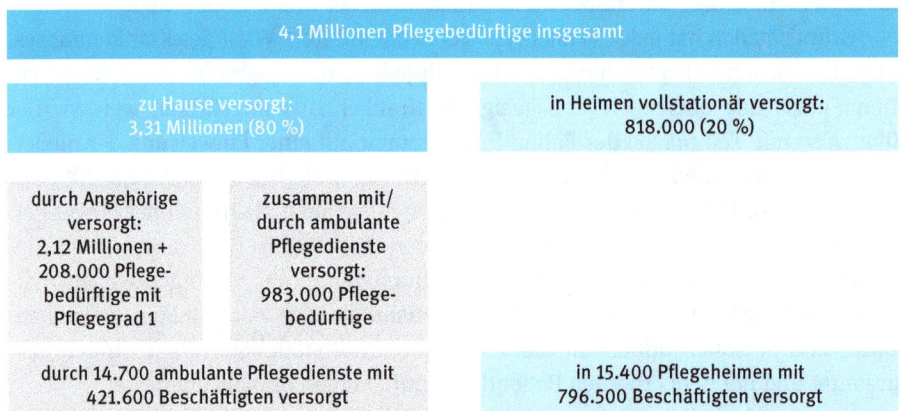

4,1 Millionen Pflegebedürftige insgesamt	
zu Hause versorgt: 3,31 Millionen (80 %)	in Heimen vollstationär versorgt: 818.000 (20 %)
durch Angehörige versorgt: 2,12 Millionen + 208.000 Pflegebedürftige mit Pflegegrad 1 — zusammen mit/ durch ambulante Pflegedienste versorgt: 983.000 Pflegebedürftige	
durch 14.700 ambulante Pflegedienste mit 421.600 Beschäftigten versorgt	in 15.400 Pflegeheimen mit 796.500 Beschäftigten versorgt

Abb. 3.2: Pflegestatistik 2019, eigene Darstellung nach Daten des Statistischen Bundesamtes.

In den stationären Pflegeeinrichtungen, die sich zu mehr als der Hälfte in freigemeinnütziger Trägerschaft befinden, werden meist Bewohner mit höherem Pflegegrad betreut. Trotz gestiegener Pflegesätze, die von den Pflegekassen erstattet werden, geht eine Betreuung in einer stationären Pflegeeinrichtung in der Regel mit einer massiven finanziellen Belastung der Betroffenen bzw. der Familienangehörigen einher, die im Sinne der Subsidiarität an den Pflegekosten beteiligt werden. Aktuell wird über eine Deckelung des Eigenanteils bei den Pflegekosten diskutiert. Ein Eigenanteil soll in Zukunft nur noch zeitlich befristet gezahlt werden, der Differenzbetrag soll mit Steuermitteln ausgeglichen werden. Darüber hinaus bestehen besondere Formen der teilstationären Pflege, wie die Tages- oder Nachtpflege, die Kurzstationäre Pflege, wenn pflegende Angehörige die Pflege z. B. im Urlaub für einen begrenzten Zeitraum nicht wahrnehmen können, und die stunden- oder tageweise Verhinderungspflege.

Vergütungs- und Tarifsysteme

Die Finanzierung der ambulanten ärztlichen Leistungen erfolgt über die Kassenärztlichen Vereinigungen der Bundesländer. Die KV ist als berufliche Interessensvertretung der niedergelassenen ÄrztInnen Verhandlungspartner in den jährlichen Vergütungsverhandlungen mit den gesetzlichen Krankenversicherungen. Auf Basis der Vorjahreszahlen werden mit den Spitzenorganisationen der GKV Budgets für die gesamte ambulante ärztliche und zahnärztliche Versorgung des kommenden Jahres ausgehandelt. Die GKV zahlt den Gesamtbetrag an die KV, die wiederum die Verteilung der Vergütung an die einzelnen ÄrztInnen übernimmt. Zu diesem Zweck rechnen die KassenärztInnen ihre Leistungen quartalsweise mit der KV ab, die diese Abrechnungen nach dem Wirtschaftlichkeitsgebot überprüft. Damit eine Ausweitung der ärztlichen Leistungen verhindert wird, legen die KVen vorab für jede einzelne Praxis sogenannte Regelleistungsvolumina (RLV) fest, die sich an der Praxisgröße und Struktur der behandelten PatientInnen bemisst. Alle innerhalb des RLV erbrachten Leistungen werden nach einem **einheitlichen Bewertungsmaßstab (EBM)** vergütet. Leistungen, die über das RLV hinausgehen, werden nur mit Abschlägen vergütet. Damit sollen ÄrztInnen davon abgehalten werden, ihre Leistungen über das erwartete (und an den Leistungszahlen der vergangenen Quartale ausgerichtete) Maß hinaus zu steigern. Diese Regelung berücksichtigt allerdings kaum, dass Ärzte nur eine begrenzte Möglichkeit haben, auf die Nachfrage durch ihre PatientInnen zu reagieren. Insbesondere unerwartete Anstiege der Nachfrage (z. B. bei Grippe-Ausbrüchen) sind von ÄrztInnen nicht beeinflussbar. Leistungen für PrivatpatientInnen oder SelbstzahlerInnen werden nach der **Gebührenordnung für Ärzte (GOÄ)** abgerechnet.

Die Finanzierung der im Landeskrankenhausplan berücksichtigten akutstationären Krankenhäuser erfolgt im Rahmen der *dualen Finanzierung* durch die Bundesländer und die Krankenkassen. Die Länder bzw. bei Universitätskliniken auch der Bund, sind für die Finanzierung der Investitionskosten zuständig. Dazu gehören z. B. medizinische Großgeräte, Gebäude oder Umbau- und Modernisierungsmaßnahmen. Die laufenden Betriebskosten für Personal, Material oder Ver- und Entsorgung werden über die Vergütung der erbrachten Leistungen durch die Krankenkassen finanziert.

Bis 2003 wurden die erbrachten stationären Leistungen nach dem Selbstkostendeckungsprinzip nach Tagespauschalen vergütet, d. h. je länger ein Patient stationär behandelt wurde, desto höher waren die erstatteten Kosten. Im internationalen Vergleich hatten deutsche PatientInnen eine stationäre Verweildauer, die deutlich über dem OECD-Durchschnitt lag. Mit dem Ziel, die steigenden Ausgaben durch die Umstellung auf ein leistungsorientiertes Vergütungssystem zu bremsen und über diesen Weg Anreize für eine Reduktion der Verweildauer der PatientInnen zu setzen, wurde das Abrechnungssystem auf ein Fallpauschalensystem umgestellt, das auf dem australischen DRG-System aufbaut. In den **Diagnosis Related Groups** (DRGs) werden PatientInnen nach dem ökonomischen Aufwand bzw. Ressourcenverbrauch zusammengefasst, der für ihre Behandlung notwendig ist. Dazu zählen ärztliche und pflegerische Leistungen, Materialverbrauch, die Nutzung medizinischer Geräte (z. B. CT) und die verabreichten Medikamente. Für die Zuordnung in eine DRG werden Alter, Geschlecht, Haupt- und Nebendiagnosen und die durchgeführten Maßnahmen wie z. B. Operationen oder spezielle diagnostische bzw. therapeutische Maßnahmen berücksichtigt. Um den ökonomischen Schweregrad einer DRG abzubilden, wird diese mit einem Relativgewicht gewertet. Der theoretische Durchschnittsfall eines Patienten wird mit einer Bewertungsrelation von 1,0 definiert. Leichtere, d. h. weniger aufwendige Fälle (z. B. junger, ansonsten gesunder Blinddarmpatient) erhalten ein niedrigeres Relativgewicht, schwerere Fälle (z. B. älterer Blinddarmpatient mit Begleiterkrankungen und Komplikationen) werden mit einem höheren Relativgewicht bewertet.

Auf Landesebene werden zwischen den gesetzlichen und privaten Krankenkassen und der Landeskrankenhausgesellschaft jährlich *Landesbasisfallwerte* ausgehandelt, die den mittleren Fallpreis einer DRG darstellen. Der von den Krankenkassen erstattete Betrag errechnet sich also aus dem Landesbasisfallwert multipliziert mit dem Relativgewicht der DRG. Der Basisfallwert 2020 liegt, je nach Bundesland, zwischen 3.642,09 € und 3.771,62 €. Anhand der DRG ergibt sich ein pauschaler Erstattungsbetrag, den die Klinik für einen Fall bekommt, unabhängig davon, wie lange der Patient stationär behandelt wurde. Das gilt aber nur, solange sich die Verweildauer des Patienten innerhalb bestimmter Grenzen bewegt. Für alle DRGs wurde auf Basis von Erfahrungswerten eine durchschnittliche Verweildauer (mittlere Verweildauer) festgelegt. Unterschreitet die Liegedauer die untere Grenze (untere Grenzverweildauer), weil der Patient zu früh entlassen wurde, muss das Krankenhaus Vergütungsabschläge hinnehmen. Ein Überschreiten der oberen Grenzverweildauer muss gegenüber dem MDK begründet werden. Das Krankenhaus erhält in diesem Fall zwar einen tagesbezogenen Zuschlag, der jedoch kaum kostendeckend ist. Es gibt also keinen ökonomischen Anreiz, einen Patienten länger als notwendig in Krankenhaus verweilen zu lassen. In der Folge ist seit der Einführung der DRGs die Verweildauer von 9,7 Tagen im Jahr 2000 auf 7,2 Tage im Jahr 2018 gesunken.

Zusätzlich zu den DRGs können Krankenhäuser im Rahmen von Einzelverträgen mit den Krankenkassen besonders teure Behandlungsverfahren über *Sonder- bzw. Zusatzentgelte* erstatten lassen (z. B. besondere Formen der Chemotherapie, die nicht über DRGs abgebildet werden). Das Gleiche gilt für ganz neue Diagnose- oder Therapieverfahren, die ebenfalls noch nicht in den DRGs berücksichtigt sind. Diese können als Neue Untersuchungs- und Behandlungsmethoden (NUBs) gesondert vergütet werden. Um auch die Qualität der erbrachten stationären Leistung bei der Vergütung zu berücksichtigen, wurde der G-BA mit der Definition entsprechender *Qualitätsindikatoren* beauftragt. Zukünftig sollen Krankenhäuser, deren Qualität nicht dem vorgegebenen Rahmen entspricht, Abschläge in der Vergütung hinnehmen müssen, während Kliniken, die besonders gute Ergebnisse nachweisen können, gesonderte Zuschläge erhalten sollen.

Rehabilitationskliniken müssen sich durch die Vergütung der erbrachten Versorgungsleistungen durch die Kostenträger finanzieren. Dies geschieht auf Basis von *tagesgleichen Vergütungssätzen*, die mit den jeweiligen Kostenträgern für jeweils ein Jahr ausgehandelt werden. Die ausgehandelten indikationsspezifischen Vergütungssätze können sich je nach Krankenkasse deutlich unterscheiden, obwohl die gleiche Leistung erbracht wird. Mit den so erzielten Einnahmen müssen alle laufenden Kosten, aber auch alle Investitionskosten finanziert werden, was zu einem enormen Investitionsstau im Rehabilitationsbereich geführt hat.

Sowohl für die Versorgung mit Heil- und Hilfsmitteln als auch für Arzneimittel und Medizinprodukte, für die akutstationäre und die Rehabilitationsversorgung sowie für ambulante und stationäre Pflege sind von den Betroffenen *Zuzahlungen* zu leisten. Übersteigen diese das gesetzlich zumutbare Maß von 2 % bzw. bei Rentnern und chronisch Kranken von 1 % des Bruttoeinkommens, können die Betroffenen auf Antrag von der Zuzahlung befreit werden.

Finanzierung, Ausgaben und Inanspruchnahme des Gesundheitssystems

Die in Deutschland in den letzten Jahren kontinuierlich steigenden Sozialausgaben liegen mit 25,1 % des Bruttoinlandsproduktes (BIP) deutlich über dem OECD-Durchschnitt von 20,1 %. Davon entfielen im Jahr 2018 rund 391 Mrd. € auf Ausgaben für Gesundheit (Abb. 3.3, Tab. 3.10), das entspricht 11,7 % des BIP, und damit 4.712 € pro Einwohner. Größter Ausgabenträger sind die gesetzlichen Krankenversicherungen, in denen mit 73,01 Mio. Versicherten rund 90 % der Bevölkerung versichert sind.

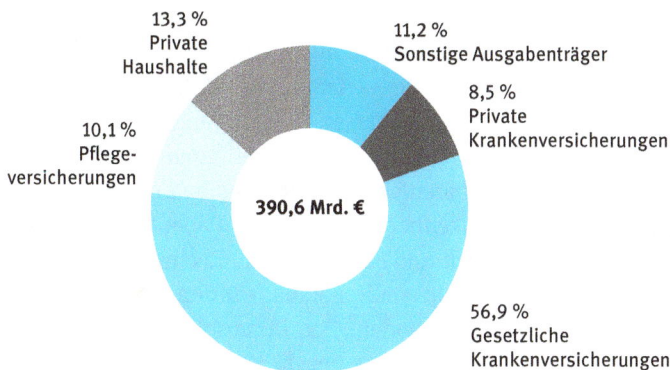

Abb. 3.3: Gesundheitsausgaben 2018 nach Ausgabenträgern, eigene Darstellung auf der Basis der Daten des Statistischen Bundesamtes.

Tab. 3.10: Gesundheitsausgaben 2017 nach Leistungsträgern und Leistungsarten, eigene Darstellung nach Daten des Statistischen Bundesamtes.

Leistungsträger	Ausgaben	Veränderungen zum Vorjahr in %
Gesetzliche Krankenversicherung	226,2 Mrd. €	+ 3,4 %
Private Krankenversicherung (inkl. private Pflegeversicherung)	27,2 Mrd. €	+ 2,31 %
Gesetzliche Pflegeversicherung	37,2 Mrd. €	+ 26,4 %
Öffentliche Haushalte	15,8 Mrd. €	– 7,4 %
Leistungsarten	**Ausgaben der GKV**	**Veränderungen zum Vorjahr in %**
Ärztliche Leistungen	98,0 Mrd. €	+ 3,0 %
Pflegeleistungen	79,8 Mrd. €	+ 12,5 %
Medikamente	57,3 Mrd. €	+ 2,5 %
Hilfsmittel	19,6 Mrd. €	+ 1,2 %
Rehabilitation	36,5 Mrd. €	+ 8,1 %*
Therapeutische Leistungen	24,8 Mrd. €	+ 5.5 %

* Veränderungen gegenüber 2015

Mit der gesetzlich verankerten Stärkung der Pflegebedürftigen im Rahmen der Pflegestärkungsgesetze und den damit einhergehenden verbesserten finanziellen Leistungen stiegen die Kosten für Pflegebedürftigkeit im Jahr 2017 deutlich an. Die laufenden Gesundheitsausgaben werden in Deutschland zu gleichen Teilen von Arbeitnehmern und Arbeitgebern sowie zusätzlich durch staatliche Transferleistungen finanziert. So fließen neben den Krankenkassenbeiträgen der GKV-Mitglieder jährlich 14,5 Mrd. € aus Steuermitteln in den Gesundheitsfonds, aus dem dann wiederum die monatliche Grundpauschale pro Versicherten an die Krankenkassen zugeteilt wird. Um die Versichertenstruktur hinsichtlich Alter und Erkrankungen zu berücksichtigen, wurde mit dem **Morbiditätsadjustierten Risikostrukturausgleich** (Morbi-RSA) ein Instrument geschaffen, das für mehr Verteilungsgerechtigkeit unter den Krankenkassen sorgen soll. Krankenkassen bekommen für sehr junge oder sehr alte Versicherte bzw. für Versicherte mit bestimmten Erkrankungen einen Zuschlag, der die durch diese Gruppe verursachten höheren Gesundheitsausgaben abdecken soll. Im Jahr 2017 lag die Anzahl der im Krankenhaus behandelten Patienten bei knapp 20 Mio., davon waren rund 48 % männlich und 52 % weiblich. Rechnet man jedoch die schwangerschaftsassoziierten Behandlungsfälle heraus, wurden in den meisten Altersgruppen mehr Männer als Frauen behandelt. Das Durchschnittsalter der PatientInnen ist auf mittlerweile 55,1 Jahre (2017) angestiegen.

Im Jahr 2017 wurden in Deutschland insgesamt rund 709 Mio. ambulante Behandlungsfälle gezählt. Pro Jahr nehmen mehr als 90 % der Frauen ambulante Leistungen durch Haus- oder FachärztInnen in Anspruch. Bei den Männern sind es nur rund 84 %. Auch gesundheitsfördernde und Präventionsmaßnahmen werden von Frauen deutlich häufiger genutzt. Die Inanspruchnahme ärztlicher Leistungen steigt dabei mit dem Alter an.

Ausblick

Der bisher vergleichsweise geringe Digitalisierungsgrad sowohl im ambulanten wie im stationären Bereich des deutschen Gesundheitswesens zeigt, dass bei den E-Health-Anwendungen noch erheblicher Nachholbedarf besteht[25]. Eine große Herausforderung stellt der v. a. in ländlichen Gebieten bestehende Mangel an qualifiziertem Gesundheitspersonal dar. Insbesondere im Pflegebereich erwarten ExpertInnen eine eklatante Versorgungslücke, wenn es nicht gelingt, mehr Nachwuchskräfte für Gesundheitsberufe zu gewinnen. Die Krankenhauslandschaft wird sich durch die Reduktion an Krankenhausbetten und die Verlagerung von Leistungen in den ambulanten Bereich verändern. Das bietet durchaus Chancen, wenn es gelingt, die fragmentierte Struktur der getrennt voneinander agierenden und unterschiedlich vergüteten Leistungssektoren des Gesundheitssystems zu überwinden. Zudem bieten sich auch im Bereich der Krankheitsvermeidung durch Gesundheitsförderung und Prävention noch erhebliche Potenziale.

3.3 Patientensicherheit

David Schwappach

Ein zentraler Aspekt im Hinblick auf die Qualität der Gesundheitssysteme ist die Patientensicherheit. Untersuchungen aus Europa und den USA zeigen, dass es bei ca. 5 bis 10 % der Patienten im Krankenhaus zu einem unerwünschten Ereignis kommt, das zu einem Schaden bei dem Patienten führt. Etwa die Hälfte dieser Ereignisse wird als vermeidbar angesehen. Besonders dramatisch ist, dass ca. 0,1 % der in ein Krankenhaus aufgenommenen Patienten aufgrund vermeidbarer unerwünschter Ereignisse versterben. In Deutschland sind dies jährlich etwa 17.000 und in der Schweiz ca. 1.200 Patienten, die auf diese Weise ihr Leben verlieren. Es handelt sich hierbei nicht um dramatische Einzelfälle, sondern um ein Systemproblem.

Vielleicht haben Sie als PatientIn oder MitarbeiterIn im Gesundheitswesen schon einmal eine ähnliche Situation erlebt:

---

[25] Dies wurde insbesondere während der COVID-19-Pandemie im Bereich des Öffentlichen Gesundheitsdienstes deutlich.

– Einer Patientin wird von ihrem Hausarzt ein zusätzliches Medikament verordnet. Eine mögliche *Interaktion* mit der bereits bestehenden Medikation wird nicht überprüft. Bei der Patientin kommt es daraufhin zu einer Wechselwirkung zwischen den Arzneimitteln mit schwerwiegenden Folgen.
– Im Wartebereich der Diagnostik-Abteilung eines Krankenhauses warten mehrere Personen. Als der nächste Patient namentlich aufgerufen wird, steht ein älterer Herr auf und betritt den Untersuchungsraum. Nach Ablauf der diagnostischen Untersuchung fällt auf, dass die vorhandene Krankenakte zu einer jüngeren Patientin gehört, für die diese Untersuchung geplant war. Es stellt sich nun heraus, dass beide Patienten den gleichen Nachnamen haben. Die Patientin hatte den Wartebereich kurz verlassen, der ältere Patient hatte auf den Aufruf seines Nachnamens reagiert.

Vergleichbare Erfahrungen machen Fachleute und Patienten in allen Bereichen der Gesundheitsversorgung seit jeher. Systematisch untersucht und offen thematisiert werden Häufigkeit und Ausmaß der Schädigung von Patienten jedoch erst seit der Bericht „To err is human" unter dem Stichwort „Patientensicherheit" vom *Institute of Medicine* im Jahr 2000 veröffentlicht wurde.

Hiernach sind die folgenden drei Begriffe für die Patientensicherheit zentral:
– **Unerwünschtes Ereignis** (*Adverse Event*): Der Begriff beschreibt eine Schädigung, die auf das medizinische Management und nicht auf die Erkrankung eines Patienten zurückzuführen ist. Die Schädigung kann leicht oder schwer sein und temporär oder dauerhaft bestehen bleiben. Ein unerwünschtes Ereignis kann, muss aber nicht das Ergebnis eines Fehlers sein. Ein Beispiel für ein unerwünschtes Ereignis ist eine allergische Reaktion auf Penicillin.
– **Medizinischer Fehler** (*Medical Error*): Hierunter versteht man eine Handlung oder ein Unterlassen, bei dem eine Abweichung von einem vorhandenen Plan (Ausführungsfehler), ein falscher Plan oder kein Plan vorliegt (Planungsfehler). Der Fehler *kann, muss aber nicht zu einer Schädigung führen*. Die Frage, was genau ein falscher Plan oder eine falsche Ausführung ist, orientiert sich stark am aktuellen Kenntnisstand in der Medizin. Ein medizinischer Fehler liegt beispielsweise dann vor, wenn trotz einer bekannten Penicillin-Allergie einem Patienten Penicillin verordnet wird, weil der Warnhinweis in der Patientenakte übersehen wurde. Die Klassifikation als „Fehler" ist unabhängig davon, ob es (hier: als Folge der Penicillingabe) zu einer Schädigung kommt.
– **Vermeidbares unerwünschtes Ereignis** (*Preventable Adverse Event*): Ereignisse, die auf Fehlern beruhen, sind grundsätzlich vermeidbar. Von einem vermeidbaren, unerwünschten Ereignis spricht man, wenn ein auf einen Fehler zurückzuführendes, unerwünschtes Ereignis vorliegt, das zu einem Schaden führt. Erleidet der oben beschriebene Patient aufgrund der fehlerhaften Penicillingabe eine allergische Reaktion, handelt es sich somit um ein vermeidbares unerwünschtes Ereignis.

Das vermeidbare unerwünschte Ereignis hat also **drei** wichtige Merkmale: Es liegt (1) eine Schädigung vor, die (2) auf einen Fehler (3) im Management einer Erkrankung zurückzuführen ist. Davon abzugrenzen sind die nicht-fehlerbedingten Ereignisse, die trotz richtiger und angemessener Behandlung eintreten können. Dazu gehören z. B. die Nebenwirkungen eines Medikamentes trotz sachgerechten Gebrauchs. Zentrales Ziel der internationalen Bewegungen für die Patientensicherheit ist die Reduktion der Zahl vermeidbarer, unerwünschter Ereignisse.

Kommt es in der Patientenversorgung zu vermeidbaren unerwünschten Ereignissen, so ist dies nur selten auf einen Fehler oder eine Unachtsamkeit einer einzelnen Person zurückzuführen. Vielmehr ist die moderne Gesundheitsversorgung geprägt durch hochkomplexe und stark arbeitsteilig organisierte Prozesse. Daraus resultieren viele Schnittstellen zwischen den daran beteiligten Menschen – was hohe Ansprüche an die Kommunikationsfähigkeit der Beteiligten stellt –, aber auch zwischen Menschen und technischen Geräten. Daher können Verbesserungen im Bereich der Patientensicherheit nur durch das gemeinsame, berufsgruppenübergreifende Lernen aus Fehlern erzielt werden. Ein wichtiges Element hierfür sind **anonyme Fehlermeldesysteme** (*Critical Incident Reporting System*, CIRS), die inzwischen in vielen Einrichtungen der Gesundheitsversorgung vorhanden sind. Das Melden von Fehlern durch MitarbeiterInnen ermöglicht es, Schwachstellen zu erkennen, systematische Lösungen zu entwickeln und zukünftige Fehler zu vermeiden. Damit verbunden ist die Entwicklung einer **Sicherheitskultur** im Gesundheitswesen, in der alle Berufsgruppen an der Aufarbeitung von Fehlern und der Entwicklung von Lösungen beteiligt werden. Eine solche Sicherheitskultur umfasst gemeinsame Werte, Einstellungen, Wahrnehmungen und Verhaltensweisen bei allen Beteiligten in einer Organisation, die in ihrer Summe den Stellenwert und die Akzeptanz des Themas Patientensicherheit erhöhen und damit zu mehr Sicherheit für die Patienten beitragen.

Die letzten Jahre haben gezeigt, dass mit geeigneten Maßnahmen deutliche Fortschritte in der Patientensicherheit erzielt werden können. Nationale und internationale Organisationen bieten Instrumente an, mit denen spezifische Sicherheitsprobleme angegangen werden. Ein Beispiel hierfür ist die Kampagne der WHO *Safe Surgery Saves Lives*. Ziel der Kampagne ist die Erhöhung der Sicherheit in der Chirurgie durch die Verwendung einer **Checkliste** (s. Abbildung in Kap. 3.3 auf unserer Lehrbuch-Homepage). Anhand dieser Checkliste werden vor, während und nach einem operativen Eingriff wichtige Elemente und Prozessschritte durch eine verantwortliche Person überprüft. Dazu gehören beispielsweise die zeitgerechte Gabe von Antibiotika, die mehrfache Identitätsprüfung des Patienten und die mehrfache Überprüfung des geplanten Eingriffs (z. B. der richtigen Körperseite) sowie das „Time-Out" vor dem Schnitt – ein Moment des Innehaltens und der Konzentration auf die folgende Tätigkeit. Weitere evidenzbasierte Maßnahmen und Programme existieren für die zentralen Probleme der Patientensicherheit, wie z. B. zur Reduktion von nosokomialen Infektionen (s. Kap. 9.3) oder auch zum Umgang mit Hochrisikomedikamenten wie Chemotherapeutika, Antikoagulantien, Insulinen und Opiaten.

Aktuelle Situation der Patientensicherheit in Deutschland, Österreich und der Schweiz

Eine wichtige strukturelle Maßnahme zur Förderung der Patientensicherheit in der akut-stationären Versorgung ist das *klinische Risikomanagement*. Es ist in Deutschland, Österreich und der Schweiz inzwischen gut etabliert. Die drei Länder stehen hinsichtlich der Patientensicherheit vor ähnlichen Herausforderungen. Ein zentraler Aspekt ist die demografische Entwicklung der Bevölkerung. Der Anteil an betagten und/oder multimorbiden Patienten (s. Kap. 8.1), die viele medizinische Leistungen in Anspruch nehmen, nimmt zu. Damit erhöhen sich die Komplexität der Vorgänge und die Zahl der Schnittstellen, sodass auch die Risiken im Hinblick auf die Patientensicherheit ansteigen. Zunehmend kürzere Verweildauern in Krankenhäusern machen es darüber hinaus erforderlich, die Patientensicherheit gerade bei dieser Patientengruppe auch über die stationäre Behandlung hinaus weiter im Auge zu behalten. Dies gilt insbesondere für die Bereiche der Nachsorge, der Pflegeeinrichtungen und der ambulanten Betreuung. Die Digitalisierung bietet dabei viele Verbesserungsmöglichkeiten für die Patientensicherheit, z. B. bei der sicheren Identifikation von Patienten mittels Barcode-Scannen von Patientenarmbändern und Medikamenten. Andererseits entstehen durch die zunehmende Digitalisierung auch neue Gefahren, insbesondere, wenn sich digitale Anwendungen nicht gut in die Arbeitsprozesse der klinisch tätigen Mitarbeitenden einfügen.

Die Kommunikation zwischen Patienten und Fachpersonen ist eine wichtige Grundvoraussetzung für eine sichere Krankenversorgung. Der in allen drei Ländern steigende Anteil an Patienten ohne Kenntnisse der Landessprache erfordert neue Maßnahmen (wie z. B. Dolmetscherdienste), sodass zumindest eine elementare Kommunikation gewährleistet werden kann, um das Risiko für unerwünschte Ereignisse zu reduzieren.

In Deutschland, Österreich und der Schweiz werden bislang die meisten Maßnahmen zur Verbesserung der Patientensicherheit auf freiwilliger Ebene in den Krankenhäusern, Pflegeeinrichtungen und den ambulanten Praxen umgesetzt. Der zunehmende ökonomische Druck, der sich z. B. durch Personalmangel äußert, macht es jedoch immer schwerer, sinnvolle – und häufig mittelfristig auch kostensparende – Verbesserungsaktivitäten in der Praxis zu etablieren.

Internet-Ressourcen

Auf unserer Lehrbuch-Homepage **(www.public-health-kompakt.de)** finden Sie Literaturquellen, Links zu weiterführender Literatur, zusätzliche Abbildungen und Tabellen sowie Links zu anderen themenrelevanten Internet-Ressourcen.

4 Gesundheitsförderung und Prävention

Gesundheitsförderung und (Krankheits-)Prävention gehören zu den zentralen Themenbereichen von Public Health. Beide haben die Stärkung der Gesundheit der Menschen zum Ziel. Während bei der *Gesundheitsförderung* die Zunahme und Mobilisierung von Gesundheitsressourcen im Vordergrund stehen, soll bei der *Prävention* die Krankheitslast zurückgedrängt werden.

In diesem Kapitel gehen wir zu Beginn auf die *Grundlagen von Gesundheitsförderung und Prävention* ein. Nachdem wir uns verschiedene *Erklärungsmodelle des Gesundheitsverhaltens* angeschaut haben, betrachten wir jeweils kurz die wichtigsten Gesundheitsverhaltensweisen, die sich negativ auf unsere Gesundheit auswirken: *Bewegungsmangel, ungesunde Ernährung, Alkoholmissbrauch, Rauchen und Stress*. Sie sind meist Teil eines *gesundheitsrelevanten Lebensstils* und können erheblichen Einfluss auf die Gesundheit der Menschen haben. Zur Umsetzung von Lebensstiländerungen bedarf es einer entsprechenden *Gesundheitskompetenz*. Aufgabe von Public-Health-Fachleuten ist es, die Gesundheit der Bevölkerung oder von Bevölkerungsgruppen z. B. mit Hilfe von *Projekten in der Gesundheitsförderung* zu verbessern. Ärztinnen und Ärzte können das Gesundheitsverhalten ihrer PatientInnen in der *Arztpraxis* ansprechen und neben der Gesundheitsberatung auch periodische Gesundheitsuntersuchungen anbieten. Mit Hilfe von bevölkerungsweit durchgeführten *Screening-Programmen* sollen schließlich bestimmte Erkrankungen, die mit einer erheblichen Krankheitslast verbunden sind, frühzeitig erkannt werden, um das Risiko einer zukünftigen Gesundheitsbeeinträchtigung zu reduzieren.

4.1 Grundlagen von Gesundheitsförderung und Prävention

Thomas Abel, Petra Kolip

Gesundheit ist ein dynamisches Phänomen. Menschen sind mehr oder weniger gesund. Damit sie gesund leben können, sind bestimmte materielle, soziale und kulturelle Voraussetzungen nötig.

Abb. 4.1 zeigt die verschiedenen Ebenen der wichtigsten Gesundheitsdeterminanten als Basis für Gesundheitsförderung und Krankheitsprävention. Mit dem Begriff **Soziale Determinanten der Gesundheit** (*Social Determinants of Health*, SDH) werden die Faktoren der Lebens- und Arbeitsbedingungen sowie der Lebensweisen der Menschen bezeichnet, die die Gesundheit in bestimmten (Sub-)Populationen maßgeblich beeinflussen. Zu den wichtigsten sozialen Determinanten gehören

- finanzielle Ressourcen
- Bildung
- soziale Unterstützung
- Stressbelastungen
- Arbeits-, Umwelt- und Wohnbedingungen
- Zugang zu medizinischer Versorgung
- gesundheitsförderliche Angebote

https://doi.org/10.1515/9783110673708-004

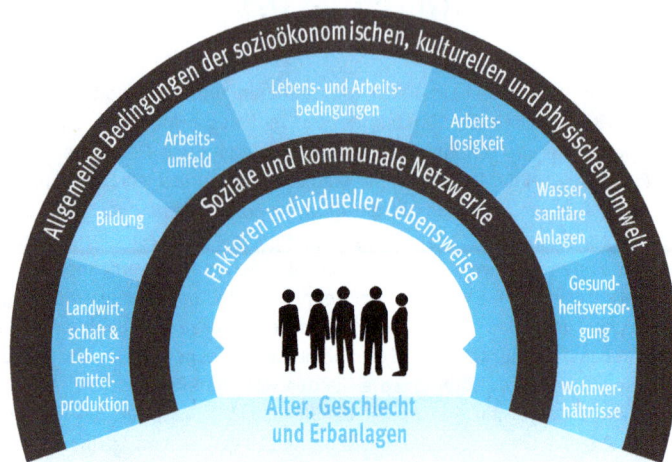

Abb. 4.1: Die wichtigsten Gesundheitsdeterminanten als Basis für Gesundheitsförderung und Krankheitsprävention (Zeichnung: Christoph Frei, nach dem Modell von Dahlgren und Whitehead, 1991).

Auf jeder Ebene dieses Modells lassen sich sowohl Ursachen für ein erhöhtes Erkrankungsrisiko als auch mögliche Ressourcen für ein gesundes Leben aufzeigen. Unter **Ressourcen** verstehen wir ganz grundsätzlich alle Potenziale, die der Erreichung von Zielen dienen. In Public Health bezeichnet der Begriff diejenigen Mittel, die von Menschen eingesetzt werden (können), um Belastungen und Herausforderungen im Gesundheitsbereich erfolgreich zu bewältigen und/oder um eine gesunde Lebensgestaltung zu erreichen. Solche *gesundheitsrelevanten Ressourcen* können entweder im Menschen selbst liegen oder in seinem Lebensraum/seiner sozialen Umwelt zur Verfügung stehen. Dabei können sie materieller oder nicht-materieller Art sein. Zu den materiellen Gesundheitsressourcen gehören z. B. die finanziellen Mittel für eine gesunde Lebensführung, aber auch die hygienischen Bedingungen und die gesundheitsförderliche Infrastruktur in einer Stadt. Beispiele für nicht-materielle Ressourcen sind die soziale Unterstützung in einem Wohnquartier (*interpersonelle Ressourcen*) und die persönliche Gesundheitskompetenz oder die emotionalen Bewältigungsstrategien eines Menschen (beides sind *intrapersonelle Ressourcen*).

Wie Abb. 4.1 erkennen lässt, finden sich *Risikofaktoren* und *Ressourcen* für die Gesundheit auf allen Ebenen menschlichen (Zusammen-)Lebens, vom individuellen Organismus über Familien- und Freundeskreise bis hin zu den Systemen und Strukturen des globalen Miteinanders. Dem entsprechend müssen Gesundheitsförderung und Krankheitsprävention auch überall dort ansetzen, um der Komplexität und dem Zusammenspiel der verschiedenen *Determinanten der Gesundheit* entsprechen zu können. Es wird deutlich, dass ebenfalls auf allen Ebenen strukturell verankerte Bedingungen (wie z. B. die Wohnverhältnisse) mit dem Handeln der Menschen (z. B.

ihren gesundheitsrelevanten Lebensstilen) zusammenwirken. Gesundheitsförderung und Prävention müssen daher die Wirkung der strukturellen Bedingungen auf das Handeln der Menschen ebenso berücksichtigen wie umgekehrt die Wirkung des menschlichen Handelns auf die sie umgebenden Strukturen.

Die sozialepidemiologische Forschung hat den *sozialen Status* eines Menschen (seine soziale Position) als eine der wichtigsten Determinanten seiner Gesundheitschancen identifiziert (s. Kap. 1.3.2). Mit dem sozialen Status sind typischerweise Unterschiede in der Verfügbarkeit von materiellen Gütern, von gesundheitsrelevantem Wissen etc. verbunden. Eine große Zahl von Studien zeigt, dass in den unteren sozialen Schichten eine erhöhte Wahrscheinlichkeit für einen schlechteren Gesundheitszustand besteht. Dieser Zusammenhang ist für praktisch alle westlichen Industrienationen nachgewiesen. Bei Personen mit niedrigem sozialem Status treten somit viele Erkrankungen, Gesundheitsbeschwerden und Risikofaktoren häufiger auf als im Durchschnitt der Bevölkerung. Sie schätzen darüber hinaus ihren allgemeinen Gesundheitszustand und ihre gesundheitsbezogene Lebensqualität schlechter ein, auch sterben sie im Durchschnitt früher. So haben z. B. Männer mit niedrigem sozialem Status in Deutschland (2010) im Alter von ≥ 45 Jahren ein um den Faktor 2,3 erhöhtes Risiko für Herzinfarkt und Schlaganfall. Abb. 4.2 zeigt, wie aus sozialer Ungleichheit gesundheitliche Ungleichheit entsteht und welche Faktoren dabei eine Rolle spielen.

Sowohl Gesundheitsförderung als auch Krankheitsprävention in Public Health gehen dabei davon aus, dass sich unterschiedliche Lebensbedingungen und typische Muster sozialen Handelns oft gegenseitig bedingen. Je nach der Zugehörigkeit zu ei-

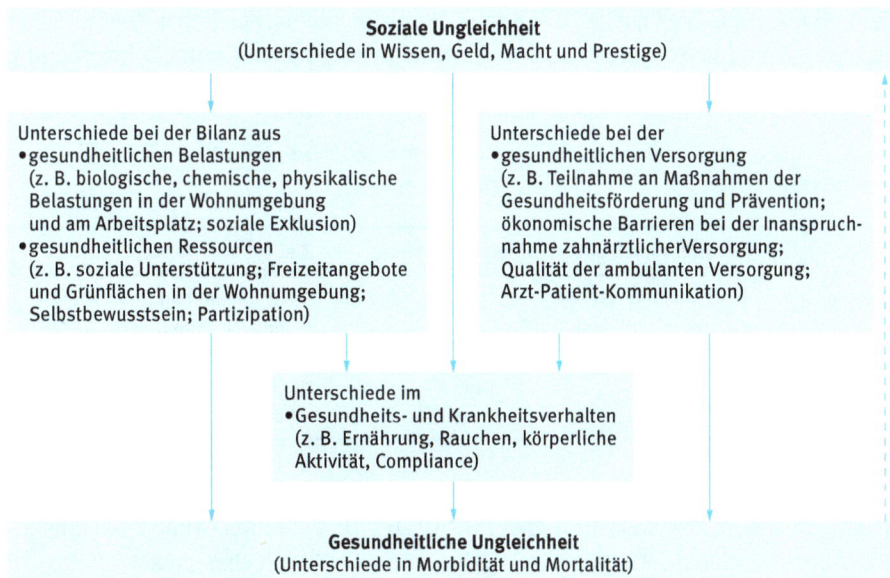

Abb. 4.2: Modell zur Erklärung der Entwicklung von gesundheitlicher Ungleichheit aus sozialer Ungleichheit. (Quelle: modifiziert nach Mielck 2011, auf der Basis von Elkeles/Mielck 1997).

ner bestimmten sozialen Schicht kann sich das Gesundheitsverhalten der Bevölkerung stark unterscheiden.

Dass und wie die Sozialstruktur einer Gesellschaft die Chancen auf eine gute Gesundheit beeinflusst, zeigen die Erläuterungen und Beispiele in den folgenden Abschnitten. Sie machen deutlich, dass die Theorien und Maßnahmen der Gesundheitsförderung und der Prävention immer die strukturellen Bedingungen und das Handeln der Menschen zusammenbringen müssen. Dabei leiten die Theorien der Gesundheitsentstehung/-erhaltung (Salutogenese) und der Krankheitsentstehung (Pathogenese) sowohl die Forschung als auch die Praxis von Gesundheitsförderung und Prävention. Gesundheitsförderung und Krankheitsvorbeugung müssen entsprechend den hier aufgezeigten Pfaden aufgebaut werden. Die Grundlage für eine exakte Problembeschreibung bildet jeweils eine zuverlässige Benennung der Risikoexposition einerseits und der Ressourcenausstattung andererseits. So kann das Problem exzessiven Alkoholkonsums aus Public-Health-Sicht nur dann richtig beschrieben werden, wenn dabei z. B. auch auf die Gewalt im Wohnquartier (Risikoexposition) und die vorhandenen sozialen Unterstützungsmöglichkeiten (Ressourcen) eingegangen wird.

Umfassende Problembeschreibungen bilden ihrerseits gemeinsam mit angemessenen Erklärungsmodellen die Basis für die Planung und Durchführung gezielter Interventionen. Ausgangspunkte sind dabei immer die oben beschriebenen Erkenntnisse zu den strukturellen und verhaltensbezogenen Bedingungen für die Entstehung von Gesundheit. Auf diese Weise werden dann Maßnahmen geplant und durchgeführt, welche das Ziel haben, die Gesundheit ganzer Bevölkerungsgruppen zu verbessern, indem sie die Gesundheitsrisiken minimieren und/oder die Ressourcen für Gesundheit vermehren helfen (s. Kap. 4.3). Trotz unterschiedlicher theoretischer Grundlagen und verschiedener primärer Ansatzpunkte haben Gesundheitsförderung und (Primär-) Prävention dabei also meist ein gemeinsames Ziel (Tab. 4.1).

Tab. 4.1: Unterschiedliche theoretische Grundlagen und unterschiedliche Ansatzpunkte führen bei Gesundheitsförderung und Primärprävention zum gleichen Ziel.

Theorie	primärer Ansatzpunkt	Interventionsform	Ziel
Salutogenese	gesundheitsrelevante Ressourcen stärken	Gesundheitsförderung	Mehr Gesundheit und Lebensqualität schaffen, vorhandene Gesundheit und Lebensqualität der Bevölkerung erhalten und erhöhen.
Pathogenese	Erkrankungsrisiken senken	Prävention	

In den folgenden Abschnitten werden die in Tab. 4.1 genannten Grundbausteine näher erläutert und in die Theorie und Praxis von Public Health eingepasst.

4.1.1 Gesundheitsförderung

Petra Kolip, Thomas Abel

Die **Gesundheitsförderung** konzentriert sich in erster Linie auf die Schaffung von gesundheitsförderlichen Lebensbedingungen und die Förderung von Ressourcen. Im Bereich *Public Health* ergänzen sich die beiden Ansätze von Gesundheitsförderung und Prävention. Sie verfolgen die gleiche Zielsetzung, nämlich Gesundheit und Lebensqualität von möglichst vielen Menschen zu erhöhen. Was aber genau ist Gesundheitsförderung? Gesundheitsförderung hat zum Ziel, die sozialen und individuellen Lebensbedingungen so zu gestalten, dass Menschen darin möglichst viele *internale* (im Individuum verankerte) und *externale* (außerhalb des Individuums gelegene) *Ressourcen* für eine gesunde Lebensgestaltung zur Verfügung haben. Die Ziele der Gesundheitsförderung sind geprägt von spezifischen *Werten*. Grundlegende Werthaltung hierbei ist die der Fairness. Als Zielvorstellung gilt der pro-aktiv handelnde Mensch, der sich für seine Gesundheit und die Gesundheit der Gemeinschaft einsetzen kann. Diese Vorstellungen finden sich auch in der *Ottawa-Charta* (s. Box 4.1.1), die die Ziele der Gesundheitsförderung folgendermaßen definiert:

> Gesundheitsförderung zielt auf einen Prozeß, allen Menschen ein höheres Maß an Selbstbestimmung über ihre Gesundheit zu ermöglichen und sie damit zur Stärkung ihrer Gesundheit zu befähigen.

Gesundheitsförderung richtet den Blick primär auf *soziale Faktoren und Prozesse*, die sich auf Gesundheit, Lebensqualität und Wohlbefinden auswirken können. Beispiele hierfür sind die Peergroup-Einflüsse auf das gesundheitsrelevante Handeln von Jugendlichen oder der Einfluss von sozialer Isolation auf die Gesundheit älterer Menschen. Wo und wie wachsen Menschen auf? Wo und wie wohnen sie? Welche Möglichkeiten haben sie, ihr Leben gesund zu gestalten? Welche Angebote gibt es für welche Einkommensschichten?

> **Box 4.1.1: Die Ottawa-Charta**
> Die **Ottawa-Charta zur Gesundheitsförderung** wurde im Jahr 1986 von der WHO anlässlich der Ersten Internationalen Konferenz zur Gesundheitsförderung im kanadischen Ottawa diskutiert und verabschiedet. Die Charta ist ein gesundheitspolitisches Leitbild. Mehr Gesundheit soll auf der Grundlage einer Umorientierung *weg von der Verhütung von Krankheiten* und *hin zur Förderung von Gesundheit* erreicht werden. Dabei betont die Ottawa-Charta die Bedeutung sozialer und individueller Ressourcen. Da eine Verbesserung des Gesundheitszustandes an grundlegende Bedingungen wie Frieden, angemessene Wohnbedingungen, Bildung, Ernährung, Einkommen, stabiles Ökosystem, soziale Gerechtigkeit, Chancengleichheit etc. gebunden ist, liegt die Verantwortung für die Gesundheitsförderung nicht allein beim Gesundheitssektor. Alle Politikbereiche müssen miteinbezogen werden (*Health in All Policies*).

Die Ottawa-Charta beschreibt hierzu drei grundsätzliche **Handlungsstrategien**:
1. *Advocate* (Anwaltschaft für Gesundheit/Interessen vertreten): Gesundheitsförderndes Handeln zielt darauf ab, durch ein aktives, anwaltschaftliches Eintreten verschiedenste politische, ökonomische, soziale, kulturelle, biologische sowie Umwelt- und Verhaltensfaktoren positiv zu beeinflussen und damit der Gesundheit zuträglich zu machen.
2. *Enable* (Befähigen und Ermöglichen): Menschen können ihr Gesundheitspotenzial nur dann weitestgehend entfalten, wenn sie auf Faktoren, die ihre Gesundheit beeinflussen, auch Einfluss nehmen können (→ Chancengleichheit).
3. *Mediate* (Vermitteln und Vernetzen): Gesundheitsförderung verlangt ein koordiniertes Zusammenwirken unter Beteiligung der Verantwortlichen in Regierungen, im Gesundheits-, Sozial- und Wirtschaftssektor, in nichtstaatlichen und selbstorganisierten Verbänden und Initiativen sowie in lokalen Institutionen, in der Industrie und den Medien.

Darüber hinaus definiert die Charta fünf vorrangige **Handlungsfelder**:
1. Entwicklung einer gesundheitsfördernden Gesamtpolitik.
2. Gesundheitsfördernde Lebenswelten schaffen.
3. Gesundheitsbezogene Gemeinschaftsaktionen unterstützen.
4. Persönliche Kompetenzen entwickeln.
5. Gesundheitsdienste neu orientieren.

Die Ottawa-Charta interpretierte damit „Gesundheit" und „Gesundheitsförderung" in einer damals völlig neuen Weise auf der Basis einer engen Anbindung an die jeweiligen gesellschaftlichen Bedingungen. Sie gilt noch heute als eines der bedeutendsten Dokumente im Bereich der Gesundheitsförderung.

Dies alles sind Fragen nach sozialen Faktoren und Prozessen, die die Bedingungen für eine gute Gesundheit beeinflussen. Diese Faktoren und Prozesse sind direkt durch die *Lebensverhältnisse* und das *Handeln* der Menschen in ihren jeweiligen Lebensverhältnissen bestimmt. Sie können sozialer (z. B. soziale Netzwerke), kultureller, politischer (z. B. bezahlte Elternzeit zur Förderung des Wohlbefindens von jungen Familien) und ökonomischer (z. B. staatliche Sicherung der menschlichen Grundbedürfnisse, s. Diskussion um Hartz IV[26] in Deutschland) Natur sein. Sie bestimmen die materiellen und nicht-materiellen Lebensbedingungen und Ressourcen für die Gesundheit der Menschen sowie für ihr Gesundheitsverhalten und -erleben. Gesundheitsrelevante Faktoren und Prozesse sind auf allen gesellschaftlichen Ebenen wirksam (s. Abb. 4.1). Sie selbst werden von gesellschaftlichen Kräften wie der gesundheitsrelevanten Politik (z. B. in den Bereichen Gesundheit, Umwelt und Verkehr), von den vorhandenen Schulsystemen, Arbeits- und Wohnungsmarktbedingungen ebenso beeinflusst wie von den Lebensbedingungen in einem Quartier oder von der Zugehörigkeit zu einer Religionsgemeinschaft. Menschen handeln in diesen Systemen und Strukturen, sie stabilisieren oder verändern sie aber auch. Die Lebens-

---

26 *Harz IV* bezeichnet umgangssprachlich die sog. Grundsicherung für Arbeitsuchende nach dem deutschen SGB II.

bedingungen auf diesen Ebenen (s. o. *Soziale Determinanten; s. a. Box 4.1.2*) prägen die Chancen der Menschen auf eine gute Gesundheit. Dies bedeutet, dass die sozialen Kontexte den Menschen Ressourcen zur Verfügung stellen, die mehr oder weniger zu ihrer Gesunderhaltung beitragen und zu mehr oder weniger Risikoexpositionen führen.

Gesundheitsförderung will nun die Lebensräume der Menschen so verbessern, dass sie ihre Gesundheitspotenziale möglichst optimal ausschöpfen können. Lebensräume, die sich im Hinblick auf ihre gesundheitsrelevanten Bedingungen und Interventionspotenziale abgrenzen bzw. nutzen lassen, werden als *Settings* bezeichnet. Solche Settings sind beispielsweise Wohnquartiere, Schulen und Betriebe. Die Betriebliche Gesundheitsförderung fragt z. B. nach förderlichen Einflüssen auf die Gesundheit der Menschen im Setting Betrieb (s. Kap. 7.4), indem sie u. a. Führungskräfte darin schult, soziale Unterstützung zu fördern und mit verschiedenen Arbeitszeitmodellen die Handlungsspielräume für ArbeitnehmerInnen zu erhöhen. Gesundheitsförderung im Betrieb geht also weit über die engere, am medizinischen Krankheitsbegriff orientierte Prävention und auch über den Arbeitsschutz hinaus. Ihr Ziel ist es, sowohl vor Ort spezifische Verbesserungen zu erreichen als auch breite strukturelle Änderungen zu verwirklichen. Beispiele hierfür wären etwa die dauerhafte Verankerung von Arbeitnehmermitbestimmungsrechten im Hinblick auf gesundheitsrelevante Bedingungen im Betrieb, die Einführung von zucker-, fett- und salzreduzierten Menüs in der Kantine, die Möglichkeit der Teilnahme an Bewegungsangeboten im Zusammenhang mit einer Rückenschule oder die Verhinderung von Unfällen im Betrieb (s. a. Kap. 7.4).

Gesundheitsförderung betrachtet den Menschen aus *salutogenetischer Perspektive* (s. Kap. 1.3.1). Im Zentrum von Forschung und Interventionen stehen dabei die Prozesse der Entstehung und Erhaltung von Gesundheit (s. a. *Stress*, Kap. 4.2.2). Gesundheit wird hier als ein dynamischer Prozess verstanden, bei dem sich der Mensch ständig zwischen den beiden Polen eines Kontinuums bewegt. Auf der einen Seite dieses Kontinuums liegen vollständiges Wohlbefinden und umfassende Leistungs- und Entwicklungsfähigkeit, auf der anderen Seite weitestgehende Einschränkungen und letztendlich der Tod (Abb. 4.3).

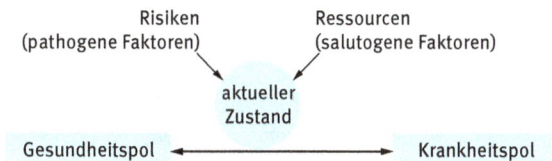

Abb. 4.3: Wechselbeziehung zwischen Salutogenese und Pathogenese. Die Abbildung stellt das Kontinuum zwischen den Polen Gesundheit und Krankheit als kontinuierlichen, dynamischen Prozess dar, der ständig durch eine Vielzahl von Belastungsfaktoren und Ressourcen beeinflusst wird.

Die Bezeichnung *Salutogenese* (s. o. und Kap. 1.3.1) bildet dabei den perspektivischen Kontrast zur Pathogenese: Es geht hier nicht primär darum zu klären, was Menschen krank macht, sondern in erster Linie um die Frage: **Was hält Menschen – trotz Risiken und Belastungen – gesund?** Im Prozess der Salutogenese hin zu mehr Gesundheit sind die materiellen und nicht-materiellen gesundheitsrelevanten Ressourcen, über die Menschen verfügen, (wie z. B. gesunde Wohnbedingungen, hinreichendes Einkommen, soziale Netzwerke, Gesundheitswissen) von entscheidender Bedeutung. Wie zahlreiche Studien zeigen konnten, sind diese Ressourcen in der Bevölkerung und in Subpopulationen oftmals sehr ungleich verteilt. Die unteren sozialen Schichten sind hierbei meist benachteiligt. Gesundheitsförderung hat dabei auch immer einen politischen und emanzipatorischen Anspruch. *Interventionen* der Gesundheitsförderung sind stets auf mehr *Chancengleichheit* ausgerichtet. Die Gesundheitsförderung setzt dabei häufig Methoden des *Empowerments* („Ermächtigung") und der *Partizipation* auf allen Ebenen und mit allen Beteiligten ein (s. a. Kap. 1.3.2). Damit ist sie bestrebt, ihren Leitwerten gerecht zu werden und zugleich nachhaltigere Erfolge zu erzielen. So zeigen Forschungsergebnisse, dass Verbesserungen in den Lebensverhältnissen und Verhaltensweisen der Menschen längerfristig mehr Wirkung erzielen, wenn sie unter Mitwirkung der Betroffenen geschaffen wurden (s. Box 4.1.3).

Es geht in der Gesundheitsförderung also letztlich um zwei voneinander abhängige und ineinander wirkende Prozesse:

– die **Veränderung der gesellschaftlichen Bedingungen** mit dem Ziel der Verbesserung gesundheitsrelevanter Lebensbedingungen und
– die **Befähigung der Menschen**, sich für gesunde Lebensbedingungen einzusetzen und eigene gesündere Verhaltensmuster umzusetzen.

Die Gesundheitsförderung setzt dabei schwerpunktmäßig auf die Stärkung spezifischer sozialer und individueller Ressourcen (s. o.).

Box 4.1.2: Frauengesundheit im Bremer Stadtteil Tenever

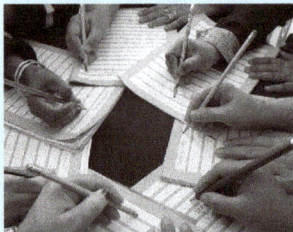

Ein Beispiel für eine Gesundheitsförderung, die die schicht- und genderspezifischen Bedürfnisse der Bevölkerung in den Vordergrund stellt, sind die gemeindebezogenen Aktivitäten im Bremer Stadtteil Tenever. In diesem sozial benachteiligten Teil der Hansestadt wurde bereits vor 30 Jahren der **Frauengesundheitstreff Tenever** (heute: Frauengesundheit in Tenever) eingerichtet, der sich der niederschwelligen Arbeit verpflichtet hat. Da die Besucherinnen dort häufig über geringe Deutschkenntnisse verfügen und zudem kaum Lesen und Schreiben können, wurden Alphabetisierungs- und Deutschkurse angeboten. Nach einiger Zeit formulierten die Frauen in diesen Kursen auch den Wunsch, Fahrradfahren zu erlernen, da das Bremer Stadtzentrum 8 km entfernt liegt und Fahrradfahren ein Teil der Bremer Stadtkultur ist. Eine wissenschaftliche Evaluation konnte schließlich zeigen, dass es aufgrund der Angebote zu einer nachhaltigen Verbesserung der Partizipation, des Selbstwertgefühls und der gesundheits-

förderlichen Mobilität bei der sozial benachteiligten Bevölkerung gekommen war. Die Frauen sind mittlerweile im Stadtteil sehr gut vernetzt. Über persönliche Beziehungen wird ihr Kreis immer größer. Heute gibt es bei *Frauengesundheit in Tenever* neben Deutsch- und Alphabetisierungskursen u. a. verschiedene Bewegungsangebote (z. B. Frauenschwimmen), Gesprächsrunden, das „Gastmahl bei Freundinnen" und „Neue Wege in der Gesundheitsförderung für alleinerziehende Frauen". Aktuell (2020) bietet das Programm auch Informationen zur Covid-19-Pandemie in verschiedensten Sprachen an.
Copyright der Abbildung: Frauengesundheit in Tenever

Settings: Krankenhaus und Schule

Angeregt durch die *Ottawa-Charta* (1986) wurde weltweit in die Entwicklung von gesundheitsförderlichen Settings investiert. Gleichzeitig wurde die Bildung von kooperativen Netzwerken in diesem Bereich unterstützt. Beispiele für solche Settings sind Städte und Quartiere, Schulen und Betriebe, aber auch Alten- und Behinderteneinrichtungen oder Krankenhäuser.

Krankenhäuser: Krankenhäuser, die sich dem Netzwerk *Health Promoting Hospitals* angeschlossen haben, nehmen alle Gruppen, die sich in diesem Setting bewegen, gleichermaßen ins Blickfeld: PatientInnen (inkl. der Angehörigen), Pflegepersonal, ÄrztInnen ebenso wie das Verwaltungspersonal. Ihr Ziel ist es, die Organisation „Krankenhaus" so weiterzuentwickeln, dass durch eine Veränderung der Arbeitsbedingungen (insbesondere der Routinetätigkeiten) für alle Beteiligten mehr Gesundheit möglich wird. Um dabei dem Anspruch der Partizipation gerecht zu werden, muss dieser Gestaltungsprozess immer unter Einbeziehung der PatientInnen, aber auch des Personals zustande kommen. Die Problemanalyse und die Erarbeitung der Entwicklungsschritte erfolgt dabei typischerweise im Rahmen von *Gesundheitszirkeln*. Damit sind Austausch- und Kooperationsforen gemeint, die sich aus den jeweils betroffenen Beschäftigten zusammensetzen und für deren Arbeitsbereiche verbindliche Veränderungen vereinbart werden. Aufgabe der TeilnehmerInnen an diesen Zirkeln ist es, jeweils für ihren Arbeitsbereich aus der Sicht der Betroffenen die vorhandenen gesundheitlichen Probleme zu formulieren und Verbesserungsvorschläge zu erarbeiten. Die konkreten Interventionen der Gesundheitsförderung im Krankenhaus können sehr unterschiedlich sein. Sie reichen von einer veränderten Krankenhausverpflegung über die Schaffung von Ruheräumen bis hin zur Aktivierung der PatientInnen. Auch die Stärkung der PatientInnen in Fragen des gesundheitsförderlichen Handelns und der Patientensicherheit (s. Kap. 3.4) gehören hierzu, ebenso wie Veränderungen in der Arbeitsorganisation sowie insbesondere auch eine verbesserte Kommunikation unter allen Beteiligten.

Schulen: Ein ähnlicher Prozess lässt sich für das Setting Schule beschreiben. Gesundheitsfördernde Schulen forcieren einen Schulentwicklungsprozess, der den

Lern- und Arbeitsplatz Schule gesundheitsfördernd gestaltet. Auch hier geht es darum, möglichst alle Beteiligten, d. h. Lehrkräfte, SchülerInnen, Eltern und nicht-lehrendes Personal in diesen Prozess einzubinden, um eine gesundheitsförderliche Entwicklung für sie und mit ihnen in Gang zu setzen. Eine setting-bezogene Gesundheitsförderung beinhaltet dabei z. B. nicht nur die Gestaltung von Schulgebäuden (Architektur, Ausstattung; z. B. auch eine an den Klimawandel angepasste Architektur sowie eine Begrünung der Gebäude und Freiflächen), sondern neben gesundheitsfördernden Essensangeboten auch den verbesserten Zugang zu Bewegungsräumen und eine Verbesserung der Interaktionsstrukturen zwischen Eltern, SchülerInnen und Lehrkräften.

4.1.2 Prävention

Thomas Abel, Petra Kolip

Grundlagen der Prävention

Der Grundgedanke von Prävention ist es, nach dem Prinzip „Vorbeugen ist besser als Heilen", drohende Schäden für die Gesundheit schon im Vorfeld abzuwenden. Prävention hilft dabei nicht nur, durch Interventionen auf der Bevölkerungsebene das Auftreten von Krankheiten zu verhindern, sondern auch einem vorhandenen individuellen Erkrankungsrisiko vorzubeugen und Folgeschäden zu begrenzen, wenn bereits gesundheitliche Störungen vorliegen. Im Blickfeld stehen dabei sowohl die Lebens- und Arbeitsbedingungen der Menschen (die Verhältnisse) als auch das menschliche Verhalten. Beide üben einen entscheidenden Einfluss auf Gesundheit und Krankheit aus.

Grundsätzliches Ziel der *Prävention* in *Public Health* ist es, bei möglichst vielen Individuen Neuerkrankungen zu vermeiden und zu verhindern, dass sich bereits bestehende Erkrankungen und Beeinträchtigungen verschlechtern. Damit ist die Prävention fest im Paradigma der Pathogenese verankert (Näheres zu *Primär-, Sekundär-* und *Tertiärprävention* s. Kap. 1.5 und Kap. 4.4). Um zu verhindern, dass Krankheiten neu auftreten oder sich verschlechtern, müssen zuerst die für diese Krankheiten typischen Belastungen und *Risikofaktoren* identifiziert und bekämpft werden, sodass sie nicht mehr, seltener oder zeitlich verzögert auftreten. Zugleich müssen wirksame Ressourcen als Schutzfaktoren erkannt und gefördert werden. Der Fokus liegt bei der Prävention somit auf dem Erkennen und der Reduktion von Risikofaktoren zur Vermeidung von Krankheiten und Unfällen, von langfristigen gesundheitlichen Beeinträchtigungen und Tod.

Wissenschaftliche Erkenntnisse zu solchen Risiken werden in *Public Health* mit epidemiologischen (s. Kap. 2.1) und sozialwissenschaftlichen Methoden gewonnen (s. Kap. 2.4). Als Basis dienen Primär- und Sekundärdaten, wie z. B. Daten aus Gesundheitsbefragungen und amtlichen Statistiken (wie Todesursachenstatistiken oder Statistiken zu den Verkaufszahlen von Zigaretten und Alkohol), aber auch technische

Messwerte (z. B. zu Lärmemissionen, s. Kap. 6.6). Durch die Auswertung solcher Daten werden Erkenntnisse zu den verschiedenen Risikofaktoren gewonnen, die Einfluss auf die Gesundheit haben. Man unterscheidet neben den physikalisch/biochemischen (z. B. Luftschadstoffe, s. Kap. 6.4) und sozialen Risikofaktoren (z. B. mangelnde soziale Unterstützung) auch psychologische Risikofaktoren (z. B. reduziertes Selbstwertgefühl) und genetische Einflüsse. Die hier ansetzenden Methoden der präventiven Intervention können innerhalb des menschlichen Körpers oder außerhalb in seiner Umgebung verankert sein. In *Public Health* reichen sie von strukturbezogenen Maßnahmen wie z. B. Impfungen im Rahmen von Impfkampagnen (s. Kap. 9) über den Schutz vor Schadstoffemissionen bis hin zu verhaltensbezogenen Interventionen (z. B. Tabakprävention durch Aufklärungskampagnen, s. Kap. 4.2.2). Auch in der individualmedizinischen Praxis werden die durch epidemiologische Methoden gewonnenen Erkenntnisse zu Risikofaktoren genutzt, um bei PatientInnen während Anamnese und Diagnostik solche Risiken zu erkennen (z. B. in Bezug auf den Tabak- oder Alkoholkonsum von Schwangeren, s. Kap. 5.2).

An der Entstehung von Krankheiten kann also eine Vielzahl von Faktoren unterschiedlicher Art und Herkunft beteiligt sein. Bei der **Krankheitsprävention** geht es vor allem um das Verhindern von pathogenen Prozessen durch gezielte Maßnahmen, die je nach dem vorhandenen Problem an der Biologie des Körpers, an der Psyche oder den Bedingungen der sozialen oder ökologischen Umwelt ansetzen können. Da die meisten Erkrankungen multifaktoriell bedingt sind und eine höhere Wirkung erreicht wird, wenn mehrere unterschiedliche Methoden gemeinsam zum Einsatz kommen, kombinieren moderne Präventionsprogramme verschiedene Ansätze (s. Box 4.1.3).

Box 4.1.3: Rauchfreie Schule

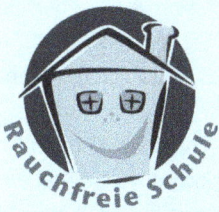

Im Rahmen der schulischen Tabakprävention werden Informationen zur Wirkung von Tabak vermittelt. Diese werden auch direkt erfahrbar gemacht, etwa durch die Anwendung von Infrarotthermometern, mit deren Hilfe man die Hauttemperatur vor und nach dem Rauchen einer Zigarette messen kann, oder durch das Messen der Lungenfunktionswerte beim Laufen einer Sprintstrecke bevor und nachdem eine Zigarette geraucht wurde. Darüber hinaus kommen Maßnahmen zum Einsatz, durch die SchülerInnen ihre Kompetenzen (z. B. *Life Skills*) erweitern können. Sie lernen dabei, dem Gruppendruck zum Rauchen zu widerstehen (*Empowerment*, s. Kap. 4.1.1). Zugleich werden die Rahmenbedingungen in der Umgebung der SchülerInnen verändert: Das Aufstellen von Zigarettenautomaten im Schulumfeld wird verboten, in den Schulen wird ein Rauchverbot ausgesprochen. Eine weitere Barriere wird mit der Erhöhung der Steuern auf Tabakerzeugnisse über den nun höheren Kaufpreis errichtet. Der Erfolg solcher Präventionsmaßnahmen kann z. B. anhand der Raucherquote in der Zielgruppe gemessen werden. Quelle der Abbildung: Landesinstitut für Lehrerbildung und Schulentwicklung (Hrsg.). Hinweise für die Realisierung der rauchfreien Schule in Hamburg, SuchtPräventionsZentrum 2005; Kontakt: http://li.hamburg.de/spz/

Präventionsstrategien lassen sich nicht nur nach dem Zeitpunkt unterscheiden, an dem sie ansetzen (s. Primär-, Sekundär- und Tertiärprävention, Kap. 1.5), sondern auch bezüglich des Ansatzpunktes der entsprechenden Interventionen. Man unterscheidet hier zwischen *Verhältnisprävention* und *Verhaltensprävention*. Verhältnisprävention strebt eine Veränderung von gesundheitsbeeinträchtigenden Lebens- und Umweltbedingungen an. Verhaltensprävention zielt dagegen auf eine Verbesserung des Gesundheitsverhaltens von Individuen und Gruppen.

Verhältnisprävention
Matthias Richter, Rolf Rosenbrock

Verhältnisprävention ist Politik. Diese kurz gefasste Formel macht das Wesen der Verhältnisprävention besonders deutlich. Im Vergleich zur Verhaltensprävention setzt sie nicht am Individuum und seinem Verhalten an (s. u.), sondern explizit an den *sozialen Determinanten der Gesundheit* (s. Kap. 4.1). Ihre Aufgabe ist es, Gesundheitsgefahren einzudämmen, indem sie die „Verhältnisse" und damit auch gesellschaftliche Strukturen beeinflusst. Durch die Gestaltung der Lebens-, Arbeits- und Umweltbedingungen sollen Gefahren für die Gesundheit eingeschränkt werden. Dieser Ansatz geht davon aus, dass die biologischen, sozialen und/oder technischen Umgebungsbedingungen, in denen ein Mensch lebt, einen wichtigen, gemeinsamen Anteil an der Entstehung zahlreicher Krankheiten haben.

Verhältnisprävention findet meist als *Primärpravention* statt. Zu ihren klassischen, unverzichtbaren Instrumenten zählen z. B.

- die Veränderung der Arbeitsbedingungen in den Betrieben (Arbeitsschutz, Humanisierung der Arbeit, präventive Maßnahmen im Rahmen der *Betrieblichen Gesundheitsförderung*, s. Kap. 7.4)
- die kommunalen Aktivitäten zur Verbesserung der öffentlichen hygienischen Bedingungen sowie der Wohn-, Verkehrs- und allgemeinen Sicherheitsbedingungen (u. a. Trinkwasserhygiene, Bäderaufsicht, Kanalisation, Ausbau der Fahrradwege und Grünanlagen)
- die überregionalen, nationalen und internationalen Aktivitäten im Bereich der Sozial-, Gesundheits-, Bildungs-, Steuer-, Arbeitsmarkt-, Wirtschafts-, Städtebau-, Verkehrs-, Umwelt- und Verbraucherpolitik sowie des Gesundheits-, Umwelt-, Arbeits- und Verbraucherschutzes

Weitere Beispiele für Maßnahmen der Verhältnisprävention sind die flächendeckende Fluoridierung des Trinkwassers (s. Kap. 6.2), ergonomische Maßnahmen an Arbeitsplätzen (s. Kap. 7.3) oder der serienmäßige Einbau von Airbags in Autos. Einen breiten Raum nehmen in der Verhältnisprävention auch *normativ-regulatorische Maßnahmen* ein. Hier geht es darum, präventive Ziele über Gesetze, Vorschriften, Gebote, Verbote mit Sanktionsandrohung und ähnliche Strategien durchzusetzen. Beispiele hierfür sind die Anschnallpflicht für AutofahrerInnen, die Promillegrenze im

Straßenverkehr (s. Kap. 8.8.3) und Rauchverbote für bestimmte Räume und Gebäude (s. Kap. 6.4.3 und eine Abbildung in Kap. 4.1 auf unserer Lehrbuch-Homepage). Auch rechtliche Vorschriften im Bereich des Emissions- und des Klimaschutzes (s. Kap. 6.4.3), des Infektionsschutzes (z. B. Maskenpflicht an bestimmten Orten während der COVID-19-Pandemie; s. Kap. 9.4.3), des Schutzes vor Schadstoffen, der Lebensmittelüberwachung, des Arbeitsschutzes (Kap. 7) und des Jugendschutzes gehören dazu.

Verhaltensprävention
Matthias Richter, Rolf Rosenbrock

Verhaltensprävention ist ein Sammelbegriff für Strategien, die die gesundheitsrelevanten Verhaltensweisen der Menschen direkt zu beeinflussen suchen. Ihr Ziel ist es, hierdurch die Erkrankungswahrscheinlichkeit zu senken.

Die dazu verwendeten Strategien können darauf abzielen
- **gesundheitsfördernde Verhaltensweisen** wie gesunde Ernährung, körperliche Bewegung oder Safer Sex zu initiieren und zu stabilisieren oder
- **gesundheitsriskante Verhaltensweisen** wie z. B. Rauchen, Alkoholmissbrauch und ungünstige Ernährung zu ändern oder zu vermeiden.

Man geht hierbei davon aus, dass das individuelle Handeln und das Verhalten der Menschen einen bedeutsamen Anteil zur Entstehung von Krankheiten beitragen. Die gebräuchlichsten Instrumente der Verhaltensprävention sind Gesundheitsaufklärung, -erziehung und -beratung. All diese Maßnahmen haben zum Ziel, das Gesundheitswissen, das Gesundheitsbewusstsein und das Gesundheitsverhalten der Bevölkerung zu verbessern. Idealerweise soll durch Maßnahmen der Gesundheitsaufklärung und -beratung das Wissen über Gesundheitsrisiken in der Bevölkerung verankert und verstärkt werden (s. Gesundheitskompetenz/Health Literacy, Kap. 4.2.4). Dies soll dann – dem Leitbild der Verhältnisprävention entsprechend – dazu führen, dass sich die Einstellung der Menschen zu ihren Gesundheitsproblemen bzw. ihrem aktuellen Verhalten ändert.

In der Verhaltensprävention werden in der Regel massen- und personalkommunikative Maßnahmen der gesundheitlichen Aufklärung kombiniert angewendet. Erstere sprechen die Zielgruppen über Massenmedien an, letztere persönlich, etwa durch *Peers* (z. B. Gleichaltrige einer Jugendgruppe) oder *Professionals* (z. B. ÄrztInnen oder SozialarbeiterInnen). Darüber hinaus haben sich vor allem verhaltenstheoretische Programme (z. B. für die Bereiche der Raucherentwöhnung, der Ernährungsumstellung und des Stressmanagements) sowie Gesundheitsberatung und Gesundheitserziehung in Schulen als Instrumente der Verhaltensprävention bewährt. Eine effektive Verhaltensprävention setzt jedoch in der Regel die oftmals schwierig zu beeinflussende Einsicht und Motivation der Zielpersonen voraus.

Zu den wichtigsten Annahmen, die den verhaltenspräventiven Interventionen zugrunde liegen, zählen
- das *bio-medizinisch geprägte Risikofaktorenmodell* als Erklärungskonzept für die Entstehung von Krankheiten (s. Kap. 1.3.1) und
- die sozialpsychologisch begründete Vorstellung, dass Gesundheitsverhalten auf individuellen Gesundheitsüberzeugungen, wahrgenommenen Gesundheitsgefährdungen und rationalen Handlungsentscheidungen beruht (*Health-Belief-Modell* etc.), die durch Informationen über gesundheitsgerechtes Verhalten beeinflusst werden können (s. Kap. 4.2.1).

Die am häufigsten verwendeten Methoden der Verhaltensprävention orientieren sich an psychologischen Verhaltensmodellen (s. Kap. 4.2.1). Seltener basieren sie auf sozialen, kulturellen oder ethnologischen Modellen. Psychologische Verhaltensmodelle stützen sich auf die Einsicht der Individuen und ihre Motivation, etwas an ihrem Verhalten zu ändern. Ansatzpunkte sind daher Erziehung und Bildung, Information und Aufklärung sowie Beratung und Verhaltenstraining. Ihr gemeinsames Ziel ist es, die Gesundheitskompetenz (*Health Literacy*, s. Kap. 4.2.4) der Menschen zu fördern. Das Wissen um gesundheitsrelevante Zusammenhänge stellt dabei eine wichtige Ressource dar, auf die Prävention aufbauen kann. Um hierdurch Verhaltensintentionen beeinflussen und schließlich Verhaltensänderungen bewirken zu können, müssen sich jedoch erst die Überzeugungen, Einstellungen und subjektiven Normen der betroffenen Person ändern. Bei heranwachsenden NichtraucherInnen, die sich in der Minderheit sehen und denken, dass „alle rauchen", kann z. B. die einfache Mitteilung, dass RaucherInnen in der Minderzahl sind, dazu führen, dass die NichtraucherInnen weniger Druck verspüren, der vermeintlichen Norm zu entsprechen und mitzurauchen. Dies stärkt die Verhaltensintention des Nicht-Rauchens.

Beispiele für Maßnahmen der Verhaltensprävention sind
- das Zeigen von Aufklärungsfilmen über gesunde Ernährung, um das Wissen über die Ursachen von Übergewicht zu verbessern.
- die Durchführung schulischer Programme zur Förderung von Lebenskompetenz bei Kindern und Jugendlichen, um den Missbrauch psychoaktiver Substanzen zu reduzieren.
- Patientenschulungen bei Diabeteskranken, um den alltäglichen Umgang mit der Krankheit zu erleichtern.

Bislang bilden solche Maßnahmen der *Verhaltensprävention* im deutschsprachigen Raum noch den Schwerpunkt der Präventionspolitik und -praxis. Im Mittelpunkt stehen dabei die sogenannten Volkskrankheiten: Diabetes mellitus, koronare Herzkrankheiten und bösartige Tumoren. Zu den wichtigsten Zielen der Verhaltensprävention gehört es, den Tabakkonsum zu reduzieren, eine gesunde Ernährung und ausreichend körperliche Bewegung zu fördern sowie eine Verbesserung der Stressverarbeitung zu erreichen, um so die Zahl der Neuerkrankungen zu senken (s. Kap. 4.2.2).

In den letzten Jahren wurde immer deutlicher, dass sich die traditionelle Form der Verhaltensprävention durch Gesundheitsaufklärung und -belehrung als insgesamt wenig effektiv erwiesen hat, da sie mitunter nicht die eigentliche Zielgruppe erreicht. Zwischen der Kenntnisnahme und dem Verstehen einer Gesundheitsbotschaft und der Umsetzung dieser Botschaft in die eigene Lebensweise liegen in der Regel etliche Hürden, an denen die große Mehrheit auch derer scheitert, die der Botschaft gerne folgen würden. Solche Hürden können z. B. als Folge spezifischer Lebenserfahrungen und der sozialen Lebensbedingungen einer Person entstehen. Spezifische Lebenserfahrungen, die im Rahmen der eigenen Sozialisation in der Familie gewonnen wurden, können z. B. der Bewegung und/oder der gesunden Ernährung nur einen geringen Stellenwert zuweisen. Auch die gegenwärtigen sozialen Lebensbedingungen können dazu führen, dass es infolge zeitlicher, sozialer oder finanzieller Gegebenheiten nur sehr schwer möglich ist, sich gesund zu ernähren, obwohl man dies eigentlich möchte.

Sinnvolle Kombination von Verhaltens- und Verhältnisprävention
Matthias Richter, Rolf Rosenbrock

Präventionsmaßnahmen können also grundsätzlich auf zwei Ebenen ansetzen: an den Verhältnissen, in denen die Menschen leben und am Verhalten von Individuen bzw. Menschengruppen. Im deutschsprachigen Raum wird der Begriff *Prävention* heute oft mit Verhaltensprävention gleichgesetzt. Doch sowohl die Strategien der Verhaltensbeeinflussung, z. B. durch Gesundheitserziehung, als auch die der gesundheitsgerechten Gestaltung von materiellen und sozialen Umwelten zielen darauf ab, Gesundheitsbelastungen zu senken.

Verhältnisse und Verhalten bedingen sich gegenseitig. So können bestimmte Freizeitangebote (z. B. das Vorhandensein einer Fahrradselbsthilfewerkstatt, von Stadtteilgärten oder natürlichen bzw. naturnahen Grünanlagen) ein gesundheitsgerechtes Verhalten fördern oder es erst ermöglichen. Sind solche Angebote jedoch nicht vorhanden, kann gesundheitsgerechtes Verhalten dadurch beeinträchtigt oder sogar verhindert werden. Ähnliches gilt z. B. für Gesundheitsangebote, für bestimmte Verbote (Rauchverbot in öffentlichen Gebäuden) oder für die Verwendung von Lebensmittelzusatzstoffen. Wenn Angebote zu gesundheitsgerechtem Verhalten jedoch nicht angenommen oder genutzt werden, bleiben sie wirkungslos. Umgekehrt werden gesundheitsrelevante Verhältnisse durch (politisches) Handeln und Verhalten gestaltet. Auch im unmittelbaren Arbeitsalltag und im privaten Bereich können gesundheitliche Verhältnisse durch das Verhalten von Einzelnen und Gruppen hergestellt oder verändert werden (*Empowerment*, s. Kap. 4.3). Beispiele hierfür wären etwa das regelmäßige Lüften in Großraumbüros durch einzelne Personen oder soziale Aktivitäten in der Nachbarschaft, die die soziale Unterstützung der Nachbarn untereinander und damit auch das soziale Kapital der Gemeinschaft erhöhen.

Daher ist es sinnvoll, *Maßnahmen der Verhältnis- und Verhaltensprävention zu kombinieren*, wie dies auch im Rahmen mancher Konzepte und Ansätze der Gesundheitsförderung (Setting-Ansatz, Organisationsentwicklung, s. Kap. 4.1) bereits realisiert wurde. Eine Kombination beider Präventionsansätze erscheint insbesondere deshalb zweckmäßig, weil eine Veränderung des Verhaltens (z. B. eine gesündere Ernährung) ohne ausreichende strukturelle Voraussetzungen (wie z. B. das Angebot an leicht erreichbaren, preisgünstigen und gesunden Lebensmitteln) nur schwer umsetzbar ist. Weitere Beispiele aus dem Bereich der Alkoholprävention zeigen Abbildungen in Kap. 4.1 auf unserer Lehrbuch-Homepage. Das nächtliche Alkoholverkaufsverbot, eine Maßnahme der Verhältnisprävention, soll hier die Zahl nächtlicher Trinkgelage bei Jugendlichen reduzieren helfen. Gleichzeitig richtet sich das Aufklärungsplakat direkt an jugendliche AlkoholkonsumentInnen und verdeutlicht ihnen die Folgen ungebremsten Alkoholkonsums (Maßnahme der Verhaltensprävention).

Man geht heute davon aus, dass aufklärende bzw. gesundheitserzieherische Maßnahmen nur einen begrenzten Erfolg haben, solange die sozialen Lebensbedingungen der jeweiligen Zielgruppe oder sozialen Schicht nicht in die gesundheitsplanerischen Überlegungen mit einbezogen werden. Schließlich führt eine Veränderung der Verhältnisse oftmals auch zu einer Veränderung des Verhaltens.

4.1.3 Gesetzliche Basis von Gesundheitsförderung und Prävention
Lotte Habermann-Horstmeier

Um Gesundheitsförderung und Prävention zu stärken, braucht es gesetzliche Grundlagen und Richtlinien. Auch in Deutschland, Österreich und der Schweiz sah man in den letzten Jahrzehnten die Notwendigkeit einer solchen gesetzlichen Regelung.

Schweiz: In der Schweiz stoppten die Kantone bereits in den 1980er Jahren einen ersten Vorschlag für ein eidgenössisches Präventivgesetz. Ein weiterer Anlauf wurde im September 2005 gestartet, um eine neue gesetzliche Grundlage für die Bereiche Prävention, Gesundheitsförderung und Früherkennung zu erarbeiten. Trotz der Zustimmung des Nationalrates scheiterte das **Bundesgesetz über Prävention und Gesundheitsförderung** im Jahr 2012 im Ständerat (Vertretung der Kantone).

Österreich: In Österreich gibt es schon seit 1998 ein **Gesundheitsförderungsgesetz**. Die Basis dieses Gesetzes bilden internationale gesundheitspolitische Leitbilder wie z. B. die *Ottawa-Charta*. Ziel des Gesetzes ist es, Maßnahmen zur Erhaltung, Förderung und Verbesserung der Gesundheit der Bevölkerung im ganzheitlichen Sinn und in allen Phasen des Lebens zu initiieren. Außerdem soll die Bevölkerung vermehrt über vermeidbare Krankheiten sowie über seelische, geistige und soziale Faktoren informiert werden, die die Gesundheit negativ beeinflussen. Auch sollen neue Strukturen für Gesundheitsförderung und Krankheitsprävention errichtet und in die bestehenden Strukturen eingebunden werden. Maßnahmen und Programme sollen zielgruppenspezifisch, bevölkerungsnah, kontextbezogen in den Gemeinden, Städten, Schulen, Betrieben und im öffentlichen Gesundheitswesen entwickelt und umgesetzt werden. Für ihre Durchführung ist die *Gesundheit Österreich GmbH* verantwortlich. Finanziert werden die Maßnahmen mit Hilfe von Bundesmitteln und einem jährlichen Anteil am Umsatzsteueraufkommen.

Deutschland: In Deutschland wurde 2015 nach mehreren erfolglosen Versuchen ein Gesetz zur Stärkung der Gesundheitsförderung und der Prävention (**Präventionsgesetz PrävG**) verabschiedet. Anders als das österreichische *Gesundheitsförderungsgesetz* bezieht es sich nicht auf alle Menschen in Deutschland, sondern nur auf die Mitglieder gesetzlicher Krankenversicherungen (GKV; beispielsweise nicht auf Beamte oder Asylbewerber). Ziel des Gesetzes ist es, Krankheitsrisiken zu verhindern bzw. zu vermindern (*primäre Prävention*) sowie selbstbestimmtes gesundheitsorientiertes Handeln zu fördern. Um dies zu erreichen, sollen die GKVen verschiedene Leistungen anbieten. Deren Handlungsfelder und Kriterien können die GKVen – unter Einbeziehung von unabhängigem Sachverstand – selbst festlegen. Obwohl explizit ein gesundheitsfördernder Ansatz im Bereich von verschiedenen Lebenswelten vorgesehen ist, bezieht sich das Gesetz durch seine Verankerung im Bereich der GKV vornehmlich auf Maßnahmen für den einzelnen Versicherten. Auch wird nicht näher darauf eingegangen, ob die angebotenen Leistungen effizient, effektiv oder möglichst sogar evidenzbasiert sein sollen. Das Gesetz nennt als Beispiele die Weiterentwicklung von bereits bestehenden Gesundheits- und Früherkennungsuntersuchungen (s. Kap. 4.4) und die stärkere Einbeziehung von individuellen Belastungen und Risikofaktoren bei den Versicherten. Ärztinnen und Ärzte in der Praxis können darüber hinaus Präventionsempfehlungen ausstellen (s. Kap. 4.4).

4.2 Gesundheitsverhalten und Lebensstile

4.2.1 Modelle des Gesundheitsverhaltens

Reinhard Fuchs

Was ist Gesundheitsverhalten?

Man unterscheidet zwei Arten von Gesundheitsverhalten:

- *Positives Gesundheitsverhalten* schützt und stärkt die Gesundheit eines Menschen, es bewahrt seine Unversehrtheit. Verhaltensweisen, die sich positiv auf die Gesundheit auswirken, reichen von regelmäßiger körperlicher Bewegung, ausgewogener Ernährung und der Teilnahme an Vorsorgeuntersuchungen bis hin zur Verwendung von Sonnenschutzmitteln oder aktivem Erholungsverhalten (Urlaubsgestaltung, Yoga, Meditation etc.).

- Durch *gesundheitliches Risikoverhalten* setzt sich eine Person einer erhöhten gesundheitlichen Gefährdung aus. Beispiele für ein solches Verhalten sind das Rauchen, der übermäßige Alkoholkonsum oder der Gebrauch „harter" Drogen.

Unter **Gesundheitsverhalten** versteht man also all jene Aktivitäten einer Person, die der *Förderung der Gesundheit,* der *Prävention* von Krankheiten und dem Schutz vor Verletzungen dienen. Gesundheitsverhalten ist Teil des *gesundheitsrelevanten Lebensstils* (s. Kap. 4.2.3).

Es gibt v. a. fünf Gesundheitsverhaltensweisen („Big Five"), die für das Krankheits- und Sterbegeschehen in der Bevölkerung von entscheidender Bedeutung sind:
- Körperliche Bewegung
- Ernährungsgewohnheiten
- Tabakkonsum
- Alkoholkonsum
- Schlafverhalten

Wir wissen heute, dass die Entstehung und der Verlauf der meisten chronischen Krankheiten (insbesondere von Herz-Kreislauf-Erkrankungen, bösartigen Tumoren, Diabetes mellitus und Rückenschmerzen) wesentlich durch das Gesundheitsverhalten der Menschen beeinflusst werden. Es stellt sich daher die Frage, welche Möglichkeiten es gibt, positives Gesundheitsverhalten zu stabilisieren und gesundheitliches Risikoverhalten zu reduzieren. Um diese Frage zu beantworten und später wirkungsvolle Interventionen einleiten zu können, ist es nötig, ein Verständnis dafür zu entwickeln, welche personalen, sozialen und strukturellen Faktoren das Gesundheitsverhalten steuern.

Erklärungsmodelle des Gesundheitsverhaltens

In den letzten Jahrzehnten wurden unterschiedliche Modelle zur Erklärung des Gesundheitsverhaltens entwickelt. Im Folgenden werden drei Public-Health-relevante psychologische *Erklärungsmodelle des Gesundheitsverhaltens* näher vorgestellt. In diesem Zusammenhang sei auch auf das *Modell gesundheitsrelevanter Lebensstile* verwiesen (s. Kap. 4.2.3), das gesundheitsrelevantes Verhalten mit den vorhandenen gesundheitsbezogenen Orientierungen und sozialen Ressourcen in Verbindung setzt.

Transtheoretisches Modell: Das *Transtheoretische Modell* (TTM) wurde ursprünglich im Bereich der Raucherentwöhnung entwickelt, wird aber heute auch auf eine Vielzahl anderer Gesundheitsverhaltensweisen angewendet. Dieses Modell unterscheidet beim *Prozess der Verhaltensänderung* fünf Stadien bzw. Motivationsstufen (s. Box 4.2.1).

Entscheidend für das Verständnis dieses Modells ist es, dass es auf jeder dieser Motivationsstufen zu einem Rückschritt auf eine der vorangehenden Stufen kommen kann. Für unser Beispiel hieße dies: Acht Tage nachdem Frau B mit dem Rauchen aufgehört hat, erleidet sie einen Rückfall und raucht wieder eine Zigarette. Sie ist damit um einige Stufen zurückgefallen. Die fünf Stadien der Verhaltensänderung werden in Form einer Spirale dargestellt, auf der es für die betroffene Person Bewegungsmöglichkeiten sowohl in Richtung eines Fortschritts hin zu einer geplanten Verhaltensänderung als auch in Richtung eines Rückschritts gibt.

Verschiedene Strategien (*zehn Prozesse*, s. Lehrbuch-Homepage) können betroffenen Personen nun dabei helfen, von einem Stadium ins nächste zu kommen. Das TTM besitzt damit eine hohe praktische Relevanz. Es ermöglicht, stadienspezifisch Zielgruppen zu identifizieren und für diese dann spezifisch abgestimmte Interventionen zu entwickeln. Frau B aus unserem Beispiel sollte also mit Hilfe einer für ihre Situation passenden Strategie darin unterstützt werden, dauerhaft mit dem Rauchen aufzuhören.

Box 4.2.1: Das Transtheoretische Modell (Zeichnung: Christoph Frei)

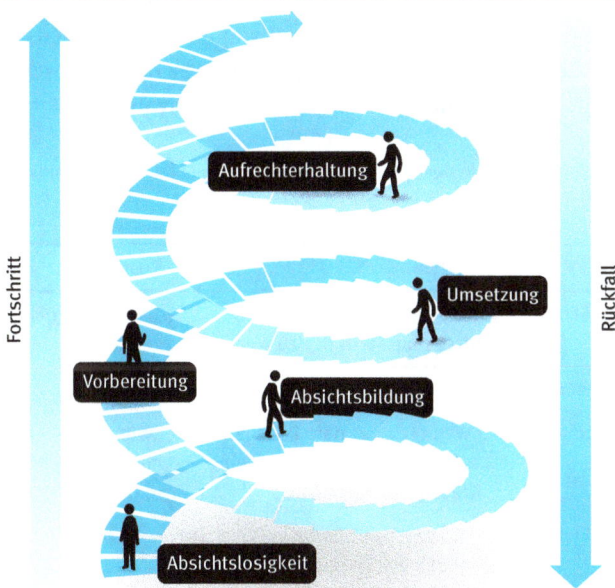

Das Transtheoretische Modell ist ein wichtiges, psychologisches Erklärungsmodell des Gesundheitsverhaltens. Es unterscheidet beim *Prozess der Verhaltensänderung* fünf Stadien, die hier am Beispiel der Raucherentwöhnung bei Frau B erläutert werden:

- **Absichtslosigkeit:** Frau B denkt nicht darüber nach, mit dem Rauchen aufzuhören.
- **Absichtsbildung:** Frau B überlegt, mit den Rauchen aufzuhören, hat aber noch keinen festen Vorsatz gefasst.
- **Vorbereitung:** Frau B hat sich fest vorgenommen, mit dem Rauchen aufzuhören. Sie versucht, ein paar Tage ohne Zigaretten auszukommen.
- **Umsetzung** oder Handlung: Frau B verzichtet ganz auf das Rauchen.
- **Aufrechterhaltung:** Das Nicht-Rauchen wird für Frau B zur Gewohnheit.

Theorie der Schutzmotivation: Die *Theorie der Schutzmotivation* (TSM) wurde entwickelt, um die Wirkung von abschreckenden Botschaften, sogenannten Furchtap-
pellen (*Fear Appeals*), auf das Gesundheitsverhalten zu untersuchen. Dieses Modell
geht davon aus, dass gesundheitsrelevante Informationen, wie z. B. Warnhinweise
auf Zigarettenpackungen, zwei Bewertungsprozesse in Gang setzen. Der Empfänger
dieser Botschaft versucht zum einen den Grad der Bedrohung einzuschätzen, zum
anderen beurteilt er die Möglichkeit der Bewältigung dieser Bedrohung. Abhängig
vom Ergebnis dieser Einschätzungen wird er eine unterschiedlich starke Motivation
zu protektivem Verhalten entwickeln („Schutzmotivation"). Bei der *Bedrohungsein-
schätzung* findet eine Kosten-Nutzen-Abwägung darüber statt, ob ein bestimmtes Gesundheitsverhalten (z. B. das Rauchen) begonnen, aufrechterhalten oder aufgegeben
werden soll. Auf Seiten der Kosten wird der *Schweregrad der Bedrohung* bewertet,
auf Seiten der Nutzen die erwarteten *Vorteile des Verhaltens*. Auch bei der *Bewälti-
gungseinschätzung* findet eine Abwägung statt. Hier stehen auf der einen Seite *Hand-
lungswirksamkeit* und *Selbstwirksamkeit*, auf der anderen Seite die *Handlungskosten*
(s. Tab. 4.2). Mit dieser Theorie der Schutzmotivation wurde erstmals eine empirisch
überprüfbare Modellvorstellung vom Wechselspiel zwischen Risiko- und Ressourcen-
wahrnehmung bei der Entstehung von Gesundheitsmotivation entwickelt.

Tab. 4.2: Erläuterung der **Theorie der Schutzmotivation** am Beispiel von Warnhinweisen auf Zigarettenpackungen.

	Nutzen	Kosten
Bedrohungseinschätzung:	„Rauchen hilft mir, mit dem Stress besser fertig zu werden."	„Wie gefährdet bin ich, an Lungenkrebs zu erkranken?"
Bewältigungseinschätzung:		
– Handlungswirksamkeit	„Wenn ich mit dem Rauchen aufhöre, kann ich dann mein Krebsrisiko verringern?"	„Wie anstrengend wäre es für mich, mit dem Rauchen aufzuhören?"
– Selbstwirksamkeit	„Würde ich es überhaupt schaffen, mit dem Rauchen aufzuhören?"	

Prozessmodell gesundheitlichen Handelns: Das *Prozessmodell gesundheitlichen
Handelns (Health Action Process Approach, HAPA)* unterteilt den Vorgang, der zu einer Änderung des Gesundheitsverhaltens führen soll, in eine sogenannte *präintentio-
nale Motivationsphase*, die in der Formulierung spezifischer Verhaltensabsichten ihren Abschluss findet, und eine Phase, in der diese Verhaltensabsicht in tatsächliches
Verhalten umgesetzt wird (*postintentionale Volitionsphase*[27]).

---

27 *Volition:* Prozess der Realisierung von Absichten.

Die erste Phase der Verhaltensänderung wird von drei Faktoren geprägt:
- der Wahrnehmung von Gefährdungen bzw. Risiken (*Risikowahrnehmung*),
- den *Ergebniserwartungen* und
- der Überzeugung, das beabsichtigte Verhalten auch erfolgreich ausüben zu können (*Selbstwirksamkeit*).

Selbstwirksamkeit ist auch in der Umsetzungsphase von Bedeutung. Hinzu kommen dann noch die Faktoren der Handlungs- und Bewältigungsplanung. Im Verlauf der Handlungsplanung (*Action Planning*) werden einfache *Was-Wann-Wo-Pläne* erstellt. Bei der Bewältigungsplanung (*Coping Planning*) werden schließlich Strategien entwickelt, mit deren Hilfe innere oder äußere Verhaltensbarrieren umgangen werden können. Es ist das Verdienst des HAPA-Modells, das Augenmerk der Forschung auf den Umsetzungsprozess bei der Änderung von Gesundheitsverhalten gelenkt zu haben.

Gesundheitsverhalten am Beispiel Bewegung

Die vorgestellten Gesundheitsverhaltensmodelle sind im Rahmen empirischer Studien mit Erfolg zur Erklärung von Bewegungs- und Ernährungsverhalten herangezogen worden. So sind z. B. Patienten, die während einer stationären Rehabilitation dazu aufgefordert werden, sich bezüglich ihres **Bewegungsverhaltens** detaillierte *Handlungspläne* („Welchen Sport werde ich zu Hause wann, wo und mit wem ausführen?") und *Bewältigungspläne* („Wie werde ich mit den zu erwartenden Handlungsbarrieren umgehen?") zurechtzulegen, nach der Klinikentlassung signifikant körperlich aktiver als die Patienten ohne eine solche Planungsintervention (s. Fallbeispiel in einer Box in Kap. 4.2.1 auf unserer Lehrbuch-Homepage).

In der Praxis erwiesen sich v. a. die Selbstwirksamkeitsüberzeugungen und Konsequenzerwartungen als kritische Punkte, z. B. bei der Motivation zur Sportteilnahme oder beim Wechsel auf eine gesündere Ernährungsweise. Es zeigte sich auch, dass für die Umsetzung dieser Motivation in konkretes Handeln bestimmte Fähigkeiten zur Selbststeuerung (*Volition*) eine zentrale Rolle spielen. Besonders wichtig sind in diesem Zusammenhang die Fähigkeit zur Entwicklung von realistischen Handlungsplänen (*Was-Wann-Wo-Pläne*) und Strategien zur Abschirmung der Pläne gegenüber möglichen Störeinflüssen (*Barrierenmanagement*). Vergleichende Interventionsstudien konnten inzwischen zeigen, dass das Gesundheitsverhalten durch die Beeinflussung solcher motivationaler und volitionaler Parameter entscheidend verändert werden kann. So wurde z. B. die körperliche Aktivität bei anfangs inaktiven Patienten mit koronarer Herzkrankheit durch eine gruppenbasierte psychologische Intervention („MoVo-LISA"; s. Wurst et al., 2019) längerfristig substanziell verbessert. Mittlerweile gibt es zahlreiche Bewegungsprogramme, die bei ihrer Umsetzung Erkenntnisse aus den vorgestellten Gesundheitsverhaltensmodellen berücksichtigen. Hierzu gehören z. B. das bereits erwähnte, an der Universität Freiburg/Breisgau entwickelte Kleingruppenprogramm **MoVo-LISA**, ein motivational-volitionales Interventionsprogramm zum Aufbau von Lebensstil-Integrierter Sportlicher Aktivität (s. https://www.movo-konzept.de/) oder das sich gezielt an stark übergewichtige Erwachsene (BMI 30–40 kg/m²) richtende, ebenfalls in Freiburg/Breisgau entwickelte Programm **M. O. B. I. L. I. S.** (multizentrisch organisierte bewegungsorientierte Initiative zur Lebensstiländerung in Selbstverantwortung; s. http://www.mobilis-programm.de/). Für beide Programme konnte gezeigt werden, dass sie das Gesundheitsverhalten nachhaltig (12- bzw. 24 Monate Katamnese) verbessern konnten (https://www.movo-konzept.de/wirksamkeit; die Literatur hierzu finden Sie auf unserer Lehrbuch-Homepage).

4.2.2 Risikofaktoren

Public Health versteht Gesundheit als einen dynamischen Prozess. Beeinflusst wird der Grad der Gesundheit durch die verschiedensten Gesundheitsdeterminanten. Diese können entweder der Gesundheit förderlich sein (*Ressourcen = protektive Faktoren*) oder sie schädigen (*Risikofaktoren*). Einige Gesundheitsdeterminanten gehen vom Organismus eines Menschen aus, andere von seinen unmittelbaren sozialen Beziehungen oder von den ökologischen Umweltbedingungen, in denen er lebt, wieder andere von den Systemen und Strukturen des regionalen, nationalen und globalen Miteinanders. In der Regel sind Gesundheitsdeterminanten veränderlich. Damit bilden sie zentrale Ansatzpunkte für Gesundheitsförderung und Prävention. Die wichtigsten Risikofaktoren sind diejenigen, die zur Entstehung der Krankheiten beitragen, die weltweit den größten Anteil an der gesamten Krankheitslast (*Burden of Disease*) haben (s. Kap. 10.1.5).

Es handelt sich hierbei um
– ungesunde Ernährung
– Bewegungsmangel
– Alkoholmissbrauch
– Tabakrauchen
– Stress

4.2.2.1 Ungesunde Ernährung
Lotte Habermann-Horstmeier

Jeder Organismus benötigt zum Überleben ausreichend Wasser, Nährstoffe und andere lebensnotwendige Substanzen, die er nicht selbst herstellen kann. Nimmt er ständig oder regelmäßig zu wenig oder zu viel davon auf, kann dies zu einer Mangelsituation oder zu einer Überversorgung führen, die gesundheitliche Beeinträchtigungen zur Folge haben kann.

Definition

Es gibt verschiedene Formen der Fehlernährung:

- Von einer *Mangelernährung* spricht man dann, wenn die Ernährung insgesamt bzw. wenn einzelne oder alle lebensnotwendigen Nahrungsbestandteile nicht den körperlichen Bedürfnissen des Menschen entsprechen (Beispiele: Eiweißmangel, Vitaminmangel).
- Bei der *Unterernährung* verbraucht der Körper mehr Energie, als er aufnimmt (negative Energiebilanz), sodass es zu einer Verringerung des Körpergewichts kommt.
- *Überernährung* ist dagegen durch eine positive Energiebilanz gekennzeichnet, d. h. der Körper nimmt mehr Energie in Form von Nahrung auf als er benötigt. Die Folge ist eine Erhöhung des Körpergewichtes.

Jede Form der Fehlernährung kann zu gesundheitlichen Beeinträchtigungen führen.

Obwohl weltweit fast 800 Mio. Menschen von Hunger und damit auch von Unter- und Mangelernährung betroffen sind (s. Kap. 10.2.2), und Unter- und Mangelernährung auch in den westlichen Industrienationen v. a. bei sehr alten Menschen vorkommen (s. Kap. 5.7.4), ist die *Überernährung* weltweit betrachtet das noch größere Problem. Erstmals in der Geschichte der Menschheit ist heute praktisch überall dort, wo Menschen über genügend Einkommen verfügen, jahreszeitenunabhängig jederzeit ein breites Nahrungsmittelangebot verfügbar. Gründe hierfür sind u. a. die Industrialisierung der Nahrungsgewinnung und -verarbeitung sowie die Globalisierung der Nahrungsmittelmärkte. Eine Folge hiervon ist, dass ein Teil der Menschheit täglich zu große Portionen an energiereicher Nahrung (= Nahrung mit hoher Energiedichte) zu sich nimmt. Oftmals enthält ihre Nahrung zu viel Zucker (insbesondere kurzkettige, leicht resorbierbare Zucker), zu viel tierisches Fett[28] und/oder zu viel Salz. Dies gilt insbesondere für industriell hergestellte Fertigprodukte[29] und bestimmte Fastfood-Angebote. Fünf Basisfaktoren beschreiben eine ungesunde Ernährung, die zu Übergewicht führen kann:

- zu große Portionen
- zu hohe Energiedichte
- zu reich an Zucker
- zu fettreich
- zu salzreich

---

28 Auf die Folgen des weltweit steigenden Fleischkonsums für den Boden geht Kap. 6.3 ein.
29 In diesem Zusammenhang sind auch die Folgen des langfristigen Konsums von immer mehr Lebensmittelzusatzstoffen noch unzureichend untersucht.

Nach Angaben der WHO spricht man von *Übergewicht* bei einem *Body-Mass-Index* (BMI) von ≥ 25 kg/m². Mit dem Begriff *Adipositas* (Obesity; BMI: ≥ 30 kg/m²) bezeichnet man krankhaftes Übergewicht, das zu gesundheitlichen Beeinträchtigungen führen kann und durch einen erhöhten Körperfettanteil gekennzeichnet ist (s. Kap. 8.2).

Folgen

Nach Angaben der WHO hat sich die Zahl der krankhaft übergewichtigen Menschen weltweit seit 1980 mehr als verdoppelt. Im Jahr 2016 waren mehr als 1,9 Mrd. Erwachsene über 18 Jahren (= 39 %) übergewichtig, mehr als 600 Mio. (= 13 %) waren adipös. Der größte Teil der Weltbevölkerung lebt in Ländern, in denen mehr Menschen durch Übergewicht und Adipositas sterben als durch Unterernährung. Von besonderer Bedeutung ist, dass 2016 bereits 41 Mio. Kinder unter 5 Jahren übergewichtig oder sogar krankhaft übergewichtig waren. Je früher sich eine Adipositas einstellt, desto früher treten auch Folgeerkrankungen auf. Zudem steigt das Risiko, an einer Adipositas-Folgekrankheit zu erkranken, mit zunehmendem BMI stark an. Typische Adipositas-Folgeerkrankungen sind Bluthochdruck, Fettstoffwechselstörungen und Diabetes mellitus Typ 2 sowie die Arthrose. Kap. 8.2 beschreibt die möglichen Folgen einer Adipositas und die daraus entstehenden körperlichen, psychischen und sozialen Belastungen für den Einzelnen ebenso wie für die sozialen Sicherungssysteme.

Ansatzpunkte für gesundheitsfördernde und präventive Maßnahmen

Im deutschsprachigen Raum beschäftigen sich die meisten Maßnahmen, die *gesunde Ernährung* zum Thema haben, mit Adipositas-Prävention. Meist sind es Maßnahmen der *Verhaltensprävention* (s. Kap. 4.1.2). So soll z. B. durch frühes Einüben eines gesunden Lebensstils bereits im Kindergartenalter eine übermäßige Gewichtszunahme von Anfang an vermieden werden. Auch die WHO, deren Slogan „Obesity is preventable" (Adipositas ist vermeidbar) lautet, wendet sich mit „5 keys to a healthy diet" direkt an den einzelnen Menschen. Er soll sein Verhalten dahingehend ändern, dass Übergewicht erst gar nicht entsteht. Die fünf Ansatzpunkte lauten: (1) Stille Babys und Kleinkinder, (2) Iss abwechslungsreich, (3) Iss reichlich Gemüse und Früchte, (4) Iss nur moderate Mengen an Öl und Fett, (5) Iss wenig Salz und Zucker. Da bei der Entstehung und v. a. beim Fortbestehen von Übergewicht jedoch zahlreiche biologische, psychologische und soziokulturelle Faktoren eine Rolle spielen, lassen sich Übergewicht und Adipositas in der Regel nicht alleine durch Maßnahmen der Verhaltensprävention verhindern. Stattdessen ist es sinnvoll, zusätzlich auch Ansatzpunkte im Bereich der *adipogenen*, d. h. eine Adipositas hervorrufenden Lebensbedingungen mit einzubeziehen. Eine besondere Rolle spielt dabei das jederzeit verfügbare, große Angebot an Nahrungsmitteln, die ein ungünstiges Nährstoffprofil aufweisen. Säuglings- und Kleinkindnahrungsmittel sollten daher grundsätzlich den WHO-Vorstellungen von gesunder Nahrung entsprechen. Ein wichtiger Ansatzpunkt wäre darüber hinaus die Einschränkung der Werbung für Fertigprodukte, die viel Zucker,

Fett und/oder Salz enthalten – insbesondere dann, wenn sich die Werbung an Kinder richtet. Auch Reglementierungen beim Verkauf von übergroßen Portionen (XXL) in Restaurants und Supermärkten wären eine Möglichkeit, verhältnispräventiv einzugreifen. Gleichzeitig sollte schon möglichst frühzeitig mehr Wissen über unsere Ernährung und ihre Zubereitung vermittelt werden (s. Box 4.2.2). In diesem Zusammenhang ist es wichtig, dass Eltern ihren Kindern als Vorbild dienen und die gemeinsame Mahlzeit als ein wichtiges Ereignis in der Familie leben. Die genannten Beispiele zeigen, dass gerade beim Thema ‚ungesunde Ernährung' eine Kombination von Maßnahmen erforderlich ist. Ziel ist es, die Umwelt so zu gestalten, dass es den Menschen leichter fällt, ihr Verhalten dauerhaft zu ändern.

Box 4.2.2 Gesunde Ernährung, was ist das? (Autorin: Nicole Bender)

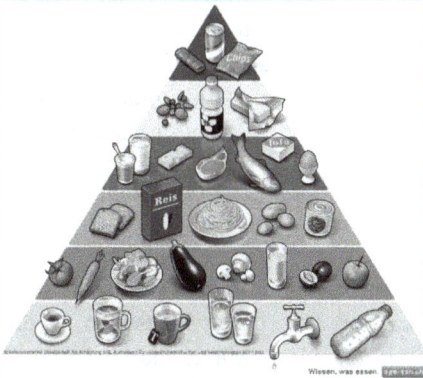

Schweizer Lebensmittelpyramide

Heutzutage vergeht kaum ein Tag, ohne dass eine neue „Wunderdiät" in den Medien angepriesen wird. Auch in der Fachpresse wird eine Vielzahl an Diäten und Ernährungsweisen diskutiert, oft mit widersprüchlichen Resultaten. Es ist für Laien daher sehr schwierig, sich hier zu orientieren und insbesondere in Detailfragen zuverlässige und evidenzbasierte Antworten zu erhalten. Ist eine vegetarische oder vegane Ernährung gesünder als eine Ernährung, die Fleisch enthält? Ist Gluten[30] schädlich? Sollte man Intervallfasten? Wir wissen inzwischen, dass sich z. B. eine glutenfreie Ernährung ungünstig auf das Mikrobiom[31] im menschlichen Darm auswirkt. Welche Auswirkungen dies wiederum auf die Gesundheit des Menschen hat, ist noch nicht bekannt. Bei einer veganen Ernährung müssen bestimmte Nährstoffe wie das Vitamin B_{12} substituiert werden, wenn diese Ernährungsform längere Zeit beibehalten werden soll. Für viele neue Ernährungsformen ist bisher noch nicht bekannt, welche Auswirkungen sie auf die Gesundheit haben. Sowohl in der Schweiz als auch in Deutschland und Österreich werden zur Orientierung leicht verständliche Broschüren in verschiedenen Sprachen herausgegeben, in denen die Prinzipien einer gesunden Ernährung aufgezeigt werden. Zur erleichterten Umsetzung im Alltag werden Illustrationen wie die Ernährungspyramide verwendet, anhand derer jeder abschätzen kann, welches Verhältnis die verschieden Nahrungsmittelgruppe in einer gesunden Ernährung einnehmen sollten. Die Empfehlungen wurden auf der Basis evidenzbasierter ernährungswissenschaftlicher Erkenntnisse erarbeitet.
(Quelle der Abbildung: Schweizerische Gesellschaft für Ernährung SGE, 2011).

---

30 *Gluten:* Klebereiweiß; Stoffgemisch aus Proteinen in den Samen einiger Getreidearten.
31 *Mikrobiom:* Gesamtheit aller Mikroorganismen.

4.2.2.2 Bewegungsmangel

Lotte Habermann-Horstmeier

In früheren Zeiten war Bewegung notwendig, um z. B. über Jagen, Sammeln und Ackerbau, später auch über die körperlich oft sehr anstrengende Industriearbeit die eigene Ernährung zu sichern. Heute übernehmen meist Industrieroboter diese Arbeiten. Viele Arbeitsplätze verlangen eine sitzende Tätigkeit. Zudem verbringen die meisten Menschen auch einen Großteil ihrer Freizeit vor Bildschirmen.

Definition

Bewegungsmangel ist somit ein Zivilisationsphänomen, das v. a. in modernen Industriegesellschaften durch Veränderungen im Berufs- und Alltagsleben hervorgerufen wird. Durch das chronische Defizit an körperlicher Betätigung können pathophysiologische Prozesse ausgelöst werden, aufgrund derer es dann zu Folgeerkrankungen kommen kann. Alle Altersgruppen sind hiervon betroffen. Die Grundlage für einen späteren Bewegungsmangel wird oftmals bereits im Kindergarten- und Schulalter gelegt.

Folgen

Nach einer Studie der Techniker Krankenkasse (2016) verbringen Deutsche täglich durchschnittlich etwa 6 ½ Stunden sitzend. Rund 21 % der erwachsenen Bevölkerung sitzen sogar mehr als 9 Stunden pro Tag. Einer der Gründe hierfür ist die Zunahme der Bildschirmarbeit. Etwa 40 % der Berufstätigen arbeiten fast nur im Sitzen. Nur 29 % der Bevölkerung bewegen sich täglich gut eine Stunde oder länger per Fahrrad oder zu Fuß. Auch in ihrer Freizeit verbringen 28 % der Bevölkerung täglich vier Stunden und mehr vor dem Bildschirm (TV, PC etc.). Gleichzeitig betreiben 48 % der Deutschen keinen oder nur selten Sport. Nur 7 % sagen, dass sie wöchentlich mehr als fünf Stunden mit Sport verbringen. Als Gründe für zu wenig Bewegung geben sie zu lange Wege, Zeitmangel, Krankheit oder körperliche Einschränkungen und fehlende Motivation an.

Bewegungsmangel führt oftmals zu Übergewicht, und Übergewicht kann wiederum ein Grund dafür sein, dass der Bewegungsmangel sich verstärkt. Darüber hinaus haben z. B. 31 % der Menschen in Deutschland, die sich wenig bewegen, ständig oder oft Rückenprobleme. Dies trifft schon für junge Erwachsene zu. Es sind besonders diejenigen, die ihren Bildschirm auch in der Freizeit intensiv nutzen. Weitere Folgen des Bewegungsmangels können muskuläre Verspannungen, Muskelabbau, Verdauungsprobleme, Arthrose, Bluthochdruck und Depression sein. Der vorzeitige Muskelabbau kann zu einem Kraftverlust führen, sodass tägliche Aktivitäten wie Laufen, Heben und Treppensteigen im Alter nicht mehr selbstständig durchgeführt werden können (s. Kap. 5.7.4).

Ansatzpunkte für gesundheitsfördernde und präventive Maßnahmen

Ähnlich wie beim Thema ‚gesunde Ernährung' ist es wichtig, Lebensbedingungen zu schaffen, die es den Menschen erlauben, sich wieder mehr zu bewegen. Dabei ist Bewegung nicht gleich Sport. Menschen können sich durchaus bewegen, ohne Sport zu treiben. Im Allgemeinen bezeichnet man Sport als körperliche Aktivität, die man zum Vergnügen, zur Kräftigung des Körpers oder im Rahmen eines Wettbewerbs betreibt. Insbesondere für Menschen, die sich noch nie sportlich betätigt haben, kann der Begriff ‚Sport' eine abschreckende Wirkung haben. Es ist daher empfehlenswert, bei gesundheitsfördernden und präventiven Maßnahmen von ‚Bewegung' anstatt von ‚Sport' zu sprechen. Beispiele für verhältnispräventive Maßnahmen sind der Ausbau des örtlichen Fuß- und Radwegenetzes mit Anschluss an die wichtigsten innerörtlichen Gebäude (Schulen, Stadtverwaltung, große Arbeitgeber etc.), öffentliche Spielplätze mit Bewegungsangeboten für Kinder, Jugendliche und Erwachsene, die Instandhaltung von Trimm-Pfaden im Wald, aber auch die Integration von regelmäßigen Bewegungsphasen in den Kita-Ablauf und den Schulunterricht sowie spezielle Räumlichkeiten für Bewegungspausen am Arbeitsplatz. Wenn Menschen in einem solchen Umfeld leben, fällt es ihnen leichter, entsprechende Maßnahmen der Verhaltensprävention umzusetzen. Verschiedene Studien empfehlen, sich täglich mindestens eine halbe Stunde moderat zu bewegen. Vielen Menschen fällt es leichter, dies dann gemeinsam mit anderen zu tun, z. B. laufen, joggen, schwimmen, Fahrrad fahren, Nordic Walking, Fußball spielen, kegeln, gärtnern etc. Von zentraler Bedeutung ist dabei, dass die Bewegung Spaß machen soll. Dies gilt auch und besonders für alte Menschen und Menschen mit chronischen Erkrankungen oder Behinderungen. Für sie sind Maßnahmen, die die Muskelkraft trainieren von großer Bedeutung, da sie die Leistungsfähigkeit steigern und die Lebensqualität anheben.

4.2.2.3 Alkoholmissbrauch

Lotte Habermann-Horstmeier

Auch wenn Alkohol (gemeint ist *Ethanol*) in vielen Ländern als *Genussmittel* genutzt wird, handelt es sich hierbei um eine *Droge* mit hohem Schadenspotenzial. Alkohol gehört im Hinblick auf den physischen Schaden und das potenzielle Ausmaß der Abhängigkeit sowie die möglichen Auswirkungen auf die Familie und die Gesellschaft weltweit zu den zehn schädlichsten Drogen.

Alkohol entsteht durch das Gären von Fruchtzucker oder anderen zuckerhaltigen Rohstoffen (z. B. Getreide, Kartoffeln oder Mais). Der Konsum von Alkohol ruft einen Rausch hervor, bei dem sich Bewusstsein und Wahrnehmung verändern. Alkohol kann abhängig machen und ist ein Zellgift, das fast alle Körperzellen und Organe schädigen kann.

In Deutschland konsumierte 2015 jeder Einwohner durchschnittlich (d. h. incl. der Kinder und Jugendlichen bis 14 Jahren) pro Jahr 10,7 l reinen Alkohols. Nach Angaben der WHO (2016) wurden von den Über-14-Jährigen in Deutschland durchschnittlich 13,4 l, in Österreich 11,6 l und in der Schweiz 11,5 l reinen Alkohols konsumiert. Weltweit liegt der Durchschnitt bei weniger als 5 l reinen Alkohols pro Person über 14 Jahre. Nach Angaben des Suchtmonitoring Schweiz werden dort 20 % des konsumierten Alkohols von 2,4 % der Bevölkerung getrunken, 11,1 % der Bevölkerung konsumieren die Hälfte des Alkohols. Männer trinken dabei deutlich mehr als Frauen. Insbesondere bei den 15- bis 34-jährigen Männern ist das Rauschtrinken (*Binge Drinking*, „Komasaufen") verbreitet (s. Abb. 4.4), bei dem oft sehr viel Alkohol in kurzer Zeit getrunken wird, um einen Rausch herbeizuführen.

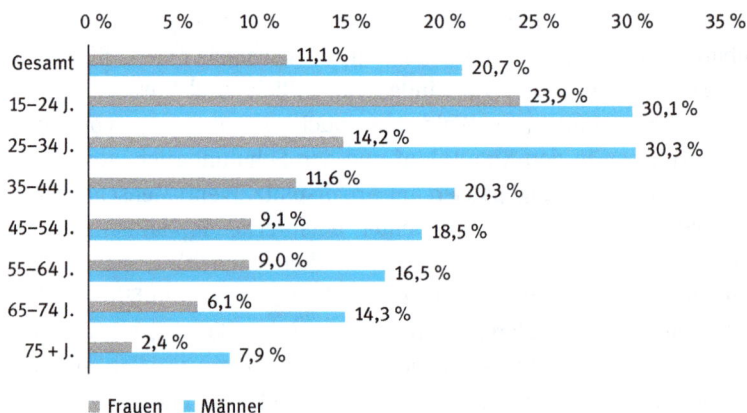

Abb. 4.4: Prozentsatz der rauschtrinkenden Männer und Frauen (≥ 15 J.) in der Schweiz, unterschieden nach Altersgruppen. Als Rauschtrinken wird hierbei der Konsum von mindestens 5 (♂) bzw. 4 Gläsern (♀) Alkohol an mindestens einer Gelegenheit pro Monat bezeichnet (Quelle: Auf der Basis der Daten des BFS, 2018).

Definition

In Deutschland wurden als Grenzwerte für einen risikoarmen Alkoholkonsum bei gesunden erwachsenen Menschen der Konsum von 24 g (♂) bzw. 12 g (♀) Alkohol täglich bei mindestens zwei alkoholfreien Tagen in der Woche festgelegt. Die tägliche Menge ist annähernd in 0,5 l Bier (♂) bzw. 0,1 l Sekt (♀) enthalten. Da die körperliche Reifung und insbesondere die Hirnentwicklung bei Jugendlichen vor dem 20. Lebensjahr noch nicht abgeschlossen sind, ist bei ihnen die Gefahr von Schäden höher als bei Erwachsenen. Daher gibt es für Jugendliche keine Grenzwerte für einen risikoarmen Alkoholkonsum. Andere Länder (z. B. die Schweiz) definieren den risikoarmen Alkoholkonsum weniger strikt.

Folgen

Der Konsum von Alkohol kann zu einer Abhängigkeit führen. Von einer *Alkoholabhängigkeit* spricht man dann, wenn die Gedanken um die Beschaffung und der Konsum von Alkohol das Leben des Konsumenten immer mehr bestimmen. Weitere Symptome sind der Kontrollverlust über das Trinkverhalten, die Vernachlässigung anderer Interessen, des familiären Umfeldes und des eigenen Äußeren, die Zunahme von häuslicher Gewalt, das Leugnen des Suchtverhaltens sowie die Veränderung der Persönlichkeit. Alkoholabhängige benötigen immer größere Mengen, um den gewünschten Effekt zu erzielen, da sich zunehmend eine Toleranz gegenüber Alkohol ausbildet. Bei geringerem Konsum treten Entzugserscheinungen auf.

Der häufige Konsum von Alkohol kann jedoch auch unabhängig von der Entwicklung einer Abhängigkeit zu einer Verringerung der körperlichen und geistigen Leistungsfähigkeit führen. Man spricht dann von einem schädlichen Gebrauch von Alkohol (*Alkoholmissbrauch*). Durch die Bewusstseinsveränderung beeinträchtigt Alkohol die Orientierungs- und Reaktionsfähigkeit, die Unfallgefahr steigt. Darüber hinaus kann es zu typischen Folgeerkrankungen kommen, wie z. B. zu Fettleber, Leberzirrhose, Krampfadern im Bereich der Speiseröhrenvenen (Ösophagusvarizen), Bauchspeicheldrüsenentzündung (Pankreatitis), Gicht, Bluthochdruck, Herzmuskelerkrankung (Kardiomyopathie) und Entzündungen der Schleimhäute im Magen-Darm-Trakt. Besonders schwerwiegend wirken sich die Schädigungen des peripheren und des zentralen Nervensystems aus (bis hin zu Enzephalopathie und Demenz). Alkoholkonsum in der Schwangerschaft führt zu Entwicklungsstörungen beim Ungeborenen. Die vorgeburtlich entstandenen Schädigungen und ihre Folgen bezeichnet man als *fetales Alkoholsyndrom* oder korrekter als *Alkohol-Embryofetopathie*. Nach Angaben der *Deutschen Hauptstelle für Suchtfragen e. V.* liegt die *Prävalenz* des Alkohol-Missbrauchs in Deutschland bei 3,1 % der Bevölkerung zwischen 18 und 64 Jahren (♂: 4,7 %, ♀: 1,5 %), die der Alkoholabhängigkeit bei 3,4 % (♂: 4,8 %, ♀: 2,0 %). Männer sind also deutlich häufiger betroffen als Frauen.

Alkohol hat darüber hinaus noch einen weiteren unerwünschten Effekt. Aufgrund seines hohen Energiegehaltes kann der regelmäßige Konsum von Alkohol zu einer Gewichtszunahme führen („Bierbauch"). Mit einem Gramm Alkohol werden dem Körper 7 kcal zugeführt (zum Vergleich: 1 g Zucker enthält 4 kcal, 1 g Fett enthält 9 kcal).

Schädigender Alkoholkonsum führte nach Angaben der WHO 2016 weltweit zu einer Krankheitslast von 132,6 Mio. DALYs (= 5,1 % aller DALYs im Jahr 2016). Davon waren 107,7 Mio. DALYs auf eine vorzeitige Sterblichkeit zurückzuführen und 24,9 Mio. DALYs auf eine erhöhte Morbidität. Die Anteile aller durch Alkohol verursachten Todesfälle (10,1 % aller Todesfälle) und der durch Alkohol verursachten Krankheitslast (10,8 % der gesamten Krankheitslast) waren in der europäischen WHO-Region am höchsten – mit deutlichem Abstand zu anderen Weltregionen.

Die direkten und indirekten volkswirtschaftlichen Kosten des Alkoholmissbrauchs werden z. B. für Deutschland (2015) mit etwa 40 Mrd. Euro jährlich beziffert.

Allein die volkswirtschaftlichen Gesamtkosten für Unfälle unter Alkoholeinfluss beliefen sich nach Angaben der deutschen Bundesregierung in den Jahren 2010 bis 2014 auf insgesamt 7,77 Mrd. Euro.

Ansatzpunkte für gesundheitsfördernde und präventive Maßnahmen

Bislang stehen im Mittelpunkt von alkoholpräventiven Maßnahmen meist Aufklärungs- und Informationskampagnen, mit denen v. a. Jugendliche angesprochen werden sollen. Sie sollen hierdurch besser über Alkohol informiert werden und so eine kritische Einstellung zu riskantem Konsum erlangen. Um die Zahlen der alkoholbedingten Erkrankungen und Todesfälle in den einzelnen Ländern zu senken, werden diese Maßnahmen jedoch alleine nicht ausreichen. Wichtig sind v. a. strukturelle Maßnahmen, zu denen z. B. eine Verbesserung der Lern-, Arbeits- und Freizeitbedingungen für Jugendliche und junge Erwachsene gehört, aber auch die konsequente Umsetzung von Jugendschutzmaßnahmen, die Einschränkung der Verfügbarkeit von Alkohol für Jugendliche, eine generelle Einschränkung bzw. ein Verbot von Alkoholwerbung, höhere Alkoholsteuern etc. Weiterhin sollte eine öffentliche Diskussion über den sehr hohen Alkoholkonsum in unserer Gesellschaft angestoßen werden. Wichtig sind darüber hinaus regionale und kommunale Maßnahmen der Verhaltens- und Verhältnisprävention sowie Früherkennungs- und Frühinterventionsprogramme. Die Europäische Region der WHO hat daher den *Europäischen Aktionsplan zur Verringerung des schädlichen Alkoholkonsums (2012–2020)* ausgearbeitet, der sich v. a. an die für Alkoholpolitik zuständigen nationalen Behörden richtet. Er stellt zehn Bereiche vor, in denen in den jeweiligen Ländern Maßnahmen zur primären, sekundären und tertiären Alkoholprävention umgesetzt werden können.

4.2.2.4 Rauchen

Matthias Egger, Lotte Habermann-Horstmeier

Beim Tabakrauchen wird der Rauch inhaliert, der durch das Glimmen tabakhaltiger Erzeugnisse wie Zigaretten entsteht. Es sind in erster Linie soziale Gründe, die dazu führen, dass Menschen anfangen zu rauchen. So kann auf diese Weise z. B. das Zugehörigkeitsgefühl zu einer bestimmten Gruppe betont werden. Auch Stressreduktion und Reduzierung des Appetitempfindens sind Aspekte, die hier eine Rolle spielen können. Aufgrund des hohen Abhängigkeitspotenzials von Nikotin kann sich sehr schnell ein Abhängigkeitsverhalten einstellen. Tabakrauchen ist zudem einer der wichtigsten Risikofaktoren für chronische Krankheiten wie Herz-Kreislauf-Erkrankungen oder bösartige Tumoren.

Epidemiologie

Der Zusammenhang zwischen Tabakrauchen und dem Risiko, Lungenkrebs oder eine koronare Herzkrankheit zu entwickeln, konnte bereits 1962 durch eine klassische epidemiologische Studie („Smoking and Health") des *Royal College of Physicians* in Großbritannien nachgewiesen werden. In den letzten Jahren sind zunehmend auch die gesundheitsschädigenden Folgen des *Passivrauchens* in den Fokus gerückt.

Man geht heute davon aus, dass zusätzlich zu den von der Weltgesundheitsorganisation (WHO) genannten 7 Mio. Toten durch aktives Tabakrauchen weltweit 1,2 Mio. Menschen an den Folgen des Passivrauchens sterben. In der Schweiz waren 2015 etwa 9.500 Todesfälle (15 % aller Todesfälle) auf das Rauchen zurückzuführen, in Deutschland waren es etwa 121.000 (= 13,5 % aller Todesfälle). Für Österreich wird diese Zahl auf 11.000 bis 14.000 Todesfälle geschätzt (13 %–17 % aller Todesfälle). RaucherInnen sterben im Durchschnitt etwa drei Jahre früher als Nicht-RaucherInnen. In Schichten mit geringer Bildung bzw. mit niedrigem sozioökonomischem Status ist der Raucheranteil in vielen Ländern vergleichsweise höher. Nach Angaben der WHO leben über 80 % der weltweit 1,3 Mrd. RaucherInnen in Ländern mit niedrigem und mittlerem Einkommen (s. Kap. 10.1.1).

Körperliche Folgen

Durch Rauchen kann fast jedes Körperorgan geschädigt werden. Tabakrauchen erhöht insbesondere das Risiko, an Herzkrankheiten, Schlaganfall, peripheren Durchblutungsstörungen und Lungenkrebs zu erkranken. Da Herz-Kreislauf-Erkrankungen weltweit an der Spitze der Todesursachen stehen (s. Kap. 8.3 und 10.1.4), ist das Rauchen einer der wichtigsten vermeidbaren Risikofaktoren für vorzeitige Todesfälle. So ist bei RaucherInnen das Risiko für koronare Herzkrankheit und Schlaganfall 2- bis 4-mal so hoch wie bei NichtraucherInnen. Sie erkranken zudem etwa 25-mal häufiger an Lungenkrebs. Gut 90 % der Todesfälle durch Lungenkrebs sind auf das Rauchen zurückzuführen. Rauchen ist auch ein Risikofaktor für die Entwicklung anderer Tumoren wie Blasen-, Darm-, Gebärmutterhals-, Leber- und Bauspeicheldrüsenkrebs. Zudem sterben RaucherInnen 12- bis 13-mal häufiger an chronisch obstruktiven Lungenerkrankungen (COPD) als NichtraucherInnen. Etwa 80 % der COPD-Todesfälle werden durch Rauchen hervorgerufen. RaucherInnen leiden häufiger an Emphysem und chronischer Bronchitis. Insbesondere bei Frauen nach den Wechseljahren beeinflusst das Rauchen die Knochengesundheit negativ. Es wirkt sich ungünstig auf die Zahngesundheit aus und erhöht das Risiko für grauen Star (Katarakt) und Netzhauterkrankungen am Auge. Aktive RaucherInnen haben ein um 30–40 % höheres Risiko, einen Diabetes mellitus zu entwickeln. Rauchen ist auch Risikofaktor für die Entstehung einer rheumatoiden Arthritis und kann die Immunfunktion beeinträchtigen. Weiterhin reduziert das Rauchen bei Frauen mit Kinderwunsch die Chance, schwanger zu werden, und senkt die Fertilität beim Mann. Rauchen in der Schwangerschaft beeinflusst die Entwicklung und die Gesundheit des Kindes negativ, sowohl vor als auch nach der Geburt. Typische Folgen sind Fehl- und Frühgeburt, bestimmte Fehlbildungen (v. a. im Mund- und Gesichtsraum) sowie niedriges Geburtsgewicht (s. Kap. 5.2 und 5.3).

Wirtschaftliche Folgen

Damit ist das Rauchen auch für eine hohe Anzahl an Fehlzeiten im Arbeitsbereich verantwortlich. Es führt zu einer erhöhten Auslastung der Gesundheitssysteme und zu hohen zusätzlichen direkten und indirekten Kosten. Eine Studie des *Deutschen Krebsforschungszentrums* (2015) gab die direkten und indirekten Kosten des Tabakkonsums für Deutschland mit ca. 80 Mrd. Euro pro Jahr (= ca. 2,8 % des Bruttoinlandsproduktes) an. Allein die Kosten für die Behandlung von tabakbedingten Erkrankungen bei PassivraucherInnen wurden dort mit 1,2 Mrd. Euro beziffert.

Neuartige Tabak- und Nikotinprodukte

Tabakerhitzer (HTPs – *Heated Tobacco Products*) sind wie alle anderen Tabakprodukte von Natur aus giftig und enthalten Karzinogene. Anders als die klassischen E-Zigaretten, die mit einer nikotinhaltigen Flüssigkeit befüllt werden, enthalten sie echten Tabak. Sie sollten deshalb wie jedes andere Tabakerzeugnis behandelt werden. HTPs erzeugen Aerosole, die Nikotin und toxische Chemikalien enthalten, sobald das Gerät aktiviert wird. Beispiele hierfür sind Iqos-, Ploom- oder Gloom-Verdampfer. Die Aerosole enthalten Nikotin, oft zusammen mit aromatisierten Zusatzstoffen. HTPs werden von der Tabakindustrie als „schadensmindernde" Produkte beworben oder als Produkte, die Menschen dabei helfen können, mit dem Rauchen aufzuhören. Derzeit gibt es jedoch nicht genügend Beweise dafür, dass sie weniger schädlich sind als herkömmliche Zigaretten.

E-Zigaretten sind Geräte, die ein Aerosol erzeugen, das dann vom Benutzer eingeatmet wird. Die Hauptbestandteile der Lösung sind Propylenglykol (mit oder ohne Glyzerin) und Aromastoffe. E-Zigaretten enthalten keinen Tabak, sie können jedoch Nikotin enthalten. Sie sind sicher gesundheitsschädlich. Allerdings ist es noch zu früh, um eine klare Antwort auf die langfristigen Auswirkungen ihres Gebrauchs zu geben. Werbung, Marketing und Verkaufsförderung für E-Zigaretten haben rasch zugenommen, v. a. über das Internet und die sozialen Medien. Besorgniserregend sind dabei irreführende Behauptungen über die Wirksamkeit bei der Rauchentwöhnung sowie das Ziel, hiermit insbesondere Jugendliche anzusprechen (z. B. durch die Verwendung von Aromen). E-Zigaretten sollten nicht als Entwöhnungshilfe beworben werden, solange keine ausreichenden Beweise hierfür vorliegen. Die WHO empfiehlt, diese Produkte zu regulieren, um die Gesundheitsrisiken zu reduzieren und irreführende Werbung zu verhindern.

Ansatzpunkte für gesundheitsfördernde und präventive Maßnahmen

Zahlreiche Studien konnten zeigen, dass das Krankheitsrisiko wieder sinkt, wenn das Rauchen aufgegeben wird. So reduziert sich z. B. das Risiko für einen Herzinfarkt bereits nach einem Jahr deutlich. Das Schlaganfallrisiko normalisiert sich etwa 2 bis 5 Jahre nach dem Rauchstopp. Auch das Risiko für die Entwicklung von Mund-, Rachen-, Speiseröhren- und Blasenkrebs sinkt innerhalb von 5 Jahren um die Hälfte. Es dauert jedoch etwa zehn Jahre, bis sich das stark erhöhte Risiko für Lungenkrebs um die Hälfte reduziert.

Das 2005 in Kraft getretene „Rahmenübereinkommen zur Eindämmung des Tabakgebrauchs" (Framework Convention on Tobacco Control) der Weltgesundheitsorganisation (WHO) definiert die Grundsätze und Maßnahmen, die weltweit für den Umgang mit Tabak und Tabakwaren gelten sollen. Diese Maßnahmen werden mit dem Kürzel *mpower* zusammengefasst (s. Box 4.2.3).

Die auch als „Tabakepidemie" bezeichnete weltweite Zunahme des Tabakkonsums lässt sich nicht allein auf nationaler Ebene bewältigen, insbesondere, weil sich multinationale Konzerne in den Ländern des Südens zunehmend neue, lukrative Märkte schaffen. Die Konvention wurde inzwischen von der Europäischen Union (EU) und vielen anderen Ländern ratifiziert. Obwohl rechtlich verbindlich, waren in Deutschland bis zum Jahr 2016 wesentliche Bestimmungen des Abkommens u. a. auf Druck der sog. Tabak-Lobby noch nicht oder nicht vollständig umgesetzt worden, so z. B. der umfassende Schutz vor dem Passivrauchen, die Verfügung hoher Steuern auf alle Tabakprodukte und das Verbot von Tabakwerbung, Vermarktung und Sponsoring. Im April 2016 wurde das Gesetz zur Umsetzung der Richtlinie über Tabakerzeugnisse und verwandte Erzeugnisse von Bundestag und Bundesrat beschlossen. In den Folgemonaten wurden zwei Zusatzverordnungen hierzu auf den Weg gebracht. Im Juli 2020 beschloss der Bundestag darüber hinaus ein "zweites Gesetz zur Änderung des Tabakerzeugnisgesetzes", das starke Werbebeschränkungen für jegliche Tabakerzeugnisse vorsieht, auch wenn diese kein Nikotin enthalten. Die Schweiz hat die WHO-Konvention ebenfalls unterzeichnet, für die Ratifizierung sind jedoch noch verschiedene Gesetzesanpassungen notwendig. Es ist z. Zt. unklar, ob diese im Parlament und ggf. bei einer Volksabstimmung eine Mehrheit finden werden.

Box 4.2.3 MPOWER: Die in der WHO-Konvention zur Eindämmung des Tabakgebrauchs definierten Maßnahmen (*Framework Convention on Tobacco Control*)

	p	**PROTECT PEOPLE FROM TOBACCO SMOKE** Schaffung einer rauchfreien Umgebung (Krankenhäuser, Schulen, öffentliche Räume, Restaurants, Bars)
	o	**OFFER HELP TO QUIT TOBACCO USE** Stärkung von Tabakentwöhnungsprogrammen in der Hausarztpraxis und in den Gemeinden
m		
MONITOR TOBACCO USE Periodische Erfassung des Tabakkonsums bei Jugendlichen und Erwachsenen	**w**	**WARN ABOUT THE DANGERS OF TOBACCO** Warnung auf Verpackung, Informationskampagnen
	e	**ENFORCE BANS ON TOBACCO ADVERTISING, PROMOTION AND SPONSORSHIP** Verbot von allen Arten direkter und indirekter Werbung und von Sponsoring
	r	**RAISE TAXES ON TOBACCO PRODUCTS** Erhöhung der Steuern auf Tabakwaren, Eindämmung von Schmuggel

4.2.2.5 Stress

Lotte Habermann-Horstmeier

In den ersten drei Auflagen dieses Lehrbuchs hat Dr. Heinz Bolliger-Salzmann weite Teile dieses Kapitels mitgestaltet. Die Autorin dankt ihm dafür, dass sie bei der Neubearbeitung des Kapitels auf einige seiner Ideen zurückgreifen darf.

Die Bedeutung von *Stress als Risikofaktor* zeigt sich im Bereich der Gesundheitsförderung sowohl auf der individuellen als auch auf der gesellschaftlichen Ebene. Insbesondere in den industrialisierten Ländern hat die Komplexität der Lebenssituationen in den letzten Jahrzehnten erheblich zugenommen. Viele Menschen fühlen sich dadurch zunehmend belastet und immer häufiger auch überfordert. In Deutschland geben beispielsweise 61 % der Erwachsenen an, häufig oder manchmal gestresst zu sein. 46 % fühlen sich durch Schule, Studium und Beruf belastet.

Definition und Ursachen von Stress

(Dis-)Stress[32] tritt dann auf, wenn es zu einem Missverhältnis zwischen den Anforderungen, die an eine Person gestellt werden, und den Möglichkeiten und Fähigkei-

---

32 Als *Dis-Stress* bezeichnet man „negativen Stress", der langfristig krank machen kann.

ten dieser Person, die Anforderungen zu kontrollieren bzw. zu bewältigen (*Coping*) kommt. Als *Stressoren* oder Stressfaktoren bezeichnet man innere und äußere Reize, die auf den Menschen einwirken und eine Anpassungsreaktion von ihm erfordern. Äußere Stressoren können physikalischer (z. B. Lärm) oder sozialer Art sein (z. B. Probleme in der Beziehung), auch Überforderung und Zeitdruck gehören dazu. Persönlichkeitsbedingte Stresssituationen entstehen häufig bei Menschen, die über ungenügende Problemlösungskompetenzen verfügen, die perfektionistisch sind oder denen ein starkes Kontrollbedürfnis eigen ist. Ob bei einem Menschen jedoch letztendlich Stress entsteht, hängt entscheidend von der individuellen Bewertung durch den Betroffenen selbst ab. Eine Situation erzeugt insbesondere dann Stress, wenn sich dieser Mensch dem hilflos ausgeliefert fühlt, wenn er keine Möglichkeit für sich sieht, etwas daran zu ändern.

Stressfolgen

Körperliche Stressfolgen: Stress wird dann zum gesundheitlichen Problem, wenn es sich um chronifizierten *Dis-Stress* handelt. Typische Stressfolgeerkrankungen betreffen im somatischen Bereich v. a. das Herz-Kreislauf-System. Stress ist hier ein Risikofaktor, der zur Auslösung von Bluthochdruck (*Hypertonie*), koronarer Herzerkrankung, Herzinfarkt und Schlaganfall beitragen kann. Aber auch die Muskulatur, das Verdauungssystem, der Stoffwechsel, das Immunsystem, der Bereich der Sexualität sowie die Schmerzverarbeitung können betroffen sein. Stress hat darüber hinaus auch Einfluss auf die Lebenserwartung. Ursache könnte eine vorzeitige Verkürzung der Chromosomenenden (*Telomere*) sein. Die Telomere werden mit zunehmendem Alter immer kürzer. Dieser Vorgang wird durch Stress beschleunigt. Wenn die Telomere zu kurz sind, kann sich eine Zelle nicht mehr teilen.

Psychische Stressfolgen: Stress kann sich jedoch auch im psychischen Bereich negativ auswirken. Besonders häufig kommt es in der Folge von Stress zu psychischen Störungen (depressive Verstimmungen, Burnout). Unter einem Burnout-Syndrom[33] versteht man einen umfassenden Erschöpfungszustand, der körperliche, emotionale, mentale und soziale Bereiche umfassen kann.

Wirtschaftliche Stressfolgen: Welche Bedeutung Stress in volkswirtschaftlicher Hinsicht haben kann, zeigt der Job-Index 2018 der Stiftung *Gesundheitsförderung Schweiz*. Hiernach kostet Stress die Arbeitgeber in der Schweiz rund 6,5 Mrd. CHF

---

[33] *Burnout* ist allerdings bislang keine im Rahmen der ICD10-Kodierung anerkannte psychische Erkrankung. Derzeit erfolgen Krankschreibungen aufgrund von Burnout meist als Zusatzkodierung (Z 73: Probleme mit Bezug auf Schwierigkeiten bei der Lebensbewältigung) im Zusammenhang mit anderen psychischen oder somatischen Erkrankungen wie etwa Depression, Anpassungsstörung oder Rückenschmerzen.

pro Jahr infolge geringerer Arbeitsleistung und höherer Fehlzeiten. Dies entspricht knapp 1,0 % des schweizerischen Bruttoinlandsproduktes. Zudem entstehen Kosten, die die Versicherungen, der Staat und die Betroffenen selbst zu tragen haben (medizinische Kosten, Selbstmedikation, Kosten infolge Frühverrentung von Menschen mit Stressfolgeerkrankungen etc.). In Deutschland stehen psychische Erkrankungen – meist als Folge von Stress – nach Angaben der *Deutschen Rentenversicherung* (2018) mit 42,6 % an der Spitze der Ursachen für die Beantragung einer Erwerbsminderungsrente. Besonders häufig betroffen sind Frauen. Sie scheiden dann auch besonders früh aus dem Erwerbsleben aus. Häufige und langdauernde Fehlzeiten am Arbeitsplatz tragen ebenso wie die Frühverrentung erheblich zu den steigenden Stressfolgekosten bei. In Deutschland belaufen sich die direkten Kosten für psychische Erkrankungen derzeit auf rund 44,4 Mrd. Euro pro Jahr. Ein großer Teil dieser Kosten ist durch Stress (mit)verursacht. Hinzu kommen mehr als 70 Mrd. Euro an indirekten Kosten, z. B. durch Produktionsausfall. In der EU geht man davon aus, dass stressbedingte direkte und indirekte Kosten in Höhe von 5 bis 10 % des Bruttosozialproduktes entstehen (vgl. auch Kap. 7.3.1).

Ansatzpunkte zur Verhinderung der Entstehung von Stress

Bislang entwickelt die Gesundheitsförderung nur selten Maßnahmen, deren Ziel es ist, äußere Belastungen und Anforderungen im beruflichen und privaten Bereich zu verringern oder ganz abzubauen. Solche Maßnahmen können im beruflichen Bereich z. B. organisatorische Verbesserungen sein (Arbeitszeiten und Arbeitsabläufe besser planen, bessere Aufgabenverteilung, ständige Arbeitsunterbrechungen verhindern etc.). Zu diesen verhältnisassoziierten Maßnahmen kommen Maßnahmen, die an der betroffenen Person selbst ansetzen (z. B. Maßnahmen des Selbstmanagements und Maßnahmen der kognitiven Stressbewältigung).

Ansatzpunkte für einen gesundheitsfördernden Umgang mit Stress

Grundlage vieler verhaltensassoziierter Gesundheitsförderungsprojekte im Bereich Stress ist das *Transaktionale Stressmodell*. Es beschreibt Stresssituationen als komplexe Wechselwirkungsprozesse zwischen den Anforderungen einer Situation und der darin handelnden Person. Nach Lazarus (1922–2002) nehmen die betroffenen Personen dabei zwei kognitive Einschätzungen eines Stresszustandes vor. In einer primären Einschätzung bewerten sie die Situation („Umweltvariablen"). In der sekundären Einschätzung werden dann die persönlichen Bewältigungsmöglichkeiten eingeschätzt („Personenvariablen"; s. Abb. 4.5). Da sich bei diesem Prozess eine denkende, fühlende und handelnde Person in einer sich verändernden Situation befindet, wird der Vorgang als „Transaktion" bezeichnet. Die Person-Umwelt-Beziehung wird von der betroffenen Person dabei als herausfordernd, bedrohlich oder schädigend erlebt. Zur Überwindung von Problemsituationen stehen ihr jetzt grundsätzlich zwei Möglichkeiten offen:

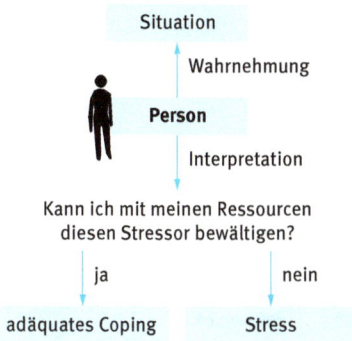

Abb. 4.5: Stark vereinfachtes Modell der transaktionalen Stressreaktion (Zeichnung: Christoph Frei).

– Verfügt die Person über keine oder nur ungenügende *Ressourcen* (s. Kap. 4.1), gerät sie in Stress.
– Stehen ihr dagegen Möglichkeiten der Stressbewältigung zur Verfügung (*adäquates Coping*), kann diese auf verschiedene Weise geschehen. Je nach Art der vorhandenen Ressourcen bezeichnet man das dann angewandte Coping als problemorientiert, emotionsregulierend oder bewertungsorientiert.

In diesem Zusammenhang bietet *Gesundheitsförderung Schweiz* beispielsweise für Firmen ein wissenschaftlich validiertes, praxiserprobtes Online-Befragungsinstrument (*Friendly Work Space Job-Stress-Analysis*[34]) an, das den Firmenverantwortlichen einen detaillierten Überblick über Belastungen und Ressourcen in ihrem Unternehmen verschafft. Ziel ist es, gezielt Stressfaktoren zu reduzieren und Ressourcen von Mitarbeitenden zu stärken. Wenn Stress nicht vermeidbar ist, dann ist ein regelmäßiger Ausgleich wichtig, um Gesundheitsgefahren erst gar nicht entstehen zu lassen. Zudem können regenerative Maßnahmen der Stressbewältigung (z. B. Sport, Progressive Muskelentspannung, Autogenes Training, Yoga) Stressreaktionen dämpfen.

4.2.3 Gesundheitsrelevante Lebensstile

Thomas Abel

Stress, Zigarettenrauchen, Alkohol- und Medikamentenkonsum, die Art der Ernährung, das Maß an körperlicher Aktivität, das Sexualverhalten und vieles andere mehr beeinflussen in hohem Maße die Wahrscheinlichkeit eines Menschen, gesund zu sein. Für die meisten Industriestaaten ist inzwischen die wachsende Bedeutung solcher Verhaltenseinflüsse auf die individuelle und kollektive Gesundheit nachgewie-

---

34 s. https://gesundheitsfoerderung.ch/betriebliches-gesundheitsmanagement/instrumente-und-dienstleistungen/fws-job-stress-analysis.html

Verhalten

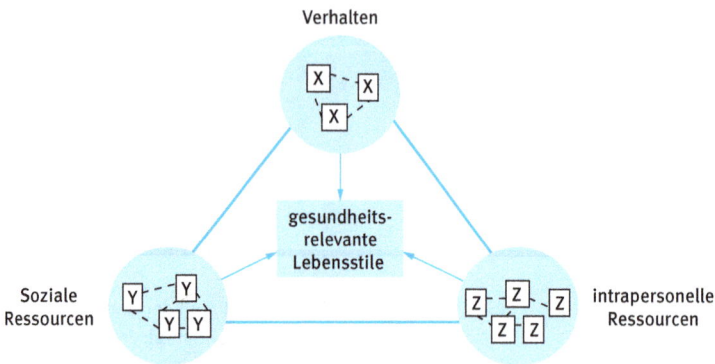

Abb. 4.6: Die drei Bereiche Verhalten, intrapersonelle und soziale Ressourcen sind konstituierende Dimension des Lebensstils. Sie stehen miteinander in Wechselwirkung und bilden sowohl in sich als auch untereinander ein aufeinander abgestimmtes, dynamisches Muster. X: Verhaltensweisen wie z. B. Rauchen, körperliche Aktivität etc.; Y: Soziale Ressourcen wie z. B. gemeinschaftliche Unterstützung, Quartierangebote etc.; Z: Intrapersonelle Ressourcen wie z. B. Einstellungen, Gesundheitskompetenz etc.

sen. Gesundheitsrelevante Verhaltensweisen (s. Kap. 4.2) sind unmittelbar mit dem sozialen Kontext der Menschen verbunden. Je nach der sozialen Lage und dem Milieu, in denen sich ein Mensch befindet, stehen ihm dazu jedoch unterschiedliche Wahlmöglichkeiten zur Verfügung. Zwar sind die Muster der Lebensführung vom Einzelnen selbst gewählt worden, was aber tatsächlich gewählt werden kann, ist immer von den vorhandenen Ressourcen (s. Kap. 4.1) abhängig und wird von den Normen und Werten, die in den jeweiligen Bezugsgruppen vorherrschen, strukturiert. Dieses Zusammenspiel aus den vorhandenen strukturellen Bedingungen und der Auswahl durch den Menschen wird durch das Konzept des gesundheitsrelevanten Lebensstils verdeutlicht: *Gesundheitsrelevante Lebensstile* definieren wir als zeitlich relativ stabile typische Muster von gesundheitsrelevanten Verhaltensweisen, intrapersonellen und sozialen Ressourcen, welche von Individuen und Gruppen in Auseinandersetzung mit ihren sozialen, kulturellen und materiellen Lebensbedingungen entwickelt werden (Abb. 4.6).

Lebensstile unterstützen die Menschen bei verschiedenen Aufgaben im Rahmen ihrer Lebensgestaltung und Lebensbewältigung. Passend aufeinander abgestimmte Muster der Lebensführung können – oftmals unbewusst – die Identität des Einzelnen und das Gefühl der Zugehörigkeit zu bestimmten Gruppen stärken. Zudem können sie im Alltag hilfreiche Zeitstrukturen bilden sowie Entscheidungen des Alltags (z. B. Konsumentscheidungen) vorstrukturieren und erleichtern.

Für die Arbeit im Rahmen von Public Health ist das Konzept der Lebensstile besonders interessant, weil es hilft, gesundheitsrelevantes Verhalten in seiner sozialen Einbindung zu verstehen. Dabei liefert es gleichzeitig wichtige Ansatzpunkte für Interventionen. Wenn risikoreiche Verhaltensweisen im Zusammenhang mit sozial geprägten Einstellungsmustern, den zur Verfügung stehenden Ressourcen sowie den Ansprüchen des Alltags verstanden werden, dann können sich Empfehlungen nicht einfach auf die Aufforderung zur Verhaltensumstellung beschränken. Zum Beispiel werden die Chancen für Interventionserfolge bei einer Gruppe von jungen Männern mit Risikoverhaltensweisen dann größer, wenn zusätzlich Verhältnisprävention betrieben wird, die es den Jugendlichen erleichtert, ihr Verhalten zu verändern. Folgendes Zitat des amerikanischen Public Health-Wissenschaftlers *S. Leonard Syme* verdeutlicht dies:

> We tend to study risk factors in individuals and we tend to focus interventions on **individual behavior**. The problem with this approach is that even if these interventions were completely successful, new people would continue to enter the at-risk population at an unaffected rate since we have done nothing to influence **those forces in the community** that caused the problem in the first place.

4.2.4 Gesundheitskompetenz
Thomas Abel

Zur Umsetzung von Lebensstiländerungen, d. h. von Änderungen im Bereich des Verhaltens, der intrapersonellen und/oder sozialen Ressourcen, braucht es bestimmte Bedingungen im sozialen Kontext der Menschen. Zugleich bedarf es spezifischer individueller Kompetenzen der Menschen, damit diese ihre Verhaltensmuster und andere Aspekte ihres Lebensstils in einem gesundheitsförderlichen Sinne gestalten können. Hierzu gehören vor allem das Wissen und die Fähigkeiten im Umgang mit dem eigenen Körper, mit Gesundheit und Krankheit ebenso wie mit den gesundheitsprägenden sozialen Lebensbedingungen (s. a. soziale Determinanten, Kap. 4.1). Der hierfür heute verwendete Begriff der **Gesundheitskompetenz** (*Health Literacy*) umfasst in einem weiteren Sinn die individuellen Fähigkeiten, förderlich mit Gesundheit umzugehen. Dazu gehören ein Basisverständnis dessen, was die Gesundheit positiv oder negativ beeinflusst sowie die Fähigkeit, Gesundheitsinformationen zu verstehen und sich im Versorgungswesen zurechtzufinden. Neben dem alltagspraktischen Wissen gehört zur Gesundheitskompetenz auch weiterreichendes Wissen, z. B. über individuelle und kollektive Gesundheitsrisiken, über den Umgang mit chronischen Einschränkungen oder zu spezifischen eigenen Erkrankungen bzw. Erkrankungen von Angehörigen.

In Hinblick auf ihre unterschiedlichen Anwendungen können drei **Formen von Gesundheitskompetenz** unterschieden werden:

- *Funktionale Form*: Hierzu gehören Grundfertigkeiten im Lesen und Schreiben, die im Umgang mit Gesundheit wichtig sind (z. B. das Verstehen von gesundheitsrelevanten Informationen).

- *Interaktive Form*: Dies sind zusätzliche kognitive und soziale Fertigkeiten, die zum Austausch von gesundheitsrelevanten Informationen und für praktische Hilfen nötig bzw. von Nutzen sind. Dazu gehören insbesondere die Beschaffung und der Austausch von Informationen sowie die Umsetzung der gewonnenen Informationen in den Lebensalltag. Beispiele: Das Sammeln von Informationen zu gesundheitsförderlichen Themen im sozialen Umfeld oder das Aneignen von spezifischerem Wissen zur eigenen Erkrankung im Gespräch mit der Ärztin.
- *Kritische Form*: Diese fortgeschrittenen kognitiven und sozialen Fertigkeiten ermöglichen es, gesundheitsrelevante Informationen kritisch zu analysieren, sodass sie im Sinne einer verbesserten Lebensbewältigung optimal genutzt werden können. Es beinhaltet auch die kritische Auseinandersetzung mit Empfehlungen für eine gesunde Lebensführung (z. B. die kritische Nachfrage beim Arzt oder die aufmerksame, differenzierte Betrachtung von Gesundheitsinformationen aus dem Internet).

Diese Kompetenzen werden primär über Kultur, Bildung und Erziehung erlernt und weitergegeben, aber auch über Austauschprozesse in spezifischen Situationen (z. B. im Arzt-Patient-Gespräch). Gesundheitskompetenz ist somit ein integrierter Bestandteil unserer kulturbasierten Ressourcen. Erwerb und Nutzung dieser Ressourcen werden stark durch den jeweiligen sozialen Hintergrund und die schichtenspezifische Lage eines Menschen geprägt. Eine gute Gesundheitskompetenz ermöglicht es einem Patienten, sich im oftmals komplexen Gesundheitssystem zurechtzufinden, die Angebote des Gesundheitsversorgungssystems zu nutzen sowie gesundheitsfördernde, präventive und therapeutische Empfehlungen umzusetzen. Im Alltag der Menschen wirkt sich eine gute Gesundheitskompetenz primär als individuelle Ressource aus, die dazu beitragen kann, dass Menschen mehr Kontrolle über ihre Gesundheit und über gesundheitsbeeinflussende Faktoren (Gesundheitsdeterminanten, s. Kap. 4.1) erlangen. Sozialen Institutionen wie Schulen und Gesundheitsversorgungseinrichtungen (z. B. Krankenhäusern) kommt hier eine wichtige Rolle zu, indem sie die Gesundheitskompetenz des Einzelnen fördern und das Einbringen dieser Kompetenzen nicht nur zulassen, sondern auch aktiv unterstützen. Im Idealfall führt eine auf diese Weise verbesserte Gesundheitskompetenz sowohl zu einem individuellen Gesundheitsgewinn als auch zu besseren Rahmenbedingungen für die Gesundheit. Dabei ist es jedoch wichtig, Gesundheitskompetenz immer wieder zu fördern, da sich die Anforderungen an die Bevölkerung – insbesondere an PatientInnen – in einem sich schnell verändernden Gesundheitswesen laufend erhöhen. Beispiele für solche sich verändernden Anforderungen sind der Zugang zu Gesundheitsinformationen aus dem Internet oder die Unübersichtlichkeit im Bereich des Krankenversicherungsmarktes.

Seit den 2000er Jahren haben sich sowohl die Definitionen als auch die empirischen Methoden im Bereich Gesundheitskompetenz immer schneller und differenzierter entwickelt. Health-Literacy-Ansätze gibt es heute zu einer Vielzahl von Erkrankungen (z. B. zu Krebs- und Herz-Kreislauf-Erkrankungen) und Verhaltenswei-sen (etwa im Ernährungs- und Sportbereich). Hinzu kommt die „Digitale Gesund-heitskompetenz" („E-Health-Literacy"), die die Fähigkeiten der Menschen beschreibt, die diese für einen informierten Umgang mit elektronischen Anwendungen im Ge-sundheitswesen benötigen, um so den Dynamiken der Informationsindustrie gerecht zu werden. Ein weiteres, ganz aktuelles Beispiel für die zunehmende Fokussierung sind Gesundheitskompetenz-Ansätze im Zusammenhang mit Pandemien (s. Kap. 9).

4.3 Projekte der Gesundheitsförderung

Thomas E. Dorner

Gesundheitsförderung ist häufig in Form von Projekten organisiert. Projekte sind zeitlich begrenzt und können bei positiver Evaluation und bei gesicherter Finanzie-rung nachhaltig in längerfristige Gesundheitsförderungsprogramme überführt oder z. B. in Betrieben in den täglichen Arbeitsablauf übernommen werden. Durch ver-hältnisassoziierte Maßnahmen können die entsprechenden Verhältnisse nachhaltig geändert werden. Um Gesundheitsförderung so effektiv und effizient wie möglich ge-stalten zu können, ist eine entsprechende Planung unumgänglich. Zur Planung be-darf es der Feststellung des Gesundheitsbedarfes, der Formulierung von Zielen, der Auswahl von geeigneten Strategien und Methoden, der Ermittlung und Beschaffung der nötigen Ressourcen sowie der Evaluierung der Prozesse und Ergebnisse des Ge-sundheitsförderungsprojektes.

4.3.1 Planung in der Gesundheitsförderung

Um Maßnahmen der Gesundheitsförderung möglichst optimal zu planen, wurden verschiedene Modelle entwickelt. Gemeinsam ist ihnen, dass sie auf den Prinzipien des **Public Health Action Cycles** (s. Abb. 4.7) aufbauen. Zentrale Punkte des Public Health Action Cycles sind (1) Problemdefinition, (2) Ziel- und Strategieformulierung, (3) Implementierung (Umsetzung) und (4) Evaluation.

Der Grad der Formalisierung der Planung variiert in der Praxis sehr stark zwi-schen den einzelnen Gesundheitsförderungsprojekten. Nicht immer werden alle Pla-nungsschritte im Detail schriftlich fixiert. Ein schriftlich fixierter Plan soll nicht nur die festgelegten Ziele und Methoden beinhalten, sondern auch einen Zeitplan samt der zu erreichenden Milestones, einen Finanzierungsplan, die Festlegung von Ver-antwortlichkeiten sowie die Form der Evaluierung, der Ergebnispräsentation, der Be-richterstattung und der Publikation.

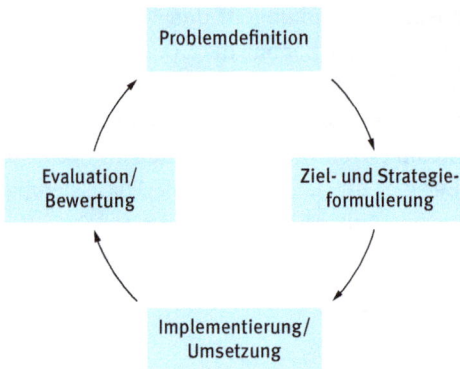

Abb. 4.7: Public Health Action Cycle.

Bei der Planung werden mehrere Schlüsselphasen festgelegt, die nacheinander beispielsweise in folgenden Schritten durchlaufen werden können:

- Feststellung des **Gesundheitsbedarfs**, indem die Gesundheitsbedürfnisse festgestellt (*Erhebung*) und anschließend – nach zuvor festgelegten Kriterien – in ihrer Wichtigkeit eingestuft werden (*Priorisierung*)
- Formulierung von
  a) **generellen Zielen:** Was will man mit dem Projekt/Programm grundsätzlich erreichen?
  b) **spezifischen Zielen:** Welches genau definierte Teil-Ziel soll dabei bis wann erreicht werden?
- Auswahl der **Strategien** und **Methoden,** um die spezifischen Ziele optimal erreichen zu können
- Ermittlung und Beschaffung der notwendigen **Ressourcen**
- **Evaluation** der Ergebnisse, um eine zukünftige Verbesserung bzw. Optimierung des Projekts/des Programms zu erreichen

Manchmal werden solche Planungsmodelle linear dargestellt. Häufiger geschieht dies jedoch kreisförmig (s. Abb. 4.7), um zu zeigen, dass die Ergebnisse der Evaluation wieder in den Planungsprozess des laufenden Projekts, vor allem aber von zukünftigen Projekten einfließen sollen. Sie werden dann bei der Feststellung des aktuellen Gesundheitsbedarfs berücksichtigt. Damit schließt sich der Kreis.

4.3.2 Feststellung des Gesundheitsbedarfs und Priorisierung

Hinweise auf den **Gesundheitsbedarf** der Bevölkerung bzw. von verschiedenen Bevölkerungsgruppen können in publizierten Studien oder Gesundheitsberichten gefunden werden. Manchmal ist es aber auch notwendig, zuerst vor Ort Studien durchzuführen, um den Gesundheitsbedarf zu ermitteln. Auch Fokusgruppen-Diskussionen (s. Kap. 2.4) mit Vertretern der Zielgruppe können auf einen bestimmten Gesundheitsbedarf hinweisen. Diese Vorgehensweise stellt darüber hinaus sicher, dass der partizipative Ansatz der Gesundheitsförderung (s. Kap. 4.1) gewährleistet ist. Gesundheitsprobleme in der Bevölkerung können sich beispielsweise anhand bestimmter *Gesundheitsindikatoren* darstellen (Mortalität, Morbidität, Vorhandensein von Risikofaktoren, Fitness etc., s. a. Kap. 10.1.2). Aber auch *Verhaltensindikatoren, die sich auf die Gesundheit beziehen,* wie Konsumverhaltensmuster, Freizeitprävalenzen, Bewegungsverhalten, Sexualverhalten, Inanspruchnahme von Gesundheitsdiensten usw. können darauf hinweisen, ebenso bestimmte *Sozialindikatoren* (gesundheitliche Ungleichheit, Arbeitslosigkeit, Fehlzeiten, Diskriminierung, Gesundheitskompetenzen etc.) oder *subjektive Indikatoren* (z. B. Lebensqualität, Glücksempfinden).

Der Gesundheitsbedarf leitet sich von den Gesundheitsbedürfnissen Einzelner oder den Gesundheitsbedürfnissen ganzer Bevölkerungsgruppen ab. Gesundheitsfördernde oder präventive Projekte werden daher oft in *Settings* (Firmen, Schulen, Kindergärten, Alten-, Pflege- und Betreuungseinrichtungen etc., s. Kap. 4.1.1) durchgeführt, die durch bestimmte Bevölkerungsgruppen mit jeweils spezifischen Gesundheitsbedürfnisse charakterisiert sind.

Die Probleme, für die bestimmte Lösungen in der Gesundheitsförderung gefunden werden sollen, sind in der Regel nicht eindimensional. Sie umfassen meist verschiedene Aspekte oder Dimensionen. Allerdings nehmen manche der beteiligten Interessensparteien – entsprechend ihrem beruflichen Hintergrund – nur bestimmte Aspekte der jeweiligen Gesundheitsproblematik wahr. Es ist jedoch wichtig, bei der Feststellung des Gesundheitsbedarfs alle diese Aspekte gleichermaßen zu berücksichtigen:

- **Medizinische Aspekte:** Hierunter versteht man die Betrachtung des Gesundheitsbedarfs unter ätiologischen[35] und epidemiologischen Gesichtspunkten. Dabei beschäftigt sich der ätiologische Ansatz v. a. mit den medizinischen, sozialen, persönlichkeits- und umweltbedingten Faktoren von Krankheitsursachen, der epidemiologische Ansatz hingegen mit den Risikofaktoren und den Verhaltensfaktoren im Zusammenhang mit Gesundheit und Krankheit.
- **Gesundheitsfördernde Aspekte:** Diese umfassen die umweltbezogenen, externen (physischen, sozialen, organisatorischen) Ressourcen der Menschen, aber auch die auf das Individuum bezogenen, internen, personalisierten Ressourcen, wie z. B. individuelle physische und individuelle soziale Faktoren sowie die individuelle Inanspruchnahme der verfügbaren Dienste.
- **Gesundheitsbildende und gesundheitspädagogische Aspekte:** Diese Aspekte umfassen das *Wissen* (über Gesundheitsgefahren, Gesundheitsdienste und Unterstützung), die *Einstellungen* (zu Problemen und Problemlösungen im Gesund-

---

35 *Ätiologie:* Medizinische Fachrichtung, die sich mit der Ursache der Entstehung von Krankheiten beschäftigt.

heitsbereich) und die *Fähigkeiten* (wie z. B. den Umgang mit Gesundheit bzw. Krankheit, mit Kommunikation und mit Verhaltensänderungen) im Hinblick auf Gesundheit und Krankheit.

Den Gesundheitsbedarf kann man zum einen aus der Sicht der Bevölkerung, andererseits aber auch aus der Sicht von Personen in bestimmten Gesundheitsberufen oder auch aus Sicht definierter Schlüsselpersonen (Politiker, Lehrer, Polizisten etc.) ermitteln. Ist der Bedarf erhoben, muss häufig eine **Priorisierung** vorgenommen werden, da ein Gesundheitsförderungsprojekt bzw. -programm in der Regel nicht alle Gesundheitsbedürfnisse gleichzeitig abdecken kann. Zu den Kriterien, die zur Priorisierung des Gesundheitsbedarfs herangezogen werden können, gehören beispielsweise die *Quantität* (Wie viele Menschen profitieren von der Gesundheitsförderung?) und die *Qualität* des Gesundheitsbedarfs (Was sind die zu erwartenden Veränderungen durch Gesundheitsförderung im Hinblick auf zu erwartende Outcomes?), aber auch die *Effektivität* (In wieweit sind die Methoden zur Befriedigung des Gesundheitsbedarfs wirksam?) und die *Evidenz* der geplanten Interventionen (Wurde die Wirksamkeit bereits durch ähnliche Projekte nachgewiesen und ist der Einsatz von Mitteln dafür deshalb gerechtfertigt?).

4.3.3 Generelle und spezifische Ziele

Bei Projekten der Gesundheitsförderung und Prävention können generelle und spezifische Ziele festgelegt werden. *Generelle Ziele* sind umfassend. Im Vordergrund steht dabei die Verbesserung der Gesundheit der Menschen in einem bestimmten Setting oder bei einer bestimmten Bevölkerungsgruppe. Generelle Ziele können (und sollen) auch visionären Charakter haben. *Spezifische Ziele* machen hingegen deutlich, was am Ende einer Maßnahme bei den Betroffenen erreicht sein soll. Solche Ziele müssen messbar, erreichbar, realistisch und terminiert (**SMART**) sein:
- **S**pecific: Das Ziel soll für alle Beteiligten verständlich, eindeutig formuliert und klar ausgerichtet (fokussiert) sein.
- **M**easurable: Am Ende der Gesundheitsförderungsmaßnahme soll es möglich sein, durch Messungen zu ermitteln, zu welchem Grad die definierten Ziele in Hinblick auf verschiedene Kriterien (Quantität, Qualität, Zeit) tatsächlich erreicht wurden. Mit derselben Methode und den dazu nötigen Informationen sollen diese Messungen auch durch Andere reproduzierbar sein.
- **A**chievable: Die definierten Ziele sollen mit Hilfe der vorhandenen Ressourcen, des verfügbaren Wissens und innerhalb des gesetzten Zeitraums auch tatsächlich erreichbar sein. Häufig muss hier ein Kompromiss gefunden werden zwischen dem, was angestrebt wird (Herausforderung) und dem, was realistisch zu erreichen ist.

- **R**elevant: Das Erreichen der definierten Ziele soll mit einem gesundheitlichen *Benefit*[36] für die Gesellschaft und die einzelnen Menschen in der Zielpopulation verbunden sein.
- **T**ime-bound: Es sollen klare Zeitpunkte definiert werden, an denen bestimmte Meilensteine erreicht sein sollen.

In der Gesundheitsförderung können die *spezifischen Ziele* eine oder mehrere der folgenden Kategorien umfassen:

1. *Strukturelle Veränderungen zur Förderung der Gesundheit*
   Beispiele: Mehr Grünflächen in urbanen Geländen und mehr Angebote, die es den Menschen ermöglichen, körperlich aktiv von A nach B zu kommen.
2. *Verhaltensänderungen*
   Beispiele: Optimierung von Lebensweise und Lebensstil in gesundheitsfördernder Hinsicht sowie vermehrte Inanspruchnahme von Gesundheitsdiensten.
3. *Gesundheitsaufklärung*
   Beispiele: Verbesserung des Gesundheitswissens, Erwerb von Gesundheitskompetenzen und Fähigkeiten (*Health Literacy*, s. Kap. 4.2.4) sowie Veränderung von Einstellungen und Ansichten.
4. *Gesundheitspolitische Veränderungen*
   Beispiele: Durchsetzung von Rauchfreiheit in öffentlichen Einrichtungen, Förderung des Anbaus und des Verkaufs von heimischem Obst und Gemüse oder Etablierung einer täglichen Turnstunde in öffentlichen Schulen.
5. *Verfahrensänderung zur Verbesserung der Partizipation*
   Beispiele: Multisektorale Zusammenarbeit („Health in All Policies" = Gesundheit in allen Politikfeldern), Stärkung der Bürgerbeteiligung bei der Planung und Umsetzung von Maßnahmen der Gesundheitsförderung.

4.3.4 Auswahl der besten Methode zur Erreichung der Ziele

Um die optimale Methode für ein gewähltes Ziel zu finden, lohnt es sich – im Sinne der **Evidence-based Health Promotion** (evidenzbasierte Gesundheitsförderung; s. Kap. 2.1.9) – zu recherchieren, welche Methoden in anderen Gesundheitsförderungsprojekten bereits erfolgreich eingesetzt wurden. In diesem Zusammenhang sollte auch ermittelt werden, welche Methoden ggf. nicht zum Ziel geführt haben. Es ist also sinnvoll, sich in der Gesundheitsförderung an solchen „Good-practice"-Modellen zu orientieren. Als **Good-Practice-Modelle** werden erfolgreiche Lösungen und Verfahrensweisen bezeichnet, die nachhaltig (d. h. auf längere Sicht) und umfassend zielführend sind. Sie entsprechen den anerkannten Werten und Standards in

---

36 *Benefit:* Gewinn, Nutzen, Profit, Vorteil.

der Gesundheitsförderung. So berücksichtigen sie beispielsweise die *Partizipation* aller Beteiligten. Darüber hinaus sind Good-Practice-Modelle dadurch gekennzeichnet, dass (1) die Ziele und Zielgruppen ausreichend definiert, (2) die Prozesse entsprechend der vorgegebenen Standards dokumentiert sowie (3) die Prozesse und Ergebnisse evaluiert wurden (s. Box 4.3.1). Good-Practice-Modelle müssen allerdings nicht zwangsläufig „Best-Practice"-Modelle sein, da es meist schwierig oder sogar unmöglich ist, *die* einzige, beste Lösung zu ermitteln, um das konkrete Ziel zu erreichen. In der Gesundheitsförderung ist ein Good-Practice-Modell, das es erlaubt, ein gegebenes Ziel gut zu erreichen, nicht zwangsläufig auch ein gutes Modell, um ein anderes Gesundheitsförderungs-Ziel zu erreichen.

Häufig wird die Auswahl der eingesetzten Methode jedoch auch von externen Bedingungen beeinflusst, wie etwa dem Umfang der zur Verfügung stehenden Mittel, dem Fachwissen der in der Gesundheitsförderung Tätigen oder auch dem Wunsch von Kooperationspartnern.

Box 4.3.1: Good-Practice-Beispiel – Das Gesundheitsförderungsprojekt „Gesund fürs Leben" in Wien (2013–2016)

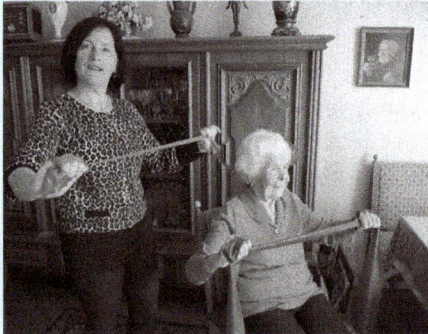

Das Gesundheitsförderungsprojekt „Gesund fürs Leben" wurde zwischen 2013 und 2016 vom Zentrum für Public Health an der Medizinischen Universität Wien durchgeführt. Es wurde 2014 vom Österreichischen Bundesministerium für Arbeit, Soziales und Konsumentenschutz als Good-Practice-Modell in der Bildungsarbeit mit älteren Menschen ausgezeichnet. Im Jahr 2015 gewann es im Rahmen des Wiener Gesundheitspreises den ersten Preis in der Kategorie „Gesund in Grätzel und Bezirk".

Hintergrund

Infolge des demographischen Wandels nimmt auch die Zahl der gebrechlichen alten Menschen zu. Als Frailty (Gebrechlichkeit, s. Kap. 5.7.4) bezeichnet man ein geriatrisch-gerontologisches Syndrom, bei dem es zu einer Abnahme der Muskelmasse, Mangelernährung, chronischer Entzündung, niedrigem körperlichem Aktivitätsniveau und Erschöpfung kommt. Frailty geht mit einem erhöhten Risiko für den Verlust von Selbständigkeit und Autonomie einher. Es kommt zu Einbußen bei der Lebensqualität, zu erhöhtem Sturzrisiko, vermehrten Krankenhauseinweisungen und häufigeren Aufnahmen in Pflegeheime bis hin zur erhöhten Sterblichkeit. Diese negativen Auswirkungen können jedoch durch Ernährungsoptimierung, körperliches Training und soziale Unterstützung positiv beeinflusst werden.

Planung

Die Projekt-Idee bestand darin, bei gebrechlichen Personen, die zu Hause lebten, eine Intervention aus Muskeltraining, Ernährungsoptimierung und sozialer Unterstützung durchzuführen. Dabei sollten „jüngere ältere", robuste Laien (sog. „Buddies") freiwillig zweimal wöchentlich Hausbesuche bei den gebrechlichen Personen durchführen. Die Buddies wurden zuvor ausführlich geschult, sodass sie ebenfalls einen Gesundheitsbenefit hierdurch erfahren sollten.

Methode

Das Projekt wurde als randomisierte kontrollierte Studie konzipiert. Eine Gruppe von TeilnehmerInnen, die in den Genuss von sozialer Unterstützung, Muskeltraining und optimierter Ernährung kam, wurde mit einer Gruppe verglichen, die nur soziale Unterstützung in Form von Hausbesuchen (2 × pro Woche) erfuhr. Aus ethischen Gründen wurde diese Kontrollgruppe nach der ersten Phase von 12 Wochen ebenfalls zur Interventionsgruppe. Die geplanten Maßnahmen wurden zuvor im Rahmen einer Pilotphase getestet. Außerdem wurden verschiedene Pre-Studies (Vorstudien, s. u.) durchgeführt.

Gesundheitsbedarf

Der Gesundheitsbedarf ergab sich aus der messbaren Zunahme der typischen Zeichen von Gebrechlichkeit bei älteren Menschen. Darüber hinaus wurden im Rahmen der Pre-Studies Interviews mit gebrechlichen Personen durchgeführt, um ihre Gesundheitsbedürfnisse zu erheben.

Ziele

Generelles Ziel dieses Projektes war es, den Gesundheitszustand – gemessen u. a. am Grad der Unabhängigkeit – und die Lebensqualität sowohl der gebrechlichen Personen als auch der Buddies zu erhöhen. Zudem wurden mehrere spezifische Ziele definiert. So sollte u. a. die Handkraft der gebrechlichen Personen innerhalb von 12 Wochen um durchschnittlich mindestens 2 kg ansteigen.

Ressourcen

Die Intervention (Häufigkeit, Intensität etc.) wurde auf der Basis verschiedener wissenschaftlicher Publikationen zu anderen Projekten entwickelt. In einer Pre-Study wurden anschließend Stakeholder interviewt und rekrutiert. Anträge zur Forschungsförderung wurden bei mehreren Forschungsförderungstöpfen eingereicht.

Evaluation

Fokusgruppendiskussionen mit den teilnehmenden Buddies erlaubten es, im Rahmen der *Prozessevaluation* verschiedene Faktoren zu identifizieren, die zum Erfolg des Projektes beitrugen oder mögliche Hindernisse darstellten. Da es sich bei dem Projekt um eine wissenschaftliche Studie handelte, konnten die Studienergebnisse gleichzeitig zur *Ergebnisevaluation* herangezogen werden. Hierzu gehörten umfangreiche Messungen zu vier verschiedenen Zeitpunkten. So wurden neben mehreren Befragungen u. a. Messungen der Muskelkraft durchgeführt, es wurden Ernährungsparameter erhoben und Blutwerte analysiert. Dabei zeigte sich z. B., dass die Handkraft der gebrechlichen Personen in der Interventionsgruppe im Mittel um 2,1 kg angestiegen war. Darüber hinaus konnte der Grad der Gebrechlichkeit reduziert werden, der Ernährungszustand hatte sich verbessert, die Angst vor Stürzen abgenommen. Auch die Buddies konnten während dieses Projektes ihre Kraft in den Händen und Beinen signifikant erhöhen.

4.3.5 Ermittlung der notwendigen Ressourcen

Die Ressourcen, die zur Umsetzung von Gesundheitsförderungsmaßnahmen notwendig sind, umfassen

- finanzielle Mittel
- Fähigkeiten und Kompetenzen der beteiligten Personen
- verschiedene Materialien (beispielsweise Broschüren)
- andere, schon vorhandene Ressourcen, wie bereits existierende Verfahren, Programme und Dienste

Ein wesentlicher Schritt bei der Planung von Gesundheitsförderungsmaßnahmen ist die Sicherstellung der Finanzierung. Meistens ist es nötig, hierfür einen oder mehrere Kooperationspartner zu gewinnen. Die Identifizierung geeigneter Partner, die dieselben oder ähnliche (und möglichst nicht gegenläufige) Ziele verfolgen, ist ein weiterer wichtiger Schritt und eine der größten Herausforderungen in der Planung von Gesundheitsförderungsmaßnahmen.

Ein Finanzierungsplan soll jeweils separat Auskünfte über die vorhandenen Eigenmittel und die zusätzlich benötigten Mittel geben, für die noch eine finanzielle Unterstützung gesucht wird. Er enthält alle direkten und indirekten Kosten. Zu den **direkten Kosten** gehören z. B. die Personalkosten, die Anschaffungskosten und die Kosten für die Evaluation der Maßnahme, zu den **indirekten Kosten** die Kosten für Räume, Telefon, Internet, Rechtsberatung etc.

4.3.6 Evaluation

Die *Evaluation* dient dazu, den Nutzen oder ggf. auch die Nichtwirksamkeit einer Gesundheitsförderungsaktivität nachzuweisen. Darüber hinaus können auf diese Weise die eingesetzten Mittel gegenüber den Fördergebern gerechtfertigt werden (*Ergebnisevaluation*, s. u.). Die Evaluation zielt aber auch darauf ab, ein Projekt während der Laufzeit zu verbessern (*Prozessevaluation*, s. u.) und brauchbare Vorschläge für zukünftige Gesundheitsförderungsmaßnahmen zu entwickeln.

Um die Gesundheit der Bevölkerung oder von Bevölkerungsgruppen zu fördern, sind meist verschiedene Arten der Intervention über einen längeren Zeitraum nötig. Auch wird in der Regel die Mitarbeit mehrerer Partner benötigt, die alle ihre eigenen Ziele verfolgen können. Das macht die Evaluation im Bereich der Gesundheitsförderung nicht einfach. Effekte können auch dann eintreten, wenn keine Gesundheitsförderung durchgeführt wird. Daher ist es oft schwer oder sogar unmöglich, eine gemessene Veränderung einer bestimmten Gesundheitsförderungsmaßnahme zuzuschreiben. Hinzu kommt noch, dass *randomisierte kontrollierte Studien* (s. Kap. 2.1.6) in der Gesundheitsförderungsforschung selten sind, da eine Randomisierung bei Gesundheitsförderungsmaßnahmen häufig wenig praktikabel ist.

Die Evaluierung von Maßnahmen der Gesundheitsförderung ist durch zwei wesentliche Elemente gekennzeichnet:
1. Identifizierung und Bestimmung von Evaluationskriterien (Werte und Ziele).
2. Zusammentragen von Daten, mit deren Hilfe festgestellt wird, ob und in welchem Ausmaß diese Kriterien durch die gesetzten Maßnahmen erfüllt wurden.

Zur Evaluierung einer Gesundheitsförderungsmaßnahme können folgende Kriterien herangezogen werden:
- *Effektivität*: Waren die Maßnahmen wirksam? Inwieweit wurden die generellen und die spezifischen Ziele erreicht?

- *Geeignetheit*: Waren die angewandten Maßnahmen geeignet, um die erhobenen Gesundheitsbedürfnisse zu befriedigen?
- *Akzeptanz*: Wurden die Maßnahmen von den Zielpersonen angenommen?
- *Effizienz*: Waren Zeit, Geld und andere Ressourcen adäquat im Verhältnis zum erreichten Nutzen?
- *Gerechtigkeit/Chancengleichheit*: Wurden die Maßnahmen in verschiedenen Bevölkerungsgruppen bei gleichem Bedarf in gleicher Weise angeboten und in Anspruch genommen?

Bei der Evaluation wird zwischen Prozess- und Ergebnisevaluation unterschieden. Unter einer **Prozessevaluation** versteht man die Bewertung des Umsetzungsprozesses einer Maßnahme oder eines Programmes. Hierbei werden Wahrnehmungen und Reaktionen der Beteiligten (Zielgruppe, Gesundheitsförderungsanbieter, Projektpartner einer gesundheitsfördernden Maßnahme) registriert. Weiterhin werden Faktoren identifiziert, die das Erreichen der Ziele unterstützen oder erschweren. Im Rahmen von Prozessevaluationen werden meist qualitative Methoden (z. B. Interviews, Fokusgruppendiskussionen, systematische Beobachtungen) angewandt, die dann inhaltlich analysiert werden. Die **Ergebnisevaluation** bewertet die Auswirkungen der Gesundheitsförderungsmaßnahmen. Dabei richtet sie sich in erster Linie nach den festgelegten generellen und spezifischen Zielen. Weiterhin können unmittelbare Auswirkungen (z. B. erreichtes Wissen oder Einstellungsänderungen) von längerfristigen Auswirkungen (erreichte Lebensstiländerung, Veränderung in Vitalindikatoren) unterschieden werden. Bei der Ergebnisevaluation kommen meist quantitative Methoden (Fragebögen, objektive Messungen, quantitative Veränderungen verschiedener Gesundheitsindikatoren) zum Einsatz.

Evaluationen können entweder *intern* durch die am Projekt beteiligten Personen oder *extern* durch damit beauftragte Berater durchgeführt werden. **Interne Evaluationen** sind in der Regel kostengünstiger. Vorteile der **externen Evaluation** sind, dass externe EvaluatorInnen unvoreingenommen sind, neue Gesichtspunkte einbringen und Erfahrung mit Evaluationsstudien haben. Sie sind jedoch meist kostspieliger. Da üblicherweise die Vorteile der externen Evaluation überwiegen, sollte – wenn immer möglich – eine externe Evaluation angestrebt werden.

4.4 Gesundheitsförderung und Prävention in der Arztpraxis

Matthias Egger, Thomas E. Dorner

Gesundheitsförderung und *Prävention* sind wichtige Aufgaben in der Hausarztpraxis. Das bestehende Vertrauensverhältnis zwischen Patient und Arzt erleichtert es, die PatientInnen in der Sprechstunde auf ihr *Gesundheitsverhalten* anzusprechen. Anders als im spezialisierten Facharztbereich ist die Arzt-Patient-Beziehung in der

Hausarztpraxis durch wiederholte, über längere Zeiträume stattfindende Kontakte mit der Patientin bzw. dem Patienten, ein daraus entstehendes Vertrauensverhältnis und eine dem Vertrauensverhältnis zugrundeliegende hohe Glaubwürdigkeit der Hausärztin/des Hausarztes gekennzeichnet. Dies ist von großem Vorteil, wenn es um Gesundheitsförderung und Prävention in der Hausarztpraxis geht. In der Sprechstunde bieten sich immer wieder Gelegenheiten, gesundheitlich ungünstige Verhaltensweisen anzusprechen, Gesundheitsrisiken zu erfassen und zusammen mit der Patientin bzw. dem Patienten geeignete gesundheitsfördernde oder präventive Maßnahmen einzuleiten[37]. Im Vordergrund stehen dabei die Beratung und die Begleitung des Patienten, der seinen Lebensstil und sein Verhalten ändern will. Dazu können aber auch Maßnahmen gehören, wie die medikamentöse Beeinflussung von Risikofaktoren (z. B. eines zu hohen Blutdrucks, von ungünstigen Lipidwerten im Blut oder auch eine ergänzende medikamentöse Therapie bei Nikotinabhängigkeit oder Adipositas). Schließlich ist jede Konsultation eine Gelegenheit, den Impfstatus des Patienten zu überprüfen und gegebenenfalls zu vervollständigen. Impfungen werden v. a. im Erwachsenenalter oft vernachlässigt (s. Kap. 9.4).

Gesundheitsförderung und Prävention in der Hausarztpraxis orientieren sich an sozialwissenschaftlichen Konzepten (u. a. dem Konzept der *Gesundheitskompetenz*, s. Kap. 4.2.4) und den Prinzipien einer *evidenzbasierten Medizin* (vgl. Kap. 2.1.9). Auf dieser Basis wird das Risikoprofil einer Patientin bzw. eines Patienten gesamtheitlich und unter Berücksichtigung bestehender Erkrankungen und Einschränkungen beurteilt. So ist beispielsweise eine Gewichtsreduktion bei einem Mann mit einem Bauchumfang von 95 cm nicht unbedingt erforderlich, wenn keine weiteren Risikofaktoren vorliegen und der Mann regelmäßig Sport treibt (s. Kap. 4.2.2 und Kap. 8.4). Neben Übergewicht und Bluthochdruck ist die Beratung und Behandlung von RaucherInnen (s. Kap. 4.2.2 und Box 4.4.1) ein weiterer zentraler Ansatzpunkt der hausärztlichen Prävention und Gesundheitsförderung

Vom Schweizer *Kollegium für Hausarztmedizin* wurde ein anwendungsorientierter, umfassender Ansatz mit einfachen Algorithmen für die Sprechstunde entwickelt, der hier als Grundlage dienen kann. Bei diesem „Gesundheitscoaching" wird der Arzt zum *Coach* des Patienten. Er erarbeitet mit ihm seine Prioritäten und Motivationen und unterstützt ihn dabei, vorhandene Ressourcen zu mobilisieren und weitere Gesundheitskompetenzen nachhaltig aufzubauen (s. dazu eine Box in Kap. 4.4 auf unserer Lehrbuch-Homepage).

---

[37] Zum Beispiel in Österreich werden entsprechende Verhaltensweisen von den Hausärzten/Hausärztinnen üblicherweise im Rahmen von Vorsorgeuntersuchungen angesprochen.

4.4.1 Beratung

Wichtige Voraussetzungen für eine wirksame Beratung in der Hausarztpraxis sind eine positive Wertschätzung des Patienten sowie eine Atmosphäre, die dem Patienten signalisiert, dass er mit seinem Problem ernst genommen wird. Der Patient wird als eigene Persönlichkeit und nicht einfach als ein weiterer Fall wahrgenommen. Die notwendigen Maßnahmen werden gemeinsam mit ihm geplant. Diese partnerschaftliche Zusammenarbeit ist Voraussetzung dafür, dass eine Umverteilung der Verantwortung innerhalb des Arzt-Patient-Verhältnisses stattfinden kann. Das Beratungsgespräch soll die Botschaft vermitteln, dass Patient und Arzt sich die Verantwortung für die Lösung der Probleme teilen, wobei der Arzt als Experte, Berater und Begleiter zu Verfügung steht. Dies bedeutet, dass der Arzt den Patienten gleich zu Beginn der Beratung nach dessen Erwartungen und Erfahrungen fragt. Bei diesem Gespräch werden die Prioritäten des Patienten sowie seine Bereitschaft für potenzielle Maßnahmen ausgelotet. Konkrete Fragen, die sich in diesem Zusammenhang anbieten, finden sich in einer Tabelle in Kap. 4.4 auf unserer Lehrbuch-Homepage.

Das ärztliche Beratungsgespräch orientiert sich am *Transtheoretischen Modell* (TTM), das die verschiedenen Stadien auf dem Weg zur Verhaltensänderung abbildet – von der Absichtslosigkeit (*Präkontemplation*) bis zur Umsetzung und Aufrechterhaltung des neuen Verhaltens (s. Box 4.2.1). Die ärztliche Beratung passt sich jeweils an das Stadium an, in dem sich der Patient befindet. Ziel ist es, eine Verhaltensänderung zu erreichen, die die Umsetzung und das Aufrechterhalten des neuen Verhaltens ermöglicht. Die im Beratungsgespräch erhobenen Angaben ermöglichen es gemeinsam mit den Resultaten der klinischen Untersuchung und der Labortests, das individuelle Risiko abzuschätzen und den Patienten auf seinem Weg zu einem gesünderen Verhalten immer wieder zu motivieren. Ein solcher Weg bietet sich insbesondere für PatientInnen mit kardiovaskulärem Risiko an. Hier sind bereits gute, evidenzbasierte Instrumente vorhanden (u. a. gibt es dazu eine Vielzahl von Risikotabellen und webbasierten Kalkulatoren). Es muss dabei jedoch darauf geachtet werden, dass das verwendete Instrument geeignet ist. So sollte der in Deutschland häufig verwendete Score der *Prospective-Cardiovascular-Münster*-Studie (PROCAM) für die Schweiz aufgrund der dort niedrigeren Inzidenzrate von Herz-Kreislauf-Erkrankungen nach unten korrigiert werden (s. Kap. 8.3).

Box 4.4.1: Ein Fall für zwei: Das ABC der Raucherentwöhnung in der Hausarztpraxis

Da sich in vielen Fällen Hausarzt und Raucher bzw. Raucherin regelmäßig in der Praxis treffen, ist der Hausarzt besonders geeignet, die Raucherentwöhnung zu begleiten. Die Beratung durch den Hausarzt unterstützt den Raucher auf dem Weg zur Entwöhnung. Medikamente können dabei den Nikotinentzug erleichtern und die Chancen erhöhen, das Rauchen ganz aufzugeben. In den Sprechstunden wird die Nikotinabhängigkeit jedoch zu selten thematisiert. Die Hausärzte und Hausärztinnen stehen unter Zeitdruck und schätzen die Raucherberatung als zu wenig Erfolg versprechend ein. Auch der Patient ist oft nicht motiviert, über sein Rauchverhalten zu sprechen. Etwa 80 % der RaucherInnen befinden sich im Stadium der Absichtslosigkeit (*Präkontemplation*) oder Absichtsbildung (*Kontemplation*) und nur 20 % im Stadium der Vorbereitung (*Präparation*, s. Kap. 4.2.1).

Auch wenn ein tabakabhängiger Patient keinen Versuch machen möchte, mit dem Rauchen aufzuhören, sollte ein kurzes, auf den Patienten zugeschnittenes, motivierendes Gespräch angeboten werden. Eine derartige minimale Intervention erhöht die Wahrscheinlichkeit von zukünftigen Aufhörversuchen. Nach neuseeländischen Empfehlungen lautet das ABC der Raucherentwöhnung deshalb:

- **A Ask** about smoking status
- **B Brief advice** to stop smoking for all
- **C Cessation support** for those who wish to stop smoking

Die Beratung des aufhörwilligen Rauchers beginnt mit einer detaillierten Anamnese. Angaben zur Anzahl der gerauchten Zigaretten pro Tag, zu früheren Rauchstoppversuchen und rauchfreien Intervallen sowie zur Motivation sind wichtig für die Planung der Entwöhnung. Die Diagnose der Nikotinabhängigkeit wird anhand der Kriterien des DSM-IV (*Diagnostic and Statistical Manual of Mental Disorders Fourth Edition*) gestellt und die Abhängigkeit mit dem *Fagerström Test* erfasst. Die Therapie besteht aus einer intensiven Beratung und – je nach Abhängigkeitsgrad – einer medikamentösen Unterstützungstherapie mit *Nikotinsubstitution*, *Bupropion* oder *Vareniclin*. In der Beratung informiert der Arzt über Entzugssymptome, Rückfallrisiken und mögliche pharmakologische Therapien. Er unterstützt den Patienten bei der Mobilisierung seiner Ressourcen und hilft ihm, Risikosituationen zu erkennen und zu meistern. Bei einer leichten Abhängigkeit steht die vorübergehende Nikotinsubstitution mit Präparaten von kurzer Wirkdauer im Vordergrund (Kaugummi, Tabletten oder Inhalator), bei starker Abhängigkeit kommen Depotpflaster und Buprion hinzu. Die Therapiedauer beträgt drei bis sechs Monate. Nach einem Jahr sind 20 – 30 % der Raucher abstinent. Längerfristige Therapien mit Vareniclin helfen Rückfälle zu verhindern. Spezielle Situationen, bei denen u. U. ein anderes Vorgehen angezeigt ist, ergeben sich in der Schwangerschaft und Stillzeit, bei PatientInnen mit psychischen Erkrankungen und bei Jugendlichen.

Quelle: Cornuz J et al. Tabakentwöhnung: Update 2011. Schweiz Med Forum 2011; 11(9):156–159 (Teil 1) und 172–176 (Teil 2).

4.4.2 Periodische Gesundheitsuntersuchungen

Periodische Untersuchungen von Gesunden (*Check-ups*) gibt es seit dem 19. Jahrhundert. In der Folgezeit entstanden daraus bevölkerungsbasierte Screening-Programme mit definierten Qualitätsstandards. Organisierte Screening-Programme werden heute insbesondere in den nordeuropäischen Ländern und in Großbritannien durchgeführt (s. Kap. 4.5). In Ländern wie der Schweiz und Deutschland, in denen nur wenige bevölkerungsbasierte Screening-Programme existieren, haben dagegen Untersuchungen, die anlässlich einer Konsultation beim Arzt durchgeführt werden, einen besonders hohen Stellenwert. Auch solche opportunistischen Untersuchungen können sinnvoll sein. Ein Check-up ist jedoch mehr als nur eine körperliche Untersuchung und ein Labortest. Wichtig ist hier vor allem das Gespräch mit dem Arzt oder der Ärztin vor dem Check-up (s. Box 4.4.2). Auch in Österreich werden beispielsweise ab dem 18. Lebensjahr jährliche Vorsorgeuntersuchungen angeboten, in denen etwa nach kardiovaskulären Risikofaktoren, Krebserkrankungen, gesundheitlich ungünstigen Lebensstilfaktoren und Beeinträchtigungen im täglichen Leben gescreent wird. Diese Vorsorgeuntersuchungen werden von der Bevölkerung sehr gerne in Anspruch genommen.

Seit den 1980er Jahren publiziert die *US Preventive Services Task Force* (USPSTF) regelmäßig aktualisierte Empfehlungen zu präventiven Maßnahmen in der Arztpraxis (*The Guide to Clinical Preventive Services*). Die aktuellen Empfehlungen (2019) sind im Internet erhältlich (s. Lehrbuch-Homepage) und auch über Smartphone oder Tablet-PC abrufbar (ePSS App, electronic Preventive Services Selector). Die Einteilung der USPSTF-Empfehlungen wird nach dem Evidenzgrad der Maßnahmen in fünf Kategorien vorgenommen (Tab. 4.3).

Box 4.4.2: Check-up: Das Gespräch mit dem Arzt oder der Ärztin
(*Aus dem Dossier für Patientinnen und Patienten eines Schweizer Ärztenetzwerks.*)
Das persönliche Gespräch mit dem Arzt, der Ärztin ist beim Check-up unerlässlich. Damit erfährt der Arzt mehr über Sie und Ihren Gesundheitszustand und kann so beurteilen, welche Vorsorgeuntersuchungen für Sie persönlich sinnvoll und wichtig sind. In einem Check-up-Gespräch können viele Themen angesprochen werden, zum Beispiel:
- Lebensgewohnheiten: Ernährung und Bewegung
- Alkoholkonsum, Nikotinkonsum
- durchgemachte Krankheiten, Krankheiten in der Familie
- Risiko für sexuell oder durch Drogenkonsum übertragbare Krankheiten
- Familiensituation, berufliche Situation
- Drogen- oder Medikamentenmissbrauch
- Stimmung und Antrieb, Zeichen für Depression, Umgang mit Stress
- Impfungen – darum immer Impfausweis für den Check-up mitnehmen

Weitere Themen sind risikoreiches Verhalten im Straßenverkehr oder in der Freizeit, häusliche Gewalt, Übergewicht oder bei älteren Menschen die Sturzgefahr und das Verhindern von Stürzen. Quelle: modifiziert nach Huber F, Götschi AS. Gesundheitsdossier „Check up". Verein mediX Schweiz (2015); http://www.medix.ch/wissen/gesundheitsdossier.html (Zuletzt revidiert: 9/2018)

Tab. 4.3: Gradeinteilung von präventivmedizinischen Empfehlungen aufgrund der vorhandenen Evidenz. Modifiziert nach *United States Preventive Services Task Force (USPSTF)*, 2007.

Grad	Empfehlung
A	Die Maßnahme wird empfohlen. *Aufgrund der konsistenten Resultate qualitativ hochstehender Studien ist es praktisch sicher, dass der Nutzen deutlich überwiegt.*
B	Die Maßnahme wird bis auf Weiteres empfohlen. *Aufgrund der Studienresultate ist es wahrscheinlich, dass der Nutzen überwiegt. Es sind aber weitere Studien notwendig, um die Wirksamkeit der Maßnahme zu präzisieren.*
C	Die Maßnahme kann bei einzelnen PatientInnen sinnvoll sein, wird jedoch nicht allgemein empfohlen. *Aufgrund der Studienresultate ist es wahrscheinlich, dass der Nutzen in den meisten Situationen gering ist.*
D	Die Maßnahme wird nicht empfohlen. *Aufgrund der Studienresultate ist es praktisch sicher oder wahrscheinlich, dass kein Nutzen resultiert oder der Schaden überwiegt.*
I Statement	Die vorhandene Evidenz ist ungenügend (Insufficient). *Das Verhältnis zwischen Nutzen und Schaden kann nicht beurteilt werden. Weitere Studien sind notwendig.*

Zu den Maßnahmen mit hohem Evidenzgrad (A oder B) gehören z. B. solche, die eine Senkung des Herzinfarkt- und Schlaganfallrisikos zum Ziel haben:

– Zur *Erkennung eines Bluthochdrucks:* Ein Blutdruck-Screening (Screening s. Kap. 4.5) bei Erwachsenen ab 18 Jahre. Vor Beginn einer blutdrucksenkenden Therapie sollen darüber hinaus Messungen außerhalb des klinischen Umfeldes stattgefunden haben.
– Zur *Erkennung einer Hypercholesterinämie:* Ein Cholesterin-Screening bei allen Männern ab dem 35. Lebensjahr und allen Frauen ab dem 45. Lebensjahr. Bei Männern und Frauen mit bekannten Risikofaktoren (Rauchen, Hypertonie, Diabetes mellitus, Adipositas, Arteriosklerose und kardiovaskulär belastete Familienanamnese) sollten die Werte bereits zwischen dem 20. und dem 35. Lebensjahr (♂) bzw. dem 20. und 45. Lebensjahr (♀) regelmäßig bestimmt werden.
– Zur *Hemmung der Blutplättchenaggregation:* Die niedrigdosierte Gabe von Aspirin über 10 Jahre bei Personen im Alter von 50 bis 59 Jahren mit einem kardiovaskulären Risiko von mindestens 10 %.

In Deutschland waren aber z. B. auch *Ruhe- bzw. Belastungs-EKGs* über viele Jahre ein fester Bestandteil der Gesundheitsuntersuchungen für gesetzlich Versicherte (s. u., *Check-up 35*). Allerdings konnten die von der USPSTF zwischen 2002 und 2011 durchgeführten Analysen von randomisierten kontrollierten und prospektiven Kohortenstudien keine Evidenz dafür finden, dass es sinnvoll ist, Ruhe- und Belastungs-EKGs bei symptomfreien Personen als Screening-Maßnahme einzusetzen (s. Abb. 4.8).

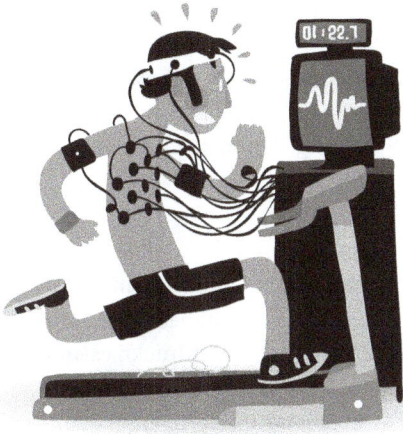

Abb. 4.8: Nicht alle Vorsorgeuntersuchungen sind sinnvoll: Das Belastungs-EKG wird aufgrund mangelnder Evidenz nicht empfohlen (Zeichnung: Christoph Frei).

Viele Untersuchungen und Maßnahmen werden darüber hinaus von der USPSTF explizit *nicht* empfohlen, so z. B. das PSA-Screening zur Früherkennung des Prostatakarzinoms bei Männern ≥ 70 Jahre (Kategorie: D). Allerdings wird die Datenlage bei einigen Maßnahmen kontrovers beurteilt, etwa bei der Empfehlung der USPSTF, bei allen 65- bis 75-jährigen Männern, die irgendwann in ihrem Leben einmal Raucher waren, einmalig eine Ultraschall-Untersuchung des Bauchraumes durchzuführen, um frühzeitig Aussackungen der Hauptschlagader (Aortenaneurysma) zu erkennen. Oft unterscheiden sich die Empfehlungen von Land zu Land. Zudem können Empfehlungen und Praxis innerhalb eines Landes auseinanderklaffen.

Schweiz: In der Schweiz fehlen nationale Richtlinien: Empfehlungen werden zum Beispiel von Fachgesellschaften, Krankenversicherungen oder Ärztenetzwerken herausgegeben (s. Lehrbuch-Homepage). Check-ups ohne medizinische Notwendigkeit werden von den Krankenkassen nicht bezahlt.

Österreich: In den österreichischen Arztpraxen spielen Vorsorgeuntersuchungen neben Impfungen und Ansätzen zur Gesundheitsförderung eine zentrale Rolle bei der Gesundheitsförderung und Prävention. Sie wurden 1974 eingeführt und im Jahr 2005 nach dem damaligen Stand der Evidenz aktualisiert sowie alters- und geschlechtsspezifisch standardisiert. Die Maßnahmen werden derzeit in der Fachöffentlichkeit diskutiert. Es gilt jedoch weiterhin, dass alle Personen ab dem vollendeten 18. Lebensjahr mit Wohnsitz in Österreich diese einmal jährlich kostenlos in Anspruch nehmen können. Schwerpunkte sind dabei die Früherkennung von Risikofaktoren für Herz-Kreislauf-Erkrankungen, von Stoffwechselerkrankungen (Diabetes mellitus und Dyslipidämie) und häufigen Krebserkrankungen (Gebärmutterhals-, Brust- und Darmkrebs) sowie die Prävention von Suchterkrankungen, Parodontalerkrankungen und Erkrankungen des höheren Alters. Außerdem ist die Beratung zur Lebensstiloptimierung ein wesentlicher Bestandteil der Vorsorgeuntersuchung. Inzwischen hat *Choosing Wisely Austria* ("Gemeinsam gut entscheiden") zusammen mit der *Österreichischen Gesellschaft für Public Health* allerdings empfohlen, im Rahmen von Vorsorgeuntersuchungen bei symptomlosen Personen explizit NICHT zu screenen, da die Wahrscheinlichkeit des Schadens durch das Screening den möglichen Nutzen überwiegt.

Deutschland: In Deutschland wurden 1989 erstmals durch das *Bundesministerium für Gesundheit und Soziale Sicherung* „Gesundheitsuntersuchungs-Richtlinien" festgelegt, die als *Check-up 35* bekannt sind. Diese sehen eine anamnestische Erfassung von Gesundheitsrisiken, eine klinische Untersuchung mit Blutdruckmessung und Untersuchungen von Blut und Urin vor (Tab. 4.4). Die aktuellen, vom *Gemeinsamen Bundesausschuss* (G-BA) erarbeiteten und im Dezember 2019 veröffentlichten Richtlinien sehen erstmals für männliche Versicherte ab dem Alter von 65 Jahren einmalig einen Anspruch auf ein Ultraschallscreening im Hinblick auf ein Bauchaortenaneurysma vor.

Tab. 4.4: *Check-up 35*, in Deutschland empfohlene Untersuchungen bei symptomfreien Männern und Frauen ab einem Alter von 35 Jahren (alle zwei Jahre).

- Anamnese, insbesondere die Erfassung des Risikoprofils
- Klinische Untersuchungen (körperliche Untersuchung einschließlich Blutdruckmessung)
- Blutuntersuchung (Lipidprofil, Nüchternplasmaglukose)
- Urinuntersuchungen (Eiweiß, Glukose, Erythrozyten, Leukozyten und Nitrit mit Harnstreifentest)
- risikoadaptierte ärztliche Beratung und Aufklärung, Besprechung der Ergebnisse, Erstellung von Präventionsempfehlungen

4.4.3 Nachteile und Grenzen des Settings Arztpraxis

Bei der Gesundheitsförderung und Prävention in der Arztpraxis handelt es sich um individuelle Maßnahmen der Gesundheitsförderung und *Verhaltensprävention,* wobei der Hochrisikoansatz im Vordergrund steht. Dieser Ansatz hat im Vergleich zu bevölkerungsbasierten Maßnahmen und zur Verhältnisprävention (s. Kap. 4.1) gewichtige Nachteile. Es werden nur die Personen erfasst, die regelmäßig zum Arzt gehen oder aus eigener Initiative einen Termin für eine Vorsorgeuntersuchung (z. B. einen Gebärmutterhalsabstrich) vereinbaren. Die Teilnahmerate, die Wirksamkeit und die Kosten-Effizienz des opportunistischen, individuellen Screenings sind deshalb verglichen mit einem organisierten Programm geringer. Es werden z. B. eher Frauen aus den oberen Gesellschaftsschichten untersucht, die ohnehin einen besseren Zugang zum Gesundheitssystem und ein geringeres Risiko haben, etwa an Gebärmutterhalskrebs zu erkranken. Die Prävention in der Arztpraxis hängt zudem von der Motivation des Arztes/der Ärztin ab. Umfragen haben gezeigt, dass die meisten HausärztInnen die Wichtigkeit der Gesundheitsförderung in der Sprechstunde als hoch ein-schätzen. Andererseits stellen eine unzureichende finanzielle Vergütung, mangelnde Fortbildungsangebote und zu wenig Zeit für eine qualifizierte Beratung der PatientIn-nen wichtige Hindernisse dar.

4.5 Screening

Matthias Egger, Marcel Zwahlen, Lotte Habermann-Horstmeier

Die Idee ist bestechend: Im Rahmen von Vorsorgeuntersuchungen (*besser:* Früh-erkennungsuntersuchungen) wird bei Personen, die sich gesund fühlen festgestellt, ob ein frühes Stadium einer Erkrankung vorliegt. Der Krankheitsverlauf wird darauf-hin durch die frühzeitig einsetzende Therapie günstig beeinflusst, sodass Komplika-tionen verhindert und die Sterblichkeit gesenkt werden. Ein solches Screening ist mehr als nur die Durchführung einer Früherkennungsuntersuchung. Es umfasst eine ganze Versorgungskette und sollte im Rahmen eines organisierten und evaluierten Screening-Programms stattfinden.

Diese Idee, mit Hilfe von regelmäßigen Untersuchungen den Gesundheits-zustand der Bevölkerung zu verbessern, entstand im 19. Jahrhundert. 1861 empfahl Dr. Horas Dobelle vom *London Royal Hospital for Chest Diseases*, dass Ärzte in be-stimmten Abständen Untersuchungen bei ihren PatientInnen durchführen sollten, unabhängig davon, ob sie krank sind oder nicht. Diese Idee wurde in der Folgezeit in den USA von Lebensversicherungen und Arbeitgebern aus finanziellen Motiven auf-gegriffen und von der Ärzteschaft gefördert. In Europa stand bei den Befürwortern solcher regelmäßigen Untersuchungen die Wehrdienst-Tauglichkeit von jungen Män-nern im Vordergrund. Die Untersuchungen waren anfangs unspezifisch. Zu Beginn führte man nur klinische Untersuchungen durch, später kamen Röntgenbilder der Lunge, Lungenfunktionstests, Elektrokardiogramme (EKG) sowie Bluttests und Tests auf okkultes Blut im Stuhl hinzu.

In den 1960er-Jahren gerieten diese Untersuchungen dann zunehmend ins Kreuzfeuer der Kritik, da zwei große, randomisierte Studien (die *Kaiser-Permanente-Studie* 1964 in den USA und die *South-East-London-Studie* 1967 in England) keinen Nutzen zeigen konnten. Die Gesamtsterblichkeit in der Gruppe der regelmäß unter-suchten Personen unterschied sich nicht signifikant von der Gesamtsterblichkeit in der Gruppe der nicht regelmäßig Untersuchten. Heute wird allgemein akzeptiert, dass Früherkennungsuntersuchungen und Screening-Programme umfassend evalu-iert werden müssen, bevor sie eingeführt werden. Man hat inzwischen auch interna-tional akzeptierte Qualitätsstandards für Screening-Programme definiert. Darüber hi-naus gibt es heute Richtlinien zur Information der zu untersuchenden Personen.

Die Durchführung von Früherkennungsuntersuchungen und Screening-Program-men wird aber immer noch kontrovers diskutiert. Aus Public-Health-Sicht muss stets der

Gesamtnutzen der Intervention im Vordergrund stehen. Dies kollidiert oft mit der individuellen Sichtweise, die den echten oder vermeintlichen Nutzen für den Einzelnen betont. Public-Health-Fachleute unterstreichen zu Recht, dass alle Screening-Programme auch unerwünschte Auswirkungen haben und Schaden verursachen (s. Kap. 4.5.3). Die meisten Programme haben darüber hinaus einen Nutzen, und bei einigen Programmen steht der Nutzen auch in einem vernünftigen Verhältnis zu den Kosten. Wichtige Herausforderungen bei der Durchführung von Screening-Programmen sind derzeit in vielen Ländern die Dezentralisierung der Gesundheitsversorgung sowie Konflikte im Zusammenhang mit ihrer Finanzierung. Diskussionen gibt es auch um Nutzen und Risiken genetischer Tests, die zunehmend auf den Markt drängen (s. Kap. 1.7).

4.5.1 Was ist Screening?

Der Begriff „Screening" wird oft unterschiedlich verwendet, so z. B. für eine Früherkennungsuntersuchung in einer Arztpraxis, die einer Patientin im Rahmen eines Arztbesuches angeboten wird. Dies bezeichnet man auch als **opportunistisches Screening** (*Case finding*). Im Bereich Public Health verwendet man den Begriff „Screening" für ein evidenzbasiertes **Screening-Programm** mit rigorosen Qualitätsstandards, das viel mehr umfasst als nur die Durchführung von Tests. Nach unserer Definition ist Screening ein Programm, das zum Ziel hat, das Risiko einer zukünftigen Gesundheitsbeeinträchtigung zu reduzieren (Box 4.5.1).

Box 4.5.1: Screening-Definition

Die **Screening-Definition** nach Raffle und Gray (2009) umfasst die Dimensionen Person, Ziel und Programm:

- Bei einem Screening werden Personen getestet, die die Symptome einer gesuchten Krankheit entweder nicht haben oder sich ihrer nicht bewusst sind. Die Personen betrachten sich als von der Krankheit nicht betroffen.
- Das Ziel des Screenings besteht darin, das Risiko einer zukünftigen Gesundheitsbeeinträchtigung durch die gesuchte Krankheit zu reduzieren.
- Unter Screening versteht man nicht einfach nur einen Test, sondern ein Programm, das alle notwendigen Schritte beinhaltet, um die angestrebte Risikoreduktion zu erreichen.

Vom Screening zu unterscheiden sind andere Untersuchungen, die an Gesunden durchgeführt werden, wie z. B. Einstellungsuntersuchungen, Untersuchungen bei Abschluss einer Lebensversicherung oder Untersuchungen zur Abschätzung des Risikos vor einer Vollnarkose. Auch Untersuchungen im Rahmen von epidemiologischen Studien sowie Umgebungsuntersuchungen (d. h. Untersuchungen, die im Zusammenhang mit der Kontrolle von Infektionskrankheiten wie Meningitis oder Tuberkulose durchgeführt werden, s. Kap. 9.2.3), sind weitere Beispiele von Tests an Gesunden, die nach unserer Definition nicht einem Screening entsprechen. Screening zielt darauf ab,

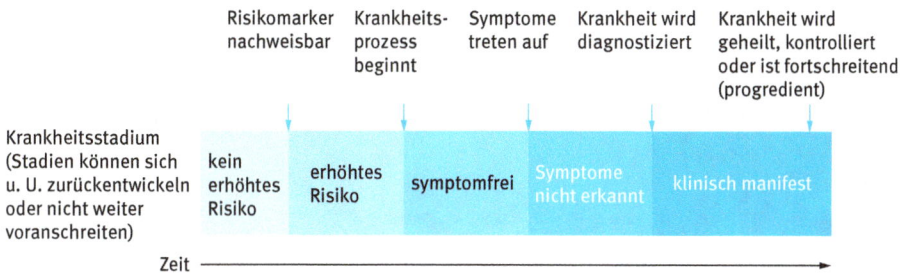

Abb. 4.9: Die verschiedenen Stadien auf dem Weg zu einer klinisch manifesten Erkrankung. (Quelle: modifiziert nach Raffle A, Gray JAM. Screening. Verlag Hans Huber, 2009).

Personen mit einem erhöhten Risiko oder im Frühstadium einer bestimmten Erkrankung vor dem Auftreten von klinischen Symptomen zu identifizieren und das erhöhte Risiko durch geeignete Maßnahmen zu senken. Abb. 4.9 zeigt die möglichen Ansatzpunkte für ein Screening auf dem Weg zu einer klinisch manifesten Erkrankung.

Voraussetzung für ein sinnvolles Screening ist somit ein geeigneter *Marker*[38] für ein erhöhtes Risiko und/oder eine klar definierte, pathologische Veränderung, die ohne Symptome auftritt, jedoch nachweisbar ist. Bereits 1968 wurde in einem Bericht der WHO das Vorhandensein einer *latenten Phase* im Verlauf der untersuchten Erkrankung als eines von zehn Prinzipien für ein sinnvolles Screening definiert. Die vollständige Liste dieser noch heute gültigen zehn Prinzipien zeigt Box 4.5.2.

Box 4.5.2: Zehn Prinzipien für ein sinnvolles Screening (nach Wilson und Jungner, 1968):

1. Die Krankheit stellt ein wichtiges Problem dar.
2. Es existiert eine akzeptierte Therapie.
3. Die Infrastruktur für Diagnosestellung und Therapie ist bereits vorhanden.
4. Zu Beginn der Erkrankung gibt es eine latente Phase ohne erkennbare Symptome, in der die Vorstufe der Krankheit jedoch erkannt werden kann.
5. Es existiert eine geeignete Untersuchungsmethode oder ein Testverfahren.
6. Die Untersuchung oder der Test sind in der Bevölkerung akzeptiert.
7. Der natürliche Krankheitsverlauf ist bekannt, insbesondere die Phase zwischen latenter und manifester Erkrankung.
8. Es besteht grundsätzliche Übereinstimmung darin, wer behandelt werden soll.
9. Die entstehenden Kosten (einschließlich der Kosten für Diagnosestellung und Therapie) stehen in einem angemessenen Verhältnis zu anderen Ausgaben im Gesundheitswesen.
10. Screening ist keine einmalige Maßnahme, sondern ein fortlaufender Prozess.

Quelle: Wilson JMG, Jungner G. Principles and Practice of Screening for Disease. Geneva: World Health Organization, 1968.

---

38 *Marker* = Indikatoren, die auf einen biologischen Zustand hindeuten.

Die Prinzipien unterstreichen, wie wichtig ein fundiertes Verständnis des natürlichen Krankheitsverlaufs ist, heben die Bedeutung der notwendigen Infrastruktur für Diagnosestellung und Therapie hervor und weisen auf die Notwendigkeit von allgemein akzeptierten Behandlungsgrundsätzen im Rahmen eines Screening-Programms hin.

4.5.2 Aussieben und aussortieren: Was Screening bewirkt

Der Screening-Prozess verläuft grundsätzlich in vier Schritten:
1. Auswahl und Kontaktaufnahme mit der zu untersuchenden Bevölkerungsgruppe.
2. Anwendung des Screeningtests.
3. Diagnostische Phase bei Personen mit positivem Screeningtest oder von der Norm abweichenden Testresultaten.
4. Therapie bei den Personen mit bestätigtem pathologischem Befund.

Man kann diesen Prozess mit der Suche nach Gold im Sediment eines Flusses vergleichen. Dabei werden während eines Siebgangs die feinen Partikel von den größeren getrennt. Im Sieb verbleiben die größeren Goldstücke ebenso wie die größeren Steine. Kein Sieb ist perfekt: Manchmal sind die Löcher des Siebes zu groß, so dass kleine Goldstücke unerfasst bleiben, manchmal sind sie zu klein und kleinere Steine bleiben hängen. Dasselbe trifft für das Screening zu. Je nach der Güte des Screening-Tests (*Sensitivität* und *Spezifität*, s. Kap. 2.3.7) wird ein unterschiedlich hoher Prozentsatz an Personen mit einem erhöhten Risiko oder in einem Frühstadium der Erkrankung nicht erfasst (*falsch negatives Resultat*). Andererseits muss bei Personen mit positivem Screening-Test weiter abgeklärt werden, ob tatsächlich ein erhöhtes Risiko oder ein Frühstadium der Krankheit vorliegen. Bei einigen dieser Personen wird es sich um ein *falsch positives Resultat* handeln, wenn tatsächlich kein erhöhtes Risiko oder kein Frühstadium der Erkrankung vorliegt.

Abb. 4.10 zeigt oben in einem Flussdiagramm den Verlauf eines Screening-Prozesses. Man erfährt, was mit den aus einer geeigneten Population ausgesiebten Personen geschieht, deren Resultat positiv, negativ oder unklar war. Zu beachten ist dabei, dass die Krankheit in den folgenden Jahren auch bei Personen mit korrekten negativen Testresultaten auftreten kann. Für PatientInnen mit pathologischem Befund gibt es vier mögliche Therapieergebnisse (Abb. 4.9, unten).

Je mehr Personen aufgrund der früheren Diagnosestellung und Therapie ein besseres Ergebnis haben (also in der ersten Gruppe zu finden sind), desto eher wird das Programm mehr Gutes tun als Schaden anrichten. Die Therapieergebnisse können jedoch bei einigen PatientInnen auch gut sein, ohne dass sie von der früheren Diagnosestellung beeinflusst wurden. Weiterhin ist es möglich, dass die Therapie unnötig war, weil sich die früh entdeckten Veränderungen ohne Therapie zurückgebildet hätten oder weil es sich um eine schlafende, latente Erkrankung handelte.

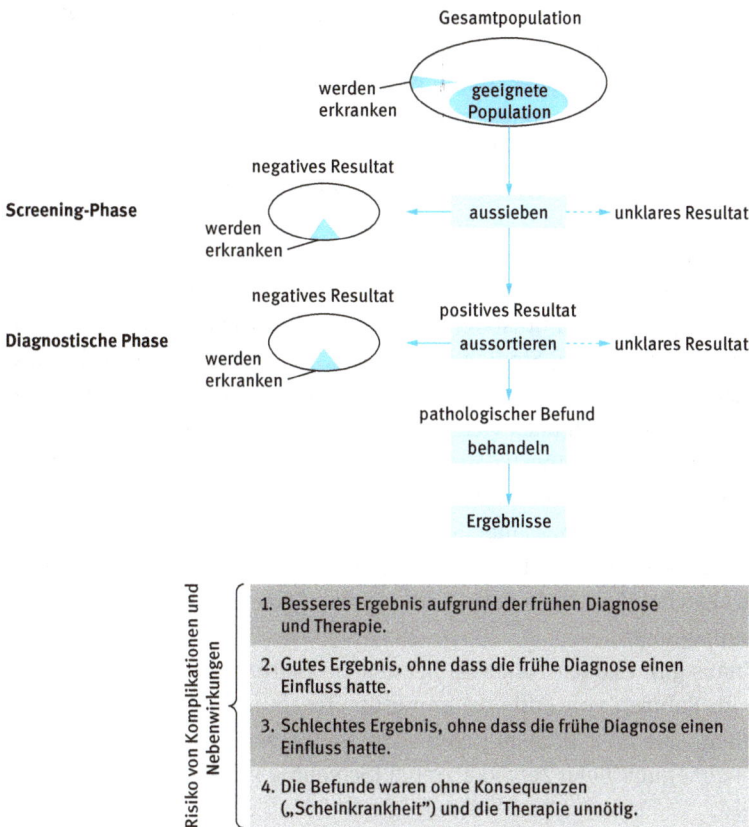

Abb. 4.10: oben: Flussdiagramm des Screening-Prozesses. Die vom Screening nicht erfassten Fälle und Fälle mit unklaren Resultaten sind Teil der Screening-Realität; unten: Mögliche Therapieergebnisse bei PatientInnen mit pathologischen Befunden, die durch ein Screening entdeckt wurden. Von Nutzen ist das Screening nur für die PatientInnen in der ersten Gruppe. Für die PatientInnen der vierten Gruppe war die Therapie unnötig. In allen Gruppen besteht das Risiko von Komplikationen und Nebenwirkungen. (Quelle: modifiziert nach Raffle A, Gray JAM. Screening. Verlag Hans Huber, 2009).

Scheinkrankheiten und Überdiagnosen

Ein bekanntes Problem des Screenings ist die sog. **Scheinkrankheit** (*Inconsequential Disease*, *Latent Disease* oder *Pseudodisease*). Beim *Mammografie-Screening* kommt es in Form des duktalen Karzinoms in situ (*Ductal Carcinoma in Situ,* DCIS) vor. Die Histologie entspricht hier zwar der eines Karzinoms (s. dazu eine Abbildung in Kap. 4.5 auf unserer Lehrbuch-Homepage), das DCIS dringt jedoch in der Mehrzahl der Fälle nicht invasiv in das umgebende Gewebe ein, sodass eine Therapie nicht immer nötig wäre. Da aber im Einzelfall nicht vorausgesagt werden kann, bei welchen Patientinnen das DCIS nicht-invasiv bleibt, werden in der Regel alle Patientinnen behandelt – ein großer Teil unnötigerweise. Eine ähnliche Situation liegt beim *Prostatakarzinom-Screening* mittels prostataspezifischem Antigen (PSA) vor (Box 4.5.3).

Von **Überdiagnosen** spricht man dann, wenn das Screening Tumoren zum Vorschein bringt, die klinisch nie manifest geworden wären. Überdiagnosen sind dann ein Problem, wenn viele subklinische[39] Tumoren vorhanden sind: Es liegt somit ein „Reservoir" von (noch) nicht diagnostizierten Tumoren vor. Eine solche Situation gibt es nicht nur beim Brustkrebs, sondern auch beim Prostata- und beim Schilddrüsenkarzinom. Überdiagnosen sind mit einem anhaltenden Anstieg der Inzidenz des jeweiligen Tumors nach Einführung eines systematischen Screenings verbunden. Dies wurde zum Beispiel für den Brustkrebs in den USA beobachtet (Abb. 4.11). Randomisiert-kontrollierte Screening-Studien (vgl. Kap. 2.1.6) mit langer Beobachtungszeit sind am besten geeignet, um das Phänomen der Überdiagnose zu dokumentieren. Das Maß ist dabei die auch nach vielen Beobachtungsjahren weiterhin hohe Differenz zwischen der Anzahl diagnostizierter Krebserkrankungen in der Screening- im Vergleich zur Kontroll-Gruppe. So wurden z. B. in einer wichtigen skandinavischen Studie über eine Beobachtungsdauer von 15 Jahren in der Screening-Gruppe 115 Brustkrebsdiagnosen mehr gestellt als in der Kontroll-Gruppe. Daher waren in dieser Studie wahrscheinlich 24 % der 477 durch das Screening entdeckten Brustkrebs-Fälle Überdiagnosen.

Darüber hinaus gibt es auch Tumoren, bei denen Überdiagnosen nach heutigem Kenntnisstand im Rahmen von Früherkennungsuntersuchungen *kein substanzielles Problem* darstellen. Dies ist z. B. beim Kolonkarzinom (Screening mittels Koloskopie oder Sigmoidoskopie) und beim Zervixkarzinom (Screening mittels Abstrich und Zytologie) der Fall.

---

39 *Subklinischer Krankheitsverlauf*: Bedeutet hier, dass die Erkrankung noch nicht diagnostiziert wurde, da bisher noch keine entsprechenden Symptome wahrgenommen wurden, die zu einer ärztlichen Untersuchung geführt hätten.

Box 4.5.3: Überdiagnose: PSA-Screening

Der *Prostate, Lung, Colorectal, and Ovarian Cancer Screening Trial* untersuchte in den USA, ob sich die Mortalität dieser Karzinome mit Hilfe von Screening-Tests senken lässt. Beim PSA-Screening[40] wurden 76.693 Männer zufällig entweder der Screening-Gruppe oder der Kontroll-Gruppe zugeordnet. Den Männern in der Screening-Gruppe wurden jährliche PSA-Tests und Tastuntersuchungen der Prostata über den Enddarm (*digitale rektale Untersuchungen*) angeboten, was 80–90 % der Männer akzeptierten.

Abb. (a) zeigt, dass die Diagnosestellung durch das Screening im Durchschnitt etwa um 2 Jahre vorverschoben wurde. Man hätte allerdings erwartet, dass sich die Inzidenzkurve der Screening-Gruppe im Laufe der Zeit wieder derjenigen der Kontroll-Gruppe annähert, sodass dann in beiden Gruppen insgesamt gleich viele Fälle diagnostiziert würden. In der Screening-Gruppe blieb die Inzidenz jedoch über Jahre erhöht. Der Grund hierfür ist das Phänomen der **Überdiagnose** – man geht davon aus, dass ein Teil der diagnostizierten Tumoren nie klinisch manifest geworden wäre. In derselben Zeit war die Zahl der Todesfälle aufgrund eines Prostatakarzinoms in beiden Gruppen vergleichbar (Abb. b).

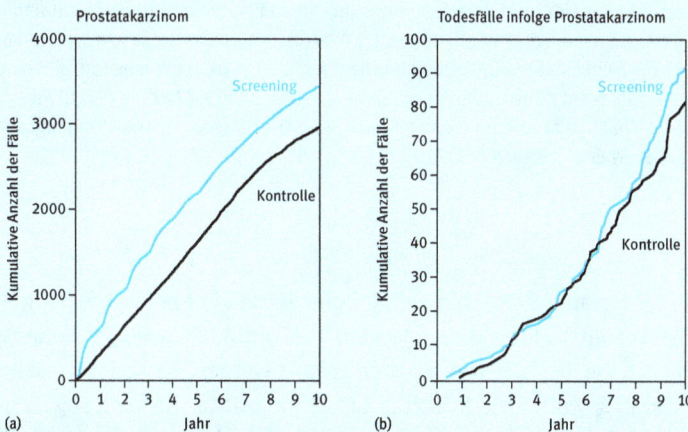

(a)

(b)

Eine europäische Multicenter-Studie fand ebenfalls eine deutlich erhöhte Inzidenzrate in der Screening-Gruppe sowie eine statistisch knapp signifikante Abnahme der Sterblichkeit. Auch in der *Göteborg Studie* war das Problem der Überdiagnose ausgeprägt, die Reduktion der Sterblichkeit war hier jedoch größer, insbesondere mehr als 10 Jahre nach der Randomisierung.

Aufgrund der Resultate dieser und ähnlicher Studien wird das PSA-Screening in Deutschland, Österreich und der Schweiz sowie in vielen anderen Ländern nicht empfohlen. In der Praxis wird der Test trotzdem häufig durchgeführt: Die Evidenz wird kontrovers beurteilt (s. dazu auch die ausführlichere Box in Kap. 4.5 auf unserer Lehrbuch-Homepage).

Quellen: Andriole et al. Mortality Results from a Randomized Prostate-Cancer Screening Trial. N Engl J Med 2009;360:1310– 9; Schröder et al. Screening and Prostate-Cancer Mortality in a Randomized European Study. N Engl J Med 2009;360:1320–8. Hugosson et al. Mortality results from the Göteborg randomized population-based prostate-cancer screening study. Lancet Oncol 2010;11:725–32.

---

40 *PSA:* prostataspezifisches Antigen; PSA ist ein Enzym, das in den Ausführungsgängen der Prostata der Samenflüssigkeit beigemischt wird und daher natürlicherweise in der Samenflüssigkeit vorkommt. Ein hoher PSA-Wert im Blut geht meist auf eine (gut- oder bösartige) Veränderung der Prostata zurück. Da hohe PSA-Werte auch bei gutartigen Prostata-Veränderungen vorkommen, ist das PSA kein Tumormarker, sondern ein sog. Gewebemarker.

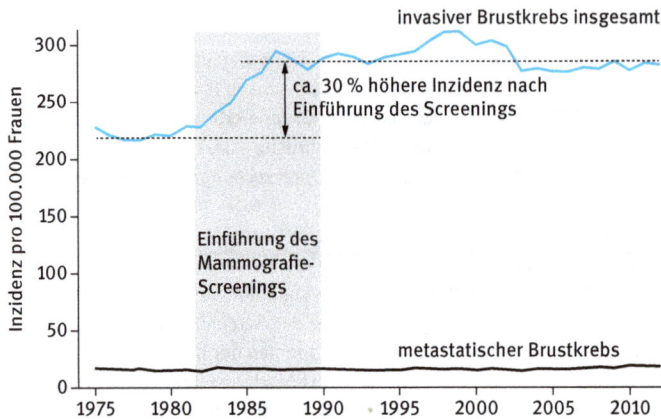

Abb. 4.11: Brustkrebs-Inzidenz in den USA vor, während und nach Einführung des Mammografie-Screenings. Die Inzidenz insgesamt stieg um ca. 30 % an. Die Inzidenz des metastasierenden Brustkrebses, der in der Regel nicht beim Screening diagnostiziert wird, blieb konstant. Die zugrundeliegenden Daten beruhen auf dem *Surveillance, Epidemiology, and End Results (SEER) Program*. (Quelle modifiziert nach: Welch et al. Breast-Cancer Tumor Size, Overdiagnosis, and Mammography Screening Effectiveness. N Engl J Med 2016;375:1438–47).

Sensitivität und Spezifität

Da Screening-Programme eine möglichst hohe *Sensitivität* bei gleichzeitig hoher *Spezifität* erreichen sollten, führt dies zu einem Zielkonflikt (*Trade off*). Hohe Sensitivität bedeutet, dass so viele Fälle wie möglich erfasst werden. Es bedeutet meistens aber auch, dass damit sowohl viele **falsch positive Resultate** wie auch sog. Scheinkrankheiten zu verzeichnen sind, was in der Folge zu Überbehandlungen führt. Andererseits bedeutet eine hohe Spezifität, dass viele Personen ohne Erkrankung korrekt negativ klassifiziert werden. Eine hohe Spezifität führt zu weniger falsch positiven Resultaten, weniger sog. Scheinkrankheiten und weniger Überbehandlungen. Dieses Ergebnis geht jedoch mit einem höheren Anteil an falsch negativen Resultaten einher. Einige Personen werden trotz der Teilnahme am Screening-Programm erkranken und vielleicht sogar an der Erkrankung sterben. Diese Fälle sind für die Bevölkerung und die Politik schwer zu akzeptieren. Während die falsch negativen, vom Screening nicht erfassten Fälle sichtbar sind und auch nicht selten in den Medien thematisiert werden, werden Überdiagnose und Überbehandlung vom Einzelnen nicht wahrgenommen. Jede Person, die durch das Screening diagnostiziert und erfolgreich behandelt wurde, glaubt, dass ihr mit dem Screening geholfen wurde. Welche Erfolge auch ohne Screening eingetreten und welche Behandlungen gar nicht nötig gewesen wären, ist nachträglich leider nicht herauszufinden.

Screening-Programme bemühen sich daher meist um eine hohe Sensitivität und nehmen dafür eine geringere Spezifität in Kauf. So sind zum Beispiel viele Teilnehme-

rinnen von Mammografie-Screening-Programmen im Verlauf der Jahre mit abklärungs-
bedürftigen Befunden konfrontiert, wobei es sich dabei mehrheitlich um falsch positive Befunde handelt. Gleichzeitig werden auch mit einem Screening-Programm 20 bis
30 % der Brustkrebs-Fälle nicht erfasst. Nach einer Veröffentlichung des *Deutschen
Mammographie-Screening-Programms* wurden dort 2017 insgesamt 118.002 Frauen
(4,2 % der Teilnehmerinnen) zu weiteren Abklärungsuntersuchungen eingeladen. Bei
Erstuntersuchungen lag der Anteil wie im Jahr zuvor bei 10,8 %. Bei rund 86 % der
Verdachtsfälle wurde eine maligne Veränderung durch weitere diagnostische Maßnahmen ausgeschlossen.

4.5.3 Evaluation und ihre Fallstricke

Die zuverlässige Beurteilung der Wirksamkeit von Screening-Programmen wird
durch drei wichtige systematische Fehler (*Bias*, s. Kap. 2.1.8) erschwert, die zu systematischen Unterschieden zwischen der gescreenten und der nicht gescreenten Bevölkerung führen:
- Effekt des gesunden Gescreenten (*Healthy Screenee Effect*)
- Effekt der Zeitdauer (*Length Time Effect*)
- Effekt der Vorlaufzeit (*Lead Time Effect*)

Healthy-Screenee-Effekt
Verschiedene Studien konnten zeigen, dass Personen, die sich an Screening-Programmen beteiligen, im Durchschnitt gesünder sind als diejenigen, die nicht daran
teilnehmen. Die Resultate der *Health-Insurance-Plan-Studie* aus New York illustrieren
dies deutlich (s. dazu eine Box in Kap. 4.5 auf unserer Lehrbuch-Homepage). Gut ge-
bildete, sozial besser gestellte und gesundheitsbewusste Menschen, die Sport treiben, gesund essen und nicht rauchen, nehmen eher an Screening-Programmen teil
als Personen aus den unteren sozialen Schichten mit niedrigerem Bildungsstatus,
die eher rauchen, wenig Sport treiben und sich ungesund ernähren. Deshalb ist es
ohne Kontrollgruppe unmöglich festzustellen, ob die guten Ergebnisse bei einem
Screening durch das Screening selbst oder durch die Selektion von gesunden Pro-
grammteilnehmerInnen zustande gekommen sind. Der *Healthy-Screenee-Effekt* macht
deutlich, dass Screening-Programme diejenigen oft nicht erreichen, bei denen die
Früherkennungsuntersuchungen am sinnvollsten wären.

Length-Time-Effekt
Langsam fortschreitende Erkrankungen werden durch Screening-Untersuchungen
eher entdeckt als rasch fortschreitende Krankheiten. Dies gilt entsprechend auch für
langsam wachsende bzw. aggressive, schnell wachsende Tumoren. Das hat zur Folge, dass der Anteil der Fälle mit einer besseren Prognose (d. h. die langsam fort-

schreitenden oder nicht progredienten Erkrankungen) in der Gruppe der Fälle, die durch ein Screening entdeckt wurden, größer ist als in der Gruppe der Fälle, die *nicht* durch das Screening diagnostiziert wurden. Bei Tumorerkrankungen spricht man in diesem Zusammenhang auch vom sog. *Intervallkrebs*. Hierunter versteht man rasch progrediente Krebserkrankungen, bei denen die Diagnose nach einem negativen Screening-Befund und vor der nächsten geplanten Screening-Untersuchung gestellt wurde (Abb. 4.12). Ein einfacher Vergleich zwischen den durch Screening entdeckten Fällen und den hierdurch nicht entdeckten Fällen wird also zwangsläufig eine bessere Prognose in der ersten Gruppe zeigen. Dieser Effekt kommt durch eine Verzerrung zustande, da die beiden Gruppen bezüglich der Aggressivität der Erkrankungen nicht miteinander vergleichbar sind. Wie beim Healthy-Screenee-Effekt handelt es sich hier um eine Form von *Selektionsbias* (s. Kap. 2.1.8). Die sog. Scheinkrankheit ist eine extreme Form des *Length-Time-Effekts*. Durch die Fälle von Scheinkrankheit

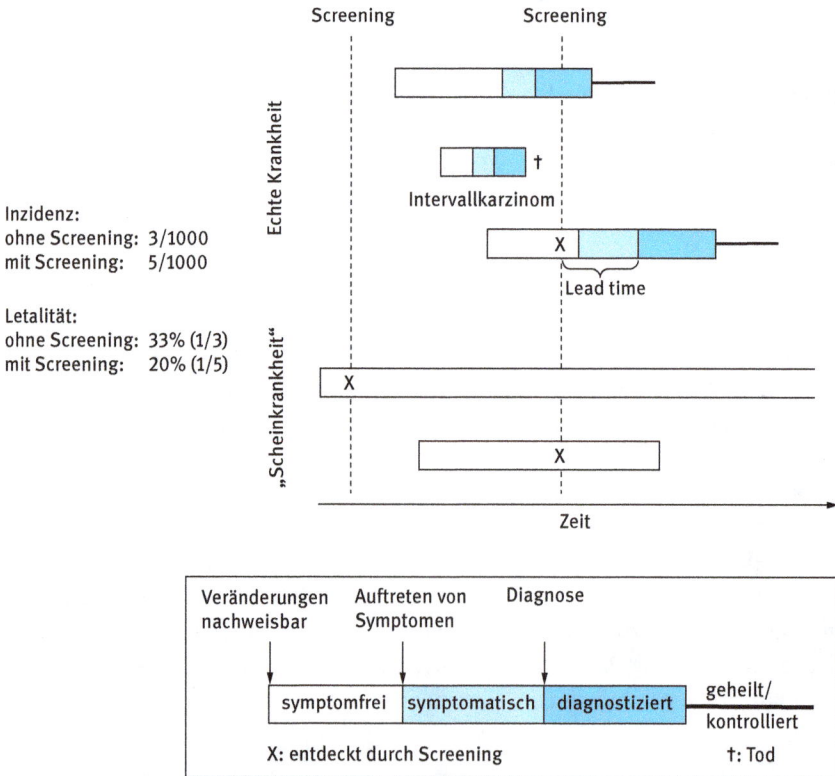

Abb. 4.12: Änderung der Inzidenzrate und der Letalität mit und ohne Screening, wenn Pseudofälle (= sogenannte Scheinkrankheit) in die Berechnungen mit einfließen. Als Lead time bezeichnet man in diesem Zusammenhang die Vorverlegung des Diagnosezeitpunkts. Das Intervallkarzinom wird zwischen zwei Screening-Untersuchungen diagnostiziert und somit vom Screening nicht erfasst (Quelle: modifiziert nach Raffle A, Gray JAM. Screening. Verlag Hans Huber, 2009).

werden sowohl die Inzidenz als auch die Letalität in der Screening-Gruppe beeinflusst. Die Inzidenzrate erhöht sich, weil auch symptomfreie, latente Veränderungen
diagnostiziert werden, die nicht progredient verlaufen (s. a. Box 4.5.3), während
gleichzeitig die Letalität aufgrund des Verdünnungseffekts durch die Pseudofälle ab-
sinkt.

Lead-Time-Effekt

Als *Lead-Time-Effekt* bezeichnet man die Tatsache, dass sich die Überlebenszeit der erkrankten Personen, die durch das Screening erfasst wurden, scheinbar verlängert, weil
die Diagnose zu einem früheren Zeitpunkt gestellt wurde (Abb. 4.12). Zur Erläuterung
dieses Effekts stellen wir uns zwei Personen vor, die beide mit 55 Jahren an einer koronaren Herzkrankheit versterben. Bei einem der Männer wurde die Erkrankung aufgrund eines Angina-pectoris-Anfalls im Alter von 54 Jahren diagnostiziert. Seine Überlebenszeit beträgt nur ein Jahr (55 J. – 54 J. = 1 J.). Nehmen wir nun an, bei unserem
zweiten Mann wird die Erkrankung im Rahmen einer Früherkennungsuntersuchung
beim Hausarzt im Alter von 51 Jahren mit Hilfe eines Belastungs-EKGs diagnostiziert.
In diesem Fall beträgt die Überlebenszeit vier Jahre (55 J. – 51 J. = 4 J.). Der Vergleich
zwischen beiden Männern kann zu dem irrtümlichen Schluss führen, dass das opportunistische Screening zu einer besseren Prognose mit einer vierfach längeren Überlebenszeit geführt hat.

Die Effekte von *Lead Time* und *Length Time* sind oft schwierig voneinander zu
unterscheiden. Wichtig ist jedoch, dass man einfachen Vergleichen von gescreenten
und nicht gescreenten Fällen (etwa mit Hilfe der Überlebensdauer oder des Anteils
an PatientInnen, die länger als 5 Jahre nach Diagnosestellung noch leben) kritisch
gegenübersteht. Die Effekte illustrieren auch, dass die betroffenen Personen durch
die Diagnosestellung im Rahmen eines Screening-Tests länger mit dem Wissen um
ihre Erkrankung leben, ohne aber daraus auch zwingend einen Nutzen ziehen zu
können.

Randomisierte Studien

Um wirklich herausfinden zu können, ob ein Screening-Programm die Sterberate
bzw. das Risiko für schwere Komplikationen senkt, müssen im Rahmen einer *randomisierten Studie* vergleichbare Gruppen geschaffen werden (s. a. Kap. 2.1.6). In die
Studie werden jeweils die Personen aufgenommen, die für eine solche Screening-Untersuchung in Frage kommen. Bei einer PSA-Screening-Studie waren dies z. B. Männer im Alter von 55–74 Jahren, die dann nach dem Zufallsprinzip in zwei Gruppen
eingeteilt wurden. Nur in einer der beiden Gruppen wurde die Früherkennungsuntersuchung angeboten. In beiden Gruppen wurden die Männer jedoch während des Stu-
dienverlaufs in derselben Art und Weise regelmäßig nachkontrolliert. Die Endpunkte
(Prostatakarzinom-Inzidenz und -Sterblichkeit) wurden standardisiert erfasst (vgl.
auch Box 4.5.3 und Kap. 8.4.4).

Analog zur *Number Needed to Treat* (s. Kap. 2.1.6) können die **Number Needed to Screen (NNS)** oder die **Number Needed to Invite For Screening (NNI)** berechnet werden: Sie geben an, wie viele Personen gescreent oder zum Screening eingeladen werden müssen, um eine schwerwiegende Erkrankung oder einen Todesfall zu verhindern. Um im Rahmen des Mammografie-Screenings zusätzlich einen Brustkrebstod zu verhindern, bewegt sich die NNI je nach Studie zwischen 553 und 3.468 eingeladenen Frauen, wobei die mittlere Studiendauer 15 Jahre betrug.

Andere Studientypen

Zusätzlich zu solchen randomisierten Studien können sorgfältig durchgeführte **Zeittrendanalysen** wertvolle Informationen über Veränderungen der Mortalitäts- und Inzidenzraten in der Bevölkerung vor und nach der Einführung eines Screening-Programms liefern. Es bleibt allerdings die Unsicherheit darüber, was passiert wäre, wenn das Screening-Programm nicht eingeführt worden wäre. Zeittrends sind oft schwierig zu beurteilen. So wurde das Mammografie-Screening in vielen Ländern fast zeitgleich mit einer neuen, wirksamen Ergänzung der Therapie des Brustkrebses (mit Tamoxifen, einem selektiven Östrogenrezeptormodulator) eingeführt. In anderen Fällen haben Zeittrendanalysen die Wirksamkeit eines Screening-Programms untermauert, wie z. B. im Fall des Zervixkarzinom-Screenings. Auch **Fall-Kontroll-Studien** können nützlich sein, um die Wirksamkeit von Screenings abzuschätzen. Hier ist es aber oft schwierig, die beschriebenen Verzerrungen zu kontrollieren.

4.5.4 Screening-Programme

Erfolgreiche Screening-Programme zeichnen sich aus durch
– eine klare Zielsetzung
– eine zentrale Organisation mit Einladungsverfahren und Dokumentation
– definierte Qualitätsstandards
– ein Qualitätsmonitoring
– eine ausgewogene Information der Bevölkerung

Eine hohe Akzeptanz des Screenings in der Bevölkerung, hohe Teilnahmeraten und ein sinnvoller Kompromiss zwischen Sensitivität und Spezifität des Tests bzw. der Untersuchung optimieren die Bilanz eines erfolgreichen Programms. Derartige Programme sind heute am ehesten in Ländern mit zentralisierten Gesundheitssystemen anzutreffen, wie z. B. in Großbritannien im Rahmen des *National Health Service* (NHS). In Ländern mit dezentralisierten Gesundheitssystemen und privat organisiertem ambulantem Sektor überwiegt das opportunistische Screening in der Arztpraxis (s. a. Kap. 4.4).

Schweiz: Hier ist das *Neugeborenen-Screening* zur Früherkennung von zehn angeborenen Erkrankungen (z. B. Phenylketonurie, Hypothyreose, Mukoviszidose, Adrenogenitales Syndrom) das einzige national organisierte, systematische Screening-Programm (s. Kap. 5.3.3). Darüber hinaus gibt es derzeit *in 14 der 26 Schweizer Kantone Mammografie-Screening-Programme.* Zudem gibt es systematische Darmkrebs-Screening-Programme bereits in 9 der 26 Schweizer Kantone, in weiteren 5 Kantonen ist ihre Einführung geplant. Die Krankenkassen in der Schweiz tragen seit 2013 bei Personen im Alter von 50 bis 69 Jahren alle zwei Jahre die Kosten für einen „Blut-im-Stuhl-Test" (Hämoccult-Test) oder alle zehn Jahre für eine Darmspiegelung im Rahmen der Darmkrebs-Früherkennung (Opportunistisches Screening). Von der obligatorischen Krankenpflegeversicherung werden auch die Kosten für das Neugeborenen-Screening einschließlich eines sonografischen Hüftscreenings übernommen sowie die Kosten für die Zervixzytologie bei Frauen (PAP-Abstrich) alle drei Jahre und für die Mammografie bei positiver Familienanamnese oder im Rahmen eines organisierten Screening-Programms (Frauen ab 50 Jahren, alle zwei Jahre).

Österreich: Das auf den *European guidelines for quality assurance in breast cancer screening and diagnosis* basierende Brustkrebs-Früherkennungsprogramm wurde im Jahr 2014 eingeführt. Hiernach werden alle Frauen zwischen 45 und 69 Jahren alle zwei Jahre zu einer *Früherkennungs-Mammografie* eingeladen. Frauen zwischen 40 und 44 Jahren sowie ab 70 Jahre können sich auch selbst anmelden. Die Teilnahme am Brustkrebs-Früherkennungsprogramm ist freiwillig und für alle in Österreich sozialversicherten Frauen ab 40 Jahre kostenfrei. Bereits seit Mitte der 1960er Jahre werden in Österreich alle Neugeborenen auf verschiedene seltene angeborene *Stoffwechselerkrankungen* (u. a. Mukoviszidose, Phenylketonurie) untersucht. Die Blutuntersuchung wird zentral für ganz Österreich an der Universitätsklinik für Kinder- und Jugendheilkunde in Wien durchgeführt. Im Rahmen der angebotenen Vorsorgeuntersuchungen (Gesundenuntersuchungen) wird allen Frauen ab dem 18. Lebensjahr jährlich ein *PAP-Abstrich* zur Früherkennung von Gebärmutterhalskrebs empfohlen. Alternativ hierzu kann der PAP-Abstrich bei Frauen ab dem 30. Lebensjahr alle drei Jahre durch einen HPV-Test ersetzt werden. Ab dem 50. Lebensjahr können alle Frauen und Männer die erweiterte *Darmkrebs-Früherkennung* in Anspruch nehmen, die zusätzlich zum jährlichen Hämoccult-Test alle sieben bis zehn Jahre eine Darmspiegelung umfasst. Ein Test auf okkultes Blut im Stuhl sollte bereits ab dem 40. Lebensjahr jährlich durchgeführt werden. Zum österreichischen Vorsorge-Untersuchungsprogramm gehören auch Maßnahmen zur Früherkennung von Risikofaktoren für Herz-Kreislauferkrankungen, Stoffwechselerkrankungen, Suchterkrankungen, Parodontalerkrankungen und Erkrankungen des höheren Alters (s. a. Kap. 4.4).

Deutschland: Das *gesetzlich verankerte Früherkennungsprogramm* wird in Deutschland von den Krankenversicherungen finanziert. Bei Neugeborenen, Kindern und Jugendlichen sind umfassende Früherkennungsuntersuchungen (U1 bis U9 sowie J1) vorgesehen, um angeborene Stoffwechseldefekte, endokrine Störungen und Hörstörungen frühzeitig zu erkennen und die altersgemäße Entwicklung eines Kindes regelmäßig zu überprüfen. Ab einem Alter von 35 Jahren haben Versicherte alle zwei Jahre einen Anspruch auf eine Gesundheitsuntersuchung zur Früherkennung von chronischen Erkrankungen (z. B. Diabetes mellitus Typ 2 und Herz-Kreislauf-Erkrankungen im Rahmen des *Check-up 35*, s. Kap. 4.4). Darüber hinaus besteht für verschiedene Altersgruppen ein Anspruch auf Untersuchungen zur Früherkennung von Krebserkrankungen. So werden z. B. alle Frauen im Alter von 50 bis 69 Jahren alle zwei Jahre schriftlich zur Untersuchung in eine zertifizierte Mammografie-Screening-Einheit eingeladen. Die Krankenkassen übernehmen u. a. auch die Kosten für die Untersuchungen zur Früherkennung von Gebärmutterhalskrebs und Krebserkrankungen des Genitales bei Frauen ab dem 20. Lebensjahr (jährlich), zur Früherkennung von Brustkrebs bei Frauen ab dem 30. Lebensjahr (Tastuntersuchung, jährlich), zur Früherkennung von Hautkrebs bei Männern und Frauen ab dem 35. Lebensjahr (alle zwei Jahre), für eine Tastuntersuchung der Prostata bei Männern ab dem 45. Lebensjahr (jährlich), für jährliche Tests auf nicht sichtbares (okkultes) Blut im Stuhl ab dem 50. Lebensjahr und für zwei Koloskopien im Abstand von zehn Jahren zur Früherkennung von Darmtumoren bei Männern und Frauen ab dem 55. Lebensjahr. Diese Untersuchungen werden jedoch nicht in zertifizierten Screening-Einheiten durchgeführt.

Es ist unklar, aufgrund welcher Kriterien etwa die jeweiligen Untersuchungen in Deutschland in die genannten Früherkennungsprogramme aufgenommen wurden. In den USA werden beispielsweise weder die Tastuntersuchung der Prostata noch die Untersuchungen zur Früherkennung von Hautkrebs empfohlen. In einigen Ländern gibt es nationale Expertenkommissionen, die aufgrund der Evidenz zu Nutzen und Schaden von Screening-Untersuchungen Empfehlungen für oder gegen die Durchführung abgeben, so z. B. die *US Preventive Services Task Force* (USPSTF, siehe Kap. 4.4), das *UK National Screening Committee* und das *New Zealand National Health Committee*. Leider fehlen solche nationalen Gremien bislang in Deutschland und Österreich. In der Schweiz wurde 2019 ein solches Gremium gegründet. Es erarbeitet derzeit in einer Pilotphase aktualisierte Empfehlungen zum Screening von Gebärmutterhals- und Lungenkrebs (https://cancerscreeningcommittee.ch/).

Mangelndes Risikoverständnis und Informierte Entscheidung

Screening-Programme werden also in verschiedenen Ländern unterschiedlich durchgeführt, obwohl es Richtlinien hierzu gibt. Solche Richtlinien – wie etwa die EU-Richtlinien zum Mammografie-Screening – sehen auch explizit eine umfassende, evidenzbasierte und täuschungsfreie Information vor, sodass mögliche TeilnehmerInnen eine **informierte Entscheidung** (*Informed Consent* oder *Informed Choice*) treffen können. Informationen zum Screening sollen sowohl den Nutzen als auch mögliche schädliche Auswirkungen einer Screening-Maßnahme klar darstellen. Infolge von falsch positiven Befunden können Verunsicherung und Ängste mit psychosozialen Folgen auftreten. Frauen, die etwa im Rahmen des deutschen Mammografie-Programms eingeladen werden, erhalten zusammen mit dem Einladungsschreiben bereits einen Untersuchungstermin. Viele Frauen fühlen sich dadurch unter Druck gesetzt.

Statistischen Angaben, etwa zur Sensitivität und zur Spezifität eines Screening-Tests, sollen leicht verständlich sein. Trotzdem kommt es auch heute noch häufig vor, dass die LeserInnen solcher Angaben durch sogenanntes *Mismatched Framing* irregeführt werden. Hierbei werden Nutzen und Schaden von Behandlungen in unterschiedlicher Art und Weise dargestellt. Der Nutzen wird dabei in der Regel in großen Zahlen angegeben (*relative Risikoreduktion*, RRR, vgl. Kap. 2.1.6), der Schaden dagegen in kleinen Zahlen (*absolute Risikosteigerung*). Dies ist ein Grund dafür, dass nicht nur Screening-TeilnehmerInnen, sondern auch viele ÄrztInnen den Nutzen von Screenings überschätzen. In einer deutschen Studie glaubten etwa 56 % der befragten Frauen irrigerweise, dass sie durch ihre Teilnahme am Mammografie-Screening Brustkrebs verhindern oder das Erkrankungsrisiko reduzieren können. Die mögliche Verminderung der Anzahl an Brustkrebs-Todesfällen durch das Mammografie-Screening wird ebenfalls oft überschätzt. Die angestrebte Teilnahme von mehr als 70 % der Zielgruppe in Brustkrebs-Screening-Programmen wird oft nicht erreicht. Am deutschen Mammografie-Screening nahmen beispielsweise 2017 nur 49 % der eingeladenen Frauen teil, womit die ursprünglich definierten Ziele bezüglich einer Reduktion der Brustkrebsmortalität in der Bevölkerung kaum erreicht werden dürften.

Internet-Ressourcen

Auf unserer Lehrbuch-Homepage (**www.public-health-kompakt.de**) finden Sie Hinweise auf Literaturquellen, weiterführende Literatur, zusätzliche Abbildungen und Boxen sowie Links zu themenrelevanten Studien und Institutionen.

5 Gesundheit im Verlauf des Lebens – Life Course Approach to Health

In den letzten Jahren hat der *Life Course Approach* (Lebenslauf-Ansatz) in der Epidemiologie und in Public Health immer mehr an Bedeutung gewonnen. Dieser Ansatz sieht Gesundheit als das Produkt von verschiedenen Risiko-, Schutz- und Umweltfaktoren an, denen wir im Laufe unseres Lebens begegnen. Sie alle üben einen kumulativen Effekt auf die verschiedensten Gesundheitsparameter aus. Der *Life Course Approach* bietet einen theoretischen Rahmen, der uns erlaubt, den Einfluss verschiedener Faktoren im frühen Leben auf die Gesundheit im Erwachsenenalter und im höheren Alter besser zu verstehen.

In diesem Kapitel werden wir zuerst die Grundlagen des *Life Course Approach* beschreiben und die Einflüsse auf verschiedene Krankheiten im Verlauf des Lebens vorstellen. Danach werden wir die Epidemiologie alterstypischer Krankheiten und weitere alterstypische Probleme in den verschiedenen Altersstufen diskutieren und Präventionsmaßnahmen erläutern.

5.1 Faktoren und Mechanismen, die unsere Gesundheit im Laufe des Lebens prägen

Nicole Bender, Engelbert Hanzal

Durch die zunehmende Alterung unserer Gesellschaft nimmt auch die Krankheitslast (*Burden of Disease*, s. Kap. 10.1.2) kontinuierlich zu, die durch nichtübertragbare Krankheiten wie Adipositas, Diabetes mellitus, bösartige Tumoren, Muskel-Skelett-Erkrankungen und psychische Störungen (s. Kap. 8) verursacht wird. Es gilt nach Ansätzen zu suchen, mit deren Hilfe wir die Entstehung von nichtübertragbaren Krankheiten besser verstehen und aus diesem Verständnis heraus neue Therapie- und Präventionsmöglichkeiten entwickeln können.

Ein solcher Ansatz ist der *Life Course Approach* (Lebenslauf-Ansatz). Er beinhaltet eine zeitliche und eine soziale Perspektive, sodass gegenwärtige Gesundheits- und Krankheitsmuster aus der Sicht der Vergangenheit eines Individuums oder einer Gesellschaft verstanden werden können. Die *Epidemiologie* verwendet den Lebenslauf-Ansatz, um verschiedene physische und soziale Risikofaktoren in Schwangerschaft, Säuglingszeit, Kindheit, Jugend und darüber hinaus zu untersuchen, die möglicherweise das Risiko für chronische Krankheiten im Erwachsenenleben und im Alter beeinflussen. Der Ansatz zielt darauf ab, biologische, psychologische und soziale Prozesse zu identifizieren, die während verschiedener Lebensphasen oder der gesamten Lebensspanne auf unsere Gesundheit einwirken und dadurch die Wahrscheinlichkeit für die Entstehung chronischer Erkrankungen erhöhen. Die *Weltgesundheitsorganisation (WHO)* bettet die Life-Course-Perspektive in ihre Strategie *Health 2020* (Gesundheit 2020) ein, mit dem Ziel, Gesundheit, Wohlbefinden und Chancengleichheit der Menschen zu verbessern. Auch in der Schweiz wurde der Le-

https://doi.org/10.1515/9783110673708-005

benslauf-Ansatz von der Stiftung *Gesundheitsförderung Schweiz* übernommen. Sie möchte damit die Strategie des Schweizer Bundesrates *Gesundheit 2020* mit der nationalen Strategie zur Bekämpfung nichtübertragbarer Krankheiten verbinden.

5.1.1 Modelle und Mechanismen

In den letzten Jahren wurden verschiedene Modelle für den *Life Course Approach* entwickelt. Man kann die Erklärungsmodelle in zwei Kategorien einteilen:
- Modelle, die von einer Anhäufung von Risikofaktoren während des gesamten Lebens ausgehen
- Modelle, die eine oder mehrere kritische Phasen in der Entwicklung des Menschen annehmen, in denen der Mensch besonders empfindlich auf äußere Einflüsse reagiert

Wir verstehen die verschiedenen Modelle nicht als sich gegenseitig ausschließend, sondern als ergänzend: Chronische Krankheiten entstehen durch ein komplexes Zusammenspiel, bei dem Ereignisse während kritischer Zeitabschnitte ebenso eine Rolle spielen wie die Anhäufung von Risikoereignissen während des gesamten Lebens.

Modelle der Anhäufung von Risikofaktoren

Diese Modelle untersuchen die Anzahl und Reihenfolge von Ereignissen, deren Auswirkung sich im Laufe des Lebens anhäufen. Dabei können auch frühe Entwicklungsperioden eingeschlossen werden, in denen eine erhöhte Empfindlichkeit besteht, wobei die Reihenfolge des Eintritts der Ereignisse von Bedeutung ist. Das einfachste Modell dieser Gruppe ist die Summierung von Risikoereignissen (Abb. 5.1, **Modell A**). Verschiedene Studien haben z. B. gezeigt, dass sich ein niedriger sozioökonomischer Status während des Lebens akkumulierend[41] auf die Entwicklung von Krankheiten im Erwachsenenalter auswirkt. Zu einer Anhäufung von Risiken kann es aber auch dann kommen, wenn verschiedene Risikofaktoren ursächlich zusammenhängen (Abb. 5.1, **Modell B**). So haben z. B. Kinder aus niedrigen sozioökonomischen Schichten eher ein niedriges Geburtsgewicht, werden schlechter ernährt, sind eher Passivrauch ausgesetzt und haben weniger Gelegenheit, Sport zu treiben. Andere Modelle sehen einen kausalen Zusammenhang zwischen den Risikoereignissen, sodass ein Ereignis das Eintreffen des nächsten Ereignisses begünstigt (Abb. 5.1, **Modelle C und D**). Übergewicht in der Kindheit erhöht z. B. das Risiko, als Jugendlicher keinen Sport zu treiben.

---

41 *akkumulierend:* Mehrere Faktoren kommen zusammen und verstärken eine Entwicklung.

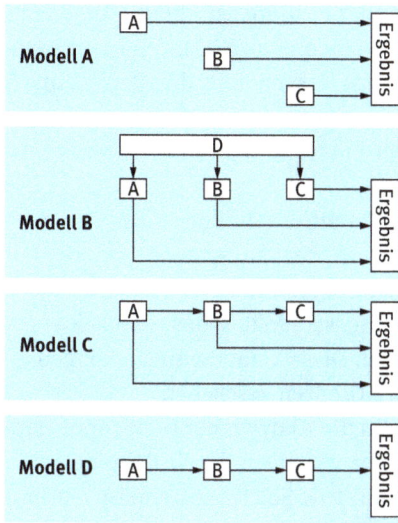

Abb. 5.1: Kausale Modelle als Grundlage des *Life Course Approach* nach Kuh et al. (2003). *Modell A:* Unabhängige Anhäufung von Risiken, *Modell B:* Zusammenhängende Anhäufung von Risiken, *Modell C:* Kette von Risikoereignissen mit zusätzlichen unabhängigen Einflüssen auf das Krankheitsrisiko, *Modell D:* Kette von Risikoereignissen, wobei der letzte Faktor ausschlaggebend für das Risiko der ganzen Kette ist. (Quelle: modifiziert nach Kuh D et al. Life course epidemiology. Epidemiol. Community Health 2003;57:778–783).

Kritische-Phasen-Modelle

Diese Modelle gehen davon aus, dass ein Risikoereignis zu einem frühen Zeitpunkt (während der Schwangerschaft oder in der frühen Kindheit) langanhaltende Auswirkungen haben und das Krankheitsrisiko im späteren Leben erhöhen kann. Solche Modelle wurden auch unter dem Namen „biologische Programmierung" oder „Latenzmodell" diskutiert. Sie liegen der Hypothese der fetalen Ursachen von Krankheiten im Erwachsenenalter zugrunde. Einige dieser Modelle sehen vor, dass später im Leben eine Modifikation der frühen Programmierung möglich ist. Beispielsweise könnte eine gesunde Ernährung im Erwachsenenalter die ungünstige „biologische Programmierung" aus der Kindheit wieder löschen.

Fetale Programmierungen sind aus der Tierwelt bekannt. Sie stellen eine Anpassung des Ungeborenen an die zu erwartende Umwelt nach der Geburt dar. Wenn diese Prägung hilft, in der späteren Umwelt zurechtzukommen, dann stellt sie eine positive Anpassung dar. Falls die spätere Umwelt jedoch wider Erwarten anders ist, spricht man von einer Fehlanpassung (*Mismatch*). Da es beim Menschen durch den Einfluss von Kultur und Technologie im Laufe der letzten Generationen zu starken und schnellen Veränderungen in der Umwelt kam, werden solche Fehlanpassungen mit der Ausbreitung von chronischen Krankheiten in Verbindung gebracht.

Mechanismen, die das Krankheitsrisiko beeinflussen können

Durch welche Mechanismen können externe Ereignisse das Krankheitsrisiko eines Menschen beeinflussen? Hier werden verschiedene biologische Mechanismen diskutiert:

– **Teratogene Einflüsse:** Es ist naheliegend, dass Substanzen, die die Organentwicklung eines Embryos direkt beeinträchtigen (s. a. Kap. 7.2.1), das Krankheitsrisiko beeinflussen. Ein Beispiel hierfür ist die Anwendung des Beruhigungs- und Schlafmittels Thalidomid bei schwangeren Frauen in den 1950er und 1960er Jahren, die zu schweren Fehlbildungen vieler Kinder v. a. an Armen und Beinen geführt hat.

– **Plastizität von Organismen:** Unter diesem Begriff versteht man das Potenzial eines Organismus, im Laufe seines Lebens (*Ontogenie*) auf externe Faktoren mit einer Anpassung zu reagieren. Wenn z. B. zu wenig Nahrung vorhanden ist, wird das Körperwachstum während der Kindheit eingeschränkt, sodass es zu einer geringeren Körpergröße des Erwachsenen kommt. Diese Veränderungen können jedoch nur innerhalb der genetisch festgelegten Grenzen geschehen.

– **Epigenetik:** Epigenetische Prozesse regulieren die Aktivität der Gene, ohne dass die DNA selbst verändert wird. Dies geschieht vor allem durch DNA-Methylierung und durch Histonmodifikation (s. a. Kap. 1.7). Solche epigenetischen Prozesse können durch Umweltfaktoren ausgelöst werden. Sie ermöglichen eine kurzfristige Anpassung eines Organismus an seine Umwelt. Epigenetische Veränderungen werden auch für die Entstehung von vielen chronischen Erkrankungen verantwortlich gemacht (Abb. 5.2). Möglicherweise sind dies Fehlanpassungen oder Kompromisse, bei denen kurzfristige Überlebensvorteile durch im späteren Leben auftretende Krankheitsrisiken „erkauft" werden. Epigenetische Markierungen im Genom können an nachfolgende Generationen weitervererbt werden (Box 5.1.1).

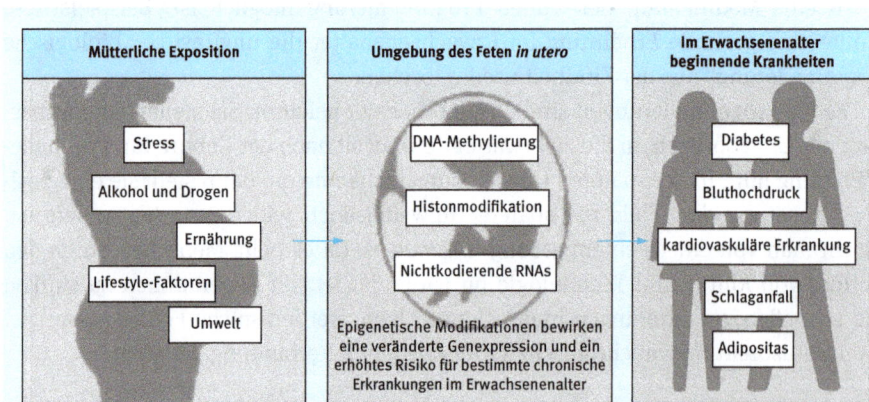

Abb. 5.2: Zusammenhang zwischen einer nachteiligen vorgeburtlichen Umwelt und den sich daraufhin im Fetus entwickelnden epigenetischen Veränderungen, die dann lebenslange Konsequenzen haben können. (Modifiziert nach Hobbs A, Ramsay M. Epigenomics 2015;7(4):627–639 doi:10.2217/epi.15.17).

Box 5.1.1: Epigenetische Markierungen können vererbt werden

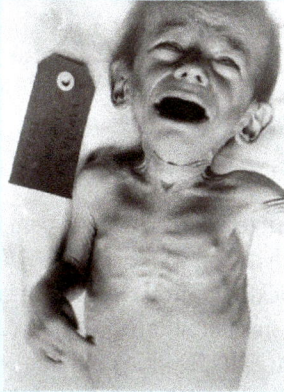

Hinweise auf das epigenetische Gedächtnis fanden sich bei der Untersuchung der Nachkommen der Frauen, die im holländischen Hungerwinter 1944/45 schwanger waren. Sie brachten nicht nur untergewichtige Babys zur Welt. Ihre Kinder litten später auch überdurchschnittlich häufig an Depressionen und Schizophrenie, waren häufiger übergewichtig und bekamen früher als andere kardiovaskuläre Erkrankungen oder einen Diabetes mellitus.

Die untergewichtigen weiblichen Babys gebaren im Erwachsenenalter selbst unterdurchschnittlich kleine Kinder, obwohl ihnen genügend Nahrung zur Verfügung stand. Man schloss daher darauf, dass die Erbsubstanz noch in der Enkelgeneration Informationen über die Lebensbedingungen der Großeltern enthalten müsse.

(Quelle der Abbildung: https://upload.wikimedia.org/wikipedia/commons/e/ed/Ondervoed_kindje_hongerwinter.jpg; Fotograf unbekannt; Anefo und niederländisches National Archiv).

5.1.2 Möglichkeiten für Früherkennung und Prävention

Veränderungen im *Epigenom*[42] führen in der Regel erst im Laufe der Zeit zu einer manifesten Erkrankung. Das *Modell der epigenetisch mitverursachten Krankheitsrisiken* nimmt an, dass jedes Individuum sein eigenes Epigenom auf der Basis seiner persönlichen Geschichte in sich trägt. Dies bedeutet, dass präventive Strategien nicht auf alle Individuen gleich wirken, sondern abhängig von der Vorgeschichte mehr oder weniger große Effekte haben könnten. In der Zukunft könnte Prävention daher individueller gestaltet sein oder zumindest abgestuft nach Risikogruppen erfolgen. Hierfür müssten jedoch Biomarker bekannt sein, mit deren Hilfe das individuelle Risiko abgeschätzt werden könnte. Weitere Forschung muss herausarbeiten, ob dieser Weg den gewünschten Effekt zeigt (s. a. Kap. 1.7).

Bereits jetzt gibt es eine einfache und leicht zugängliche Methode, das Epigenom positiv zu beeinflussen, und zwar durch eine gesunde Ernährung und ausreichend Bewegung. So können Nahrungsbestandteile (z. B. Folsäure) das Risiko für die Entstehung von Darmkrebs senken. Ursächlich hierfür sind wahrscheinlich epigenetische Mechanismen. Ähnliche Zusammenhänge vermutet man zwischen Herz-Kreislauf-Krankheiten und ausreichender Bewegung. Bis individuell abgestimmte Thera-

---

[42] Als *Epigenom* bezeichnet man die Gesamtheit der Strukturen einer Zelle, die dafür sorgen, dass sie (1) alle Baupläne für die von ihr produzierbaren Proteine speichert und (2) auch die jeweiligen Anweisungen dafür, welche Baupläne zum Einsatz kommen sollen und welche nicht. Die genannten Informationen kann sie an ihre Tochterzellen weitergeben.

piemöglichkeiten auf epigenetischer Basis entwickelt werden können, ist daher ein gesunder Lebensstil die beste Prävention.

5.2 Vorgeburtliches Leben

Nicole Bender, Engelbert Hanzal

In den ersten Wochen seiner Entwicklung reagiert das Ungeborene besonders empfindlich auf äußere Einflüsse. Man bezeichnet diese Phase bis zur 8. Woche nach der Befruchtung als *Embryonalphase*. Störungen dieser Entwicklung führen je nach Ursache und Intensität entweder zu einer Fehlgeburt oder zu Fehlbildungen (*Embryopathie*). Später wird das Ungeborene als *Fetus* bezeichnet. Schädigende Einflüsse erreichen es dann in der Regel auf dem Blutweg über die Plazenta (Mutterkuchen). Sie haben meist weniger drastische Auswirkungen. Dies gilt jedoch nicht für das Gehirn, das v. a. auch im zweiten Schwangerschaftsdrittel sensibel auf äußere Einflussfaktoren reagiert. Eine Schädigung in dieser Zeit nennt man *Fetopathie*. Es gibt keine exakten Zahlen darüber, wie viele Schwangerschaften zur Geburt eines lebenden Kindes führen. Seit längerem ist jedoch bekannt, dass ein höheres Alter der werdenden Mutter mit einem höheren Frühgeburtsrisiko und mit einem erhöhten Sterberisiko für Mutter und Kind einhergeht. Das Alter der werdenden Mütter hat über die letzten Jahre stetig zugenommen (s. Kap. 5.5.1).

5.2.1 Epidemiologie und Risikofaktoren

Geburtsgewicht als Indikator für intrauterine Ernährung

Anhand des Geburtsgewichtes kann die Qualität der intrauterinen Ernährung beurteilt werden. Das Geburtsgewicht wird jedoch auch durch andere Faktoren beeinflusst, etwa durch das Rauchen während der Schwangerschaft oder die Größe der Mutter. Chronische Krankheiten, z. B. Fettstoffwechselstörungen, Bluthochdruck, Insulinresistenz, aber auch Krankheiten wie das Aufmerksamkeitsdefizit-Syndrom, Schizophrenie oder Herz-Kreislauf-Erkrankungen (Abb. 5.3) wurden mit einem niedrigen Geburtsgewicht assoziiert. Das Geburtsgewicht kann daher als Indikator für Gesundheitsrisiken angesehen werden, die erst später im Leben auftreten.

Frauen

Männer

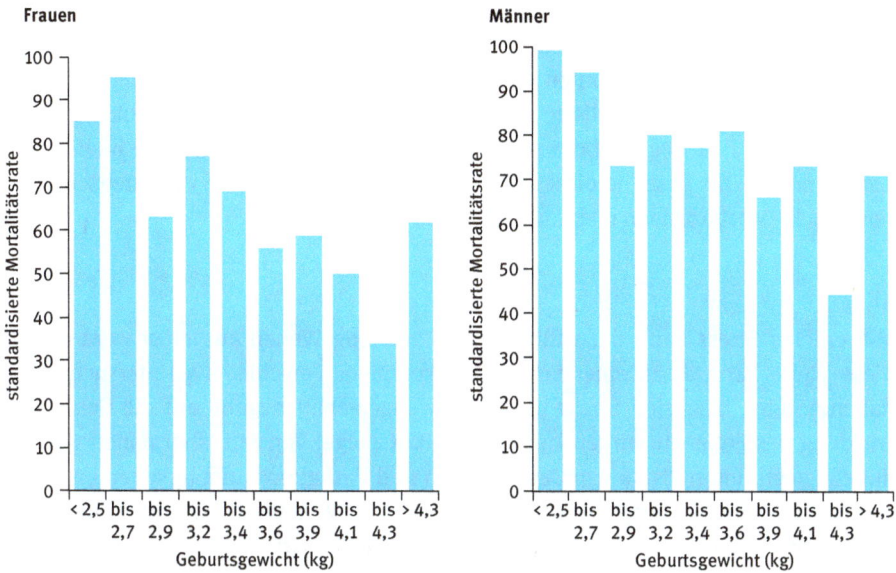

Abb. 5.3: Zusammenhang zwischen dem Geburtsgewicht eines Menschen (Angabe auf der X-Achse in Kilogramm) und der standardisierten Mortalitätsrate der jeweiligen Geburtsgewichts-Kohorte als Folge einer Herz-Kreislauf-Erkrankung im Erwachsenenalter (≤ 65 Jahre; Angabe auf der Y-Achse). Die Abbildung zeigt die Situation bei Frauen (n = 120 Todesfälle) und bei Männern (n = 1.033 Todesfälle). Die standardisierte Mortalitätsrate bezieht sich mit dem Durchschnittswert 100 auf die damalige durchschnittliche nationale Mortalitätsrate in Großbritannien. (Quelle: Eigene Darstellung auf der Basis von Osmond C. Early growth and death from cardiovascular disease in women. BMJ 1993;307:1519–1523).

Übergewicht bei der werdenden Mutter

In den letzten Jahren hat die Zahl der übergewichtigen Schwangeren erheblich zugenommen. In den USA und Großbritannien sind etwa 40 % aller schwangeren Frauen übergewichtig oder adipös (Definitionen s. Kap. 8.2). Viele Frauen nehmen zudem während der Schwangerschaft unverhältnismäßig an Gewicht zu. Übergewicht in der Schwangerschaft birgt mehrere Risiken. So gebären übergewichtige Frauen häufig übergewichtige Kinder, was das Risiko für Geburtskomplikationen bei Mutter und Kind erhöht. Ähnlich wie beim niedrigen Geburtsgewicht geht auch ein erhöhtes Geburtsgewicht mit einem erhöhten Krankheitsrisiko im Erwachsenenalter einher. Bei der Mutter erhöht Übergewicht in der Schwangerschaft das Risiko für Schwangerschaftsdiabetes und Bluthochdruck. Darüber hinaus ist es einer der Risikofaktoren für die Präeklampsie (Schwangerschaftsvergiftung).

Geburtsgewicht und bösartige Tumoren im Kindesalter

In mehreren Studien wurde ein Zusammenhang zwischen dem Geburtsgewicht und der Entwicklung von bestimmten bösartigen Tumoren im Kindesalter aufgezeigt. Ein hohes Geburtsgewicht korrelierte z. B. mit einem höheren Risiko für Leukämie. Kinder mit einem niedrigen Geburtsgewicht litten hingegen beispielsweise häufiger an Lebertumoren. Als Ursache dieses Zusammenhangs werden u. a. epigenetische und hormonelle Mechanismen diskutiert.

Stress in der Schwangerschaft

Mütterlicher Stress kann dazu führen, dass vorzeitig Wehen ausgelöst werden. Auf diese Weise kann es zu einer Frühgeburt kommen. Verschiedene Untersuchungen haben gezeigt, dass sich Stress in der Schwangerschaft negativ auf die Gehirnentwicklung des Fetus auswirken kann. Hohe Blutspiegel von Stresshormonen wurden mit einem erhöhten Risiko von Depressionen und Verhaltensauffälligkeiten im späteren Leben in Verbindung gebracht. Ebenfalls wird vermutet, dass hohe Stresshormon-Spiegel beim Ungeborenen die Entwicklung des Immunsystems schwächen (s. a. Kap. 4.2.2). Ähnliche Zusammenhänge wurden für Stress in der frühen Kindheit gefunden (s. a. Kap. 5.3.2).

Weitere Risikofaktoren während der Schwangerschaft

Faktoren, die beim ungeborenen Kind schon während der Schwangerschaft zu schweren Schäden führen können, sind übermäßiger Alkoholkonsum (→ *Fetales Alkoholsyndrom,* FAS), Tabakrauchen (→ u. a. niedriges Geburtsgewicht, Wachstums- und Entwicklungsstörungen) und der Konsum von harten Drogen durch die Mutter. Auch Infektionen, wie z. B. mit sexuell übertragbaren Erregern (→ Beispiel: *Lues connata* = angeborene Syphilis), mit *Toxoplasma gondii* (Erreger der Toxoplasmose) oder auch mit dem Röteln-Virus (→ *Rötelnembryofetopathie*) können erhebliche negative Auswirkungen auf die vorgeburtliche Entwicklung und damit auf das gesamte spätere Leben haben. Darüber hinaus kann sich auch die mangelhafte Ernährung der werdenden Mutter negativ auf das Ungeborene auswirken. Weltweit betrachtet, ist eine ungenügende Versorgung mit Jod während der Schwangerschaft und in den ersten Lebensjahren noch immer eine der Hauptursachen für eine Beeinträchtigung der kognitiven Entwicklung bei Kindern. Ein weiteres Beispiel ist ein Folsäure-Mangel v. a. während der ersten Schwangerschaftswochen, der zu einem *Neuralrohrdefekt* (= schwerer Defekt im Bereich des zentralen Nervensystems und/oder der Wirbelsäule) führen kann. Man schätzt, dass z. B. in Deutschland pro Jahr zwischen 500 und 800 Neugeborene einen Neuralrohrdefekt aufweisen. Viele Medikamente sind während einer Schwangerschaft nur in Ausnahmefällen und mit größter Vorsicht zu verschreiben, da sie *teratogen* oder *embryotoxisch* wirken können (s. Kap. 7.2.1). Gleiches gilt für Röntgenaufnahmen in der Schwangerschaft. Beide Maßnahmen sind nur dann zu verantworten, wenn das Risiko für die Mutter ohne die Maßnahme ungleich höher ist als das Risiko für das ungeborene Kind.

Totgeburten

In Österreich und Deutschland spricht man von einer Totgeburt, wenn ein mindestens 500 g schweres Kind ohne erkennbare Lebenszeichen geboren wird. In der Schweiz gehören auch Kinder mit einem Gewicht unter 500 g dazu, bei denen die Schwangerschaft mindestens 22 Wochen dauerte. Zwischen 1970 und 1990 ging die Rate der Totgeburten in der Schweiz um die Hälfte zurück. Seit 1990 liegt sie relativ konstant bei etwa 4 pro 1.000 Lebendgeburten. Das Risiko für eine Totgeburt oder für den Tod des Kindes im ersten Lebensjahr hängt u. a. vom Alter der Mutter ab. Für Kinder von sehr jungen und von älteren Müttern ist es deutlich erhöht. Während die Zahl der Schwangerschaften bei sehr jungen Müttern in den deutschsprachigen Ländern tendenziell abnimmt, steigen sie bei Müttern über 35 Jahre kontinuierlich an. In diesen Alterskategorien ist die Anzahl der Schwangerschaften jedoch immer noch relativ niedrig. Wie bei vielen anderen *Gesundheitsindikatoren* (s. Kap. 10.1.2) spielt der soziale Status der (werdenden) Mutter auch bei Totgeburten und Säuglingssterblichkeit eine wichtige Rolle. Bei ledigen, geschiedenen oder verwitweten Frauen ist die Rate der Totgeburten höher als bei Frauen, die in einer festen Partnerschaft leben. Migrantinnen haben zudem in vielen Ländern ein höheres Risiko als Nicht-Migrantinnen.

5.2.2 Gesundheitsförderung und Prävention

Von großer Bedeutung für die Prävention späterer Folgekrankheiten ist die möglichst frühe und konsequente Beratung und Betreuung der Schwangeren sowie von Frauen, die eine Schwangerschaft planen. Auch Risikogruppen – wie z. B. Migrantinnen oder sozial weniger privilegierte Frauen – sollen erreicht werden. Wichtig ist daher ein uneingeschränkter, niederschwelliger Zugang zu Beratung und Vorsorge gerade für diese Risikogruppen.

In der Schwangerschaftsberatung werden verschiedenste Themen wie z. B. arbeitsrechtliche Aspekte, genügend Bewegung, Schlaf und Stressmanagement besprochen. Eines der zentralen Themen ist die Ernährung. Diese sollte ausreichend, ausgewogen und gesund sein, um das werdende Kind optimal mit Nährstoffen (z. B. Folsäure, Jod, Vitamin D, Vitamin B_{12}, Eisen und Omega-3-Fettsäuren) zu versorgen. Auch die Beratung im Hinblick auf eine vegetarische oder vegane Ernährung der Mutter sowie eine ernährungsbezogene Allergieprophylaxe beim werdenden Kind gewinnen zunehmend an Bedeutung. In der Schweiz, Österreich und Deutschland wurden Ernährungsempfehlungen für Schwangerschaft und Stillzeit in leicht verständlicher Form erarbeitet und in verschiedene Sprachen übersetzt.

Vorsorgeuntersuchungen

Im Zentrum der Prävention und Früherkennung von möglichen Gesundheitsbeeinträchtigungen des werdenden Kindes stehen die regelmäßigen *Schwangerschaftsuntersuchungen*, bei denen nach der Lage und dem Gesundheitszustand des Kindes geschaut wird, aber auch das Gewicht der Schwangeren kontrolliert, der Blutdruck gemessen, der Urin auf Infektionszeichen und die Ausscheidung von Proteinen und Glukose untersucht, das Blut auf Blutgruppen-Antikörper getestet sowie Tests auf Röteln, Hepatitis B, Syphilis und HIV (in Österreich auch Toxoplasmose) durchgeführt werden. Zudem werden drei Ultraschalluntersuchungen durchgeführt, mit deren Hilfe Entwicklungsstand, Größe und Lage des Kindes ermittelt werden. Auch wird auf das Vorhandensein einer Mehrlingsschwangerschaft oder von kindlichen Fehlbildungen geschaut. Ein weiteres wichtiges Thema ist die *Folsäureprophylaxe* (s. o.). In einigen Ländern, wie etwa den USA, ist ein Folsäurezusatz zu bestimmten Grundnahrungsmitteln gesetzlich vorgeschrieben.

Pränataldiagnostik

Unter der *Pränataldiagnostik* versteht man verschiedene vorgeburtliche Untersuchungen, um das Vorhandensein von Erbkrankheiten und anderen genetischen Erkrankungen festzustellen. Auf diese Weise kann jedoch nur ein kleiner Teil aller bekannten genetischen Erkrankungen vor der Geburt nachgewiesen werden (z. B. Chromosomenaberrationen wie die Trisomie 21). Früher wurden die hierzu benötigten Zellen des ungeborenen Kindes durch Chorionzottenbiopsie oder Fruchtwasserpunktion gewonnen. Inzwischen gibt es nicht-invasive Pränataltests (NIPT), mit deren Hilfe man kindliche Zellen im Blut der Mutter nachweisen kann. Ein solcher Test wird in der Regel in der 11. SSW angeboten, wenn ein bestimmtes Risiko vermutet wird (z. B. aufgrund eines verdächtigen Ultraschallbefundes oder bei höherem Alter der Mutter). Da ein positives Testergebnis (d. h. das Vorhandensein einer genetischen Erkrankung) oft zu einem Schwangerschaftsabbruch führt, muss das Prozedere zuvor ausführlich mit den werdenden Eltern besprochen werden.

Eine Zusammenfassung der wichtigsten vorgeburtlichen Gesundheitsrisiken und der entsprechenden präventiven Maßnahmen zeigt Tab. 5.1.

Tab. 5.1: Zusammenstellung von gesundheitlichen Risikofaktoren während des vorgeburtlichen Lebens mit darauf basierenden präventiven Maßnahmen. (Quelle: modifiziert nach Habermann-Horstmeier L. Gesundheitsförderung bei Kindern und Jugendlichen mit Behinderung, Public Health Forum 2019;27(4):246–251)

Vorgeburtliches Leben (Embryo, Fetus)

Risikofaktoren	– genetische Faktoren
	– epigenetische Prozesse
	– Faktoren, die über die werdende Mutter und ihre Umwelt zum Ungeborenen gelangen:
	– Stress
	– Alkohol
	– Tabakrauchen
	– illegale Drogen
	– andere Chemikalien (z. B. endokrine Disruptoren[43] wie Bisphenol A, Phthalate etc.)
	– ungesunde Ernährung, insbesondere auch Folsäure-, Jod-, Eisen- und Vitamin-B_{12}-Mangel
	– Strahlung
	– Medikamente
	– Infektionen
	– intrauterine Mangelversorgung
Gesundheitsfördernde und präventive Maßnahmen (Partizipation der Eltern; Ziel: Empowerment)	– Vorsorgeuntersuchungen/Schwangerschaftsuntersuchungen
	– Pränataldiagnostik
	– Blutdruckeinstellung
	– Jod- und Folsäureprophylaxe, ggf. auch Eisen- und Vitamin-B_{12}-Supplementation
	– gesunde Ernährung der Mutter
	– bewegungsfördernde Maßnahmen
	– Aufklärung der werdenden Mutter und ihrer Umgebung/der Bevölkerung über die Risiken für das Ungeborene durch Stress, Alkohol, Tabakrauchen, illegale Drogen, schädigende Chemikalien, Strahlung und Medikamente
	– Infektionsschutz/rechtzeitige Impfungen
	– arbeitsschutzrechtliche Maßnahmen während der Schwangerschaft

---

43 *Endokrine Disruptoren* sind nach Angaben des Umweltbundesamtes „Chemikalien oder Mischungen von Chemikalien, die die natürliche biochemische Wirkweise von Hormonen stören und dadurch schädliche Effekte (z. B. Störung von Wachstum und Entwicklung, negative Beeinflussung der Fortpflanzung oder erhöhte Anfälligkeit für spezielle Erkrankungen) hervorrufen".

5.3 Säuglingsalter und frühe Kindheit

Nicole Bender, Lotte Habermann-Horstmeier

Die ersten Jahre nach der Geburt haben einen starken Einfluss auf das gesamte weitere Leben und damit auch auf die zukünftige Gesundheit des Menschen. In dieser Lebensphase lernt das Kind aktiv auf seine Umwelt zuzugehen, indem es seine Bewegungsfähigkeit ausbaut, indem es sprechen lernt, sich geistig weiterentwickelt und im Kontakt mit anderen Menschen zu einem „Ich" wird, dessen Selbständigkeit schrittweise zunimmt. Hierfür benötigt es eine sichere Eltern-Kind-Bindung und eine anregungsreiche Umwelt. Sind diese Faktoren nicht vorhanden, kann es schon frühzeitig zu erheblichen negativen Einflüssen auf die körperliche, psychische/mentale und soziale Entwicklung des Kindes kommen. Es ist deshalb wichtig zu verstehen, welche Risikofaktoren sich schon in der frühen Kindheit negativ auf die Gesundheit im weiteren Leben auswirken können und wie sich diese Risikofaktoren positiv beeinflussen lassen.

5.3.1 Epidemiologie

Frühgeburten

Von einer Frühgeburt spricht man, wenn ein Säugling vor Vollendung der 37. Schwangerschaftswoche (SSW) geboren wird. Man geht heute davon aus, dass ab der 23. SSW ein Überleben eines frühgeborenen Kindes mit intensiver medizinischer Hilfe möglich ist. Allerdings ist die Morbidität ebenso wie die Mortalität bei sehr unreifen Frühgeborenen hoch. Es kann zu bleibenden Körperbehinderungen und kognitiven Beeinträchtigungen kommen. Auch das Risiko für körperliche (z. B. Asthma bronchiale) und psychische Folgeerkrankungen (Aufmerksamkeitsdefizit-/Hyperaktivitätsstörung, Depression, Angststörung) ist erhöht.

Die Gründe für eine Frühgeburt können sowohl bei der Mutter als auch beim Kind liegen. Zu den mütterlichen Ursachen gehören vor allem die Zervixinsuffizienz[44], die Plazentainsuffizienz[45] und das vorzeitige Platzen der Fruchtblase. Risikofaktoren seitens der Mutter für eine Frühgeburt sind Rauchen, ungünstige soziale Verhältnisse, Bluthochdruck, Infektionen und das Alter (sehr junge und ältere Mütter haben ein höheres Risiko). Auch ist z. B. in Deutschland das Risiko für eine Frühgeburt bei werdenden Müttern mit Hauptschulabschluss fast doppelt so hoch wie bei Müttern mit Abitur oder Fachabitur. Kindliche Ursachen für eine Frühgeburt sind vor allem Fehlbildungen und Erkrankungen des Ungeborenen.

---

44 *Zervixinsuffizienz* = Gebärmutterhalsschwäche.
45 *Plazentainsuffizienz* = Störung der Funktion des Mutterkuchens.

Österreich und Deutschland nehmen in Westeuropa bei den Frühgeburtenraten einen Spitzenplatz ein. Auch die Schweiz liegt im oberen Drittel. In Deutschland werden verschiedene Gründe für die hohe Zahl der Frühgeburten diskutiert. Die Zahl der Frauen mit Migrationshintergrund unter den werdenden Müttern ist in den letzten Jahren auf etwa 20 % angestiegen. Diese nehmen seltener an Schwangerschafts-Vorsorgemaßnahmen teil, auch sind die sozialen Verhältnisse im Durchschnitt ungünstiger. Ein weiterer Grund könnte die Zunahme adipöser Schwangerer sein. In Zukunft wird sich wahrscheinlich sowohl die Zahl der Frühgeburten als auch die Zahl der zu leicht geborenen Kinder (*Small for Gestational Age*, SGA-Babys) noch weiter erhöhen. Ein Grund ist, dass infolge der Möglichkeiten der modernen Medizin immer mehr Babys überleben.

Säuglingssterblichkeit

In der Schweiz sterben jährlich weniger als 0,5 % der Lebendgeborenen im ersten Lebensjahr. Jungen sind häufiger betroffen als Mädchen. In den letzten Jahrzehnten sank die Säuglingssterblichkeit (Definition s. Kap. 2.2.3) v. a. aufgrund der besseren intensivmedizinischen Versorgung von Frühgeborenen und anderen Risikokindern deutlich. Sie ging von 1990 bis 2010 um ca. 40 % zurück. Seither hat sich der Rückgang jedoch verlangsamt. Auch in Deutschland und Österreich gab es einen deutlichen Rückgang. Abb. 5.4 zeigt dies am Beispiel von Deutschland anhand der Daten von 1990 bis 2019. Als Gründe für den Rückgang der Säuglingssterblichkeit in Deutschland werden das Fördern des Stillens, ein verbesserter Mutterschutz, der steigende Wohlstand und Fortschritte in der Kinderheilkunde genannt.

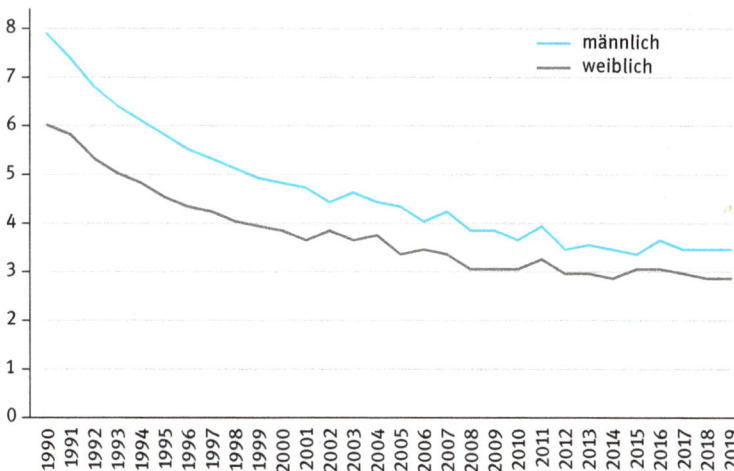

Abb. 5.4: Entwicklung der Säuglingssterblichkeit in Deutschland zwischen 1990 und 2019. Angegeben ist die Zahl der Gestorbenen im 1. Lebensjahr je 1.000 Lebendgeborene des jeweiligen Geschlechts. (Quelle: Bundesinstitut für Bevölkerungsforschung 2020 auf der Basis der Daten des Statistischen Bundesamtes)

Die Hauptursache der Todesfälle im ersten Lebensjahr sind Komplikationen kurz vor, während oder kurz nach der Geburt. Etwas mehr als ein Viertel sind auf angeborene Fehlbildungen und Chromosomenanomalien zurückzuführen. Etwa 70 % der Todesfälle im Säuglingsalter betreffen Frühgeburten. Der plötzliche Kindstod ist für ca. 4 % der Todesfälle verantwortlich. Auch sozioökonomische Faktoren haben erheblichen Einfluss auf die Säuglingssterblichkeit. Obwohl sich die Gesundheitsversorgung Schwangerer in der Schweiz, in Österreich und Deutschland auf einem hohen Niveau befindet und die Angebote prinzipiell für alle gut zugänglich sind, können dennoch regionale und gruppenspezifische Unterschiede in der Säuglingssterblichkeit festgestellt werden. So ist sie z. B. in Nordrhein-Westfalen höher als in Bayern. Auch betrug die Sterblichkeit bei den 2017 in Deutschland geborenen Säuglingen ausländischer Mütter 0,4 %, während sie bei deutschen Müttern nur bei 0,32 % lag. In der Schweiz ist das Risiko für eine Totgeburt bei ausländischen Müttern gegenüber Schweizer Müttern erhöht, nicht jedoch die Säuglingssterblichkeit. Auch bei ledigen, geschiedenen oder verwitweten Müttern ist die Säuglingssterblichkeit höher als bei verheirateten. Besonders gefährdet sind dabei Mütter ohne soziales Netz. Zudem gibt es auch in der Schweiz regionale Unterschiede bei der Säuglingssterblichkeit.

5.3.2 Frühkindliche Risikofaktoren für spätere Erkrankungen

Gewichtszunahme nach der Geburt

Kinder, die nach der Geburt sehr schnell an Gewicht zunehmen, haben ein erhöhtes Risiko, als Erwachsene an Diabetes mellitus Typ 2 zu erkranken. Eine Ursache für zu schnelles Wachstum und späteres Übergewicht ist die Ernährung mit Hilfe *künstlicher Säuglingsnahrung*. Eine Metaanalyse konnte zeigen, dass flaschenernährte Kinder im Vergleich zu gestillten Kindern ein höheres Risiko für späteres Übergewicht haben (s. Box 5.3.1). Übergewicht in der Kindheit wiederum ist ein bekannter Risikofaktor für die Entwicklung von Übergewicht und metabolischem Syndrom[46] im Erwachsenenalter.

Sozioökonomischer Status

Auch der *sozioökonomische Status* der Familie, in die das Kind hineingeboren wird, wirkt sich auf das Risiko für Übergewicht im Erwachsenenalter aus. Dies gilt nicht nur für den Zeitpunkt der Geburt, sondern für die gesamte Kindheit und Jugend. Kinder und Jugendliche mit niedrigem sozioökonomischem Status haben ein überdurchschnittlich hohes Risiko, übergewichtig zu werden (s. Kap. 1.3.2). Die Ursache ist sehr wahrscheinlich eine ungesündere Ernährung in sozial schwächeren Familien.

---

46 Als *metabolisches Syndrom* bezeichnet man eine Kombination aus bauchbetonter Adipositas, Bluthochdruck und Störungen des Fett- und Zuckerstoffwechsels.

Ähnliches gilt für den beobachteten Zusammenhang zwischen dem Tabakkonsum der Mutter während der Schwangerschaft sowie dem Passivrauchen während der Kindheit und späterem Übergewicht beim Kind. Auch hier wird vermutet, dass eine ungesündere Ernährung in den Familien, in denen geraucht wird, zum Übergewicht bei den Kindern beiträgt.

Box 5.3.1: Die Bedeutung des mütterlichen Mikrobioms und des Stillens für die Gesundheit des Kindes

In den letzten Jahren wurde viel zum Zusammenhang zwischen Ernährung und Darmflora (enterales Mikrobiom) sowie zwischen Darmflora und Gesundheit geforscht. Dabei wurden verschiedenste Zusammenhänge aufgedeckt, wobei noch nicht immer klar ist, welche hiervon ursächlicher Natur sind. Für eine gesunde Entwicklung der neugeborenen Kinder sind die Zusammenhänge zwischen Geburtsmodus (vaginale Geburt oder Kaiserschnitt), erster Ernährung und der Entstehung der Darmflora von besonderer Bedeutung. Bei einer vaginalen Geburt ist die vaginale Bakterienflora der Mutter ausschlaggebend für die bakterielle Erstbesiedelung des Kindes. Eine gesunde vaginale Bakterienflora der Mutter wirkt sich positiv auf das kindliche Mikrobiom und die kindliche Gesundheit aus. Bei Kindern, die auf vaginalem Weg zur Welt kamen, fanden sich später weniger allergische und asthmatische Erkrankungen als bei Kindern nach Kaiserschnittgeburten. Auch hatten sie weniger Übergewicht und entsprechende Folgeerkrankungen. Einen ähnlichen Einfluss auf die kindliche Entwicklung hat die erste Ernährung des Kindes. Gestillte Kinder zeigen eine bessere Entwicklung der Darmflora, weniger Krankheiten und weniger Übergewicht als Kinder, die mit der Flasche ernährt wurden.

Der sozioökonomische Status der Familie ist jedoch nicht nur in Bezug auf das Übergewicht bei Kindern von Bedeutung, sondern auch im Hinblick auf viele andere gesundheitsrelevante Aspekte. Hierzu gehören z. B. auch *Gewalt gegenüber Kindern* und *Vernachlässigung*, welche nicht nur zu verschiedensten akuten und chronischen körperlichen Schädigungen führen können, sondern oft auch erhebliche negative Auswirkungen auf die kognitive und sozio-emotionale Entwicklung der betroffenen Kinder haben. In Deutschland wird die Zahl der vernachlässigten Kinder für das Jahr 2017 auf über 27.000 geschätzt, die Zahl der körperlich misshandelten auf fast 12.000 und die Zahl der sexuell misshandelten Kinder auf mehr als 2.000. Auch in der Schweiz, wo die entsprechenden Fälle von Spitälern und Kliniken systematisch erfasst werden, verharren die Zahlen seit Jahren auf hohem Niveau. Für 2018 meldeten sie insgesamt 1.502 Fälle von vermuteter oder gesicherter Kindesmisshandlung, die ambulant oder stationär behandelt wurden. Oft geschahen Gewalttaten und sexuelle Übergriffe innerhalb der Familien, ein Drittel aller misshandelten Kinder war jünger als vier Jahre.

5.3.3 Gesundheitsförderung und Prävention

Zu den wichtigsten gesundheitsfördernden und präventiven Maßnahmen im frühen Kindesalter gehören neben der alltagspraktischen Unterstützung der jungen Familien auch weitere niederschwellige *Frühe Hilfen*, wie sie beispielsweise das *Nationale Zentrum Frühe Hilfen* in Deutschland erarbeitet hat.

Präventionsmaßnahmen zur Verhinderung von Frühgeburten: Wichtigste Präventionsmaßnahme ist hier die Aufklärung der Schwangeren. Nur wenn eine schwangere Frau in der Lage ist, Störungen oder Ungewöhnliches während der Schwangerschaft zu erkennen, kann sie Hilfe hinzuziehen. Am Arbeitsplatz müssen arbeitsschutzrechtliche Vorgaben eingehalten werden. So regeln z. B. in Deutschland die *Mutterschutzbestimmungen*, dass für schwangere Frauen Nachtarbeit und das Heben von schweren Lasten ebenso wie langes Stehen oder Fließbandarbeit nicht erlaubt sind (s. a. Kap. 7).

Neugeborenen-Screening: In den ersten Tagen nach der Geburt wird ein Tropfen Fersenblut entnommen, um mögliche *angeborene, behandelbare Stoffwechsel- und Hormonerkrankungen* zu diagnostizieren. Hierzu gehören u. a. Mukoviszidose, angeborene Hypothyreose, Adrenogenitales Syndrom (AGS), Phenylketonurie (PKU) und Ahornsirupkrankheit. Diese Erkrankungen können unbehandelt zu schweren körperlichen und geistigen Schädigungen sowie zum vorzeitigen Tod führen. Durch die frühe Diagnose ist eine Behandlung vor dem Einsetzen der ersten Krankheitserscheinungen möglich (s. a. *Screening*, Kap. 4.5). Beim *Neugeborenen-Hörscreening* handelt es sich um eine Untersuchung, mit deren Hilfe angeborene Hörstörungen festgestellt werden können. Ziel ist es, durch ein frühes Erkennen einer Hörschädigung das Restgehör möglichst frühzeitig zu stimulieren, um den Spracherwerb zu unterstützen.

Kinder-Vorsorgeuntersuchungen: In den deutschsprachigen Ländern sind regelmäßige *Vorsorgeuntersuchungen* vorgesehen. So werden z. B. in der Schweiz insgesamt 15 Untersuchungen ab der Geburt bis zum Alter von 14 Jahren angeboten. Dabei werden das Wachstum und die körperliche, kognitive und soziale Entwicklung beurteilt, um Entwicklungsverzögerungen und andere Auffälligkeiten möglichst frühzeitig zu erkennen. In Deutschland gibt es die entsprechenden *Früherkennungsuntersuchungen U1* (sofort nach der Geburt) *bis U9* (60. bis 64. Lebensmonat). Alle Untersuchungen werden im *Gelben Kinderuntersuchungsheft* dokumentiert. Im Alter von 12 bis 14 Jahren folgt dann die J1-Untersuchung, der Gesundheitscheck im Jugendalter. In Österreich werden nach der Geburt neun Untersuchungstermine für das Kind im Rahmen des *Mutter-Kind-Passes* angeboten.

Ein besonderer Bestandteil der Krankheitsprävention im frühen Kindesalter sind die regelmäßigen *Impfungen* gegen die wichtigsten Infektionskrankheiten mit hoher Krankheitslast (z. B. Poliomyelitis, Diphtherie, Tetanus, Hepatitis B). Hierzu gehören auch viele der sogenannten Kinderkrankheiten (u. a. Masern, Mumps, Röteln, Keuchhusten). Es gibt jeweils länderspezifische Impfpläne, in denen festgehalten wird, in welchem Alter welche Impfungen empfohlen werden (s. Kap. 9.4). Die durchgeführten Impfungen werden in einem speziellen Impfausweis dokumentiert.

Im Rahmen der U-Untersuchungen wird z. B. in Deutschland auch an die Angebote der *zahnärztlichen Vorsorge* erinnert. In vielen deutschen Bundesländern gibt es inzwischen auch *zahnärztliche Kinderpässe*, in denen die Befunde der zahnärztlichen Untersuchungen und Behandlungen festgehalten und dokumentiert werden.

Gesundheitsförderungs- und Präventionsprogramme: Verschiedene Gesundheitsförderungs- und Präventionsprogramme richten sich an Säuglinge und Kleinkinder mit ihren Eltern. Sie beschäftigen sich vor allem mit gesunder Ernährung und ausreichender Bewegung. So soll das Projekt „Purzelbaum" in der Schweiz mit einfachen und praxisnahen Mitteln für mehr Bewegung und gesunde Ernährung in Kitas und Kindergärten sorgen. Andere Projekte betreffen z. B. Gewalt gegen Kinder, wie etwa „KidsCare" des Vereins *Pinocchio Zürich*. Das Programm „Ich-bin-ich" für Kinder im Vorschulalter in Deutschland fördert die Entstehung eines positiven Selbstwertgefühls und den Erwerb von Konfliktlösefähigkeiten und Stressbewältigungsstrategien. Hierzu werden Module angeboten, die sich mit den Themen Körpererfahrung/Entspannung, Bewegung, Konfliktlösung und Ernährung beschäftigen.

Eine Zusammenfassung der wichtigsten gesundheitlichen Risikofaktoren im Neugeborenen- und Säuglingsalter und der entsprechenden präventiven Maßnahmen zeigt Tab. 5.2.

Tab. 5.2: Zusammenstellung von gesundheitlichen Risikofaktoren im Neugeborenen- und Säuglingsalter mit darauf basierenden präventiven Maßnahmen. (Quelle: modifiziert nach Habermann-Horstmeier L. Gesundheitsförderung bei Kindern und Jugendlichen mit Behinderung, Public Health Forum 2019;27(4):246–251)

Neugeborenen- und Säuglingsalter	
Risikofaktoren	– Chromosomenstörung
	– angeborene Behinderung
	– Geburtskomplikationen/niedriger APGAR-Wert
	– Frühgeburt
	– zu geringes Geburtsgewicht
	– erhöhtes Geburtsgewicht
	– ungenügende Versorgung mit Jod, Eisen, Vitamin B_{12}, Vitamin D
	– niedriger sozioökonomischer Status der Eltern
	– unsichere soziale Verhältnisse
	– gestörte Eltern-Kind-Bindung
	– Stress
	– anregungsarme Umwelt
	– sensorische und/oder emotionale Deprivation
	– ungenügende medizinische/pflegerische Versorgung
	– Faktoren aus der Umwelt (z. B. Chemikalien, die als endokrine Disruptoren wirken wie Bisphenol A, Phthalate, Polybromierte Biphenyle)

Tab. 5.2: (fortgesetzt)

Neugeborenen- und Säuglingsalter	

Gesundheits-fördernde und präventive Maß-nahmen (Kooperation mit Elternhaus, Partizipation der Eltern; Ziel: Empowerment)	– Präventionsmaßnahmen zur Verhinderung von Frühgeburten
	– arbeitsschutzrechtliche Maßnahmen für Wochenbett und Stillzeit
	– APGAR-Untersuchung
	– Neugeborenen-Screening im Hinblick auf angeborene, behandelbare Stoff-wechsel- und Hormonerkrankungen
	– Neugeborenen-Hörscreening
	– umfassende medizinische/pflegerische Versorgung
	– ausreichende Versorgung mit Jod, Eisen, Vitamin B_{12}, Vitamin D
	– Aufklärung der Eltern über die Risiken durch Umweltfaktoren wie z. B. schä-digende Chemikalien
	– Kinder-Vorsorgeuntersuchungen (in D: Früherkennungsuntersuchungen U1–U6)
	– Impfungen
	– Frühe Hilfen mit
	  – interdisziplinärer Frühförderung
	  – anderen sozialen Diensten
	  – speziellen Unterstützungsmaßnahmen für Eltern mit chronisch kranken Kindern und Kindern mit Behinderung bzw. von Behinderung bedrohten Kindern
	  – Maßnahmen der Integration bzw. Inklusion

5.4 Kindheit und Jugendalter

Nicole Bender

5.4.1 Subjektiver Gesundheitszustand

Verschiedene nationale und internationale Studien zum subjektiven Gesundheits-zustand von Kindern und Jugendlichen (z. B. die Europäische *KIDSCREEN Studie* oder die in verschiedenen europäischen Ländern durchgeführte WHO-Studie *Health Behaviour in School-aged Children [HBSC]*) zeigen, dass die überwiegende Mehrzahl der Kinder und Jugendlichen in der Schweiz, in Österreich und in Deutschland das eigene Wohlbefinden als ‚gut' bis ‚sehr gut' einschätzen. Einschränkungen gibt es bei Kindern und Jugendlichen mit chronischen körperlichen oder geistigen Beein-trächtigungen sowie bei Kindern und Jugendlichen aus sozioökonomisch benachtei-ligten Familien.

5.4.2 Risikofaktoren

Verschiedene typische Risikofaktoren des Kindes- und Jugendalters können Einfluss auf die subjektive oder objektive Gesundheit in dieser Lebensphase und darüber hinaus haben. So konnte die seit dem Jahr 2000 kontinuierlich in der Schweiz durchgeführte Studie *TREE* (Transitionen von der Erstausbildung ins Erwerbsleben) zeigen, dass rund ein Viertel aller Jugendlichen während ihrer Jugendzeit mehr als zehn sogenannte kritischer Ereignisse (z. B. Umzug oder Scheidung der Eltern) erleben. Diese hohe Zahl kritischer Ereignisse geht mit einem erhöhten Gesundheitsrisiko einher. Dabei wird Stress (s. Kap. 4.2.2) als eine der Hauptursachen angesehen.

Soziale Verhältnisse

Nach den Ergebnissen der *KiGGS-Studie* (Studie zur Gesundheit von Kindern und Jugendlichen in Deutschland) haben Kinder und Jugendliche aus Eineltern- und Stieffamilien ein höheres Risiko für Verhaltensprobleme und chronische Krankheiten sowie eine schlechtere gesundheitsbezogene Lebensqualität. Die *Schweizer HBSC-Studie* 2014 konnte zeigen, dass es bei Jugendlichen einen Zusammenhang zwischen dem Auftreten von körperlichen und psychischen Erkrankungen, dem Konsum von Alkohol und psychoaktiven Substanzen, von aggressivem Verhalten und ungesunden Strategien zur Gewichtskontrolle gibt. Die Befragung von 2018 zeigt, dass v. a. Jugendliche psychoaktive Substanzen konsumieren, die älter und männlich sind, die nicht in einer Mutter-Vater-Kind-Familie leben, deren Eltern wenig über ihr Leben wissen und die sich wenig durch ihre Familien unterstützt fühlen. Zudem fühlen sie sich häufiger durch die Schule gestresst, sind mit ihrem Leben unzufrieden, schätzen ihren eigenen Gesundheitszustand als schlecht ein und schlafen vor Schultagen üblicherweise weniger als 8 Stunden.

In Österreich zeigt sich in Bezug auf soziale Risikofaktoren ein komplexes Bild. Einerseits verringerten sich die Raten der Mobbing-Opfer und -Täter seit 2010 deutlich. Zudem ging der Anteil der SchülerInnen zurück, die im letzten Jahr in mindestens drei Raufereien verwickelt waren. Andererseits gefiel es 2018 deutlich weniger Mädchen und Jungen in der Schule „sehr gut" als 2010. Parallel dazu stieg der Anteil der SchülerInnen, die sich durch die Schule stark belastet fühlen. Allerdings gaben nun auch mehr SchülerInnen an, eine gute Beziehung zu ihren MitschülerInnen zu haben und zumindest einen Elternteil, mit dem sie persönliche Dinge besprechen können.

Eigenes Körperbild

Zu den wichtigen Risikofaktoren in diesem Lebensalter gehört auch die gestörte Wahrnehmung des eigenen Körpers. Eine Befragung in der Deutschschweiz (2015) ergab, dass sich dort fast 60 % der 13- bis 17-jährigen Mädchen zu dick fühlten und versuchten abzunehmen. Dass diese Selbsteinschätzung zum Großteil nicht mit der

Realität übereinstimmt, zeigen die Prävalenzen von Übergewicht und Adipositas bei Jugendlichen im deutschsprachigen Raum (s. Kap. 5.4.3). Bei den deutschen Jugendlichen im Alter zwischen 11 und 15 Jahren waren die Angaben mit 41,5 % (♀) und 30,4 % (♂) 2017/18 etwas niedriger. Die HBSC-Studie 2018 zeigte für Österreich ähnliche Zahlen.

Ernährung

In Deutschland und Österreich erreicht nur ein geringer Anteil der Kinder und Jugendlichen die von ErnährungsexpertInnen empfohlenen Obst- und Gemüsemengen. Bevorzugt gegessen werden noch immer Lebensmittel mit hoher Energiedichte sowie Fleisch und Wurstwaren. In der *KiGGS Welle 2* von 2017 zeigte sich, dass 21,1 % der 14- bis 17-jährigen Mädchen und 32,2 % der gleichaltrigen Jungen in Deutschland mindestens einmal täglich Süßgetränke konsumieren. Mädchen essen insgesamt weniger Fast-Food als Jungen. Ihr Fast-Food-Konsum hat sich in den letzten zehn Jahren kaum verändert. Bei den Jungen ist er – von einem erheblich höheren Niveau ausgehend – spürbar gesunken. Nach der *HBSC-Studie 2018* ist der Anteil der österreichischen Jungen und Mädchen deutlich zu niedrig, der täglich mindestens einmal Obst (♀ 43 %, ♂ 36 %) bzw. Gemüse isst (♀ 38 %, ♂ 27 %). Zudem essen dort 20 % aller SchülerInnen mehrmals wöchentlich stark fetthaltige und hochkalorische Speisen mit relativ geringem Nährwert (Kebab, Burger, Pizza etc.). In der Schweiz wurde in den letzten Jahren jedoch ein positiver Trend beim Konsum von Obst und Gemüse registriert.

Bewegung

Verschiedene Studien zeigen, dass die körperliche Aktivität bis ins frühe Teenager-Alter zunimmt, insbesondere bei Mädchen dann jedoch wieder sinkt. Kinder und Jugendliche mit niedrigem sozialem Status treiben deutlich seltener Sport, ebenso Kinder und Jugendliche mit Migrationshintergrund. Diese Muster ähneln sich in der Schweiz und in Deutschland. So sind Jugendliche, die viel Zeit mit elektronischen Medien verbringen, erwartungsgemäß weniger körperlich aktiv. Die SOPHYA-Studie (*Swiss Children's Objectively Measured Physical Activity*) zeigte 2017, dass 6- bis 11-jährige Jungen aktiver sind als Mädchen. Kinder mit Geschwistern bewegen sich mehr als Einzelkinder. Zudem hat das Bewegungsverhalten der Eltern einen starken Einfluss auf das der Kinder. Ein hohes Arbeitspensum der Eltern wirkt sich dabei negativ aus. Kinder von Eltern mit hoher Bildung und gutem Einkommen treiben überdurchschnittlich häufig Sport. Laut der letzten *Health Behaviour in Schoolaged Children*-Studie (HBSC 2017/18) rangiert die Schweiz im europäischen Vergleich an drittletzter Stelle. In Österreich sind unter den SchülerInnen der Schulstufen 5 bis 11 die Jungen im Schnitt 4,5 Tage und die Mädchen 3,5 Tage pro Woche für mindestens eine Stunde täglich körperlich aktiv. Etwas mehr als die Hälfte der Jungen und ein Drittel der Mädchen betreiben mindestens viermal pro Woche intensiv Sport.

Substanzgebrauch

In den letzten Jahren gab es eine deutliche Reduktion sowohl des Alkohol- als auch des Tabakkonsums bei den Jugendlichen im deutschsprachigen Raum. In Deutschland sank die Raucherquote bei den 12- bis 17-Jährigen zwischen 2008 und 2018 von 20 % auf 6,6 %. In der Schweiz gaben 2018 insgesamt 16,6 % der 11- bis 15-jährigen Jungen und 15,2 % der gleichaltrigen Mädchen an, gelegentlich zu rauchen. In Österreich rauchen derzeit mehr Mädchen als Jungen (♂ 12,5 %, ♀ 18,1 %). Allerdings steigt die Rate der NichtraucherInnen unter den österreichischen Jugendlichen seit 2010 kontinuierlich an. Auch der Anteil der Jugendlichen, die mindestens einmal wöchentlich Alkohol trinken, fiel in Deutschland von 21,2 % im Jahr 2004 auf 8,7 % im Jahr 2018. Trotz des Rückgangs beim Alkoholkonsum gaben in der Schweiz im Rahmen der *HBSC-Studie 2018* noch 46 % der Jungen und 41 % der Mädchen an, in den letzten 30 Tagen vor der Befragung Alkohol konsumiert zu haben. In Österreich waren es mit 50,3 % (♂) bzw. 49,8 % (♀) noch etwas mehr. Insgesamt zeigt sich, dass sozioökonomisch schlechter gestellte Jugendliche häufiger rauchen und mehr Alkohol trinken. Beim Konsum von Cannabis findet sich ein deutlicher Unterschied zwischen Jungen und Mädchen. Nach der *HBSC-Studie 2018* konsumierten in der Schweiz 13,7 % (♂) bzw. 8,7 % (♀) der 15-Jährigen im Monat vor der Befragung Cannabis. In Österreich liegt der Anteil derzeit bei 18,0 % (♂) bzw. 7,5 % (♀).

Soziale Medien

In Deutschland spielten 2014 insgesamt 58,1 % der 15-jährigen Jungen und 40,7 % der gleichaltrigen Mädchen mindestens zwei Stunden täglich Computerspiele über eine Spielkonsole oder am Computer. Eine repräsentative Umfrage der Uniklinik Hamburg zeigte 2018, dass etwa 85 % der 12- bis 17-Jährigen im Durchschnitt knapp drei Stunden täglich mit sozialen Medien verbringen. Nach der repräsentativen Studie *JAMES* (2018) machen fast alle Jugendlichen in der Schweiz täglich etwa 3 Stunden von Handy und Internet Gebrauch und sind dabei auch in mehreren sozialen Medien aktiv. Das Handy ist inzwischen ein ständiger Begleiter und wird vielfältig genutzt, v. a. auch zum Musikhören. Videogames werden durchschnittlich ca. eine Stunde pro Tag gespielt. Über das Internet hatte etwa die Hälfte der Jugendlichen schon Kontakt zu einer fremden Person, etwa ein Viertel wurde bereits Opfer von Cybermobbing. In Österreich beschäftigten sich 2018 ein Viertel aller Mädchen und ein Fünftel aller Jungen mehr als fünf Stunden täglich im Sitzen oder Liegen mit ihrem Handy. Eine stark auffällige Nutzung von sozialen Medien zeigen 9 % aller SchülerInnen, betroffen sind etwas mehr Mädchen als Jungen.

Zu den möglichen gesundheitlichen Auswirkungen der übermäßigen Nutzung entsprechender Geräte und sozialer Medien gehören nicht nur der negative Einfluss auf das Bewegungs-, Ess- und Sozialverhalten sowie die Gefahr der Entwicklung eines suchtähnlichen Verhaltens, sondern auch die Zunahme der Kurzsichtigkeit. Diese Entwicklung wurde in den westlichen Ländern schon seit einigen Jahrzehnten beobachtet und auf das häufige Lesen (Nahsicht) und den überwiegenden Aufenthalt in Innenräumen (wenig Tageslicht) im Kindesalter zurückgeführt. Die rasante Zunahme der Kurzsichtigkeit in den asiatischen Ländern in den letzten Jahren stützt diese These. Auch in Europa nimmt die Kurzsichtigkeit bei Kindern und Jugendlichen weiter zu, insbesondere bei exzessiver Nutzung kleinformatiger Geräte, die sehr nahe vor die Augen gehalten werden. In Deutschland sind mittlerweile etwa 50 % der Jugendlichen kurzsichtig, wobei die Tendenz weiter steigend ist. In China sind es inzwischen sogar 95 %. Das genaue Zusammenspiel von genetischer Veranlagung, Lichtverhältnissen und Nahsicht im Kindesalter sowie möglicher weiterer Risikofaktoren ist jedoch noch nicht abschließend erforscht.

Sexualität

Während in Österreich 2018 ca. 30 % der SchülerInnen der Stufen 9 und 11 angaben, bereits Geschlechtsverkehr gehabt zu haben, sind es bei den 15-jährigen SchülerInnen in der Schweiz 17 % (♂) bzw. 13 % (♀). Bei den deutschen 15-Jährigen waren es im selben Zeitraum 19,7 % der Jungen und 16,7 % der Mädchen. Die meisten Jugendlichen verwenden beim Geschlechtsverkehr ein Verhütungsmittel, am häufigsten das Kondom. Bei der Anwendung von hormonellen Verhütungsmitteln („Pille") gibt es deutliche Unterschiede innerhalb der deutschsprachigen Länder, mit der häufigsten Anwendung in Deutschland und der geringsten in der Schweiz. In Österreich war das Kondom 2018 das von Jugendlichen am häufigsten genutzte Verhütungsmittel. In ca. 33 % aller Fälle wurde es allein, in 31 % gemeinsam mit der Anti-Baby-Pille verwendet. Ungefähr 11 % der sexuell aktiven österreichischen SchülerInnen verhüteten beim letzten Verkehr gar nicht oder mit einer anderen Methode.

Die Zahl der Schwangerschaften im Teenager-Alter sinkt jedoch in den deutschsprachigen Ländern seit Jahren kontinuierlich. In Deutschland haben im Jahr 2017 insgesamt 7,8 von 1.000 10- bis 18-jährigen Frauen ein Kind geboren, 4,5 von 1.000 haben sich für einen Schwangerschaftsabbruch entschieden. In der Schweiz sind die Zahlen noch etwas niedriger. Als Hauptgrund für die sinkende Zahl der Teenager-Schwangerschaften wird die verbesserte Aufklärung genannt.

Der häufigste sexuell übertragbare Krankheitserreger bei Jugendlichen ist das Bakterium *Chlamydia trachomatis*. Laut der in der *KiGGS-Studie* 2012 befragten Jugendlichen wurde bei ca. 4,5 % der sexuell aktiven 15- bis 19-jährigen Frauen in Deutschland eine Chlamydien-Infektion diagnostiziert. Auch in der Schweiz sind die 15- bis 24-jährigen Frauen am häufigsten mit Chlamydien infiziert. In den letzten Jahren ist zudem die Zahl anderer sexuell übertragbarer Krankheiten wie Syphilis, Gonorrhoe, Herpes genitalis und HPV wieder angestiegen. Dies wird v. a. auf den sorgloseren und leichtfertigeren Umgang mit der Gefahr einer Ansteckung zurückgeführt – insbesondere während der Urlaubszeit. Einer der Gründe für diese Einstellungsänderung ist die geringere Angst vor einer Ansteckung mit HIV (s. Kap. 9.3.2), da inzwischen hochwirksame HIV-Medikamente zur Verfügung stehen.

Bestimmte Typen *Humaner Papillomviren (HPV)* können durch Geschlechtsverkehr übertragen werden und zur Entstehung von Gebärmutterhalskrebs und anderen bösartigen Tumoren beitragen. In Deutschland waren 2015 jedoch nur 31,3 % der 15-jährigen Mädchen und Jungen gegen HPV geimpft. Auch in der Schweiz liegt die HPV-Impfquote trotz verschiedener Impfprogramme unter 60 %.

5.4.3 Epidemiologie alterstypischer Erkrankungen

Akute Erkrankungen

Die mit Abstand häufigsten akuten Erkrankungen bei Kindern und Jugendlichen sind akute Atemwegserkrankungen. Die *KiGGS-Studie 2007* konnte zeigen, dass in Deutschland 89 % der Kinder und Jugendlichen in den letzten zwölf Monaten vor der Befragung an einer solchen Infektion erkrankt waren. Ebenfalls recht häufig waren Magen-Darm-Infektionen (47 %) und Herpes-Infektionen (13 %). Bei den Kinderkrankheiten wurden folgende Lebenszeitprävalenzen festgestellt: Windpocken 71 %, Scharlach 24 %, Keuchhusten 8,7 %, Röteln 8,5 %, Masern 7,4 % und Mumps 4,0 %.

Chronische Erkrankungen

In Deutschland leiden etwa 16 % der Kinder und Jugendlichen an einer chronischen Erkrankung, in Österreich sind es laut *HBSC-Studie 2018* etwa 20 %. Die häufigsten chronischen Erkrankungen im Kinder- und Jugendalter in Deutschland zeigt Tab. 5.3.

Tab. 5.3: Lebenszeitprävalenz der häufigsten chronischen Erkrankungen im Kindes- und Jugendalter (0 bis 17 Jahre), unterschieden nach Geschlecht. Zusätzlich zum häufigsten Erstdiagnosealter wird in Klammern die Lebenszeitprävalenz für diesen Altersabschnitt genannt. (Quelle: Habermann-Horstmeier, auf der Basis der Daten von Schlaud et al., 2007 [*KiGGS Welle 1*])

Diagnose	Mädchen	Jungen	Gesamt	Häufigstes Erstdiagnosealter
Obstruktive Bronchitis	10,5 %	16,0 %	13,3 %	3 bis 6 Jahre (16,3 %)
Neurodermitis	13,4 %	13,0 %	13,2 %	7 bis 10 Jahre (15,1 %)
Heuschnupfen	8,9 %	12,5 %	10,7 %	14 bis 17 Jahre (18,4 %)
Skoliose	6,0 %	4,4 %	5,2 %	14 bis 17 Jahre (11,1 %)
Asthma	3,9 %	5,5 %	4,7 %	11 bis 17 Jahre (7,0 %)
Epilepsie/Krampfanfall	3,3 %	3,7 %	3,6 %	7 bis 10 Jahre (4,3 %)
Migräne	2,8 %	2,1 %	2,5 %	14 bis 17 Jahre (5,4 %)
Herzkrankheiten	2,8 %	2,8 %	2,8 %	0 bis 2 Jahre (3,4 %)
Diabetes mellitus	0,16 %	0,12 %	0,14 %	14 bis 17 Jahre (0,19 %)

Übergewicht und Adipositas: Nach der *KiGGS-Studie* waren 2007 insgesamt 15 % der in Deutschland lebenden 3- bis 17-jährigen Kinder und Jugendlichen übergewichtig, 6,3 % waren adipös. Diese Werte sind seither stabil geblieben. Ein erhöhtes Risiko fand man bei Kindern und Jugendlichen aus Familien mit sozioökonomisch niedrigem Status und aus Familien mit Migrationshintergrund sowie bei Kindern übergewichtiger Mütter. In Österreich stieg der Anteil der Schulkinder mit leichtem Übergewicht von 2008 (11 %) bis 2012 (17 %) an, während die Adipositas-Häufigkeit im gleichen Zeitraum bei den Mädchen sank und bei den Jungen gleichblieb. Eine *HBSC-Validierungsstudie* zeigte, dass 2018 etwa 20 % der österreichischen SchülerInnen übergewichtig oder adipös waren. Wie in Deutschland und Österreich steigt auch in der Schweiz die Zahl der übergewichtigen Kinder und Jugendlichen mit dem Alter an (Basisstufe: 12 %, Mittelstufe: 18 %, Oberstufe: 21 %). Auch hier haben sich die Zahlen in den letzten Jahren stabilisiert.

Essstörungen: In Deutschland gaben 2007 insgesamt 29 % der Mädchen und 15 % der Jungen Symptome einer Essstörung an. Im Jahr 2013 machten 21,8 % der Mädchen und 11,9 % der Jungen eine Diät, um abzunehmen. Bei österreichischen Mädchen nimmt das Gefühl, zu dick zu sein, bis zur Schulstufe 9 kontinuierlich zu und erreicht dann Werte von über 40 % (*HBSC-Studie* 2018). Kinder aus sozioökonomisch schwächeren Familien und Familien mit Migrationshintergrund haben ein erhöhtes Risiko. Zahlen aus der Schweiz zeigen, dass das Durchschnittsalter der Betroffenen zu Beginn einer *Anorexia nervosa*[47] bei 18 Jahren liegt.

Molaren-Inzisiven-Hypomineralisation (MIH, Kreidezähne): Typisch für die MIH ist eine zu geringe Mineralisation der Backen- und Schneidezähne im Kindesalter. Der Zahnschmelz ist verfärbt, porös und brüchig. Die betroffenen Zähne sind besonders empfindlich und schmerzen, nicht selten müssen sie bereits im Kindesalter entfernt werden. In Deutschland ist inzwischen fast ein Drittel der Zwölfjährigen betroffen. Die genauen Ursachen der MIH sind derzeit noch unbekannt. Diskutiert werden Umweltfaktoren und Erkrankungen (z. B. Sauerstoffmangel unter der Geburt, schwere Infektionen in den ersten drei Lebensjahren, Asthma bronchiale, eine häufige Antibiotikagabe und Weichmacher wie Bisphenol A). Aufgrund der noch unbekannten Ursachen ist derzeit eine Prävention nicht möglich.

Allergien: Es gibt deutliche Hinweise darauf, dass die Häufigkeit allergischer Erkrankungen – insbesondere auch des allergischen Asthmas – in den letzten Jahren zugenommen hat. Man geht heute davon aus, dass der frühe Kontakt zu Mikro-

---

47 Die *Anorexia nervosa* oder Magersucht ist eine psychisch bedingte Essstörung, die u. a. durch einen selbst herbeigeführten Gewichtsverlust, Untergewicht und eine Körperschemastörung gekennzeichnet ist.

organismen, wie sie vermehrt auf dem Land auftreten, einen schützenden Effekt hat (Hygiene-Hypothese, s. Kap. 8.6). In Deutschland zeigt die *KiGGS Welle 2*, dass es seit 2007 zu einer Stabilisierung der Asthmaprävalenz bei den Mädchen (2007: 3,1 %; 2017: 3,0 %) und zu einer leichten Zunahme bei den Jungen kam (2007: 4,2 %; 2017: 5,0 %).

Psychische Störungen: Etwa 20 % der Kinder und Jugendlichen in Deutschland zeigten 2007 Anzeichen für psychische Auffälligkeiten. Eine der häufigsten Diagnosen war dabei die Aufmerksamkeitsdefizit-/Hyperaktivitätsstörung ADHS mit einer Prävalenz von 5,0 %. Das Risiko war bei Jungen und bei Kindern aus sozioökonomisch schwächeren Familien erhöht. Die *KiGGS Welle 2* von 2017 ergab, dass 55 % der damals als psychisch auffällig erfassten Kinder inzwischen unauffällig waren, während von den damals Unauffälligen nun 12 % psychisch auffielen. Insgesamt zeigen mehr Jungen als Mädchen psychische Störungen, Kinder im Vorschul- und Grundschulalter sind häufiger betroffen. In Österreich wurde im Rahmen der *HBSC-Studie 2018* auch das emotionale Wohlbefinden von SchülerInnen gemessen. Diese gaben an, sich mit zunehmendem Alter weniger gut und aktiv zu fühlen. Bei den Mädchen war ein deutlicher Einbruch mit Beginn der Pubertät zu beobachten. Bei den Jungen war dieser Einbruch weniger stark ausgeprägt, das emotionale Befinden wurde aber ebenfalls mit zunehmendem Alter kontinuierlich schlechter.

5.4.4 Gesundheitsförderung und Prävention

Im deutschsprachigen Raum befassen sich die meisten gesundheitsfördernden Programme, die sich an Kinder und Jugendliche richten, mit der Prävention von Übergewicht, von Substanzgebrauch und von sexuell übertragbaren Krankheiten. Einige dieser Programme wurden speziell für benachteiligte Gruppen (z. B. Kinder und Jugendliche mit Migrationshintergrund oder aus Familien mit niedrigem sozioökonomischem Status) konzipiert. In Deutschland finden sich z. B. auf der Internetseite des Kooperationsverbundes Gesundheitliche Chancengleichheit rund 800 Projekte zur Gesundheitsförderung bei sozial benachteiligten Kindern und Jugendlichen.

Eine Zusammenfassung von gesundheitlichen Risikofaktoren im Kindes- und Jugendalter und den entsprechenden präventiven Maßnahmen zeigt Tab. 5.4.

Tab. 5.4: Zusammenstellung von gesundheitlichen Risikofaktoren im Kindes- und Jugendalter mit darauf basierenden präventiven Maßnahmen. (Quelle: modifiziert nach Habermann-Horstmeier L. Gesundheitsförderung bei Kindern und Jugendlichen mit Behinderung, Public Health Forum 2019;27 (4):246–251)

	Klein- und Schulkinder	Jugendliche
Risikofaktoren	– Fehlen von Schutz und Sicherheit → Stress – schlechte soziale Verhältnisse – ungesunde Ernährung – mangelnde Bewegung – ungenügende Körperpflege – keine gesundheitsfördernde materielle und soziale Umgebung – ungenügende medizinische/pflegerische Versorgung – ungenügende Lernumgebung	– Fehlen von Schutz und Sicherheit → Stress – schlechte soziale Verhältnisse – keine gesundheitsfördernde materielle und soziale Umgebung – ungenügende Lernumgebung – ungenügende medizinische/pflegerische Versorgung – ungesunde Ernährung – mangelnde Bewegung – ungenügende Körperpflege – Fehlen einer Peergroup und Mangel an altersentsprechenden sozialen Erfahrungen – negatives Körperbild – ggf. auch Schlafmangel, Substanzmissbrauch (Rauchen, Alkohol etc.), risikobehafteter Umgang mit Internet und Online-Spielen etc.

Gesundheitsfördernde und präventive Maßnahmen (dabei Berücksichtigung von Partizipation & Empowerment)	– Kinder-Vorsorgeuntersuchungen (in D: Früherkennungsuntersuchungen U7–U11)
	– Impfungen
	– frühe Hilfen mit
	  – interdisziplinärer Frühförderung
	  – Kinder- und Jugendhilfe
	  – anderen sozialen Diensten
	  – speziellen Unterstützungsmaßnahmen für Kinder mit chronischen Erkrankungen, Kinder mit Behinderung und deren Eltern
	– umfassende medizinische/therapeutische/pflegerische Versorgung
	– spezielle Lernumgebung, die auf die individuellen Bedürfnisse und Fähigkeiten der Kinder eingeht
		– Jugend-Vorsorgeuntersuchungen (In D: Früherkennungsuntersuchungen J1 + J2)
		– Impfungen
		– umfassende medizinische/therapeutische/pflegerische Versorgung
		– Förderung sozialer Kontakte zu Gleichaltrigen
		– spezielle Lernumgebung, die auf die individuellen Bedürfnisse und Fähigkeiten eingeht
		– speziell auf die Fähigkeiten und Bedürfnisse der Jugendlichen zugeschnittene Maßnahmen der Bewegungsförderung, der Förderung einer gesunden Ernährung und der Suchtprävention
		– spezielle Unterstützungsmaßnahmen für Jugendliche mit chronischen Erkrankungen/Behinderung im Hinblick auf ihre Bedürfnisse und Fähigkeiten
		– Maßnahmen der Integration bzw. Inklusion

Klein- und Schulkinder	Jugendliche
– speziell auf die Altersgruppen, Fähigkeiten und Bedürfnisse der Kinder zugeschnittene Maßnahmen der Bewegungsförderung und der Förderung einer gesunden Ernährung – Maßnahmen der Integration bzw. Inklusion	

5.5 Erwachsenenalter

Lotte Habermann-Horstmeier, Anita Rieder

Der Begriff des ‚Erwachsenenalters‘ wird oft untergliedert in ein *frühes Erwachsenenalter* (18. bis 35. Lebensjahr), ein *mittleres Erwachsenenalter* (35. bis 65. Lebensjahr) und ein *höheres Erwachsenenalter* (kurz: ‚Alter‘; ab dem 65. Lebensjahr). In den meisten Ländern ist man heute nach dem Gesetz mit 18 Jahren volljährig. Obwohl die körperliche Reife durchschnittlich mit 18 bis 21 Jahren abgeschlossen ist, dauert die soziale Reife oft noch deutlich länger. Während vor 100 Jahren die meisten jungen Menschen im deutschsprachigen Raum die Schule bereits mit 14 Jahren oder sogar noch früher verließen und dann über eine Berufstätigkeit in die Erwachsenenwelt hineinwuchsen, sind viele junge Menschen heute 18 Jahre oder älter, wenn sie mit ihrer Berufsausbildung beginnen. Dies hat zur Folge, dass junge Erwachsene zunehmend länger bei ihren Eltern leben.

5.5.1 Familie

Die Karriereplanung ist somit heute ein wichtiger Grund dafür, dass viele junge Erwachsene eine Familiengründung weiter nach hinten verschieben. Anders als noch vor einigen Jahrzehnten wird von jungen Frauen und Männern gleichermaßen erwartet, dass sie beruflich erfolgreich sind. Junge Frauen sind inzwischen in vielen westlichen Industrienationen besser ausgebildet als ihre männlichen Kollegen. Dies trägt dazu bei, dass auch für viele Frauen das berufliche Fortkommen im Vordergrund steht. Die Tendenz zur späteren Paarbindung und Familiengründung wird am durchschnittlichen Heiratsalter sichtbar. Zwischen 1991 und 2017 hat sich das durchschnittliche Heiratsalter in Deutschland bei ledigen Frauen von 26 auf 31,7 Jahre, bei ledigen Männern von 28,5 auf 34,2 Jahre erhöht. In der Schweiz und in Österreich ist man bei der Erstheirat im Durchschnitt ein wenig jünger.

Kinderwunsch

Das durchschnittliche Alter der Frauen bei der Geburt ihres ersten Kindes, das in Deutschland Anfang der 1970er Jahre noch bei etwa 24 Jahren lag, ist inzwischen auf fast 30 Jahre angestiegen. Im Durchschnitt bekommt eine Frau in Deutschland 1,57 Kinder. In der Schweiz und in Österreich liegen die Geburtenziffern mit 1,54 (CH) bzw. 1,49 (A) noch etwas niedriger. Etwa 21 % der Frauen in Deutschland bleiben ohne Kind. Akademikerinnen sind besonders häufig kinderlos (Kinderlosenquote: 26 %). Die endgültige Kinderlosenquote liegt in Deutschland derzeit bei etwa 21 % der Frauen eines Geburtsjahrganges. Zu den häufigsten Gründen für ungewollte Kinderlosigkeit gehören der fehlende Partner, die berufliche oder finanzielle Situation sowie Fertilitätsprobleme.

Schwangerschaft und Geburt

Wenn der Kinderwunsch im Lebensverlauf weiter nach hinten verschoben wird, ist eine Schwangerschaft auf natürlichem Wege oft nicht mehr möglich. Viele Paare versuchen dann, eine Schwangerschaft mit Hilfe assistierter Reproduktion[48] zu erreichen. Die Mehrheit der Frauen in Kinderwunsch-Behandlung in Deutschland sind daher 35 Jahre und älter. Die auf diese Weise entstandenen Kinder haben ein höheres Risiko, dass sie im Rahmen einer Mehrlingsschwangerschaft geboren werden, sowie für vorgeburtliche Wachstumseinschränkungen (intrauterine Wachstumsrestriktion), ein niedriges Geburtsgewicht, Fehlbildungen und Frühgeburt. Inzwischen entstehen in Deutschland knapp 3 % der lebendgeborenen Kinder durch künstliche Befruchtung.

In den letzten Jahren ist die Zahl der Mehrlingsgeburten deutlich angestiegen. Die Gründe hierfür liegen jedoch nicht nur in der assistierten Reproduktion, sondern auch in der zunehmenden Verschreibung von Eisprung auslösenden Medikamenten (z. B. Clomifen) an Frauen, die Probleme haben, schwanger zu werden. Das höhere Durchschnittsalter der Mutter bei der Geburt führt ebenso wie die zunehmende Zahl an übergewichtigen jungen Frauen (s. Kap. 5.5.3) und die zunehmende Zahl an Mehrlingsschwangerschaften dazu, dass mittlerweile in Deutschland eine hohe Anzahl der Schwangerschaften als *Risikoschwangerschaften* eingeschätzt werden[49]. Der Prozentsatz an Geburten, die heute durch *Kaiserschnitt* erfolgen, liegt im deutschsprachigen Raum bei etwa 30 % (1991: 15 %). Die deutschsprachigen Länder gehören weltweit zu den Ländern mit der geringsten Müttersterblichkeit. Zu Beginn des 20. Jahrhunderts starben z. B. in Deutschland noch durchschnittlich 300 bis

---

48 Z. B. durch Intrauterine Insemination, künstliche Befruchtung (In-vitro-Fertilisation), Intrazytoplasmatische Spermieninjektion [ICSI] und/oder Embryotransfer.
49 Ein weiterer Grund hierfür ist, dass die Grenzwerte und Akzeptanzschwellen für das Eingehen bestimmter Risiken bei einer Schwangerschaft in den letzten Jahren verschärft wurden.

350 Mütter pro 100.000 lebendgeborene Kinder. Heute sind es in Deutschland, Österreich und der Schweiz 4 bis 6 Frauen pro 100.000 Lebendgeborene.

Mehrfachbelastung

Die zunehmenden Anforderungen aus Familie, Beruf und Karriere (s. Kap. 5.5.2) führen dazu, dass v. a. die heute 30- bis 40-Jährigen über eine Mehrfachbelastung klagen. Für diesen Lebensabschnitt wurde daher auch der Begriff der „Rushhour des Lebens" geprägt. Gründe für die Mehrfachbelastung sind späte Elternschaft, ein später Start in das Berufsleben und verstärkte Karriereansprüche an Männer und Frauen. In einer relativ kurzen Zeitspanne müssen viele Entscheidungen getroffen und umgesetzt werden, die für das weitere Leben von großer Bedeutung sind. Es ist daher nachzuvollziehen, dass sich in dieser Altersgruppe überdurchschnittlich viele Menschen gestresst fühlen (in Deutschland 80 % der 36- bis 45-Jährigen). Hierunter sind deutlich mehr Frauen als Männer. Berufstätige Eltern – insbesondere berufstätige Mütter – haben eine ungünstigere Work-Life-Balance. Sie treiben kaum Sport und schlafen nicht ausreichend. Die fehlende Erholung kann mit dazu beitragen, dass sich chronische Erkrankungen entwickeln (s. Kap. 5.5.3).

5.5.2 Beruf

Krankschreibungen

Es gibt Anzeichen dafür, dass die Mehrfachbelastungen fünf bis zehn Jahre später mit dazu beitragen, dass die Krankschreibungen aufgrund von Muskel-Skelett- und Herz-Kreislauf-Erkrankungen sowie psychischen Störungen zunehmen. Insgesamt ist die Zahl der Krankmeldungen bei den Jüngeren (< 25 Jahre) zwar deutlich höher als in späteren Lebensaltern, doch steigt die durchschnittliche Dauer der Arbeitsunfähigkeit mit dem Alter kontinuierlich an. Die häufigste Ursache für eine Krankschreibung sind in Deutschland – meist infektiöse – Atemwegserkrankungen, die oft nur von kurzer Dauer sind. Atemwegserkrankungen erscheinen daher bei den Arbeitsunfähigkeitstagen hinter den Erkrankungen des Bewegungsapparates mit deutlichem Abstand erst an zweiter Stelle (s. Abb. 7.7). Die Zahl der Arbeitsunfähigkeitstage durch Muskel- und Skeletterkrankungen nimmt mit dem Alter deutlich zu (Abb. 5.5).

Verlängerung der Lebensarbeitszeit

Wegen der deutlichen Zunahme der Lebenserwartung bei gleichzeitig niedriger Geburtenziffer wird in vielen westlichen Industriestaaten über eine Verlängerung der Lebensarbeitszeit diskutiert. Aus gesundheitlicher Sicht sollten frühzeitig erste Maßnahmen des altersgerechten Betrieblichen Gesundheitsmanagements (s. Kap. 7.4) er-

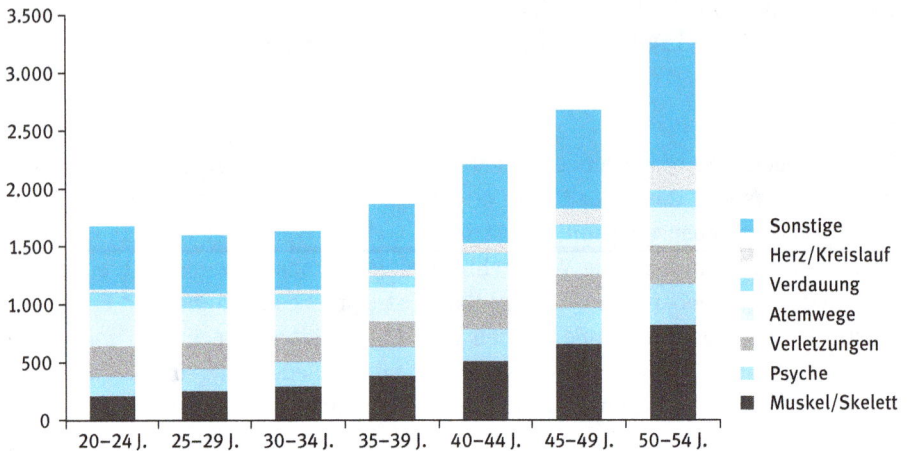

Abb. 5.5: Zahl der Arbeitsunfähigkeitstage (AU-Tage) je 100 AOK-Mitglieder im Jahr 2017, unterschieden nach Alter der Mitglieder und nach Krankheitsart. In der AOK (Allgemeine Ortskrankenkasse) ist derzeit rund ein Drittel der Bevölkerung in Deutschland krankenversichert. (Quelle der Daten: Badura B et al. Fehlzeiten-Report 2018. Zahlen, Daten, Analysen aus allen Branchen der Wirtschaft. Berlin, Heidelberg: Springer Verlag, 2018).

griffen werden. Die Maßnahmen müssen dann im Beschäftigungsverlauf regelmäßig dem entsprechenden Alter der Arbeitskräfte angepasst werden.

Erwerbslosigkeit und Armutsgefährdung

Derzeit ist der Anteil der erwerbslosen Personen in der Schweiz, in Österreich und Deutschland sehr niedrig[50]. In Deutschland ist jedoch ein Großteil der Erwerbslosen langzeitarbeitslos und damit ohne große Chance, wieder ins Berufsleben zurückkehren zu können. Oftmals sind es Menschen mit gesundheitlichen Problemen. Mit der Erwerbslosigkeit steigt die Armutsgefährdung. Zahlreiche Studien belegen einen Zusammenhang zwischen Einkommen und Gesundheit. Menschen, die von Armut betroffen sind, leiden häufiger an Krankheiten, schätzen ihre eigene Gesundheit und ihre gesundheitsbezogene Lebensqualität schlechter ein und sterben früher (s. Kap. 1.3.2).

---

[50] Allerdings ist die weitere Entwicklung bei den Arbeits- bzw. Erwerbslosenzahlen derzeit (2020) aufgrund der Covid-19-Pandemie und den darauf beruhenden wirtschaftlichen Folgen nicht absehbar.

5.5.3 Krankheit, chronische Krankheit und Behinderung

Personen im mittleren Erwachsenenalter, die in Partnerschaft leben, sind im Durchschnitt gesünder und zeigen häufiger ein gesundheitsförderliches Verhalten als Alleinstehende. Ein niedriger sozioökonomischer Status geht häufiger mit chronischen Krankheiten wie Herzinfarkt, Schlaganfall, Diabetes mellitus und Depression einher. Arbeitslose und Menschen mit prekärer Beschäftigung zeigen häufiger ein gesundheitsbezogenes Risikoverhalten, sie rauchen öfter und treiben seltener Sport als Erwerbstätige in sicheren Beschäftigungsverhältnissen.

Risikofaktoren

In den Industrienationen und zunehmend auch in den Schwellenländern steigt das *Körpergewicht* im mittleren Lebensalter deutlich an. Während z. B. in der Schweiz etwas mehr als 40 % der 25- bis 34-jährigen Männer übergewichtig oder adipös sind, sind es bei den 45- bis 54-jährigen Männern schon mehr als 60 %. Junge Schweizerinnen sind jedoch deutlich seltener übergewichtig. In Deutschland ist nur etwa ein Drittel der 50- bis 54-jährigen Männer normalgewichtig (Abb. 5.6), wobei der sozioökonomische Status wiederum eine wichtige Rolle spielt (s. Kap. 8.2). Adipositas ist ein Risikofaktor für Folgeerkrankungen wie Diabetes mellitus, Herz-Kreislauf-Erkrankungen und Arthrose.

Der Anteil der *RaucherInnen* ist z. B. in der Schweiz (2017) bei den 25- bis 34-jährigen Männern (42 %) und Frauen (30,5 %) am höchsten. In den letzten Jahren

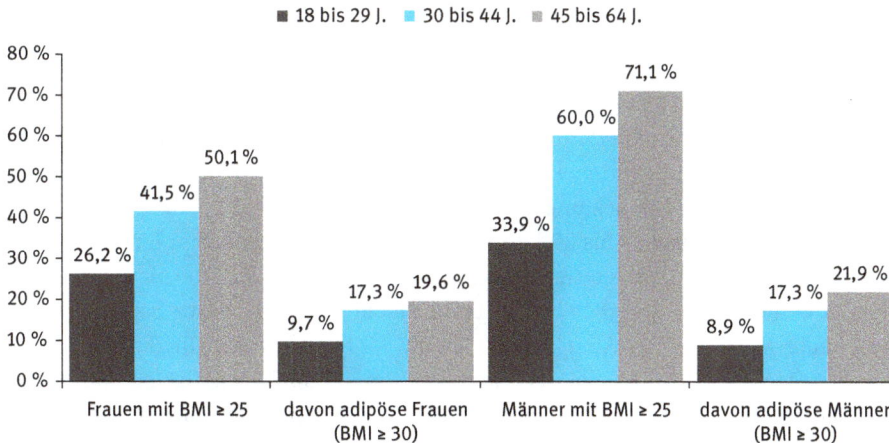

Abb. 5.6: Anteile der Männer und Frauen in Deutschland mit einem BMI ≥ 25 kg/m² bzw. ≥ 30 kg/m² in den verschiedenen Altersstufen. BMI = Body Mass Index [kg/m²]; Übergewicht: BMI 25 bis < 30 kg/m²; Adipositas: BMI ≥ 30 kg/m². (Quelle der Daten: Schienkiewitz A, Mensink GBM, Kuhnert R, Lange C. Übergewicht und Adipositas bei Erwachsenen in Deutschland. Journal of Health Monitoring 2017;2(2). DOI 10.17886/RKI-GBE-2017–025)

rauchten jedoch beispielsweise in Deutschland immer weniger Jugendliche und junge Erwachsene.

Problematischer Alkoholkonsum findet sich in der Schweiz oder in Deutschland v. a. bei den jungen Erwachsenen (bis 25 J.) sowie bei Männern und Frauen im Alter von 45 bis 64 Jahren. Am niedrigsten ist der Anteil der problematischen Trinker bei den 35- bis 44-Jährigen. Männer und Frauen im mittleren Lebensalter mit hohem sozioökonomischem Status trinken häufiger riskant als solche mit niedrigem sozioökonomischem Status. Zu beachten ist, dass in der Schweiz ein problematischer Alkoholkonsum angenommen wird, wenn täglich mehr als 20 g [♀] oder 40 g [♂] reinen Alkohols konsumiert werden. In Deutschland bezeichnet man schon eine durchschnittliche tägliche Trinkmenge von mehr als 12 g (♀) bzw. mehr als 24 g (♂) Reinalkohol als riskanten Alkoholkonsum (s. Kap. 4.2.2 und Kap. 8.7).

Morbidität, Behinderung und Mortalität

Zu den chronischen Erkrankungen, die mit dem Alter deutlich zunehmen, gehört der *Diabetes mellitus Typ 2*. Die Zahl der Diabetes-Fälle stieg in den letzten Jahrzehnten in den deutschsprachigen Ländern deutlich an, und zwar im Vergleich zur Adipositas um einige Jahre später im Lebensverlauf (s. Kap. 8.2). Auch die Zahl der *Herz-Kreislauf-Erkrankungen* nimmt mit dem Alter zu, bei Männern etwa ab dem 40. Lebensjahr, bei Frauen nach der Menopause (s. Kap. 8.3).

Die häufigsten *bösartigen Tumoren* sind bei Männern im mittleren Alter Prostata-, Lungen- und Dickdarmkrebs. Im Hinblick auf die Tumormortalität liegt der Lungenkrebs jedoch deutlich vor dem Dickdarm- und dem Prostatakrebs. Bei den Frauen kommt Brustkrebs am häufigsten vor. Hier nimmt die Häufigkeit bereits ab dem 25. Lebensjahr zu. Die Dickdarm- und Lungenkrebshäufigkeit steigt bei beiden Geschlechtern erst ab dem 40. Lebensjahr an. Die häufigsten Tumor-Todesfälle werden bei jüngeren Frauen durch Brustkrebs verursacht, bei den älteren Frauen im mittleren Lebensalter durch Lungenkrebs (s. Kap. 8.4). Insbesondere beim Lungenkrebs, aber auch bei anderen Tumorarten können lebensstilbedingte Risikofaktoren (Rauchen, Übergewicht etc.) zur Entwicklung der Tumoren beitragen.

Schon im Alter von 15 bis 39 Jahren geben 15 % der männlichen Einwohner der Schweiz ein lang dauerndes Gesundheitsproblem an. Bei den 40- bis 64-Jährigen sind es bereits 26 %. Zum Beispiel in Deutschland sind jedoch nur bei 5,3 % aller Sterbefälle Menschen im Alter von 20 bis 55 Jahren betroffen. In diesem Altersabschnitt sterben mehr Männer als Frauen (s. Kap. 2.2.3). Die häufigsten Todesursachen bei 25- bis 34-jährigen Männern sind Unfälle, Gewalttaten und Suizide (18,7/ 100.000). Frauen in diesem Alter sterben ebenfalls vorwiegend durch äußere Gewalt (v. a. Suizide [8,3/100.000]), aber auch durch bösartige Tumoren (10,6/100.000; v. a. durch Brustkrebs).

5.5.4 Gesundheitsförderung und Prävention

Im mittleren Lebensalter wird deutlich, dass die Lebens- und Arbeitsbedingungen der Menschen sowie ihre Lebensweise (s. Kap. 4.1) einen zunehmend stärkeren Einfluss auf ihre Gesundheit ausüben. So hat gesundheitsbezogenes Risikoverhalten in diesem Lebensabschnitt erhebliche Auswirkungen auf den gegenwärtigen und zukünftigen Gesundheitszustand der Menschen. Wichtig sind gesundheitsrelevante Ressourcen, die dazu beitragen können, Belastungen und Herausforderungen im Bereich der Gesundheit zu meistern. Für Public-Health-Fachleute gibt es daher eine ganze Reihe von Ansatzpunkten für gesundheitsfördernde und präventive Maßnahmen, die helfen sollen, die Gesundheit im mittleren Erwachsenenalter und darüber hinaus zu verbessern. Es handelt sich dabei in der Regel um eine Kombination aus verhältnis- und verhaltensassoziierten Maßnahmen:

- Bei den aktuell durchgeführten Programmen stehen meist die *Risikofaktoren Übergewicht und Bewegungsmangel* (s. Kap. 4.2.2) im Mittelpunkt: Wie auch im späteren Lebensalter (s. Kap. 5.6.1) sind hier besonders verhältnispräventive Maßnahmen und niederschwellige Angebote der Verhaltensprävention von Bedeutung. Die Angebote sollten sich v. a. an Risikogruppen (Menschen mit niedrigem sozioökonomischem Status, MigrantInnen etc.) richten.
- Maßnahmen der *Suchtprävention* (Alkohol, Tabak, „harte Drogen") sollten v. a. für die jüngeren Altersgruppen – insbesondere für jüngere Männer – angeboten werden.
- Für Menschen in der „Rushhour des Lebens" sind im privaten wie im beruflichen Bereich mehr Unterstützungsmöglichkeiten notwendig, um eine bessere „*Work-Life-Balance*" zu erreichen (von besserer Kinderbetreuung und flexibleren Arbeitszeiten bis hin zu Entspannungsmöglichkeiten → Prävention v. a. von *psychischen Störungen* und psychosomatischen Erkrankungen)
- Schaffung von *Tumor-Screening-Programmen* zur Früherkennung von Brust-, Gebärmutterhals- und Darmkrebs (s. Kap. 4.5)
- Maßnahmen der Unfall- und der Suizidprävention, insbesondere solche, die sich an jüngere Männer richten
- *Altersgerechtes Betriebliches Gesundheitsmanagement* (s. Kap. 5.6.1 und Kap. 7.4)
- Erhaltung der Berufstätigkeit bei chronisch kranken Menschen und Menschen mit Behinderung (→ *Return-to-Work*, Kap. 7.4.3)

Eine Zusammenfassung von gesundheitlichen Risikofaktoren im Erwachsenenalter mit den entsprechenden präventiven Maßnahmen zeigt Tab. 5.5.

Tab. 5.5: Zusammenstellung von gesundheitlichen Risikofaktoren im Erwachsenenalter mit darauf basierenden präventiven Maßnahmen.

Erwachsenenalter	
Risikofaktoren	– Stress (privat/beruflich) – Übergewicht/Adipositas – Bewegungsmangel – Substanzgebrauch (Rauchen, Alkohol, „harte" Drogen etc.) – mangelnde Hygiene – geringe Bildung – niedriger sozioökonomischer Status/Armut – Arbeitslosigkeit/unsichere soziale Verhältnisse – ungenügende medizinische/pflegerische Versorgung – Schwangerschaft und Geburt – Sexualität (sexuelle Gewalt, sexuell übertragbare Erkrankungen)
Gesundheitsfördernde und präventive Maßnahmen (dabei Berücksichtigung von Partizipation & Empowerment)	– Bildungsmaßnahmen, Unterstützung bei der Berufs- und Arbeitsplatzfindung – Maßnahmen zur Verbesserung der „Work-Life-Balance" – altersgerechtes Betriebliches Gesundheitsmanagement – soziale Unterstützungsmaßnahmen für Risikogruppen – Förderung der Gesundheitskompetenz (z. B. Aufklärung über Hygienemaßnahmen zur Verhütung von Infekten) – Maßnahmen der Bewegungsförderung – Maßnahmen zur Gewichtsreduktion – Frühzeitig einsetzende Maßnahmen der Suchtprävention – Tumor-Screening-Programme (Achtung: Informed Consent!) – Maßnahmen der Unfall- und der Suizidprävention, die sich v. a. an Männer richten – umfassende medizinische/pflegerische Versorgung – Schwangerschaftsuntersuchungen – arbeitsschutzrechtliche Maßnahmen für Wochenbett und Stillzeit – Maßnahmen der beruflichen Wiedereingliederung – Maßnahmen der Integration bzw. Inklusion

5.6 Wann ist man heute alt? – Altern in einer modernen Gesellschaft

Lotte Habermann-Horstmeier, Thomas E. Dorner, Anita Rieder

In den vergangenen 200 Jahren stieg die durchschnittliche Lebenserwartung der Menschen kontinuierlich an. Dabei war der Anstieg bei den Frauen – in den Ländern mit der höchsten Lebenserwartung ausgehend von etwa 45 Jahren im Jahr 1840 auf heute gut 87 Jahre – noch deutlicher als bei den Männern (s. Kap. 2.2.4). Die Ursachen hierfür sind komplex. Verantwortlich sind v. a. der steigende Wohlstand, eine gesündere Ernährung, bessere Arbeitsbedingungen und bessere hygienische Bedingungen sowie eine verbesserte soziale Fürsorge und medizinische Versorgung. Einige dieser Punkte führten zunächst v. a. zu einer Verminderung der Kinder- und der Müttersterblichkeit. Dass die Lebenserwartung in den Industrienationen auch heute noch weiter steigt, wird v. a. der verringerten Sterblichkeit im hohen Alter zugeschrieben. Menschen leben also im Durchschnitt wesentlich länger als ihre Vorfahren. Doch ab wann ist man heute alt?

Der Vorgang des Alterns wird meist mit einem Nachlassen der Aktivität und einer Zunahme von degenerativen körperlichen Veränderungen verbunden. Dies kann jedoch individuell sehr unterschiedlich sein. Um den recht großen Unterschieden im Lebensabschnitt ‚Alter‘ gerecht zu werden, wird dieser Abschnitt im folgenden Text nochmals in drei Phasen untergliedert.

5.6.1 Die Jungen Alten

Menschen, die zwischen 55 und 65 Jahre alt sind, werden häufig der Kategorie ‚Junge Alte‘ zugeordnet. In Deutschland umfasst diese Altersgruppe knapp 12,1 Mio. Menschen (14,6 % der Bevölkerung). Insgesamt ist es ein Lebensabschnitt, in dem sich für die Betroffenen viele Dinge ändern und in dem die Gedanken an das Älterwerden zunehmend an Bedeutung gewinnen. Ein Teil scheidet bereits aus gesundheitlichen oder anderen Gründen vorzeitig aus dem Berufsleben aus. Dass die ‚Jungen Alten‘ noch einen nicht unerheblichen Teil ihres Lebens vor sich haben, machen die folgenden Zahlen deutlich: In Österreich beträgt die durchschnittliche Lebenserwartung von 60-Jährigen noch 21,6 Jahre (♂) bzw. 25,4 Jahre (♀). In der Schweiz leben 65-Jährige noch durchschnittlich 19,9 (♂) bzw. 22,7 Jahre (♀), in Deutschland noch 17,8 (♂) bzw. 21,0 Jahre (♀).

Risikofaktoren

Übergewicht: Ein Großteil der Menschen in dieser Altersgruppe ist *übergewichtig* oder sogar *adipös*. Dies zeigt sich insbesondere in Deutschland. Hier sind weniger als 30 % der Männer dieses Alters normalgewichtig. Bei den Frauen ist der Anteil der Normalgewichtigen mit 50,5 % bei den 55- bis 60-Jährigen und 45,2 % bei den 60- bis 65-Jährigen deutlich höher. Migrantinnen haben allerdings eine wesentlich höhere Adipositas-Prävalenz. Auch in Österreich sind bei den 55- bis 59-Jährigen 44,9 % (♂) bzw. 29,0 % (♀) übergewichtig und 22,9 % (♂) bzw. 19,4 % (♀) adipös. Dieser Anteil steigt in der Alterskategorie der 60- bis 64-Jährigen noch einmal an (Übergewicht: 48,4 % [♂] bzw. 35,7 % [♀]; Adipositas: 20,9 % [♂] bzw. 18,2 % [♀]). In der Schweiz liegt der Anteil der Normalgewichtigen in dieser Altersstufe bei 36,7 % (♂) bzw. 54,8 % (♀).

Mobilität: Im Hinblick auf *körperliche Bewegung* schätzen sich knapp 10 % der SchweizerInnen dieser Altersgruppe als inaktiv ein. In Deutschland fühlen sich bereits 60 % der 55- bis 69-Jährigen bei anstrengenden Tätigkeiten stark oder etwas in ihrer Mobilität eingeschränkt. In Österreich berichten 6,4 % der Personen im Alter von 55 bis 59 Jahren von Schwierigkeiten beim Gehen ohne Gehhilfe, bei den 60- bis 64-Jährigen sind es 6,8 %.

Rauchen: In der Schweiz bezeichnen sich derzeit 28,9 % der Männer und 23,8 % der Frauen im Alter von 55 bis 65 Jahren als RaucherInnen. In Deutschland ist der Anteil der RaucherInnen in den letzten Jahren deutlich gesunken. Er liegt derzeit für die 60- bis 64-Jährigen bei 18,5 % (♂) bzw. 15,3 % (♀). Bei den Männern dieses Alters ist der Anteil der ehemaligen Raucher mit 47,8 % besonders hoch. In Österreich beträgt der Anteil der täglichen RaucherInnen bei den 55-bis 59-Jährigen 13,5 % (plus 6,0 % GelegenheitsraucherInnen) und bei den 60- bis 64-Jährigen 18,6 % (plus 4,3 % GelegenheitsraucherInnen).

Alkohol: Auch beim riskanten oder gefährlichen *Alkoholkonsum* gibt es z. B. in Deutschland einen deutlichen Unterschied zwischen den 60- bis 65-jährigen Männern und Frauen (♂: 18,3 %; ♀: 12,0 %). In der Schweiz sind die Zahlen mit 5,5 % (♂) bzw. 3,6 % (♀) bei den Jungen Alten u. a. aufgrund einer anderen Definition von riskantem Alkoholkonsum niedriger (hier sind die Mengen an Reinalkohol, die einem chronisch riskanten Alkoholkonsum zugeordnet werden, deutlich höher als in Deutschland).

Psychoaktive Substanzen: In Deutschland geben 64,8 % der 50- bis 59-Jährigen die Einnahme von Schmerzmitteln in den letzten 12 Monaten an. Auch in der Schweiz hat die Einnahme von psychoaktiven Medikamenten in den letzten Jahren – jedoch auf niedrigerem Niveau – deutlich zugenommen.

Morbidität und Mortalität

In dieser Altersgruppe steigt der Prozentsatz der Menschen deutlich an, die gleichzeitig an mehreren Krankheiten leiden (*Multimorbidität*; s. Kap. 8.1). Allerdings hat die Zahl der Erkrankungen in den letzten beiden Jahrzehnten abgenommen, mit denen die ‚Jungen Alten' ins höhere Alter übertreten. Zu den wichtigsten chronischen Krankheiten der Altersgruppe gehören Erkrankungen des Muskel- und Skelettsystems (Kap. 8.5), Herz-Kreislauf-Erkrankungen (Kap. 8.3), Diabetes mellitus (Kap. 8.2), bösartige Tumoren (Kap. 8.4) und Depression (Kap. 8.7). Die häufigsten Todesursachen sind bösartige Tumoren und Herz-Kreislauf-Erkrankungen. Knapp zwei Drittel der Todesfälle in diesem Alter betreffen Männer (Abb. 5.7).

In der Schweiz ist der Prozentsatz der Personen dieser Altersgruppe mit einem *Diabetes mellitus* in den letzten Jahren angestiegen und liegt nun bei 9,2 % (♂) bzw.

0 2.000 4.000 6.000 8.000 10.000 12.000 14.000 16.000 18.000 20.000

Bösartige Neubildungen	19.632 / 14.696
Herz-Kreislauf-Erkrankungen	13.013 / 4.490
Krankheiten des Verdauungssystems	4.264 / 1.876
Krankheiten des Atmungssystems	2.987 / 2.052
Stoffwechsel-krankheiten	1.699 / 788
Psychische Erkrankungen/Sucht	1.693 / 513
Erkrankungen des Nervensystems	1.304 / 1.010
Selbstmord	1.206 / 427
Stürze	505 / 184
Verkehrsunfälle	387 / 121

■ Männer ■ Frauen

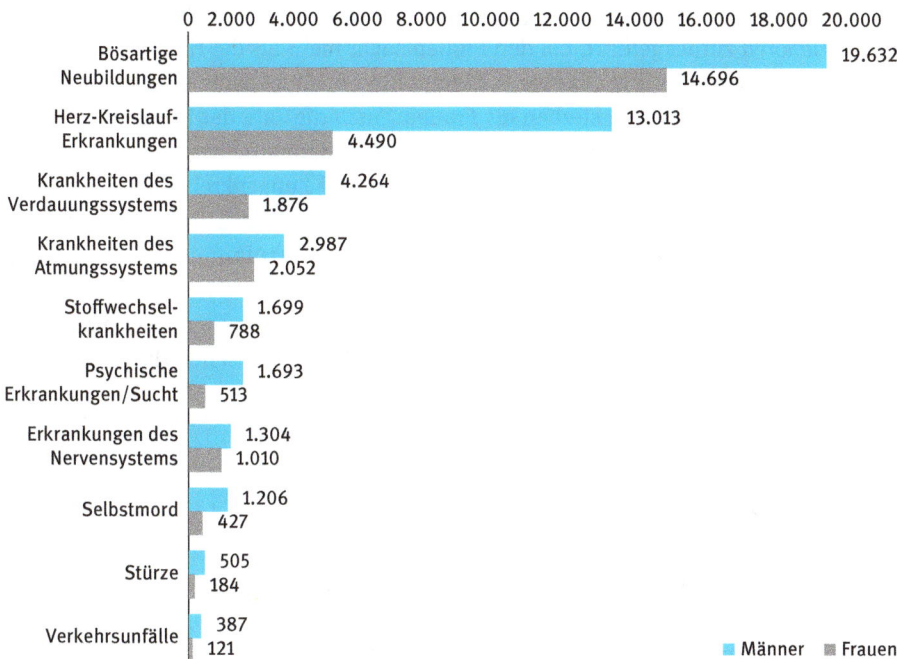

Abb. 5.7: Wichtigste Todesursachen in der Altersgruppe der ‚Jungen Alten' in Deutschland im Jahr 2017. Anzahl der Sterbefälle in absoluten Zahlen, unterschieden nach Männern und Frauen. (Datenquelle: Statistisches Bundesamt [Destatis]. Todesursachenstatistik 2017, Stand: 16.09.2019)

5,6 % ($♀$). In Deutschland ist er mit 17,0 % ($♂$) bzw. 10,7 % ($♀$) bei den 60- bis 69-Jährigen etwas höher. Frauen mit einfacher Bildung sind besonders häufig, Frauen mit höherer Bildung deutlich seltener betroffen. Diese Differenzen sind zu einem erheblichen Teil auf die Unterschiede im Körpergewicht zurückzuführen (s. u.). In Österreich beträgt die selbstberichtete Prävalenz von Diabetes mellitus bei den 55- bis 59-Jährigen 8,9 % ($♂$) bzw. 5,6 % ($♀$) und bei den 60- bis 64-Jährigen 12,5 % ($♂$) bzw. 10,7 % ($♀$).

Auch bei den *koronaren Herzerkrankungen* zeigt sich in dieser Altersgruppe wieder ein deutlicher Einfluss von Geschlecht und Bildung auf das Krankheitsgeschehen. Männer sind häufiger betroffen als Frauen, Menschen mit einfacher Bildung häufiger als Menschen mit höherer Bildung.

Krankheiten des Muskel- und Skelettsystems (wie z. B. Erkrankungen des Rückens, Arthritis/Arthrose, Osteoporose) gehören bei den „Jungen Alten" zu den häufigsten Krankenhausdiagnosen. Sie wirken sich zwar kaum auf die Mortalität in dieser Altersgruppe aus, sind jedoch eine häufige Ursache für Arbeitsausfälle und Frühverrentung.

Bei den Männern dieser Altersgruppe werden gut 40 % der Todesfälle auf *bösartige Tumoren* zurückgeführt, bei den Frauen sogar mehr als die Hälfte. Dabei ist zu berücksichtigen, dass die Sterberate in diesem Alter noch moderat ist und mehr Männer an Tumorerkrankungen sterben als Frauen. Auch die Zahl der Neuerkrankungen an bösartigen Tumoren (Krebsinzidenz) liegt bei den Männern über der bei den Frauen. Frauen sind am häufigsten von Brust-, Darm- und Lungenkrebs betroffen, Männer von Prostata-, Lungen- und Darmkrebs. Die meisten Krebs-Todesfälle sind bei Frauen und Männern auf Lungen- und Darmkrebs zurückzuführen, bei den Frauen kommt Brustkrebs als häufige Ursache hinzu (s. Kap. 8.3).

In der Altersgruppe der ‚Jungen Alten‘ gehören *Depressionen* zu den häufigsten psychischen Erkrankungen. So wurde z. B. bei 8,7 % der Menschen dieses Alters in Deutschland eine Depression diagnostiziert.

Auswirkungen auf Arbeit und Familie

Chronische Erkrankungen haben erhebliche Auswirkungen auf das Arbeitsleben der betroffenen Menschen. In dieser Altersgruppe steigen die krankheitsbedingten Fehlzeiten deutlich an. Ursachen sind in Deutschland bei den Jungen Alten v. a. Muskel-Skelett-Erkrankungen (25,7 %), psychische Erkrankungen (9,9 %) und Herz-Kreislauf-Erkrankungen (8,8 %). Zu einer Frühverrentung führen v. a. psychische Erkrankungen, Erkrankungen des Muskel-Skelett-Systems und bösartige Tumoren.

Gesundheitsförderung und Prävention

Um die ‚Jungen Alten‘ möglichst lange gesund zu erhalten bzw. ihre Gesundheit zu verbessern, ergeben sich für Public-Health-Fachleute u. a. die folgenden Ansatzpunkte für gesundheitsfördernde und präventive Maßnahmen:
- Verhältnisprävention und niederschwellige Angebote der Verhaltensprävention v. a. an Risikogruppen wie übergewichtige und adipöse Männer, Menschen mit einfacher Bildung und/oder niedrigem sozialem Status, RaucherInnen, Menschen mit Alkoholproblemen, MigrantInnen etc.
- Schulung von ÄrztInnen zur evidenzbasierten Verschreibung von Schmerzmitteln und Psychopharmaka bei älteren PatientInnen.
- Tumor-Screenings zur Früherkennung von Darm- und Brustkrebs (Beachtung des Informed Consent, s. Kap. 4.5).
- Altersgerechtes Betriebliches Gesundheitsmanagement: Arbeitsbedingungen werden immer wieder an die sich ändernden körperlichen und psychischen Leistungsvoraussetzungen der Menschen angepasst (s. Kap. 7.4).
- Erhaltung der Berufstätigkeit; Berufliche (Wieder-)Eingliederung bei Menschen mit chronischen Erkrankungen und Behinderungen, um Frühverrentungen zu vermeiden.

5.6.2 Alte Menschen

In Deutschland sind heute 21,5 % der Menschen 65 Jahre und älter. Vor allem aufgrund der geringeren Lebenserwartung sinkt der Anteil der Männer innerhalb der Gruppe mit zunehmendem Alter. Der weitaus größte Teil der Menschen befindet sich im Ruhestand. Die meisten Über-65-Jährigen leben von ihrer Rente oder Pension.

Fünfundsechzigjährige können in Deutschland noch mit 17,8 (♂) bzw. 21,0 (♀) zusätzlichen Lebensjahren rechnen. In Österreich beträgt die durchschnittliche Lebenserwartung von 75-Jährigen noch 10,8 (♂) bzw. 12,9 Jahre (♀). In der Schweiz (2018) lebt ein 65-jähriger Mann noch durchschnittlich 19,9 Jahre, eine Frau noch 22,7 Jahre. Auch die Zahl der gesunden Lebensjahre (Lebenszeit ohne funktionale Einschränkungen/ Behinderungen; *Healthy Life Years*), die ein 65-Jähriger noch zu erwarten hat, ist in den letzten Jahren deutlich angestiegen. So haben SchweizerInnen dieses Alters heute noch durchschnittlich 13,8 (♂) bzw. 14,5 (♀) gesunde Lebensjahre vor sich. Die Gruppe der ‚Alten‘ ist jedoch hinsichtlich ihrer Gesundheit ebenfalls sehr heterogen.

Subjektiver Gesundheitszustand

In Deutschland bezeichnen mehr als die Hälfte der Menschen dieser Altersgruppe ihren Gesundheitszustand als sehr gut bzw. gut. Hierunter sind deutlich mehr Menschen mit höherer Bildung. In der Schweiz geben 74,2 % der Männer und 71,3 % der Frauen dieses Alters, die in Privathaushalten leben, einen guten bzw. sehr guten Gesundheitszustand an, in Österreich 62,6 % der Männer und 53,8 % der Frauen. Obwohl dauerhafte Gesundheitsprobleme und Einschränkungen bei den Aktivitäten des täglichen Lebens (*Activities of Daily Living*, ADL) meist der Anlass für einen Wechsel in eine Alten- oder Pflegeeinrichtung sind, schätzten „nur" 43 % der HeimbewohnerInnen in der Schweiz, die in der Lage waren, diese Frage zu beantworten, ihre Gesundheit als mittelmäßig oder schlecht ein. Man geht davon aus, dass insbesondere ältere Menschen ihren eigenen Gesundheitszustand nicht vorrangig nach medizinischen Kriterien beurteilen, sondern hierbei eher einen Vergleich mit gleichaltrigen Personen – etwa den Mitbewohnern in einer Pflegeeinrichtung – vornehmen. Darüber hinaus passen sie auch ihre gesundheitlichen Erwartungen dem fortschreitenden Alter an.

Risikofaktoren

Übergewicht: In Österreich sind 44,0 % der Männer und 38,8 % der Frauen dieser Altersgruppe übergewichtig und 19,9 % (♂) bzw. 19,4 % (♀) adipös. Ähnlich sieht es in Deutschland aus. Auch hier sind fast drei Viertel der Männer dieser Altersgruppe *übergewichtig* oder *adipös*. Bei den Frauen ist der Anteil der Adipösen bzw. Übergewichtigen mit 57,6 % (65–69 Jahre) bzw. 56,6 % (70–74 Jahre) erheblich niedriger. In der Schweiz liegen die entsprechenden Zahlen deutlich darunter (65–74 Jahre:

♂ 66,9 %, ♀ 46,6 %; 75 Jahre und älter: ♂ 55,4 %, ♀ 44,7 %). Wie in jüngeren Altersgruppen sind z. B. Personen mit geringer Bildung und Frauen mit Migrationshintergrund häufiger betroffen. Ab dem 75. Lebensjahr nimmt die Zahl der untergewichtigen Personen zu. Betroffen hiervon sind v. a. ledige Frauen (D: 3,9 %).

Flüssigkeitskonsum: Der tägliche *Flüssigkeitskonsum* wird erst bei den über 75-Jährigen zu einem Problem. In der Schweiz trinken z. B. 23 % der Männer und 18 % der Frauen dieses Alters weniger als einen Liter Flüssigkeit pro Tag.

Mobilität: Die überwiegende Mehrzahl der Schweizer Bevölkerung zwischen 65 und 74 Jahren gibt an, körperlich aktiv zu sein. Später sinkt dieser Anteil deutlich ab. In Deutschland sind in der Altersgruppe der 55- bis 69-Jährigen noch gut die Hälfte ein- oder mehrmals wöchentlich sportlich aktiv, während es bei den 70- bis 84-Jährigen nur noch 36 % sind. In Österreich berichten 16,4 % (♂) bzw. 27,0 % (♀) der über 65-Jährigen über Schwierigkeiten beim Gehen ohne Gehhilfe.

Rauchen: In Österreich rauchen 9,3 % (♂) bzw. 6,3 % (♀) dieser Altersgruppe täglich und 1,6 % (♂) bzw. 1,8 % (♀) gelegentlich. Innerhalb dieser Altersgruppe sinkt der Raucher-Anteil in der Schweiz von 19,8 % (♂) bzw. 15,1 % (♀) bei den 65- bis 74-Jährigen auf 12,2 % (♂) bzw. 6,6 % (♀) bei den über 74-Jährigen. In Deutschland haben gut 70 % der über 75-Jährigen (♀: 83,5 %), aber nur knapp 55 % der 65- bis 70-Jährigen (♀: 64,0 %) nie geraucht. Auch in diesem Alter rauchen Männer mit geringer Bildung und Männer mit Migrationshintergrund häufiger als der Durchschnitt.

Alkohol: Der Alkoholkonsum ist in Deutschland bei den über 64-Jährigen etwas geringer als bei jüngeren Menschen. Anders dagegen in der Schweiz. Hier liegt der Prozentsatz mit chronisch risikoreichem Alkoholkonsum bei den über 65-jährigen Männern und Frauen deutlich über dem der 50- bis 64-Jährigen. Dies gilt insbesondere für die Frauen, deren Anteil bei den über 65-Jährigen fast dem der Männer entspricht.

Psychoaktive Substanzen: In der Schweiz steigt der Konsum von Schlaf- und Beruhigungsmitteln mit dem Alter auf knapp 23 % bei den über 74-Jährigen an. Frauen sind stärker betroffen als Männer. Ein hoher Medikamentenkonsum kann bei älteren Menschen u. a. zu Gleichgewichtsstörungen und Stürzen führen (s. Kap. 5.7.4).

Morbidität und Mortalität

Erwartungsgemäß nimmt der Anteil der *multimorbiden* Menschen (s. Kap. 8.1) in dieser Altersgruppe weiter zu. In der Schweiz leben sie v. a. in Alten- und Pflegeheimen. Fast ein Viertel geben fünf oder mehr Krankheiten an. Die dauerhaften Beeinträchtigungen durch mehrere chronische Krankheiten wirken sich negativ auf die Lebensqualität aus und erschweren die selbstständige Alltagsbewältigung. Innerhalb dieser Altersgruppe vervierfacht sich z. B. in Deutschland die Zahl der Pflegebedürftigen. Zu den häufigsten Erkrankungen und Beeinträchtigungen in diesem Lebensabschnitt gehören neben Einschränkungen beim Sehen und Hören, Muskel-Skelett-Erkrankungen (Kap. 8.5), Atemwegserkrankungen (Kap. 8.6), Diabetes mellitus (Kap. 8.2), bösartigen Tumoren (Kap. 8.4) und Herz-Kreislauf-Erkrankungen (Kap. 8.3) auch Harninkontinenz, Infektionskrankheiten (Kap. 9), Unfälle (Kap. 8.8), Depressionen (Kap. 8.7) und Demenz (Kap. 5.7.3).

Bei den Männern ist die Zahl der Tumorneuerkrankungen (*Krebsinzidenz*) im Alter höher als bei Frauen, obwohl der Anteil der Männer im Verlauf dieses Lebensabschnitts abnimmt. Frauen erkranken am häufigsten an Brust-, Darm- und Lungenkrebs, Männer an Prostata-, Lungen- und Darmkrebs. In Deutschland werden in dieser Altersgruppe gut zwei Drittel der Todesfälle durch *bösartige Tumoren* und *Herz-Kreislauf-Erkrankungen* verursacht. Insgesamt 34,2 % der Todesfälle bei Männern gehen auf bösartige Tumoren (v. a. Lungen-, Darm- und Prostata-Krebs) zurück. Bei Frauen sind bösartige Tumoren (v. a. Lungen-, Brust- und Darmkrebs) in 36,5 % der Fälle die Todesursache. Der Anteil der tödlichen Herz-Kreislauf-Erkrankungen steigt innerhalb der Altersgruppe stark an, sodass Herz-Kreislauf-Erkrankungen bei den 75- bis 79-Jährigen die häufigste Todesursache bilden.

Zu Einschränkungen bei den Verrichtungen des Alltags führen im Alter insbesondere Seh- und Hörbehinderungen, Gehbehinderungen, eine verminderte Beweglichkeit der Finger und die *Harninkontinenz*. Die Zahl der von Harninkontinenz Betroffenen steigt in Deutschland etwa ab dem 70. Lebensjahr deutlich an. Bei den über 74-Jährigen leiden hieran 42 % der Männer und 30 % der Frauen. Mehr als die Hälfte der Frauen und gut ein Drittel der Männer klagen über *arthrotische Veränderungen*. Auch die *Osteoporose-Prävalenz* ist bei den Frauen deutlich höher als bei den Männern (s. Kap. 8.5). In diesem Zusammenhang führen *Stürze* oft zu langwierigen gesundheitlichen Beeinträchtigungen und bleibenden Funktionsverlusten. In Deutschland stürzt fast ein Drittel der über 64-Jährigen mindestens einmal pro Jahr. Ab dem 70. Lebensjahr machen Stürze bei den Männern über 50 %, bei den Frauen sogar über 60 % der ärztlich behandelten Unfälle aus.

Auswirkungen auf Familie und eigenständiges Leben

Bereits bei den ‚Jungen Alten‘ beginnt das Risiko für Einsamkeit und soziale Desintegration anzusteigen. Da in der hier betrachteten Altersgruppe immer mehr Menschen allein leben, steigt es weiter an. Bei den multimorbiden und pflegebedürftigen Menschen kommt zum Verlust der Selbstständigkeit oft die Abhängigkeit von Familienangehörigen und fremden Pflegepersonen hinzu.

Gesundheitsförderung und Prävention

Der Grundstein zu vielen gesundheitsfördernden Maßnahmen, die im Alter wirken, wird bereits in früheren Lebensaltern gelegt. Es gibt jedoch auch gesundheitsfördernde und präventive Maßnahmen, die in diesem Lebensabschnitt ansetzen. Hierzu gehören:

– Verhältnis- und verhaltenspräventive Maßnahmen im Hinblick auf die Erhaltung und Förderung der Beweglichkeit und Mobilität (z. B. „Barrierefreiheit", Bewegungsangebote für Ältere, Kontakt zu Gleichgesinnten, Übungen zur Förderung von Koordination, Gleichgewicht und Muskelkraft, Sturzprophylaxe).

– Ernährung: Bei den über 70-Jährigen steht nicht mehr die Reduktion des Körpergewichts im Vordergrund, sondern eine Stabilisierung des Gewichts mit Hilfe einer ausgewogenen Ernährung. Ansatzpunkte sind ausreichende Flüssigkeitszufuhr, adäquate Versorgung mit Eiweiß und Vitaminen wie z. B. Vitamin D, Verhinderung von Untergewicht.

– Erhaltung und Entwicklung eines sozialen Netzes mit Hilfe von Angehörigen, Freundeskreis und professionellen HelferInnen. Verhältnisprävention in Städten und Gemeinden, um Alleinlebenden und chronisch Kranken mehr soziale Kontakte zu ermöglichen und älteren Menschen sinnstiftende Tätigkeiten anzubieten.

– Verbesserung der Versorgung bei Multimorbidität: Case-Management, um verschiedene Leistungen zu koordinieren, Multimedikation zu verhindern, Angehörige zu unterstützen etc.

5.7 Letzter Lebensabschnitt

Lotte Habermann-Horstmeier, Thomas E. Dorner, Anita Rieder

Menschen, die 80 Jahre und älter sind, werden als hochaltrig bezeichnet. In Deutschland gehören 5,4 Mio. Menschen (6,5 %) dieser Bevölkerungsgruppe an. Innerhalb der Altersgruppe nimmt der Anteil der Männer stetig ab. Während er bei den 80- bis 84-Jährigen noch 41,1 % beträgt, liegt er bei den Menschen, die 85 Jahre und älter sind, nur noch bei 31,7 %. 80-Jährige haben in Deutschland noch eine durchschnittliche Lebenserwartung von 7,92 (♂) bzw. 9,42 (♀) Jahren, während 90-Jährige noch mit durchschnittlich 3,70 (♂) bzw. 4,26 (♀) weiteren Jahren rechnen können. Ein Großteil der Hochaltrigen ist auf Hilfe angewiesen. Andererseits gibt es immer mehr sehr alte Menschen, die noch im eigenen Wohnumfeld leben und zu einer eigenständigen Lebensführung imstande sind.

5.7.1 Gesunde Hoch- und Höchstaltrige

Die Altersgruppe, die in vielen westlichen Ländern derzeit am stärksten wächst, ist die der über 100-Jährigen. Während es im Jahr 2000 in Deutschland noch 5.937 über

100-Jährige gab, stieg die Zahl bis zum Jahr 2017 auf gut 16.500, d. h. ihre Zahl hat sich in diesem Zeitraum fast verdreifacht. Hundertjährige sind heute geistig und körperlich vitaler als in früheren Generationen. Etwas mehr als die Hälfte hat keine oder kaum geistige Defizite. Es gibt Hinweise darauf, dass in dieser Gruppe Bluthochdruck, Herz-Kreislauf-Erkrankungen und Demenz später auftreten, als dies im Durchschnitt der Fall ist. Zwar haben viele Hochaltrige nahe Verwandte, die ebenfalls sehr alt geworden sind, doch scheinen neben genetischen Faktoren insbesondere Umwelt- und Lebensstilfaktoren eine große Rolle zu spielen. Geistige Aktivität, soziale Bindungen und eine sinnhaltige Tätigkeit, gepaart mit Optimismus und der ausgeprägten Fähigkeit, Krisen zu bewältigen (Resilienz), gehören ebenso dazu wie eine gesunde Ernährung und ausreichend Bewegung bzw. körperliches Training.

5.7.2 Morbidität, Multimorbidität und Mortalität im hohen Alter

Morbidität und Mortalität

In Deutschland haben mehr als drei Viertel der über 80-Jährigen chronische Gesundheitsprobleme. Es sind v. a. kardiometabolische Erkrankungen (Bluthochdruck, erhöhte Blutfettwerte, Übergewicht, Diabetes mellitus) und Muskel-Skelett-Erkrankungen (Arthrose, Arthritis, Osteoporose und chronische Rückenschmerzen). An dritter und vierter Stelle stehen Herz-Kreislauf-Erkrankungen (koronare Herzkrankheit, Herzinfarkt, Herzinsuffizienz, Schlaganfall) und bösartige Tumoren.

In der Schweiz werden bei 43,4 % aller Todesfälle im hohen Alter (Alter 85+) kardiovaskuläre Erkrankungen als Grund genannt. Die 12-Monats-Prävalenz für Schlaganfall liegt in der Gruppe der über 74-Jährigen in Deutschland bei 6,4 % ($\female$) bzw. 6,1 % ($\male$). Menschen mit niedrigerem Bildungsstand sind deutlich häufiger betroffen. Die Schlaganfall-Letalität hat sich seit 1980 fast halbiert. Obwohl die Zahl der Krebsneuerkrankungen bei den Männern bis zum 85. Lebensjahr und bei den Frauen auch darüber hinaus ansteigt, sinkt die Zahl tumorbedingter Todesfälle in dieser Altersgruppe. Die meisten von ihnen sterben also nicht an Krebs, sondern mit Krebs. Während z. B. in Deutschland noch etwa 24,1 % ($\male$) bzw. 21,3 % ($\female$) der 80- bis 84-Jährigen an Krebs sterben, sind es bei den über 84-Jährigen nur noch 15,6 % ($\male$) bzw. 10,0 % ($\female$). Frauen dieser Altersgruppe erkranken vorwiegend an Brust- und Darmkrebs, Männer an Prostata-, Darm-, Lungen- und Harnblasenkrebs.

Auswirkungen auf Familie und eigenständiges Leben

Mehr als 1/3 aller Personen ab 80 Jahren lebt mit einer Behinderung, doch wesentlich mehr Menschen dieses Alters fühlen sich in ihren Aktivitäten eingeschränkt. BewohnerInnen in Pflegeeinrichtungen sind hiervon naturgemäß deutlich stärker betroffen als Menschen, die zu Hause leben. In Deutschland sind etwa zwei Drittel (64,4 %) der über 89-Jährigen pflegebedürftig, Frauen häufiger als Männer. Fast 48 % der

Frauen dieses Alters leben in vollstationären Pflegeeinrichtungen, bei den Männern sind es nur 34,5 %.

Ort des Sterbens

Etwa drei Viertel der Deutschen möchten gerne zu Hause sterben, 10 % in einer Einrichtung zur Betreuung schwerstkranker und sterbender Menschen (Palliativstation/ Hospiz). Anders als gewünscht, versterben jedoch nur 20 % der Menschen zu Hause. Die meisten Menschen sterben im Krankenhaus (46 %) bzw. in Alten- oder Pflegeheimen (31 %).

5.7.3 Demenz

Die Demenz ist gekennzeichnet durch Defizite im Bereich der kognitiven, emotionalen und sozialen Fähigkeiten. Betroffen ist v. a. das Kurzzeitgedächtnis, aber auch das Denkvermögen, die Sprache und die Motorik. Bei einigen Formen der Demenz verändert sich die Persönlichkeitsstruktur. Im Verlauf der Erkrankung treten Beeinträchtigungen in vielen Bereichen des sozialen Lebens auf. Im Unterschied zu angeborenen oder frühkindlichen Formen der geistigen Behinderung handelt es sich bei der Demenz um einen Verlust bereits erworbener geistiger Fähigkeiten.

Die häufigsten Formen sind die *Alzheimer-Demenz* (ca. 66 % der Fälle) und die *vaskuläre Demenz* (15–20 %). Hauptrisikofaktor für die Ausbildung einer Alzheimer-Demenz ist das Alter. Bei der vaskulären Demenz sind Herz-Kreislauf-Erkrankungen, Diabetes mellitus, chronischer Alkoholmissbrauch, starkes Rauchen und Fettstoffwechselstörungen als Risikofaktoren bekannt. Bislang gibt es für die überwiegende Zahl der Demenzfälle weder Heilungsmöglichkeiten noch spezifische Ansätze der Prävention. Es gibt jedoch deutliche Hinweise darauf, dass sich etwa ein Drittel der Demenzfälle v. a. durch eine gute Blutdruckeinstellung, mehr Bewegung, die Verhinderung von Übergewicht, einen Rauchverzicht, eine bessere Bildung, gute soziale Kontakte und die rechtzeitige Behandlung von Hörstörungen, Depression und Diabetes mellitus verhindern ließen.

In Deutschland schätzt man, dass etwa 1,5 % der Gesamtbevölkerung von Demenz betroffen sind. Dabei steigt das Demenz-Risiko mit dem Alter stark an. In der Gruppe der 60- bis 64-Jährigen leiden weniger als 1 % an Demenz, bei den 80- bis 84-Jährigen sind es schon mehr als 10 % und bei den über 100-Jährigen schließlich mehr als ein Drittel. Ab dem 75. Lebensjahr haben Frauen ein höheres Demenzrisiko als Männer. Da sie auch den überwiegenden Anteil an der Bevölkerung in dieser Altersgruppe stellen, ist die große Mehrzahl der Demenzkranken weiblich. In der Schweiz ist die Demenz der häufigste Grund für eine Pflegebedürftigkeit im Alter. Sie verursacht hier jährlich volkswirtschaftliche Kosten in Höhe von 7 Mrd. CHF. Der überwiegende Teil sind Kosten, die im Zusammenhang mit der Pflege und Betreuung entstehen. In Deutschland werden die Krankheitskosten der Demenz (= Gesundheits-ausgaben einschließlich Pflege) mit 15,12 Mrd. € pro Jahr beziffert. Erfreulicherweise gibt es Hinweise darauf, dass z. B. in den USA die Inzidenz von Demenz-Neuerkran-kungen in den letzten beiden Jahrzehnten zurückgegangen ist, während die absolu-ten Zahlen aufgrund der höheren Anzahl an alten und sehr alten Menschen weiter ansteigen. Als Gründe hierfür werden u. a. ein gesünderes Altern, ein Rückgang von Herz-Kreislauf-Erkrankungen und eine durchschnittlich höhere Bildung angegeben.

5.7.4 Gebrechlichkeit – Frailty

Als *Frailty* (Gebrechlichkeit) bezeichnet man ein bei Hochaltrigen vorkommendes Syndrom, bei dem es sich nach *Fried* um einen „Zustand erhöhter Vulnerabilität ge-genüber Stressoren [handelt], entstanden durch Funktionsverlust in mehreren phy-siologischen Systemen, der zu ungünstigen gesundheitlichen Konsequenzen führt". Dabei spielen biologische, psychische und soziale Faktoren zusammen, sodass es zu ungewolltem Gewichtsverlust, Erschöpfung (körperlich oder psychisch), niedriger körperlicher Aktivität und Schwäche kommt. Bei der Entstehung und Entwicklung des Gebrechlichkeits-Syndroms sind vor allem drei Faktoren maßgeblich:

- *Malnutrition* (v. a. Unterernährung und Fehlernährung wie z. B. Proteinmangel-ernährung)
- *Sarkopenie* (Verlust von Muskelmasse und Muskelkraft)
- *chronische Inflammation* (Entzündungsphänomene, die Malnutrition und Sarko-penie verstärken)

In Österreich sind knapp 11 % der Personen über 64 Jahren von *Frailty* und weitere 41 % von *Prefrailty* (einer Vorstufe des Syndroms) betroffen. Als Folge kommt es zu Behinderungen bei den Aktivitäten des täglichen Lebens. Die Gefahr für Stürze und Knochenbrüche erhöht sich, sodass der Hospitalisierungsbedarf ebenso wie der Be-treuungs- und Pflegeaufwand ansteigen. Die Betroffenen werden zunehmend abhän-gig und pflegebedürftig. Schließlich führt Frailty auch zu einer merklich erhöhten Mortalität. Prävention und erfolgreiche Behandlung von Frailty stehen vor allem auf drei Säulen: Ernährungsoptimierung, körperliches Training und Erhöhung der sozia-len Unterstützung (s. dazu Box 4.3.1).

5.7.5 Gesundheitsförderung und Prävention bei Hochaltrigen

Auch bei den Hochaltrigen gelten die in Kap. 5.6.2 genannten Maßnahmen der Ge-sundheitsförderung und Prävention. Von besonderer Bedeutung sind:

- Erhaltung und Förderung von Beweglichkeit und Mobilität, Maßnahmen der Sturzprävention, eine gesunde, eiweißreiche Ernährung, ausreichende Flüssigkeitszufuhr und die Verhinderung von Untergewicht und Mangelernährung.
- Soziale Kontakte, eine sinnhafte Beschäftigung, Maßnahmen gegen Einsamkeit und ein verbessertes Pflegeangebot.
- Gutes Management bei Multimorbidität, z. B. durch die Etablierung eines Case-Managements.
- Maßnahmen zur Unterstützung pflegender Angehöriger können eine Überforderung der Pflegenden verhindern und sich auf diese Weise auch positiv auf die Gesundheit der zu pflegenden alten Menschen auswirken.
- Ein Ausbau von Hospizen und Palliativstationen kann v. a. den vielen nicht zu Hause lebenden alten Menschen ein menschenwürdigeres Sterben ermöglichen.

Internet-Ressourcen

Auf unserer Lehrbuch-Homepage **(www.public-health-kompakt.de)** finden Sie Literaturquellen, weitere Abbildungen und Tabellen, Links zu weiterführender Literatur sowie zu anderen themenrelevanten Internet-Ressourcen.

6 Materielle Umwelt und Gesundheit

In diesem Kapitel befassen wir uns mit der materiellen Umwelt der Menschen und den Auswirkungen, die sie auf die menschliche Gesundheit haben kann. Vor allem in den letzten beiden Jahrhunderten hat sich unsere Umwelt durch Bevölkerungswachstum, Industrialisierung und Urbanisierung stark verändert, und sie verändert sich laufend weiter.

Im ersten Abschnitt widmen wir uns dem sich ändernden Klima und seinen ökologischen und gesundheitlichen Folgen. Dazu diskutieren wir die politischen Aspekte, die in diesem Zusammenhang von großer Bedeutung sind, einschließlich der Maßnahmen zur Reduktion von Treibhausgasemissionen. Im zweiten Abschnitt gehen wir auf die Trinkwasserversorgung und Abwasserentsorgung ein, die von zentraler Bedeutung für die Gesundheit der Bevölkerung sind. Der nächste Abschnitt widmet sich der Verschmutzung des Bodens, der Grundlage des Lebens auf dem Festland und wesentliche Basis der Nahrungsmittelproduktion und des Wasserhaushaltes. Danach beschäftigen wir uns mit der Luftverschmutzung. Wir betrachten die wichtigsten Schadstoffquellen, die gesundheitlichen Auswirkungen der Luftverschmutzung und mögliche präventive Maßnahmen. In einem weiteren Abschnitt erörtern wir die Begriffe und Maßeinheiten rund um ionisierende und nicht-ionisierende Strahlung, die häufigsten Strahlungsquellen, gesundheitlichen Auswirkungen und präventive Maßnahmen. Abschließend definieren wir Schall und Lärm, betrachten die wichtigsten Lärmquellen und gehen auf die Bedeutung der durch Lärm ausgelösten Erkrankungen und ihre Prävention ein.

6.1 Klima

Claudia Kuehni, Hubertus Fischer, Adrian Schilt, Matthias Egger

Der *Klimawandel* stellt die Menschen und Institutionen, die sich mit der globalen Gesundheit im 21. Jahrhundert beschäftigen, vor neue Herausforderungen. Zum einen führen immer häufiger auftretende Extremereignisse wie Hitzewellen, Stürme und Überschwemmungen zu *direkten Gesundheitsbeeinträchtigungen*. Andererseits kann es durch ökologische Veränderungen und soziale Instabilität zu einer *indirekten Beeinflussung der Gesundheit* kommen. Ein Beispiel hierfür ist die Nahrungssicherheit. Diese wird zwar auch durch andere Parameter beeinflusst, die Bedeutung von Umweltfaktoren nimmt jedoch kontinuierlich zu. So erhöhen der Klimawandel und die damit verbundenen Extremereignisse die Vulnerabilität der Bevölkerung in betroffenen Gebieten (z. B. Subsahara) bezüglich Unterernährung. Infolge des Hungers sind die Menschen auch in ihrer Abwehr geschwächt und dadurch anfälliger für Infektionskrankheiten.

6.1.1 Natürliche und anthropogene Klimaveränderung

Seit der Entstehung der Erde verändert sich ihr Klima. Beeinflusst wird es z. B. durch die elliptische Umlaufbahn der Erde um die Sonne und die Neigung der Erdachse gegenüber der Erdbahn. Dadurch kommt es in regelmäßigen Abständen zu einem Wech-

https://doi.org/10.1515/9783110673708-006

sel von Warm- und Kaltzeiten (*Milankovič-Zyklen*). Andere natürliche Ursachen von Klimaschwankungen sind Veränderungen der Sonnenaktivität sowie die Kontinental-verschiebung und der Vulkanismus auf der Erde. Diese natürlichen Faktoren führten in den vergangenen 2.000 Jahren jedoch nur zu kurz- und mittelfristigen Schwankun-gen der globalen Durchschnittstemperatur um weniger als 1 Grad Celsius. Darüber hin-aus gibt es auf längeren Zeitskalen (Tausende bis Millionen von Jahren) auch größere globale Schwankungen, die aber viel langsamer vonstattengehen als der derzeitige menschengemachte Wandel. Seit den 1970er-Jahren beobachtet man nun eine Erwär-mung der Atmosphäre, die mit natürlichen Klimaschwankungen nicht mehr erklärbar ist. So sind die jährlichen Durchschnittstemperaturen seit dem Jahr 2000 die wärmsten seit Beginn der globalen Messwerte-Aufzeichnungen im Jahr 1880. Zudem stiegen die Durchschnittstemperaturen in den Jahren 2014 bis 2019 noch einmal deutlich gegen-über den Vorjahren an und sind aktuell die höchsten seit Beginn der globalen Mess-werte-Aufzeichnungen. Insgesamt erhöhte sich die globale Durchschnittstemperatur zwischen 1880 und 2018 um ca. 1 Grad Celsius. Im gleichen Zeitraum nahm die Durch-schnittstemperatur z. B. in der Schweiz um etwa das Doppelte zu. 2019 ging man hier von einem Anstieg von 0,19° C pro Jahrzehnt aus. Parallel dazu nahmen auch die Win-terniederschläge sowie die Häufigkeit und Intensität von Starkniederschlägen zu. Zu-dem stieg die Zahl der Sommer- und Hitzetage[51] an, während die Eis- und Frosttage[52] abnahmen. Im Vergleich zu den 1960er-Jahren lässt sich bereits eine Verschiebung der Nullgradgrenze im Winter um ca. 300 m nachweisen. Hauptursache dieser anthropo-genen Klimaerwärmung ist die Verstärkung des Treibhauseffekts v. a. durch den star-ken Anstieg beim Ausstoß von Treibhausgasen und durch umfangreiche Waldrodun-gen.

Mechanismus der anthropogenen Klimaerwärmung

Die Temperatur auf der Erdoberfläche ist in erster Linie von der Sonnenstrahlung ab-hängig. Wie jeder feste Körper sendet die Erde ihrerseits Infrarotstrahlung in den Weltraum. Ein Teil dieser Infrarotstrahlung wird durch die in der Atmosphäre enthal-tenen *Treibhausgase* absorbiert und zur Erde zurückgelenkt. Dieser natürliche Treib-hauseffekt hebt die mittlere Temperatur auf der Erdoberfläche von −18 ° C auf + 15° C an und ermöglicht so das Leben auf der Erde. Die wichtigsten natürli-chen Treibhausgase sind Wasserdampf (H_2O), Kohlenstoffdioxid (CO_2), Methan (CH_4), Lachgas (N_2O) und Ozon (O_3). Messungen an Eisbohrkernen zeigen, dass sich die CO_2-Konzentration der Atmosphäre während der letzten 800.000 Jahre zwischen ca. 180 und 300 ppm (ppm = **p**arts **p**er **m**illion, d. h. ein Mol CO_2 pro 1 Mio. Mole Luft) bewegte. Seit etwa 1850 zeigt sich ein deutlicher Anstieg der CO_2-Konzentration (Abb. 6.1), welcher unverändert im 21. Jahrhundert weitergeht. Im Jahr 2018 lag die

---

51 *Sommertag:* Tageshöchsttemperatur > 25° C; *Hitzetag:* Tageshöchsttemperatur > 30° C
52 *Frosttag:* Minimum der Lufttemperatur < 0° C; *Eistag:* Maximum der Lufttemperatur < 0° C

mittlere globale CO_2-Konzentration in der Atmosphäre bei ca. 407 ppm. Eindrücklich ist auch der Anstieg der Lachgas- und v. a. der Methankonzentration. Letztere hat sich in den letzten Jahrzehnten um mehr als 150 % erhöht.

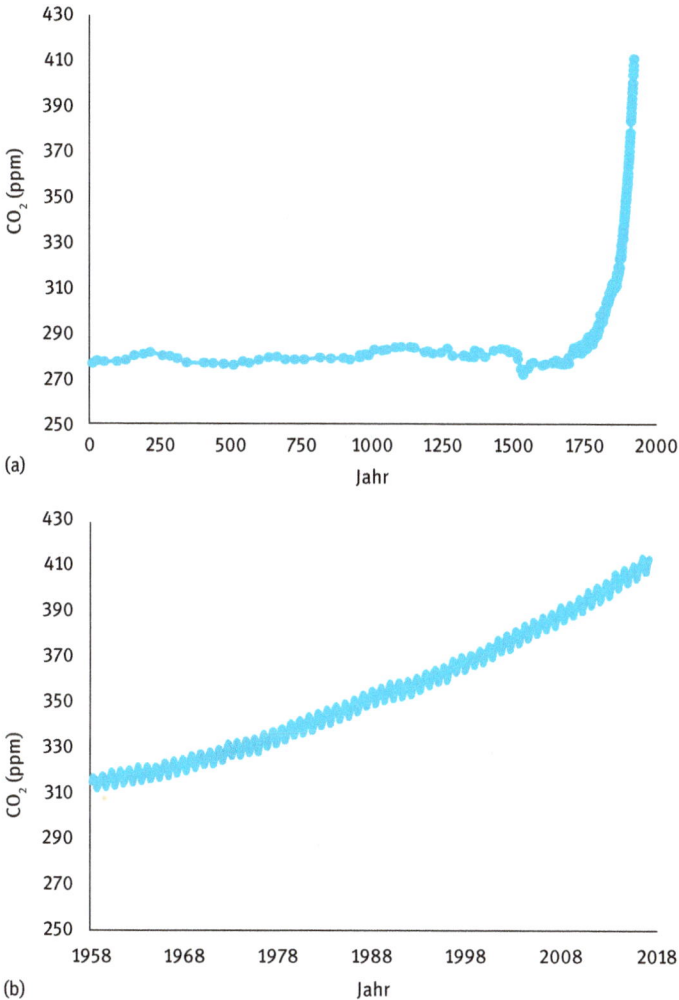

Abb. 6.1: (a) Änderung der CO_2-Konzentration in der Atmosphäre in den letzten 2.000 Jahren. Die der Abbildung zugrundeliegenden Daten basieren auf der Untersuchung von Eisbohrkernen sowie auf atmosphärischen Messungen der Station Mauna Loa auf Hawaii (Jahresmittelwerte). Die Messtation gehört zu den drei führenden Luftreinhalte-Stationen im Netzwerk der World Meteorological Organization – Global Atmosphere Watch (WMO-GAW; s. http://www.csiro.au/greenhouse-gases/). (b) Entwicklung der CO_2-Messwerte der Messstation Mauna Loa seit 1958. Angegeben sind jeweils die monatlichen Mittel. (Quellen: modifiziert nach MacFarling Meure C et al. The Law Dome CO_2, CH_4 and N_2O Ice Core Records Extended to 2000 Years BP. Geophysical Research Letters, Vol. 33, L14810, doi: 10.1029/2006GL026152, 2006 (Abb. 6.1a) und NOAA Earth System Laboratory – Global Monitoring Division; https://www.esrl.noaa.gov/gmd/ccgg/trends/ [Abb. 6.1a und 6.1b]).

Das wichtigste anthropogene Treibhausgas CO_2 entsteht bei der Verbrennung fossiler Brennstoffe und der Herstellung von Zement. Weltweit wurden hierdurch 2015 etwa 65 % der Treibhausgasemissionen verursacht (CH: 85,0 %). Auch das Gesundheitswesen trägt hierzu bei: So ist die US-amerikanische Gesundheitsbranche für 10 % des jährlichen CO_2-Ausstoßes in den USA verantwortlich. Weitere bedeutende anthropogene Treibhausgase sind Methan (etwa 11 %) und Lachgas (etwa 5 %), die z. B. als Folge der Viehhaltung und Düngung im Rahmen einer intensivierten Landwirtschaft, bei Nassreisanbau und Biomassenverbrennung sowie in Mülldeponien entstehen. Synthetische Treibhausgase wie fluorierte Kohlenwasserstoffe und Schwefelhexafluorid sind nur für etwa 2 % der Emissionen verantwortlich. Wie auch Methan und Lachgas haben jedoch die synthetischen Treibhausgase pro Molekül ein wesentlich größeres Erwärmungspotenzial als CO_2.

6.1.2 Klimatische und ökologische Folgen der globalen Erwärmung

Zu den Auswirkungen des Klimawandels auf **Atmosphäre** und **Hydrosphäre** (ober- und unterirdische Wasservorkommen) der Erde gehören:
– die Erhöhung des atmosphärischen Wasserdampfgehaltes
– der Anstieg der Meeresspiegel (zwischen 1901 und 2015 um insgesamt 19,5 cm; aktuell beträgt der Anstieg etwa 3,3 mm/Jahr)
– das Abschmelzen der Gebirgsgletscher, die Abnahme der Schneebedeckung sowohl auf der Nord- als auch auf der Südhalbkugel, das vermehrte Schmelzen der Eisschilde der Antarktis und auf Grönland, das Auftauen von Permafrostböden mit Bodeninstabilität und Methangasfreisetzung
– regional unterschiedliche Veränderungen der Niederschläge (Zunahme in Nordeuropa und Nordamerika, Reduktion im Mittelmeerraum bis hin nach Mitteleuropa, der Sahelzone und im südlichen Afrika)
– die Zunahme von Extremereignissen, wie z. B. Hitzewellen, Waldbränden, Starkregen und Überschwemmungen

Durch das Überschreiten von *Kipp-Punkten* können Kettenreaktionen und Rückkoppelungen ausgelöst werden, die die Geschehnisse weiter beschleunigen (z. B. durch die Umkehrung von Meeresströmungen).

Auch auf die **Biosphäre** wirkt sich der Klimawandel in vielfältiger Weise aus. Von Bedeutung sind hier u. a. die Versauerung der Ozeane durch eine verstärkte CO_2-Aufnahme sowie die Zunahme von Hitze- und die Abnahme von Kältephasen. Dies trägt in Kombination mit den Auswirkungen der extensiven Landwirtschaft (s. Kap. 6.3) und der zunehmenden Waldbrände zu Veränderungen in den Ökosystemen bei, sodass die Artenvielfalt schwindet. Bereits jetzt lässt sich absehen, dass es zu einer deutlichen Nettoreduktion der globalen landwirtschaftlichen Produktion kommen wird (Reduktion in den Tropen, leichte Erhöhung in der nördlichen Hemisphäre). Auswirkungen des Klimawandels auf die Landwirtschaft zeigen sich aber auch in der nördlichen Hemisphäre. So wurden für Deutschland und die Schweiz Veränderungen der Wachstumsperioden festgestellt. Darüber hinaus ändern sich die Verbreitungsgebiete von Krankheitserregern und die Infektiosität verschiedener Erreger (vgl. Kap. 9.3).

6.1.3 Gesundheitsfolgen

Die global auftretenden Gesundheitsfolgen der Klimaerwärmung lassen sich in direkte (primäre) und indirekte (sekundäre, tertiäre) Folgen untergliedern (Tab. 6.1). Sie können regional und lokal unterschiedlich ausgeprägt sein.

Tab. 6.1: Direkte und indirekte Gesundheitsfolgen des Klimawandels auf die globale Gesundheit.

Ursachen	Gesundheitsfolgen
Direkte (primäre) Folgen	
Mehr Hitzewellen, weniger Kältetage	– erhöhtes Risiko für hitzebedingte Sterblichkeit, insbesondere bei älteren Menschen, Kleinkindern, chronisch Kranken, Menschen mit Behinderung und gesellschaftlich Isolierten – Rückgang kältebedingter Sterblichkeit (kompensiert die Zahl der Hitzetoten nicht)
Zunahme von Extremereignissen (Starkregen, Stürme, Überschwemmungen, Dürreperioden)	erhöhtes Risiko für – Todesfälle und Verletzungen – durch Wasser und Nahrungsmittel übertragene Krankheiten – Posttraumatische Belastungsstörungen – Infektions-, Atemwegs- und Hauterkrankungen
Indirekte (sekundäre) Folgen, vermittelt durch ökologische Veränderungen	
Ausbreitung von Dürregebieten, Reduktion der landwirtschaftlichen Produktivität, verändertes Verbreitungsgebiet und veränderte Infektiosität von Krankheitserregern und Vektoren	erhöhtes Risiko für – Nahrungsmittel- und Wasserknappheit; Mangel- und Fehlernährung; kindliche Entwicklungsverzögerungen – durch Wasser oder Nahrungsmittel übertragene Krankheiten – Infektionskrankheiten (v. a. armutsassoziiert): Durchfälle, Malaria, Dengue-Fieber
Indirekte (tertiäre) Folgen, vermittelt durch vermehrte soziale Instabilität	
Zunahme von Kriegen, Flüchtlingsströmen und Hungersnöten, Entwicklungsstagnation in den betroffenen Gebieten	erhöhtes Risiko für – Todesfälle, Verletzungen, Behinderungen – alle armutsbedingten Krankheiten – Posttraumatische Belastungsstörungen

Gesundheitsfolgen für Mitteleuropa

Die auffälligste, klimabedingte Gesundheitsfolge ist hierzulande eine *erhöhte Mortalität* während der nun häufiger auftretenden *Hitzewellen*. Der Zusammenhang zwischen Temperatur und Gesamtmortalität verläuft U-förmig, mit einer erhöhten Sterblichkeit bei niedrigen und hohen Temperaturen. Es gibt jedoch auch regionale Unterschiede im Hinblick auf die Temperatur, bei der die Mortalität am niedrigsten ist. Oberhalb dieses Schwellenwertes kann es pro ° C zu einem Anstieg der Mortalität um 0,2 % bis 5,5 % kommen. So führte die Hitzewelle im Jahr 2003 in der Schweiz z. B. zu 1.000, in Deutschland zu 7.000 zusätzlichen Todesfällen, ohne dass danach eine Phase erniedrigter Mortalität folgte (*Übersterblichkeit*). Die Zahlen lagen damit höher als die der Verkehrstoten in diesem Jahr (vgl. Kap. 8.8.1). Lange Hitzewellen (> 5 Tage) haben dabei einen stärkeren Effekt als kurze. Betroffen sind v. a. ältere Menschen und Kleinkinder, Kranke sowie Personen, die bestimmte Medikamente (z. B. Diuretika) einnehmen, Menschen mit niedrigem Einkommen und sozial isolierte Personen. Durch einen Rückgang der körperlichen und geistigen Leistungsfähigkeit im Beruf – aber auch durch einen starken Anstieg der Krankschreibungen während der Hitzeperioden – führen Hitzewellen auch zu ökonomischen Einbußen. Unklar ist bisher, wie rasch sich die Menschheit an höhere Temperaturen anpassen kann.

Auch die häufigere Zahl an *Überschwemmungen, Murgängen (Schlamm- und Geröll-Lawinen) und Stürmen* führt zu zusätzlichen Todesfällen, Verletzungen und psychischen Beeinträchtigungen. Zwar sind solche Todesfälle seltener als die infolge von Hitzewellen, die verlorenen Lebensjahre (DALYs; vgl. Kap. 10.1.2) bewegen sich aber in einer ähnlichen Größenordnung, da bei den Extremereignissen oft jüngere Menschen betroffen sind.

Durch höhere Umgebungstemperaturen vermehren sich Erreger in Lebensmitteln schneller. Entsprechend häufiger kann es zu Lebensmittelvergiftungen, z. B. durch Salmonellen und Kolibakterien, kommen. Die Infektionshäufigkeit an Krankheiten, die durch *Lebensmittel und Wasser übertragen* werden, steigt in der Regel linear mit der mittleren Jahrestemperatur an.

Die Klimaerwärmung kann infolge steigender Konzentrationen an biogenen Luftpartikeln (z. B. Pollen und Pilzsporen) und deren Transport durch Extremereignisse (Unwetter) auch zu einer Zunahme an *Atemwegserkrankungen* und *Allergien* führen.

In Mittel- und Südeuropa sind Krankheiten, die von Tieren über Vektoren auf den Menschen übertragen werden, auf dem Vormarsch. Beispiele hierfür sind das West-Nil-Fieber mit erstmals durch Mücken übertragenen Infektionen in Frankreich, Deutschland, Griechenland und Rumänien, sowie erste durch die Tigermücke übertragene Zika-Virus-Erkrankungen in Südfrankreich. Höhere Temperaturen könnten jedoch auch dazu führen, dass Tiere zu Krankheitsüberträgern werden, die es bislang nicht waren, oder dass es zu einem Wirtswechsel – auch auf den Menschen – kommt. Da Zecken eine bestimmte Temperatur und Luftfeuchtigkeit benötigen, um sich zu vermehren, haben sich ihre Verbreitungsgebiete und ihr Aktivitätszeitraum in Europa in den letzten Jahren ausgeweitet. In der Schweiz haben die Erkrankungen

an der durch Zecken übertragenen Frühsommer-Meningoenzephalitis signifikant zugenommen – von jährlich weniger als 100 Erkrankungen um die Jahrtausendwende
zu mehr als 300 Erkrankungen heute. Die Impfempfehlung – bisher auf umschriebene Risikogebiete beschränkt – wurde deshalb auf die gesamte Schweiz ausgedehnt
(Ausnahme: Kantone Genf und Tessin). Auch bei der Tularämie zeigt sich eine signifikante Zunahme seit 2004 (vgl. Kap. 9.3).

In den heute gemäßigten Gebieten kann die Klimaänderung natürlich auch Ge-
sundheitsvorteile mit sich bringen, wie etwa einen Rückgang bei der Zahl der Kälte-
toten. Der Gesamteffekt der Klimaerwärmung auf die Gesundheit der Menschen ist
aber insgesamt negativ – sowohl in Europa als auch weltweit.

Globale Verteilung der Gesundheitsfolgen

Anthropogene Treibhausgase wurden in den vergangenen Jahrzehnten mehrheitlich
von den Industrienationen emittiert. Die Auswirkungen der Klimaveränderung zeigen sich hingegen weltweit. Auch in Europa sind Gesundheitsfolgen nachweisbar.
Die Klimaerwärmung verstärkt v. a. in den sogenannten Entwicklungsländern bereits
bestehende Gesundheitsrisiken weiter. In Europa wird eine Verstärkung des Nord-
Süd-Gefälles als Folge des Klimawandels erwartet. Laut WHO betrug die auf die

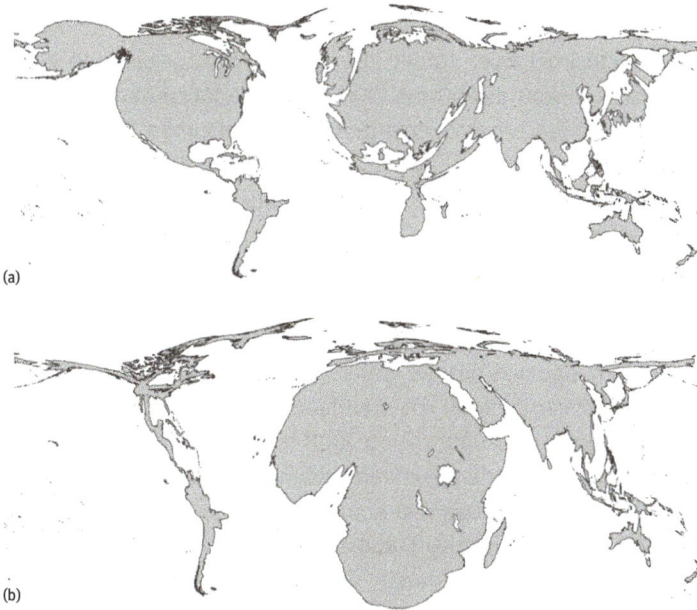

(a)

(b)

Abb. 6.2: (a) Verzerrte Darstellung der Erdoberfläche entsprechend dem Wert der dort freigesetzten
kumulativen Emissionen von Treibhausgasen, einbezogen wurden Werte bis zum Jahr 2002; (b) Verzerrte Darstellung der Erdoberfläche entsprechend dem Wert der dortigen Mortalität, der im Jahr
2000 durch den Klimawandel verursacht wurde. (Quelle: WHO. Protecting Health From Climate
Change: Connecting Science, Policy and People. Geneva: World Health Organization, 2009).

Klimaerwärmung zurückzuführende Krankheitslast (*Burden of Disease*) im Jahr 2000 für Afrika 3.072, für Südostasien 1.704, für den östlichen Mittelmeerraum 1.587, für Südamerika und die Karibik 189, für den Westpazifik 111 und die sogenannten entwickelten Länder 9 DALYs pro 1 Mio. Einwohner (Abb. 6.2). Im Einzelnen sind klimabedingte Gesundheitsfolgen oft schwer nachzuweisen und zu quantifizieren, da sich zeitgleich viele andere gesundheitsrelevante Faktoren ändern.

6.1.4 Klimapolitik

Das *Intergovernmental Panel on Climate Change* (IPCC; Zwischenstaatlicher Ausschuss für Klimaänderungen) wurde 1988 vom Umweltprogramm der Vereinten Nationen (UNEP) und der Weltorganisation für Meteorologie gegründet. Seine Hauptaufgabe ist es, die Risiken der globalen Erwärmung zu beurteilen und Strategien zu deren Bekämpfung aufzuzeigen. Zusammenfassungen der Forschungsergebnisse erscheinen etwa alle sechs Jahre. Der fünfte Sachstandsbericht wurde Ende 2014 veröffentlicht, 2019 folgten Sonderberichte über die Folgen einer globalen Erwärmung von 1,5° C, über Klimawandel und Landsysteme sowie über die Auswirkungen des Klimawandels auf Ozeane und Kryosphäre.

Verschiedene *Emissionsszenarien* sagen für die nächsten zwei Jahrzehnte eine globale Erwärmung von 0,2° C bis 0,6° C pro Jahrzehnt voraus. Aufgrund von Rückkoppelungsprozessen ist selbst bei einer Stabilisierung der Treibhausgas- und Aerosolkonzentrationen auf dem Niveau des Jahres 2000 für einige Jahrzehnte eine weitere Erwärmung um 0,1° C pro Jahrzehnt zu erwarten. Zudem reagieren Teile des Klimasystems wie z. B. Gletscher und Eisschilde sehr langsam auf die Erwärmung, sodass verschiedene Klimaänderungsprozesse (z. B. der Anstieg des Meeresspiegels) noch Jahrhunderte andauern werden.

Die *Klimarahmenkonvention* der Vereinten Nationen (UNFCCC) wurde 1992 als völkerrechtlich verbindliche Regelung zum Klimaschutz verabschiedet und von den meisten Staaten der Erde ratifiziert. Ihr Ziel ist eine Emissionsminderung bei allen Treibhausgasen. Die Schweiz hat sich mit der Unterzeichnung des darauf basierenden *Kyoto-Protokolls* von 1997 verpflichtet, die Treibhausgasemissionen im Rahmen der ersten Verpflichtungsperiode im Zeitraum von 2008 bis 2012 um 8 % gegenüber dem Stand von 1990 zu reduzieren. Die effektiven Treibhausgasemissionen sanken jedoch insgesamt nur um knapp 1 %. Das Ziel konnte dann unter Anrechnung der CO_2-Aufnahme durch den Wald (Waldsenke) und des Zukaufs von ausländischen Emissionsminderungszertifikaten – d. h. durch Reduktionsleistungen im Ausland – erreicht werden. Deutschland und Österreich haben zugesagt, im Rahmen der ersten Verpflichtungsperiode (2008 bis 2012) ihre Treibhausgasemissionen um 21 % (D) bzw. 13 % (A) gegenüber dem Stand von 1990 zu senken und damit zum Gesamtziel der Europäischen Union (EU, Minderung um 8 %) beizutragen. Während der ersten Verpflichtungsperiode lagen die Treibhausgasemissionen in Deutschland im Mittel um rund 23 % unter dem Stand von 1990, womit das Reduktionsziel übertroffen wurde. In Österreich wurden dagegen im Mittel rund 5 % mehr Treibhausgase als 1990 emittiert. Hier konnte das Reduktionsziel nur durch den Zukauf von ausländischen Emissionsminderungszertifikaten erreicht werden. Im Rahmen der zweiten Verpflichtungsperiode des Kyoto-Protokolls (2013 bis 2020) hat sich die EU zu einer Reduktion der Treibhausgasemissionen um 20 % gegenüber dem Stand von 1990 verpflichtet, die Schweiz zu einer Reduktion um 15,8 %. Deutschland konnte sein Reduktionsziel von 40 % nur durch die Reduzierung des Energieverbrauchs während der COVID-19-Pandemie erreichen. Trotz der Anstrengungen zur Senkung der Treibhausgasemissionen zeigt der globale Emissionstrend noch immer in die andere Richtung. So stieg der globale Treibhausgasausstoß bis 2010 um rund 29 % gegenüber 1990 an. Verantwortlich dafür sind neben einigen Industrieländern insbesondere die sich rasch entwickelnden Schwellenländer mit einer boomenden Wirtschaft (v. a. China und Indien).

Bei einer Fortsetzung der gegenwärtigen Emissionstrends droht bis zum Ende des 21. Jahrhunderts ein Anstieg der mittleren globalen Temperatur um deutlich mehr als 2° C gegenüber dem vorindustriellen Niveau, welcher sich in den darauffolgenden Jahrhunderten fortsetzen würde. Doch selbst eine Erwärmung um 2° C würde vulnerable Ökosysteme wie die Arktis, kleine Inselstaaten oder Wald- und Trockengebiete stark beeinflussen und den dort lebenden Menschen ihre Lebensgrundlage nehmen. Aus diesen Gründen wurde auf der UN-Klimakonferenz von Paris im Jahr 2015 beschlossen, die Erhöhung der mittleren globalen Temperatur im Verhältnis zum Niveau vor Beginn der Industrialisierung auf deutlich unter 2° C (möglichst 1,5° C) zu begrenzen. Das *Übereinkommen von Paris* wurde mittlerweile von nahezu allen Staaten der Erde ratifiziert und wird gegenwärtig in nationale Gesetze überführt. Der *IPCC-Sonderbericht* über die Folgen einer globalen Erwärmung um 1,5° C zeigt auf, dass zur Begrenzung der globalen Erwärmung auf 1,5° C die Emissionen aller Treibhausgase drastisch sinken müssen. Dies bedingt unter anderem eine komplette Umstellung von fossilen auf erneuerbare Energiequellen, eine kontinuierliche Verbesserung der Energieeffizienz in allen Sektoren, aber auch Verhaltensänderungen insbesondere im Zusammenhang mit Ernährung und Mobilität. Wenn das Ziel erreicht werden soll, darf nach den aktuellen Klimamodellierungen um das Jahr 2050 weltweit netto kein CO_2 mehr ausgestoßen werden (Netto-Null-Emissionen). Das bedeutet, dass nur noch so viel CO_2 emittiert werden darf, wie der Atmosphäre mit natürlichen oder technischen Senken wieder entzogen werden kann. Diese sogenannten Negativemissionstechnologien spielen auch eine Rolle beim Ausgleich „unvermeidbarer" Emissionen anderer Treibhausgase (beispielsweise CH_4 und N_2O aus der landwirtschaftlichen Produktion von Nahrungsmitteln). Da alle bisher vorgeschlagenen Verfahren zur Entnahme von CO_2 aus der Atmosphäre entweder in der Praxis noch nicht erprobt oder nicht im benötigten Umfang einsatzbereit sind, hat die rasche Reduktion der Treibhausgasemissionen absolute Priorität.

In den letzten Jahrzehnten sind die Folgen des Klimawandels immer sichtbarer geworden. Inzwischen haben sie bereits erhebliche Auswirkungen auf die Bevölkerung und die Ökosysteme. Zahlreiche Aktionen aus der Zivilgesellschaft haben die Thematik Klimawandel weltweit in den Blickpunkt der Öffentlichkeit gerückt und die Forderung nach wirkungsvolleren Maßnahmen unterstrichen. Dies hat Regierungen, politische Entscheidungsträger und Vertreter der Wissenschaft dazu veranlasst, gemeinsam nach Maßnahmen zur Bekämpfung des Klimawandels zu suchen. Dabei werden zwei verschiedene Grundsatzstrategien unterschieden: *Minderungsstrategien* sollen dazu beitragen, das Ausmaß der Auswirkungen zu minimieren, indem die Treibhausgasemissionen beispielsweise durch den Übergang zu sauberen Energien verringert werden. Die Reduktion der Treibhausgasemissionen hat absolute Priorität, aber selbst bei einer starken Verminderung wird sich die globale Erwärmung bestenfalls begrenzen lassen. Deshalb zielen *Anpassungsstrategien* darauf ab, die Auswirkungen des Klimawandels zu verringern, z. B. durch Maßnahmen im Bereich der öffentlichen Gesundheit oder strukturelle Eingriffe im Sinne einer klimafreundlichen Stadtplanung. Man geht davon aus, dass die Anpassung der städtischen Umwelt ein Schlüsselelement ist, da inzwischen der größte Teil der Weltbevölkerung in Städten lebt. Eine nachhaltige Stadtentwicklung, einschließlich der Förderung sauberer öffentlicher Verkehrsmittel, eine Vermehrung der Grünflächen und mehr energieeffiziente Gebäude können erheblich dazu beitragen, die Auswirkungen von Extremereignissen aufgrund des Klimawandels zu verringern. Die Wirksamkeit dieser Maßnahmen hängt jedoch von der Art der Politik, dem Zeitpunkt ihrer Umsetzung, dem Engagement der Regierungen und der Zusammenarbeit zwischen den verschiedenen Akteuren (d. h. von Forschung, Industrie und Investoren) ab. Dabei können gemeinsame Aktionen Synergien fördern und den Nutzen maximieren, indem Minderungs- und Anpassungsstrategien zusammen mit anderen gesellschaftlichen Zielen (z. B. den Zielen „nachhaltige Entwicklung" oder „Bewegungsförderung" [→ fahrradfreundliche Stadt] [SDGs; s. Kap. 10.4.1]) verknüpft werden.

Auch in der Schweiz kommt der Anpassung an die Auswirkungen des Klimawandels eine immer bedeutendere Rolle zu. Hier legte z. B. die Strategie des Bundesrates zur *Anpassung an den Klimawandel* die Grundlage für ein koordiniertes Vorgehen aller involvierten Stellen auf Bundesebene. Dazu wurden Ziele und Grundsätze definiert und Handlungsfelder festgelegt. Mit Hilfe der Strategie sollen Bevölkerung, natürliche Lebensgrundlagen und Sachwerte vor den Folgen des Klimawandels geschützt werden. Hierbei sollen nicht nur die Risiken möglichst minimiert, sondern auch die Chancen des Klimawandels genutzt werden. Ein weiteres Ziel ist es, dabei die Anpassungsfähigkeit von Gesellschaft, Umwelt und Wirtschaft zu steigern. Ein regelmäßig aktualisierter Aktionsplan nennt konkrete Anpassungsmaßnahmen, z. B. in den Bereichen Wasser-, Land- und Waldwirtschaft, Biodiversitätsmanagement, Umgang mit Naturgefahren, Gesundheit, Energie, Tourismus und Raumentwicklung. Konkrete Maßnahmen hierzu werden dann auf kantonaler und sektoraler Ebene erarbeitet und vor Ort umgesetzt. So werden z. B. im Rahmen des Pilotprogramms *Anpas-*

sung an den Klimawandel Projekte zur zunehmenden Hitzebelastung und Sommertrockenheit sowie zur Ausbreitung von gebietsfremden Arten, Schadorganismen und Krankheiten bei Pflanzen und Tieren umgesetzt. Analog zur Schweiz gehen auch andere europäische Staaten – wie Deutschland, Österreich und Frankreich – die Anpassung an den Klimawandel mit übergeordneten Strategien und konkreten Aktivitäten an. Im Hinblick auf die Gesundheit der Bevölkerung wird in Deutschland derzeit z. B. über mehr Grün und Schattenplätze in den Städten diskutiert, ebenso über Maßnahmen des klimagerechten Bauens, insbesondere bei Krankenhäusern, Alten- und Behinderteneinrichtungen, aber auch über eine Anpassung der Arbeitsabläufe und der baulichen Gegebenheiten an höhere Sommertemperaturen bei Firmen und Behörden.

6.2 Wasser

Matthias Egger, Claudia Kuehni, Lotte Habermann-Horstmeier

Das Anrecht auf sauberes Wasser gehört zu den grundlegenden Menschenrechten. Sauberes Trinkwasser und ein funktionierendes Abwassersystem sind von zentraler Bedeutung für die menschliche Gesundheit und daher entscheidende Komponenten einer wirksamen Politik zum Schutz der Gesundheit. Wichtige Aspekte sind hierbei die *mikrobiologische Qualität* des Wassers und das Vorhandensein von genügend Wasser für persönliche Hygiene und Lebensmittelhygiene.

6.2.1 Die zentrale Bedeutung von Wasser und Abwasser für die menschliche Gesundheit

Eine sichere, erschwingliche Trinkwasserversorgung sowie ein Kanalisationssystem zur Entsorgung von Fäkalien und Schmutzwasser gehören zu den wichtigsten Voraussetzungen für die Gesundheit der Bevölkerung. Als erste Stadt Europas waren die inneren Bezirke von Wien bereits im Jahr 1739 vollständig kanalisiert. Etwa hundert Jahre später trug dann eine Überschwemmung der fäkalienhaltigen Bäche im immer größer werdenden Wiener Stadtgebiet zum Ausbruch der Choleraepidemie von 1831/32 bei. Es folgten weitere Epidemien, denen insgesamt etwa 18.000 Menschen zum Opfer fielen. Die Vorkommnisse wurden zum Anstoß für eines der größten Bauprogramme der Stadtgeschichte, das über 70 Jahre andauerte. Offene Bäche wurden eingewölbt und in zwei Sammelkanäle („Cholerakanäle") geleitet. Damit hatte Wien 1848 eine der modernsten Kanalisationen der damaligen Zeit. Aufgrund des starken Bevölkerungswachstums im 19. Jahrhundert wurde auch in den anderen europäischen Städten mit dem Bau von Abwasseranlagen begonnen. Vorreiter bei der gesetzlichen Regelung war England: Nach mehreren Choleraepidemien wurde 1848 ein Gesetz erlassen (*Pu-*

blic Health Act), das zum Ziel hatte, den Bau von Wasserleitungen und Kanalisations-systemen zu fördern. Bemerkenswert hierbei ist, dass zu jener Zeit weder der Erreger noch die Übertragungswege der Cholera bekannt waren. In Berlin war *Rudolf Virchow* (1821–1902) maßgeblich an der Planung der örtlichen Kanalisation und Trinkwasser-versorgung beteiligt. In der Schweiz subventionierten die kantonalen Feuerversiche-rungen den Bau von Wasserleitungen.

Die Kontamination des Trinkwassers durch Krankheitserreger ist weltweit immer noch ein großes Problem. Obwohl sich die Zahl der Menschen mit Zugang zu einer verbesserten Sanitäranlage seit 1990 um mehr als 2 Mrd. erhöht hat, haben nur 70 % der Menschen freien Zugang zu sauberem Wasser am Wohnort. Weitere 20 % können sauberes Wasser innerhalb von 30 Minuten erreichen. Etwa 2 Mrd. Menschen nutzen Trinkwasser, das fäkal kontaminiert sein kann. Im Jahr 2017 wurden weltweit ca. 829.000 Todesfälle auf verunreinigtes Trinkwasser und unzureichende Körperhygie-nepraktiken (v. a. mangelhafte Händehygiene) zurückgeführt. Die Hauptursache sind Durchfallerkrankungen, die insbesondere in den ersten fünf Lebensjahren oft zum Tode führen. Geschätzte 297.000 Todesfälle durch Durchfall bei Kindern unter fünf Jahren könnten durch sicheres Trinkwasser und bessere Hygienepraktiken ver-mieden werden. Mehr als die Hälfte der Todesfälle, die mit verunreinigtem Wasser oder Abwasser in Verbindung stehen, wird aus Afrika gemeldet.

Ein zunehmendes Problem ist der Wassermangel. Schon heute sind 40 % aller Menschen weltweit von Wasserknappheit betroffen, Wassermangel verursacht Kon-flikte oder lässt sie eskalieren, wie z. B. im Nahen Osten zwischen Israel und Palästi-na, unter den Anrainerstaaten des Nils und des Euphrats oder auch in Indien (s. Kap. 10.2.5). Der Klimawandel, in Kombination mit Bevölkerungswachstum, de-mographischen Änderungen und zunehmender Urbanisation wird diese Situation weiter verschärfen. 2025 wird etwa die Hälfte der Erdbevölkerung in einem Gebiet mit Wasserknappheit leben, was erhebliche Auswirkungen auf die zu erwartenden Ernten und die Versorgungssicherheit hat (s. a. Kap. 6.1).

Im Jahr 2010 haben die Vereinten Nationen den Zugang zu sauberem Trinkwas-ser und zu sanitären Einrichtungen als ein Menschenrecht anerkannt. Die Verbes-serung der sanitären Situation war ein Millennium-Entwicklungsziel (*Millennium De-velopment Goal*) und ist eines der Ziele der nachhaltigen Entwicklung (*Sustainable Development Goal*, s. Kap. 10.4.1).

6.2.2 Krankheitserreger

Wasser kann direkt oder indirekt an der Übertragung von Krankheitskeimen beteiligt sein (s. Tab. 6.2). Dem *fäko-oralen Übertragungsweg* kommt hierbei die größte Be-deutung zu. Direkt durch kontaminiertes Wasser übertragen werden z. B. *Cholera-Bakterien* und das *Norovirus*. Bei Wassermangel können aufgrund mangelnder per-sönlicher Hygiene oder unsauberem Umgang mit Lebensmitteln z. B. *Shigellen* übertragen werden. Es gibt eine ganze Reihe von Erregern, die sowohl über verschmutztes Wasser als auch über unsaubere Lebensmittel weitergegeben werden (z. B. *Kryptosporidien*). Rotavirusinfektionen, die wegen der raschen Dehydratation besonders bei Kleinkindern und Säuglingen gefürchtet sind, entstehen entweder als Schmierinfektion oder werden durch verschmutzte Lebensmittel bzw. verunreinigtes Wasser (Trinkwasser, Schwimmbadwasser) ausgelöst. Andere Erkrankungen werden durch im Wasser lebende Vektoren[53] übertragen (z. B. Wasserschnecken bei der *Schistosomiasis*) oder durch Vektoren, welche Zugang zu Wasser benötigen (z. B. Stechmücken bei der *Malaria*). Das Einatmen von mit *Legionellen* kontaminiertem Wasserdampf führt zur Legionärskrankheit (vgl. auch Kap. 2.1.2 und Kap. 9.3).

Tab. 6.2: Infektionen mit engem Bezug zu Wasser.

Übertragung	Beschreibung	Beispiele
Kontaminiertes Wasser	Gastrointestinale Infektion in Folge fäkaler Kontamination des Trinkwassers	Typhus, Cholera, Giardiasis, Infektionen mit Campylobacter, Norovirus, enterotoxischen E.coli, Cryptosporidium etc.
Mangelnde Hygiene	Infektionen, die sich ausbreiten, wenn zu wenig Wasser für persönliche Hygiene und Lebensmittelhygiene zur Verfügung steht	Shigellose, Trachom, Skabies
Vektor lebt im Wasser	Infektionen, die durch Vektoren übertragen werden, welche einen Teil ihres Lebenszyklus' im Wasser verbringen	Schistosomiasis, Drakunkulose
Vektor benötigt Wasser	Infektionen, die durch Vektoren übertragen werden, welche Zugang zu Wasser benötigen	Malaria, Onchozerkose, Trypanosomiasis, Zika-Virus

Abb. 6.3 illustriert die fäko-oralen Übertragungswege und zeigt mögliche Ansatzpunkte der Prävention. Durch sanitäre Einrichtungen und Abwassersysteme können Fäkalien nicht in Kontakt mit Trinkwasser, Fliegen und Händen gelangen. Regelmäßiges Waschen der Hände – eine von Laien wie Medizinern in ihrer Public-Health-Bedeutung oft unterschätzte Maßnahme! – und hygienischer Umgang mit Le-

---

[53] *Vektoren* sind Überträger von Krankheitserregern, die Infektionskrankheiten auslösen können (s. Kap. 9.3).

Fäkal-orale Übertragungswege	Möglichkeiten der Prävention
Fäkalien	Kanalisation
Wasser Fliegen Hände	Sanitäre Anlagen
	Persönliche Hygiene
Lebensmittel	Trinkwasseraufbereitung
Mund	Lebensmittelhygiene

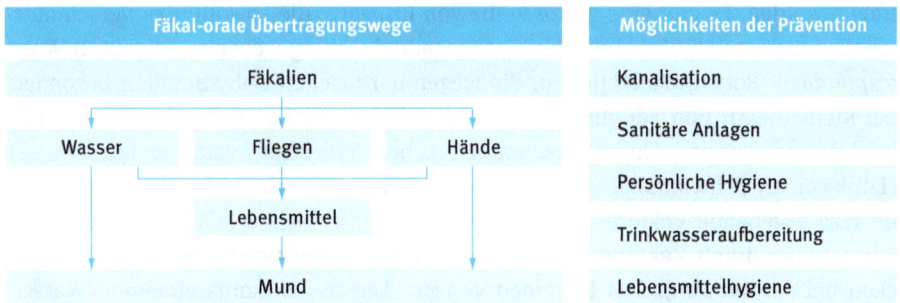

Abb. 6.3: Fäkal-orale Übertragungswege und dort ansetzende Möglichkeiten der Prävention.

bensmitteln verhindert deren Kontamination (s. Kap. 9.4.3). Schließlich führt die Aufbereitung und Desinfektion von Wasser zu sicherem Trinkwasser.

Menschen können auch über Badegewässer in Kontakt mit Krankheitserregern kommen. So sind beispielsweise die Seen der Norddeutschen Tiefebene von Natur aus sehr nährstoffreich. Mit dem Urin der Badegäste und den Sonnencremes gelangen weitere Nährstoffe ins Wasser. Die im Wasser lebenden *Cyanobakterien* („Blaualgen") können sich dadurch stark vermehren. Ihre Toxine können Hautausschläge, Durchfall, Leberschäden, Krämpfe und Lähmungserscheinungen verursachen.

6.2.3 Chemische Verunreinigungen

Für die Qualität des Trinkwassers sind verschiedene Chemikalien von besonderer Bedeutung.

Nitrat und *Nitrit* sind gut wasserlösliche Nährstoffe, die in Landwirtschaft und Garten als Dünger verwendet werden. Eine hohe Nitratbelastung ist in der Schweiz und vielen deutschen Bundesländern ein permanentes Problem. Ursache sind landwirtschaftliche Betriebe mit Massentierhaltung. Die dadurch anfallende Gülle wird z. T. illegal auf die Felder ausgebracht. So wurde in Deutschland z. B. in den Landkreisen Cloppenburg und Vechta der von der EU erlaubte Grenzwert im Jahr 2015 an mehr als der Hälfte aller Messstellen überschritten. Der höchste 2017 gemessene Wert (Gönnheim, Rheinland-Pfalz: 322 mg/l) überstieg den Grenzwert sogar um das sechsfache. Noch immer werden die entsprechenden EU-Vorgaben in vielen Gegenden nicht eingehalten. Die Pläne Deutschlands zur Nitratreduzierung wurden von der EU als unzureichend kritisiert. Sie drohte Deutschland daher für 2020 mit erheblichen Strafzahlungen. In der Schweiz wird der Grenzwert der Gewässerschutzverordnung an 12 bis 15 % der Messstellen überschritten, in Ackerbaugebieten (z. B. dem Mittelland) an 40 % der Messstellen. Von den landwirtschaftlich genutzten Flächen gelangen in der Schweiz pro Jahr mehr als 34.000 t überschüssiger Nitrat-Stickstoff in die

Gewässer, dies entspricht 150.000 t Nitrat. Ein Rückgang der Stickstoffüberschüsse in der Landwirtschaft zeichnet sich nicht ab. Seit der Jahrtausendwende stagnieren die Werte auf unverändert hohem Niveau. Die im Rahmen des Klimawandels beobachteten längeren Trockenperioden im Sommer können zu einem zusätzlichen Anstieg der Nitratkonzentration im Grundwasser führen.

Nitrat und Nitrit sind im Wasser ineinander umwandelbar. Wird Nitrat in größerer Menge in den menschlichen Körper aufgenommen, führt dies zur Oxidation des Sauerstoff-transportierenden Hämoglobins in den roten Blutkörperchen (es entsteht Methämoglobin) und in extremen Fällen durch die Unterversorgung des Körpers mit Sauerstoff zur Zyanose und zum Tod des Betroffenen. Für Säuglinge besteht ab einem *Grenzwert* von 50 mg Nitrat pro Liter Trinkwasser akute Gesundheitsgefahr (*Blue Baby Syndrome*). Dieser von WHO und EU festgelegte Grenzwert berücksichtigt nicht die langfristigen Risiken, die durch die Bildung von krebserregenden Nitrosaminen aus Nitriten im sauren Milieu des Magens entstehen.

Eine Kontamination des Trinkwassers mit *Arsen* hat in der Regel geologische Ursachen, seltener sind gewerbliche Aktivitäten (Mülldeponien, Gerbereien, Braunkohle) hierfür verantwortlich. In Westbengalen (Indien), Bangladesch und Thailand wird aufgrund von arsenhaltigen Erzen in den oberen Bodenschichten der von der WHO empfohlene Grenzwert von 10 µg/l im Grundwasser deutlich überschritten. Fatalerweise wurden dort viele der Brunnen, die arsenhaltiges Grundwasser fördern, zuvor mit internationaler Unterstützung gegraben. Man wollte hierdurch vom Oberflächenwasser, das mit Krankheitserregern kontaminiert war, auf das vermeintlich sichere Grundwasser wechseln. Auch in alpinen Gebieten der Schweiz und Österreichs sind höhere Arsenkonzentrationen im Trinkwasser möglich. Der Grenzwert liegt in der Schweiz bei 50 µg/l, in Deutschland und Österreich bei 10 µg/l. Das Trinken von arsenhaltigem Wasser über einen längeren Zeitraum ruft charakteristische Hautveränderungen hervor und kann zu Krebserkrankungen (in Harnblase, Niere, Lunge) führen.

Hohe Konzentrationen von *Fluorid* sind toxisch. Sie führen bei ständiger Aufnahme u. a. zu einer Verfärbung der Zähne und später zu Knochenveränderungen bis hin zu einer völligen Versteifung der Knochen und Gelenke. Hohe Fluoridkonzentrationen im Grundwasser finden sich z. B. in Ostafrika, Indien und Mexiko. Sowohl die Schweiz als auch Deutschland und Österreich haben den von der WHO festgelegten Grenzwert (in der Schweiz: Toleranzwert) von 1,5 mg/l übernommen. In einigen Ländern mit niedrigen Fluoridkonzentrationen im Grundwasser (z. B. USA, Australien, Brasilien) ist die *Trinkwasserfluoridierung* durch Zugabe von 1 mg/l zur Kariesprophylaxe gebräuchlich. Wie in den meisten anderen europäischen Ländern wird das Trinkwasser in Deutschland, Österreich und der Schweiz nicht (oder nicht mehr) fluoridiert.

Zu einer erhöhten *Blei*-Konzentration im Trinkwasser (Grenzwert 10 µg/l) kommt es v. a. durch die Verwendung von bleihaltigen Leitungsrohren und Armaturen bei einem niedrigen pH-Wert des Leitungswassers. Blei hemmt die Blutbildung und schädigt das Nervensystem. Besonders gefährdet sind Ungeborene und Kleinkinder. In der Mitte und im Norden Deutschlands sind allerdings nur noch Häuser betroffen, die vor 1973 gebaut wurden. Im gesamten süddeutschen Raum werden schon mehr als 100 Jahre keine Bleirohre mehr verwendet. In der Schweiz dürfen Rohrleitungen aus Blei bereits seit 1914 nicht mehr verbaut werden, in Österreich erst seit 1983. Daher gibt es z. B. in Wien insbesondere aufgrund der hohen Anzahl an Gründerzeit-Häusern, in denen meist Bleirohre verlegt sind, noch immer Grenzwertüberschreitungen beim Bleigehalt im Trinkwasser.

Rückstände von sogenannten „Pflanzenschutzmitteln" (PSM wie Herbizide, Fungizide, Insektizide, Rodentizide, Bakterizide, Akarizide etc.) werden in der Schweiz an 50 % der Messstellen im Grundwasser nachgewiesen. In intensiv ackerbaulich genutzten Gebieten sind es sogar mehr als 90 % der Messstellen. Aufgrund der oft sehr langen Halbwertszeiten sind sie lange im Grundwasser nachweisbar. So ist die Konzentration des Herbizids[54] Atrazin z. B. in der Schweiz im Grundwasser bislang kaum gesunken, obwohl die Zulassung dort bereits 2007 aufgehoben wurde. Parallel dazu sind zunehmend größere Mengen an Metaboliten dieser Substanzen nachweisbar. Ein Beispiel hierfür ist das Fungizid[55] Chlorothalonil, dessen Einsatz wegen möglicher Karzinogenität in der EU 2019 und in der Schweiz 2020 verboten wurde. Seine Metaboliten sind bei oraler Aufnahme akut toxisch.

An vielen Grundwassermessstellen werden auch regelmäßig Medikamente in den Wasserproben nachgewiesen. Es sind v. a. Antibiotika aus der Humanmedizin und der Viehzucht, aber auch z. B. Antiepileptika, Röntgenkontrastmittel und hormonell aktive Substanzen, welche in den Sexualhormonhaushalt von Mensch und Tier eingreifen. Obwohl der Antibiotikaeinsatz zur Leistungssteigerung in der Viehzucht seit 2006 in der EU verboten ist, werden sie vielfach noch immer zu diesem Zweck genutzt. Folgen können Antibiotikaresistenzen und eine Veränderung des mikrobiellen Ökosystems in den Gewässern sein.

6.2.4 Trinkwasseraufbereitung und -kontrolle im deutschsprachigen Raum

Die Trinkwasserversorgung fällt in Deutschland in den Kompetenzbereich der Gemeinden, Aufsicht führen die Bundesländer. In der Schweiz sind die Kantone für die Trinkwasserversorgung verantwortlich. In Österreich sind es in der Regel Wassergenossenschaften und Wasserverbände, bei denen der Landeshauptmann die unmittelbare Aufsicht ausübt, in dessen Bereich die Genossenschaft bzw. der Verband seinen Sitz hat. Trinkwasser wird aus verschiedenen Rohwässern gewonnen (Grundwasser, Quellwasser, Fluss- und Seewasser). Die meisten deutschen Bundesländer

---

54 *Herbizid:* „Unkraut"-Bekämpfungsmittel.
55 *Fungizid:* Mittel gegen Pilzbefall.

und Schweizer Kantone greifen dabei überwiegend auf Grundwasser zurück. Eine Ausnahme bildet Nordrhein-Westfalen, das sein Trinkwasser größtenteils aus Rhein und Ruhr gewinnt. In Österreich wird Trinkwasser fast zu 100 % aus Grund- und Quellwasser gewonnen. Bei der Erzeugung von Trinkwasser sind die gesetzlichen Vorgaben (in Deutschland und Österreich: Trinkwasserverordnung; in der Schweiz: verschiedene Verordnungen zum Lebensmittelgesetz) maßgebend. Für die Gewinnung aus Grundwasser ist es oft ausreichend, Eisen- und Kalkgehalt des Wassers zu korrigieren. Bei der Aufbereitung von Oberflächenwasser müssen hingegen mehrere Schritte durchlaufen werden. Nach der mechanischen Vorreinigung mit Rechen und Siebanlagen werden über verschiedene Filterstufen ungelöste Substanzen abgetrennt, anschließend wird das Wasser noch desinfiziert. In den letzten Jahren haben Wasserversorger in Deutschland v. a. im Sommer immer häufiger Probleme mit einer Keimbelastung des Trinkwassers. Einige Betreiber führen dies auf die erhöhten Temperaturen im Leitungssystem und auf die deutschlandweit große Trockenheit („Dürresommer") in den Jahren 2018 und 2019 zurück.

Trinkwasser ist bei uns das am intensivsten kontrollierte Lebensmittel. Die Qualitätsanforderungen an Trinkwasser sind höher als an industriell abgepacktes Mineralwasser. Die WHO orientiert sich bei der Festlegung von Grenzwerten für mögliche Schadstoffe im Trinkwasser am *Vorsorgeprinzip*. Sie verlangt daher die Überprüfung von 200 Stoffen, deren Auswirkungen auf die Gesundheit bekannt sind. Die entsprechende deutsche Verordnung führt eine Reihe von Stoffen mit zugehörigen Grenzwerten an, die bei einer vollständigen Trinkwasseruntersuchung geprüft werden müssen. In der Schweiz werden ebenfalls regelmäßig festgelegte Substanzen und Keime überprüft. Das hierbei verwendete Indikatorprinzip erlaubt es, dadurch auch die Belastung mit verwandten Stoffen abzuschätzen. So steht z. B. das Bakterium *Escherichia coli* für alle Fäkalkeime. Verantwortlich für die regelmäßige Kontrolle der Wasserqualität sind in Deutschland die Gesundheitsämter und in der Schweiz die kantonalen Laboratorien. In Österreich sind hierfür die *Österreichische Agentur für Gesundheit und Ernährungssicherheit GmbH* (AGES) und die Untersuchungsanstalten der Länder zuständig.

Die 2012 gestartete Europäische Bürgerinitiative Right2Water führt das Menschenrecht auf sauberes Trinkwasser und eine sanitäre Grundversorgung als Argument gegen die Privatisierung der Trinkwasserversorgung und eine kommerzielle Bewirtschaftung der Wasserressourcen innerhalb der EU an. Die Initiative wurde von insgesamt 1.884.790 Menschen unterschrieben (s. Lehrbuch-Homepage). Als Reaktion darauf nahm der zuständige EU-Kommissar im Jahr 2013 die Wasserversorgung aus der geplanten EU-Konzessionsrichtlinie heraus. 2015 lehnte der Umweltausschuss des Europäischen Parlaments einen Antrag zur Wasserprivatisierung ab. Weltweit kaufen immer mehr Städte die zuvor privatisierten Wasserversorger auf oder kündigen die mit ihnen abgeschlossenen Verträge. Die Initiatoren der Bürgerinitiative befürchten jedoch weiterhin, dass z. B. internationale Handelsabkommen einer kommerziellen Bewirtschaftung der Wasserressourcen Vorschub leisten können.

6.3 Boden

Michael Kundi, Lotte Habermann-Horstmeier

Im Schweiße deines Angesichts sollst du dein Brot essen, bis du zurückkehrst zum Ackerboden;
von ihm bist du ja genommen. Denn Erde bist du und zur Erde musst du zurück.
(1. Buch Mose 3,19)

Der Boden ist die Grundlage des Lebens auf dem Festland und wesentlich für die Nahrungsmittelproduktion und den Wasserhaushalt. Die Bedeutung des Bodenschutzes für die Gesundheit des Menschen wurde erst relativ spät erkannt und Schutzmaßnahmen erst ab den 1970er Jahren eingeleitet. Schadstoffe, die in den Boden geraten, können direkt oder indirekt über die Nahrungskette in den Körper des Menschen gelangen und dadurch Gesundheitsstörungen verursachen. Beeinträchtigungen des Bodens können darüber hinaus auch weitreichende Auswirkungen auf die Nahrungsmittelproduktion, die Filterfunktion für das Trinkwasser und die Stabilität im Hinblick auf Erosion und Bodenverfrachtung durch Wasser oder Wind haben.

Als Boden bezeichnet man den obersten Teil der Erdkruste. Er ist ein Produkt der Erosion, der Ablagerung von Stoffen, die durch Wasser und Wind herantransportiert wurden, und der Verrottung von biologischem Material. Jene Bodenschicht, die Landwirtschaft ermöglicht, wird Mutterboden genannt. Sie ist in den gemäßigten Breiten etwa 20–30 cm stark. Der Aufbau des Bodens entscheidet darüber, wie viel Wasser er fassen kann (*Wasserretention*). Wasser versickert so lange im Boden, bis es wasserundurchlässige Sperrschichten (z. B. Felsböden oder verdichtete Lehmböden) erreicht. Kalkgestein kann durch Wasser aufgelöst werden. Auf diese Weise gelangt das Wasser auch in Tiefenschichten und kann in Form von Tiefenströmen große Strecken überwinden. Das Schicksal des Menschen ist untrennbar mit dieser extrem dünnen Oberflächenschicht verbunden, die für den Anbau von Feldfrüchten, für den Obstanbau und die Viehzucht geeignet ist.

6.3.1 Bodenbeschaffenheit

Die obersten Bodenschichten bestehen im Allgemeinen überwiegend (85 bis 90 %) aus Mineralsubstanz, die durch Erosion und Gletscherabrieb aus den Gebirgen durch den Wind und das Wasser über die Erde verteilt wird. Der Rest (10 bis 15 %) ist Biomasse. Diese besteht größtenteils (ca. 85 %) aus totem Material wie Laub, abgestorbenen Pflanzen und den Resten toter Tiere. Etwa 10 % der Biomasse sind Wurzeln lebender Pflanzen. Die restlichen 5 % bilden Bodenorganismen (*Edaphon*). Die Zahl dieser Organismen ist allerdings ungeheuer groß. In einem Liter Boden leben mehr Organismen als es Menschen auf der Erde gibt. Die zahlen- und massemäßig größten Anteile entfallen dabei auf die Bodenbakterien (ca. 40 %; insbesondere *Actinomyce-*

ten) und Algen/Pilze (ca. 40 %). Ebenfalls von großer Bedeutung sind die Regenwürmer (12 %). Trotz ihres geringeren Anteils von ca. 5 % spielt die übrige Makrofauna (überwiegend *Gastropoden*, *Polychaeten* und *Arachniden*) eine große Rolle bei der Beseitigung abgestorbener Pflanzen und Tiere. Etwa 3 % der Bodenorganismen gehören zur übrigen Mikrofauna (*Nematoden*, *Milben* etc.).

Das Bodenökosystem ist in einem fein abgestimmten Gleichgewicht. Dort, wo der Mensch nicht eingreift, trägt es zu einer optimalen Durchlüftung und Aufbereitung des Bodens für den Pflanzenwuchs bei. Der Pflanzenwuchs seinerseits liefert den wesentlichen Nachschub für die Biomasse, die das Bodenökosystem am Leben erhält. Zusätzlich führt der Pflanzenwuchs zur Stabilisierung des Bodens und zur Erhöhung der Wasseraufnahmekapazität.

6.3.2 Bedeutung des Bodens

Das Bodensystem hat sehr vielfältige und wichtige Funktionen – als Lieferant der Nahrungs- und Futtermittel, als Siedlungsfläche, Wasserspeicher und Filter für Schadstoffe. Als gigantisches Kohlenstoffreservoir trägt es nicht zuletzt auch zum Erhalt des Weltklimas bei. In seiner Bedeutung als Umweltmedium ist der Boden erst relativ spät erkannt worden. Regulationen zum Schutz des Bodens sind deshalb fast ausschließlich jüngeren Datums. Ihm kommt jedoch unter den Umweltmedien (Wasser, Boden, Luft) eine zentrale Rolle zu. Der Boden ist das Auffangbecken eines großen Anteils der Schadstoffe, die in die Umwelt gelangt sind (Abb. 6.4).

Stoffe, die in die Atmosphäre emittiert wurden, gelangen durch Sedimentation und Niederschläge in den Boden. Der Boden kann jedoch auch direkt durch Deponierung von Industrie- und Haushaltsmüll oder über verschmutztes Grundwasser kontaminiert werden. Durch den Einsatz von Pestiziden (sogenannte „Pflanzenschutzmittel", z. B. Herbizide und Fungizide) in der Landwirtschaft werden ständig Schadstoffe direkt in den Boden eingebracht. Die heute üblichen Monokulturen sind ohne den Einsatz von Düngemitteln und Pestiziden nicht mehr denkbar. Dies gefährdet nicht nur das Bodenökosystem und führt letztlich zu Ertragseinbußen. Es stellt darü-

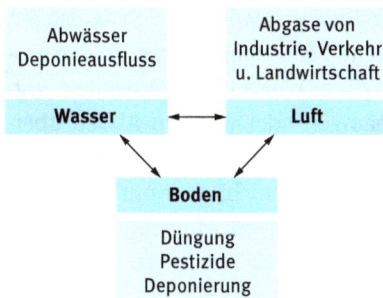

Abb. 6.4: Schadstoffkreislauf – Schadstoffe geraten über die Luft und das Wasser in den Boden und werden von dort aus wieder mit der Luft und über das Wasser abtransportiert.

ber hinaus auch eine Gesundheitsgefahr für jene dar, die mit diesen Stoffen umge-hen. So werden die Substanzen nicht nur in sogenannten Entwicklungsländern oft-mals ohne jede Schulung an Landarbeiter und Bauern abgegeben, die diese dann nicht selten in falscher Dosierung und ohne Schutzmaßnahmen anwenden.

Die Substanzen können auf diese Weise auch in die Nahrung gelangen und so die Gesundheit der KonsumentInnen gefährden. Obwohl das Insektenvernichtungs-mittel *Dichlordiphenyltrichlorethan* (DDT) seit den 1970er Jahren in den meisten In-dustrieländern verboten ist, findet es sich auch heute noch im Körper fast aller Men-schen. Ähnliches gilt für das Fungizid *Hexachlorbenzol*, dessen Verwendung in der Landwirtschaft in Deutschland seit 1981, in Österreich seit 1992 und in der Schweiz seit 2005 nicht mehr erlaubt ist (siehe Tab. 6.3).

Da viele der Stoffe in der Natur kaum abgebaut werden, verbleiben sie über Jahr-hunderte in einem Schadstoffkreislauf. Der Boden gibt sie an die Pflanzen ab. Diese dienen den Menschen oder Nutztieren als Nahrung. Mit den Pflanzen werden die Schadstoffe aufgenommen, die dann über die Ausscheidungen von Mensch und Tier letztlich wieder in den Boden gelangen.

Tab. 6.3: Rückstände von Pestiziden im menschlichen Körper. Konzentrationen von *Dichlordiphenyl-trichlorethen* (DDE) und *Hexachlorbenzol* (HCB) im Vollblut von Erwachsenen in Deutschland (2003).

Stoff	Anteil der Proben über der Bestimmungsgrenze	Durchschnitt	Referenzwert
DDE[a]	99,7 %	1,58 µg/l	bis 31 µg/l[b]
HCB	94 %	0,44 µg/l	bis 5,8 µg/l[c]

[a] Abbauprodukt von DDT im menschlichen Körper,
[b] Je nach Alter und Region,
[c] Je nach Alter.
(Quelle: UBA (Umweltbundesamt) Kommission Human-Biomonitoring des Umweltbundesamtes (2003) Aktualisierung der Referenzwerte für PCB-138, -153, -180 im Vollblut sowie Referenzwerte für HCB, β-HCH und DDE im Vollblut. Bundesgesundheitsbl Gesundheitsforsch Gesundheitsschutz 46:161–168).

Grundsätzlich spielen Bodenorganismen bei der *Biodegradation* von Schadstoffen (= Abbau von Umweltchemikalien durch mikrobielle Zersetzungsprozesse) eine gro-ße Rolle. Viele Pestizide können jedoch nicht auf diese Weise beseitigt werden, ent-weder, weil sie die Bodenorganismen selbst schädigen oder weil ein Abbau über-haupt nicht möglich ist. Einmal in das Ökosystem eingetragen, verbleiben auch an-dere Stoffe dort oft unverändert (hohe Persistenz), weil sie nicht oder nur sehr lang-sam wieder daraus entfernt werden können. Aus diesem Grund wird seit langem ge-fordert, Chemikalien bei ihrer Zulassung grundsätzlich auch danach zu beurteilen, inwiefern sie durch natürliche Prozesse wieder abgebaut werden können.

6.3.3 Anthropogene Eingriffe

Die Eingriffe des Menschen in das natürliche Bodensystem sind vielgestaltig. Den schwersten Eingriff stellt die Bodenversiegelung durch Straßen, Wege und andere Bauwerke dar. Dabei geht der natürliche Bodenaufbau und damit dessen Funktion völlig verloren. In Deutschland war Mitte der 1980er Jahre über 10 % der Gesamtfläche Siedlungsgebiet. Je nach Vegetationszone und Vorhandensein von Großsäugern führt der natürliche Pflanzenwuchs zu einem reich durchmischten Grasland, aber auch Nieder- oder Hochmoore, Buschland/Savanne oder Mischwald mit Buschwerk und Grasinseln kommen vor. In unseren gemäßigten Breiten wäre ohne den Eingriff des Menschen praktisch die gesamte Fläche mit Wald bedeckt, sofern nicht Wildtiere wie Hirsche, Wildrinder, Wildpferde etc. Teile dieser Fläche durch Abweiden der Baum- und Buschtriebe in Grasland verwandeln würden.

Seit dem Mittelalter wird in Mitteleuropa der Boden durch gezielte Abrodung für die Landwirtschaft nutzbar gemacht. Mit Hilfe der Zwei-, dann der Drei- und Vierfelderwirtschaft konnte die landwirtschaftliche Produktion auf jeweils kleinen Flächen erheblich gesteigert werden. Obwohl sich die Landschaftsform dadurch dramatisch änderte, stellte die daraus resultierende kleinräumige Diversität mit den überall – insbesondere zur Schweinemast – übrig gebliebenen Waldstrichen nur einen verhältnismäßig geringen Eingriff in das Ökosystem dar. Mit dem Siegeszug der *industriellen Landwirtschaft* änderte sich das aber in vielen Regionen grundlegend. Riesige Monokulturen, bewirtschaftet mit Hilfe intensiver Düngung und dem Einsatz von Pestiziden, bedrohen nun die Integrität und Funktionalität des Bodens. In West-Deutschland wurden vor der Wiedervereinigung pro Jahr ca. 30.000 t Pflanzenbehandlungsmittel eingesetzt. Mitte der 1980er Jahre betrug der Schadstoffeintrag dort im Durchschnitt über 100 kg/ha. Dies trägt mit zu einer zunehmenden Verschlechterung der Bodenqualität und zu einem enormen Verlust an Mutterboden bei. Besonders ausgeprägt ist dies beim Maisanbau. Hier beläuft sich der Verlust an Mutterboden jährlich auf über 75 t/ha (= 75 kg/m²). Inzwischen hat man erkannt, dass diesem Raubbau Grenzen gesetzt werden müssen. Es ist aber schwierig, den einmal eingeschlagenen Weg zu verlassen. Dennoch gibt es in Europa und vereinzelt auch in den USA Ansätze, der Intensivierung des Landbaus entgegen zu wirken.

Die Bedrohung des Bodens resultiert also aus dem Landschaftsverbrauch, dem Schadstoffeintrag und den sonstigen menschlichen Aktivitäten, die den Boden z. B. durch immer größere und schwerere landwirtschaftliche Maschinen verdichten oder die Erosion fördern (Beispiel: Zunahme der Sand- bzw. Staubstürme im Nordosten Deutschlands; Gründe hierfür sind offene Böden, kaum Windschutzhecken und übergroße Ackerflächen sowie eine zunehmende Trockenheit und starker Wind). Auch die zunehmende Brandrodung sowie immer mehr hitzebedingte Brände v. a. in Amerika, Sibirien, Südostasien und Australien haben erhebliche Folgen für Boden und Klima. Hinzu kommen weitere Eingriffe, die zur Umverteilung des Wassers und zur Eintiefung von Flüssen führen. In Österreich führten z. B. die Eingriffe in den Flusslauf der Donau durch Kraftwerksbau und Befestigung des Uferbetts dazu, dass nun auch die letzten Reste von Auwald bedroht sind. Vor allem in den subtropischen Gebieten führt der *Klimawandel* zu einer Umverteilung der Regenmengen mit langen Dürreperioden einerseits und sintflutartigen Regenfällen andererseits (s. Kap. 6.1). Dies alles hat inzwischen zu einer Verschiebung der Klimazonen geführt. Derzeit sind bereits riesige Gebiete in Afrika und Asien für die Landwirtschaft verloren, Wüsten breiten sich aus. Der Entzug von Wasser zur künstlichen Bewässerung hat z. B. den Aralsee, einst ein Binnenmeer von gewaltigen Dimensionen, auf einen kleinen Bruchteil seiner Fläche schrumpfen lassen. Auch in anderen Regionen (z. B. Spanien, Israel, China, USA) hat eine Störung des Gleichgewichts zwischen Wasserzufuhr, Verdunstung und Wasserentnahme dazu geführt, dass die Erhaltung des Bodenaufbaus für die Landwirtschaft nicht mehr möglich ist. Der Bau riesiger Stauanlagen zur Stromgewinnung (Beispiele: Ilisu-Staudamm in der Türkei, Grand-Ethiopian-Renaissance-Staudamm in Äthiopien [Blauer Nil]) und Bewässerung ist in manchen Regionen überdies von militärischer Bedeutung, denn die Verfügung über die Ressource Wasser bedeutet auch die Verfügung über das Trinkwasser und über die Produktion von Nahrungsmitteln.

Die innige Verknüpfung zwischen Boden, Pflanzenwuchs und Wasser macht die einseitige Ausnutzung dieser Wechselbeziehungen durch den Menschen für seine kurzfristigen Ziele so problematisch. Zu solchen Ausnutzungen zählt auch die Verwendung des Wassers zum Abbau von Bodenschätzen, wobei oft (z. B. bei der Goldgewinnung im Amazonasgebiet, der Gewinnung seltener Erden in China und Afrika, dem Fracking in den USA) eine erhebliche Kontamination des Grundwassers (s. a. Kap. 6.2.3) und damit auch des Bodens resultiert.

Die Deponierung von Haushalts-, Gewerbe- und Industrieabfällen, die lange Zeit völlig unkontrolliert stattfand, kann ebenfalls den Boden in der Umgebung gefährden. Das ist auch dann der Fall, wenn die Deponie unsachgemäß zugeschüttet wurde. In Deutschland gibt es z. B. noch sehr viele „Altlasten" im Boden, etwa aus den Chemiewerken der DDR oder aus alten Industriemüllhalden im Westen, bei denen zu einem großen Teil überhaupt nicht bekannt ist, welche Abfälle dort ungesichert entsorgt wurden. Flüchtige Stoffe können ausgasen und ihren Weg durch den Boden an die Oberfläche finden. Dabei ist auch eine Aufnahme von Schadstoffen durch Pflanzen möglich. Das Eindringen von Wasser in die Deponie kann dazu führen, dass Schadstoffe herausgelöst und abtransportiert werden, sodass es zu einer Gefährdung des Grundwassers kommen kann.

Nicht zuletzt können auch Unfälle bzw. Katastrophen in Kernkraftwerken wie in Tschernobyl oder Fukushima zu einer Belastung des Bodens und des Grundwassers mit Radionukliden führen, die eine Nutzung für den Menschen auf Jahrtausende unmöglich macht (s. Kap. 6.5.2).

6.3.4 Gesundheitliche Folgen für den Menschen

Man unterscheidet direkte und indirekte gesundheitliche Folgen der Bodenkontamination und der Störung des Kreislaufs von Boden, Wasser und Pflanzenbewuchs.

Zu den **direkten Gesundheitsfolgen** gehören v. a. die toxischen Wirkungen von Stoffen, die über den Boden in die Pflanzen gelangen. Sie können über die Produkte von Nutztieren (Milch und Milchprodukte, Fleisch und Fleischprodukte) oder direkt als pflanzliche Kost vom Menschen aufgenommen werden. Die über die Nahrung in den menschlichen Körper gelangten Substanzen können auch eine hormonelle, krebserregende (*kanzerogene*), sensibilisierende (*allergene*) und fruchtschädigende (*teratogene*) Wirkung haben (s. Kap. 7.2.1). So wird derzeit z. B. die potenzielle hormonelle, kanzerogene und reproduktionstoxische Wirkung der mittlerweile fast überall vorkommenden *Phthalate* (bestimmte Weichmacher von Kunststoffen) heftig diskutiert. In den Boden gelangte Stoffe können adsorbiert an Feinstaub über weite Strecken transportiert und vom Menschen eingeatmet werden. Ein großes Problem ist dabei auch Mikroplastik im Boden und in den Gewässern, das über die Nahrungskette auch in den menschlichen Körper gelangt.

Es sollte daher in jedem Fall untersucht werden, ob eine Gesundheitsgefährdung daraus resultiert, dass Chemikalien wie z. B. Pestizide oder andere Substanzen (etwa die als Fugendichtung, Kondensatorflüssigkeit etc. eingesetzten *polychlorierten Biphenyle*) über den ökologischen Kreislauf in die menschliche Nahrung und von dort aus in den Organismus gelangen können. Der Nachweis einer Schadwirkung ist jedoch oft schwierig, weil mittlerweile nahezu alle Menschen diese Stoffe oder deren Metaboliten in sich tragen. Einer der Gründe für den schwierigen Nachweis ist, dass die Unterschiede zwischen den Menschen in dieser Hinsicht oft gering sind. Für den Nachweis einer Schadwirkung benötigt man jedoch einen ausreichend großen Gradienten, der umso größer sein muss, je geringer und schwieriger nachweisbar die Wirkung ist. Darüber hinaus haben wir mittlerweile nicht nur einen, sondern Dutzende dieser Stoffe im Organismus. Daher ist die Zuordnung einer gesundheitlichen Beeinträchtigung zu einem herausgegriffenen Stoff nahezu unmöglich. Unter diesen Umständen wäre ein Nachweis nur dann möglich, wenn hierzu sehr große Stichproben (mehrere 10.000 Personen) untersucht würden. Dies ist bisher an den Kosten gescheitert. Zudem sind mögliche additive Wirkungen und andere Wechselwirkungen der verwendeten Substanzen und ihrer Metaboliten möglich. Bei der Festlegung von Grenzwerten wird jedoch in der Regel nur ein Wirkstoff betrachtet.

Dennoch gibt es Hinweise, dass die Belastung durch persistierende Verbindungen (insbesondere durch chlororganische Stoffe) zur Entstehung von Krankheiten beiträgt. Dabei dürfte der Versuch des Organismus, diese Substanzen zu verstoffwechseln, um sie dann über den Darm (Fäzes) oder den Harn auszuscheiden, die entscheidende pathogenetische Komponente sein. Bei diesem Versuch können zum einen Stoffe mit toxischem Potenzial entstehen. Zum anderen kann der hauptsächlich in der Leber stattfindende Entgiftungsprozess zu zellschädigenden „Nebenwirkungen" führen. So perfekt dieser Entgiftungsmechanismus für die in der Natur vorkommenden Stoffe normalerweise wirkt, so problematisch ist er, wenn es um Stoffe geht, die in der Natur nicht vorkommen.

Eine weitere direkte Gesundheitsfolge der Bodenveränderungen sind Hungerkatastrophen, die infolge der Aridisierung[56], der Erosion des Mutterbodens (z. B. durch Rodung und Einebnung von Windschutzpflanzungen) oder der Anpflanzung von Spezies entstehen können, die für die sich ändernden Boden- und Klimaverhältnisse ungeeignet sind (s. Kap. 10.2.2).

Indirekte Gesundheitsfolgen resultieren einerseits aus den dadurch ausgelösten Migrationsbewegungen (s. Kap. 10.2.7) und kriegerischen Konflikten, andererseits aber auch aus den Änderung bei den Anbaubedingungen und dem Einfluss auf die Tierhaltung. So verbraucht ein Mensch, der eine durchschnittliche Menge an Fleisch konsumiert, heute etwa viermal so viel Boden, wie jemand, der sich rein pflanzlich ernährt. Würden alle Menschen auf der Erde die Ernährungsgewohnheiten der Europäer annehmen, bräuchte man mindestens drei Erden. Das größte Problem ist dabei die Bodenfläche, die für das Futter von Nutztieren benötigt wird. Nicht nur aus Gerechtigkeitsgründen, sondern insbesondere auch aus gesundheitlicher Sicht müssen intensive Anstrengungen unternommen werden, um den Fleischkonsum drastisch zu reduzieren. Eine Reduktion der Fleischproduktion auf einen Bruchteil der heutigen Menge würde die Erhaltung eines gesunden Bodenökosystems und des natürlichen Wasserkreislaufs entscheidend erleichtern und hätte positive Auswirkungen auf den Treibhauseffekt. In unseren Breiten können Störungen des Bodenaufbaus darüber hinaus z. B. zu Vermurungen[57] führen, die Verletzungen und Todesfälle zur Folge haben können. Bei den Betroffenen bleiben oft schwere psychische Folgezustände (posttraumatisches Stresssyndrom) zurück.

6.3.5 Der Boden als Basis der Nahrungsmittelversorgung

Fast alle Nahrungspflanzen benötigen den Boden und darin enthaltene Substanzen (Wasser, Mineralien), um mit Hilfe des Sonnenlichts aus Kohlendioxid und Wasser Kohlenhydrate aufzubauen und dabei Sauerstoff auszuscheiden. Menschen ernähren sich von Pflanzen und Tieren, deren Nahrung wiederum pflanzen- oder fleischfressende Tiere sind. Die auf diese Weise aufgenommenen Substanzen werden zu körpereigenen Stoffen umgewandelt und für Körperfunktionen benötigt. Zudem sind Menschen auf den Sauerstoff angewiesen, den Pflanzen produzieren. Er gelangt über die Atmung in den Körper und wird ebenfalls zur Energiegewinnung genutzt. Der Bo-

---

56 *Aridisierung:* Entwicklung von Trockengebieten.
57 *Murgang:* Schnell talwärts fließender Strom aus Schlamm und gröberem Gesteinsmaterial.

den ist damit die Basis unserer Nahrungsmittelversorgung und sichert unser Überleben.

Die insbesondere seit den 1950er Jahren in vielen Teilen der Erde betriebene extensive, industrielle Landwirtschaft und die gleichzeitig immer ausgedehntere Industrialisierung der Nahrungsmittelproduktion haben nicht nur immer stärkeren Einfluss auf die Umwelt, sondern auch auf die Gesundheit der Menschen. Für immer mehr Menschen ist Nahrung in großen Mengen und jederzeit verfügbar. Dies wirkt sich in erheblichem Maße auf das Ess- und Sozialverhalten der Menschen aus (XXL-Portionen, weniger geregelte Mahlzeiten, Fastfood und Snacks zwischendurch, Möglichkeiten der Kommunikation am Esstisch fallen weg etc.). Insbesondere die industriell hergestellten Lebensmittel enthalten meist zu viel Zucker, zu viel minderwertige Fette und zu viel Salz sowie Zusatzstoffe. Diese begünstigen – in größeren Mengen verzehrt – die Entstehung von Übergewicht und Adipositas (s. Kap. 4.2.2 und Kap. 8.2). Zudem können nicht alle der den Lebensmitteln und dem Tierfutter zugesetzten Zusatzstoffe im menschlichen bzw. tierischen Körper verstoffwechselt werden. Die langfristigen gesundheitlichen Auswirkungen sind hier nur unzureichend untersucht. Ähnliches gilt für mögliche langfristige Gesundheitsfolgen gentechnisch veränderter Pflanzen als Lebensmittel und Tierfutter. Dies und das infolge der Globalisierung immer größer werdende Angebot an z. T. exotischen Nahrungsmitteln führt dazu, dass sich der menschliche Organismus immer wieder mit neuen, unbekannten Substanzen auseinandersetzen muss. Auch hier sind die langfristigen Folgen – insbesondere bei besonders empfänglichen Personen – noch nicht absehbar.

Gleichzeitig führt diese Form von Landwirtschaft (einschließlich Obstbau und Viehhaltung) zu einer Zerstörung der Böden und einem Verlust an Biodiversität. Sie ist gekennzeichnet durch großflächige Monokulturen, die sich nicht mehr als Lebensraum für Tiere eignen, durch Überdüngung (z. B. mit Gülle aus der Massentierhaltung; s. Nitratbelastung, Kap. 6.2.3), eine Verdichtung der Böden, den Einsatz von Pestiziden, die Zerstörung der Bodenlebewesen, die Auswaschung der Böden und einen Verlust an Mutterboden. Futtermittel (z. B. Soja, Mais) werden im Rahmen der Globalisierung zunehmend aus anderen Weltregionen importiert. Um hierfür neue landwirtschaftliche Flächen zu gewinnen, wird die Zerstörung des Regenwaldes (z. B. durch Brandrodung in Südamerika) in Kauf genommen. Der weltweit ansteigende Fleischkonsum kann also nicht nur negative Folgen für die menschliche Gesundheit haben (Beispiel: erhöhtes Tumorrisiko durch den Konsum von verarbeitetem Fleisch; s. a. Kap. 4.2.2), sondern sich auch negativ auf den Boden und die Biodiversität in vielen Teilen der Erde auswirken und zu einer weiteren Verschärfung des Klimawandels beitragen. Hinzu kommen lange Transportwege, die sich ebenfalls negativ auf das Klima auswirken. Ein weiterer Aspekt der industrialisierten Landwirtschaft ist die immer stärkere Einschränkung der Biodiversität bei den Nahrungspflanzen und Nutztieren. Agrarkonzerne vertreiben Hybrid- bzw. genmanipuliertes Saatgut, das sich nicht mehr verlässlich vermehren lässt, sowie die hierzu passenden Pestizide und halten die Landwirte damit in Abhängigkeit. Beim Einsatz von Pestiziden werden immer mehr Substanzen kombiniert angewandt, um die vorhandenen Grenzwerte der Einzelsubstanzen zu unterschreiten. Die Substanzen und ihre Metaboliten werden von Nahrungspflanzen und Nutztieren aufgenommen und finden sich dann schließlich in der Nahrung des Menschen. Kap. 6.3.4 zeigt, dass die gesundheitlichen Auswirkungen der einzelnen Substanzen und von Substanzkombinationen auf den Menschen bislang nur unzureichend untersucht sind. Der Einsatz von Insektiziden in der Landwirtschaft hat inzwischen auch dazu geführt, dass die Zahl der Einzelinsekten und die Zahl der Insektenarten massiv zurückging. Dies führte nicht nur zu einem deutlichen Rückgang der Zahl der Vögel und Lurche, die sich von Insekten ernähren, sondern kann auch erhebliche Auswirkungen auf die Ernährung des Menschen haben, da hierdurch z. B. Zucht- und Wildbienen zur Bestäubung von Blühpflanzen fehlen.

Wie bereits in Kap. 6.3.4 gezeigt, können der weltweite Rückgang nutzbarer Ackerflächen infolge des Klimawandels und die zunehmende Verschmutzung der Böden zu einem Rückgang der Produktion gesunder Nahrungsmittel führen. Dies kann Hunger, Unterernährung und Flucht aus den betroffenen Gebieten (s. Migration, Kap. 10.2.7) zur Folge haben. Zudem kann in tiefer liegenden Küstengebieten der weitere Anstieg der Meeresspiegel in Folge des Klimawandels in Zukunft zu einem weiteren Verlust an landwirtschaftlich nutzbarer Fläche führen. Auch dies wird sich negativ auf die zur Ernährung der Weltbevölkerung zur Verfügung stehenden Nahrungsmittelmengen und damit auch auf die Gesundheit der Menschen auswirken. Inwieweit dann möglicherweise neue Flächen durch das Abtauen des Inlandeises (z. B. Grönland) und das Auftauen der Permafrostböden landwirtschaftlich nutzbar sein werden, ist noch nicht absehbar. Derzeit trägt das Auftauen der gefrorenen Böden über die Freisetzung großer Methanmengen zu einer weiteren Klimaerwärmung bei.

Ein bisher vernachlässigter Aspekt der Ausbreitung landwirtschaftlicher Nutzflächen ist der dadurch herbeigeführte engere Kontakt mit Wildtieren und das hierdurch begünstigte Auftreten von Zoonosen (s. Kap. 9.3.3). Die Ebola-Epidemie und die durch SARS-CoV2 hervorgerufene COVID-19-Pandemie sind Folgen des Lebensraumverlustes für Wildtiere und des Eindringens der Menschen in Habitate, in denen zuvor ein Kontakt nicht oder kaum möglich war.

6.3.6 Aufgabe von Public Health

Der Boden ist ein wertvolles, nicht vermehrbares Gut. Es ist von existentieller Bedeutung, dass mit dieser Ressource in Zukunft wesentlich sorgsamer umgegangen wird als dies bisher geschah. Die Aufgabe, den Boden vor Belastungen und irreversiblen Eingriffen zu schützen, um die vielfältigen und für den Menschen lebensnotwendigen Funktionen des Bodens zu erhalten, muss entschiedener in Angriff genommen werden. Um die Ernährungssicherheit z. B. in Europa langfristig zu gewährleisten und das Fortschreiten des Klimawandels zu verlangsamen, ist eine rasche Umstellung auf eine nachhaltige ökologische Land- und Forstwirtschaft nötig. Hierbei müssen geeignete Nutzpflanzen und Baumarten gefunden werden, die mit den geänderten Klimabedingungen besser zurechtkommen. Weite Teile Südeuropas werden jedoch voraussichtlich in einigen Jahrzehnten kaum noch landwirtschaftlich nutzbar sein. Weiterhin ist eine verstärkte und koordinierte Forschung zu den Auswirkungen des Klimawandels und der Kontamination der Böden auf die menschliche Gesundheit und die gesamte Biosphäre im Sinne des *One-Health-Ansatzes* (s. Box 6.1.1) nötig. Bislang wird dieses Problem im Bereich Public Health jedoch noch kaum als solches wahrgenommen. Es liegt daher in der Verantwortung von Public-Health-Fachleuten, die gesundheitlichen Folgen der hier aufgezeigten Bodenveränderungen vermehrt zu thematisieren und gemeinsam mit Vertretern der Politik und anderen Interessensgruppen Maßnahmen zu ergreifen, die dem entgegenwirken.

Box 6.1.1: Das One-Health-Konzept in der Gesundheitsförderung
Autorin: Nicole Bender

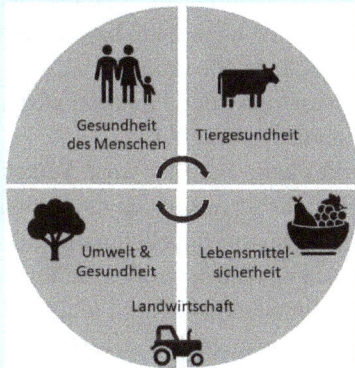

Gesundheit des Menschen

Tiergesundheit

Umwelt & Gesundheit

Lebensmittelsicherheit

Landwirtschaft

Nach dem One-Health-Konzept ist die Gesundheit von Mensch und Tier eng mit einem gesunden Ökosystem verbunden. Durch eine intensive Zusammenarbeit von SpezialistInnen aus der Humanmedizin, der Tiermedizin, den Agrarwissenschaften, der Biologie und anderen Bereichen sollen optimale Bedingungen geschaffen werden, um für Mensch und Umwelt ein größtmögliches Maß an Gesundheit zu erreichen. Als Beispiel eines solchen Unterfangens hat die EAT−Lancet-Kommission 2019 eine evidenzbasierte Ernährungsempfehlung für die verschiedenen Regionen der Welt herausgegeben, die auf der einen Seite dem Menschen eine gesunde Ernährung ermöglicht (s. a. Box 4.2.2), auf der anderen Seite jedoch auch nachhaltig für den Planeten ist. Die Empfehlung lehnt sich an die UN-Nachhaltigkeits- und Entwicklungsziele (s. Kap. 10.3.1) an und berücksichtigt die Pariser Klimaschutzkonvention. In der EAT-Lancet-Kommission arbeiten SpezialistInnen der wichtigsten internationalen Ernährungs- und Umweltorganisationen zusammen. Ihre Empfehlungen sind so formuliert, dass sie in den verschiedenen Weltregionen mit den unterschiedlichsten kulturellen, religiösen, klimatischen und wirtschaftlichen Gegebenheiten umsetzbar sein sollen. Die empfohlene Ernährung besteht vor allem aus einer Vielzahl von pflanzlichen Nahrungsmitteln, kleineren Mengen an tierischen Nahrungsmitteln, mehr ungesättigten als gesättigten Fetten sowie geringen Mengen an raffiniertem Getreide und stark verarbeiteten Lebensmitteln. Diese Ernährung würde weltweit 10,8 bis 11,6 Mio. Todesfälle pro Jahr (z. B. aufgrund von Adipositas und seinen Folgeerkrankungen, s. Kap. 8.4) verhindern. Das entspräche einer Verminderung der weltweiten Todesfälle um 19,0 bis 23,6 %. Gleichzeitig würden Landressourcen, Süßwasser, Meere, Luft und Klima geschont.

6.4 Luft

Nino Künzli, Barbara Hoffmann, Lotte Habermann-Horstmeier

Durch Menschen hervorgerufene (anthropogene) Luftverschmutzung gibt es bereits seit der Zeit, als der Mensch erstmals lernte, Feuer gezielt für seine Zwecke einzusetzen. Seither hat er auf vielfältige Weise die Zusammensetzung der ihn umgebenden Luft verändert. Die dadurch entstandene Luftverschmutzung kann bei den betroffenen Menschen zu gesundheitlichen Schäden führen. Luftverschmutzung trägt darüber hinaus aber auch zur Klimaerwärmung bei und beeinträchtigt unsere Umwelt auf vielfältige Weise.

6.4.1 Schadstoffe und ihre Quellen – Emissionen und Immissionen

Luftverschmutzung entsteht durch eine Veränderung der natürlichen Zusammensetzung der Luft, insbesondere durch zusätzlichen Rauch, Ruß oder Staub bzw. zusätzliche Gase, Aerosole, Dämpfe oder Geruchsstoffe. Die Schadstoffe stammen entweder aus direkten Quellen – man spricht dann von Emissionen oder Primärschadstoffen – oder entstehen aus Vorläufersubstanzen (Sekundärschadstoffe).

Verbrennungsprozesse in Industrie, Energiewirtschaft, Haushalt und Verkehr sind neben der Landwirtschaft die wichtigsten Quellen für Schadstoffe in der Außenluft. Abb. 6.5 zeigt, welche Anteile die verschiedenen Emissionsquellen an den Gesamtemissionen der wichtigsten Luftschadstoffe haben. In den großen Ballungsgebieten der Erde stellt der zunehmende Straßenverkehr ein erhebliches Problem für die Luftqualität dar. Durch Infiltration und Ventilation gelangen diese Schadstoffe auch in Innenräume. Dort können Verbrennungsprozesse (z. B. Zigarettenrauchen, Kochen und Heizen) sowie die Abgabe von Schadstoffen durch Baumaterialien, Möbel, Haushaltsmittel und Geräte zu einer zusätzlichen Schadstoffbelastung der Innenraumluft führen.

Eine bedeutende Quelle der Innenraumschadstoffbelastung ist der Tabakrauch. Der von RaucherInnen ausgeatmete Tabakrauch wird zusammen mit dem Rauch, der von brennenden Zigaretten in die Umgebungsluft abgegeben wird, von NichtraucherInnen eingeatmet (*Passivrauchen*). Zigarettenrauch enthält etwa 4.000 Substanzen, von denen bisher etwa 20 als krebserregend bekannt sind. Die wichtigsten Schadstoffe im Passivrauch sind Kohlenstoffmonoxid, Nikotin, Stickoxide, Formaldehyd, Benzol und polyzyklische aromatische Kohlenwasserstoffe. Tabakrauch ist darüber hinaus auch eine wichtige Quelle für Feinstaub in Innenräumen. E-Zigaretten sind eine schwächere Quelle für Raumluftverunreinigungen als klassische Tabakzigaretten. Hierbei werden jedoch auch die im „Liquid" enthaltenen Substanzen (z. B. Propylenglykol) freigesetzt. Näheres zum Tabak- und E-Zigaretten-Rauchen finden Sie in Kap. 4.2.2.

SO$_x$

0 % 20 % 40 % 60 % 80 % 100 %

Straßenverkehr	59 %
Energieverbrauch in der Industrie	19 %
Gewerbe, Istitutionen, Haushalte	13 %
Industrielle Prozesse/Produktverwendung	7 %
Verkehr (außer Straße)	2 %

NO$_x$

Straßenverkehr	39 %
Energieproduktion und Verteilung	19 %
Gewerbe, Istitutionen, Haushalte	14 %
Energieverbrauch in der Industrie	12 %
Verkehr (außer Straße)	7 %
Landwirtschaft	5 %
Industrielle Prozesse/Produktverwendung	3 %
Abfall	1 %

PM$_{2,5}$

Gewerbe, Istitutionen, Haushalte	57 %
Straßenverkehr	11 %
Industrielle Prozesse/Produktverwendung	10 %
Energieverbrauch in der Industrie	7 %
Energieproduktion und Verteilung	5 %
Landwirtschaft	4 %
Abfall	4 %
Verkehr (außer Straße)	2 %

PM$_{10}$

Gewerbe, Istitutionen, Haushalte	42 %
Industrielle Prozesse/Produktverwendung	17 %
Landwirtschaft	15 %
Straßenverkehr	11 %
Energieproduktion und Verteilung	5 %
Energieverbrauch in der Industrie	5 %
Abfall	3 %
Verkehr (außer Straße)	2 %

NH$_3$

Landwirtschaft	94 %
Abfall	2 %
Straßenverkehr	1 %
Gewerbe, Istitutionen, Haushalte	1 %
Industrielle Prozesse/Produktverwendung	1 %
Anderes	1 %

CO

Gewerbe, Istitutionen, Haushalte	47 %
Straßenverkehr	20 %
Energieverbrauch in der Industrie	12 %
Industrielle Prozesse/Produktverwendung	12 %
Energieproduktion und Verteilung	3 %
Abfall	3 %
Verkehr (außer Straße)	2 %
Landwirtschaft	1 %

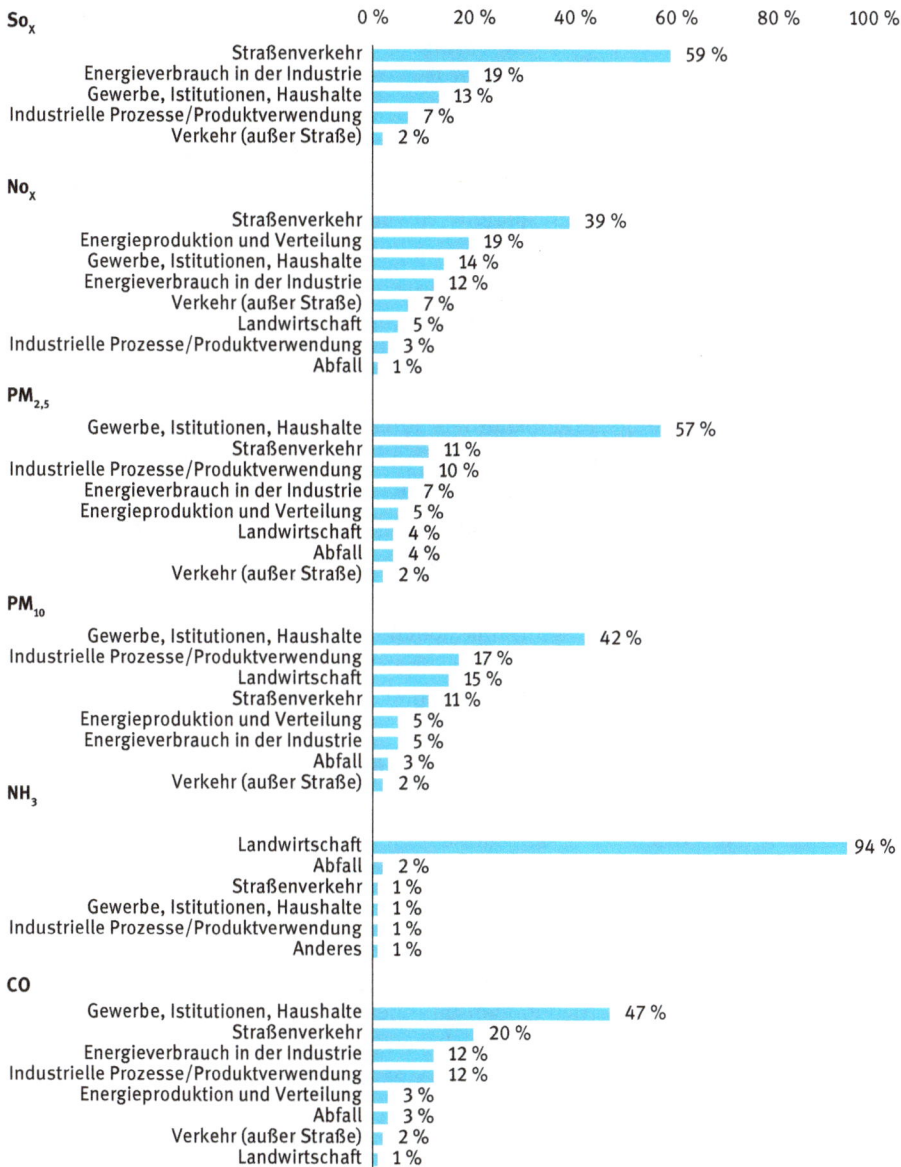

Abb. 6.5: Schadstoffe in der Außenluft in Europa im Jahr 2015. Dargestellt sind die Anteile der verschiedenen Emissionsquellen für Schwefeloxide (SO$_x$), Stickoxide (NO$_x$), Feinstaub (PM$_{10}$ und PM$_{2,5}$), Ammoniak (NH$_3$) und Kohlenstoffmonoxid (CO) an den Gesamtemissionen. (Datenquelle: European Environment Agency. Air quality in Europe — 2017 report; https://www.eea.europa.eu/publications/air-quality-in-europe-2017)

Aus gesundheitlicher Sicht sind vor allem die *Immissionen* – d. h. die Konzentrationen der Schadstoffe in der Atemluft – bedeutend. Sie unterliegen starken zeitlichen und räumlichen Schwankungen. So können in Mitteleuropa die Tagesmittelwerte der Feinstaubkonzentrationen während winterlicher Inversionswetterlagen durch einen fehlenden Austausch der Luftschichten um ein Vielfaches auf Werte von > 100 µg/m³ ansteigen („Smog"). In den stark wachsenden Megastädten Asiens und Afrikas liegen selbst die Jahresmittelwerte oftmals noch höher. Während schwerer Smogepisoden werden in Peking, Delhi und anderen Megastädten Feinstaubkonzentrationen von 500 bis 1.000 µg/m³ gemessen. Solche dramatischen Situationen fordern in einer Stadt dieser Größe täglich mehrere hundert Todesfälle und erinnern an die Zeiten der europäischen Smogepisoden in den 1930–1950er Jahren.

Aus den in der Luft befindlichen Stickoxiden und flüchtigen organischen Verbindungen entsteht bei warmen Temperaturen durch UV-Bestrahlung Ozon. Die Ozonkonzentration unterliegt daher im Tagesverlauf starken Veränderungen („Sommersmog" mit Anstieg der Werte am Nachmittag/Abend).

Darüber hinaus gibt es erhebliche Unterschiede in der räumlichen Verteilung der Luftschadstoffe. So liegen die Konzentrationen von Feinstaub und Stickoxiden in urbanen Ballungszentren im Jahresmittel deutlich über denen in ländlichen Gegenden. Die Belastung durch Straßenverkehrsemissionen – wie z. B. durch Kohlenstoffmonoxid (CO) oder ultrafeine Partikel – sind in einem engen Korridor von 50 bis 100 m entlang stark befahrener Straßenschluchten und Autobahnen bis zu zehnmal höher als im übrigen städtischen Bereich.

In den meisten Ländern mit pro-aktiver Luftreinhaltepolitik haben die Schadstoffkonzentrationen in den letzten 25 Jahren abgenommen (Abb. 6.6). Dem steht die oft drastische Verschlechterung der Luftqualität in den wachsenden Metropolen in Asien, Afrika und Südamerika gegenüber. Die dort ergriffenen Regulierungsmaßnahmen halten mit der raschen Zunahme von Industrialisierung und Verkehr nicht Schritt. Allerdings übersteigen die Belastungen auch in Europa und Nordamerika vielerorts noch immer die gesetzlichen Bestimmungen.

In den westlichen Industrienationen unterliegen die Immissionen der wichtigsten Leitschadstoffe in der Außenluft gesetzlichen Regelungen. Zunehmend wird auch die Qualität der Innenraumluft in öffentlichen Räumen überwacht und reguliert. Außerdem gibt es für eine Vielzahl von Schadstoffen am Arbeitsplatz weitergehende Regelungen im Rahmen des Arbeitsschutzes (z. B. Kap. 7.7.3).

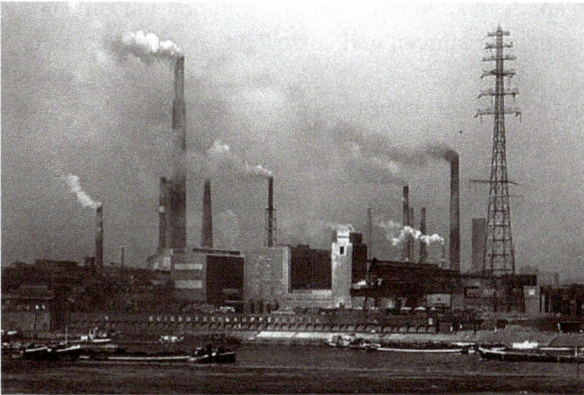

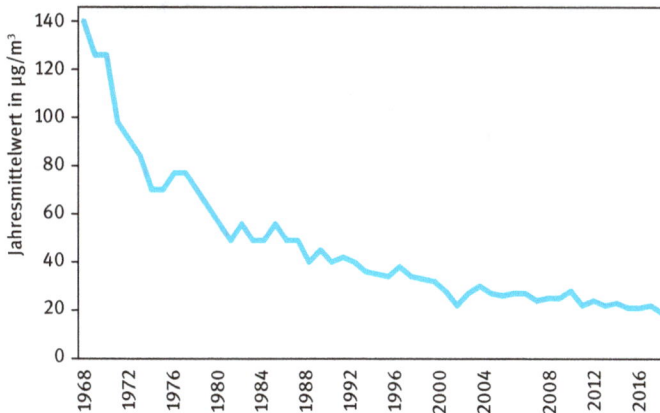

Abb. 6.6: Abnahme der PM$_{10}$-Belastung im Ruhrgebiet zwischen 1968 bis 2019. Ab 1998 wurden die Feinstaub-Partikel mit einem aerodynamischen Durchmesser < 10 Mikrometer [PM$_{10}$]) direkt gemessen. Zuvor wurde der gesamte Schwebstaub (*Total Suspended Particles*, TSP) bestimmt und später hieraus die PM$_{10}$-Werte errechnet. Es handelt sich jeweils um gemittelte Werte von mehreren Messstationen im Rhein-Ruhr-Raum. Das Foto (oben) zeigt eine Kupferhütte in Duisburg in den 1970er-Jahren. (Quellen: Grafik nach den Angaben des Landesamtes für Natur, Umwelt und Verbraucherschutz Nordrhein-Westfalen [LANUV NRW; Jahreskenngrößen], 2020; Fotografie: http://www.geschichte.nrw.de; Copyright: dpa).

6.4.2 Gesundheitliche Auswirkungen

Die gesundheitlichen Auswirkungen der Luftverschmutzung reichen je nach Intensität der Belastung und Sensitivität der Betroffenen von geringfügigen Änderungen bei physiologischen Parametern bis hin zu klinisch relevanten Symptomen. Zahlreiche experimentelle und epidemiologische Studien belegen heute, dass es durch die Anreicherung von Schadstoffen in der Luft zu einer Vielzahl akuter und chronischer Gesundheitsschädigungen kommen kann (Tab. 6.4). Im schlimmsten Fall können Herzinfarkt, chronische Lungenerkrankungen und vorzeitiger Tod die Folge sein.

Tab. 6.4: Nachgewiesene und vermutete gesundheitliche Auswirkungen von städtischer Luftverschmutzung auf den verschiedenen Wirkungsebenen.

Wirkungsebene	Auswirkungen von städtischer Luftverschmutzung
Pathophysiologie	– Beeinflussung des vegetativen Nervensystems mit Überwiegen des Sympathikus – Auslösung von oxidativem Stress und lokaler Entzündung in den Atemwegen und dem Lungengewebe – Subklinische Entzündungsreaktionen im gesamten Körper – Einfluss auf die Regulierung der Blutgerinnung und der Gefäßweite – Auslösung von Entzündungsherden im zentralen Nervensystem
Akute + mittelfristige Symptome/Wirkungen	– Erhöhung der täglichen Sterblichkeit (v. a. kardio-respiratorische Ursachen) – Anstieg der täglichen Herzinfarkt- und Schlaganfallraten, akute Dekompensation bei Herzinsuffizienz – Zunahme von Atemwegsbeschwerden bei Kindern und Erwachsenen, Verschlechterung der Lungenfunktion, Auslösung von Asthmaanfällen – Mittelfristig verringertes Geburtsgewicht und erhöhte perinatale Sterblichkeit
Langfristige Wirkungen	– Verkürzung der Lebenserwartung – Erhöhte Inzidenz von koronaren Herzkrankheiten und Schlaganfällen, Hinweise für Mitverursachung der Arteriosklerose und ihrer Folgeerkrankungen (v. a. koronare Herzkrankheit und periphere arterielle Verschlusskrankheit) – Verursachung von Asthma bronchiale und verringertes Lungenwachstum bei Kindern, Verschlechterung der Lungenfunktion, Hinweise auf Mitauslösung der chronisch obstruktiven Lungenerkrankung (COPD) – Kanzerogenität (Verursachung des Bronchialkarzinoms) – Entwicklung eines Diabetes mellitus – Erste Hinweise auf eine Beeinträchtigung der kognitiven Funktionen
Gesundheitssystem	**Akut:** Vermehrte Krankenhauseinweisungen, Notfallstationsbesuche, Arztbesuche wegen Herz-Kreislauf- und Atemwegserkrankungen **Langfristig:** Erhöhung der chronischen Morbidität der Bevölkerung, v. a. durch Beeinflussung von Herz-Kreislauf- und Atemwegserkrankungen

Die in diesem Kapitel beschriebenen gesundheitlichen Auswirkungen werden nicht einzelnen Schadstoffen, sondern dem komplexen Schadstoffgemisch in der Luft zugeordnet. Für die Wirkungen spezifischer Einzelschadstoffe der Innen- und Außenluft sei auf die empfohlene weiterführende Literatur auf unserer Lehrbuch-Homepage verwiesen.

Akute Auswirkungen

Bereits Stunden oder wenige Tage nach dem Anstieg der Konzentration von Schadstoffen in der Luft kommt es zu akuten gesundheitlichen Auswirkungen beim Menschen. Diese lassen sich sowohl durch experimentelle als auch durch epidemiologische Studien nachweisen. So spiegeln sich zeitliche Schwankungen bei den Belastungen mit Luftschadstoffen direkt in der Häufigkeit von akuten Krankheitsgeschehen wider. Die Rate an Asthmaanfällen und Herzinfarkten kann ansteigen, ebenso die täglichen Sterberaten, die Höhe des Blutdrucks und verschiedene Entzündungswerte im Blut.

Selbst relativ moderate Belastungsschwankungen, wie sie in vielen Regionen der Schweiz, Österreichs und Deutschlands häufig vorkommen, können nachweisbar solche akuten Auswirkungen zur Folge haben. Nimmt beispielsweise der Tagesmittelwert der Feinstaubbelastung um 10 μg/m^3 zu, so steigt die Zahl an Krankenhauseinweisungen wegen Herz-Kreislauf- und Atemwegserkrankungen (s. Kap. 8.2 und Kap. 8.7) daraufhin um einige Prozente an, die Sterberaten nehmen um ca. 0,5–1 % zu.

Langzeitwirkungen

Luftverschmutzung begleitet die meisten Menschen ein Leben lang. Der Nachweis gesundheitlicher Langzeitwirkungen ist aufwändig und kann nur anhand großer Kohortenstudien (s. Kap. 2.1.5) erbracht werden. Beispiele für solche Kohortenstudien sind in Österreich das *Vorarlberger Gesundheitsmonitoring und Präventions-Programm,* die Schweizer Erwachsenenstudie *SAPALDIA,* die deutsche Frauenstudie *SALIA* und die *Kalifornische Kinderstudie.* Sie alle wurden Mitte der 1980er bis Anfang der 1990er Jahre zur Erforschung der Langzeitwirkungen von Außenluftverschmutzung ins Leben gerufen. Die drei europäischen Kohortenstudien haben sich darüber hinaus auch am Europäischen Netzwerkprojekt ESCAPE *(European Study of Cohorts on Air Pollution Effects)* beteiligt. Dort konnten zahlreiche teilnehmende Kohortenstudien den Zusammenhang zwischen Luftverschmutzung und Gesundheit in vielfacher Weise belegen. In dem Folgeprojekt ELAPSE (Effects of Low-Level Air Pollution: A Study in Europe) konnten Wirkungen von Luftschadstoffen bis weit unterhalb der derzeit gültigen gesetzlichen Grenzwerte und WHO-Richtlinien gezeigt werden.

Gut belegt sind heute die negativen Auswirkungen der Luftschadstoffbelastungen auf die Entwicklung der kindlichen Lunge. Kinder, die an stark befahrenen Straßen aufwachsen, haben zudem ein erhöhtes Risiko an Asthma bronchiale zu erkranken. Bei Erwachsenen, die in Gebieten mit höherer Luftschadstoffbelastung leben, kommt es im Laufe des Lebens zu einer vorzeitigen Abnahme der Lungenfunktion. In der SALIA-Studie konnte ein Zusammenhang mit dem Vorliegen einer chronisch obstruktiven Lungenerkrankung (COPD; s. Kap. 8.7.4) gezeigt werden. Die mittlere Lebenserwartung ist bei einer Langzeitbelastung mit Feinstaub pro 10 μg/m^3 um etwa sechs Monate verkürzt. Studien wie beispielsweise die deutsche *Heinz Nixdorf Recall Studie* weisen darauf hin, dass Feinstaub nicht nur im Tiermodell, sondern auch beim Menschen möglicherweise die Entwicklung einer Arteriosklerose beschleunigt. Dies könnte den beobachteten Zusammenhang von Luftverschmutzung und einer erhöhten Inzidenz von Herzinfarkten und Schlaganfällen erklären. In mehreren Studien wurde darüber hinaus auch eine Zunahme von Lungenkrebs an stark belasteten Orten gezeigt. Zudem wird immer deutlicher, dass der gesamte Körper und nicht nur das Herz-Kreislauf-System auf Luftschadstoffe reagiert. In den letzten zehn Jahren ist die Evidenz im Hinblick auf die Zusammenhänge zwischen der Luftschadstoffbelastung und dem Geburtsgewicht, der neurokognitiven Entwicklung im Kindesalter, der neurokognitiven Situation im Seniorenalter und der Inzidenz von Diabetes mellitus deutlich angestiegen. Im Hinblick auf infektiöse Erkrankungen der Atemwege konnte gezeigt werden, dass die bronchialen Abwehrmechanismen bei kurzfristiger Exposition eingeschränkt sind. Bei hoher Langzeitbelastung treten dann vermehrt Lungenentzündungen auf. Inwieweit diese Prozesse eine Rolle bei Virusepidemien spielen, ist noch zu klären.

Gut untersucht sind auch die akuten und die Langzeitwirkungen des Passivrauchens auf den menschlichen Körper. Zu seinen Gesundheitsrisiken gehören neben der Reizwirkung auf die Schleimhäute des Atmungstraktes auch eine Verschlechterung der Lungenfunktion sowie ein erhöhtes Risiko für die Entwicklung von Atemwegs- und Herz-Kreislauf-Erkrankungen. Passivrauchende Kinder leiden häufiger an Asthma bronchiale und Mittelohrentzündungen. Auch das Risiko eines plötzlichen Kindstodes ist bei Säuglingen und Kleinkindern in Raucherhaushalten erhöht. Darüber hinaus haben NichtraucherInnen, die in Raucherhaushalten leben, ein um 20 % höheres Risiko, an Lungenkrebs zu erkranken (s. Kap. 8.3 und Kap. 8.7).

Offene Fragen

Die aktuelle Forschung befasst sich derzeit unter anderem mit der biologischen Wirkung von Feinstäuben bei der Entstehung entzündlicher und chronisch-degenerativer Erkrankungen. Wegen der zum Teil anderen Wirkungsmechanismen sind auch die Auswirkungen der ultrafeinen Nanopartikel aus Verbrennungsprozessen von besonderem Interesse. Darüber hinaus ist noch nicht ganz klar, wie sich der beobachtete Zusammenhang zwischen Luftschadstoffbelastung und niedrigem Geburtsgewicht durch intrauterine Entwicklungsschäden erklären lässt. Weitere Studien beschäftigen sich in diesem Bereich mit der Beeinflussung der frühkindlichen Hirnentwicklung sowie mit nachteiligen Wirkungen auf die neurokognitive Entwicklung im Erwachsenenalter. Weiterhin werden mögliche Interaktionen zwischen Schadstoffen und Übergewicht bei der Entstehung eines Diabetes mellitus untersucht. Zur Klärung der hier angeführten Zusammenhänge und Wirkungsmechanismen werden zunehmend auch genetische und epigenetische Methoden mit einbezogen. Schließlich sind die Wechselwirkungen zwischen chronischer Luftverschmutzung und chronischer

Lärmbelastung ein wichtiger Forschungsgegenstand, da sich diese beiden häufig gemeinsam auftretenden Umweltbelastungen in ihrer jeweiligen Wirkung verstärken können (s. Kap. 6.6.3).

6.4.3 Luftverschmutzung und Prävention

Wirksame Maßnahmen der Verhältnisprävention zum Schutz vor Luftverschmutzung sind *Luftreinhalteverordnungen* und *Maßnahmenpläne* zur Umsetzung dieser Verordnungen. Verhaltenspräventive Maßnahmen sind vor allem in privaten Innenräumen bedeutsam, da hier durch gesetzliche Vorgaben nur wenig erreicht werden kann.

Maßnahmen der Verhältnisprävention

Präventive Maßnahmen im Bereich der Luftverschmutzung müssen primär im Bereich der Umwelt ansetzen und sind damit ein wichtiger Aspekt der Umweltpolitik. Um eine weitere Verschmutzung der Außenluft mit Schadstoffen zu verhindern, muss eine nachhaltige Reduktion der Emissionen und Immissionen angestrebt werden. Eine Luftreinhaltepolitik, welche bei extremen Smogsituationen lediglich mit Notfallmaßnahmen eingreift, ist ineffizient. Hierdurch können nur die akuten Auswirkungen abgemildert werden. Die chronischen Folgen einer ständigen Belastung durch Luftschadstoffe übersteigen die akuten Folgen von extremen Smogsituationen jedoch um ein Vielfaches. Die gesetzlichen Vorgaben zur Limitierung der Emissionen sind heute in vielen westlichen Ländern für Fahrzeuge und Industrieanlagen außerordentlich streng. Wie der seit 2015 aufgedeckte Betrug verschiedener Autohersteller zeigt, stehen die Behörden heute vor der großen Herausforderung, die gesetzlichen Vorgaben wirksam zu kontrollieren.

Es gibt keine für die Gesundheit „unschädlichen" Schadstoffgrenzwerte. Vielmehr gilt das Prinzip, dass umso mehr Personen von den gesundheitlichen Folgen betroffen sind und die Auswirkungen bei den Betroffenen umso stärker sind, je höher die Belastung mit Schadstoffen ist. Daraus leitet sich eine Luftreinhaltepolitik ab, die die tolerierbaren Schadstoffkonzentrationen so niedrig wie möglich ansetzt. Eine solche Politik wird derzeit in Großbritannien verfolgt. Die meisten anderen Länder halten dagegen an gesetzlich festgelegten Grenzwerten fest, welche nicht überschritten werden sollen. Die WHO hat die von ihr empfohlenen Zielwerte aufgrund der vorliegenden wissenschaftlichen Evidenz gesenkt. In der EU liegen die Grenzwerte noch wesentlich höher. Man nimmt damit erhebliche gesundheitliche Schäden in Kauf. Mehrere europäische Länder, die USA und hier insbesondere der Bundesstaat Kalifornien haben hingegen weitaus strengere Grenzwerte festgelegt. In Mitteleuropa ist eine weitere Verbesserung der Luftqualität wegen des überregionalen Transports der Luftschadstoffe nur durch eine Kombination von lokalen, nationalen und gesamteuropäischen Anstrengungen zu erreichen.

Dass z. B. eine Reduzierung des Straßenverkehrs deutliche Auswirkungen auf die Schadstoffemissionen haben kann, zeigte der in vielen Ländern umgesetzte „Lockdown" zu Beginn der COVID-19-Pandemie in Frühjahr 2020. In Deutschland sanken in dieser Zeit beispielsweise die NO_2-Konzentrationen (unter Berücksichtigung von Windgeschwindigkeit, Temperatur, Ozon und Trend) um 23 ± 6 %.

Nutzen der Luftreinhaltung

In den letzten Jahren konnte gezeigt werden, dass die heutigen Schadstoffkonzentrationen in der Luft zu negativen gesundheitlichen Auswirkungen führen. Den gesundheitlichen Gewinn einer aktiven „Luftreinhaltepolitik" direkt nachzuweisen, ist jedoch schwierig, da kontrollierte, randomisierte Interventionsstudien (s. Kap. 2.1.6) nicht durchführbar sind. Zwar können Effekte auf kurzfristige Ereignisse, wie z. B. das seltenere Eintreten von Herzinfarkten, bereits in den ersten Wochen nach dem Absinken der Schadstoffkonzentrationen beobachtet werden. Der Gesamtumfang des gesundheitlichen Gewinns ist allerdings oft erst nach vielen Jahren messbar. So kam es in der Schweiz während der 11 Jahre dauernden *SAPALDIA-Follow-up-Studie* durch die Reduktion der Luftschadstoffe zu einer Verlangsamung der altersbedingten Lungenfunktionseinschränkung und zu einer geringeren Prävalenz der chronischen Bronchitis. In den ostdeutschen Industriestädten registrierte man nach der Wiedervereinigung deutlich weniger Atemwegserkrankungen bei Kindern, da in dieser Zeit viele Industriebetriebe schließen mussten und es daraufhin zu einem Absinken der Luftschadstoffkonzentrationen kam. Weiterhin konnte in der *Kalifornischen Kinderstudie* festgestellt werden, dass Kinder, die in weniger belastete Gegenden umzogen, ein beschleunigtes Lungenwachstum aufwiesen (s. Kap. 8.7.1).

Maßnahmen der Verhaltensprävention

Im Bereich der Außenluftverschmutzung haben Maßnahmen der individuellen, verhaltensbasierten Prävention nur einen geringen Stellenwert. Zeiten und Orte mit hoher Schadstoffbelastung können, falls möglich, bei der Ausübung körperlicher Aktivitäten gemieden werden, um die persönliche Belastung zu reduzieren. Darüber hinaus werden die durch die Luftverschmutzung ausgelösten pathophysiologischen Wirkungspfade durch einen gesunden Lebensstil (z. B. mit Bewegung, Rauchabstinenz und einer Ernährung, die reich an Antioxidantien ist) und eine optimale Behandlung von bereits bestehenden Erkrankungen (u. a. eine gute Blutdruck- und Blutzuckereinstellung) positiv beeinflusst. Eine Box in Kap. 6.4 auf unserer Lehrbuch-Homepage stellt das Aktionsprogramm „Berlin qualmfrei" vor, das mit verhaltens- und verhältnisbezogenen Maßnahmen zu einer Verringerung des Tabakkonsums in Berlin beitragen soll.

Innenraumbelastung und Prävention

Im Gegensatz zum Außenraumbereich ist in geschlossenen Räumen eine Reduktion der individuellen Belastung sowohl durch Maßnahmen der Verhaltens- als auch der Verhältnisprävention möglich.

Wichtig ist hier vor allem der Schutz vor Gesundheitsschäden durch **Passivrauchen**. Die Gesetzgebung hat inzwischen in vielen Ländern auf Forschungsergebnisse reagiert, die einen Zusammenhang zwischen Passivrauchen und Herz-Kreislauf-Erkrankungen, Erkrankungen der Atemwege und Lungenkrebs (s. Kap. 8.3, Kap. 8.4 und Kap. 8.6) nachweisen konnten. Für den öffentlichen Raum wurden *Nichtraucherschutzgesetze* erlassen[58], die bereits zu einer Verbesserung der Gesundheit der Bevölkerung geführt haben. Die registrierten Effekte sind jedoch nur teilweise auf die Abnahme der Passivrauchexposition zurückzuführen, da sich als Begleiteffekt oft auch das Verhalten der Rauchenden ändert (v. a. durch Reduktion/Aufgabe des Rauchens; vgl. auch Kap. 4.2.2).

Darüber hinaus konnte in vielen Industriestaaten die Innenraumbelastung mit Luftschadstoffen durch Sanierungsmaßnahmen und spezielle gesetzliche Vorgaben bei der Herstellung sowie der Nutzungsempfehlung für Baumaterialien, Möbel und Haushaltsmittel reduziert werden. So sind in Europa beispielsweise für das kanzerogene Formaldehyd maximal zulässige Konzentrationen festgelegt, die ein Produkt abgeben darf. Im privaten Raum gelten jedoch keine gesetzlichen Immissionsgrenzwerte, weshalb für den Innenraum verhaltenspräventive Methoden und die Aufklärung der Bevölkerung eine bedeutende Rolle einnehmen. Wichtig ist hier eine aktive Beratung durch die Ärzteschaft und andere im Gesundheitswesen Tätige – insbesondere dann, wenn Kinder solchen Schadstoffen ausgesetzt sind.

Innerhalb eines Hauses kann es z. B. bei zu starker Wärmedämmung und ungenügender Durchlüftung durch eine erhöhte Feuchtigkeit zu einer Belastung der Luft mit Schimmelpilzallergenen kommen. Man geht davon aus, dass sie bei der Entstehung von Allergien und respiratorischen Problemen eine Rolle spielen können.

Anders als in Europa ist die Verbrennung von Biomasse in geschlossenen Räumen zu Koch- und Heizzwecken in Asien, Mittel- und Südamerika, Afrika und dem Südpazifik noch immer ein weit verbreitetes Problem. Die gesundheitlichen Folgen der hierdurch verursachten hohen Innenraumbelastung mit Luftschadstoffen sind erheblich und betreffen vor allem Frauen und Kinder.

---

58 In verschiedenen europäischen Ländern (z. B. in Österreich, Frankreich, Griechenland, Irland, England, Wales und Schottland) gilt zudem ein Rauchverbot in Pkws, wenn sich Kinder und Jugendliche unter 18 Jahren im Fahrzeug befinden.

6.4.4 Luftverschmutzung, individuelles Risiko und Public-Health-Bedeutung

Im Vergleich zu den Auswirkungen, die aktives Rauchen auf die Gesundheit von RaucherInnen hat, sind die Auswirkungen der Schadstoffbelastung sowohl der Außen-, als auch der Innenraumluft in unseren Breiten für das einzelne Individuum geringer. Im Hinblick auf die Bevölkerungsgesundheit sind sie jedoch durchaus relevant. Dieses vermeintliche Paradoxon rührt daher, dass das *bevölkerungsbezogene attributable Risiko* (PAR, s. Kap. 2.1.3) nicht nur vom individuellen Risiko, sondern auch von der Anzahl der belasteten Personen und der Häufigkeit der Grundkrankheiten abhängt. Anders als beim Rauchen sind nämlich grundsätzlich alle Menschen in einem bestimmten Gebiet der Außenluftverschmutzung ausgesetzt. Entsprechend groß ist der potenzielle gesundheitliche Gewinn einer nachhaltigen Luftreinhaltepolitik. Eine Tabelle in Kap. 6.4 auf unserer Lehrbuch-Homepage zeigt Beispiele für den potenziellen gesundheitlichen Nutzen einer reduzierten Schadstoffbelastung mit Feinstaub (PM_{10}) in verschiedenen Regionen Europas. Es wird hierfür angenommen, dass die aktuellen Schadstoffkonzentrationen auf die im Szenario vorgeschlagenen Werte vermindert werden.

6.5 Strahlung

Im elektromagnetischen Spektrum unterscheidet man je nach Wellenlänge bzw. Frequenz zwischen nicht-ionisierender und ionisierender Strahlung.

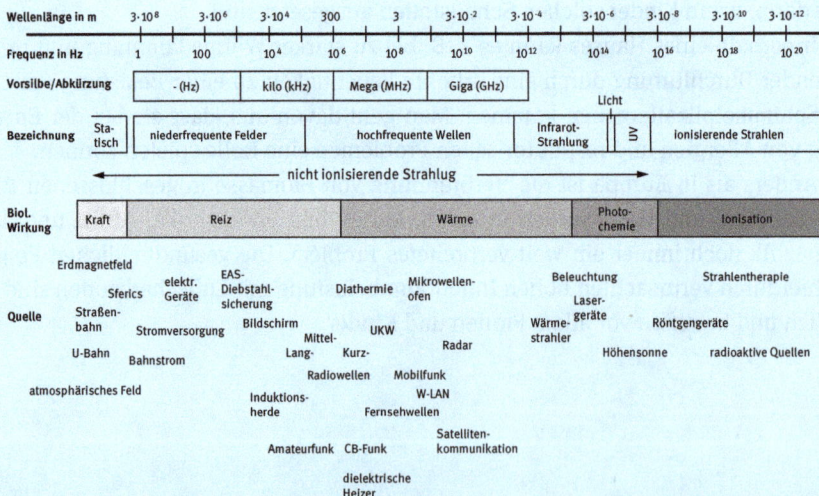

Wellenlänge in m	$3 \cdot 10^8$	$3 \cdot 10^6$	$3 \cdot 10^4$	300	3	$3 \cdot 10^{-2}$	$3 \cdot 10^{-4}$	$3 \cdot 10^{-6}$	$3 \cdot 10^{-8}$	$3 \cdot 10^{-10}$	$3 \cdot 10^{-12}$
Frequenz in Hz	1	100	10^4	10^6	10^8	10^{10}	10^{12}	10^{14}	10^{16}	10^{18}	10^{20}

Vorsilbe/Abkürzung: - (Hz) | kilo (kHz) | Mega (MHz) | Giga (GHz)

Licht

Bezeichnung: Statisch | niederfrequente Felder | hochfrequente Wellen | Infrarot-Strahlung | UV | ionisierende Strahlen

← nicht ionisierende Strahlug →

Biol. Wirkung: Kraft | Reiz | Wärme | Photochemie | Ionisation

Quelle:
Erdmagnetfeld — Sferics — elektr. Geräte — EAS-Diebstahlsicherung — Diathermie — Mikrowellenofen — Beleuchtung — Strahlentherapie
Straßenbahn — Stromversorgung — Bildschirm — UKW — Laser-geräte — Röntgengeräte
U-Bahn — Bahnstrom — Mittel- Lang- Kurz- — Radar — Wärmestrahler — Höhensonne — radioaktive Quellen
atmosphärisches Feld — Radiowellen — Mobilfunk
Induktionsherde — W-LAN
Fernsehwellen — Satellitenkommunikation
Amateurfunk CB-Funk
dielektrische Heizer

Ionisierende Strahlung ist in der Lage, Elektronen aus einem Atom oder Molekül herauszulösen. Den Begriff der *ionisierenden Strahlung* verbinden wir spontan meist mit den Atombombenabwürfen über Hiroshima und Nagasaki oder den nuklearen Unfällen von Tschernobyl und Fukushima. Für den größten Teil der durchschnittlichen Strahlenbelastung in Mitteleuropa ist jedoch neben den medizinischen Anwendungen das Edelgas Radon aus Gesteinen und dem Erdreich verantwortlich, das sich in der Atemluft von Wohnhäusern ansammeln kann. Die Folgen des Kontakts mit ionisierender Strahlung reichen von der akuten Strahlenkrankheit bis hin zu Veränderungen im Erbgut. Die Exposition gegenüber technisch erzeugter, *nicht-ionisierender Strahlung* ist im heutigen Alltag unumgänglich. Wo Strom fließt, entstehen niederfrequente elektrische und magnetische Felder. Drahtlose Kommunikationsgeräte wie Mobil- oder Schnurlostelefone emittieren hochfrequente elektromagnetische Felder. *Ultraviolette Strahlung* befindet sich im elektromagnetischen Spektrum im Grenzbereich zwischen ionisierender und nicht-ionisierender Strahlung.

In diesem Abschnitt definieren wir zuerst die wichtigsten Begriffe aus diesen beiden Bereichen, schauen uns dann die häufigsten *Strahlungsquellen* an und gehen anschließend auf die gesundheitlichen Auswirkungen der Strahlung ein. Zum Schluss erörtern wir, welche präventiven Maßnahmen der Gesetzgeber zum Schutz vor nicht-ionisierender und ionisierender Strahlung getroffen hat.

6.5.1 Nicht-ionisierende Strahlung

Martin Röösli, Gabriele Berg-Beckhoff

Definitionen und Maßeinheiten: Das elektromagnetische Feld

Elektromagnetische Felder sind einerseits durch die elektrische und andererseits durch die magnetische Feldstärke charakterisiert. Die *elektrische Feldstärke E* ist abhängig von der Stärke und dem Abstand der elektrischen Ladungen und wird in Volt pro Meter (V/m) gemessen. Die *magnetische Feldstärke H* ist dagegen abhängig von der Stromstärke. Man misst sie in Ampère pro Meter (A/m). Im Niederfrequenzbereich ist die Magnetflussdichte in Tesla (T) ein häufig verwendetes Maß, im Hochfrequenzbereich ist es die Leistungsflussdichte. Letztere misst die Energie, die pro Zeiteinheit durch eine senkrechte Bezugsfläche hindurchtritt (W/m²). Man unterscheidet dabei zwischen Fernfeld- und Nahfeld-Bedingungen. Das Fernfeld beginnt bei einem Abstand von mehr als einer Wellenlänge von der Strahlungsquelle. Bei der Mobilfunkstrahlung ist das also je nach Frequenz zwischen 8 und 40 cm. Bei Nahfeldbedingungen ist die *spezifische Strahlenabsorptionsrate* (SAR [W/kg]) die relevante Messgröße, die die in einem biologischen Gewebe absorbierte Energie angibt.

Expositionsquellen und Belastung der Bevölkerung

Unser europäisches Stromnetz operiert generell mit einer Frequenz von 50 Hz. Drahtlose Kommunikationsgeräte wie Mobil- oder Schnurlostelefone emittieren *hochfrequente elektromagnetische* Felder (HF-EMF) im Mega- und Gigahertzbereich. Dazwischen gibt es weitere Frequenzbänder, die z. B. für Diebstahlsicherungen in Warenhäusern verwendet werden oder Mischformen, wie sie bei der *Magnetresonanztomographie* (MRT) zum Einsatz kommen.

Expositionen durch **NF-EMF** treten im Alltag vor allem in der Nähe von elektrischen Geräten auf. Kupferspulen, die in Haushaltsgeräten den Strom in Kleinstspannung transformieren, emittieren aufgrund der damit verbundenen Zunahme des Stromflusses magnetische Felder. So kann die Magnetflussdichte in 3 cm Abstand von einem Föhn, einem Rasierer, Staubsauger oder einer Bohrmaschine 1000 µT betragen. Ausgehend von solchen Punktquellen nimmt die Flussdichte aber umgekehrt proportional zur dritten Potenz des Abstands ab. Eine Verdoppelung des Abstandes führt also zu einer achtmal geringeren Feldbelastung, so dass in einem Abstand von 1 m eine Magnetflussdichte von 1 µT nicht überschritten wird. In der Nähe von Hochspannungsfreileitungen (220 oder 380 kV) treten Magnetflussdichten im Bereich von einigen Mikrotesla auf. Hier nimmt die Flussdichte umgekehrt proportional zur Entfernung ab. In einer Entfernung von mehr als 100 m sind die Werte dann kaum höher als 1 µT. Messungen der durchschnittlichen persönlichen Exposition bei 172 Kindern aus der Schweiz und Italien ergaben einen Wert von 0,05 µT.

Expositionen durch **HF-EMF** treten im Alltag v. a. beim Telefonieren mit einem Mobiltelefon lokal am Kopf auf. Die maximale *spezifische Strahlenabsorptionsrate* (SAR) ist beim Telefonieren mit einem Mobiltelefon rund 1.000 bis 100.000 Mal höher als sie es typischerweise aufgrund der Mobilfunkantennen in der Umwelt ist. Sie hängt aber stark von der Netzwerkqualität ab. Bei schlechter Verbindungsqualität strahlt ein Mobiltelefon bis zu eine Million Mal stärker als bei optimalem Empfang. In sechs europäischen Ländern wurde zwischen 2014 und 2016 die persönliche HF-EMF Exposition von 529 Kindern und Jugendlichen im Alter von 8 bis 18 Jahren gemessen. Der Median der Exposition betrug hier 0,17 V/m. Am höchsten waren die Werte in öffentlichen Verkehrsmitteln. Bei diesen Expositionsmessungen stammte der größte Beitrag von Mobilfunkbasisstationen. Führt man aber kumulative Dosisabschätzungen durch, die das eigene Telefon am Körper berücksichtigen, trägt dieses im Durchschnitt zu rund 80 % der vom Körper absorbierten Strahlendosis bei (Anrufe und mobiler Datentransfer). Weitere 10 % stammen von Schnurlostelefonanrufen und 10 % von Fernfeldquellen wie WLAN, Mobilfunkbasisstationen oder den Mobiltelefonen anderer Personen.

Gesundheitliche Effekte

Es ist unbestritten, dass hohe Dosen **niederfrequenter elektromagnetischer Felder** (NF-EMF) gesundheitsschädigend sind. Magnetfelder durchdringen den Körper praktisch ungehindert, während elektrische Felder kaum in den Körper eindringen können. Zeitlich variierende Magnetfelder induzieren dabei einen Strom im Körper. Dagegen verursacht ein elektrisches Wechselfeld Ladungsverschiebungen auf der Körperoberfläche, die zu Verschiebeströmen im Körper führen. Stromflüsse im Körper erfolgen entlang von gut leitenden Strukturen, typischerweise entlang von Nervenbahnen, und können dort, wenn sie groß genug sind, ein Aktionspotential auslösen.

Derzeit noch kontrovers diskutiert werden mögliche gesundheitliche Wirkungen im Niedrigdosisbereich. Verschiedene epidemiologische Studien fanden übereinstimmend ein erhöhtes Leukämierisiko bei Kindern, die an ihrem Wohnort niederfrequenten Magnetfeldern (NF-MF) von mehr als 0,4 µT ausgesetzt waren. In Zell- und Tierstudien wurde jedoch bisher kein biologischer Mechanismus entdeckt, der die epidemiologischen Befunde erklären könnte. Die *International Agency for Research on Cancer* (IARC) hat deshalb NF-MF als möglicherweise kanzerogen klassifiziert. Sollte tatsächlich ein ursächlicher Zusammenhang bestehen, wären rund ein bis vier Prozent aller Erkrankungen an Leukämie bei Kindern unter 15 Jahren auf NF-MF zurückzuführen. In der Schweiz wäre dies etwa ein Fall pro Jahr.

Seit langem bekannt ist die *thermische Wirkung* von **hochfrequenten elektromagnetischen Feldern** (HF-EMF), die bei Mikrowellenöfen auch technisch genutzt wird. Von den sogenannten *nicht-thermischen Auswirkungen im Nahfeldbereich* ist das mögliche Hirntumorrisiko durch Handynutzung am intensivsten untersucht. Im Alltag ist kein anderes Körperteil durch HF-EMF so stark exponiert wie der Kopf bei der Benutzung eines Mobiltelefons. Deshalb geht man davon aus, dass sich eine mögliche Kanzerogenität von HF-EMF am ehesten in Form von Tumoren im Kopfbereich manifestieren würde. Sowohl epidemiologische Studien wie auch Zeittrends der Tumorinzidenzen geben bisher keine klaren Hinweise darauf, dass sich das Hirntumorrisiko durch Handygebrauch innerhalb von fünfzehn Jahren erhöht. Aussagen zu einer längeren Nutzungsdauer sind aufgrund der wenigen empirischen Daten mit größerer Unsicherheit behaftet. Auch fehlt ein Erklärungsansatz, auf welche Weise nicht-thermische HF-EMF kanzerogen wirken könnten. Dennoch wurden auch HF-EMF von der *Internationalen Agentur für Krebsforschung* (IARC) als möglicherweise kanzerogen klassifiziert. Der einzige, bisher konsistent nachgewiesene Effekt von Handys ist ein Einfluss auf die Hirnströme. Ob dies gesundheitsrelevant ist, ist jedoch noch unklar.

Im *Fernbereich* sind gesundheitliche *nicht-thermische Auswirkungen* hochfrequenter Felder (wie z. B. von Mobilfunksendeanlagen) wegen der geringen Exposition nur schwer zu erfassen. Bis heute konnte keine Evidenz für einen Zusammenhang zwischen HF-EMF und Befindlichkeits- bzw. Schlafstörungen oder gar Krebserkrankungen nachgewiesen werden. Auch konnte in doppelblinden randomisierten experimentellen Studien kein Nachweis erbracht werden, dass es Menschen gibt, die besonders sensibel auf HF-EMF reagieren (elektromagnetische Hypersensibilität). Nur in der Nähe von MRT-Geräten (Magnetresonanztomografie-Geräte) konnte das Auftreten von transienten Symptomen relativ konstant nachgewiesen werden.

Es ist damit unklar, ob HF-EMF Krankheiten auslösen können. Da bisher keine belastbaren Hinweise auf Risiken gefunden wurden, sind die möglichen Risiken für das Individuum vermutlich klein. Mittlerweile gibt es aber weltweit mehr Handy-Abonnements als es Menschen gibt. Dies bedeutet aus Public-Health-Sicht, dass auch ein mögliches kleines Gesundheitsrisiko auf globaler Ebene bedeutsame Konsequenzen haben könnte (s. dazu auch die Box 5.4.1 „Bürgerinitiativen fordern: Der Mast muss weg." auf unserer Lehrbuch-Homepage).

Gesetzgebung

Als Grundlage für die Festlegung von Grenzwerten im Bereich der nicht-ionisierenden Strahlung dienen in den meisten Ländern die Publikationen der *International Commission on Non-Ionizing Radiation Protection* (ICNIRP). Im niederfrequenten Bereich beruhen die Grenzwerte auf den replizierbaren Auswirkungen der internen Körperströme, im hochfrequenten Bereich auf den thermischen Auswirkungen. Für lokale Expositionen durch das eigene Mobiltelefon gilt für Rumpf und Kopf ein Grenzwert von 10 W/kg für die berufliche Nutzung und 2 W/kg für die Allgemeinbevölkerung. Für die Gliedmaßen sind die Grenzwerte doppelt so hoch. Eine Ganzkörperabsorption von 4 W/kg führt bei einer 30-minütigen Exposition zu einer Erwärmung des Körpers um 1° C. Es wird angenommen, dass dies bei einem gesunden Menschen die Grenze ist, die physiologisch kompensiert werden kann. Unter Berücksichtigung eines Sicherheitsfaktors von 10 wurde für die berufliche Exposition ein Basisgrenzwert von 0,4 W/kg festgelegt. Für die Allgemeinbevölkerung hat man den Basisgrenzwert nochmals fünfmal niedriger angesetzt (0,08 W/kg). Daraus leitet sich für die Mobilfunkstrahlung (je nach Frequenz) ein **Immissionsgrenzwert** von 36–61 V/m ab (s. a. Box 6.5.1). Dieser Immissionsgrenzwert wurde auch von Deutschland und der Schweiz übernommen (Deutschland: Novelle der 26. *Bundes-Immissionsschutzverordnung* [BImschV] vom 22.08.2013); Schweiz: *Verordnung über den Schutz vor nichtionisierender Strahlung* [NISV] von 1999) und in Österreich in die *allgemeine nationale Norm* (ÖNORM E 8850) eingearbeitet. Im Sinne des präventiven Gesundheitsschutzes führte die Schweiz neben einem Immissionsgrenzwert noch einen **Anlagegrenzwert** ein. Dieser ist für hochfrequente elektromagnetische Felder zehnmal niedriger und darf an Orten mit empfindlicher Nutzung (OMEN, z. B. Wohnungen und Schulen) durch eine einzelne Anlage nicht überschritten werden. Im niederfrequenten Bereich gibt es für unterschiedliche Wellenlängen unterschiedliche Grenzwerte. So liegt der ICNIRP-Referenzwert für 50 Hz-Felder bei 200 µT, der schweizerische Immissionsgrenzwert für 50 Hz-Felder dagegen bei 100 µT und der Anlagegrenzwert bei 1 µT.

Box 6.5.1: Die 5G-Technologie und ihre Auswirkungen

Die Kommunikationstechnologie verändert sich rasch. In der Schweiz wurde z. B. nach dem NATEL („Nationales Autotelefon") Anfang der 1990er Jahre als 2. Generation die GSM-Technologie (*Global System for Mobile Communications*) eingeführt, gefolgt von UMTS (*Universal Mobile Telecommunications System*, 3. Generation) und LTE (*Long Term Evolution*, 4. Generation). 2019 begann die Einführung der 5. Generation (5G). Mit 5G wird die Datenrate weiter erhöht. Um Applikationen wie selbstfahrende Autos möglich zu machen, wird die Latenzzeit erheblich kürzer sein. Da 5G effizienter als die vorherigen Technologien ist, kann die gleiche Datenmenge mit weniger Strahlenemissionen übermittelt werden. 5G wird vorerst in einem ähnlichen Frequenzbereich wie bisher genutzt (700 MHz bis 3,8 GHz). Im Jahr 2019 hat die *World Radiocommunication Conference* (WRC) definiert, welche Frequenzen im Millimeterwellen-Bereich zukünftig für den Mobilfunk genutzt werden könnten (24,25 bis 27,5 GHz, 37 bis 43,5 GHz und 66 bis 71 GHz). Je höher die Frequenz ist, desto höher sind die Bandbreite und die Möglichkeit, die Strahlung flexibel auf den Nutzer zu bündeln (adaptive Antennen). Die Eindringtiefe in den Körper und in Gebäude nimmt mit zunehmender Frequenz ab. Hohe Frequenzen (> 6 GHz) dringen kaum in den Körper ein und werden auf der Haut absorbiert. Aus diesem Grund bezieht sich in diesem Frequenzbereich der Grenzwert auf die Leistungsflussdichte und nicht auf die Spezifische Absorptionsrate (SAR-Wert). (Quelle der Abbildung: nach ANFR. Evaluation de l'exposition du public aux ondes électromagnétiques 5G, 2019)

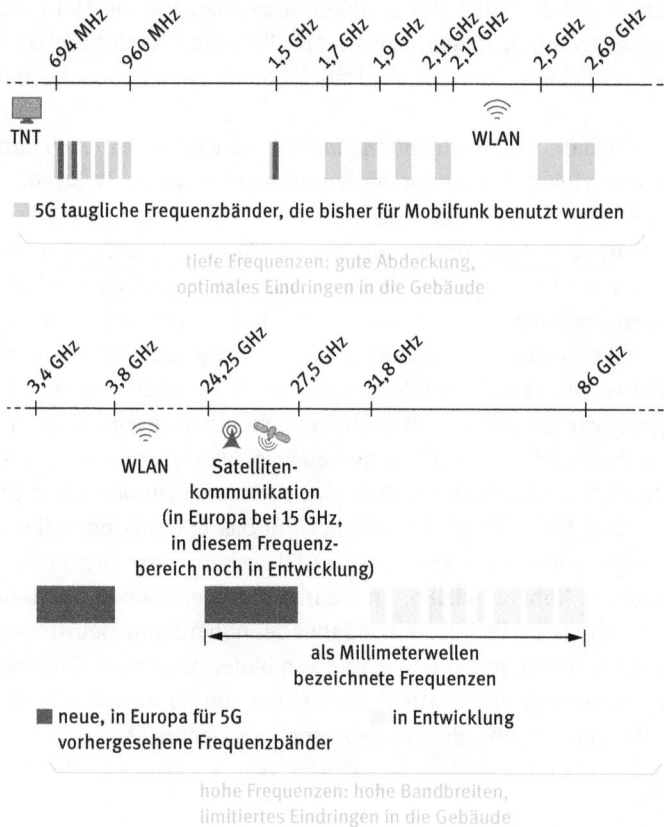

5G taugliche Frequenzbänder, die bisher für Mobilfunk benutzt wurden

tiefe Frequenzen: gute Abdeckung, optimales Eindringen in die Gebäude

neue, in Europa für 5G vorhergesehene Frequenzbänder   in Entwicklung

hohe Frequenzen: hohe Bandbreiten, limitiertes Eindringen in die Gebäude

Ultraviolette Strahlung (UV-Strahlung)

Das Spektrum der ultravioletten Strahlung erstreckt sich über den Wellenlängenbereich von 10 bis 400 nm und befindet sich im elektromagnetischen Spektrum zwischen sichtbarem Licht und ionisierender Strahlung (Einführungsbox zu Kap. 6.5). Die wichtigste Quelle natürlicher UV-Strahlung ist die Sonne. Aus kosmetischen Gründen setzen sich viele Menschen in Solarien künstlichen UV-Strahlen aus. Je kürzer die Wellenlänge ist, desto energiereicher ist die Strahlung. Aufgrund der daraus resultierenden, verschiedenen biologischen Wirkungen unterscheidet man die Teilbereiche UV-A (320–400 nm), UV-B (280–320 nm), UV-C (100–280 nm) und Vakuum-UV (10–100 nm). UV-B-Strahlung regt die Bildung von Vitamin D in der Haut an. Ultraviolette Strahlung kann jedoch auch zu einer Reihe von unerwünschten Effekten führen, wie z. B. zu beschleunigter Hautalterung, Augenschädigungen und einer Schwächung des Immunsystems. Die Exposition gegenüber UV-Strahlung gilt auch als wichtigster exogener Risikofaktor bei der Entwicklung von bösartigen Hauttumoren wie dem schwarzen Hautkrebs (malignes Melanom), Basalzellenkarzinomen (Basaliom) und Plattenepithelkarzinomen (Spinaliom). Erhöhte Risiken wurden auch im Hinblick auf Lippen- und Augentumoren (Aderhautmelanom) beobachtet. In den Solarien werden hauptsächlich UV-A-Strahlen eingesetzt, die die Haut zwar schnell bräunen, aber auch altern lassen. Anders als UV-B-Strahlen führen UV-A-Strahlen nicht zu einer Verdickung der Haut, die Haut ist damit nicht auf die Bestrahlung vorbereitet.

Im Jahr 2009 klassifizierte die *International Agency for Research on Cancer* (IARC) nicht nur die ultraviolette Strahlung der Sonne, sondern auch UV-Strahlung von Solarien und die beim Schweißen entstehende UV-Strahlung als „krebserzeugend" *(kanzerogen*; Gruppe 1). Nach einer gemeinsamen Metaanalyse des *International Prevention Research Institutes* und des *European Institutes of Oncology* ist das Risiko, an einem malignen Melanom zu erkranken, für Nutzende von Solarien um 20 % erhöht. In verschiedenen europäischen Ländern sind bis zu 11 % der Hautkrebse auf die Nutzung von Solarien zurückzuführen. Man nimmt an, dass häufige, kurze und intensive Bestrahlungen sowie die damit verbundenen Sonnenbrände vor allem im Kleinkindalter eine besonders schädliche Wirkung haben. Entsprechend wurde auch bei jungen Solarium-Nutzern (Nutzung vor dem 35. Lebensjahr) ein besonders hohes Hautkrebsrisiko beobachtet (+ 59 %). Im Hinblick auf das Erkrankungsrisiko spielt auch der Hauttyp eine große Rolle. Hellhäutige und insbesondere rothaarige Menschen haben ein deutlich höheres Risiko, an Hautkrebs zu erkranken als dunkelhäutige Personen. Aufenthalte im Freien sollten daher bei hoher Sonneneinstrahlung immer mit einem vorbeugenden, guten UV-Schutz kombiniert werden. Präventive Maßnahmen sind der Aufenthalt im Schatten, das Tragen von Sonnenbrille und Kopfbedeckung sowie die Verwendung einer empfohlenen Sonnencreme.

6.5.2 Ionisierende Strahlung

Claudia Kuehni, Hubertus Fischer

Definitionen und Maßeinheiten

Ionisierende Strahlung ist definiert als elektromagnetische Strahlung oder Teilchen-strahlung mit genügend Energie, um aus Atomen oder Molekülen Elektronen heraus-zuschlagen *(Ionisation)*. Ionisierende Strahlung entsteht beim radioaktiven Zerfall in-stabiler Atomkerne, wobei zwischen Alpha-, Beta- und Gammastrahlung unterschie-den wird:

– *Alpha-Teilchen* bestehen aus je zwei Protonen und Neutronen (He-Kern). Diese vergleichsweise schweren Teilchen können einige Zentimeter Luft durchdringen, nicht aber die menschliche Haut. Sie werden gefährlich, wenn sie mit der At-mung oder der Nahrung ins Körperinnere gelangen. Beispiele für Alphastrahler sind Uran, Thorium und Plutonium sowie die Zerfallsprodukte Radium, Radon und Polonium.

– *Beta-Teilchen* sind Elektronen bzw. Positronen, die mit großer Geschwindigkeit aus zerfallenden Atomkernen austreten und einige Meter Luft oder Millimeter Gewebe durchdringen können. Betastrahlung führt in hohen Dosen (mehrere Gray, s. Box 6.5.2) zu Verbrennungen und Hautkrebs. Bei Aufnahme in den Kör-per kann der Betastrahler *Iod-131* Schilddrüsenkrebs auslösen, während *Stronti-um-90* zu bösartigen Knochentumoren und Leukämien führen kann.

– *Gammastrahlen* und auch *technisch erzeugte Röntgenstrahlen* sind kurzwellige elektromagnetische Strahlen. Sie sind extrem energiereich, bewegen sich mit Lichtgeschwindigkeit und durchdringen mehrere Zentimeter Blei. Gammastrah-len können sowohl bei Alpha- als auch bei Beta-Zerfällen auftreten. Ein Beispiel für einen Gamma-Emittenten ist Cäsium-137. Die genannten Strahlen können in allen Bereichen des menschlichen Körpers Schäden verursachen (s. Box 6.5.2).

Box 6.5.2: Ionisierende Strahlung: Maßeinheiten

– Als *Energiedosis* (in Gray; 1 Gy = 1 J/kg) bezeichnet man die pro Kilogramm bestrahlter Mate-rie bzw. bestrahlten Gewebes absorbierte Energie. Sie hängt von der Intensität der Bestrah-lung und der Absorptionsfähigkeit der bestrahlten Materie ab.

– Die *Äquivalentdosis* (in Sievert, Sv) ist ein Maß für die Stärke der biologischen Wirkung einer bestimmten Strahlendosis. Sie errechnet sich aus der absorbierten Energiedosis (in Gy) multi-pliziert mit einem Faktor, welcher die biologische Wirksamkeit der Strahlung (Alpha-, Beta-oder Gammastrahlung) berücksichtigt.

– Unter der *effektiven Dosis* oder *gewichteten Ganzkörperdosis* (in Sv) versteht man die Summe der mit einem Gewebewichtungsfaktor multiplizierten Äquivalentdosen aller Organe. Die or-ganspezifischen Gewebewichtungsfaktoren berücksichtigen die unterschiedliche Strahlensen-sibilität der verschiedenen Organe und Gewebe. Bei einer Gesamtkörperdosis von einem Sv ist durchschnittlich mit einer Gesamtsterblichkeit von etwa 5 % zu rechnen, wobei Unter-schiede zwischen den Geschlechtern und den verschiedenen Altersgruppen bestehen.

Strahlenexposition der Bevölkerung

Die durchschnittliche Strahlenexposition beträgt in der Schweiz rund 5,8 mSv/Jahr, in Österreich etwa 4,5 und in Deutschland 3,8 mSv/Jahr (Abb. 6.7).

Das radioaktive Edelgas *Radon,* ein Zerfallsprodukt aus der ^{238}Uran-Zerfallsreihe, kommt in vielen Gesteinsarten vor. Bei durchlässigem Untergrund (Spalten, Schutt, Karst) gelangt es aus dem Boden in die Atmosphäre, in Grundwasser, Keller und Rohrleitungen. Abhängig von der Bauweise der Häuser (mangelhafte Abdichtung gegenüber dem Untergrund) kann es sich dann in schlecht belüfteten Unter- und Erdgeschossen ansammeln. Regional kann die Radonbelastung stark variieren. In der Schweiz kommen hohe Radonkonzentrationen v. a. in den Alpen und im Jura vor, in Deutschland überwiegend in den südlichen Mittelgebirgen. Während das Edelgas Radon selbst nach dem Einatmen wieder ausgeatmet wird, lagern sich seine radioaktiven Zerfallsprodukte in der Lunge ab und zerfallen dort weiter. Die internationale Strahlenschutzkommission ICRP erachtet das durch Radon verursachte Lungenkrebsrisiko heute als etwa doppelt so hoch wie in früheren Einschätzungen. Allerdings besteht in den verschiedenen Ländern noch keine Einigkeit darüber, in welchen Situationen der neue Konversionsfaktor anzuwenden ist.

Die effektive Dosis durch *kosmische Strahlung* beträgt in unseren Breitengraden auf Meereshöhe etwa 0,4 mSv/Jahr. Auf 3.000 m hohen Bergen sind es 1,2 mSv/Jahr,

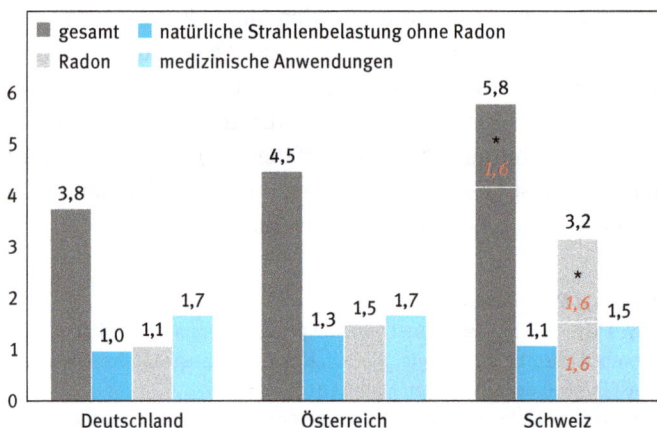

Abb. 6.7: Durchschnittliche Strahlenexposition der Bevölkerung in Deutschland (2018) Österreich (2018) und der Schweiz (2019) insgesamt sowie unterschieden nach natürlichen und zivilisatorischen Strahlungsquellen als Ursachen dieser Strahlenexposition. Angabe der Zahlen in Millisievert (mSv) pro Person und Jahr. Die mit einem Stern (*) markierten Felder zeigen die Erhöhung der abgeschätzten Dosis bei Anwendung des neuen Konversionsfaktors für Radon der ICRP. (Quellen der dieser Abbildung zugrundeliegende Daten: Deutschland: https://www.bfs.de/DE/mediathek/berichte/umweltradioaktivitaet/umweltradioaktivitaet.html; Österreich: https://www.bmlrt.gv.at/umwelt/strahlen-atom/strahlen-warn-system/umweltueberwachung.html; Schweiz: https://www.bag.admin.ch/bag/de/home/gesund-leben/umwelt-und-gesundheit/strahlung-radioaktivitaet-schall/strahlung-gesundheit/strahlenexposition-der-schweizer-bevoelkerung.html)

in 10.000 m Höhe liegt die Strahlendosis bei 20 bis 50 mSv/Jahr. Flugreisen tragen daher mit etwa 5 µSv pro Flugstunde zur Strahlenexposition bei. Ein Flug von Europa in die USA und zurück setzt uns einer Strahlendosis von etwa 0,06 mSv aus. *Terrestrische Gamma-Strahlung* (0,35 mSv/Jahr, abhängig vom Bodengrund) entsteht durch natürlich vorkommende Radionuklide der Uran- und Thorium-Zerfallsreihen sowie von ^{40}K. Durch die *Nahrung* werden ebenfalls *Radionuklide* in den Körper aufgenommen (0,35 mSv/Jahr). Mit 0,2 mSv dominiert ^{40}K im Muskelgewebe, hinzu kommen Zerfallsprodukte von Uran und Thorium sowie die durch kosmische Strahlung in der Atmosphäre erzeugten Radionuklide (z. B. Tritium ^{3}H, ^{14}C und ^{7}Be). Ein erhöhter Konsum von bestimmten Lebensmitteln (z. B. manchen Meeresfrüchten) kann zu einer zusätzlichen Dosis von etwa 0,1 mSv/Jahr führen. Auch Rauchen erhöht die Dosis um ca. 0,2 mSv/Jahr. Künstliche Radionuklide tragen im Durchschnitt weniger als 1 µSv/Jahr zur Strahlenexposition durch Nahrungsmittelaufnahme bei. Es handelt sich um Lebensmittel, die ^{137}Cs und ^{90}Sr aus Kernwaffenversuchen der 1960er Jahre und vom Reaktorunfall in Tschernobyl 1986 enthalten. Für die westeuropäische Bevölkerung ist die zusätzliche Belastung bei Lebensmitteln durch die Schäden an den Reaktoren in Fukushima im März 2011 sehr gering. Die mittlere Exposition pro Einwohner als Folge der *diagnostischen und interventionellen Radiologie* wurde für Deutschland (2019) auf 1,7 mSv/Jahr, für die Schweiz (2018) auf 1,5 mSv/Jahr und für die USA (2019) auf 3,0 mSv/Jahr geschätzt. Der Trend ist weiter ansteigend, da die Computertomographie (CT) zunehmend als diagnostische Standardmethode eingesetzt wird. Sie ist in der Schweiz schätzungsweise für über zwei Drittel und in Deutschland für 50 % der medizinischen Strahlendosis/Einwohner verantwortlich (s. Tab. 6.5).

Tab. 6.5: Effektive Strahlendosen, denen PatientInnen im Rahmen der medizinischen Diagnostik ausgesetzt sind.

Untersuchung	Effektive Dosis (in mSv)
Thorax-, Zahn- oder Schädelröntgen	0,02–0,2
Abdomen- oder Wirbelsäulenröntgen	0,3–3,0
Mammographie (4 Bilder)	1,0
Kontrastaufnahmen (Bariumpassagen, Angiographien)	1–10
Computertomographie	1,5–10

Weitere Quellen für geringe zusätzliche Strahlenbelastungen (≤ 0,1 mSv/Jahr) sind Industrie, Forschung, Konsumgüter und Kernkraftwerke. Die *radioaktiven Emissionen aus der Abluft und dem Abwasser von Kernkraftwerken* im Normalbetrieb betragen für unmittelbare Anwohner maximal ein Hundertstel mSv/Jahr.

Wirkungen und Mechanismen

Ionisierende Strahlung verursacht DNA-Veränderungen im Zellkern. Können diese nicht repariert werden, führt das zum Zelltod oder zu Zellveränderungen:

- *Zelltod:* Ab einer Schwellendosis von 200 bis 300 mSv verlieren Zellen ihre Teilungsfähigkeit und sterben nach Ablauf ihrer Lebensdauer ab.
- *Zellveränderungen:* Überleben die Zellen trotz DNA-Veränderungen und werden nicht repariert, dann vererben sie diese Veränderungen an ihre Tochterzellen. Daraus resultierende Schäden können Jahre oder Jahrzehnte später auftreten. Die *Wahrscheinlichkeit* des Eintretens (aber nicht die Schwere) eines Schadens ist proportional zur Strahlendosis. Die Folgen solcher DNA-Veränderungen können sowohl somatischer (→ *Kanzerogenese*, s. a. Kap. 7.2.1) als auch genetischer Natur (→ *Mutationen*) sein. Es gibt hierbei keine Schwellendosis. Die beschriebenen Schäden können auch bei sehr niedrigen Dosen entstehen.

Die Schwere des Gesundheitsschadens hängt ab von:

- *Strahlendosis* und *Strahlenart*
- *Dosisrate:* Es gibt Anhaltspunkte dafür, dass der Schaden größer ist, wenn die Dosis akut innerhalb kurzer Zeit verabreicht wird, als bei einer chronischen Belastung über Jahre hinweg. Bei einer fraktionierten Verabreichung haben die Zellen Zeit, um Reparaturprozesse in Gang zu bringen (→ fraktionierte Strahlentherapie).
- *Art der betroffenen Organe:* Je weniger differenziert die betroffenen Zellen sind, desto strahlenempfindlicher ist ein Gewebe. Besonders strahlenempfindlich sind Organe mit einer kurzen Lebensdauer ihrer Zellen und einer hohen Zellteilungsrate. Hierzu gehören die Blutbildungsorgane sowie die Schleimhäute z. B. im Magen-Darm-Trakt. Auch Keimdrüsen und embryonales Gewebe sind äußerst strahlensensibel.
- *Alter und Geschlecht bei Bestrahlung:* Die Strahlenempfindlichkeit eines Menschen sinkt mit steigendem Alter. Ungeborene Kinder (v. a. im 1. Schwangerschaftsdrittel), aber auch Kinder und Jugendliche sind aufgrund des noch nicht abgeschlossenen Wachstums empfindlicher als ältere Menschen. Frauen sind generell empfindlicher als Männer.
- *Individuelle Strahlenempfindlichkeit:* Es gibt Anhaltspunkte dafür, dass Menschen abhängig von ihrer genetischen Prädisposition und dem allgemeinen Gesundheitszustand unterschiedlich strahlenempfindlich sind.
- *Latenzzeit:* Zwischen der Exposition und dem Auftreten einer Krebserkrankung oder anderen Strahlenfolgen besteht in der Regel eine Latenzzeit, die sich je nach Art der Erkrankung und dem Alter bei Bestrahlung unterscheidet. Für Leukämien und Schilddrüsenkarzinome sind es bei einer Bestrahlung im Kindesalter 2 bis 3 Jahre, im Erwachsenenalter dagegen etwa 8 Jahre. Bei anderen strahleninduzierten Krebsarten liegen die Latenzzeiten bei über 10 Jahren.

Gesundheitsfolgen

Hinweise über mögliche Gesundheitsrisiken liefern uns *epidemiologische Datenquellen* aus folgenden Bereichen:

- Überlebende der Atombombenexplosionen von *Hiroshima* und *Nagasaki*: Etwa 3 % der Betroffenen wurden mit hohen Dosen (> 1 Sv) bestrahlt. Die Kohorte ist jedoch auch repräsentativ für niedrige Expositionen, da viele der über 100.000 Betroffenen niedrigeren Dosen (5 bis 200 mSv) ausgesetzt waren.
- PatientInnen, die aus diagnostischen oder therapeutischen Gründen bestrahlt wurden (z. B. SkoliosepatientInnen, KrebspatientInnen)
- Beruflich strahlenexponierte Personen (z. B. in Krankenhäusern, Arztpraxen, Kernkraftwerken, Forschungsanlagen, fliegendes Personal, ArbeiterInnen im Uranbergbau)
- Bewohner in der Umgebung kerntechnischer Anlagen mit hohen radioaktiven Freisetzungen, wie z. B. *Hanford* (USA), *Mayak* (Russland) und *Tschernobyl* (Ukraine; s. a. Box 6.5.3), sowie die von oberirdischen Atombombentests Betroffenen (z. B. *Bikini-Atoll, algerische Sahara*).

Box 6.5.3: Die Folgen von Fukushima

Am 11. März 2011 ereignete sich vor der japanischen Ostküste eines der stärksten bislang registrierten Erdbeben. Das Beben und der darauffolgende Tsunami führten in dem japanischen Atomkraftwerk *Fukushima Daiichi* zu einem Ausfall der Notstromaggregate. In den folgenden Tagen kam es daraufhin zu mehreren Explosionen in drei Blöcken des Kernkraftwerks. Dies führte zur Freisetzung großer Mengen an Radioaktivität in die Umwelt (Luft und Wasser). An Land wurde ein rund 50 km langer und 10 km breiter Streifen vom Unfallreaktor Richtung Nordwesten stark mit Radiocäsium kontaminiert. Fünf Jahre nach dem Unfall war dort die externe Strahlenbelastung noch immer 10- bis 100-mal stärker als vor dem Unfall. Aufgrund von natürlichen Prozessen (z. B. Migration von Cäsium in tiefere Bodenschichten) sowie von getroffenen Maßnahmen wie der Bodendekontamination ging die Belastung der in der Region hergestellten Lebensmittel nach dem Unfall jedoch kontinuierlich zurück. 2016 wurden in weniger als 0,1 % der Proben Grenzwertüberschreitungen festgestellt. Dabei handelte es sich vor allem um Wildpilze, Teeblätter und Fleisch von Wildtieren. Im Meerwasser in der Umgebung des verunfallten Reaktors ist die Radioaktivität immer noch messbar. In Meeresfrüchten aus dieser Region kommt es gelegentlich zu Grenzwertüberschreitungen. Der wissenschaftliche Ausschuss der *Vereinten Nationen zur Untersuchung der Auswirkungen der atomaren Strahlung* (UNSCEAR) erwartet in seinem Bericht von 2016 für Menschen aus der Region Fukushima keine erhöhten Krebsraten. Eine Ausnahme bildet der Schilddrüsen-Krebs bei Kindern.

Eine Abbildung in Kap. 6.5.2 auf unserer Lehrbuch-Homepage vergleicht die Größe der Gebiete, die infolge der Katastrophen von Tschernobyl (1986) und Fukushima (2011) durch radioaktiven Fallout belastet wurden.

Sind Menschen kurzzeitig hohen Dosen ionisierender Strahlung ausgesetzt, führt dies zur **akuten Strahlenkrankheit**. Ab absorbierten Dosen von etwa 0,7 Gray (Gy) treten Veränderungen im blutbildenden System auf. Strahlenschäden an der Haut sowie an den Schleimhäuten treten bereits ab einer Dosis von 3 Gy auf. Im Dosisbereich von 6 bis 12 Gy kommt es zu ausgeprägten Schädigungen der Magen-Darm-Schleimhaut. Schwere Schäden des zentralen Nervensystems treten bei Strahlenexpositionen ab 20 Gy auf. Typisch für das Vollbild der akuten Strahlenkrankheit während der akuten Phase sind Schwäche, Übelkeit, Kopfschmerzen, Fieber und Erbrechen. Nach einer Erholungsphase von 1 bis 2 Wochen (der Lebensdauer der Zellen des Knochenmarks und des Magen-Darm-Traktes) kommt es dann zu einer raschen Verschlechterung mit massivem Durchfall, Blutungen, Schleimhautgeschwüren, Haarausfall und Fieber. Bei Personen, die 4,5 Gy ausgesetzt waren, beträgt die Letalität ca. 50 %. Höhere Dosen (10–12 Gy) können in der Regel nicht überlebt werden, die Letalität beträgt hier 100 %.

Grundsätzlich können nach einer Strahlenexposition überall im Körper **Tumoren** entstehen. Gut belegt ist dieser Zusammenhang z. B. für den gesamten Magen-Darm-Trakt, für Schilddrüse, Lunge, Knochen, Haut, weibliche Brust, Gehirn und das blutbildende System (v. a. Leukämien, Lymphome). Die *Dosis-Wirkungs-Beziehung* ist bei den meisten Krebsarten linear. Dies gilt wahrscheinlich auch für niedrige Dosen. Es gibt also keinen Schwellenwert, unterhalb dessen davon ausgegangen werden kann, dass eine Exposition keine Wirkung zeigt („lineares Modell ohne Schwellenwert"). Die Wahrscheinlichkeit, an einem soliden Tumor zu sterben, erhöht sich pro 100 mSv um ca. 0,5 %. Höhere Risiken für die Entwicklung bösartiger Tumoren werden bei Kindern beobachtet, deren Mütter in der Schwangerschaft abdominal geröntgt wurden oder die diagnostisch oder therapeutisch ionisierender Strahlung ausgesetzt waren. In Europa werden ca. 10 % der Lungenkrebstodesfälle auf die Exposition durch Radon zurückgeführt.

Ein erhöhtes Risiko nach einer hohen Strahlenexposition wurde auch für **andere Spätfolgen** wie Herz-Kreislauf- und Lungenerkrankungen nachgewiesen. Dies gilt insbesondere für Personen, die eine Strahlentherapie erhielten und damit einer sehr hohen Herz- bzw. Lungendosis ausgesetzt waren. Die Betroffenen leiden zudem häufiger an Sterilität oder Subfertilität. Viele Gesundheitsfolgen lassen sich erst heute dokumentieren, weil die oben genannten Kohorten nun das mittlere und späte Erwachsenenalter erreichen. Ionisierende Strahlung kann während der ersten Schwangerschaftswochen zu **teratogenen Schädigungen** führen. Hierunter versteht man Fehlbildungen (z. B. Mikrozephalie), deren Art abhängig ist vom Entwicklungszustand des Embryos zum Zeitpunkt der Einwirkung. Man geht davon aus, dass es ab ca. 100 mSv zu solchen Schäden kommen kann. Die Abschätzungen des Risikos für **vererbbare Strahlenschäden** beim Menschen beruhen auf tierexperimentellen Untersuchungen. Bei den Nachkommen der Atombomben-Überlebenden konnten bisher kaum erhöhte Raten von vererbbaren Erkrankungen festgestellt werden.

Gesetzgebung, Grenzwerte und Überwachung

In Europa bildet die *EU-Strahlenschutzrichtlinie* seit 2018 die Basis der nationalen Strahlenschutz-Gesetzgebungen. Einige Bereiche sind verbindlich festgelegt (Beispiel: Dosisgrenzwerte). In anderen Bereichen können die Mitgliedstaaten nationale Gegebenheiten berücksichtigen, wie z. B. bei den Referenzwerten für Radon. Auch die Schweiz hat ihre *Strahlenschutzverordnung* auf dieser Grundlage angepasst. Der Grenzwert der künstlich zugeführten effektiven Dosis für Personen aus der Bevölkerung (ohne medizinische Anwendungen) beträgt 1 mSv/Jahr. Für beruflich strahlenexponierte Personen liegt er bei 20 mSv/Jahr. *Als beruflich strahlenexponiert* gilt, wer am Arbeitsplatz einer effektiven Dosis von mehr als 1 mSv/Jahr ausgesetzt sein kann oder regelmäßig in kontrollierten Zonen arbeitet bzw. ausgebildet wird. Hierzu gehört das Personal in Krankenhäusern, Arzt- und Zahnarztpraxen, aber auch Personen, die in Forschung, Industrie oder Kernkraftwerken arbeiten. Von dieser Regelung sind auch Personen betroffen, die bei ihrer Arbeit einer erhöhten Strahlung aus natürlichen Quellen ausgesetzt sind. Damit gehören die Mitarbeiter der zivilen Luftfahrt ebenfalls zu den beruflich strahlenexponierten Personen.

In der Schweiz tragen über 96.000 beruflich exponierte Personen (Stand 2018, Dosimetriebericht) bei ihrer Arbeit persönliche Dosimeter, deren akkumulierte Dosis monatlich ermittelt und zentral vom *Bundesamt für Gesundheit* (BAG) erfasst wird. Es sind 70.500 Personen aus dem Medizinsektor, 14.400 aus dem Bereich Universitäten und Forschung, 4.600 aus Kernkraftwerken und Zwischenlagern sowie 6.800 aus der Industrie und anderen Bereichen. Seit 2018 gilt zudem, dass Flugpersonal dann als beruflich strahlenexponiert eingruppiert wird, wenn aufgrund der Arbeit in der Luft eine Dosis von 1 mSv pro Jahr erreicht werden kann. In Deutschland ist hierfür das Strahlenschutzregister beim *Bundesamt für Strahlenschutz* (BfS) in München zuständig, in Österreich das *Bundesministerium für Klimaschutz, Umwelt, Energie, Mobilität, Innovation und Technologie* (BMK).

Die nationalen Stellen (Schweiz: BAG und *nationale Alarmzentrale* NAZ, Deutschland: BfS; Österreich: *Bundesamt für Landwirtschaft, Regionen und Tourismus* BMLRT) betreiben außerdem automatische Messnetze, um sowohl kurzfristige Veränderungen (z. B. Strahlunfälle) als auch die jährliche Gesamtexposition der Bevölkerung zu erfassen. Darüber hinaus werden kontinuierlich Proben von Aerosolen, Niederschlägen und fließenden Gewässern untersucht. Von Erde, Gras, Milch und anderen Lebensmitteln werden in regelmäßigen Abständen Stichproben entnommen. Ganzkörpermessungen und Spezialmessungen, wie z. B. die Messung des ^{90}Sr-Gehalts in Milchzähnen und Wirbelknochen, spiegeln die Aufnahme von Radionukliden über die Nahrung wider. Die so erstellten Messreihen zeigen seit Mitte der 1960er Jahre (d. h. seit dem Abbruch der oberirdischen Kernwaffenversuche durch die USA und die UdSSR) einen Abwärtstrend, der durch die Katastrophe von Tschernobyl 1986 – je nach untersuchtem Bereich – unterschiedlich lange unterbrochen wurde. So gab es z. B. einen raschen Rückgang der Radioaktivität in der Luft, aber eine längerfristige Kontamination der Böden.

6.6 Lärm

Martin Röösli, Andreas Seidler, Hans-Peter Hutter

Schall durchdringt unser Leben. Er ist ein wichtiger Bestandteil des sozialen Miteinanders und gleichzeitig unerwünschter Abfall. Unser Organismus ist in der Lage, sowohl Schall zu erzeugen als auch wahrzunehmen und zu verarbeiten. Hierin besteht ein Unterschied zu vielen anderen Gefährdungen, die wir zu einem großen Teil nicht wahrnehmen können. Wir benötigen Schall zur Kommunikation, Orientierung und als Warnsignal. Ein Übermaß an Schall – bezogen auf Intensität und Dauer – beeinträchtigt jedoch nicht nur das subjektive Wohlbefinden, sondern kann zu nachhaltigen, teils sehr schwerwiegenden gesundheitlichen Schäden führen.

6.6.1 Definitionen und Maßeinheiten: Was sind Schall und Lärm?

Als **Schall** bezeichnet man die mit einem Messgerät registrierten Schalldruckschwankungen, quantifiziert als *Schalldruckpegel* (kurz Schallpegel, L_p). Dieser drückt das mit zehn multiplizierte logarithmische Verhältnis der von einer Schallquelle abgestrahlten *Schallintensität I* (gemessen in W/m^2) zur Bezugsintensität I_0 aus. Als Bezug dient der leiseste Schalldruck, der von unserem Ohr wahrgenommen wird, die Hörschwelle (I_0 = 10–12 W/m^2). Die Angabe erfolgt in logarithmischer Dezibel-Skala (dB). Daher kommt es bei einer Verdoppelung der Schallintensität (z. B. der Verwendung von zwei gleichen Lautsprechern) zu einem Anstieg des Schalldruckpegels um 3 dB (10 × $\log_{10}$ 2). Zehn gleiche Schallquellen erhöhen den Schalldruckpegel um 10 dB. Eine solche Anhebung des Schalldruckpegels wird von uns als annähernde Verdoppelung der subjektiv wahrgenommenen Lautstärke empfunden. Da der Mensch nicht alle Frequenzen gleich intensiv wahrnimmt, wird in Schallpegelmessern zusätzlich ein Filter eingesetzt, der die unterschiedliche Empfindlichkeit des menschlichen Ohres bei verschiedenen Frequenzen nachbildet. Diese *A-bewerteten Schallpegel* [in dB(A)] werden in Umweltforschung und Lärmgesetzgebung verwendet.

Bei der Messung von **Lärmpegeln** (s. Box 6.6.1) muss auch die Dauer der Beschallung berücksichtigt werden. Aus zeitlich schwankenden Schalldruckpegeln wird unter Beachtung der logarithmischen Gesetze ein Mittelwert gebildet [*Mittelungspegel* oder *äquivalenter Dauerschallpegel* (L_{Aeq})]. Übliche Mittelungszeiträume sind 24 Stunden ($L_{Aeq,24\,h}$), 16 Stunden für die Tageszeit ($L_{Aeq,16\,h}$) oder 8 Stunden für die Nachtzeit ($L_{Aeq,8\,h}$). In der Lärmpolitik spielt auch der *zeitlich gewichtete Lärmindikator* L_{DEN} eine Rolle. Dabei steht DEN für eine Tag-Abend-Nacht-Gewichtung (**D**ay-**E**vening-**N**ight), bei der abendlicher Lärm (18.00–22.00 Uhr oder 19.00–23.00 Uhr) einen Zuschlag von 5 dB erhält und nächtlicher Lärm (22.00–6.00 Uhr oder 23.00–7.00 Uhr) einen Zuschlag von 10 dB.

Vorsicht Lärm!

dB	
200	
180	Pistole am Ohr abgefeuert
170	Ohrfeige aufs Ohr/ Silversterböller nahe am Ohr
160	Airbag-Entfaltung in unmittelbarer Nähe
150	
140	
130	Düsenjet
120	Wasserfall
110	Kreissäge/Discotheken
100	Presslufthammer aus 10 m Entfernung/Walkman
90	vorbeifahrender Zug/
85	Gewitter
80	Motorrad
70	normaler Straßenverkehr
65	Hauptverkehrsstraße nachts
60	normales Gespräch
55	Fröschequaken
50	Kühlschrank aus 1 m Entfernung leichter Regen/leise Radiomusik
40	geringer Straßenverkehr hinter Doppelglasfenstern/Vogelgezwitscher
30	Flüstern
25	Atemgeräusch
20	Ticken einer Uhr, Rascheln von Laub
10	Mücke, Computer
0	fallen einer Feder

ab 120 dB: Schmerzschwelle
Gehörschaden schon bei kurzer
Einwirkung möglich

ab 85 dB: Schädigungsbereich
Gefährdung des Gehörs nach Lärm- und
Vibrations-Arbeitsschutzverordnung

ab 50 dB: bei Tageslärm erhöhtes Risiko
für Herz-Kreislauf-Erkrankungen (dauernde
Einwirkung)
ab 40 dB: Lern- und Konzentrationsstörungen möglich, bei Nachtlärm erhöhtes
Risiko für Herz-Kreislauf-Erkrankungen
(dauernde Einwirkung)

0 dB: Hörschwelle

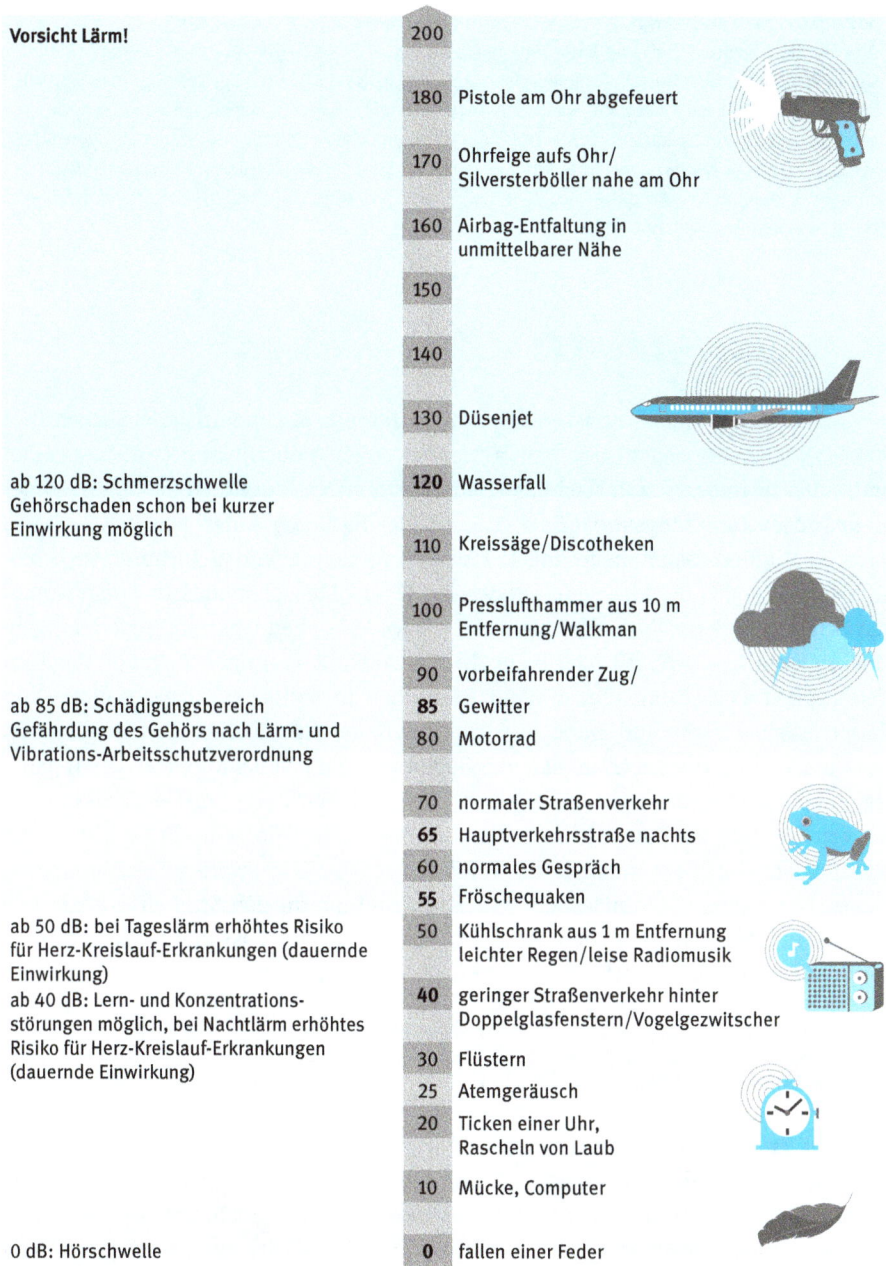

Abb. 6.8: Überblick über Schallpegel in unserer Umwelt und die damit verbundenen Gesundheitsrisiken. (Zeichnung: Christoph Frei; nach einer Vorlage der Fa. OHROPAX GmbH, Wehrheim).

Box 6.6.1: Schall oder Lärm?
Obwohl die Begriffe Schall und Lärm umgangssprachlich oft synonym verwendet werden, stellen sie doch verschiedene Betrachtungsebenen dar. Lärm wird häufig auch als unerwünschter Schall bezeichnet. Damit wird deutlich, dass der Begriff *Schall* die rein physikalisch-akustische Komponente beschreibt, während *Lärm* auch die Wirkungsebene mit einbezieht. Auch gewollter Schall (z. B. laute Musik) kann allerdings körperliche Schäden hervorrufen. Weitergehende Definitionen bezeichnen Lärm daher als jegliche Schalleinwirkung, die belästigt, stört oder zu gesundheitlichen Schäden führen kann.

6.6.2 Lärmbelastung der Bevölkerung und Expositionsquellen

Die bedeutendste Quelle von Umweltlärm ist bei uns der motorisierte Verkehr auf Straßen, Schienen und in der Luft. Hinzu kommen Industrielärm (von Baustellen und Industrieanlagen) und Nachbarschaftslärm (s. Abb. 6.8). Nach Schätzungen der *Europäischen Umweltagentur EEA* (2019; auf der Basis der Daten von 2017) sind in ihren 33 Mitgliedstaaten insgesamt 110 Mio. Menschen regelmäßig Straßenverkehrslärm von L_{DEN} = 55 dB oder mehr ausgesetzt, 22 Mio. Menschen müssen entsprechenden Schienenverkehrslärm tolerieren und 4 Mio. Menschen leben mit regelmäßigem Fluglärm von L_{DEN} = 55 dB oder mehr. In Deutschland sind nach Angaben des Umweltbundesamtes (2015) über 4,8 Mio. Menschen in Ballungsräumen, entlang von Hauptverkehrswegen und nahe von Großflughäfen nächtlichen Lärmpegeln von mehr als 55 dB ausgesetzt. Im gleichen Gebiet müssen fast 3,5 Mio. Menschen ganztägig mit Schallpegeln von ≥ 65 dB leben. In der Schweiz (2018; auf der Basis der Daten von 2015) ist am Tag jede siebte und in der Nacht jede achte Person an ihrem Wohnort von Straßenverkehrslärm betroffen, der die Grenzwerte überschreitet. In Österreich wurden 2017 anlässlich der Lärmkartierung für den Straßenverkehr etwa 2,2 Mio. Personen in Gebäuden ermittelt, deren lautester Fassadenpunkt 50 dB in der Nacht (= Schwellenwert für die Aktionsplanung) überschreitet.

6.6.3 Gesundheitsfolgen

Effekte auf das Gehör
Bleibende Hörschäden entstehen nicht nur dann, wenn laute Geräusche, d. h. hohe Schallpegel kurzzeitig auf das Gehör einwirken, sondern auch durch eine Dauerschallbelastung bei niedrigeren Schallpegeln (Tages-Lärmexpositionspegel von 85 dB oder mehr). Hierbei kommt es infolge mangelhafter Energieversorgung zu einer langsamen Schädigung der Haarzellen im Innenohr. Die Betroffenen haben ein Gefühl wie Watte in den Ohren. Während akute Hörschäden meist sofort bemerkt werden (z. B. durch Hörsturz, Tinnitus, Hörminderung, dumpfen Höreindruck), werden die langsam entstehenden Hörschäden bei einer langfristigen Lärmeinwirkung

anfangs kaum wahrgenommen. Insbesondere Jugendliche unterschätzen daher oft die Gesundheitsgefahren, die z. B. durch laute Musik drohen.

Von kurzzeitigen Überlastungen kann sich unser Gehör in ruhigen Phasen wieder erholen. Ein vollständiger Verlust von Sinneszellen ist hingegen irreversibel. Lärm bedingter Hörverlust manifestiert sich insbesondere in dem für das gesunde Ohr empfindlichsten Bereich um 4 kHz (betroffen ist daher das Verstehen von Sprache, insbesondere von Zischlauten). Bei der Musik gehen die klangbestimmenden Obertöne verloren, was oft nicht sofort bemerkt wird. Ein solcher Hörverlust kann zusätzlich von Ohrgeräuschen *(Tinnitus)* begleitet sein. Hörgeräte sind in der Lage, größere Hörverluste z. T. auszugleichen, indem sie die aufgenommenen Geräusche verstärken. Der Höreindruck ist allerdings auch mit Hörgerät beeinträchtigt.

Die Ursachen für Hörschäden können sowohl im Arbeits- als auch im Freizeitbereich liegen. Beispiele sind laute Musik in Diskotheken und Konzerten, aber auch über Kopfhörer, nahe Explosionen von Feuerwerkskörpern, lautes Spielzeug oder Maschinen. Nach einer EU-Richtlinie dürfen MP3-Player und Smartphones ab 2012 „nicht lauter als 85 dB" sein.

Gesundheitsfolgen, die nicht das Gehör betreffen

Belästigung: Große Teile der Bevölkerung fühlen sich durch Verkehrslärm, insbesondere durch Straßenverkehrslärm erheblich beeinträchtigt. In Deutschland haben sich im Jahr 2014 rund 54 % der Menschen in ihrem Wohnumfeld durch Straßenverkehr gestört oder belästigt gefühlt. In der Schweiz (2014) fühlten sich 29 % der Bevölkerung zu Hause bei offenem Fenster durch Verkehrslärm „eher gestört" oder „sehr gestört". In Österreich gaben bei der letzten Erhebung (2015) rund 39 % der Menschen an, in ihrer Wohnung tags und/oder nachts durch Lärm gestört zu sein. Fast jede zweite durch Lärm gestörte Person nannte Verkehrslärm als Ursache.

Die Lärmwirkungsforschung richtet hier ihr Augenmerk besonders auf hochgradig lärmbelästigte Menschen („highly annoyed", s. Tab. 6.6). Metaanalysen verschiedener internationaler Studien zeigen, dass Fluglärm bei gleichem Dauerschallpegel noch stärker belästigt als Straßen- oder Schienenverkehrslärm.

Tab. 6.6: Lärmbelästigung der Bevölkerung in Deutschland (2011), unterschieden nach Geräuschquellen, Angaben in Prozent.

Grad der Belästigung	überhaupt nicht belästigt	etwas/mittel belästigt	stark/äußerst belästigt
Ursache	%	%	%
Straßenverkehr	17,0	47,0	36,0
Sportanlagen	76,3	18,3	5,4
Flugverkehr	55,3	24,7	20,0
Industrie/Gewerbe	57,8	32,2	10,1
Schienenverkehr	58,6	29,9	11,5
Nachbarschaft	39,1	42,5	18,4
Gesamtlärmbelastung	12,5	46,3	41,2

Quelle: Auswertung der Online-Lärmumfrage des Umweltbundesamtes, 14.04.2011; https://www.umweltbundesamt.de/sites/default/files/medien/publikation/long/3974.pdf

Schlafstörungen: Regelmäßiger, ungestörter Schlaf ist wichtig für die körperliche und geistige Leistungsfähigkeit eines Menschen. Personen, die während des Schlafens Lärm ausgesetzt sind, zeigen im Schlaflabor deutliche körperliche Reaktionen (sog. *Arousal-Reaktionen* im EEG, Änderungen der Schlafstadien, Körperbewegungen sowie physiologische Reaktionen wie Blutdruck- und Herzfrequenzänderungen). Diese sind auch nachweisbar, wenn die Betroffenen sagen, dass sie der Lärm nicht stört oder sie sich nicht daran erinnern können. Es scheint auch keine vollständige körperliche Gewöhnung an den Lärm zu geben, da auch Personen, die schon lange in lärmbelasteten Gebieten wohnen, diese Reaktionen zeigen. Nach den *Night Noise Guidelines for Europe* der WHO zeigt nächtlicher Außenlärm (L_{night}) mit Mittelungspegeln bis 30 dB keine wesentlichen biologischen Auswirkungen. Bei Mittelungspegeln zwischen 30 und 40 dB werden besonders bei empfindlichen Personen Blutdruck- und Herzfrequenzänderungen sowie Aufwachreaktionen beobachtet. Noch höhere Werte führen zu einer Reaktion bei einem Großteil der Bevölkerung. Lärm am Abend verlängert die Einschlafzeiten. Für die Gesamtschlafenszeiten ist der Lärm in den frühen Morgenstunden besonders kritisch, weil dann der Schlafdruck nicht mehr so hoch ist. Nach den *WHO Environmental Noise Guidelines* ist die Evidenz für lärmbedingte kortikale Arousals (Aufwachreaktionen) und für subjektive Schlafprobleme moderat. Ungenügender Schlaf ist ein bekannter Risikofaktor für die kardiometabolische Gesundheit. Daher sind lärmbedingte Schlafprobleme und die darauf beruhende Aktivierung der Hypothalamus-Hypophyse-Nebennieren-Achse einschließlich des vegetativen Nervensystems (Stressreaktion) die wichtigsten Mechanismen für lärmbedingte chronische Erkrankungen. Verschiedene experimentelle und epidemiologische Studien konnten zeigen, dass Lärmexpositionen ab ca. 55 dB zu Stressreaktionen führen und mit einer zunehmenden Kortisol-Ausschüttung verbunden sind.

Mentale Gesundheit, kognitive Leistungsfähigkeit: Bei Kindern mit dauerhafter Lärmexposition am Wohnort sind kognitive Leistungsfähigkeit und Schulleistungen beeinträchtigt. Darüber hinaus treten häufiger Verhaltensprobleme auf. Bei Erwachsenen findet sich ein deutlicher Zusammenhang zwischen dem Auftreten einer Depression und chronischer Lärmbelästigung.

Herz-Kreislauf-Risiko: Am besten untersucht sind gesundheitliche Auswirkungen auf das Herz-Kreislauf-System. Nach den *WHO Environmental Noise Guidelines* ist die Evidenz für ischämische Herzerkrankungen im Zusammenhang mit Straßenlärm hoch, während die Datenbasis für Bahn- und Fluglärm weniger gut ist. Für andere Herz-Kreislauf-Diagnosen ist die Evidenz nicht so hoch wie für ischämische Erkrankungen. Neuere Studien – wie die große *NORAH-Studie zu Krankheitsrisiken in Deutschland* und die *SiRENE-Studie* in der Schweiz – zeigen aber, dass das Risiko für verschiedene Herz-Kreislauf-Erkrankungen bereits ab einer L_{DEN}-Exposition von 40–50 dB kontinuierlich ansteigt (vgl. Kap. 8.2). Dies gilt insbesondere für das Risiko, einen Herzinfarkt, einen ischämischen Schlaganfall oder eine Herzinsuffizienz zu entwickeln. Sowohl akute Lärmereignisse als auch eine dauerhafte Lärmbelastung führen zu einer Erhöhung des Blutdrucks, insbesondere bei nächtlichem Lärm. Inwiefern die individuelle Lärmsensibilität und die Lärmbelästigung hier eine Rolle spielen, ist noch unklar. Menschen, die sich durch Lärm stärker gestört fühlen, erfahren einen größeren Stress. Bisher konnte aber noch nicht nachgewiesen werden, dass damit auch das Erkrankungsrisiko steigt.

Metabolismus: Neue Studien zeigen konsistente Zusammenhänge zwischen der Lärmbelastung am Wohnort und dem Risiko, einen Diabetes mellitus zu entwickeln. Auch fanden mehrere Studien, dass Personen, die Verkehrslärm ausgesetzt sind, ein erhöhtes Risiko haben, Übergewicht (BMI $\geq$ 25 kg/m^2) zu entwickeln.

6.6.4 Public-Health-Auswirkungen

Ökonomisch betrachtet spiegelt sich die Beeinträchtigung der Menschen durch Umweltlärm u. a. in den Miet- und Immobilienpreisen wider. Allerdings ist den meisten Menschen nicht bewusst, wie stark sich Lärm auf ihre Gesundheit auswirken kann. Die Gesundheitsfolgen von Lärm können dadurch abgeschätzt werden, dass die Belastungssituation der Bevölkerung mit den Ergebnissen epidemiologischer Studien verglichen wird (Gesundheitsfolgenabschätzung, *Health Impact Assessment*, s. Box 6.6.2). Nach einer von der Europäischen Umweltagentur (EUA) beauftragten Gesundheitsrisikoabschätzung haben z. B. in der EU 12.400 Kinder im Alter von 7 bis 17 Jahren eine Leseschwäche, welche auf Fluglärm zurückzuführen ist. Zudem wurde berechnet, dass aufgrund von Verkehrslärm pro Jahr 48.000 ischämische Herzerkrankungen auftreten, 12.100 dieser Erkrankungen führen zum Tod. Die EUA schätzt, dass in der EU rund 1.100.000 DALYs (*Disability Adjusted Life Years*, s. Kap. 10.1.2) durch Verkehrslärm verursacht werden. Hiervon entfallen 75 DALYs auf kognitive Beeinträchtigungen bei Kindern, 437.000 auf Schlafstörungen, 453.000 auf Belästigung durch Lärm und 156.000 auf ischämische Herzerkrankungen. Die externen Kosten, die durch Verkehrslärm in der Schweiz (2016) entstehen, werden auf insgesamt 2,7 Mrd. CHF pro Jahr geschätzt.

Box 6.6.2: Gesundheitsfolgenabschätzung

Mit Hilfe einer **Gesundheitsfolgenabschätzung** (*Health Impact Assessment*, HIA) ermittelt man für ganze Bevölkerungen, wie stark sich bestimmte Risikofaktoren auf die durch ein bestimmtes Gesundheitsproblem hervorgerufene Krankheitslast (*Burden of Disease*) auswirken. Dabei nutzt man wissenschaftlich anerkannte Methoden, um anhand der Exposition der Bevölkerung, der Expositions-Wirkungs-Beziehung, der Erkrankungsraten sowie gegebenenfalls noch weiterer kombinierter Faktoren die attributablen Fälle, PYLL oder DALYs zu berechnen (s. Kap. 2.1.3, Kap. 2.2.5 und Kap. 10.1.2). Durch die Gesundheitsfolgenabschätzung können Gesundheitskosten abgeschätzt und mit den Kosten von Präventionsmaßnahmen verglichen werden. Gesundheitsfolgenabschätzungen zeigen auch auf, welche Risikofaktoren besonders viele Erkrankungen oder Todesfälle hervorrufen und besonders viel an verlorener Lebenszeit zur Folge haben können. Auf dieser Basis können dann entsprechende Prioritäten bei der Prävention gesetzt werden. Weltweit am renommiertesten ist die *Global Burden of Disease*-Gesundheitsfolgenabschätzung (http://www.healthdata.org/).

6.6.5 Richtlinien und gesetzliche Regelungen

Bei lebenslanger täglicher Exposition wird ein äquivalenter Dauerschallpegel ($L_{Aeq,24h}$) von unter 70 dB als sicher für das Gehör eingestuft. Entsprechend schlägt die WHO in ihren Richtlinien von 2018 einen Richtwert von 70 dB vor. Nach den EU-Arbeitsschutzrichtlinien müssen ArbeitnehmerInnen ab einer täglichen Lärmbelastung von 85 dB Gehörschutz benutzen (s. a. Kap. 6.2.3), sofern sich die entsprechende Lärmbelastung nicht durch technische oder organisatorische Maßnahmen vermeiden lässt. Dennoch ist das Problem der arbeitsbedingten Lärmschwerhörigkeit noch keineswegs gelöst: Lärmbedingter Hörverlust ist in der EU die am häufigsten gemeldete Berufskrankheit. In Deutschland stellt die Lärmschwerhörigkeit mit jährlich über 6.000 anerkannten Fällen die mit großem Abstand häufigste anerkannte Berufskrankheit dar, entsprechendes gilt auch für Österreich.

Die WHO hat 2018 neue Richtlinien zum Umweltlärm veröffentlicht. Hiernach wird für Straßen-, Bahn- oder Fluglärm in der Nacht ein Richtwert von 40–45 dB empfohlen, für den L_{DEN} ist ein Richtwert von 45–54 dB vorgesehen (s. Tab. 6.7). Die

Richtwerte der WHO sind für die Staaten rechtlich nicht bindend. Darum gilt in der EU weiterhin die *Richtlinie des Europäischen Parlaments und des Rates über die Bewertung und Bekämpfung von Umgebungslärm* [Richtlinie 2002/49/EG]. Sie hat zum Ziel, schädliche Auswirkungen von Umgebungslärm zu verhindern, ihnen vorzubeugen oder sie zu mindern.

Tab. 6.7: WHO-Richtlinien zum Umweltlärm (2018). (Quelle der Daten: WHO. Environmental Noise Guidelines for the European Region [2018])

Quelle	Nacht	L_{den}
Straße	45 dB	53 dB
Bahn	44 dB	54 dB
Flug	40 dB	45 dB
Windturbine	–	45 dB

In der Schweiz wird der Umweltlärm in der *Lärmschutz-Verordnung* (LSV) reguliert. Das Gesetz definiert maximale Immissionen, welche auf lärmempfindliche Bauten oder Gebiete einwirken dürfen. Der Immissionsgrenzwert in Wohnzonen liegt z. B. bei 60 dB während des Tages und bei 50 dB während der Nacht. Darüber hinaus regelt die *Schall- und Laserschutzverordnung* in der Schweiz die zulässigen Lärmemissionen für Freizeitveranstaltungen in Gebäuden. In Deutschland werden die Grenzwerte für Lärm durch verschiedene Rechtsvorschriften festgelegt. So regelt z. B. die *Sechste Allgemeine Verwaltungsvorschrift zum Bundes-Immissionsschutzgesetz* (TA Lärm) die Grenzwerte für Lärm, der von Anlagen wie Betriebsstätten und technischen Einrichtungen ausgeht. Für reine Wohngebiete sind als Grenzen 50 bzw. 35 dB (Tag/Nacht) festgelegt. Es gibt keine umfassende gesetzliche Regelung zum Schutz von Veranstaltungsbesuchern (z. B. in Diskotheken oder Konzerten) vor zu hohen Schalldruckpegel. Die DIN-Norm 15905, Teil 5 (Richtwert 99 dB für den halbstündigen Mittelungspegel, gemessenen am lautesten, dem Publikum zugänglichen Ort) hat bislang keine gesetzliche Verbindlichkeit. In Österreich gibt es kein allgemeines Gesetz zum Schutz vor Lärm. Lärmschutz kann Thema in verschiedenen Rechtsbereichen sein (Querschnittsmaterie). Die Rechtsgrundlagen für die Lärmbekämpfung sind daher auf zahlreiche Gesetze und Verordnungen verteilt. Die Bestimmungen zu Lärmemissionen/-immissionen finden sich z. B. im Bundes-Umgebungslärmschutzgesetz, im Umweltverträglichkeitsprüfungsgesetz, in der Gewerbeordnung, der Bundesstraßen-Lärmimmissionsschutz- und der Schienenverkehrslärm-Immissionsschutzverordnung. Neben diesen gesetzlichen Vorgaben sind die Richtlinien des *Österreichischen Arbeitsrings für Lärmbekämpfung* (ÖAL) wesentliche Grundlagen für den Lärmschutz bzw. die Lärmbeurteilung (z. B. Richtlinie ÖAL 3: Beurteilung von

Schallimmissionen im Nachbarschaftsbereich, 2008; ÖAL 6/18: Die Wirkungen des Lärms auf den Menschen. Beurteilungshilfen für den Arzt, 2011).

Internet-Ressourcen

Auf unserer Lehrbuch-Homepage **(www.public-health-kompakt.de)** finden Sie Hinweise auf Literaturquellen und weiterführende Literatur, zusätzliche Abbildungen und Tabellen sowie Links zu themenrelevanten Studien und Institutionen.

7 Arbeit und Gesundheit

Lotte Habermann-Horstmeier, Klaus Schmid, Claudia Pletscher, Christine Klien

Arbeit ist keineswegs primär ein Gesundheitsrisiko, sondern bedeutet für viele Menschen Lebenssinn und Befriedigung. Eine Arbeitstätigkeit kann vor sozialen Schwierigkeiten und Depression schützen. Sie kann also gesundheitsfördernd sein! Andererseits gibt es spezifische berufliche Belastungen, die schwere Erkrankungen verursachen oder wesentlich zu deren Entstehen beitragen. In diesem Kapitel definieren wir nach einer kurzen geschichtlichen Einführung, was *Berufskrankheiten* und *arbeitsassoziierte Erkrankungen und Beschwerden* sind. Wir schauen uns die wichtigsten Schädigungsmechanismen bei *Berufskrankheiten* an und gehen anschließend auf einige *arbeitsassoziierte Gesundheitsstörungen* ein. Nach wenigen Sätzen zum Umgang mit gesundheitsschädigenden Arbeitsstoffen betrachten wir anschließend die Herausforderungen, die die Etablierung eines *Betrieblichen Gesundheitsmanagements* in der sich derzeit stark verändernden Arbeitswelt mit sich bringt. Da die arbeitsmedizinische Praxis durch nationale Gesetze geprägt ist, werden wir zum Schluss auf die arbeitsmedizinischen Unterschiede zwischen Deutschland, Österreich und der Schweiz eingehen.

Das Themengebiet ‚Arbeit und Gesundheit' wird traditionell v. a. dem Bereich der Arbeitsmedizin zugeordnet. Die Arbeitsmedizin beschäftigt sich in Forschung und Praxis mit den Wechselwirkungen von Arbeit und Gesundheit. Ihr primäres Ziel ist die menschengerechte Gestaltung der Arbeit. Im Zentrum stehen dabei der Erhalt und die Förderung der physischen und psychischen Gesundheit und damit auch der Leistungsfähigkeit des arbeitenden Menschen. Zu den Aufgaben der Arbeitsmedizin gehört daher die Verhütung arbeitsbedingter Gesundheitsgefährdungen ebenso wie die Diagnostik und Prävention von Berufskrankheiten und anderen arbeitsbedingten Gesundheitsschäden sowie der Erhalt der Arbeits- und Beschäftigungsfähigkeit. Dabei hat die Arbeitsmedizin sowohl das einzelne Individuum als auch die betrieblichen Strukturen und Organisationsabläufe im Blick. Die ergonomische Gestaltung von Arbeitsplätzen und Arbeitsabläufen ist ebenfalls eine ihrer zentralen Aufgaben. Weitere Aufgabenbereiche sind z. B. die Unfallverhütung und das Erkennen von Gefahren, die vom Arbeitsprozess und den Arbeitsbedingungen ausgehen. ArbeitsmedizinerInnen beschäftigen sich zudem mit der Bewertung von Leistungsfähigkeit, Belastbarkeit und Einsatzfähigkeit der ArbeitnehmerInnen sowie der Durchführung von arbeitsmedizinischen Vorsorge-, Tauglichkeits- und Eignungsuntersuchungen. Ein wichtiges Themenfeld ist darüber hinaus die Integration von ArbeitnehmerInnen mit chronischen Krankheiten und/oder Behinderung (z. B. Menschen mit Diabetes mellitus, rheumatischen Erkrankungen oder Epilepsie, mit Fehlbildungen, Sinneseinschränkungen, Lähmungen oder psychischen Einschränkungen; s. a. Kap. 8.1) in den Arbeitsprozess.

Prävention, *Gesundheitsförderung* (s. Kap. 4.1) und *Rehabilitation* sind somit elementare Bereiche der Arbeitsmedizin.

https://doi.org/10.1515/9783110673708-007

- Mit Hilfe von *primärpräventiven Maßnahmen* sollen Gefahren, die im Zusammenhang mit der Arbeit stehen, beseitigt oder reduziert werden.
- Durch *Maßnahmen der Sekundärprävention* sollen berufsbezogene oder berufsbedingte Erkrankungen rechtzeitig erkannt werden, sodass für die betroffenen ArbeitnehmerInnen frühzeitig präventive (z. B. Herausnahme aus dem Lärmbereich bei beginnender Lärmschwerhörigkeit) oder therapeutische Maßnahmen eingeleitet werden können.
- Das Ziel von *tertiärpräventiven Maßnahmen* ist es, die Arbeitsfähigkeit von ArbeitnehmerInnen zu erhalten bzw. wiederherzustellen, die infolge (chronischer) Erkrankungen und/oder Behinderungen gesundheitlich eingeschränkt sind.

7.1 Kurze geschichtliche Einführung

Dass bestimmte Arbeiten zu Gesundheitsschädigungen führen können, ist seit Langem bekannt. Erste Aufzeichnungen über solche Zusammenhänge zwischen Arbeit und Gesundheit gibt es bereits aus dem alten Ägypten, wo im *Papyrus Ebers* (ca. 16. Jh. v. Chr.) über Staublungenerkrankungen bei Steinmetzen berichtet wird, die z. B. für den Pyramidenbau arbeiteten. Aus der Renaissance sind Schriften mit arbeitsmedizinischem Inhalt überliefert, die sich v. a. mit Arsen-, Blei- und Quecksilbervergiftungen bei Bergarbeitern beschäftigten.

Mit der Industrialisierung traten berufsbedingte Gesundheitsschädigungen immer deutlicher ins Bewusstsein der Menschen. Die damaligen Arbeiterinnen und Arbeiter – unter denen viele Kinder und Jugendliche waren – besaßen in der Regel nicht mehr als ihre Arbeitskraft und waren im Falle eines Unfalles oder einer berufsbedingten Erkrankung auf Almosen angewiesen. Eine Folge hiervon war, dass im Jahr 1839 in Preußen das *Regulativ über die Beschäftigung jugendlicher Arbeiter* erlassen wurde, das die Kinderarbeit einschränkte. Nach dem *Eidgenössischen Fabrikgesetz* vom März 1877 sollten Fabrikherren in der Schweiz nun für Schäden haften, die ihre Arbeiter erlitten, auch wenn sie diese nicht persönlich verschuldet hatten. Im Rahmen der Bismarck'schen Sozialgesetzgebung (s. Kap. 3.1) trat in Deutschland im Jahr 1884 das *Unfallversicherungsgesetz* in Kraft, das Arbeiter gegen Arbeitsunfälle versicherte. Als eine Konsequenz hieraus entstanden etwas später die *Berufsgenossenschaften*. Auch im österreichischen Teil der österreichisch-ungarischen Monarchie führte das Drängen der Arbeiterschaft nach sozialer Absicherung im Jahr 1887 erstmals zur Einführung eines Sozialversicherungsgesetzes (Abb. 7.1). Bei der *gesetzlichen Arbeitsunfallversicherung* handelte es sich um eine Pflichtversicherung, zu deren Durchführung sogenannte *Arbeiterunfallversicherungsanstalten* gegründet wurden. Eine von ihnen ist die heutige AUVA (s. Kap. 7.6).

Auslöser für die Gründung der *Internationalen Kommission für Arbeitsmedizin* durch engagierte Ärzte aus Frankreich, Italien und der Schweiz im Juni 1906 war der Bau des Simplontunnels zwischen der Schweiz und Italien. Er forderte – ähnlich wie

VI.

Das österreichische Gesetz über die Unfallversicherung der Arbeiter.

Von Dr. L e o V e r k a u f in Wien.

Das am 28. Dezember 1887 publizierte Gesetz über die Unfallversicherung der österreichischen Arbeiter ist nunmehr in Kraft getreten.
Noch am 4. Dezember 1883 wurde die erste Regierungsvorlage im Ab-
geordnetenhause eingebracht, im Gewerbeausschusse einer gründlichen Beratung unterzogen, und sodann dem Hause zur Annahme empfohlen. Die
im Jahre 1885 erfolgten Neuwahlen nötigten die Regierung am 28. Januar
1886 einen in wenigen Punkten modifizierten Entwurf dem Abgeordneten-
hause neuerlich vorzulegen und es erfolgte endlich nach mehrmaliger Beratung in beiden Häusern des Reichsrates die endgültige Annahme des-
selben in der Sitzung des Herrenhauses vom 31. Oktober 1887.
   Wer die traurigen Verhältnisse, die auf diesem Gebiete in Österreich
herrschen, kennt, wird zugeben, daß es höchste Zeit war, Wandel zu
schaffen, aufzuräumen mit längst unbrauchbar gewordenen Bestimmungen,
Raum zu schaffen für Neubildungen und Rechnung zu tragen den großen
Fortschritten auf industriellem Gebiete, sowie den in ihrem Gefolge ein-
herschreitenden Gefahren für Leben und Gesundheit der Arbeiter.

Abb. 7.1: Kommentar zum ersten Arbeitsunfallversicherungsgesetz in Österreich. Es wurde 1887 verabschiedet und trat 1889 im österreichischen Teil von Österreich-Ungarn in Kraft.

zuvor der Bau des Gotthardtunnels (1872 bis 1882) – zahlreiche Tote durch Unfälle
und Silikose. Darüber hinaus litten die Arbeiter unter der feuchten Hitze und der
schlechten Ernährung sowie unter ihrer ungesicherten sozialen Situation.

Kurze Zeit später (1912) begann man dann im *Kaiser-Wilhelm-Institut für Arbeits-
physiologie* in Berlin die körperlichen Aspekte von Arbeit zu erforschen. Ebenfalls in
Berlin entstand 1924 die *Klinik für Berufskrankheiten*. In Wien wurde das erste spezielle *Arbeitsunfallkrankenhaus* im Jahr 1925 im Amtshaus der AUVA eröffnet. Man
übertrug dort Methoden der Chirurgie und der Unfallheilkunde, die an Kriegsverletz-
ten entwickelt worden waren, auf Arbeitsunfallverletzte.

Von 1939 bis 1945 ersetzte in Österreich die *deutsche Reichsversicherungsordnung*
(RVO, 1913) die zuvor bestehende österreichische Sozialversicherung. Nach dem
2. Weltkrieg wurde dann auf der Basis des *Sozialversicherungs-Überleitungsgesetzes*
die Allgemeine Unfallversicherungsanstalt (AUVA, 1947) ins Leben gerufen. Einige
Jahre später wurde das *Allgemeine Sozialversicherungsgesetz* (*ASVG*, 1955) verabschiedet, das erstmals eine klar formulierte Basis für die Unfallverhütung in den
Betrieben enthielt.

In der Bundesrepublik Deutschland galt die RVO auch nach 1945 weiter. Da sie
aufgrund vieler Ergänzungen und Änderungen im Laufe der Zeit unübersichtlich ge-

worden war, wurde ab 1975 schrittweise das *Sozialgesetzbuch* (SGB) erarbeitet, das die RVO in vielen Bereichen ersetzte. Unfallverhütungsvorschriften finden sich heute im Siebten Buch des Sozialgesetzbuchs (SGB VII). Das in Deutschland im Jahr 1996 in Kraft getretene *Arbeitsschutzgesetz* verpflichtet die Arbeitgeber, für eine angemessene arbeitsmedizinische Betreuung ihrer MitarbeiterInnen zu sorgen. In der DDR war die grundlegende gesetzliche Regelung des Arbeitsrechts im *Arbeitsgesetzbuch* festgelegt, das 1978 in Kraft trat. Es enthielt die Rechte und Pflichten der Beschäftigten und der Betriebe. Kapitel 10 beschäftigte sich mit dem Gesundheits- und Arbeitsschutz.

Mittlerweile arbeiten in Deutschland 12.284 ÄrztInnen mit arbeitsmedizinischer Fachkunde (2018). In der Schweiz waren im Jahr 2018 allerdings nur 132 ÄrztInnen hauptberuflich in der Arbeitsmedizin tätig. In Österreich arbeiten ca. 1.000 ÄrztInnen im Bereich der Arbeitsmedizin, davon sind ca. 100 FachärztInnen.

7.2 Berufskrankheiten

Es gibt zahlreiche Faktoren, die am Arbeitsplatz auf die Beschäftigten einwirken und zu Berufskrankheiten, Berufsunfällen oder arbeitsbezogenen Erkrankungen führen können (Abb. 7.2).

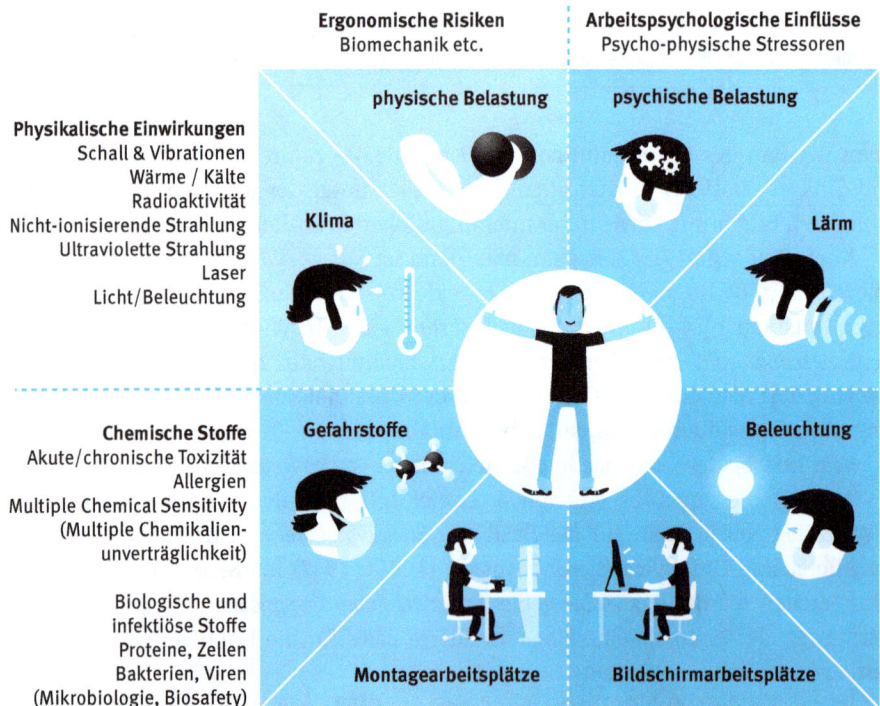

Abb. 7.2: Gesundheitsgefahren am Arbeitsplatz (Quelle: Zeichnung Christoph Frei nach Guldimann).

Der Begriff der **Berufskrankheit** ist kein medizinischer, sondern ein rechtlich definierter Begriff. Daher muss eine Erkrankung, die aus medizinischer Sicht beruflich bedingt ist, nicht zwangsläufig eine Berufskrankheit sein. In Deutschland, Österreich und der Schweiz werden anerkannte Berufskrankheiten in einer amtlichen Liste aufgeführt. Nur sie werden durch die Sozialversicherung finanziell entschädigt.

- In **Deutschland** sind Berufskrankheiten solche Krankheiten, die in der Berufskrankheiten-Verordnung als Berufskrankheiten bezeichnet werden und die ein Versicherter der gesetzlichen Unfallversicherung im Rahmen einer dort versicherten Tätigkeit erleidet. In die Verordnung können nur Krankheiten aufgenommen werden, die nach wissenschaftlichen Erkenntnissen durch solche Einwirkungen verursacht werden, denen Personen bei ihrer versicherten Tätigkeit in erheblich höherem Maße ausgesetzt sind als die übrige Bevölkerung. Darüber hinaus kann eine Krankheit, die in der aktuellen Berufskrankheiten-Liste nicht genannt ist, vom Unfallversicherungträger „wie eine Berufskrankheit" anerkannt werden (= Wie- oder Quasi-Berufskrankheit; s. a. Kap. 7.7.2), sofern neue wissenschaftliche Erkenntnisse vorliegen.
- In der **Schweiz** gilt nach dem *Unfallversicherungsgesetz* (UVG, Artikel 9), dass Berufskrankheiten solche Erkrankungen sind, die ausschließlich oder vorwiegend durch schädigende Stoffe am Arbeitsplatz oder durch bestimmte berufliche Tätigkeiten verursacht werden. Sie werden in einer vom Schweizerischen Bundesrat erstellten Liste aufgeführt. Zudem gelten als Berufskrankheiten auch andere Krankheiten, bei denen nachgewiesen wurde, dass sie ausschließlich oder „stark überwiegend" durch berufliche Tätigkeit verursacht worden sind (s. Kap. 7.5.2).
- In **Österreich** gelten zurzeit 53 Krankheiten als Berufskrankheiten. Sie sind in einer Anlage zum *Allgemeinen Sozialversicherungsgesetz (ASVG)* gelistet und werden durch Ausübung der die „Versicherung begründenden Beschäftigung" in einem in der Anlage genannten Unternehmen bzw. in einer dort genannten Branche verursacht. Krankheiten, die nicht gelistet sind, können mittels „Generalklausel" als Quasi-Berufskrankheiten anerkannt werden (s. Kap. 7.6.2).

Derzeit führt die Lärmschwerhörigkeit in Deutschland, Österreich und der Schweiz die Liste der anerkannten Berufskrankheits-Fälle an (s. Abb. 7.3). Darüber hinaus werden verschiedene Erkrankungen der Atmungsorgane (z. B. Asbestose, Mesotheliom, Lungen- und Kehlkopfkrebs als Asbestfolge, Silikose und Asthma bronchiale) sowie einige Hauterkrankungen besonders häufig als Berufskrankheiten anerkannt. In Deutschland wurden 2015 bestimmte Hautkrebserkrankungen, die durch UV-Strahlung hervorgerufen werden, erstmals in die Liste der Berufskrankheiten aufgenommen. Diese Hautkrebserkrankungen waren 2017 nach der Lärmschwerhörigkeit die zweithäufigste Gruppe der anerkannten Berufskrankheiten in Deutschland.

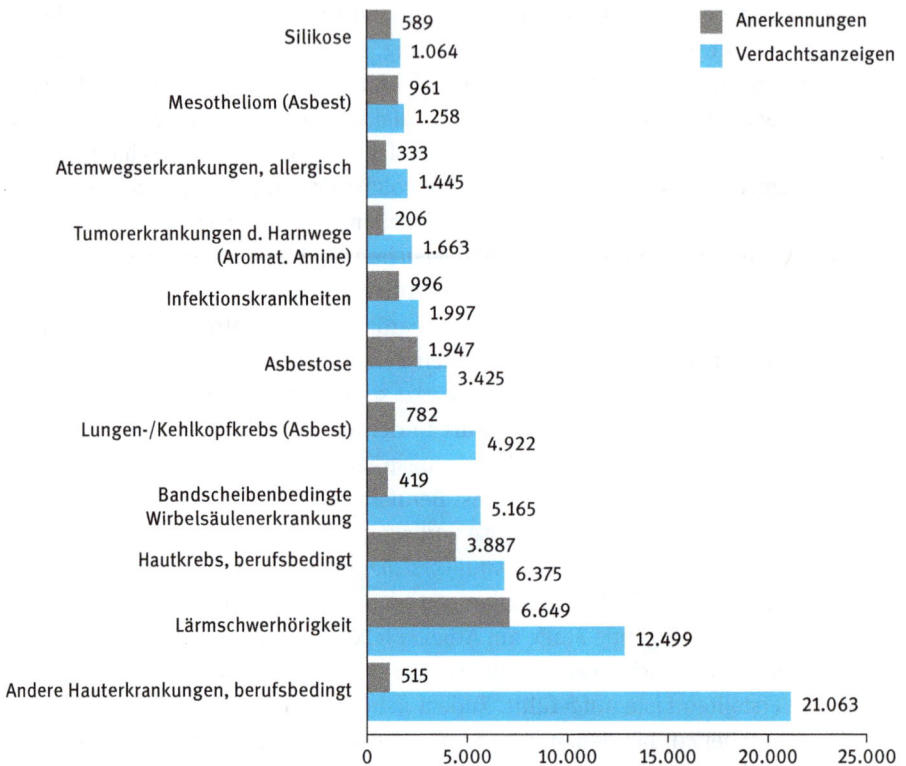

Abb. 7.3: Anzahl der wichtigsten angezeigten (blau) und anerkannten (grau) Berufskrankheiten in Deutschland im Jahr 2017. (Eigene Darstellung nach: Bundesanstalt für Arbeitsschutz und Arbeitsmedizin [baua]. Sicherheit und Gesundheit bei der Arbeit – Berichtsjahr 2017. Unfallverhütungsbericht Arbeit, Tab. TC 2)

7.2.1 Die wichtigsten Schädigungsmechanismen bei Berufskrankheiten

Physikalische Wirkung

Damit Erkrankungen, die durch *physikalische Einwirkungen* verursacht werden, als Berufskrankheiten anerkannt werden können, muss eine entsprechende berufliche Exposition vorgelegen haben. Beispiele hierfür sind Gehörschäden durch Arbeiten im Lärm (s. Kap. 6.6) und Erkrankungen durch Arbeiten mit vibrierenden Geräten oder Druckluft. Auch die Staublunge (*Pneumokoniose*) ist dann eine Berufskrankheit, wenn sie durch das Arbeiten in Stäuben von Aluminium, Silikaten/Kieselsäure/ Quarz, Asbestfasern, Graphit oder Hartmetallen ausgelöst wurde. Je nach Ausmaß der Staubbelastung können mehr als 10 Jahre vergehen, bevor die Anzeichen einer Pneumokoniose sichtbar werden. Die häufigste Pneumokoniose ist die Quarzstaublunge (*Silikose*). Infolge wirksamer technischer Schutzmaßnahmen und der Mechanisierung im Untertage- und Tiefbausektor hat diese chronisch fibrosierende Lungen-erkrankung in Europa an Bedeutung verloren. Sie kommt jedoch weltweit noch immer sehr häufig vor und führt z. B. bei Bergbauarbeitern oft zu einem sehr frühen Tod. Da die Silikose unheilbar ist, sind präventive Maßnahmen, die das Einatmen dieser Stäube verhindern (z. B. Staub-Absauganlagen, Atemschutzmasken), besonders wichtig.

In Kap. 6.4.2 werden die Auswirkungen von lungengängigem, gesundheits-gefährdendem Feinstaub erläutert. Feinstaub spielt nicht nur im Bereich von Haushalt und Verkehr eine bedeutende Rolle, sondern auch am Arbeitsplatz.

Toxische Wirkung

Im Arbeitsbereich können viele verschiedene Stoffe toxisch wirken. Dabei hängt die schädigende Wirkung nicht nur von der Schädlichkeit einer Substanz ab, sondern auch von der aufgenommenen Dosis und Art der Aufnahme des Stoffes in den Körper. In der Regel wird die toxische Substanz oral, inhalativ oder dermal[59] aufgenommen. Die Dauer der Exposition ist hier ebenfalls von großer Bedeutung. Typisch für toxische Substanzen ist, dass ihre Auswirkungen auf den Menschen mit Hilfe einer *Dosis-Wirkungs-Kurve* dargestellt werden können. Oftmals lässt sich dabei eine *Schwellendosis* nachweisen, unterhalb der eine Noxe[60] keine erfassbare klinische Wirkung zeigt.

Zu einer *akuten Schädigung* kommt es dann, wenn etwa im Rahmen eines Unfall-ereignisses hohe Dosen einer gesundheitsschädigenden Substanz (z. B. hochtoxische Blausäure) in den Körper gelangen. Erstickungsgefahr droht auch, wenn beispiels-weise AutomechanikerInnen oder GießereiarbeiterInnen[61] einer erhöhten Kohlen-monoxid-Konzentration ausgesetzt sind. Häufiger kommen jedoch *chronische Schädi-gungen* vor. Sie entstehen bei einer längerfristigen Einwirkung niedrigerer Dosen bestimmter Substanzen. Ein Beispiel hierfür ist die chronische Bleivergiftung eines Arbeiters, der lange Jahre in der Bleiakkumulatoren-Herstellung tätig war.

Grundsätzlich sollte beim Umgang mit toxischen Stoffen – wie auch in anderen Bereichen der Arbeitsmedizin – das **STOP-Prinzip** angewandt werden (Tab. 7.1).

Es handelt sich dabei um ein gestuftes Vorgehen, bei dem primärpräventive Maßnahmen immer Vorrang vor anderen Vorgehensweisen haben sollten. Am sinn-vollsten und oft auch am preiswertesten sind Maßnahmen, die im Bereich der aus-lösenden Quelle ansetzen. Solche Arbeitsschutzmaßnahmen sollten möglichst schon bei der Planung des Arbeitsplatzes berücksichtigt werden. Nachträglich durchgeführ-te Änderungen haben im Vergleich zu prospektiven Maßnahmen ein schlechteres Kosten-Nutzen-Verhältnis (s. Kap. 2.5).

---

59 *Oral:* über den Mund/Magen-Darm-Takt; *Inhalativ:* über die Atemwege; *Dermal:* über die Haut.
60 *Noxe:* Substanz mit schädigender Wirkung.
61 Bei Gießereiarbeiten kann sich Kohlenmonoxid in Gussformen entwickeln.

Tab. 7.1: Das **STOP-Prinzip:** Hierarchie der Arbeitssicherheits-Maßnahmen, die in der angegebenen Reihenfolge in Zusammenarbeit mit Arbeitssicherheits-Fachkräften durchgeführt werden sollen.

Systemische Maßnahmen/Substitution	– Gefährdende Stoffe werden durch nicht oder weniger gefährdende Stoffe ersetzt. – Gefährdende Arbeitsabläufe werden durch nicht oder weniger gefährdende Produktionsweisen ersetzt.
Technische Maßnahmen	– Technische Maßnahmen führen zu möglichst geringen Expositionswerten am Entstehungsort (Quelle).
Organisatorische Maßnahmen	– Zeitliche Beschränkung der Exposition. – Begrenzung der Zahl der exponierten Personen durch räumliche Trennung. – Zutrittsregelung zum Ort der Exposition.
Persönliche Maßnahmen	– Persönliche Schutzausrüstung. – Vorsorgeuntersuchungen im Rahmen der arbeitsmedizinischen Betreuung im Hinblick auf die Erkennung empfindlicher Personen und die Früherkennung von Erkrankungen.

Krebserregende Wirkung

Die Einteilung von Stoffen mit krebserregender Wirkung wird nach der *CLP-Verordnung* (CLP = Classification, Labelling and Packing) der EU vorgenommen. Die Verordnung basiert auf dem international verbreiteten *Globally Harmonized System (GHS)*, das durch Gremien der UN und der OECD erarbeitet wurde.
– Kategorie C1A: Stoffe, die beim Menschen bekanntermaßen krebserzeugend sind.
– Kategorie C1B: Stoffe, die als krebserzeugend für den Menschen angesehen werden sollten.
– Kategorie C2: Stoffe, die wegen möglicher krebserregender Wirkung beim Menschen Anlass zur Besorgnis geben.

Die Einstufung in Kategorie C1A erfolgt überwiegend aufgrund von Nachweisen beim Menschen, während die Einstufung in Kategorie C1B im Allgemeinen auf geeigneten Langzeittierversuchen und sonstigen relevanten Informationen beruht. Eine Einstufung in Kategorie C2 wird aufgrund von Nachweisen aus Studien an Mensch und/oder Tier vorgenommen, die einen Verdacht auf eine krebserregende Wirkung begründen, die jedoch nicht hinreichend genug sind für eine Einstufung des Stoffes in die Kategorie C1. Derzeit gehört in Deutschland, Österreich und der Schweiz das durch Asbesteinwirkung hervorgerufene Mesotheliom neben Lungen- und Kehlkopfkrebs zu den häufigsten und kostenintensivsten beruflich bedingten Tumorerkrankungen.

Die *kanzerogene*, d. h. krebserregende Wirkung eines Stoffes ist nach dem heutigen Verständnis oftmals eine *stochastische Wirkung.* Das bedeutet, dass die Wahrscheinlichkeit, dass sie auftritt, einer Dosis-Risiko-Funktion ohne Schwellenwert entspricht. Somit gibt es dann kein Null-Risiko unterhalb einer bestimmten Schwelle. Jede Exposition kann ein Tumorwachstum auslösen. Daher muss eine Exposition dann, wenn sie unvermeidbar ist, so gering sein, wie dies nach dem Stand der Technik möglich ist. Man kennt heute auch immer mehr krebserregende Stoffe, welche eine Wirkschwelle aufweisen. Dies bedeutet, dass bei ihnen unterhalb einer bestimmten Konzentration kein erhöhtes Krebsrisiko mehr besteht. Es handelt sich hierbei häufig um Substanzen, die selbst nicht mit der DNA in den Zellen reagieren, sondern auf andere Weise die Krebsentwicklung fördern. Dies geschieht z. B. dadurch, dass sie chronische Entzündungen fördern, Reparaturenzyme hemmen, an bestimmte Rezeptoren anbinden oder epigenetische Vorgänge (*Epigenetik*, s. Kap. 5.1) auslösen. Man nennt diese Stoffe „nicht-genotoxische Kanzerogene".

Die zum Schutz vor kanzerogenen Stoffen nötigen primärpräventiven Maßnahmen an der Quelle müssen gegebenenfalls durch persönliche Schutzmaßnahmen ergänzt werden. Weiterhin müssen die exponierten Beschäftigten arbeitsmedizinisch im Sinne einer *sekundären Prävention* betreut werden. Hier kann z. B. durch Biomonitoring (s. Kap. 7.2.4) eine erhöhte Exposition infolge einer unzureichenden persönlichen Schutzausrüstung festgestellt werden. Sekundäre Prävention bedeutet jedoch auch, dass etwa Tumorerkrankungen schon in einem frühen Stadium erkannt werden, sodass es möglich ist, therapeutische Maßnahmen möglichst frühzeitig einzuleiten. Wegen der langen Latenzzeit bei vielen Tumorerkrankungen kann eine derartige Vorsorge jedoch auch noch lange nach dem Ausscheiden aus der gefährdenden Tätigkeit sinnvoll sein.

Sensibilisierende Wirkung

Besonders empfindliche Personen können u. a. über die Haut oder die Atemwege gegenüber bestimmten Arbeitsstoffen sensibilisiert werden. Nach dem Erstkontakt mit einem Fremdstoff reagiert der Organismus mit einer spezifischen Immunantwort. Schon bei minimalen Konzentrationen kann dann ein erneuter Kontakt eine allergische Reaktion (Überempfindlichkeitsreaktion) hervorrufen. Für die Phase der Sensibilisierung lässt sich eine Art Dosis-Wirkungs-Kurve aufzeigen. Bei Stoffen mit einem geringen Sensibilisierungspotential kann die Sensibilisierungsphase lang andauern.

Etwa 20 % der Berufsdermatosen sind allergisch bedingt[62]. Solche berufsbedingten Kontaktekzeme können durch eine Vielzahl von Stoffen ausgelöst werden. Besonders häufig sind dies Farbstoffe, Formaldehyd, Epoxy- und Acrylharze. Die Betroffenen arbeiten oft als FriseurInnen (Beispiel: Frisör-Ekzem), FloristInnen, in Gesund-

---

[62] Häufiger sind beruflich verursachte Hauterkrankungen jedoch nicht allergisch verursacht, sondern irritativ. Auslösende Stoffe sind hier z. B. organische und anorganische Säuren oder Laugen und Lösungsmittel. Wenn die Haut bei der Arbeit ständig nass ist oder durch Lösungsmittel entfettet wird, können solche Chemikalien besonders leicht Entzündungen hervorrufen.

heits- und Pflegeberufen, in der Lebensmittel- oder Metallverarbeitung sowie in der Bauwirtschaft.

Bei der sensibilisierenden Wirkung bietet das Einhalten der MAK-Werte nur eine beschränkte Sicherheit. Substanzen, die häufig zu Überempfindlichkeitsreaktionen führen, sind in der *MAK-Werte-Liste* (s. Kap. 7.2.2) mit einem **S** gekennzeichnet. Wichtigste präventive Maßnahme ist die Vermeidung einer direkten Exposition. Potenziell exponierte Beschäftigte sollten daher von Anfang an deutlich und immer wieder auf die Gefahr einer sensibilisierenden Wirkung der Substanzen sowie auf die möglichen beruflichen Konsequenzen (s. u.) hingewiesen werden. Nur so kann eine Sensibilisierung verhindert werden. Falls die Verhinderung eines direkten Kontaktes mit der potenziell allergenen Substanz nicht möglich ist, muss er auf ein Minimum reduziert werden. Ist eine Sensibilisierung bereits eingetreten, muss jeglicher Kontakt mit der auslösenden Substanz vermieden werden. In der Regel reichen nun persönliche Schutzmaßnahmen wie das Tragen von Handschuhen oder Atemmasken nicht mehr aus. Zur Verhinderung eines Rezidivs kann dann sowohl bei einer allergischen Erkrankung der Atemwege (Beispiel: Bäcker-Asthma) als auch beim allergischen Kontaktekzem die Versetzung an einen anderen Arbeitsplatz oder gar eine Umschulung notwendig werden.

Fruchtschädigende/reproduktionstoxische Wirkung

Die CLP-Verordnung unterscheidet bei den **reproduktionstoxischen Stoffen** zwischen *fruchtbarkeitsgefährdenden Substanzen*, die die Fruchtbarkeit bei Frauen und/oder Männern beeinträchtigen können und *entwicklungsschädigenden Substanzen*, die das Kind im Mutterleib schädigen können. Reproduktionstoxische Stoffe werden in drei Kategorien unterteilt: Stoffe, die vermutlich [Kategorie 2], wahrscheinlich [Kategorie 1B] und bekanntermaßen [Kategorie 1 A] reproduktionstoxisch sind.

Die MAK-Kommission der DFG in Deutschland überprüft darüber hinaus alle gesundheitsschädlichen Arbeitsstoffe mit MAK- oder BAT-Wert daraufhin, ob eine **fruchtschädigende Wirkung** bei Einhaltung des MAK- oder BAT-Wertes sicher nachgewiesen ist (Gruppe A), ob sie nach den vorliegenden Informationen nicht auszuschließen ist (Gruppe B) oder ob sie nicht zu befürchten ist (Gruppe C). In Gruppe D werden die Arbeitsstoffe eingruppiert, bei denen es derzeit nicht möglich ist, eine Aussage zur fruchtschädigenden Wirkung zu machen.

Werdende Mütter dürfen bei ihrer beruflichen Tätigkeit nicht mit krebserzeugenden, fruchtschädigenden oder erbgutverändernden Gefahrstoffen in Kontakt kommen. Für den Umgang mit sehr giftigen, giftigen, gesundheitsschädlichen oder in sonstiger Weise chronisch schädigenden Gefahrstoffen gelten ebenfalls spezielle Beschäftigungsverbote.

Wirkung von Nanopartikeln

Nanopartikel sind kleinste Partikel, die nur aus wenigen tausend Atomen oder Molekülen bestehen. Sie können sowohl auf natürlichem Wege (z. B. bei einem Vulkanausbruch oder Waldbrand) als auch durch den Menschen in die Umwelt gelangen. Synthetische Nanopartikel sind künstlich hergestellte Teilchen, die z. B. im Hinblick auf ihre elektrische Leitfähigkeit oder chemische Reaktivität völlig neue Eigenschaften und/oder Funktionen aufweisen. Viele Konsumgüter wie Kosmetikprodukte, Farben, Textilien usw. enthalten mittlerweile Nanopartikel. Sie bergen jedoch besondere physische Risiken. Hierzu gehören eine erhöhte Explosionsgefahr, das Auftreten elektrostatischer Ladungen, Selbstentzündung (bei Eisen-Nanopartikeln) oder eine spezielle Reaktion bei Kontakt mit Wasser (bei Aluminium-Nanopartikeln).

Im Arbeitsbereich entstehen Nanopartikel z. B. bei Verbrennungsvorgängen oder anderen thermischen Prozessen wie etwa dem Schweißen. Sie werden dort auch als ultrafeine Partikel, Ultrafeinstaub oder ultrafeine Aerosole bezeichnet. Solche ultrafeinen Partikel (z. B. aus Dieselabgasen) können die Atemwege und das Herz schädigen. In experimentellen Untersuchungen zeigten sich z. B. Entzündungsreaktionen im Bereich des Atmungstraktes. In arbeitsmedizinischer Hinsicht besorgniserregend ist die Fähigkeit der Nanopartikel, Gewebe zu durchdringen (*Translokation*). Sie können z. B. über die Lungenbläschen und über die Haut ins Blut gelangen sowie über den Riechnerven in das zentrale Nervensystem. Aufgrund ihrer großen Oberfläche können Nanopartikel problematische Stoffe adsorbieren („Huckepack nehmen") und auf diese Weise in die Zellen transportieren, wo diese ihre toxische Wirkung entfalten können. Bislang gibt es noch keine Erkenntnisse über die Langzeitwirkung von Nanopartikeln im menschlichen Organismus (s. a. Kap. 6.4). Daher sollten Materialien, die Nanopartikel enthalten und zu denen noch keine wissenschaftlich gesicherten Erkenntnisse hinsichtlich ihres Gefährdungspotentials vorliegen, wie ein gesundheitsgefährdender Stoff betrachtet werden. Eine Nanopartikelexposition ist grundsätzlich zu vermeiden. Bei unvermeidlichem Kontakt sind konkrete Schutzmaßnahmen zu treffen (z. B. Installation von Abzügen, Tragen von Schutzkleidung und Masken mit „Nanofilter").

Infektionsgefährdung

Manche Arbeitsplätze sind mit einer erhöhten beruflichen Infektionsgefährdung verbunden. Dies betrifft u. a. Tätigkeiten im Gesundheitswesen, der Wohlfahrtspflege oder in Laboratorien. Typische Beispiele für Infektionsrisiken im Krankenhaus sind die Gefahr der Ansteckung mit infektiöser Gelbsucht (*Hepatitis*) und mit Tuberkulose. Die Krankheitserreger werden auf unterschiedlichem Weg übertragen, so z. B. durch Blutkontakt, durch Tröpfcheninfektion, über die Luft oder durch Schmierinfektion. Bei Tuberkulose und Windpocken findet die Übertragung beispielsweise über die Luft statt. Hepatitis B und Hepatitis C werden durch Blutkontakt übertragen. Hier spielen Stich- oder Schnittverletzungen mit gebrauchten Nadeln oder Skalpellen eine wichtige Rolle. Bestimmte Krankheiten können aber auch bei Kontakt zu Tieren vom Tier auf den Menschen übertragen werden. Beispiele hierfür sind die durch Zecken übertragenen Erkrankungen Borreliose und Frühsommer-Meningoenzephalitis (FSME). Gefährdet sind Beschäftigte, die ihre Tätigkeit in niederer Vegetation oder mit direktem Kontakt zu freilebenden Tieren ausüben (z. B. Waldarbeiter, Förster). Wer beruflich Kontakt zu fäkalienhaltigen Abwässern oder zu möglicherweise fäkalienkontaminierten Gegenständen hat, hat ein erhöhtes Risiko, sich mit Hepatitis A zu infizieren. Das Virus wird über den Stuhl ausgeschieden und kann durch Schmierinfektion oral aufgenommen werden.

Wenn ein erhöhtes berufliches Infektionsrisiko vorliegt, ist das Angebot von Impfungen ein wichtiger Bestandteil der arbeitsmedizinischen Vorsorge. Bei Arbeiten mit erhöhter Infektionsgefährdung ist zudem eine persönliche Schutzausrüstung wichtig (z. B. Schutzhandschuhe, Schutzkittel, Schutzbrille, ggf. auch Atemschutz). Um Nadelstichverletzungen zu vermeiden, werden Instrumente verwendet, deren Sicherheitsmechanismus ein ungewolltes Stechen oder Schneiden nach dem Gebrauch unmöglich macht.

7.2.2 Grenzwerte am Arbeitsplatz

Maximale Arbeitsplatzkonzentrationen (MAK-Werte)

Der MAK-Wert (Wert der maximalen Arbeitsplatzkonzentration) ist die höchstzulässige Konzentration eines Arbeitsstoffes als Gas, Dampf oder Schwebstoff in der Luft am Arbeitsplatz, die nach dem gegenwärtigen Stand der Kenntnis auch bei wiederholter und langfristiger, in der Regel täglich 8-stündiger Exposition, bei einer durchschnittlichen Wochenarbeitszeit von 40 Stunden, die Gesundheit der Beschäftigten nicht beeinträchtigt und diese nicht unangemessen belästigt. Die MAK-Werte gelten definitionsgemäß nur für eine Exposition gegenüber Einzelstoffen. Für die Beurteilung von Stoffgemischen sind sie nur bedingt geeignet. Hier können sich die Wirkungsweisen der einzelnen Substanzen nicht nur addieren, sondern auch gegenseitig verstärken oder abschwächen.

Die maximalen Arbeitsplatzkonzentrationen für Einzelstoffe werden in einer Liste aufgeführt (*MAK-Werte-Liste*). In dieser Liste werden auch Angaben zur kurzzeitigen und längerfristigen Toxizität dieser Stoffe sowie zu ihrer kanzerogenen, sensibilisierenden und fruchtschädigenden Wirkung gemacht. Die Liste wird regelmäßig überarbeitet und dabei neueren Erkenntnissen angepasst. MAK-Werte schützen grundsätzlich gesunde ArbeitnehmerInnen und unterscheiden sich daher von umweltmedizinischen Grenzwerten, bei denen z. B. auch die Belange von Kindern oder älteren Menschen durch zusätzliche Sicherheitsfaktoren berücksichtigt werden.

Die meisten Arbeitsstoffe mit schädigender Wirkung, die in der MAK-Liste aufgeführt sind, werden über die Lunge aufgenommen. Der MAK-Wert von Gasen und Dämpfen wird in Volumenanteilen je 1 Mio. Teile Luft angegeben (ml/m^3 oder ppm [*parts per million*]). Die Werte von Schwebstoffen (Stäuben) werden in Kubikmeter Luft (mg/m³) angeführt. Der Gefährdungsgrad ist stark von der Dimension dieser Partikel abhängig. *Feinstaub* kann z. B. bis in die Lungenalveolen gelangen, während *Grobstaub* z. T. gar nicht bis in die tieferen Atemwege vordringen kann, sodass die Reinigungsfunktion der oberen Atemwege genügt (s. a. Box 7.2.1 und Kap. 6.4).

Box 7.2.1: ATG-Baustelle Amsteg: Maschineller Tunnelvortrieb wiederaufgenommen. Beispiel einer Maßnahme der SUVA, der größten obligatorischen Unfallversicherung der Schweiz. (Pressemitteilung vom 16.11.2004)

„Nachdem der maschinelle Vortrieb am 2. November 2004 in beiden Tunnelröhren des Bauabschnittes Amsteg – Sedrun des Gotthardbasistunnels wegen unzulässiger Staubbelastung und zu hohen Temperaturen ... vorsorglich eingestellt wurde, hat die AGN verschiedene Verbesserungen an den Lüftungs- und Entstaubungssystemen vorgenommen. Die VertreterInnen der Gewerkschaften [...] wurden von der AGN, der Suva und der AlpTransit Gotthard AG über die getroffenen Massnahmen informiert. Am Dienstag, 9. November 2004, wurden die Tunnelbohrmaschinen im Einvernehmen mit der SUVA provisorisch wieder gestartet, um verlässliche Messwerte im Betriebszustand zu erhalten. ..."

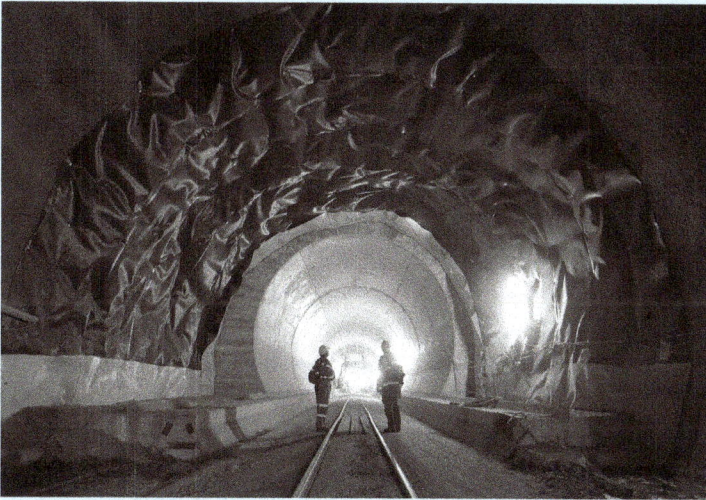

(Quelle der Abbildung: REUTERS/Arnd Wiegmann).

Wenn bestimmte Stoffe auch über die Haut aufgenommen werden, wird in der Liste speziell darauf hingewiesen (z. B. bei Anilin, Nitrobenzol, Nitroglykol, Phenolen und Pflanzenschutzmitteln).

Der Grad der Schadstoffexposition kann während eines Arbeitstages schwanken. Zusätzlich zu den MAK-Werten gibt es deshalb *Kurzzeitgrenzwerte*. Diese sind z. B. bei reizenden Gefahrstoffen besonders wichtig, bei denen Expositionsspitzen zu gesundheitlichen Beschwerden führen können, auch wenn die Schichtmittelwerte eingehalten wurden.

Weiterhin gibt es Stoffe, die sich im Körper ansammeln. Dies ist immer dann der Fall, wenn Entgiftung oder Ausscheidung langsamer vor sich gehen als die Aufnahme. Es kann auch sein, dass die Reparaturmechanismen des Körpers nicht ausreichen, um einen Schaden vollständig zu beheben. Ein Beispiel für einen solchen Fall der *Akkumulation* ist die chronische Bleibelastung.

Neben der *toxischen* und der *kanzerogenen* Wirkung von Stoffen spielt bei verschiedenen Arbeiten auch die *Sensibilisierung* eine wichtige Rolle (vgl. Kap. 7.2.1). Ein Beispiel hierfür ist die Auslösung eines Bronchialasthmas bei Bäckern, die allergisch auf Mehlstaub oder Backhilfsstoffe reagieren. Das Einhalten der MAK-Werte soll die Betroffenen so weit wie möglich vor einer Sensibilisierung schützen. Bei einer klinisch manifesten Allergie kann es jedoch keinen sicheren Schutz vor Asthmaanfällen bieten.

Biologische Arbeitsstoff-Toleranzwerte (BAT-Werte)

Neben dem MAK-Werte-Konzept wird auch das Konzept der *Biologischen Arbeitsstoff-Toleranzwerte* (BAT-Werte) angewandt. Hier wird die tatsächlich im Körper wirksame Dosis als Bezugsgröße angegeben. Eine solche Bezugsgröße wäre z. B. die Konzentration eines Stoffes oder eines seiner Metaboliten im Blut, in der Ausatmungsluft oder im Urin. Näheres dazu in Kap. 7.2.4.

7.2.3 Umgang mit gesundheitsgefährdenden Arbeitsstoffen

MAK-Werte bieten auch bei größter Sorgfalt keinen absoluten Schutz. Daher gilt hier die **ALARA-Regel** (**a**s low **a**s **r**easonably **a**chievable). Sie besagt, dass der Umfang der Exposition „so gering wie sinnvollerweise erreichbar" sein soll. Darüber hinaus wird die MAK-Werte-Liste in regelmäßigen Abständen überarbeitet und neuesten wissenschaftlichen Erkenntnissen angepasst. Neue Werte werden dabei als solche gekennzeichnet. Beim Umgang mit gesundheitsgefährdenden Arbeitsstoffen sind grundsätzlich Überwachungs- und Vorsorgemaßnahmen durchzuführen. Mit Hilfe geeigneter Messgeräte und Messstrategien soll die Einhaltung der entsprechenden Werte für jeden Arbeitsplatz sichergestellt werden.

7.2.4 Biomonitoring

Als Biomonitoring bezeichnet man die Untersuchung biologischer Materialien der Beschäftigten (z. B. Blut oder Urin) zur Bestimmung von Gefahrstoffen, von deren Metaboliten oder biochemischen bzw. biologischen Effektparametern. Ziel des Biomonitorings ist es, die Belastung und Gesundheitsgefährdung von Beschäftigten zu erfassen, die erhaltenen Analysewerte mit entsprechenden Werten zu vergleichen und geeignete Maßnahmen vorzuschlagen, um Belastung und Gesundheitsgefährdung zu reduzieren.

Zum Biomonitoring sollen solche Parameter ausgewählt werden, die zur Beurteilung des zu erwartenden gefahrstoffbedingten Gesundheitsrisikos am zweckdienlichsten sind. Dabei ist die präanalytische Phase, d. h. die Auswahl des geeigneten Probenmaterials (z. B. Urin, Vollblut, Serum), die sachgerechte Ausführung der Probengewinnung, der Transport und die Lagerung, von entscheidender Bedeutung für die Richtigkeit der Analyse und damit auch für deren Aussagekraft. Aufgrund der unterschiedlichen biologischen Halbwertszeiten von Gefahrstoffen bzw. von deren Metaboliten ist v. a. der Zeitpunkt der Probenahme wichtig.

Im Vergleich zur Untersuchung der Luft auf Gefahrstoffe hat das Biomonitoring deutliche Vorteile. Nur durch Biomonitoring kann in vielen Fällen eine individuelle Belastung mit einer Substanz quantifiziert werden. Dies gilt z. B. dann, wenn der Gefahrstoff nicht nur über die Luft, sondern auch über die Haut oder oral aufgenommen werden kann. Auch bei körperlich schwerer Arbeit ist die Aufnahme über die Luft höher, da die Atmung dann intensiviert ist. Zudem können die Erkenntnisse aus dem Biomonitoring als wichtige Informationsquelle zur Beurteilung der Wirksamkeit vorhandener Schutzmaßnahmen (z. B. der persönlichen Schutzausrüstung, der Arbeitshygiene) verwendet werden. Wenn entsprechende arbeitsmedizinisch anerkannte Analyseverfahren und geeignete Werte zur Beurteilung eines gefahrstoffbedingten Gesundheitsrisikos zur Verfügung stehen, ist das Biomonitoring daher auch Bestandteil der arbeitsmedizinischen Vorsorge.

Die zur Beurteilung von Biomonitoring-Ergebnissen bereitgestellten Werte lassen sich in folgende drei Klassen unterteilen:

Gesundheitsbasierte Grenzwerte: In vielen Fällen gibt es toxikologisch-arbeitsmedizinisch abgeleitete Grenzwerte. Sie geben an, bis zu welchem Wert die Gesundheit von Beschäftigten im Allgemeinen nicht beeinträchtigt wird. Allerdings kann aus einer alleinigen Überschreitung des Grenzwertes nicht notwendigerweise eine gesundheitliche Beeinträchtigung der Beschäftigten abgeleitet werden. Eine Ausnahme bilden hier akut toxische Effekte. Wenn nicht genügend wissenschaftliche Erkenntnisse zur Ableitung eines *gesundheitsbasierten Grenzwertes* vorliegen, kann man sich an den arbeitsmedizinischen und arbeitshygienischen Erfahrungen im Umgang mit dem gefährlichen Stoff sowie an toxikologischen Erkenntnissen orientieren.

Risikobasierte Werte: Für gentoxisch wirksame Kanzerogene kann kein gesundheitsbasierter Grenzwert angegeben werden (s. Kap. 7.2.1). Die Exposition muss hier stets minimiert werden. Es lassen sich jedoch oft Beziehungen zwischen der Expositionshöhe und dem Krebsrisiko aufstellen (*risikobasierte Werte*). Auch können Beziehungen zwischen der Arbeitsplatz-Stoffkonzentration in der Luft und der Stoff- bzw. Metabolitenkonzentration im biologischen Material hergestellt werden. Hieraus lässt

sich ableiten, welche innere Belastung sich bei einer ausschließlich inhalativen Stoffaufnahme für die Betroffenen ergeben würde. Auf diese Weise können z. B. Quellen
zusätzlicher Expositionen erkannt und beseitigt werden.

Deskriptive Werte: Auch in der beruflich nicht belasteten Allgemeinbevölkerung
finden sich im Biomonitoring oft nachweisbare Werte, z. B. aufgrund einer Hinter-
grundbelastung durch Nahrungsmittel oder infolge bestimmter Lebensstilfaktoren.
Da das Biomonitoring in der Arbeitsmedizin jedoch eingesetzt wird, um zusätzliche
Belastungen der Beschäftigten durch Arbeitsstoffe zu beschreiben, muss diese Hin-
tergrundbelastung hiervon abgegrenzt werden. Dazu wird eine einseitige Grenz-
betrachtung durchgeführt. Als Beurteilungswert wird in der Regel das 95. Perzentil
der Häufigkeitsverteilung eines Biomonitoringparameters in einer Bevölkerungs-
population ohne berufliche Belastung festgelegt (*deskriptive Werte*).

7.3 Berufsbezogene Gesundheitsschädigungen

Anders als Berufskrankheiten, die hauptsächlich durch den Beruf verursacht werden, sind *berufsbezogene oder arbeitsassoziierte Erkrankungen* (in Deutschland und
Österreich: *arbeitsbedingte Erkrankungen*) solche Krankheiten, deren Genese oder
Verlauf durch Belastungen am Arbeitsplatz wesentlich beeinflusst werden, ohne
dass die Arbeit die alleinige oder überwiegende Ursache darstellt. In der Regel werden berufs- oder arbeitsassoziierte Gesundheitsstörungen durch mehrere, sich gegenseitig verstärkende Ursachen ausgelöst. Eine große Rolle spielen hierbei auch die
individuell unterschiedlich vorhandenen Ressourcen. Typische Beispiele für berufsbezogene Gesundheitsschädigungen sind Kopfschmerzen und Verspannungen am
Ende eines Arbeitstages, Rückenprobleme, Überforderung und Stress mit Stressfolgeerkrankungen. Vielfach wird der zunehmende Leistungsdruck in den Unternehmen
dafür verantwortlich gemacht. Mittlerweile geht man davon aus, dass es im Bereich
der Arbeitsmedizin in Zukunft deutlich mehr psychosoziale Erkrankungen als Erkrankungen aufgrund physischer Gefahren (z. B. infolge von Staub, Lärm etc.) geben
wird. Die Kosten, die durch solche arbeitsassoziierte Erkrankungen entstehen, werden die durch Berufsunfälle und Berufskrankheiten hervorgerufenen Ausgaben deutlich übersteigen.

Beispiele berufsbezogener Gesundheitsrisiken

Wie bereits gezeigt (Abb. 7.2), gibt es eine Vielzahl von Faktoren, die am Arbeitsplatz
auf die Beschäftigten einwirken. Einige können zu Berufskrankheiten, andere zu Berufsunfällen und wieder andere zu berufsbezogenen Erkrankungen führen. Faktoren,
die bei der Entstehung von berufsbezogenen Erkrankungen mitwirken, sind z. B. eine
ungesunde Arbeitshaltung, ungesunde Arbeitszeiten (v. a. Nacht- und Schichtarbeit
sowie lange Arbeitszeiten ohne ausreichende Ruhepausen), Stress am Arbeitsplatz

oder Mobbing. Frauen und Männer können unterschiedlich davon betroffen sein. Darüber hinaus kann sich das Risiko für die Entstehung von berufsbedingten Erkrankungen während bestimmter Lebensabschnitte (z. B. während einer Schwangerschaft oder mit zunehmendem Alter) ändern. Auch Arbeitslosigkeit kann sich negativ auf die psychosoziale Gesundheit auswirken. Der folgende Abschnitt zeigt exemplarisch zwei der wichtigsten berufsbezogenen Gesundheitsrisiken: (1) *Stress am Arbeitsplatz* und (2) *Rückenschmerzen und Erkrankungen des Bewegungsapparates.*

7.3.1 Stress am Arbeitsplatz

Stresssituationen können als komplexe Wechselwirkungen zwischen den Anforderungen einer Situation und der darin handelnden Person – mit ihren spezifischen Bewältigungsmöglichkeiten – verstanden werden. Eine wesentliche Rolle bei der Entstehung von Stress spielt damit der Mensch als emotionales Subjekt, in einer Umgebung, die er als nicht beeinflussbar oder als nicht mit Hilfe seiner individuellen Ressourcen zu bewältigen erlebt. Dies geht mit negativ erlebten Gefühlen (Stressgefühlen, Überforderung; vgl. Kap. 4.2.2) einher.

In der heutigen Arbeitswelt nehmen die Belastungen am Arbeitsplatz, die zu Stress führen können, immer mehr zu. Das Stressmodell gewinnt daher in der Arbeitsmedizin an Bedeutung. Von den Beschäftigten werden v. a. Zeit- und Leistungsdruck, zu viel Arbeit, Doppelbelastung durch Beruf und Haushalt, die Angst vor Arbeitsplatzverlust und Probleme mit Vorgesetzten und KollegInnen als Stressfaktoren genannt. Darüber hinaus können die verschiedensten psychischen und physischen Arbeitsbelastungsfaktoren als Stressoren aufgefasst werden. Körperliche Arbeit kann beispielsweise nicht nur physisch, sondern auch psychisch belasten (Beispiel: Lärm und Hitze in einem Stahlwerk vermindern auch das Konzentrationsvermögen.). Ein wichtiger Grund für die Zunahme von Stress am Arbeitsplatz ist die zunehmende Leistungsverdichtung. Dies bedeutet, dass die Beschäftigten heute pro Zeiteinheit mehr leisten müssen als früher (s. Abb. 7.4). Hinzu kommt ein erhöhter Wettbewerbsdruck im Rahmen der wirtschaftlichen Globalisierung. Viele Beschäftigte sind insbesondere hinsichtlich der massiven Veränderungsprozesse durch die fortschreitende Digitalisierung und die zunehmende Verwendung von Arbeitsrobotern [Arbeit 4.0] besorgt über das zukünftige Fortbestehen ihrer Anstellung (Arbeitsplatzunsicherheit). Auch die psychomentalen und sozio-emotionalen Belastungen am Arbeitsplatz nehmen zu, etwa im Bereich der Informationstechnologien oder im Pflege- und Betreuungsbereich.

Vor allem folgende Faktoren können Stress am Arbeitsplatz auslösen:
– **Arbeitsaufgabe:** Arbeitsumfang, Art des Arbeitsinhalts, Verlauf der Tätigkeit. Beispiele: (1) zu großer bzw. ständig zunehmender Arbeitsumfang, (2) immer die gleiche Tätigkeit ausführen, (3) komplexe Aufgaben bewältigen, (4) hohe Verantwortung für die Sicherheit von Personen oder für Produktionsverluste tragen,

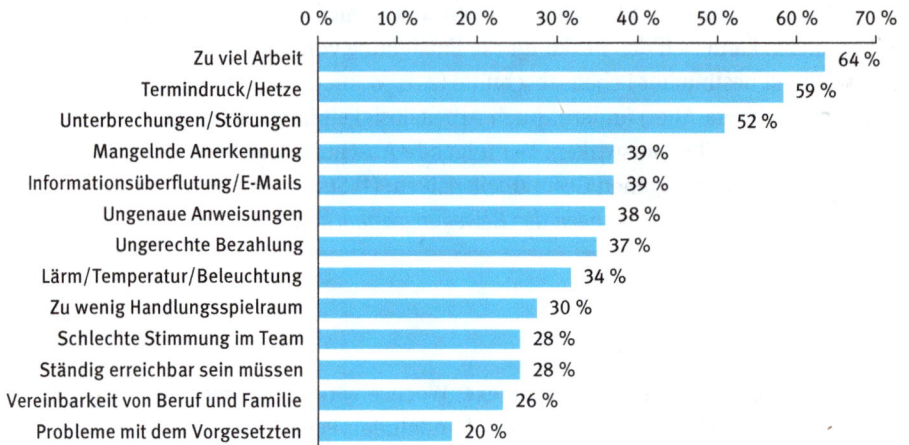

Abb. 7.4: Anteil der Berufstätigen, die die genannten Stressfaktoren als belastend empfinden. (Eigene Darstellung auf der Basis der repräsentativen Daten der TK-Stressstudie 2016. Entspann Dich, Deutschland. https://www.tk.de/resource/blob/2026630/9154e4c71766c410dc859916aa798217/tk-stressstudie-2016-data.pdf)

(5) monotone, aber hohe Konzentration erfordernde Arbeiten, z. B. dauernde Beobachtung eines Radarschirms, (6) großer Informationsfluss, (7) kein genügender Handlungs- und Entscheidungsspielraum, um auf Schwankungen der Belastung und/oder der Leistungsfähigkeit reagieren zu können.

– **Physikalische Arbeitsbedingungen:**
Beispiele: (1) Beleuchtung, (2) Blendung, (3) Klima, (4) Durchzug, (5) Gerüche, (6) Lärm, (7) Vibration, (8) ungünstige Arbeitsplatzgestaltung einschließlich der technischen Werkzeuge und Geräte.

– **Soziale und organisatorische Faktoren:**
Beispiele: (1) Kommunikations- und (2) Führungsstruktur [z. B. unklare Kommunikation, kein Rückhalt bei der Führungsebene, keine Mitwirkungsmöglichkeiten bei der Arbeitsgestaltung], (3) soziale Beziehungen am Arbeitsplatz [z. B. Gruppenbildung, Mobbing], (4) Arbeitsorganisation [z. B. Nacht- und Schichtarbeit, zu lange Arbeitszeiten, keine ausreichenden Ruhepausen]

Die Auswirkungen der psycho-physischen Arbeitsanforderungen an eine Person zeigen sich im Rahmen einer **Stressreaktion** als Beanspruchung. Dabei ist die Stärke der Beanspruchung von den individuellen Merkmalen der jeweiligen Person abhängig. Zu diesen individuellen Merkmalen gehören die aktuelle Leistungsfähigkeit (Gesundheit, Ermüdung, Training, Fertigkeiten, Kenntnisse, Erfahrung) sowie die Einstellung zur Beanspruchung (Bewältigungsstrategien, Vertrauen in die eigenen Fähigkeiten, Anspruchsniveau). Verschiedene Personen werden somit von derselben

Arbeitsbelastung unterschiedlich stark in Anspruch genommen. Eine bestimmte Beanspruchung kann daher für den einen Menschen positiv anregend, für den anderen jedoch beeinträchtigend sein.

Es gibt verschiedene **Modelle**, die die Entstehung von gesundheitsgefährdenden psychosozialen Arbeitsbelastungen näher beschreiben.
- Nach dem *Anforderungs-Kontroll-Modell* (Job Demand-Control-Model) entsteht Stress häufig an Arbeitsplätzen mit quantitativ hohen Anforderungen (z. B. Zeitdruck). Wenn die dort arbeitenden Personen gleichzeitig nur einen geringen oder gar keinen Entscheidungsspielraum haben, kommt es zur sozialen Isolation, was die Belastung für sie weiter verschärft.
- Beim *Modell der Organisationsgerechtigkeit* stehen Verstöße gegen formale Regeln in Organisationen (z. B. Beschwerdewesen) und Umgangsformen (z. B. Mobbing) im Vordergrund.
- Das *Modell beruflicher Gratifikationskrisen* betrachtet das Verhältnis von Leistung und Belohnung im Bereich der Arbeit. Eine sog. Gratifikationskrise liegt dann vor, wenn Beschäftigte trotz guter Arbeit keine angemessene Anerkennung hierfür (z. B. in Form von Lohn/Gehalt oder Wertschätzung) erhalten.

Prospektive epidemiologische Studien konnten dann eine Erhöhung des *Relativen Risikos* (vgl. Kap. 2.1.3) für eine stressassoziierte Krankheit ermitteln, wenn die Beschäftigten Arbeitsstress ausgesetzt waren, wie er in den angeführten Modellen definiert wurde. Es zeigte sich eine um etwa 50 % erhöhte Wahrscheinlichkeit für eine koronare Herzkrankheit und eine um etwa 80 % höhere Wahrscheinlichkeit für eine depressive Störung. Weitere Risikoerhöhungen fanden sich auch für Muskel-Skelett-Beschwerden, Stoffwechselstörungen, verschiedene Funktionseinbußen und Schlafstörungen. Darüber hinaus führt Arbeitsstress auch vermehrt zu gesundheitsschädigenden Verhaltensweisen, erhöhten Fehlzeiten (*Absentismus*) und krankheitsbedingter Frühberentung. Rechnet man zur Krankheitslast aufgrund der genannten Beschwerden noch Stress bedingten Burnout[63], Motivationsverlust und innere Kündigung hinzu, so zeigt sich die gesundheitspolitische und ökonomische Dringlichkeit für präventive Maßnahmen.

Präventive Maßnahmen

Um Stress am Arbeitsplatz zu vermeiden, müssen sowohl die Arbeitsaufgaben als auch die Arbeitsorganisation, die Arbeitsmittel und die Arbeitsumgebung den Fähigkeiten der Beschäftigten entsprechen. Wenn dies der Fall ist, spricht man von einer

---

63 *Burnout:* Das Konzept des ‚Burnout-Syndroms‘ beschreibt einen stressbedingten, schleichend einsetzenden Prozess, der durch eine körperliche, emotionale, geistig-mentale und soziale Erschöpfung gekennzeichnet ist und oft mit beruflicher Überbelastung in Verbindung gebracht wird.

guten *ergonomischen Gestaltung* des Arbeitsplatzes. Darüber hinaus müssen die Beschäftigten ihren Aufgaben entsprechend qualifiziert werden.

Die zu ergreifenden *verhältnispräventiven Maßnahmen* sollten sich an den Arbeitsstressmodellen orientieren. Hiernach zeichnet sich gesunde Arbeit vor allem durch folgende Merkmale aus:
– Ein anspruchsvolles, nicht überforderndes Arbeitsaufgabenprofil, das den Beschäftigten Autonomie sowie Lern- und Entwicklungschancen ermöglicht.
– Angemessene Anerkennung für die geleistete Arbeit (v. a. durch Vorgesetzte).
– Zusammenarbeit in einem vertrauensvollen Klima, das durch einen fairen und gerechten Umgang miteinander gekennzeichnet ist.
– Sinnerfüllte und zukunftsweisende Perspektiven für die Beschäftigten.

Zur Stressminderung tragen darüber hinaus Arbeitsplätze bei, die nach arbeitswissenschaftlichen Erkenntnissen gestaltet wurden. Solche Arbeitsplätze berücksichtigen außer den Sicherheitsaspekten auch Körperhaltung, Lichtverhältnisse, Lärmbelastung und Raumklima.

Zusätzlich zu den genannten Maßnahmen der Verhältnisprävention sollten auch *verhaltenspräventive Maßnahmen* durchgeführt werden. Hierzu gehört es, die Betroffenen darin zu schulen, Methoden der Stressbewältigung anzuwenden (vgl. Kap. 4.2.2). Sie lernen dabei, für sich das passende Gleichgewicht zwischen den Arbeitsanforderungen einerseits und den eigenen Fähigkeiten, Fertigkeiten und Bedürfnissen andererseits herzustellen und aufrecht zu erhalten. Eine besondere Rolle spielt hier das bewusste Wahrnehmen von Stress. Dies ermöglicht es, eigene Ressourcen zu mobilisieren, sodass z. B. Konflikte konstruktiv bewältigt werden können. Österreich hat beispielsweise 2012 alle Unternehmen dazu verpflichtet, im Rahmen von Arbeitsplatzevaluierungen (s. u.) psychische Gefährdungen bei den MitarbeiterInnen zu erkennen und entsprechende Verbesserungsmaßnahmen umzusetzen. Geeignete Messverfahren sind hier validierte Befragungstools. Auch in Deutschland sind psychische Belastungen am Arbeitsplatz Teil der verpflichtenden Gefährdungsbeurteilung.

7.3.2 Rückenschmerzen und Erkrankungen des Bewegungsapparates

Die Diagnose ‚Rückenschmerzen‘ war im Jahr 2017 in Deutschland nach den ‚akuten Atemwegsinfektionen‘ bei den Mitgliedern der Allgemeinen Ortskrankenkasse (AOK) die zweithäufigste Einzeldiagnose, die von den behandelnden ÄrztInnen gestellt wurde. Insgesamt waren 6,1 % der Arbeitsunfähigkeits-Fälle (AU-Fälle) und 6,1 % der AU-Tage auf diese Diagnose zurückzuführen. In fast allen Branchen verursachten verschiedene Muskel- und Skeletterkrankungen die meisten Fehltage (2017: 15 % bei Banken und Versicherungen, 27 % im Baugewerbe). Zudem stehen sie in vielen

Branchen bei der Langzeit-Arbeitsunfähigkeit (> 6 Wochen) an der Spitze (Ø 24 %). Innerhalb der Muskel-Skelett-Erkrankungen sind Wirbelsäulen- bzw. Rückenerkrankungen mit durchschnittlich 43 % am häufigsten vertreten (vgl. Kap. 8.5).

Besonders oft mit der Arbeit verknüpft sind Schmerzen in Kreuz und Nacken, in Schultern, Armen und Händen sowie in den Bereichen Hüfte, Knie und Füße. Typischerweise kommen Rückenschmerzen bei Bauarbeitern und bei Pflegekräften vor, Nackenbeschwerden, Sehnenentzündungen oder Nervenschäden bei Bildschirmarbeitenden. Schleimbeutelerkrankungen, Drucklähmungen der Nerven, Sehnenscheidenentzündungen und Erkrankungen durch Vibrationen (wie z. B. Gefäßschädigungen) gelten beispielsweise in der Schweiz als eigentliche Berufskrankheiten. In Deutschland sind u. a. auch bandscheibenbedingte Erkrankungen der Hals- und Lendenwirbelsäule bei langjährigem Heben oder Tragen von Lasten als Berufskrankheiten anerkannt.

Ungünstige Belastungen bei der Arbeit erhöhen die Wahrscheinlichkeit, am Bewegungsapparat zu erkranken. Die wichtigsten Risikofaktoren sind:
- Physikalische Faktoren: Heben und Tragen, Zwangshaltungen, Vibrationsbelastung
- Organisatorische Faktoren: hohes Arbeitstempo, Zeitdruck, geringe Autonomie, immer gleiche Arbeit
- Individuelle Faktoren: zunehmendes Alter, geringe Leistungsfähigkeit, weibliches Geschlecht

Beispielsweise beim Arbeiten am Fließband, der Kasse oder am Computer (Abb. 7.5) wirken verschiedene Faktoren gemeinsam auf die Nacken-, Finger- und Handmuskeln ein. Weiterarbeiten bei ermüdeten und/oder schmerzhaften, überbeanspruchten Muskeln führt reflektorisch zu einer erhöhten Anspannung der Muskulatur, wodurch sich das Risiko für eine schmerzhafte Muskel-Sehnen-Erkrankung (z. B. Tendinitis, Trapeziusmyalgie) stark erhöht.

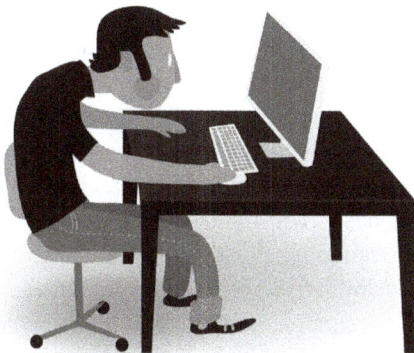

Abb. 7.5: Geierhalsstellung als Risikofaktor für arbeitsbezogene Nackenschmerzen. (Quelle: Zeichnung Christoph Frei, nach Läubli).

Darüber hinaus können Rückenschmerzen neben Schlafstörungen, Bluthochdruck, Magen- und Darmproblemen sowie unspezifischen Symptomen (Unwohlsein, Ermüdung und Stimmungsprobleme) auch auf ein Burnout hinweisen. Sie gehören daher zu den häufigsten somatischen Diagnosen, die im Zusammenhang mit einem Burnout gestellt werden. Man geht davon aus, dass unspezifische Rückenschmerzen, die von ÄrztInnen früher eher in den somatischen Bereich eingruppiert wurden, heute häufiger als Symptom eines Burnouts bzw. einer depressiven Erkrankung oder somatoformen Störung erkannt werden.

Präventive Maßnahmen

In Österreich sind alle Unternehmen verpflichtet, unter Hinzuziehung einer Arbeitsmedizinerin eine Arbeitsplatzevaluierung durchzuführen (s. „Stress am Arbeitsplatz"). Ähnlich ist es in Deutschland und der Schweiz, wo Arbeitgeber für alle Arbeitsplätze eine angemessene Gefährdungsbeurteilung durchführen müssen. Da arbeitsbezogene Erkrankungen des Bewegungsapparates einerseits sehr häufig vorkommen, aber gleichzeitig auch durch eine gute Arbeitsgestaltung oft vermeidbar sind, gehören ihre *Primär- und Sekundärprävention* zu den wichtigsten Aufgaben der Arbeitsmedizin. Bei bereits bestehenden Schmerzen im Bereich des Bewegungsapparates sowie bei Behinderungen ist die Rehabilitation und Reintegration (*tertiäre Prävention*) der Betroffenen von großer Bedeutung. In der Schweiz dient z. B. das mit einem Leitfaden ausgestattete SECO „Prüfmittel Gesundheitsrisiken – Belastungen für Rücken, Muskeln und Sehnen bei der Arbeit" zur objektiven Beurteilung von Arbeitsbedingungen, die möglicherweise den Bewegungsapparat beeinträchtigen könnten. In Deutschland kann die Gefährdungsbeurteilung mit Hilfe der Leitmerkmalmethode durchgeführt werden. Hierbei sollte immer beachtet werden, dass bei vielen Erkrankungen und Funktionsstörungen des Bewegungsapparates zusätzlich psychische Faktoren eine Rolle spielen und dass diese Beschwerden zudem auch Ursachen außerhalb des Arbeitsbereichs haben können.

Therapie und Rehabilitation

Akute Muskel-Skelett-Beschwerden haben eine große Selbstheilungstendenz (vgl. Box 8.5.1). Bei persistierenden, arbeitsbezogenen Beschwerden muss ein Weg gefunden werden, um die Anforderungen am Arbeitsplatz und die Belastbarkeit der Betroffenen aufeinander abzustimmen. Die hier angewandten therapeutischen Maßnahmen werden sinnvollerweise miteinander kombiniert (*multifokaler Ansatz*). Die ergonomische Arbeitsgestaltung versucht hierbei, das Arbeitsumfeld so zu verbessern, dass ein gesundes und beschwerdefreies Arbeiten möglich ist und damit auch eine optimale Leistung erbracht werden kann. Den Anforderungen, die an die Arbeitenden gestellt werden, werden Möglichkeiten zur gesunden Ausführung (*Coping-Strategien*) gegenübergestellt. Unter diesen Bedingungen werden dann die Arbeitsanforderungen schrittweise gesteigert (*Work Hardening*).

Ergonomische Arbeitsgestaltung:
– Anpassung der Arbeit an die Eigenschaften und Fähigkeiten des Menschen durch die Gestaltung von Arbeitsmitteln, Arbeitsumgebung, Arbeitsplatz, Arbeitsorganisation u. a.

Coping-Strategien:
– Medizinische Trainingstherapie (MTT, z. B. physiotherapeutisch angeleitetes Kraft-/Ausdauertraining)
– Schulung
– Biofeedback
– Schmerzbewältigung

Work Hardening:
– Arbeitsanforderungen werden unter therapeutischer Aufsicht langsam gesteigert.

7.4 Betriebliches Gesundheitsmanagement

Die Arbeitswelt befindet sich derzeit v. a. in den Industrienationen in einem tiefgreifenden Umbruch. Stichworte sind hier Globalisierung, Arbeiten in einer digitalisierten Welt (Arbeit 4.0), mobile Arbeitskultur, flexible Arbeitszeitmodelle, virtuelle Teams, Homeoffice, Clickworker, prekäre Beschäftigung, Minijobs, Leiharbeit etc. Klassische Berufskrankheiten verlieren zunehmend an Bedeutung, während die berufsbezogenen Gesundheitsschädigungen stark zunehmen. Daher muss sich auch die Arbeitsmedizin in Zukunft weiter ändern. Ein wichtiges *Tool* (Werkzeug) ist hier das *Betriebliche Gesundheitsmanagement*.

7.4.1 Definitionen und Erläuterungen

Betriebliche Gesundheitsförderung

Die *Luxemburger Deklaration* zur Betrieblichen Gesundheitsförderung in der Europäischen Union (EU; 1997) definiert die Betriebliche Gesundheitsförderung als eine moderne Unternehmensstrategie, mit deren Hilfe Erkrankungen am Arbeitsplatz vorgebeugt, Gesundheitspotenziale gestärkt und das Wohlbefinden am Arbeitsplatz verbessert werden. Die **Betriebliche Gesundheitsförderung (BGF)** soll helfen, die Gesundheit der Beschäftigten zu verbessern, da gesunde, motivierte und gut ausgebildete Mitarbeiter sowohl in sozialer wie auch in ökonomischer Hinsicht Voraussetzung für den zukünftigen Erfolg der EU sind. Sie umfasst alle gemeinsamen Maßnahmen von Arbeitgebern, Arbeitnehmern und Gesellschaft zur Verbesserung von Gesundheit und Wohlbefinden am Arbeitsplatz. Dies kann durch eine Verknüpfung der folgenden Ansätze erreicht werden:

- Verbesserung der Arbeitsorganisation und der Arbeitsbedingungen
- Förderung einer aktiven Mitarbeiterbeteiligung
- Stärkung persönlicher Kompetenzen

Leider werden Maßnahmen der Betrieblichen Gesundheitsförderung in vielen Betrieben noch immer ohne Gesamtkonzept als Einzelmaßnahmen durchgeführt, die nicht auf den jeweiligen Betrieb zugeschnitten sind. Es fehlt also oft ein Plan, der die gesundheitsfördernden Ziele im Betrieb definiert und unter dessen Dach dann die verschiedenen Maßnahmen miteinander verknüpft werden. Einzelne BGF-Maßnahmen werden vor allem in kleineren und mittleren Betrieben (KMU) oftmals von Nicht-Fachleuten geplant und umgesetzt. Sie sind dann vielfach nicht *effektiv* (wirksam) und damit auch nicht *effizient* (kein optimales Kosten-Nutzen-Verhältnis). In der Regel findet keine Evaluation der Maßnahmen statt. Zudem sind die Maßnahmen meist nicht nachhaltig.

Betriebliches Gesundheitsmanagement

Modernes **Betriebliches Gesundheitsmanagement** (BGM) geht über die traditionellen Aktivitäten der Gesundheitsförderung hinaus. Es verbindet die klassischen Felder der Verhältnis- und der Verhaltensprävention mit dem Blick auf die Ressourcen der MitarbeiterInnen und nutzt darüber hinaus aktiv die vorhandenen modernen Managementinstrumente. Erfolgreiches BGM bezieht hierbei insbesondere auch die Führung eines Betriebes mit ein. Es schafft gesundheitsförderliche Strukturen im Unternehmen und setzt Prozesse in Gang, die der Umsetzung sinnvoller präventiver und gesundheitsfördernder Maßnahmen dienen.

Fundament eines guten Betrieblichen Gesundheitsmanagements (BGM) ist die detaillierte Planung. Unter Beteiligung der Betriebsangehörigen und der zuständigen Akteure (*Bottom-up-Ansatz*[64]) werden spezifische gesundheitsfördernde Ziele für den jeweiligen Betrieb definiert. Auf dieser Basis werden dann Maßnahmen erarbeitet und umgesetzt, die der Förderung der Gesundheit und der Beschäftigungsfähigkeit der MitarbeiterInnen dienen. Diese Maßnahmen können in ganz unterschiedlichen Bereichen im Unternehmen ansetzen. Sie orientieren sich an den aktuellen wissenschaftlichen Erkenntnissen zur Effektivität und Effizienz von Maßnahmen des Betrieblichen Gesundheitsmanagements und sind nachhaltig. Ihr Erfolg wird im Rahmen einer Ergebnisevaluation untersucht.

Um ein Betriebliches Gesundheitsmanagement in einem Unternehmen nachhaltig zu verankern, bedarf es einer entsprechenden Unternehmenskultur. Wichtige Aktionsfelder im BGM sind neben den klassischen gesundheitsfördernden Aktivitäten auch Maßnahmen im Bereich der Personal- und Organisationsentwicklung. Betriebli-

---

[64] *Bottom-up-Ansatz* bedeutet in diesem Zusammenhang z. B., dass die Ideen der MitarbeiterInnen aufgegriffen und in die Planung mit einbezogen werden.

ches Gesundheitsmanagement beschäftigt sich daher u. a. auch mit der besseren Vereinbarkeit von Erwerbs- und Privatleben („Work-Life-Balance") sowie mit der Frage, wie die infolge des demografischen Wandels älter werdenden Beschäftigten möglichst lange gesund im Beruf gehalten werden können.

7.4.2 BGM-Ansatzpunkte: Fehlzeiten- und Altersstrukturanalyse

Zentrale Ansatzpunkte bei der Planung eines Betrieblichen Gesundheitsmanagements sind die Fehlzeiten- und die Altersstrukturanalyse.

Fehlzeitenanalyse

Arbeitsunfähig ist ein versicherter Beschäftigter dann, wenn er aufgrund eines durch Krankheit oder Unfall hervorgerufenen Körper- und Geisteszustandes nicht in der Lage ist, seine bisherige Erwerbstätigkeit weiter auszuüben oder wenn er dies nur unter der Gefahr der Verschlimmerung seines Zustandes tun könnte. Arbeitsunfähigkeit (AU) ist die Voraussetzung für den Anspruch auf Kranken- bzw. Verletztengeld. Als krankheitsbedingte *Fehlzeiten* bezeichnet man die Stunden oder Tage der Abwesenheit eines Beschäftigten vom Arbeitsplatz aufgrund einer Krankheit.

Um ein auf die jeweilige Situation im Unternehmen zugeschnittenes Betriebliches Gesundheitsmanagement planen und umsetzen zu können, muss zuerst einmal die Situation im Unternehmen analysiert werden. Hierbei sind die folgenden Kennzahlen zur Beschreibung von Arbeitsunfähigkeit im Betrieb von großer Bedeutung:

– *AU-Fälle*: Anzahl der Fälle von Arbeitsunfähigkeit in einem Zeitraum (Angaben z. B. in Bezug auf alle Betriebsangehörigen oder je Krankenkassenmitglied oder je 100 Krankenkassenmitglieder)
– *AU-Tage*: Anzahl der Arbeitsunfähigkeitstage in einem Auswertungszeitraum (z. B. 1 Jahr)
– *AU-Tage je Fall*: Mittlere Dauer eines Arbeitsunfähigkeits-Falls (Angabe in Tagen)
– *AU-Quote*: Anteil der untersuchten Grundgesamtheit (z. B. der Beschäftigten in einem Betrieb oder der Mitglieder einer Krankenkasse), die im Auswertungszeitraum mindestens 1 × krankgeschrieben waren (Angabe in Prozent)
– *Krankenstand*: Anteil der im Auswertungszeitraum angefallenen AU-Tage vom Kalenderjahr (Angabe in Prozent)
– *Kurzzeiterkrankungen*: AU-Fälle von 1 bis 3 Tagen Dauer (Angabe in % aller Fälle/Tage)
– *Langzeiterkrankungen*: AU-Fälle von mehr als 6 Wochen Dauer[65] (Angabe in % aller Fälle/Tage)

---

[65] Diese Zahl ist wichtig, da z. B. in Deutschland der Arbeitgeber in den ersten 6 Wochen einer Krankmeldung den Lohn fortzahlt [Lohnfortzahlung]. Danach zahlt die Krankenkasse Krankengeld.

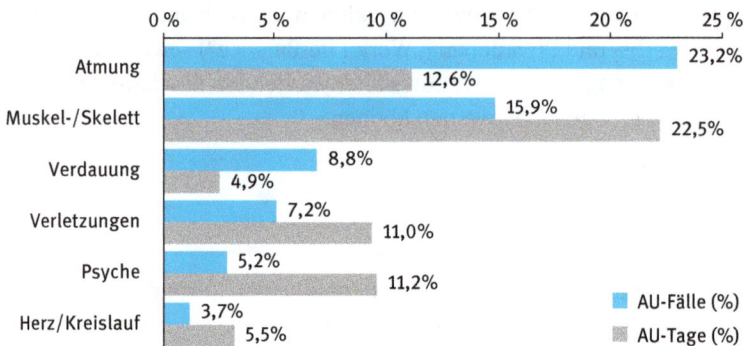

```
            0 %      5 %       10 %      15 %      20 %      25 %
```

Abb. 7.6: Arbeitsunfähigkeits-Fälle (AU-Fälle) und Arbeitsunfähigkeits-Dauer (AU-Tage), unterschieden nach den wichtigsten Krankheitsgruppen bei den Mitgliedern der Allgemeinen Ortskrankenkasse (AOK) im Jahr 2017 in Deutschland, Angabe jeweils in Prozent der AOK-Mitglieder. Die Abbildung zeigt einen deutlichen Unterschied zwischen Bereichen, in denen es vorwiegend zu akuten Erkrankungen kommt (Beispiel: Atmungsorgane) und Bereichen, in denen chronische Erkrankungen überwiegen (Beispiel: Muskulatur/Skelett). (Quelle der Daten: Badura B, Ducki A, Schröder H, Klose J, Meyer M (Hrsg.). Fehlzeiten-Report 2018. Zahlen, Daten, Analysen aus allen Branchen der Wirtschaft. Berlin: Springer Verlag 2018, S. 358)

Diese Zahlen könnten beispielsweise zeigen, dass ältere erwerbstätige Menschen durchschnittlich nicht häufiger krank sind als jüngere. Wenn sie jedoch krank sind, sind sie allerdings meist länger krank als diese. Zahlen der Krankenkasse könnten auch deutlich machen, dass die Beschäftigten unterschiedlich häufig an bestimmten Erkrankungen leiden (s. Abb. 7.6) und dass es hier Differenzen zwischen Männern und Frauen gibt.

Weiterhin könnte man den Zahlen entnehmen, dass geringer qualifizierte Arbeitskräfte ein höheres Krankheitsrisiko (und auch ein höheres Sterberisiko) haben als höher qualifizierte Arbeitskräfte. Als Gründe dafür werden ungünstige Arbeitsbedingungen, größere körperliche Belastung, chronischer Stress, größere Arbeitsplatzunsicherheit, größere psychosoziale Belastung, geringere Ressourcen, schlechtere Bezahlung und geringere Wertschätzung angeführt. Ähnliches gilt für Personen aus niedrigeren sozialen Schichten. In beiden Fällen spielen darüber hinaus auch Lebensstilfaktoren (z. B. Alkoholkonsum, Rauchverhalten, Annahme von präventivmedizinischen Angeboten und Vorsorgeuntersuchungen) eine Rolle.

Altersstrukturanalyse

Die aktuelle Altersstruktur der Erwerbstätigen ist in den meisten europäischen Ländern dadurch gekennzeichnet, dass es einerseits relativ wenige Erwerbstätige im Alter von mehr als 60 Jahren gibt, andererseits aber auch recht wenige junge Beschäftigte unter 30 Jahren. Die überwiegende Zahl der Erwerbstätigen ist zwischen 30 und

60 Jahren alt. Aufgrund des demografischen Wandels treten in den nächsten Jahrzehnten weniger junge Menschen in das Berufsleben ein, sodass sich das Durchschnittsalter der Beschäftigten noch weiter erhöhen wird. Dies kann durch die Migrationswelle der letzten Jahre in die Länder Zentral- und Nordeuropas nur abgemildert werden.

Allerdings kann die konkrete Altersstruktur einer Belegschaft durchaus ganz anders aussehen. Sie ist z. B. abhängig von der Branche und der Region, in der sie sich befindet, vom üblichen Zeitpunkt des Berufsaustritts älterer Mitarbeiter, vom Ausmaß der Neueinstellungen und von der Fluktuation im Unternehmen. Da die Zahl der chronischen Krankheiten mit dem Alter zunimmt, ist es wichtig, dass die Unternehmen über ihre Altersstrukturentwicklung informiert sind. Nur so können frühzeitig Maßnahmen ergriffen werden, um die Beschäftigten möglichst lange gesund im Beruf zu halten. Dies ist für die Unternehmen nicht zuletzt auch von großer ökonomischer Bedeutung, da die durchschnittliche Dauer der Arbeitsunfähigkeit aufgrund chronischer Erkrankungen weit über der bei akuten Krankheiten liegt.

Die aktuellen Altersstrukturdaten werden für die gesamte Belegschaft, eventuell auch für einzelne Teile des Betriebs oder der Belegschaft erhoben. Die Anzahl der Beschäftigten wird entweder pro Jahrgang erfasst oder in Altersklassen eingeordnet. Hieraus werden dann neben dem Altersdurchschnitt auch die prozentualen Anteile der Altersklassen errechnet. Auf der Basis dieser Daten lässt sich eine Prognose der zukünftigen Altersstruktur erstellen, indem bestimmte Annahmen zur künftigen Personalentwicklung zugrunde gelegt werden. Hieraus ergeben sich dann Hinweise darauf, ob sich die Belegschaft verjüngen oder weiter altern wird. Diese Ergebnisse werden gemeinsam mit den Resultaten aus der Fehlzeitenanalyse als Grundlage für die Planung altersspezifischer Maßnahmen des Betrieblichen Gesundheitsmanagements benötigt.

7.4.3 Handlungsansätze

Der demografische Wandel (s. Kap. 2.2.2) in Deutschland, Österreich und der Schweiz wird in den nächsten Jahren dazu führen, dass das Durchschnittsalter in den Betrieben weiter ansteigen wird. Da z. B. in Deutschland schon heute in einigen Sparten der Nachwuchs ausbleibt, liegt es im Interesse der Betriebe, ihren älteren MitarbeiterInnen Maßnahmen anzubieten, die es ihnen erlauben, möglichst lange und gesund im Arbeitsleben zu verbleiben. Um die Arbeitsfähigkeit älterer MitarbeiterInnen zu erhalten und zu fördern, müssen jedoch auch die Arbeitsabläufe an eine älter werdende Belegschaft angepasst werden. Ein solcher umfassender Wandel lässt sich nur dann durchführen, wenn sich auch die *Unternehmenskultur* ändert.

Anders als oft angenommen, sinkt die durchschnittliche Leistungsfähigkeit mit dem Älterwerden nicht ab. Allerdings ändert sich das Spektrum der vorhandenen Leistungsfacetten. Während Muskelkraft, Seh- und Hörvermögen sowie geistige Umstellfähigkeit tendenziell abnehmen, bleiben Kreativität, Kooperations-, Kommunikations- und Konzentrationsfähigkeit annähernd unverändert. Gleichzeitig nehmen Erfahrungswissen, Geübtheit, Sicherheitsbewusstsein und sprachliche Gewandtheit zu. Ursachen für Fehlzeiten bei älteren ArbeitnehmerInnen sind neben chronischen Krankheiten wie Muskel-, Skelett- und Herz-Kreislauf-Erkrankungen (s. Kap. 8.3 und Kap. 8.5) immer häufiger auch psychische Erkrankungen (Kap. 8.7). Im Jahr 2017 waren psychische Störungen in Deutschland die mit Abstand häufigste Ursache (43 % der Fälle) für die Beantragung einer Erwerbsminderungsrente. Gesundheitsbeeinträchtigungen, die sich direkt auf die Arbeit zurückführen lassen, findet man bei älteren Beschäftigten v. a. dort, wo hohe körperliche Arbeitsanforderungen (z. B. Heben, Tragen schwerer Lasten, gebeugte Körperhaltung etc., aber auch Schichtarbeit), eine belastende/gefährliche Arbeitsumgebung (z. B. Hitze, Kälte, nasse Umgebung, hohes Unfallrisiko) und/oder Mängel in der Arbeitsorganisation (z. B. Fehlen von Einflussmöglichkeiten, geringe berufliche Perspektive, geringe Anerkennung) vorkommen. In manchen Berufen (z. B. helfenden Berufen, Lehrerberuf) stellt die Entwicklung einer emotionalen Erschöpfung im Sinne eines „Burnout-Syndroms" ein besonderes Problem dar.

In Betrieben, die die Arbeitsfähigkeit ihrer älter werdenden MitarbeiterInnen auch in Zukunft erhalten und weiter fördern möchten, reicht es in der Regel nicht aus, der Belegschaft Einzelmaßnahmen der Betrieblichen Gesundheitsförderung (s. o.) anzubieten.

Entwicklungsplanung

Wichtige Voraussetzung und Rahmenbedingung einer gesundheitsfördernden, altersgerechte Arbeits- und Personalpolitik ist neben einer wertschätzenden Unternehmenskultur ein Paradigmenwechsel weg vom „Jugendkult" des letzten Jahrzehnts, hin zu einer generationenübergreifenden Arbeits- und Personalpolitik. Die Umsetzung einer solchen betrieblichen Gesundheitspolitik gelingt in der Regel nur dann, wenn alle Beteiligten in die Planung und Ausführung mit einbezogen werden (nicht *Top-down-*, sondern *Bottom-up-Ansatz*). Voraussetzung hierfür ist ein gutes, kooperatives Führungsverhalten sowie eine vorurteilsfreie Einschätzung des Leistungsvermögens der MitarbeiterInnen (gleich ob jung/alt, Frau/Mann, behindert/nicht behindert, mit/ohne Migrationshintergrund etc.) durch die Führungskräfte.

Die Planung eines Betrieblichen Gesundheitsmanagements, das die sich ändernde Altersstruktur berücksichtigen soll, beginnt sinnvollerweise mit einer *Altersstrukturanalyse*. Diese ermittelt die aktuelle Zusammensetzung der Belegschaft und zeigt zukünftige Entwicklungen auf (s. o.). Anschließend wird eine *Checkliste zum Handlungsbedarf* erstellt, die die aktuellen Arbeits- und Beschäftigungsbedingungen im Betrieb im Hinblick auf die gegenwärtige und zukünftige Altersstruktur betrachtet. Ein weiterer wichtiger Punkt ist die *Fehlzeitenanalyse*, die z. B. aufzeigt, in welchen Bereichen Beschäftigte häufiger krankgeschrieben sind, wie lange sie im Durchschnitt krank sind, wie alt diese Beschäftigten sind, welches Geschlecht sie haben und u. U. (nach Rücksprache mit den Krankenkassen[66]) auch, welche Erkrankungen am häufigsten zu Fehlzeiten führen. Parallel dazu können die Beschäftigten gebeten werden, z. B. mit Hilfe des sog. *Work Ability Index'* (Arbeitsfähigkeitsindex) eine Einschätzung ihrer eigenen Arbeitsfähigkeit vorzunehmen. Ein innerbetrieblicher Workshop z. B. zum Thema „Alter und Gesundheit" kann das Thema vertiefen, die Beschäftigten hierfür sensibilisieren und sie dazu anregen, weiter darüber nachzudenken. Dabei können evtl. schon Probleme ermittelt und Lösungsansätze gefunden werden.

Eine altersgerechte, gesundheitsfördernde Arbeits- und Personalpolitik betrifft viele betriebliche Bereiche. Neben der Änderung in der Unternehmenskultur sind konkrete Maßnahmen v. a. in den Bereichen Arbeitsplatzgestaltung, Arbeitszeitgestaltung, Arbeitsorganisation, Weiterbildung und Return-to-Work (Betriebliches Wiedereingliederungsmanagement) sinnvoll. Über all dem sollte eine ganzheitliche integrative Strategie stehen, die durch ineinandergreifende Aktivitäten auf unterschiedlichen Handlungsebenen gekennzeichnet ist (*Entwicklungsplanung*).

Arbeitsplatzgestaltung

Zur *ergonomischen Gestaltung von Arbeitsplatz und Arbeitsumgebung* gehört es, Arbeit und Arbeitsumfeld (z. B. Technik, räumliche Bedingungen, Betriebsmittel) immer wieder an die sich ändernden körperlichen Leistungsvoraussetzungen der Menschen anzupassen. Dieser Aspekt ist für ältere Beschäftigte besonders wichtig, um arbeitsbedingte Fehlbelastungen zu vermeiden. So ist es beispielsweise bei Bildschirmarbeitsplätzen nötig, die sich mit dem Alter ändernde Akkomodationsfähigkeit des Auges sowie eine eventuelle Schwäche im Kontrastsehen zu berücksichtigen. Zur Kompensation ist das Tragen einer Altersnahbrille (bzw. Bildschirmarbeitsbrille) nötig, deren Korrekturwert wegen der weiter abnehmenden Akkommodationsbreite kontinuierlich bis etwa zum 60. Lebensjahr verstärkt werden muss.

Arbeitsorganisation und Arbeitszeitgestaltung

In einer alternden Belegschaft ist die Flexibilisierung der Arbeitsgestaltung von zunehmender Bedeutung. Dies beinhaltet häufigere Tätigkeits- und Belastungswechsel, die den Beschäftigten mehr Abwechslung bieten und ein besseres Lernen bei der Arbeit ermöglichen. Auch altersgemischte Teams können hier von Vorteil sein. Zur bes-

---

66 Nur die Krankenkassen verfügen über die Information, welche Erkrankung bzw. Krankheitsgruppe zur Arbeitsunfähigkeit geführt hat. Sie können solche Informationen aus Datenschutzgründen nur dann auf Anfrage der Betriebe an diese weitergeben, wenn sich aus den Zahlen keine direkten Hinweise auf die betroffenen MitarbeiterInnen ergeben. Dies ist in der Regel nur bei großen Betrieben der Fall.

seren *Arbeitsorganisation* gehören jedoch z. B. auch Richtlinien, die eine Einschränkung der ständigen Erreichbarkeit (auch nach Feierabend und am Wochenende) festlegen und Maßnahmen, die den immer stärker werdenden Zeitdruck reduzieren.

Arbeitszeitflexibilisierung, Arbeitszeitkonten und Arbeitszeitverkürzung sind Stichworte, die im Rahmen der *Arbeitszeitgestaltung* von großer Bedeutung sind, und zwar nicht nur für ältere Beschäftigte. Es sind Maßnahmen, die auch jüngere MitarbeiterInnen zunehmend in Anspruch nehmen, um für sich eine ausgeglichene „Work-Life-Balance" zu erreichen. Weitere Aspekte einer guten Arbeitszeitgestaltung sind die gesundheitsschonende Durchführung von Arbeitspausen (z. B. genügend oft und genügend lange Pausen bei sinnvoller Pausengestaltung) und eine Begrenzung der Schichtarbeit bei älteren MitarbeiterInnen. Ältere Beschäftigte weisen ein höheres Erkrankungsrisiko auf, wenn sie Schichtarbeit leisten. Falls für sie ein Verzicht auf Schichtarbeit nicht möglich ist, sollte der Schichtrhythmus möglichst gesundheitsschonend sein und die individuellen Voraussetzungen berücksichtigen.

Weiterbildung und Return-to-Work (BEM)

Die Bedeutung der Weiterbildung im Rahmen eines altersgerechten Betrieblichen Gesundheitsmanagements wird oft verkannt. Durch eine altersunabhängige und altersübergreifende betriebliche Qualifizierungspolitik lässt sich das Know-how (auch der älteren MitarbeiterInnen) umfassend erweitern. Dies ermöglicht verbesserte Einsatzmöglichkeiten älterer Beschäftigter im Betrieb und bietet ihnen Schutz vor einer möglichen Überforderung (z. B. durch körperlich anstrengende Arbeit).

Zum Betrieblichen Gesundheitsmanagement gehört auch das *Betriebliche (Wieder-) Eingliederungsmanagement* (BEM, *Return-to-Work*), das es Beschäftigten nach einer längeren Erkrankung ermöglichen soll, wieder in den Betrieb eingegliedert zu werden. In Deutschland sind Arbeitgeber beispielsweise verpflichtet, ein betriebliches Eingliederungsmanagement anzubieten, wenn Beschäftigte mehr als sechs Wochen im Jahr arbeitsunfähig waren. Der/die Beschäftigte hat jedoch das Recht, dieses Angebot des Arbeitgebers abzulehnen. Beim BEM klärt der Arbeitgeber gemeinsam mit dem betroffenen Arbeitnehmer und qualifizierten Fachleuten, unter welchen Bedingungen der Beschäftigte die Arbeit wieder aufnehmen kann (z. B. schrittweise im Rahmen eines *Work Hardenings*, mit einer reduzierten Stundenzahl oder an einem Arbeitsplatz mit technischen Hilfsmitteln). In diesen Bereich gehört auch die Schaffung neuer Einsatzmöglichkeiten durch organisatorische Veränderungen und/oder den Neuzuschnitt von Arbeitsaufgaben („Ressourcenorientierter Ansatz"). Darüber hinaus wird geklärt, welche vorbeugenden Leistungen oder Hilfen die Gesundheit des Beschäftigten stärken können.

Gesundheitsprogramme

Gesundheitsprogramme, die in der Regel sowohl verhältnis- als auch verhaltenspräventive Maßnahmen (s. Kap. 4.1) umfassen, sind ebenfalls Teil eines altersgerechten

Betrieblichen Gesundheitsmanagements. Anders als von den Betrieben und der Belegschaft oft gedacht, stehen sie jedoch nicht immer im Zentrum der Planung oder sind gar alleinige Maßnahme. Wichtige Ansatzpunkte können das Angebot von Gesundheits-Checks und Vorsorgeuntersuchungen (s. Kap. 4.4.2) sein, aber auch die Initiierung von Betriebssportgruppen, Maßnahmen zur gesunden Ernährung in Kantinen oder auf Geschäftsreisen, die Errichtung von Ruheoasen im Betrieb, die Durchführung von Schulungen zu gesundheitsbewusstem Verhalten (Ernährung, Bewegung, Entspannung), das Erlernen von Coping-Strategien (s. Kap. 4.2.2) etc. Die genannten Maßnahmen werden oft auch in Zusammenarbeit mit externen Anbietern geplant und durchgeführt. Die betrieblichen Akteure des Gesundheitsmanagements sollten jedoch stets daran beteiligt bzw. mit eingebunden sein.

Umsetzung der geplanten Maßnahmen

Erfolgreich und nachhaltig umsetzen lassen sich die genannten Maßnahmen im Rahmen eines altersgerechten Betrieblichen Gesundheitsmanagements nur, wenn sie sich an den Bedürfnissen der Belegschaft orientieren und von Beginn an mit dieser geplant und durchgeführt wurden. Unzufriedenheit entsteht meist dann, wenn die Beschäftigten das Gefühl haben, dass ihnen ein – oft von außen eingekauftes – Programm übergestülpt wurde. In der Regel nützen solche Programme kaum – weder den MitarbeiterInnen noch dem Betrieb. Von großer Bedeutung für die erfolgreiche Umsetzung der umfangreichen Maßnahmen eines Betrieblichen Gesundheitsmanagements ist nicht zuletzt auch die fachliche Kompetenz der hierfür zuständigen Public-Health-Verantwortlichen im Unternehmen.

7.4.4 Effektivität und Effizienz von BGM-Maßnahmen

Effektivität

Die Effektivität ist ein Maß für die *Wirksamkeit* einer Maßnahme. Sie beschreibt das Verhältnis von erreichtem Ziel zu dem zuvor definierten Ziel. Mit Hilfe dieser Maßangabe kann festgestellt werden, wie nahe das erreichte Ergebnis dem angestrebten Ziel gekommen ist (Grad der Zielerreichung, s. Box 7.4.1).

Untersuchungen zur Effektivität von BGM-Maßnahmen konnten z. B. zeigen, dass Schulungsprogramme zur Prävention von Erkrankungen des Bewegungsapparates ungeeignet sind. Dies gilt sowohl für Schulungen mit ergonomischen Inhalten (z. B. Körpermechanik, Hebe- und Tragetechniken, rückengerechte Lastenhandhabung) als auch für theoretische und praktische Trainings zu technischen Hilfsmitteln. Klassische Rückenschulungsprogramme haben keinen Nutzen im Hinblick auf die Vorbeugung von Rückenschmerzen, können jedoch erfolgreich zur Therapie chronischer, wiederkehrender Rückenbeschwerden eingesetzt werden. Auch betriebliche Raucherentwöhnungsprogramme haben nachweisbar positive Auswirkungen.

Sie sind jedoch meist nicht nachhaltig. Nach mehr als einem Jahr ist oft kein Effekt mehr nachweisbar.

Box 7.4.1: Beispiel zur Berechnung der Effektivität einer BGM-Maßnahme

Die Vertreter des Betrieblichen Gesundheitsmanagement-Programms der Firma X möchten die Zahl der AU-Fälle infolge von Erkältungskrankheiten und Grippe in den Wintermonaten senken. Derzeit sind durchschnittlich 30 % der Beschäftigten in den Monaten Dezember bis Februar mindestens einmal wegen Atemwegsinfekten krankgeschrieben. Angestrebt ist eine Reduzierung dieses Anteils auf 10 %. Nach der Einführung von Hygienemaßnahmen und dem zusätzlichen Angebot von Grippeimpfungen sinkt der Anteil in den folgenden beiden Jahren auf jeweils 18 %.

Definiertes Ziel:
In den Monaten Dezember bis Februar sollen durchschnittlich nur 10 % der Beschäftigten wegen Atemwegsinfekten krankgeschrieben sein. (Reduktion um 20 Prozentpunkte.)

Erreichtes Ziel:
In den Monaten Dezember bis Februar sind durchschnittlich 18 % der Beschäftigten wegen Atemwegsinfekten krankgeschrieben. (Reduktion um 12 Prozentpunkte.)

Effektivität der Maßnahmen (Hygienemaßnahmen + Grippeimpfung):
12/20 = 0,6 → Das angestrebte Ziel wurde nur zu 60 % erreicht.

Kritische Betrachtung dieses Ergebnisses:
Bei der Betrachtung der errechneten Effektivität der durchgeführten Maßnahmen müssen auch die sonstigen Bedingungen berücksichtigt werden. Es kann z. B. sein, dass in den beiden betrachteten Jahren die Ansteckungswahrscheinlichkeit an Erkältungskrankheiten und/oder Virusgrippe besonders hoch war. Auch kann es sein, dass der saisonale Grippeimpfstoff in einem Jahr aufgrund seiner Zusammensetzung nicht den bestmöglichen Schutz gegen die zirkulierenden Viren bot. Oder es gab eine starke Zunahme an Jugendlichen und Eltern mit Kleinkindern in der Belegschaft, die vermehrt Erreger zum Arbeitsplatz mitbrachten etc. Darüber hinaus ist es auch möglich, dass die Maßnahmen nur unzureichend durchgeführt wurden.

Effizienz

Eine Maßnahme ist dann effizient, wenn das erzielte Ergebnis und die dafür eingesetzten Mittel in einem optimalen *Kosten-Nutzen-Verhältnis* stehen und der Nutzen dabei größer ist als die Kosten. Als Kosten können außer dem aufgewendeten Geld auch alle anderen negativen Konsequenzen der Maßnahme (in Geldwert ausgedrückt) benannt werden (s. Box 7.4.2).

Bislang gibt es die meisten Untersuchungen zur Effizienz von BGM-Maßnahmen im angelsächsischen Raum. Kosteneffektiv im Hinblick auf die Fehlzeiten sind hiernach v. a. Programme zur Raucherentwöhnung, zur Alkoholprävention, zur Prävention psychischer Erkrankungen und zur Stressprävention, wenn sie individuelle mit organisatorischen Maßnahmen kombinieren. Nur begrenzte Evidenz besteht im Hinblick auf die Kosteneffektivität von körperlichen Übungsprogrammen.

> **Box 7.4.2: Beispiel zur Berechnung der Effizienz einer BGM-Maßnahme**
> Die Vertreter des Betrieblichen Gesundheitsmanagement-Programms der Firma X möchten die
> Zahl der AU-Fälle infolge von Erkältungskrankheiten und Grippe in den Wintermonaten senken.
> Derzeit sind durchschnittlich 30 % der Beschäftigten in den Monaten Dezember bis Februar min-
> destens einmal wegen Atemwegsinfekten krankgeschrieben. Durch diese AU-Tage fallen etwa
> 85.000 € an Ausfallkosten an. Nach der Einführung von Hygienemaßnahmen und Grippeimpfun-
> gen sinkt der Anteil in den folgenden beiden Jahren auf jeweils 18 %. Für die Hygienemaßnahmen
> und die Grippeimpfungen wendet die Firma X insgesamt etwa 8.000 € auf.
> 1. Kosten der AU-Tage bei 30 % AU-Fälle: 85.000 €
> 2. Kosten der AU-Tage bei 18 % AU-Fälle: 51.000 €
>   → Nutzen: Einsparung von 34.000 €
> 3. Kosten der GF-Maßnahmen: 8.000 €
>   → Kosten-Nutzen-Verhältnis: 8.000 €/34.000 €
>   → Pro Euro, der für diese GF-Maßnahmen ausgegeben wurde, sparte die Firma X 4,25 € an
>   Ausfallkosten als Folge von AU-Tage ein. Die GF-Maßnahmen sind also hocheffizient.

Evaluation

Idealerweise sollten Maßnahmen des Betrieblichen Gesundheitsmanagements daher
durch eine *Ergebnisevaluation* überprüft und bewertet werden. Näheres zur Evaluation von Gesundheitsförderungsmaßnahmen s. Kap. 4.3.3.

7.5 Arbeit und Gesundheit in der Schweiz

7.5.1 Arbeitsschutzgesetze

Unfallversicherungsgesetz

Im schweizerischen *Unfallversicherungsgesetz* (UVG) werden die Vorschriften zur Arbeitssicherheit und damit zur Verhütung von Berufsunfällen und Berufskrankheiten
geregelt. Eine zusätzliche *Verordnung über die Verhütung von Unfällen und Berufskrankheiten* (VUV) regelt die Rechte und Pflichten der Arbeitgeber und Arbeitnehmer.
Seit Inkrafttreten des UVG im Jahr 1984 sind alle unselbstständig Erwerbstätigen obligatorisch gegen Unfälle versichert. Der Versicherungsschutz umfasst dabei auch
die Berufskrankheiten und die Unfälle in der Freizeit. Für den Versicherungsschutz
zuständig sind neben der Suva auch **private Unfallversicherungen.** Die **Suva** ist eine öffentlich-rechtliche Anstalt, deren Tätigkeitsbereich im UVG Art. 66 festgehalten
ist. Darin ist definiert, welche Betriebe und Verwaltungen obligatorisch bei der Suva
versichert sind. Es sind dies insbesondere Branchen mit einem höheren Risiko für
Unfälle und Berufskrankheiten, wie beispielsweise der industrielle Sektor, Bau- und
Forstbetriebe, Elektrizitäts-, Gas- und Wasserversorgung sowie Bundesverwaltung
und Bundesbetriebe. Betriebe, die nicht obligatorisch bei der Suva versichert sein
müssen, können sich nach Artikel 68 des UVG bei privaten Unfallversicherern versichern.

Arbeitsgesetz

Weitere Themen wie Nacht- und Schichtarbeit, Mutterschutz, Nichtraucherschutz, Schutz der Jugendlichen, Raumklima und ergonomische Aspekte werden im *Arbeitsgesetz* und seinen zugehörigen Verordnungen geregelt. Mit dem Arbeitsgesetz wird der Arbeitgeber verpflichtet, zum Schutz der Gesundheit der Arbeitnehmenden alle Maßnahmen zu treffen, die nach der Erfahrung notwendig, nach dem Stand der Technik anwendbar und den Verhältnissen des Betriebes angepasst sind.

7.5.2 Berufskrankheiten – Gesetzliche Definitionen und Regelungen

Der Begriff der Berufskrankheit ist in der Schweiz in Art. 9 des *Bundesgesetzes über die Unfallversicherung* (UVG) definiert. Als Berufskrankheiten gelten nach Art. 9 Abs. 1 UVG solche Krankheiten, die bei der beruflichen Tätigkeit ausschließlich oder vorwiegend durch schädigende Stoffe oder bestimmte Arbeiten verursacht worden sind. Der Krankheitsbegriff ist im *Bundesgesetz über den allgemeinen Teil des Sozialversicherungsrechts* (ATSG) in Art. 3 definiert. Als Krankheit ist jede Beeinträchtigung der körperlichen, geistigen oder psychischen Gesundheit definiert, die nicht Folge eines Unfalles ist und die eine medizinische Untersuchung oder Behandlung erfordert oder eine Arbeitsunfähigkeit zur Folge hat. Die Liste der schädigenden Stoffe und der arbeitsbedingten Erkrankungen ist in der *Verordnung über die Unfallversicherung* (UVV) in Anhang 1 publiziert. Als Berufskrankheiten gelten gemäß Art. 9 Abs. 2 UVG auch andere Krankheiten, von denen nachgewiesen wird, dass sie ausschließlich oder stark überwiegend durch berufliche Tätigkeit verursacht worden sind. Berufskrankheiten sind im Hinblick auf die gesetzlichen Folgen dem Berufsunfall gleichgestellt. Eine Berufskrankheit gilt als ausgebrochen, sobald der Betroffene erstmals ärztlicher Behandlung bedarf oder arbeitsunfähig ist.

7.5.3 Arbeitsschutz

Arbeitsplatzgrenzwerte und Liste schädigender Stoffe am Arbeitsplatz

In der Schweiz beauftragte der Bund die Suva damit, Richtlinien über **Grenzwerte am Arbeitsplatz** nach Art. 50 Abs. 3 VUV (*Verordnung über die Verhütung von Unfällen und Berufskrankheiten*) zu erlassen. Im Jahr 1968 veröffentlichte die Suva erstmals eine Liste mit Grenzwerten. Seither erscheint sie jährlich unter dem Namen „Grenzwerte am Arbeitsplatz" und kann unter http://www.suva.ch abgerufen werden. Die Vorschläge der Suva werden zuvor der Grenzwertkommission der *Suissepro* (Schweizerische Vereinigung für Arbeitsmedizin, Arbeitshygiene und Arbeitssicherheit) zur Stellungnahme unterbreitet. Diese Kommission besteht aus universitären Wissenschaftlern, dem Staatssekretariat für Wirtschaft SECO, ArbeitsärztInnen und anderen Spezialisten der Arbeitssicherheit (ASA) und der Suva. Sie entscheidet über eine verbindliche Aufnahme in die Liste. Wenn Unklarheiten bestehen, die Studienlage als zu wenig fundiert erscheint oder wenn die Grenzwertkonzentration mit heutigen Mitteln gar nicht gemessen werden kann, kann die entsprechende Substanz bis zur weiteren Klärung auf eine sogenannte ‚Pendenzenliste' gesetzt oder in der Liste mit einem „P" (= provisorisch) markiert werden. Die **Liste der schädigenden Stoffe** ist im Anhang 1 der *Verordnung über die Unfallversicherung (UVV)* enthalten. Sie wird vom schweizerischen Bundesrat erlassen.

Arbeitsmedizinische Vorsorge

Arbeitsmedizinische Vorsorgeuntersuchungen werden in der Schweiz auf der Basis der Vorschriften der *Verordnung über die Verhütung von Unfällen und Berufskrankheiten* (VUV) nach Artikel 70ff durch die **Suva** durchgeführt. Die Suva kann verfügen, dass ein Betrieb, ein Betriebsteil oder ein Arbeitnehmer/eine Arbeitnehmerin den Vorschriften über die Arbeitsmedizinische Vorsorge unterstellt wird. Sie bestimmt die Art der Untersuchungen, überwacht deren Durchführung und nimmt zur Eignung von Arbeitnehmenden Stellung. Ziel ist es, Berufskrankheiten zur verhüten, sowie Unfallgefahren, die in der Person der Arbeitnehmenden liegen. Die Suva hat dazu eine Vielzahl von Untersuchungsprogrammen entwickelt, die je nach Art der Gefährdung und Einwirkung angewandt werden. Bei der Arbeitsmedizinischen Vorsorge handelt es sich damit um eine Ergänzung der technischen Maßnahmen der Berufskrankheiten- und Berufsunfallverhütung.

Zur Arbeitsmedizinischen Vorsorge gehört auch das *Biomonitoring*. Hier werden Arbeitnehmende überwacht, die beispielsweise der Einwirkung durch Blei, Quecksilber, Cadmium, Kobalt, Toluol, Xylol, Styrol, Trichlorethen oder Methylethylketon ausgesetzt sind. Durch das Biomonitoring kann die innere Belastung durch einen Arbeitsstoff oder eine Beanspruchung als Reaktion des Organismus auf diesen Arbeitsstoff beurteilt werden. Dabei geht man von einer Dosis-Wirkungs-Beziehung zwischen der Konzentration des Arbeitsstoffes in der Luft und der Wirkung am Zielorgan aus, die für die Mehrzahl der Arbeitnehmenden gültig ist. Beim biologischen Monitoring werden alle Aufnahmewege eines Arbeitsstoffes erfasst, also nicht nur Inhalation, sondern auch die Aufnahme über die Haut oder den Magen-Darm-Trakt. Näheres zum Biomonitoring s. Kap. 7.2.4.

Berufslärmexponierte Personen werden periodisch auf ihre Eignung für Arbeiten im Lärm untersucht. Darüber hinaus werden sie über das persönliche Hörvermögen, die Gefährdung bei Arbeiten im Lärm und die entsprechenden prophylaktischen Maßnahmen informiert.

FachärztInnen der Abteilung Arbeitsmedizin der Suva beurteilen die Eignung von Arbeitnehmenden auf der Basis ihrer Untersuchung der Arbeitsplatzsituation sowie von medizinischen Befunden aus Vorsorgeuntersuchungen. Nach Art. 78 VUV kann die Suva verfügen, einen Arbeitnehmenden von der gefährdenden Arbeit auszuschließen (= Nichteignung), oder sie kann seine Beschäftigung bei dieser Arbeit nur unter bestimmten Bedingungen zulassen (= bedingte Eignung). Eine Nichteignungsverfügung kann nur dann erlassen werden, wenn der Arbeitnehmende bei der weiteren Ausübung seiner bisherigen Tätigkeit einer erheblichen Gefährdung ausgesetzt ist. Der Erlass einer solchen Verfügung ist nur bei obligatorisch UVG-versicherten Arbeitnehmenden möglich, nicht hingegen bei selbstständig Erwerbenden.

Vorgehen bei Verdacht auf eine berufsbedingte bzw. berufsbezogene Erkrankung

Besteht aufgrund der Angaben eines Patienten oder einer Patientin bzw. aufgrund einer ärztlichen Untersuchung der begründete Verdacht für eine Berufskrankheit, ist der Arbeitgeber verpflichtet, analog einem Unfall eine Meldung an den entsprechenden Unfallversicherer zu machen. Der Unfallversicherer prüft anschließend, ob die Voraussetzungen zur Anerkennung als Berufskrankheit nach Art. 9 UVG erfüllt sind. Er veranlasst dazu die entsprechenden Abklärungen.

Weitere Berufsfelder im Bereich des Arbeitsschutzes

In der VUV sind auch die Aufgaben der Arbeitssicherheitsspezialisten, verschiedene Sicherheitsanforderungen, die Pflichten der Durchführungsorgane sowie die der *Eidgenössischen Koordinationskommission für Arbeitssicherheit* (EKAS) festgelegt. Die Durchführungsorgane beaufsichtigen die von Seiten der Betriebe getroffenen Maßnahmen im Bereich der Arbeitssicherheit. In der von der Koordinierungskommission herausgegebenen EKAS-Richtlinie 6508 (ASA-Richtlinie) ist geregelt, bei welchen Risiken, die in einem Betrieb vorhanden sind, Spezialisten der Arbeitssicherheit hinzugezogen (Schweiz: beigezogen) werden müssen. Solche Spezialisten sind ArbeitsärztInnen, ArbeitshygienikerInnen, Sicherheitsfachleute und SicherheitsingenieurInnen. Welche Ausbildung sie vorweisen müssen, ist in einer Eignungsverordnung definiert. Die sogenannte Beizugspflicht ist von der Größe eines Betriebes sowie von den vorhandenen Risiken abhängig.

7.6 Arbeit und Gesundheit in Österreich

7.6.1 Arbeitnehmerschutzgesetz

In Österreich beraten *Präventivfachkräfte* sowohl Arbeitgeber als auch ArbeitnehmerInnen zu Fragen der Arbeitsgestaltung, zur Unfallverhütung und zur Prävention von arbeitsbezogenen Erkrankungen. Präventivfachkräfte sind ArbeitsmedizinerInnen, Sicherheitsfachkräfte und sonstige Fachleute, u. a. aus den Bereichen Arbeitspsychologie, Hygiene und Toxikologie. Jedes Unternehmen mit mehr als 50 MitarbeiterInnen ist gesetzlich verpflichtet, Präventivfachkräfte zu beschäftigen. Dies kann über eine Direktanstellung, über einen Werkvertrag oder über die Inanspruchnahme eines arbeitsmedizinischen oder sicherheitstechnischen Zentrums erfolgen. Die Einsatzzeiten richten sich nach der Anzahl der Beschäftigten im Betrieb, nach der körperlichen Belastung der Beschäftigten und nach ihren Arbeitszeiten (Zeitzuschlag bei Nachtarbeit). Jeweils 35 % der Einsatzzeit ist für arbeitsmedizinische Belange reserviert, 40 % für die Arbeit einer Sicherheitsfachkraft und 25 % für sonstige Fachleute. Die Kosten für diese Präventivfachkräfte tragen die Unternehmen.

Die Hälfte der Beschäftigten arbeitet in Österreich in Unternehmen mit mehr als 50 MitarbeiterInnen, jedoch beschäftigen 90 % der Unternehmen weniger als 50 MitarbeiterInnen. Solche kleineren Betriebe werden kostenlos von der sozialen Unfallversicherung *AUVAsicher* (s. Kap. 7.6.5) betreut. Hier erfolgen jeweils eine arbeitsmedizinische und eine sicherheitstechnische Begehung pro Jahr. Die Aufgaben und Tätigkeiten der Präventivfachkräfte sind im *Arbeitnehmerschutzgesetz* geregelt (s. Box 7.6.1). Die Überwachung der Einhaltung des Arbeitnehmerschutzgesetzes obliegt der *Arbeitsinspektion*, die dem *Bundesministerium für Arbeit, Soziales und Konsumentenschutz* angeschlossen ist (www.arbeitsinspektion.gv.at).

Box 7.6.1: Aufgaben der Arbeitsmedizin in Österreich
- Fortlaufende Beteiligung an der Evaluierung von Arbeitsplätzen und Mitarbeit bei lösungsorientierten Maßnahmen zur Verbesserung der Arbeitssituation.
- Intensive ärztliche Begleitung des Wiedereingliederungsprozesses in die Arbeitswelt nach längerer schwerer Krankheit und/oder bei Behinderung.
- Kooperation mit Sicherheitsfachkräften und Arbeitspsychologen im Betrieb.
- Aktive Mitbeteiligung im Betrieblichen Gesundheitsmanagement.
- Sehr breites Wissen im Gesundheitsbereich ermöglicht die Übernahme einer Schlüsselfunktion bei Gesundheitsproblemen im Betrieb (Wissen zu Gesundheit und Krankheit, körperlichen und psychischen Belastungsfaktoren, Therapie von Krankheiten, Belastbarkeit bei Leistungseinschränkung, Arbeitsorganisation).
- Kommunikationspartner der Personalleitung, der Arbeitnehmervertretung und der Geschäftsführung; Kooperation mit TherapeutInnen (z. B. Ärztinnen/Ärzten, PsychotherapeutInnen, PhysiotherapeutInnen) mit dem Vorteil, den Arbeitsplatz der betroffenen ArbeitnehmerInnen zu kennen.

7.6.2 Berufskrankheiten und Verordnung Gesundheitsüberwachung

Die österreichische *Berufskrankheitenliste* umfasst aktuell 53 definierte Erkrankungen. Jeder Arzt, jede Ärztin ist verpflichtet, den Verdacht auf eine Berufskrankheit innerhalb von fünf Tagen der *Allgemeinen Unfallversicherungsanstalt AUVA* zu melden. Ob eine Berufskrankheit als solche anerkannt wird oder nicht, wird von AUVA-GutachterärztInnen beurteilt. Bei Anerkennung kommt es in Abhängigkeit von der Schwere der Erkrankung zu einer Rentenzahlung oder zu anderen Unterstützungsleistungen (z. B. zur Zahlung eines Zuschusses zu einem Hörgerät bei Lärmschwerhörigkeit).

Die *VGÜ-Untersuchungen* (VGÜ = Verordnung Gesundheitsüberwachung) dienen der Früherkennung von Berufskrankheiten. Sie dürfen ausschließlich von dafür ermächtigten ArbeitsmedizinerInnen durchgeführt werden. Die betroffenen ArbeitnehmerInnen sind verpflichtet, sich untersuchen zu lassen. Anlass für die Durchführung von arbeitsmedizinischen VGÜ-Untersuchungen sind Schadstoff- bzw. Lärm-Messungen im Betrieb, bei denen 10 % des MAK-Wertes überschritten wurde und/oder wo der Schadstoff hautresorptiv war. Häufig durchgeführte VGÜ-Untersuchungen sind Audiometrien bei Lärmexposition, Schweißrauchuntersuchungen bei Schweißern und Untersuchungen bei einer Isocyanatbelastung von Lackierern. Die Bezahlung der ArbeitsmedizinerInnen erfolgt in diesem Fall durch die AUVA.

Eine besondere Gruppe von arbeitsmedizinischen Untersuchungen sind die *„sonstigen Untersuchungen" der VGÜ*. Diese sind für die ArbeitnehmerInnen freiwillig. Beispiele hierfür sind Untersuchungen bei Nachtarbeit oder bei Vibrationsbelastung. Auch bei einer Exposition gegenüber krebserzeugenden oder biologischen Arbeitsstoffen sowie gegenüber künstlichen optischen Strahlen können „sonstige Untersuchungen" durchgeführt werden. Darüber hinaus fallen auch die Sehtests für Bildschirmarbeitende in dieses Untersuchungsgebiet der Arbeitsmedizin.

7.6.3 Besonderer Arbeitnehmerschutz

Jugendliche

Jugendliche gelten im Rahmen des Arbeitnehmerschutzes als besonders schutzbedürftige Personen. ArbeitsmedizinerInnen sind daher bei der Betreuung von Jugendlichen in besonderem Maße gefordert. Dies gilt v. a. hinsichtlich des Gesundheitsverhaltens. Ein Schwerpunkt ist daher die allgemeine Gesundheitsförderung, insbesondere im Hinblick auf Bewegung, Ernährung, Rauchen, Alkohol und andere Drogen.

Mutterschutz

Schwangere sind in Österreich durch das Mutterschutzgesetz sehr gut geschützt. Nicht nur der arbeitsbedingte Kontakt mit teratogenen und mutagenen Stoffen gilt als unvereinbar mit der Arbeit von Schwangeren. Jeder Gefahrstoff wird als potenziell gefährdend betrachtet und muss im Einzelfall von ArbeitsmedizinerInnen beurteilt werden. Bei der Mutterschutzevaluierung müssen ArbeitsmedizinerInnen miteinbezogen werden.

7.6.4 ArbeitsmedizinerInnen in Österreich

In Österreich dürfen ÄrztInnen, die zur selbständigen Berufsausübung berechtigt sind und den zwölfwöchigen arbeitsmedizinischen Kurs an einer der vier Akademien für Arbeitsmedizin absolviert haben, als ArbeitsmedizinerInnen in Unternehmen tätig sein. Die Ausbildung zum *Facharzt für Arbeitsmedizin* (seit Juni 2015: *Facharzt für Arbeitsmedizin und angewandte Physiologie*) kann in arbeitsmedizinischen Zentren absolviert werden. Sie dauert sechs Jahre.

Leider ist die Situation der universitären Lehre und Forschung in der Arbeitsmedizin in Österreich noch sehr mangelhaft. Derzeit wird Arbeitsmedizin im Rahmen des Medizinstudiums nur an zwei der fünf Medizinuniversitäten gelehrt. Daher ist das Thema Arbeitsmedizin in der Ärzteschaft nicht sehr präsent. Andererseits absolvieren jedoch v. a. viele niedergelassene ÄrztInnen den arbeitsmedizinischen Akademiekurs und übernehmen dann eine arbeitsmedizinische Betreuungstätigkeit, häufig als Zusatz zu ihrer Praxistätigkeit. Arbeitsmedizin ist daher in Österreich vorwiegend eine nebenberufliche Tätigkeit. Aktuell (2016) gibt es in Österreich ca. 1.500 ArbeitsmedizinerInnen, davon etwa 100 FachärztInnen. Ein Teil dieser ArbeitsmedizinerInnen ist in der *Österreichischen Gesellschaft für Arbeitsmedizin* (ÖGA) organisiert. Die arbeitsmedizinische Fachgesellschaft hat ca. 600 Mitglieder. Sie organisiert regelmäßig Fachkongresse, teilweise auch gemeinsam mit den Fachgesellschaften aus Deutschland und der Schweiz (www.gamed.at).

7.6.5 Aufgaben der AUVA

Die *Allgemeine Unfallversicherungsanstalt* (AUVA) ist die gesetzliche Unfallversicherung in Österreich. Sie beschäftigte 2014 in ihren zentralen Einrichtungen, Unfallkrankenhäusern und Rehabilitationszentren insgesamt 553 ArbeitsmedizinerInnen. Zu den Aufgaben der *AUVAsicher* gehört es, die Unternehmen mit weniger als 50 Beschäftigten arbeitsmedizinisch zu betreuen (s. Kap. 7.6.2). Zudem recherchieren MitarbeiterInnen der AUVA im Rahmen des *Asbest-Vorsorgeprogramms* frühere Asbestexponierte und untersuchen sie intensiv. Asbest ist zwar seit 1990 in Österreich verboten, der Gipfel der Asbest-Erkrankungen ist aber erst jetzt erreicht. Intensive Informationskampagnen haben bewirkt, dass viele asbestassoziierte Erkrankungen (Asbestosen, Pleuramesotheliom, Lungenkrebs) entdeckt, behandelt und auch finanziell entschädigt werden.

7.7 Arbeit und Gesundheit in Deutschland

7.7.1 Die Gesetzliche Unfallversicherung in Deutschland

In Deutschland besteht für jede/n Beschäftigte/n ein obligater Versicherungsschutz gegen **Arbeitsunfälle, Wegeunfälle** und **Berufskrankheiten**. Träger dieser *gesetzlichen Unfallversicherung* sind *Berufsgenossenschaften* und Unfallversicherungsträger der öffentlichen Hand. Die gesetzliche Unfallversicherung wird im *VII. Buch des Sozialgesetzbuches* (SGB VII) näher geregelt. Die Beiträge zur gesetzlichen Unfallversicherung werden allein vom Arbeitgeber getragen. Versichert sind neben Beschäftigten auch viele andere Personen, wie z. B. SchülerInnen, Studierende, HelferInnen bei Unglücksfällen und ehrenamtlich Tätige. Selbstständige und UnternehmerInnen können sich freiwillig versichern. Eine Rente wegen eines Arbeitsunfalls oder einer Berufskrankheit wird in der Regel erst ab einer *Minderung der Erwerbsfähigkeit* (MdE) in Höhe von 20 % gewährt. Wenn bei Versicherten die Gefahr besteht, dass eine Berufskrankheit entsteht, wiederauflebt oder sich verschlimmert, werden *Leistungen zur Prävention* erbracht. Für die besonders häufigen Hauterkrankungen wurde ein spezielles *Hautarztverfahren* ins Leben gerufen. PatientInnen mit Hauterkrankungen, bei denen eine berufliche Verursachung möglich ist, werden an einen Hautarzt überwiesen. Er untersucht die Betroffenen und informiert unverzüglich den Unfallversicherungsträger, damit dieser frühzeitig effektive Präventionsmaßnahmen einleiten kann. Auf diese Weise soll die Entstehung oder Verschlimmerung der Erkrankung verhindert werden.

7.7.2 Berufskrankheiten

In Deutschland sind *Berufskrankheiten* nach der Definition des SGB VII solche Krankheiten, die nach den Erkenntnissen der medizinischen Wissenschaft durch Einwirkungen verursacht wurden, denen bestimmte Personengruppen durch ihre versicherte Tätigkeit in erheblich höherem Grade ausgesetzt sind als die übliche Bevölkerung. Die derzeit gültige Liste der Berufskrankheiten befindet sich in der Anlage zur *Berufskrankheitenverordnung*. Sofern neue Erkenntnisse der medizinischen Wissenschaft vorliegen, können auch Krankheiten als Berufskrankheiten anerkannt werden, die noch nicht in diese Liste aufgenommen sind (§ 9 Abs. 2 SGB VII). Bei begründetem Verdacht auf das Vorliegen einer Berufskrankheit ist jeder Arzt gesetzlich dazu verpflichtet, eine Anzeige an den Unfallversicherungsträger oder an die zuständige Landesbehörde für den medizinischen Arbeitsschutz zu erstatten.

Der juristisch sehr genau definierte Begriff der Berufskrankheit ist von sogenannten *arbeitsbedingten Krankheiten* abzugrenzen. Man versteht in Deutschland darunter Krankheiten, die in ihrer Entstehung und Entwicklung u. a. durch die berufliche Belastung gefördert werden, ohne dass jedoch der Kausalzusammenhang so eindeutig wie bei den Berufskrankheiten nachgewiesen wäre. Beispiele hierfür sind verstärkte Rückenbeschwerden bei Bildschirmarbeit, aber auch psychische Erkrankungen (mit-) verursacht durch Stress am Arbeitsplatz. Neben der Prävention von Berufskrankheiten spielt die Prävention arbeitsbedingter Erkrankungen im Arbeitsschutz eine wichtige Rolle. So taucht der Begriff der arbeitsbedingten Erkrankungen z. B. auch im *Arbeitssicherheitsgesetz* auf.

Die deutsche Bundesregierung veröffentlicht jährlich einen Bericht über Sicherheit und Gesundheit bei der Arbeit mit Statistiken zu Arbeitsunfällen und Berufskrankheiten (www.baua.de/suga). Im Jahr 2018 gab es insgesamt 949.309 meldepflichtige Arbeitsunfälle (−0,6 % im Vergleich zum Vorjahr). Die Unfallquote lag bei 24,2 je 1.000 Vollarbeiter. Insgesamt starben 541 Menschen infolge eines Arbeitsunfalls (−4,1 % im Vergleich zum Vorjahr). Weiterhin wurden im Jahr 2018 insgesamt 82.622 Anzeigen wegen des Verdachts einer Berufskrankheit erstattet. Die häufigsten Anzeigen betrafen Hauterkrankungen und Lärmschwerhörigkeit. In 21.794 Fällen wurde eine Berufskrankheit anerkannt (s. Abb. 7.7), hierunter v. a. Fälle von Lärmschwerhörigkeit und Hautkrebs durch UV-Strahlung. An einer Berufskrankheit starben 2.457 Versicherte, dies waren 152 Versicherte weniger als im Jahr zuvor. Eine Hauptursache waren Erkrankungen wie das Mesotheliom und der Lungen- bzw. Kehlkopfkrebs, die durch eine Asbestexposition ausgelost worden waren.

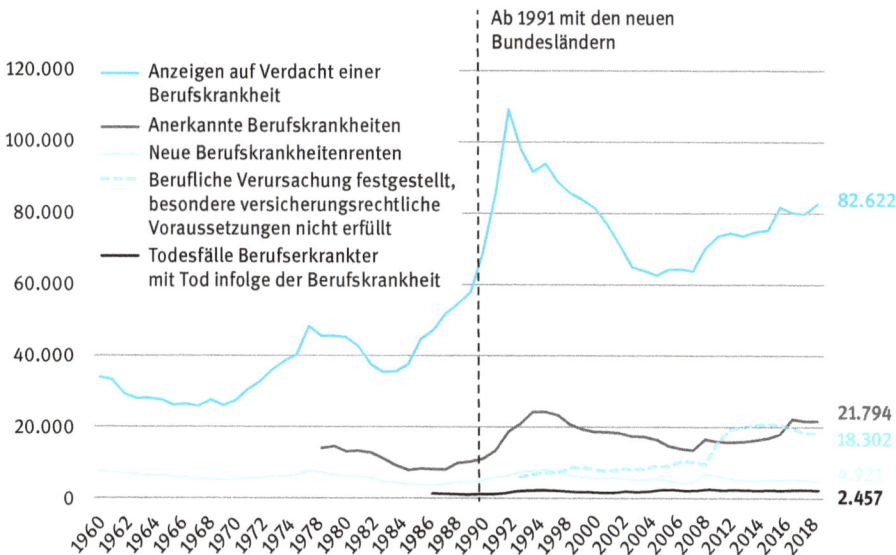

Abb. 7.7: Entwicklung der Berufskrankheiten-Kennzahlen (1960 bis 2018) in der Bundesrepublik Deutschland. Angabe jeweils in tausend Personen. Die Daten ab 1991 enthalten auch die Daten der neuen Bundesländer. Datenquelle: Bundesanstalt für Arbeitsschutz und Arbeitsmedizin (baua), 2019.

7.7.3 Arbeitsschutz

Für Deutschland ist das *duale System des Arbeits- und Gesundheitsschutzes* typisch: Der Arbeitsschutz wird einerseits durch den Staat und andererseits durch die Träger der gesetzlichen Unfallversicherung gestaltet. Ziel einer *gemeinsamen deutschen Arbeitsschutzstrategie* (GDA) ist es, die Sicherheit und Gesundheit der Beschäftigten durch einen präventiv ausgerichteten und systematisch wahrgenommenen Arbeitsschutz zu verbessern und zu fördern. Angestrebt wird ein einheitliches und konsistentes Regelungssystem aus staatlichen Vorschriften und autonomer Rechtsetzung.

Grundsätzlich ist jeder Arbeitgeber verpflichtet, die erforderlichen Maßnahmen des Arbeitsschutzes unter Berücksichtigung der Umstände zu treffen, die die Sicherheit und Gesundheit der Beschäftigten bei der Arbeit beeinflussen. Er hat die Maßnahmen auf ihre Wirksamkeit zu überprüfen und erforderlichenfalls sich ändernden Gegebenheiten anzupassen. Dabei muss er eine Verbesserung von Sicherheit und Gesundheitsschutz der Beschäftigten anstreben (§ 3 Arbeitsschutzgesetz).

Das zentrale Element des betrieblichen Arbeitsschutzes ist die im Arbeitsschutzgesetz verpflichtend vorgeschriebene *Gefährdungsbeurteilung*. Alle Arbeitgeber sind verpflichtet, die Gefährdungen der Beschäftigten bei der Arbeit umfassend zu beurteilen. Neben Arbeitsstoffen, Arbeitsschwere, Umgebungsbedingungen, physikalischen Einwirkungen und anderen Kriterien sind auch psychische Faktoren zu berücksichtigen. Auf diese Weise lässt sich feststellen, welche Arbeitsschutzmaßnahmen erforderlich sind. Die Gefährdungsbeurteilung wird in zahlreichen weiteren Rechtsgrundlagen zum Arbeitsschutz konkretisiert und ist die Grundlage für ein systematisches und erfolgreiches Sicherheits- und Gesundheitsmanagement.

Im Arbeitssicherheitsgesetz ist geregelt, dass der Arbeitgeber *BetriebsärztInnen, SicherheitsingenieurInnen* und andere *Fachkräfte für Arbeitssicherheit* bestellen muss. Diese beraten und unterstützen den Arbeitgeber in allen Fragen des Arbeitsschutzes, der Arbeitssicherheit, der Unfallverhütung und des Gesundheitsschutzes, einschließlich der menschengerechten Gestaltung der Arbeit. BetriebsärztInnen sind in der Anwendung ihrer arbeitsmedizinischen Fachkunde weisungsfrei, nur ihrem ärztlichen Gewissen unterworfen und haben die Regeln der ärztlichen Schweigepflicht zu beachten. Der Umfang der betriebsärztlichen und sicherheitstechnischen Betreuung in den Betrieben wird seit Januar 2011 durch eine eigene *Unfallverhütungsvorschrift* (DGUV Vorschrift 2) geregelt. Für Betriebe mit bis zu zehn bzw. 50 Beschäftigten gibt es die Möglichkeit einer alternativen, bedarfsorientierten Betreuung, z. B. durch ein Kompetenzzentrum der Berufsgenossenschaft mit qualifizierten ArbeitsmedizinerInnen und SicherheitsingenieurInnen. Die Unternehmen werden zu Fragen der Sicherheit und des Gesundheitsschutzes in ihren Betrieben informiert und motiviert, die erforderlichen Maßnahmen durchzuführen.

Arbeitsplatzgrenzwerte

Ein wichtiges Instrument zum Schutz der Beschäftigten vor Gefahrstoffen stellen die *Arbeitsplatzgrenzwerte* dar. Entsprechend den Bestimmungen der Gefahrstoffverordnung gibt der Arbeitsplatzgrenzwert an, bei welcher Konzentration eines Stoffes akute und chronische schädliche Auswirkungen auf die Gesundheit im Allgemeinen nicht zu erwarten sind. Arbeitsplatzgrenzwerte werden vom Ausschuss für Gefahrstoffe erarbeitet oder bewertet und in eine *Technische Regel* (TRGS 900) übernommen. Die Empfehlungen der DFG Senatskommission zur Prüfung gesundheitsgefährlicher Arbeitsstoffe (*MAK-Kommission*; s. Kap. 7.2.2) sind dabei wissenschaftliche Empfehlungen, aber kein geltendes Recht. Für die überwiegende Zahl krebserzeugender Stoffe sind in der TRGS 900 jedoch keine Arbeitsplatzgrenzwerte festgelegt (s. a. Biomonitoring, Kap. 7.2.4). Zusätzlich zu den Arbeitsplatzgrenzwerten der TRGS 900 sind auch die verbindlichen Arbeitsplatzgrenzwerte der EU-Kommission für krebserzeugende Stoffe bei der Gefährdungsbeurteilung zu beachten.

Arbeitsmedizinische Vorsorge

Der Arbeitgeber hat auf der Grundlage der Gefährdungsbeurteilung für eine angemessene *arbeitsmedizinische Vorsorge* zu sorgen.

Sie umfasst die

– Beurteilung der individuellen Wechselwirkungen von Arbeit und Gesundheit.
– Individuelle arbeitsmedizinische Aufklärung und Beratung der Beschäftigten.
– Arbeitsmedizinische Vorsorge.
– Nutzung von Erkenntnissen aus diesen Untersuchungen für den Arbeitsschutz.

Ziel der arbeitsmedizinischen Vorsorge ist es, die Entstehung von Berufskrankheiten und arbeitsbedingten Erkrankungen zu verhindern oder dies zumindest frühzeitig zu erkennen. Die Rechtsgrundlage für die Durchführung arbeitsmedizinischer Vorsorge bildet die *Verordnung zur arbeitsmedizinischen Vorsorge*. Hier wird zwischen Pflicht-, Angebots- und Wunschvorsorge unterschieden. Im Anhang zu dieser Verordnung sind Tätigkeiten und Expositionsbedingungen genannt, bei denen eine Pflicht- bzw. Angebotsvorsorge erforderlich ist. Pflichtvorsorge ist in der Regel bei größeren Gefährdungen angezeigt. So ist z. B. bei Tätigkeiten mit Lärmexposition dann eine Angebotsvorsorge notwendig, wenn ein unterer Auslösewert überschritten wird. Eine Pflichtvorsorge wird dagegen zwingend nötig, wenn auch ein oberer (höherer) Auslösewert erreicht oder überschritten wird.

In Deutschland umfasst die arbeitsmedizinische Vorsorge ausdrücklich nicht den Nachweis der gesundheitlichen Eignung für berufliche Anforderungen. Arbeitsmedizinische Vorsorge soll nicht zusammen mit Untersuchungen durchgeführt werden, die dem Nachweis der gesundheitlichen Eignung für berufliche Anforderungen dienen, es sei denn, betriebliche Gründe erfordern dies. In diesem Fall hat der Arbeitgeber den Arzt oder die Ärztin zu verpflichten, die unterschiedlichen Zwecke von arbeitsmedizinischer Vorsorge und Eignungsuntersuchung gegenüber dem oder der Beschäftigten offenzulegen (ArbMedVV § 3 Abs. 3)

Internet-Ressourcen

Auf unserer Lehrbuch-Homepage **(www.public-health-kompakt.de)** finden Sie Hinweise auf Literaturquellen, zahlreiche weitere Abbildungen und Tabellen, Links zu weiterführender Literatur sowie zu anderen themenrelevanten Internet-Ressourcen.

8 Chronische Krankheiten und Unfälle

Parallel zur ansteigenden Lebenserwartung in den meisten Ländern der Erde nimmt die Krankheitslast durch chronische Erkrankungen zu. Die Weltgesundheitsorganisation (WHO) fasst die Gruppe der chronischen Erkrankungen auch unter dem Begriff ‚nichtübertragbare Krankheiten‘ (*Non-Communicable Diseases*, NCD) zusammen. Dieser Begriff macht deutlich, dass die Erkrankungen, anders als die Infektionskrankheiten (übertragbare Krankheiten = Communicable Diseases; s. Kap. 9), nicht von Mensch zu Mensch oder von Tier zu Mensch übertragen werden können.

Zu den nichtübertragbaren Krankheiten gehören u. a. Herz-Kreislauf-Erkrankungen, Tumorerkrankungen, Diabetes mellitus, Erkrankungen des Bewegungsapparates, chronische Atemwegserkrankungen und psychische Störungen. Sie sind in der WHO-Region Europa derzeit für 86 % aller Todesfälle und 77 % der Krankheitslast verantwortlich. Damit tragen sie erheblich zur Beeinträchtigung von Lebensqualität, Arbeitsfähigkeit und Lebenserwartung der Bevölkerung bei. Bei der Entstehung chronischer Krankheiten spielen oftmals dieselben Risikofaktoren und Gesundheitsverhaltensweisen eine Rolle, sodass hier Ansatzpunkte für gesundheitsfördernde Interventionen bestehen. Zudem sterben weltweit jährlich mehr als 1,35 Mio. Menschen durch tödliche Unfälle. Eine bedeutende Rolle spielt dabei der Straßenverkehr. Verletzungen könnten somit v. a. aufgrund der Zunahme des Straßenverkehrs in den nächsten Jahrzehnten zur häufigsten Todesursache werden.

In diesem Kapitel gehen wir daher auf das Thema ‚Unfälle‘ und auf die wichtigsten chronischen Erkrankungen ein. Wir betrachten jeweils die epidemiologischen Daten (Inzidenz, Prävalenz, Morbidität, Mortalität und Burden of Disease), gehen kurz auf Ursachen, Risikofaktoren, Folge- und Begleiterkrankungen ein und beschäftigen uns schließlich mit den möglichen präventiven Maßnahmen. Nicht für alle Erkrankungen bzw. Erkrankungsgruppen gibt es Berechnungen zu den durch sie entstehenden Gesundheitskosten, die wir dann ggf. auch diskutieren.

8.1 Chronische Krankheit und Behinderung

Lotte Habermann-Horstmeier

In den letzten Jahrzehnten kam es in den westlichen Industrienationen zu einem deutlichen Anstieg der Anzahl chronisch kranker Menschen. Aufgrund der demografischen Entwicklung wird dieser Trend in den nächsten Jahren weiter zunehmen.

Doch: Wer ist überhaupt chronisch krank? Und wer leidet an einer Behinderung?

8.1.1 Definitionen

Chronische Krankheit

Chronische Krankheiten sind durch kontinuierlich oder schubweise auftretende Krankheitssymptome gekennzeichnet, die durch in der Regel irreversible pathogenetische Prozesse verursacht werden. Dass die Zahl chronischer Erkrankungen mit dem Alter zunimmt, ist v. a. auf altersphysiologische Veränderungen und auf die sukzes-

https://doi.org/10.1515/9783110673708-008

sive Summierung von Risiken über den Lebensverlauf zurückzuführen. Die Betroffenen haben nicht selten einen lang andauernden, hohen Betreuungsbedarf. Eine Heilung ist meist nicht möglich. Die medizinischen Therapieeffekte sind im Allgemeinen begrenzt, sodass es meist darum geht, im Sinne einer Tertiärprävention Folgeprobleme (wie z. B. funktionale Einschränkungen) zu verhindern. Im Verlauf der Erkrankung kann es zu erheblichen Veränderungen in nahezu allen Lebensbereichen der Erkrankten kommen. Typische chronische Erkrankungen sind z. B. der Diabetes mellitus, die Herzinsuffizienz, die Arthrose, die COPD und die Depression.

Multimorbidität

Viele Menschen leiden gleichzeitig an mehreren chronischen Erkrankungen, sie sind multimorbide. Obwohl Multimorbidität mit dem Alter zunimmt, ist sie auch ein häufiges, bislang noch wenig beachtetes Phänomen in allen anderen Altersgruppen. Die medikamentöse Therapie gestaltet sich bei Multimorbidität oft schwierig, da die Zahl der Nebenwirkungen (unerwünschte Arzneimittelwirkungen) und Wechselwirkungen (Arzneimittelinteraktionen) mit der Zahl der verabreichten Medikamente zunimmt. Eine solche Multimedikation (Polypharmazie) ist sehr häufig bei älteren Menschen anzutreffen.

Behinderung

Eine einheitliche Definition des Begriffs Behinderung existiert bislang nicht. Die Weltgesundheitsorganisation (WHO) unterschied 1980 in diesem Zusammenhang zwischen *Impairment* (Schädigung), *Disability* (Beeinträchtigung) und *Handicap* (Behinderung). Unter *Impairment* versteht diese Definition angeborene oder erworbene Fehlbildungen in der Struktur und/oder der Funktion des Körpers bzw. der Psyche. Der Begriff *Disability* beschreibt hiernach erhebliche Funktionsbeeinträchtigungen oder -mängel aufgrund solcher Schädigungen, was dazu führt, dass sich die Betroffenen bei typischen Alltagssituationen eingeschränkt sehen oder dass diese sogar für sie unmöglich sind. Wenn einer Person Nachteile aus einer solchen Schädigung oder Beeinträchtigung entstehen, spricht man hiernach von *Handicap* oder Behinderung. Die neuere *Internationale Klassifikation der Funktionsfähigkeit, Behinderung und Gesundheit ICF* der WHO (2001) betrachtet Behinderung dagegen nicht mehr primär defizit-, sondern ressourcenorientiert, und zwar anhand verschiedener Gesundheitskomponenten (Körperfunktionen, Körperstrukturen, Aktivitäten, Partizipation, Umweltfaktoren). Sie kann daher auf alle Menschen bezogen werden, nicht nur auf Menschen mit Behinderungen.

Das *Übereinkommen über die Rechte von Menschen mit Behinderungen* (UN-Behindertenrechtskonvention) erwähnt in seiner Präambel, dass sich das Verständnis von Behinderung ständig weiterentwickelt. Hiernach ergibt sich Behinderung aus der Wechselwirkung zwischen Menschen mit Beeinträchtigungen einerseits und den einstellungs- und umweltbedingten Barrieren andererseits. Menschen mit Behinderungen sind demnach Menschen, die bleibende körperliche, seelische, geistige oder Sinnesbeeinträchtigungen haben, welche sie in Wechselwirkung mit den verschiedenen Barrieren in ihrer Umwelt an der vollen, wirksamen und gleichberechtigten Teilhabe an der Gesellschaft hindern können.

Schwerbehinderung

Während der Begriff der ‚Schwerbehinderung' in der Schweiz und in Österreich nur ausdrückt, dass es sich hier um eine schwere Form der Behinderung handelt, ist in Deutschland die Einstufung als ‚schwerbehindert' mit einem Rechtsanspruch auf finanzielle Vergünstigungen und Hilfen verbunden. Als Schwerbehinderter gilt, wer einen Grad der Behinderung von mindestens 50 hat. Auf Antrag erhält der/die Betroffene einen Schwerbehindertenausweis. Gesetzliche Regelungen für Schwerbehinderte sind im Schwerbehindertengesetz (SchwbG) verankert.

8.1.2 Epidemiologische Daten

Chronische Krankheiten

Mortalität: Nach Angaben der WHO sterben derzeit weltweit pro Jahr 41 Mio. Menschen aufgrund chronischer Erkrankungen. Die meisten dieser Todesfälle (17,9 Mio.) gehen auf Herz-Kreislauf-Erkrankungen zurück. Es folgen Tumorerkrankungen (9,0 Mio.), chronische Atemwegserkrankungen (3,9 Mio.) und Diabetes mellitus (1,6 Mio.). Allein diese vier Krankheitsgruppen sind damit für mehr als 80 % der Todesfälle aufgrund chronischer Erkrankungen verantwortlich. Obwohl die meisten chronischen Erkrankungen mit zunehmendem Alter häufiger vorkommen, treten mehr als 36 % der Todesfälle aufgrund dieser Erkrankungen schon vor dem 70. Lebensjahr auf. Mehr als drei Viertel der frühzeitigen Todesfälle aufgrund chronischer Erkrankungen gibt es in Ländern mit niedrigem und mittlerem Pro-Kopf-Einkommen. Insgesamt sterben in diesen Ländern jährlich 32 Mio. Menschen an chronischen Erkrankungen.

Nach Schätzungen sind in der WHO-Region Europa die folgenden fünf chronischen Erkrankungen für 86 % der Todesfälle verantwortlich: Diabetes mellitus, Herz-Kreislauf-Erkrankungen, bösartige Tumoren, chronische Atemwegserkrankungen und psychische Störungen. In Deutschland lassen sich ca. drei Viertel aller Todesfälle auf chronische Erkrankungen zurückführen. Dies gilt ebenso für die Schweiz, wo Herz-Kreislauf-Erkrankungen, bösartige Tumoren, Atemwegserkrankungen und Demenz für drei Viertel der Todesfälle verantwortlich sind. Der wichtigste Risikofaktor ist dabei ein ungesunder Lebensstil: Tabakkonsum, Bewegungsmangel, schädlicher Alkoholkonsum, ungesunde Ernährung und Stress erhöhen das Risiko, vorzeitig an einer chronischen Erkrankung zu versterben (s. Kap. 4.2.2).

Prävalenz: In Deutschland leiden 39,1 % der erwachsenen Bevölkerung an mindestens einer chronischen Erkrankung. Frauen (42,3 %) sind deutlich häufiger betroffen als Männer (35,8 %), ältere Menschen deutlich häufiger als junge. So sind z. B. in der Gruppe der 18- bis 29-jährigen Frauen 20,1 % chronisch krank, aber 60,2 % in der Gruppe der über 65-jährigen Frauen. Die Unterschiede zwischen Männern und Frauen vergrößern sich dabei mit zunehmendem Alter. Im mittleren Lebensalter leiden Personen mit niedrigem Bildungsstand häufiger an einer chronischen Krankheit als Personen mit hoher Bildung.

In Österreich ist etwa ein Drittel der Menschen ab 15 Jahre (2,6 Mio.) chronisch krank. Auch hier sind mehr Frauen (1,4 Mio.) als Männer (1,2 Mio.) betroffen. Und auch hier vergrößern sich die Unterschiede zwischen den Geschlechtern mit zunehmendem Alter. Vor allem bei den Männern zeigte sich jedoch ein Rückgang der Belastung durch chronische Krankheiten (altersstandardisiert) im Zeitraum zwischen 2007 und 2014.

In der Schweiz sind etwas weniger Menschen von einer chronischen Erkrankung betroffen (2,18 Mio. = 31,9 % der Bevölkerung ab 15 Jahre). Allerdings sind dabei Personen, die in Pflegeeinrichtungen leben, nicht erfasst worden, sodass der tatsächliche Wert höher sein dürfte. Mit 15 % der jungen Männer und 19 % der jungen Frauen zwischen 15 und 24 Jahren sind in dieser Altersgruppe ähnlich viele Menschen wie in Deutschland betroffen. Auch dass die Hälfte der über 75-jährigen Menschen außerhalb von Pflegeeinrichtungen chronisch krank ist, unterscheidet sich wahrscheinlich nicht allzu sehr von der Situation in Deutschland oder Österreich.

Burden of Disease: In den Industrienationen steigt die Lebenserwartung weiter an. Bei der Berechnung der Krankheitslast gewinnen die Auswirkungen der chronischen Morbidität im Verhältnis zur Mortalität durch diese Erkrankungen daher immer mehr an Bedeutung. In der WHO-Region Europa wird geschätzt, dass 77 % der Krankheitslast auf die wichtigsten chronischen Krankheiten (Diabetes mellitus, Herz-Kreislauf-Erkrankungen, bösartige Tumoren, chronische Atemwegserkrankungen und psychische Störungen) zurückzuführen sind. Berechnungen in der Schweiz zeigen, dass dort insgesamt 88 % des Verlusts an gesunden Lebensjahren auf chronische Erkrankungen zurückgeführt werden können. Besonders groß ist dabei die Bedeutung psychischer Erkrankungen wie der Depression, weil sie, verglichen mit chronischen körperlichen Erkrankungen, eher früher im Lebensverlauf auftreten.

Multimorbidität

Multimorbidität kommt insbesondere bei älteren Menschen vor. Dabei sind Menschen aus sozial schwächeren Schichten deutlich häufiger und früher betroffen als solche mit höherem sozioökonomischem Status. In der Schweiz leiden 22 % der in Privathaushalten lebenden Bevölkerung ab 50 Jahre an mehreren chronischen Krankheiten gleichzeitig. Mit dem Alter nimmt dieser Anteil stark zu. So sind bei den

50- bis 64-Jährigen erst 11,0 % betroffen, während es bei den über 80-Jährigen schon 44,1 % sind. Auch hier sind die in Pflegeeinrichtungen lebenden Menschen nicht mit berücksichtig. Abb. 8.1 zeigt die Situation in Deutschland. Dargestellt ist der Anteil von Personen mit mehreren gleichzeitig vorliegenden Erkrankungen/Beschwerden, unterschieden nach Alter und Geschlecht. Die Zahlen sind deutlich höher als die Angaben aus der Schweiz, u. a. weil nach aktuell vorliegenden Erkrankungen und Beschwerden und nicht nur nach chronischen Erkrankungen gefragt wurde. In Österreich sind die über 74-jährigen Frauen nach eigenen Aussagen von durchschnittlich 4,2 chronischen Erkrankungen betroffen, gleichaltrige Männer dagegen durchschnittlich von 3,6 chronischen Krankheiten. Bei den Hochaltrigen (≥ 84 Jahre) werden die Unterschiede zwischen den Geschlechtern geringer.

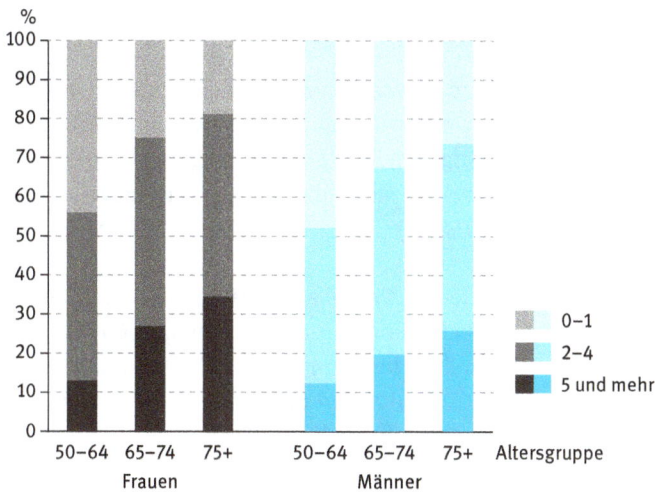

Abb. 8.1: Anteil der Personen in Deutschland, die mehrere gleichzeitig vorliegende Erkrankungen/ Beschwerden angeben, unterschieden nach Alter, Geschlecht und Zahl der angegebenen Erkrankungen bzw. Beschwerden (Datenbasis: German Health Update [GEDA] 2009). Quelle: Nowossadeck E. Demografische Alterung und Folgen für das Gesundheitswesen. Hrsg. Robert Koch-Institut Berlin, GBE kompakt 2012;3(2); www.rki.de/gbe-kompakt (Stand: 11.04.2012); https://www.rki.de/DE/Content/Gesundheitsmonitoring/Gesundheitsberichterstattung/GBEDownloadsK/2012_2_Demografischer_Wandel_Alterung.pdf?_blob=publicationFile; auf der Basis von: Fuchs J, Busch M, Lange C et al. Prevalence and patterns of morbidity among adults in Germany – results of the German Telephone Health Interview Survey „German Health Update (GEDA) 2009". Bundesgesundheitsbl – Gesundheitsforsch – Gesundheitsschutz 2012;55:576–586.

Behinderung

Da es bislang keine klare, allgemein anerkannte Definition von Behinderung gibt, sollte man den folgenden Angaben zur Prävalenz von Behinderung mit einer gewissen Vorsicht begegnen. So ist beispielsweise die Zahl der Menschen mit Behinderung in verschiedenen Studien wesentlich höher, wenn nach allgemeinen Indikatoren für Behinderung (wie z. B. chronischer Krankheit) gefragt wird, als wenn spezifischere Behinderungsindikatoren genannt werden (wie z. B. das Vorhandensein von Faktoren, die Unabhängigkeit und Eigenständigkeit einschränken).

Weltweit: Nach Angaben der WHO schätzt man, dass mehr als 1 Mrd. Menschen (≥ 15 % der Weltbevölkerung zur Zeit der Datenschätzung 2010; Abb. 8.2) mit einer Form von Behinderung leben. Bei den Personen ab 15 Jahren sind es zwischen 15,6 % (785 Mio.) und 19,4 % (975 Mio.). Hiervon sind zwischen 2,2 % (110 Mio.) und 3,8 % (190 Mio.) erheblich behindert (z. B. vollständig gelähmt, blind oder an einer schweren Depression leidend). Bei den Kindern und Jugendlichen bis 14 Jahren liegt der geschätzte Prozentsatz bei 5,1 % (95 Mio.). Hiervon haben 0,7 % (13 Mio.) eine schwere Behinderung.

Schweiz: In der Schweiz wurde die Anzahl der Menschen mit Behinderungen im Jahr 2017 auf rund 1,79 Mio. geschätzt, 26,2 % davon gelten als stark beeinträchtigt. Letzteres sind insbesondere Menschen, die aufgrund ihrer Einschränkungen in speziellen Einrichtungen leben. Mit zunehmendem Alter steigt ihr Anteil an der Bevölkerung deutlich an.

Österreich: Etwa 20,5 % (= 1,7 Mio.) der in Privathaushalten lebenden österreichischen Bevölkerung haben eine bleibende Behinderung. Bei den über 60-Jährigen sind 48,4 % durch ihre gesundheitlichen Einschränkungen dauerhaft in ihrem täglichen Leben beeinträchtigt. Die meisten (67,7 %) haben Probleme mit Bewegung und Mobilität, 22,7 % sind durch Augenleiden gehandicapt, 16,9 % haben Hörprobleme und 40,4 % geben mehrere Behinderungen an.

Deutschland: In Deutschland wird, anders als in der Schweiz und in Österreich, meist die Zahl der schwerbehinderten Menschen angegeben. Dies sind die Menschen, die einen Schwerbehindertenausweis beantragt haben und bei denen ein Grad der Behinderung von 50 und mehr anerkannt wurde. Im Jahr 2019 waren das 9,5 % der Bevölkerung (rund 7,9 Mio. Menschen). Etwas mehr als die Hälfte (50,4 %) waren Männer, 57,2 % waren 65 Jahre und älter. Bei den meisten schwerbehinderten Menschen war die Behinderung durch eine Krankheit verursacht (89 %). Nur bei 3,3 % handelte es sich um eine angeborene oder frühkindlich erworbene Behinderung, in 1,2 % der Fälle waren Unfälle oder Berufskrankheiten die Ursache der Behinderung. Bei 58 % der schwerbehinderten Menschen lag dem anerkannten Status eine körperliche Behinderung, bei 22 % eine zerebrale Störung oder eine geistige bzw. seelische Behinderung zugrunde[67]. In den jüngeren Altersgruppen ist die Anzahl der schwer-

---

67 Bei den übrigen Personen (19 %) war die Art der Schwerbehinderung nicht ausgewiesen.

Better health for people with disabilities

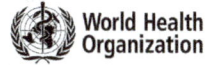 **World Health Organization**

People with disabilities have the same general health care needs as others

Over **1 BILLION** people globally experience disability

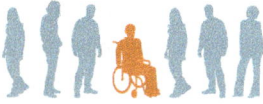

1 in **7** people

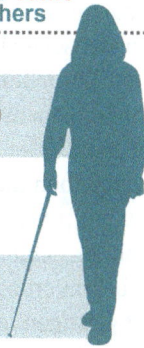

But they are:

2x more likely to find health care providers' skills and facilities inadequate

3x more likely to be denied health care

4x more likely to be treated badly in the health care system

1/2 of people with disabilities cannot afford health care

They are:
50% more likely to suffer catastrophic health expenditure

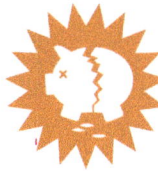 These out-of-pocket health care payments can push a family into poverty

---

Rehabilitation and assistive devices can enable people with disabilities to be independent

970 MIL people need glasses and low vision aids

75 MIL people need a wheelchair; Only **5-15%** have access to one

466 MIL people have disabling hearing loss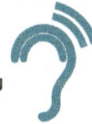

Production of hearing aids only meets:
10% of global need **3%** of developing countries' needs

Making all health care services accessible to people with disabilities is achievable and will reduce unacceptable health disparities

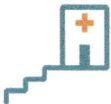 remove physical barriers to health facilities, information and equipment

make health care affordable

CR|PD A25 A26 train all health care workers in disability issues including rights

invest in specific services such as rehabilitation

Source: World report on disability: www.who.int/disabilities/world_report

Abb. 8.2: *Better health for people with disabilities* („Bessere Gesundheit für Menschen mit Behinderung") – Informationsblatt der Weltgesundheitsorganisation WHO über die wichtigsten Themen und Daten beim Thema „Behinderung". (Quelle: Weltgesundheitsorganisation (WHO), 2018; http://www.who.int/disabilities/infographic/en/).

behinderten Männer u. a. deshalb höher, weil in Deutschland noch immer mehr Männer als Frauen erwerbstätig sind. Sie stellen daher häufiger Anträge auf Schwerbehinderung, um dadurch die Vorteile des Schwerbehindertenrechts am Arbeitsplatz und im Hinblick auf eine mögliche „Frühverrentung" zu nutzen.

Die Zahl der Menschen mit Behinderung in stationärer Betreuung[68] und im ambulant betreuten Wohnen ist jedoch wesentlich geringer als die Zahl der schwerbehinderten Menschen insgesamt. Im Jahr 2016 gab es in Deutschland 201.939 Plätze in stationären Einrichtungen der Behindertenhilfe. Allerdings steigt der Bedarf, u. a. weil auch die Lebenserwartung der Menschen mit Behinderung steigt, weil das Eintrittsalter sinkt (Menschen mit angeborener oder frühkindlich erworbener Behinderung verbleiben nicht mehr so lange im familiären Umfeld) und weil die Zahl der Menschen mit psychischen Problemen zunimmt. Die meisten Wohnangebote der Behindertenhilfe richten sich an Menschen mit geistiger Behinderung und schwerer Mehrfachbehinderung (ca. 60 %). Es gibt aber z. B. auch Einrichtungen für Menschen mit geistigen und körperlichen Behinderungen sowie solche für Menschen mit psychisch-seelischen Einschränkungen.

8.1.3 Soziale, psychische und ökonomische Folgen

Soziale und psychische Folgen

Charakteristisch für chronische Krankheiten sind die längere Dauer und – in der Regel – die Irreversibilität der pathologischen Prozesse. Der Krankheitsverlauf kann sich im Laufe der Zeit daher auf nahezu alle Lebensbereiche auswirken. Typische Folgen betreffen z. B. den psychosozialen Bereich und die individuelle Lebensführung. Es kann zu Einschränkungen in der Selbstversorgung und der Teilhabe am gesellschaftlichen Leben kommen. Durch Schwierigkeiten in der Krankheitsverarbeitung können psychosoziale Begleiterscheinungen auftreten. Vereinsamung und Depression können die Folgen sein. Chronische Krankheiten senken daher die Lebensqualität z. T. erheblich. Insbesondere bei Multimorbidität und Multimedikation kommt es oftmals zu einer Potenzierung der mit den Krankheiten einhergehenden Probleme.

Folgen für das Arbeitsleben

Chronisch kranke Menschen im erwerbsfähigen Alter sehen sich nicht selten in einem Teufelskreis aus Krankheit und Arbeitslosigkeit. Chronische Erkrankungen und Behinderungen können das Risiko für einen Arbeitsplatzverlust erhöhen, insbesondere bei häufiger und lange andauernder Arbeitsunfähigkeit (AU). Arbeitslosen mit Gesundheitsproblemen gelingt es nur selten, wieder eine adäquate Beschäftigung zu

---

[68] Stationäre Behinderteneinrichtungen zählen heute in Deutschland zu den ‚gemeinschaftlichen Wohnformen der Behindertenarbeit'.

finden, obwohl viele von ihnen in bestimmten Bereichen durchaus leistungsfähig wären. In Österreich hatten im Jahr 2011 beispielsweise nur 1,6 % der Erwerbstätigen eine gesundheitsbedingte spezielle Ausstattung oder bauliche Anpassung am Arbeitsplatz. Bei ebenso vielen (oder besser: ebenso wenigen) gab es gesundheitsbedingt eine spezielle Arbeitsvereinbarung. Im Jahr 2015 wurden rund 475 Personen durch eine Persönliche Assistenz am Arbeitsplatz (PAA) vom Sozialministeriumservice gefördert (jährlicher Aufwand: rund 8,1 Mio. €). In Deutschland werden noch immer viele Menschen mit Behinderung und chronisch kranke Menschen „frühverrentet", dies gilt insbesondere für Menschen mit psychischen Störungen. So lag der Prozentsatz der Frühverrentungen aus diesem Grund dort im Jahr 2018 bei 42,6 %, Frauen sind dabei deutlich häufiger betroffen als Männer. Ein Grund hierfür ist, dass insbesondere Menschen mit psychischen Erkrankungen zu selten Rehabilitationsleistungen erhalten, die ihnen die Rückkehr ins Arbeitsleben ermöglichen könnten, oder dass entsprechende Leistungen nicht auf ihre Bedürfnisse zugeschnitten sind. Eine Folge davon ist, dass die Armutsgefährdung bei chronisch kranken Menschen und Menschen mit Behinderung deutlich höher ist als im Durchschnitt der Gesamtbevölkerung. So waren z. B. im Jahr 2014 in Österreich rund 11 % der Menschen mit Behinderung arm, während der Prozentsatz in der Gesamtbevölkerung rund 5 % betrug. In Deutschland haben insbesondere arbeits- oder erwerbsunfähige Menschen mit einer chronischen psychischen Erkrankung ein hohes Risiko, ein Leben in Armut zu führen. Langzeitarbeitslose sind überdurchschnittlich häufig psychisch krank und von Armut bedroht. Unter den Arbeitslosengeld-II-Empfängern ist der Anteil der psychisch kranken Menschen deutlich höher als unter den Berufstätigen.

Kosten von chronischer Krankheit und Behinderung
In vielen Fällen tritt im Verlauf der Erkrankung ein dauerhafter Pflege- und Hilfebedarf ein. Es gibt dabei eine starke Korrelation zwischen Alter, Geschlecht, Multimorbidität und der Inanspruchnahme von Gesundheitsleistungen. Chronische Erkrankungen sind daher kostenintensiv. In den USA fielen in den letzten Jahren etwa 86 % der direkten Gesundheitskosten aufgrund chronischer Erkrankungen an. Ähnlich ist es in der Schweiz. Hier werden die materiellen Kosten der chronischen Erkrankungen für das Jahr 2011 mit 51 Mrd. CHF (= 80 % der gesamten direkten Gesundheitskosten der Schweiz) angegeben. Darüber hinaus betragen die indirekten Kosten hierfür schätzungsweise 30 bis 40 Mrd. CHF pro Jahr. Sie entstehen v. a. durch Arbeitslosigkeit, Frühpensionierungen und informelle Pflege. Besonders hoch sind die indirekten Kosten bei psychischen Krankheiten, da diese oft relativ früh im Lebensverlauf auftreten und sich somit auf Ausbildung und Erwerbsfähigkeit stark auswirken können. In Deutschland gibt es keine aktuellen Berechnungen zu den Ausgaben für chronische Krankheiten. Im Jahr 2015 beliefen sich hier die Ausgaben für fünf Krankheitsbereiche, in denen vorwiegend chronische Erkrankungen zusammengefasst werden (Tumorerkrankungen, Herz-Kreislauf-Erkrankungen, Muskel-/

Skeletterkrankungen, Stoffwechsel- und endokrine Erkrankungen sowie psychische Störungen), auf insgesamt 48,3 % der direkten Krankheitskosten. Allerdings gibt es Hinweise darauf, dass nicht alle chronisch kranken Menschen besonders viele bzw. besonders teure medizinische Leistungen in Anspruch nehmen, sondern nur eine relativ kleine Gruppe von PatientInnen. So entfielen beispielsweise 50 % der Ausgaben für Arzneimittel bei der zweitgrößten gesetzlichen Krankenkasse in Deutschland (BARMER) im Jahr 2015 auf 3,3 % der Versicherten.

Inklusion

Inklusion ist der Leitgedanke der UN-Behindertenrechtskonvention. Hierunter versteht man die gleichberechtigte Teilhabe von chronisch kranken Menschen und Menschen mit Behinderung am gesellschaftlichen Leben (Abb. 8.3). Allen Menschen soll die uneingeschränkte Teilnahme an allen Aktivitäten des Lebens möglich sein. Hierzu gehört auch, dass Menschen mit chronischer Krankheit und/oder Behinderungen die gleiche Gesundheitsversorgung erhalten wie alle anderen Menschen. Zugangshindernisse zu Gesundheitseinrichtungen sollen beseitigt werden, Menschen mit Behinderung sollen Hilfen und Mittelspersonen zur Verfügung stehen, um den Zugang zu erleichtern.

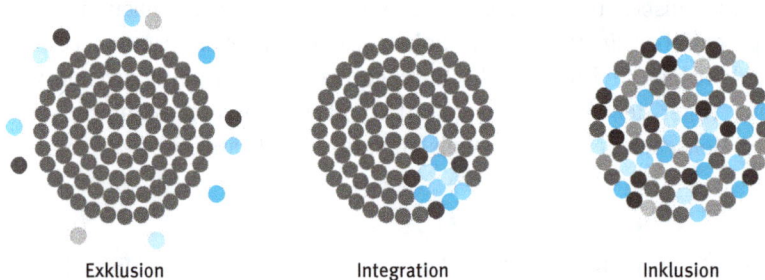

Exklusion   Integration   Inklusion

Abb. 8.3: Bildliche Darstellung der Begriffe ‚Exklusion‘, ‚Integration‘ und ‚Inklusion‘. Quelle: Aktion Mensch; https://www.aktion-mensch.de/themen-informieren-und-diskutieren/was-ist-inklusion.html.

In vielen Ländern sieht die Situation derzeit jedoch noch ganz anders aus (s. Abb. 8.2). Weltweit kann sich etwa die Hälfte der Menschen mit Behinderung keine Gesundheitsversorgung leisten. Ihnen wird dreimal häufiger als anderen Menschen eine Gesundheitsversorgung verweigert. Sie werden viermal häufiger als nicht behinderte Menschen in ihrem Gesundheitssystem schlecht behandelt.

Auch in Deutschland gibt es Hinweise darauf, dass Menschen mit Behinderung z. B. in Krankenhäusern unzureichend behandelt werden. ÄrztInnen und Pflegepersonal fehlt es oft an praktischer Erfahrung im Umgang mit Menschen mit Behinderung. Hieraus entstehen Unsicherheit und Vermeidungsverhalten beim medizinischen Personal bis hin zu Aggressivität. Eine notwendige Begleitung durch Angehörige/Betreuer wird z. B. bei erwachsenen Menschen mit geistiger Behinderung oft aus räumlichen Gründen oder aus Kostengründen unmöglich gemacht. Wegen mangelnder Ausbildung in diesem Bereich werden die Symptome bei Menschen mit geistiger/psychischer Behinderung von ÄrztInnen oft falsch interpretiert, sodass Fehldiagnosen gestellt werden. Medikamente werden falsch dosiert, Neben- und Wechselwirkungen übersehen. Verhaltensauffälligkeiten bei Menschen mit geistiger oder psychischer Behinderung werden als unkooperatives Verhalten (Non-Compliance) interpretiert und nicht als Ausdruck der Beschwerden. Weil Betreuungskräfte und Angehörige befürchten müssen, dass Behandlung und Betreuung in Krankenhäusern nicht adäquat sind, werden Menschen mit Behinderung nicht selten zu spät ins Krankenhaus gebracht. Andererseits werden sie oft vorschnell entlassen, wenn sie den Routine-Betrieb stören. Auch das Entlassungsmanagement ist nicht selten mangelhaft. Probleme gibt es darüber hinaus in finanzieller Hinsicht, da die Übernahme der im Zusammenhang mit dem Krankenhausaufenthalt eines Menschen mit Behinderung anfallenden zusätzlichen Kosten nicht geklärt ist. In Deutschland und vielen anderen Ländern beschäftigen sich derzeit noch zu wenige Public-Health-Fachleute mit den Themen ‚Behinderung‘ und ‚Inklusion‘. Auch die Forschung in diesem Bereich steckt noch in den Anfängen.

8.2 Adipositas und Diabetes mellitus

Anita Rieder, Maria Wakolbinger, Alexandra Kautzky-Willer

Die Adipositas ist – wenn eine entsprechende genetische Disposition vorliegt – der wichtigste Risikofaktor für die Entwicklung eines Diabetes mellitus Typ 2. Beide Erkrankungen werden daher auch häufig unter dem Namen „Diabesity" zusammengefasst. Ein erhöhter Body-Mass-Index (BMI, s. Tab. 8.1) geht im Durchschnitt mit einer erhöhten Mortalität einher. Dies gilt allerdings auch für das Untergewicht. Ein hoher BMI ist einer der fünf häufigsten Risikofaktoren in Bezug auf die darauf zurückzuführenden Todesfälle (*Attributable Death*) und die durch eine hierauf beruhende Behinderung beeinträchtigte Lebensdauer (*Disability Adjusted Life Years*). Er ist damit einer der wichtigsten Gesundheitsparameter. Nicht nur in Europa, sondern weltweit ist der größte Teil der Diabetes-mellitus-Typ-2-Fälle der Adipositas zuzuordnen. Die *Milan Declaration 2015* der *Europäischen Adipositas Gesellschaft EASO* bezeichnete die Adipositas daher als ‚progressive Erkrankung‘ und als ‚zentrales Tor‘ zu vielen weiteren Erkrankungen (insbesondere den meisten *nicht übertragbaren Erkrankungen*, NCDs; s. Einführung in Kap. 8). Damit wurde die zentrale Rolle der Adipositas bei der Entstehung von Diabetes mellitus, Hyperlipidämie und Hypertonie einschließlich der Konsequenz einer erhöhten kardiovaskulären Morbidität und Mortalität allgemein anerkannt. Die Weltgesundheitsorganisation (WHO) erklärte die Adipositas zum größten globalen chronischen Public-Health-Problem, das inzwischen die Bedeutung der Mangelernährung deutlich übertrifft. Neueren Berechnungen zufolge könnten im Jahr 2025 bis zu 45 % der europäischen Bevölkerung von Adipositas betroffen sein.

An Diabetes mellitus leiden weltweit 59 Mio. Menschen (2019). Er gehört aktuell zu den Erkrankungen, die am stärksten zunehmen und enorme Folgeschäden verursachen. Dies betrifft nicht nur die Lebensqualität und die verlorenen (gesunden) Lebensjahre, sondern auch die Kosten, die hierdurch im Gesundheitssystem verursacht werden. Infolge einer besseren Versorgung waren die mit Diabetes assoziierten Gefäßschäden in den letzten 20 Jahren allerdings stärker rückläufig als entsprechende vaskuläre Probleme bei Menschen ohne Diabetes mellitus. Auch Nierenversagen und Amputationen kamen deutlich seltener vor. Allerdings werden die mit Diabetes verbundenen Probleme und Kosten aufgrund der zunehmenden Lebenserwartung der Menschen mit Diabetes mellitus und dem weltweiten Anstieg der Erkrankungszahlen nicht geringer. Zudem wird der Diabetes mellitus in vielen Fällen nach wie vor zu spät, d. h. erst bei der Diagnose von Folgeschäden, entdeckt.

8.2.1 Definitionen

Nach den Richtlinien der WHO spricht man ab einem BMI von 30 kg/m^2 von einer *Adipositas* (Tab. 8.1). Typisch hierfür ist ein Übermaß an Körperfett. Es handelt sich bei der Adipositas um eine anerkannte, chronische, aber behandelbare Erkrankung mit eingeschränkter Lebensqualität und hohem Morbiditäts- und Mortalitätsrisiko. Sie wird durch genetische und umweltbedingte Faktoren verursacht und erfordert eine langfristige Betreuung. Mittlerweile tritt die Adipositas immer früher im Verlauf des Lebens auf (Tab. 8.2) und stellt ein weltweites Gesundheitsproblem dar.

Tab. 8.1: Gewichtseinstufung bei Erwachsenen anhand von BMI und Bauchumfang einschließlich des Risikos für Folgeerkrankungen.

Gewichtseinstufung	BMI (kg/m^2)	Risiko für Folgeerkrankungen (bezogen auf normales Körpergewicht/normalen Bauchumfang)	
		Bauchumfang: Männer < 102 cm Frauen < 88 cm	Bauchumfang: Männer > 102 cm Frauen > 88 cm
Untergewicht	< 18,5		
Normalgewicht	18,5–24,9		
Übergewicht	25,0–29,9	erhöht	hoch
Adipositas Grad I	30,0–34,9	hoch	sehr hoch
Adipositas Grad II	35,0–39,9	sehr hoch	sehr hoch
Adipositas Grad III	≥ 40	extrem hoch	extrem hoch

Tab. 8.2: Gewichtseinstufung bei Kindern anhand der BMI-Perzentilen[69].

Gewichtseinstufung	BMI-Perzentile
Untergewicht	< 10
Normalgewicht	10–90
Übergewicht	90–97
Adipositas	97–99,5
Extreme Adipositas	> 99,5

Als *Diabetes mellitus* bezeichnet man eine Gruppe von heterogenen Erkrankungen, deren gemeinsamer Befund eine Erhöhung des Blutglukose-Wertes ist. Tab. 8.3 zeigt eine Einteilung der verschiedenen Diabetes-Formen.

Tab. 8.3: Charakteristika der verschiedenen Formen des Diabetes mellitus.

Prädiabetes (Diabetes mellitus-Vorstufen)
– Abnorme Nüchternglukose (Impaired Fasting Glucose, IFG)
– Gestörte Glukosetoleranz (Impaired Glucose Tolerance, IGT)

Manifester Diabetes mellitus
– **Typ-1-Diabetes**: Störung der Insulinsekretion[70] durch überwiegend immunologisch vermittelte Zerstörung der β-Zellen der Bauchspeicheldrüse mit meist absolutem Insulinmangel.
– **Typ-2-Diabetes**: Störung der Insulinwirkung (Insulinresistenz) mit zunächst meist relativem Insulinmangel (typischerweise Störung der Glukose-abhängigen Insulinsekretion).
– **Gestationsdiabetes** (Schwangerschaftsdiabetes): Erstmals während der Schwangerschaft aufgetretene/diagnostizierte Glukosetoleranzstörung (ab 2. Schwangerschaftsdrittel).
– **Andere spezifische Diabetes-Typen**: Sie treten im Rahmen anderer hormoneller Erkrankungen wie Morbus Cushing oder Akromegalie, bei Erkrankungen der Bauchspeicheldrüse, Infektionen etc. auf, können medikamentös/chemisch induziert oder genetisch bedingt sein (z. B. MODY[71]), darüber hinaus gibt es weitere seltene Formen.

---

69 Bei Kindern werden abhängig vom Lebensalter Gewichtskurven erstellt. Die 50er-Perzentile stellt dabei das Durchschnittsgewicht dar. Liegt ein Werte auf der 97. Perzentile, sind 97 % der Gleichaltrigen leichter als das betroffene Kind.
70 Das Hormon *Insulin* wird von den β-Zellen der Bauchspeicheldrüse gebildet. Es regelt den Zuckertransport in die Körperzellen und senkt auf diese Weise den Blutzuckerspiegel.
71 *MODY* = Maturity Onset Diabetes of the Young ist ein erblicher Typ-2-Diabetes, der bereits im Jugendalter auftritt.

8.2.2 Epidemiologische Daten

Adipositas: Weltweit leben 39 % der Erwachsenen mit Übergewicht und 13 % mit Adipositas. In der Europäischen Union (EU) sind die entsprechenden Zahlen mit 52 % bzw. 15 % noch deutlich höher. Unter den deutschsprachigen Ländern liegt Deutschland mit 52 % (Übergewicht) und 17 % (Adipositas) an der Spitze, gefolgt von Österreich (50 % bzw. 15 %) und – in deutlichem Abstand – von der Schweiz (42 % bzw. 11 %). In den letzten Jahrzehnten stieg die Prävalenz der Adipositas sowohl bei Kindern als auch bei Erwachsenen an. Der Anstieg war bei den 5- bis 19-Jährigen deutlich stärker ausgeprägt als bei jüngeren Kindern. Von 1975 bis 2016 verachtfachte sich die Anzahl der Kinder und Jugendlichen mit Adipositas dieser Altersgruppe, während sich die Zahl bei den 2- bis 4-jährigen Kindern zwischen 1980 und 2015 „nur" verdoppelte. Beim weltweit zu beobachtenden Anstieg zeigen sich regionale und länderspezifische Unterschiede, da sich die globale Adipositas-Epidemie dort jeweils in unterschiedlichen Entwicklungsstadien befindet. In *High-Income*-Ländern flacht der Aufwärtstrend insbesondere bei Menschen mit höherem sozio-ökonomischem Status bereits ab. Allerdings ist ein Länder- und Regionen-Vergleich über längere Zeiträume hinweg schwierig, da nicht immer eine unmittelbare Vergleichbarkeit gegeben ist. Zudem können länderspezifische Daten den Status von Subgruppen maskieren und daher das oft heterogene Bild der vulnerablen Gruppen nicht korrekt wiedergeben. In *High-Income*-Settings und -Gesellschaften ist die Adipositas-Prävalenz z. B. bei sozial schwächeren Gruppen allgemein deutlich höher. In den meisten Ländern mit niedrigen und mittleren Einkommen sind jedoch vermehrt Kinder und Jugendliche aus sozio-ökonomisch stärkeren Gruppen betroffen. Trotz des Anstiegs der Adipositas-Prävalenz kommt aber auch Unterernährung in vielen Ländern weiterhin vor. Die Prävalenz des Untergewichts hat sich weltweit betrachtet bei den 5- bis 19-Jährigen in den letzten 40 Jahren nicht verändert.

Diabetes mellitus: Der Diabetes mellitus betrifft global 463 Mio. Menschen. In Europa (IDF Europe Region[72]) gibt es 59 Mio. Menschen mit Diabetes (Abb. 8.4). Obwohl die Inzidenz des Typ-2-Diabetes zuletzt in einigen Ländern stagniert oder sogar rückläufig ist, steigt die Prävalenz weiter an. Die Zunahme betrifft alle Diabetesformen, besonders aber den Typ-2-Diabetes, der annähernd 90 % der Erkrankungen ausmacht, sowie den Schwangerschaftsdiabetes. Zudem ist zum Teil eine Verschiebung in jüngere Lebensjahre zu beobachten, weswegen die Zahl der Folgeschäden im Alter künftig zunehmen könnte. Weniger als 10 % der Diabetes-Fälle betreffen den durch eine Autoimmunerkrankung verursachten Typ-1-Diabetes, dessen Ursachen noch immer nicht gänzlich geklärt sind. Auch hier nehmen die Zahlen weltweit zu.

---

72 Zur *IDF Europe Region* (IDF = International Diabetes Federation) gehören 44 Staaten aus Europa und den angrenzenden westasiatischen Gebieten einschließlich der Russischen Föderation.

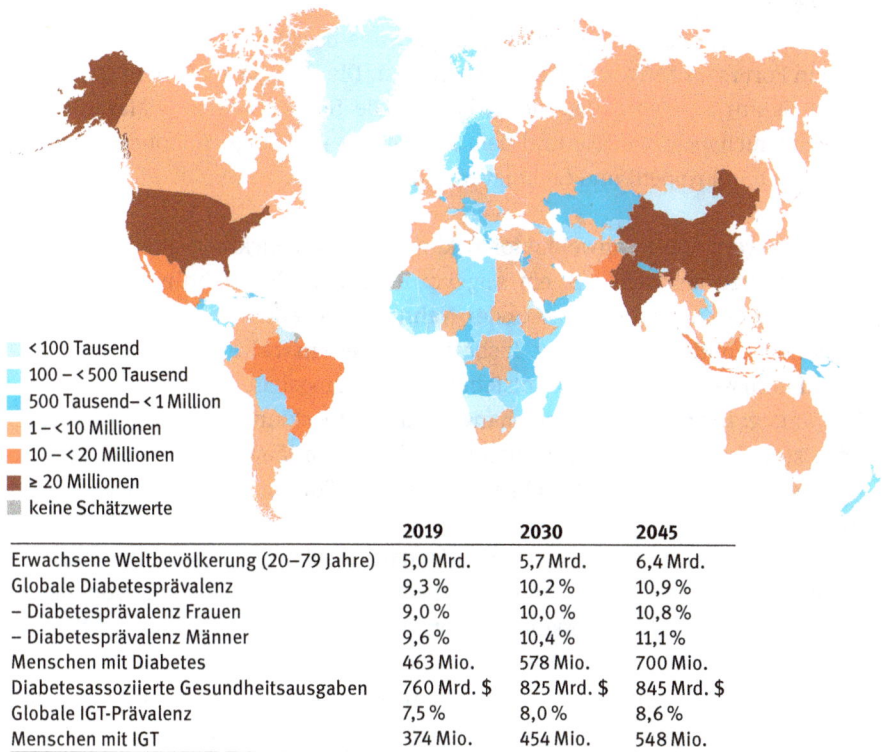

	2019	**2030**	**2045**
Erwachsene Weltbevölkerung (20–79 Jahre)	5,0 Mrd.	5,7 Mrd.	6,4 Mrd.
Globale Diabetesprävalenz	9,3 %	10,2 %	10,9 %
– Diabetesprävalenz Frauen	9,0 %	10,0 %	10,8 %
– Diabetesprävalenz Männer	9,6 %	10,4 %	11,1 %
Menschen mit Diabetes	463 Mio.	578 Mio.	700 Mio.
Diabetesassoziierte Gesundheitsausgaben	760 Mrd. $	825 Mrd. $	845 Mrd. $
Globale IGT-Prävalenz	7,5 %	8,0 %	8,6 %
Menschen mit IGT	374 Mio.	454 Mio.	548 Mio.

Abb. 8.4: Geschätzte Gesamtzahl der Erwachsenen (20–79 Jahre) mit Diabetes mellitus in den verschiedenen Weltregionen im Jahr 2019. Die darunter stehende Tabelle unterscheidet zusätzliche Diabetes-assoziierte Faktoren und nennt Schätzungen für die Jahre 2030 und 2045. *IGT = Impaired Glucose Tolerance, Gestörte Glukosetoleranz.* (Quelle: International Diabetes Federation IDF. IDF Diabetes Atlas, 9th edn. Brussels, Belgium: International Diabetes Federation, 2019.)

8.2.3 Ursachen und Risikofaktoren

Adipositas

Die Adipositas ist eine komplexe und multifaktorielle Krankheit, die von genetischen, physiologischen, psychologischen, ökologischen und sozioökonomischen Faktoren beeinflusst wird.

Genetische Faktoren: Einige Menschen sind genetisch prädisponiert, eine Adipositas zu entwickeln. Hier zeigt sich eine Häufung von Adipositas-Fällen in der Familiengeschichte. Das Risiko für eine Adipositas lässt sich zu 40 % bis 70 % durch genetische Unterschiede erklären.

Physiologische Faktoren: Eine Adipositas kann dann entstehen, wenn ein Ungleichgewicht zwischen Energiezufuhr und -abgabe besteht, und die überschüssige Energie in Form von Fettgewebe gespeichert wird. Die Energiebilanz wird dabei zentral vom Gehirn gesteuert, das hierzu hormonelle Signale aus dem Magen-Darm-Trakt, der Bauchspeicheldrüse und dem Fettgewebe empfängt. Anhand dieser Signale werden dann Appetit und Energieverbrauch reguliert.

Umweltfaktoren: Viele Umweltfaktoren können zur Entwicklung einer Adipositas beitragen. Hierzu gehören z. B. ein Angebot an übergroßen Nahrungsmittelportionen, der leichte Zugang zu ungesunder Nahrung und ein Bewegungsmangel aufgrund häufiger Bildschirmnutzung. Insbesondere **Lebensweise und Verhalten** sind wichtige Einflussfaktoren bei der Entstehung einer Adipositas:

- *Ernährung:* In engem Zusammenhang mit der Entwicklung einer Adipositas steht eine zu hohe tägliche Energieaufnahme über einen längeren Zeitraum hinweg, insbesondere durch den Verzehr von zu großen Portionen und gezuckerten Getränken.
- *Essverhalten:* Mit Adipositas assoziiert ist darüber hinaus ein bestimmtes Essverhalten, wie z. B. das Auslassen des Frühstücks, der häufige Konsum von Snacks zwischendurch und das Vorkommen von Essanfällen (Binge Eating).
- *Körperliche Betätigung und körperliche Inaktivität:* Körperliche Inaktivität senkt den Grundumsatz im Ruhezustand, was das Risiko einer zu hohen Energieaufnahme erhöht. Darüber hinaus verdrängt die körperliche Inaktivität vor dem Bildschirm (Bildschirmzeit, Screen Time) die körperliche Betätigung.
- *Schlaf:* Es besteht eine inverse Korrelation zwischen der Schlafdauer und der Höhe des Übergewichts. Menschen, die wenig schlafen, neigen zu Übergewicht.

Darüber hinaus wirken sich sowohl das räumliche als auch das soziale Umfeld stark auf die gesundheitsbezogene Lebensweise und das entsprechende Verhalten aus. Es beeinflusst die unzähligen Entscheidungen, die sich auf die Gesundheit (einschließlich Körpergewicht) auswirken können. Das räumliche Umfeld beinhaltet die Infrastruktur wie z. B. Radwege, Treppen, Sportvereine und Restaurants, aber auch die Landschaft und das Klima. Ein räumliches und soziales Umfeld, das ungesundes Essverhalten und wenig körperliche Betätigung hervorruft, wird als **„adipogenes"** **Umfeld** (*Obesogenic Environment*) bezeichnet.

Psychologische Faktoren: Stress, Langeweile und psychische Störungen sind mit Überernährung verbunden und können zur Entwicklung einer Adipositas beitragen. Mit dem Entstehen von Adipositas bei Kindern werden verschiedene psychologische Faktoren wie Impulsivität, Depression, Selbstwertgefühl und Angst sowie die Beschaffenheit des sozialen Umfelds (einschließlich der Familie), die soziale Akzeptanz und das Sozialverhalten in Verbindung gebracht.

Sozio-ökonomische Faktoren: Auch die Gesellschaft, in der ein Mensch lebt, sowie sein Einkommen können das Risiko beeinflussen, an Adipositas zu erkranken. So haben Menschen mit einem hohen sozioökonomischen Status in Ländern mit niedrigerem Durchschnittseinkommen eine höhere Wahrscheinlichkeit, an Adipositas zu erkranken, als Menschen mit einem hohen sozioökonomischen Status in Ländern mit höherem Durchschnittseinkommen.

Einflussfaktor Schwangerschaft und Ernährung des Säuglings: Die Ernährung, der Gesundheitszustand und die Lebensweise der Mutter sind wichtige Indikatoren für die Gesundheit des ungeborenen Kindes. Leidet eine werdende Mutter während der Schwangerschaft an Adipositas, besteht ein erhöhtes Risiko für die Entwicklung einer Adipositas im Kindesalter. Nach der Geburt wird dem Stillen eine Schutzwirkung im Hinblick auf eine Adipositas im Kindesalter zugeschrieben (s. Kap. 5.2 und 5.3). Doch auch bei Kindern gibt es nicht nur eine einzige Ursache für die Entstehung einer Adipositas. Der unausgewogene Energiehaushalt basiert in der Regel auf komplexen Interaktionen zwischen mehreren (Risiko-)Faktoren wie Lebensweise, Verhalten, Genen und Umwelt.

Diabetes mellitus

Es gibt zahlreiche Risikofaktoren, die zur Entstehung eines Diabetes mellitus mit beitragen können. Zu den traditionellen und neuen Risikofaktoren nach den *ADA Standards of Medical Care 2020* und den *Leitlinien der Österreichischen Diabetes Gesellschaft (ÖDG) 2019* gehören die in Tab. 8.4 und Tab. 8.5 genannten Faktoren.

Darüber hinaus fand man weitere Risikofaktoren, die ebenfalls bei der Entstehung eines Diabetes mellitus eine Rolle spielen können (Tab. 8.5).

Tab. 8.4: Traditionelle und neue Risikofaktoren für Diabetes mellitus, bei denen nach den *ADA Standards of Medical Care 2020* und den *ÖDG Leitlinien 2019* ein Screening empfohlen wird. BMI = Body-Mass-Index; HDL = High Density Lipoprotein; IFG = Impaired Fasting Glucose; IGT = Impaired Glucose Tolerance; HbA_{1c} = Teil des roten Blutfarbstoffs Hämoglobin, an den Glucose gebunden ist.

- Alter > 45 Jahre
- Erhöhter Bauchumfang (Frauen > 88 cm, Männer > 102 cm)
- Übergewicht oder Adipositas (BMI > 25 kg/m², bei asiatischer Herkunft: > 23 kg/m²)
- Verwandte ersten Grades mit Diabetes mellitus
- Ethnie mit hohem Risiko (asiatisch, afrikanisch, lateinamerikanisch)
- Niedriges HDL und/oder erhöhte Triglyzerid-Werte
- Prä-Diabetes: IFG, IGT oder HbA_{1c}-Wert von 5,7–6,4 %
- Metabolisches Syndrom
- Körperliche Inaktivität
- Rauchen
- Vorangegangener Schwangerschaftsdiabetes (GDM)
- Kardio- oder zerebrovaskuläre Erkrankung
- Hypertonie
- Herzinsuffizienz
- Fettlebererkrankungen (NAFDL und NASH)
- Pankreastumore
- Insulinresistenz-assoziierte Veränderungen: Acanthosis nigricans
- Polyzystisches Ovarsyndrom
- Hypogonadismus

Tab. 8.5: Weitere Diabetes-Risikofaktoren.

- Frühe Menarche
- Frühe Menopause
- Hohes Geburtsgewicht (> 90. Perzentile), Makrosomie
- Intrauterine Mangelernährung
- Entbindung durch Kaiserschnitt
- < 3–6 Monate Stillen (für Mutter und Kind)
- Hoher Testosteronwert bei der Frau
- Niedriger Testosteronwert beim Mann
- Erektile Dysfunktion
- Waist-to-Height-Ratio (WHtR) > 0,5
- Waist-to-Hip-Ratio (WHR) > 0,85 Frauen und > 1,0 Männer
- Schlafmangel
- Schichtarbeit
- Psychosozialer Stress

8.2.4 Folge- und Begleiterkrankungen

Im Zusammenhang mit der Adipositas sind derzeit etwa 230 Komorbiditäten und gesundheitliche Konsequenzen bzw. Komplikationen bekannt. Auch sie sind durch eine Gewichtsreduktion beeinflussbar. Das erhöhte Risiko für Herz-Kreislauf-Erkrankungen bei Adipositas umfasst neben der koronaren Herzkrankheit auch die Herzinsuffizienz und Herzrhythmusstörungen. Darüber hinaus ist nicht nur die kardiovaskuläre Mortalität, sondern auch die Sterblichkeit allgemein (*All-Cause-Mortalität*) erhöht. Mehr als 80 % des Typ-2-Diabetes sind auf eine Adipositas zurückzuführen. Hier erhöht die Adipositas das Risiko für Diabetes-bezogene Todesfälle. Bei Frauen lässt eine Gewichtszunahme nach dem 18. Lebensjahr, bei Männern nach dem 20. Lebensjahr das Diabetes-Risiko ansteigen. Eine Gewichtsreduktion ist dagegen mit einer Verringerung des Diabetes-Risikos assoziiert. Zudem kommen bestimmte Ernährungsmuster bei Menschen mit Typ-2-Diabetes häufiger vor. Ein Adipositas-assoziierter Diabetes mellitus geht charakteristischerweise mit erhöhten Insulinwerten im Blut (Hyperinsulinämie) einher, die bereits vor der Erhöhung der Blutglukosewerte (Hyperglykämie) nachweisbar sind.

Eine Auflistung der wichtigsten Begleit- und Folgeerkrankungen der Adipositas bei Erwachsenen finden Sie in Tab. 8.6, die wichtigsten Folgen der Adipositas bei Kindern in Tab. 8.7.

Tab. 8.6: Die wichtigsten Begleit- und Folgeerkrankungen der Adipositas im Erwachsenenalter.

– Störungen des Kohlenhydratstoffwechsels: Insulinresistenz, gestörte Glukosetoleranz, Diabetes mellitus Typ 2, Gestationsdiabetes
– Andere Stoffwechselstörungen: Dyslipoproteinämie, Hyperurikämie, Störungen der Hämostase
– Bluthochdruck: Arterielle Hypertonie, linksventrikuläre Hypertonie
– Herz-Kreislauf-Erkrankungen: koronare Herzkrankheit, Herzinsuffizienz, Schlaganfall
– Bösartige Tumoren: Endometrium-, Zervix-, Ovarial-, Mamma-, Prostata-, Nieren-, Kolon-, Pankreaskarzinom
– Hormonelle Störungen: Hyperandrogenämie, Polyzystisches Ovar-Syndrom, erniedrigte Testosteronspiegel bei Männern, Einschränkung der Fertilität, Eklampsie
– Atemwegskomplikationen: Dyspnoe, Hypoventilations- und Schlafapnoe-Syndrom
– Magen-Darm-Erkrankungen: Cholezystolithiasis, akute und chronische Cholezystitis, nichtalkoholische Fettleber, Refluxkrankheit
– Degenerative Erkrankungen des Bewegungsapparats: Arthrosen, Wirbelsäulensyndrome
– Erhöhtes Operations- und Narkoserisiko
– Allgemeinbeschwerden: verstärktes Schwitzen, niedrige körperliche Leistungsfähigkeit und Fitness
– Psychosoziale Konsequenzen: erhöhte Depressivität und Ängstlichkeit, soziale Diskriminierung, Selbstwertminderung
– Einschränkung der Aktivitäten des täglichen Lebens

Tab. 8.7: Die wichtigsten Folgen der Adipositas bei Kindern.

– Risikofaktoren für Herz-Kreislauf-Erkrankungen: hoher Blutdruck und hoher Cholesterinspiegel
– Erhöhtes Risiko für Störungen des Kohlenhydratstoffwechsels: Insulinresistenz, gestörte Gluko-setoleranz, Diabetes mellitus Typ 2
– Atemwegskomplikationen: Asthma bronchiale und Schlafapnoe
– Gelenkprobleme und Beschwerden im Bereich des Bewegungsapparats
– Magen-Darm-Erkrankungen: Fettleber, Gallensteine und gastro-ösophagealer Reflux
– Psychologische Probleme: Angstzustände, Depressionen, geringes Selbstwertgefühl
– Soziale Probleme: Mobbing und Stigmatisierung
– Kinder, die an Adipositas leiden, werden mit größerer Wahrscheinlichkeit auch zu Erwachsenen mit Adipositas

---

8.2.5 Gesundheitskosten

Im Durchschnitt geben die Länder der Europäischen Union etwa 7 % ihres Gesund-heitsbudgets für Adipositas-bedingte Krankheiten aus. Wenn die Adipositas-Raten entsprechend den aktuellen Trends weiter ansteigen, werden auch die Belastungen durch diese Krankheiten und die damit verbundenen Gesundheitskosten noch deut-lich zunehmen. Derzeit liegt die IDF Europe Region mit 161 Mrd. US-Dollar (= 21 % der globalen Ausgaben) bei den Diabetes-bezogenen Gesundheitsausgaben an dritter Stelle unter den IDF-Regionen.

8.2.6 Prävention

Adipositas

Übergewicht und Adipositas sind weitgehend vermeidbar, ebenso die damit verbun-denen nichtübertragbaren Krankheiten. Nach Angaben der WHO ist ein *unterstützen-des räumliches und soziales Umfeld* hierbei von grundlegender Bedeutung. Um Über-gewicht und Adipositas vorzubeugen, sollte ein solches Umfeld die täglich zu treffen-den Entscheidungen für gesündere Nahrungsmittel und regelmäßige körperliche Be-wegung zur einfachsten Wahl machen. Die Entscheidung für die jeweils gesündere Variante sollte somit am leichtesten zugänglich, verfügbar und erschwinglich sein.

Auf der individuellen Ebene können folgende Maßnahmen ergriffen werden:
– Die Energieaufnahme aus Gesamtfett und Zucker sollte begrenzt werden.
– Der Verzehr von Obst und Gemüse sowie von Hülsenfrüchten, Vollkorngetreide und Nüssen sollte gesteigert werden.
– Darüber hinaus ist eine regelmäßige körperliche Betätigung von großer Bedeutung (Kinder: 60 Minuten/Tag; Erwachsene: 150 Minuten/über die Woche verteilt).

Eigenverantwortung kann jedoch nur dort ihre volle Wirkung entfalten, wo Menschen Zugang zu einer gesunden Lebensweise haben. Es ist daher besonders wichtig, den Einzelnen auf der gesellschaftlichen Ebene bei der Befolgung der oben genannten Empfehlungen zu unterstützen, und zwar durch die nachhaltige Umsetzung einer evidenzbasierten und bevölkerungsbezogenen Politik, die regelmäßige körperliche Bewegung und gesündere Ernährungsgewohnheiten für alle – insbesondere für die Ärmsten – verfügbar, erschwinglich und leicht zugänglich macht.

Die Lebensmittelindustrie kann über folgende Maßnahmen eine wichtige Rolle bei der Förderung einer gesunden Ernährung spielen:
- Reduktion des Fett-, Zucker- und Salzgehalts von verarbeiteten Lebensmitteln
- Sicherstellung, dass gesunde und nahrhafte Wahlmöglichkeiten für alle Verbraucher verfügbar und erschwinglich sind
- Einschränkung der Vermarktung von Lebensmitteln mit hohem Zucker-, Salz- und Fettgehalt, insbesondere von Lebensmitteln, die sich an Kinder und Jugendliche richten

In der evidenzbasierten (S3-)Leitlinie der Arbeitsgemeinschaft Adipositas im Kindes- und Jugendalter (AGA), der Deutschen Adipositas-Gesellschaft (DAG) und der Deutschen Gesellschaft für Kinder- und Jugendmedizin (DGKJ) wird darauf hingewiesen, dass verhaltenspräventive Ansätze alleine in der komplexen, obesogenen Umwelt kaum etwas ausrichten werden. Bei Kindern wird die Entwicklung einer Adipositas besonders stark von Umweltfaktoren beeinflusst. Metaanalysen weisen darauf hin, dass Interventionen zur Prävention von Adipositas bei Kindern generell effektiv sein können. Die jeweiligen Umweltfaktoren können also modifizierbar sein. Es gibt zudem eine zunehmende Evidenz dafür, dass Umwelt- und Ernährungsfaktoren während kritischer kindlicher Entwicklungsphasen Einfluss auf eine entsprechende Disposition für Adipositas und metabolische Erkrankungen haben. Diese Zusammenhänge sind derzeit unter dem Titel *Metabolic Programming* Gegenstand der Forschung. Insbesondere wird dazu geforscht, inwieweit zusätzlich zu den genetischen Faktoren, die jeweils mit Umweltfaktoren interagieren, eine *„Intergenerational Transmission"* der Adipositas über epigenetische Mechanismen stattfindet (s. Kap. 5.1 und 5.2). Der am besten untersuchte Zeitraum im Hinblick auf mögliche Determinanten für ein solches Metabolic Programming ist die Schwangerschaft. Dies gilt insbesondere für das mütterliche Körpergewicht während dieser Zeit sowie für bestimmte Ernährungsfaktoren. Aber auch das Säuglings- und Kleinkindalter werden als kritische Phasen für das Metabolic Programming gesehen. Für eine wirksame Adipositas-Prävention sind also sehr frühe Interventionen wichtig.

Da die Umsetzung der Adipositas-präventiven Maßnahmen gesunde Lebensräume erfordert, die eine Stärkung der persönlichen Autonomie ermöglichen, sind entsprechende bildungs- und gesundheitspolitische Entscheidungen sowie die sich hieraus ergebenden Aktivitäten von großer Bedeutung. Eine wichtige Rolle kommt in diesem Zusammenhang den Kinder- und JugendärztInnen, den HausärztInnen und den ÄrztInnen im öffentlichen Gesundheitsdienst – jeweils in Zusammenarbeit mit weiteren Professionen – zu. Sie vermitteln die Empfehlungen und Botschaften zur Adipositas-Prävention. Entsprechende Handlungsempfehlungen zur Adipositas-Prävention bei Kindern und Jugendlichen wurden in den bereits angesprochenen S3-Leitlinien zusammengefasst (s. Tab. 8.8).

Tab. 8.8: Handlungsempfehlungen zu Ernährung und Bewegung im Kleinkindalter nach der *S3-Leitlinie Therapie und Prävention der Adipositas im Kindes- und Jugendalter.* (Quelle: Wabitsch M, Moß A [federführende AutorInnen]. Evidenzbasierte [S3-]Leitlinie – Therapie und Prävention der Adipositas im Kindes- und Jugendalter [2019] der Arbeitsgemeinschaft Adipositas im Kindes- und Jugendalter [AGA], der Deutschen Adipositas-Gesellschaft [DAG] und der Deutschen Gesellschaft für Kinder- und Jugendmedizin [DGKJ]. AWMF-Register-Nr. 050–002.)

1. Essen lernen	**1.1 Gemeinsame Mahlzeiten**
	1.1.1 Kleinkinder sollten regelmäßig Mahlzeiten erhalten (z. B. 3 Hauptmahlzeiten, 2 Zwischenmahlzeiten). Dazwischen sollte es essensfreie Zeiten geben.
	1.1.2 In den Essenspausen sollten Kleinkinder keine Snacks, zuckerhaltigen Getränke oder Milch angeboten bekommen. Wasser oder kalorienfreie Getränke (z. B. ungesüßter Tee) können bzw. sollten zwischendurch frei verfügbar sein.
	1.1.3 Wünschenswert ist es, dass Kleinkinder ihre Mahlzeiten mit Zeit und in Ruhe in Gemeinschaft einnehmen können (z. B. kein TV). Mindestens eine Mahlzeit pro Tag sollte als gemeinsame Mahlzeit angestrebt werden.
	1.1.4 Essen wird zum positiven Erlebnis, wenn eine angenehme, freundliche Atmosphäre herrscht.
	1.1.5 Kinder sollten darin unterstützt werden, selbstständig zu essen und aktiv an den Mahlzeiten teilzunehmen.
	1.2 Beachtung von Hunger und Sättigung
	1.2.1 Erwachsene sind für ein ausgewogenes Nahrungsangebot zuständig. Das Kind entscheidet selbst, wie viel es davon isst. Die Hunger- und Sättigungssignale des Kindes sollten respektiert werden.
	1.2.2 Zu Beginn der Mahlzeit bieten die Eltern/Betreuer zunächst eine kleine Portion an bzw. das Kind nimmt sich selbst eine Portion, sobald es motorisch dazu in der Lage ist. Nach der Kostprobe kann das Kind nachfordern oder nachnehmen, bis es satt ist.
	1.2.3 Dem Kind sollte es ermöglicht werden, sich auf die Mahlzeit zu konzentrieren. Ablenkungen aber auch Tricks, Überzeugungsversuche oder Versprechen sollten vermieden werden.
	1.2.4 Essen ist keine Leistung, die besonders hervorgehoben werden sollte. Essen ist weder Belohnung noch Bestrafung.
	1.2.5. Beendet ein Kind eine Mahlzeit frühzeitig, dann genügen ein bis zwei Versuche der Ermunterung zum Essen. Es sollten keine Extraspeisen angeboten werden!
	1.3 Erweiterung der Lebensmittelvielfalt
	1.3.1 Kinder sollten ermutigt werden, neue Lebensmittel und Speisen zu kosten. Sie sollten Gelegenheit erhalten zu entdecken, wie sie aussehen, wie sie riechen, sich anfühlen, welchen Geschmack und welche Konsistenz sie

Tab. 8.8: (fortgesetzt)

	haben. Eltern/Betreuer sollten für ein vielfältiges Angebot sorgen. 1.3.2 Geschmackspräferenzen bilden sich durch wiederholtes Probieren. Dazu bieten die Eltern neue Lebensmittel mehrfach und ohne Zwang an und akzeptieren auch eine (zeitweise) Ablehnung des Kindes. 1.3.3 Lebensmittel sollten auch einzeln und (wenn möglich) roh angeboten werden, damit die Kinder den Eigengeschmack erleben können.
2. Ernährung im Kleinkindalter	**2.1 Ernährungsweise** 2.1.1 Eine abwechslungsreiche und ausgewogene Kost deckt den Bedarf. Kleinkinder nehmen nach Möglichkeit an den Mahlzeiten der Familie teil. 2.1.2 Sie sollte enthalten: reichlich (ungesüßte) Getränke, reichlich pflanzliche Lebensmittel, mäßig tierische Lebensmittel, sparsam Zucker und Süßigkeiten und fette Snacks. 2.1.3 Gesunde Kleinkinder können ohne spezielle „Produkte" (z. B. Kinderlebensmittel) ernährt werden. **2.2 Getränke** 2.2.1 Zu jeder Mahlzeit und auch zwischendurch Wasser oder andere ungesüßte/zuckerfreie Getränke aus Glas, Tasse oder offenem Becher.
3. Körperliche Aktivität im Kleinkindalter	**3.1 Bewegungsausmaß und Bewegungsart** 3.1.1 Kinder haben einen natürlichen Bewegungsdrang, der möglichst nicht eingeschränkt werden sollte. Sie sollten so viel wie möglich und besonders draußen aktiv sein dürfen. 3.1.2 Besonders förderlich für die Entwicklung von motorischen Fähigkeiten sind komplexe Bewegungsabläufe (z. B. Klettern, Toben, aber auch Alltagsbewegungen wie Tisch decken etc.). **3.2 Unterstützung der körperlichen Aktivität** 3.2.1 Bewegungserfahrungen von Kleinkindern sollten von Eltern/Betreuern aktiv unterstützt werden, z. B. durch gemeinsame Bewegungsaktivitäten im Alltag und vielfältige Bewegungsanreize, das Schaffen von Zeit und sicheren Räumen für Bewegungserfahrungen auch mit anderen Kindern und das Nutzen von Familienangeboten wie Eltern-Kind-Turnen etc. 3.2.2 Eltern/Betreuer ermöglichen Kleinkindern auch die Entwicklung von Fähigkeiten zum Umgang mit Risiken und Gefahren, in dem sie selbst gewählte körperliche Aktivitäten der Kinder nicht unterbrechen, solange keine ernsthafte Gefahr droht. **3.3 Begrenzen von Inaktivität** 3.3.1 Unnötige Sitzzeiten (z. B. Hochstuhl, Buggy) sollten vermieden und längere Sitzzeiten unterbrochen werden. 3.3.2 Bildschirmmedien (TV, Computer, Handy etc.) sind für Kleinkinder nicht zu empfehlen. **3.4 Schlafen und Entspannung** 3.4.1 Kleinkinder sollten Gelegenheit für regelmäßige Ruhe und Schlaf haben. 3.4.2 Wie viel Ruhe und Schlaf ein Kind benötigt, ist individuell verschieden.

Angesichts der weltweit steigenden Zahl von Kindern und Jugendlichen mit Adipositas ist hierbei auch die spätere Entwicklung eines Typ-2-Diabetes ein wichtiges Thema. Inzwischen ist die subklinische Insulinresistenz bei Jugendlichen mit Adipositas keine Seltenheit mehr. Diese ist ein eindeutiger Prädiktor für die Entwicklung eines Typ-2-Diabetes im Erwachsenenalter. Ein diagnostizierter Typ-2-Diabetes findet sich zwar nur bei einer kleineren Gruppe von Jugendlichen, die subklinische Insulinresistenz ist jedoch von großer klinischer Bedeutung – insbesondere im Hinblick auf eine raschere Progression und mögliche Diabetes-verursachten Komplikationen. Auch dies weist wiederum auf die Wichtigkeit einer früh einsetzenden Prävention hin.

Prä-Diabetes

Personen mit einem Prä-Diabetes haben ein besonders hohes Risiko, einen manifesten Diabetes mellitus mit den bereits genannten Folgeerkrankungen (v. a. im kardiovaskulären Bereich) zu entwickeln. Bei Männern wird in diesem Stadium häufiger als bei Frauen eine erhöhte Nüchternglukose nachgewiesen. Insbesondere bei jüngeren Frauen liegt dagegen öfter eine gestörte Glukosetoleranz vor. Die deutsche KORA-Studie konnte zeigen, dass neben dem Alter sowie dem Vorhandensein von Adipositas und Bluthochdruck auch ein niedriger Bildungsstand, Arbeitslosigkeit, ein städtisches Umfeld und ein geringes Ausmaß an Bewegung mit einem Prä-Diabetes assoziiert waren. Dabei war das männliche Geschlecht ein besonders starker Risikofaktor für einen erhöhten Nüchternglukose-Wert (IFG), Arbeitslosigkeit dagegen für eine gestörte Glukosetoleranz (IGT). Dies unterstreicht die Bedeutung von soziodemografischen und -ökonomischen Parametern in entsprechenden Risikoanalysen.

Aufgrund dieses hohen Risikos sind Menschen mit einem Prä-Diabetes eine besonders geeignete Zielgruppe für eine Lebensstil-Intervention im Rahmen eines Präventionsprogramms. Zur Früherkennung eines Prä-Diabetes reicht die Bestimmung des Nüchtern-Glukosewertes nicht aus. Vielmehr sollte ein *Risikogruppen-Screening* anhand des HbA_{1c}-Wertes und des Nüchternblutzuckers sowie v. a. bei Frauen auch anhand von Zuckerbelastungstests durchgeführt werden. Je früher eine Störung in der Glukosehomöostase erkannt wird, desto eher reichen Lebensstiländerung, Gewichtsreduktion, Bewegung und eine gesunde Ernährung aus, um einen manifesten Diabetes mellitus zu verhindern. Dabei sollte berücksichtigt werden, dass Frauen meist stärker auf eine gesunde Ernährung achten als Männer, dass sie andererseits aber auch häufig inaktiver sind. Mädchen und Frauen konsumieren zwar mehr Obst und Gemüse sowie deutlich weniger Fleisch, dafür aber auch mehr Süßigkeiten. Männer interessieren sich im Durchschnitt weniger für Prävention und nehmen auch seltener an Gewichtsreduktionsprogrammen teil. Interessanterweise sind sie aber erfolgreicher bei der Gewichtsreduktion und beim Halten des Gewichts. Sport erniedrigt sowohl bei Männern als auch bei Frauen das Diabetes-Risiko. Insbesondere geschlechtsspezifische Programme von Sportklubs zeigen hier Erfolge bei der Gewichtsreduktion und der Verbesserung verschiedener kardiometabolischer Parameter. Insbesondere der an das soziale und kulturelle Umfeld angepasste Team-Sport fördern dabei die Teilnahme und Motivation.

Nach einer Früherkennung kann ein Prä-Diabetes in ungefähr der Hälfte der Fälle durch eine Lebensstiländerung mit vermehrter körperlicher Aktivität und gesunder Ernährung sowie – bei Übergewicht – einer deutlichen Gewichtsreduktion wieder rückgängig gemacht werden. Die chinesische Da Qing-Studie konnte – wenn auch anhand einer relativ kleinen Fallzahl – im Rahmen eines 30 Jahre-Follow-ups zeigen, dass eine Diabetesmanifestation dadurch um ca. 4 Jahre hinausgezögert werden konnte. Darüber hinaus traten etwa 30 % weniger Gefäßkomplikationen auf, und die Lebenserwartung stieg an.

Diabetes mellitus

Es gibt inzwischen zahlreiche Tests, mit deren Hilfe das Risiko, zu einem späteren Zeitpunkt einen Diabetes mellitus zu entwickeln, eingeschätzt werden kann. Der in Finnland entwickelte *Findrisc-Screening-Fragebogen* ist einfach zu verwenden, validiert und als Basis für Public-Health-Maßnahmen in Europa besonders gut geeignet. Der von der amerikanischen Diabetesgesellschaft (ADA) empfohlene Risikotest geht zudem auf geschlechtsspezifische Faktoren ein, wodurch sowohl dem generell höheren Risiko von Männern als auch dem Schwangerschaftsdiabetes als wichtigstem Risikofaktor bei Frauen Rechnung getragen wird.

Eine aktuelle Metaanalyse zeigt, dass Änderungen bei einer Reihe von Lebensstilfaktoren die Inzidenz des Typ-2-Diabetes vermindern und die Prognose der Betroffenen deutlich verbessern kann. Es handelt sich hierbei um Lebensstilfaktoren wie Rauchen, Alkoholkonsum, körperliche Aktivität, Ernährung, Schlafqualität und -dauer. Darüber hinaus wurden in die Untersuchung noch weitere Faktoren wie Übergewicht oder Adipositas sowie z. T. auch metabolische Parameter wie Blutzucker, Blutfette und Blutdruck eingeschlossen. Menschen mit dem gesündesten Lebensstil hatten – unabhängig von ihrem sozioökonomischen Status – ein um 75 % niedrigeres Risiko für die Entwicklung eines Diabetes mellitus, verglichen mit jenen mit dem ungesündesten Lebensstil. Unter den Menschen, bei denen bereits ein Diabetes mellitus diagnostiziert worden war, hatten diejenigen mit der gesündesten Lebensweise eine um 30 bis 50 % niedrigere Sterberate und eine um die Hälfte niedrigere Inzidenz für kardiovaskuläre Neuerkrankungen.

Selbst bei bereits bekanntem und sogar über Jahre medikamentös behandelten Menschen mit Übergewicht und Typ-2-Diabetes ist bei einer starken Gewichtsabnahme eine Rückkehr zu normalen Blutzuckerspiegeln prinzipiell möglich. Dies zeigte die britische DIRECT-Studie, in der es bei einer kalorienarmen Ernährung (850 kcal über 3 bis 5 Monate) bei 45 % der ProbandInnen über einen Zeitraum von mehr als einem Jahr zu einer Diabetes-Remission kam. Bei 36 % der StudienteilnehmerInnen konnte eine solche Remission länger als zwei Jahre beobachtet werden. Je höher die Gewichtsreduktion war, desto größer war die Wahrscheinlichkeit für eine Remission.

Bei einer Gewichtsreduktion von mehr als 15 kg waren bei ca. 70 % der Menschen auch nach zwei Jahren keine Diabeteszeichen nachweisbar. Solange die Insulin-produzierenden Inselzellen der Bauchspeicheldrüse noch zu einer raschen Insulinantwort in der Lage sind, ist durch eine Kalorienreduktion mit deutlicher Gewichtsabnahme nicht nur die Rückbildung einer Fettleber zumindest für eine gewisse Zeit möglich. Auch die Insulinresistenz kann sich zurückbilden, sodass es sogar zu einer Normalisierung des Blutzuckerspiegels kommt. Ähnliche Effekte finden sich auch nach einer gewichtsreduzierenden Operation (z. B. einem Magenbypass). Allerdings wirken hier – zusätzlich zur massiven Gewichtsreduktion und zur Verringerung von Fetteinlagerungen in den Organen – noch andere, davon unabhängige Faktoren, wie z. B. Veränderungen bei den Darm- und Appetit-Hormonen sowie Auswirkungen auf die Darm-Hirn-Achse.

Es zeigt sich also, dass der Diabetes mellitus zwar eine chronische Erkrankung ist, der Verlauf der Erkrankung aber deutlich beeinflusst werden kann. In manchen Fällen kann sogar eine zumindest vorübergehende „Heilung" im Sinne von unauffälligen Blutzuckerwerten ohne medikamentöse Unterstützung erreicht werden. Dies geht allerdings nur mit andauernden Verhaltensänderungen, und selbst dann können neu auftretende Risikofaktoren, Begleiterkrankungen oder auch einfach nur das Alter wieder eine Verschlechterung der Stoffwechselsituation herbeiführen. Denn neben der genetischen Veranlagung und dem Gesundheitsverhalten spielen eben auch Umweltbedingungen, psychische und soziale Faktoren eine wichtige Rolle. In jedem Fall sind lebenslange Kontrollen erforderlich.

8.2.7 Optimale Therapie als Möglichkeit der Tertiärprävention

Adipositas als Stigma: Trotz der steigenden Adipositas-Prävalenz in den letzten Jahrzehnten und der damit verbundenen großen Anzahl an betroffenen Kindern, Jugendlichen und Erwachsenen, kommt es in unserer Gesellschaft immer wieder zu einer Stigmatisierung von Personen mit Adipositas. Auch dies ist damit ein relevantes Public-Health-Thema. Eine solche Stigmatisierung ist in allen Lebensbereichen möglich, auch innerhalb des Gesundheitssystems. Daher sollte auch der Umgang mit dem Thema *Adipositas* thematisiert werden, besonders im medizinischen Umfeld, etwa in den Bereichen Therapie und Prävention. Zu den möglichen Folgen einer Adipositas gehören u. a. auch ein erhöhtes Depressions- und Selbstmordrisiko, ein geringes Selbstwert- und Körpergefühl, ein deutlich höheres Risiko für die Entwicklung einer Essstörung (z. B. Binge-Eating), das Vermeiden von Bewegung, eine weitere Gewichtszunahme und letztendlich auch das Vermeiden von Arztbesuchen. Die Zielsetzungen im Rahmen der Adipositas-Therapie haben deshalb einen stark präventiven Charakter. Es gilt, nicht nur Komplikationen und Komorbiditäten zu verhindern und zu behandeln, sondern auch das Selbstbewusstsein zu stärken, das Wohlbefinden zu verbessern und der Stigmatisierung keinen Platz zu lassen. Die Gewichtsreduktion ist dabei nicht als oberste Priorität anzusehen. Adipositas-Therapie bedeutet somit in erster Linie (Tertiär-)Prävention.

Adipositas-Therapie: Um eine Adipositas effektiv zu behandeln, besteht der erste Schritt darin zu identifizieren, welche Ursachen hier eine Rolle spielen. Diese Ursachen können von Mensch zu Mensch variieren, und damit auch die Möglichkeiten, wie die entsprechenden Probleme angegangen werden können. Behandlungspläne sollten für jeden Menschen individuell erstellt werden. Dabei ist eine möglichst frühzeitige Behandlung anzustreben. Die behandelnde Ärztin/der behandelnde Arzt spielt insbesondere bei der Gewichtskontrolle eine wichtige Rolle.

Änderung des Lebensstils: Unser Verhalten ist u. a. das Resultat von zahlreichen, alltäglich von uns zu treffenden Entscheidungen. Sie umfassen verschiedenste Bereiche, wie etwa die Bereiche Arbeit, Schlafen, Essen oder Bewegung (*Beispiel:* Nehme ich jetzt besser die Treppe oder den Lift?). Diese Entscheidungen fügen sich wie Puzzleteile zum individuellen Lebensstil zusammen. Ein gesunder Lebensstil kann z. B. so aussehen: Gesunde Nahrungsmittel auswählen, ausreichend schlafen, sich mit anderen Betroffenen austauschen und mit der Familie oder Freunden spazieren gehen. Ziel ist es, sich auf überschaubare Lebensstil-Änderungen zur Verbesserung der Gesundheit zu konzentrieren und sich dabei nicht entmutigen zu lassen. Auch eine Gewichtsabnahme von nur 5 bis 10 % kann den allgemeinen Gesundheitszustand verbessern. Den Betroffenen sollte klar sein, dass dies Zeit braucht und vielleicht auch Rückschläge auftreten können, dass die gesundheitlichen Vorteile jedoch beträchtlich sind.

Änderung der körperlichen Aktivität: Regelmäßige körperliche Aktivität ist ein wichtiger Faktor beim Umgang mit der Adipositas. Eine große Bedeutung kommt dabei dem Ausdauertraining, aber auch dem Krafttraining zu. Beim Erstellen eines Bewegungsplans sollte beachtet werden, dass die Aktivitäten einfach umzusetzen und realistisch sein sollten. Vor allem aber sollten sie Spaß machen.

Änderung der Ernährung: Essgewohnheiten zu ändern, kann schwierig sein. Man ist umgeben von Nahrungsmitteln und Speisen mit hohem Kalorien-, Zucker- und Fettgehalt bei gleichzeitig niedrigem Nährwert. Zu wissen, welche Nahrungsmittel für eine gesunde Ernährung auszuwählen sind, kann ebenfalls schwierig sein. Die nicht-klinischen und die klinischen (medizinischen) Möglichkeiten zur Gewichtskontrolle bieten den PatientInnen hier Hilfe und Unterstützung an, sowie die Möglichkeit, mehr über gesunde Ernährung zu erfahren. Dabei können vor allem DiätologInnen[73] behilflich sein.

---

73 In Deutschland werden *DiätologInnen* (A) als DiätassistentInnen bezeichnet, in der Schweiz als Diplom-ErnährungsberaterInnen.

- *Nicht-klinisches Gewichtsmanagement*: Dazu gehören z. B. Bücher und Websites zum Thema sowie Gewichtsabnahmeprogramme oder Selbsthilfegruppen. Die Patientin/der Patient sollte hier die richtige Wahl gemeinsam mit der begleitenden Fachkraft treffen.
- *Klinisches Gewichtsmanagement*: Die Programme des klinischen Gewichtsmanagements konzentrieren sich vor allem auf Änderungen des Lebensstils, können aber auch zugelassene Medikamente zur Gewichtskontrolle umfassen. Zudem können bei Bedarf auch weitere Gesundheitsdienstleister hinzugezogen werden. Dazu zählen u. a. DiätologInnen, ErnährungswissenschaftlerInnen, PsychologInnen, TrainerInnen sowie PhysiotherapeutInnen, Krankenpflegekräfte etc. Voraussetzung für den Erfolg dieser Maßnahmen ist das Engagement für das Ziel, die Gesundheit zu verbessern. Darüber hinaus besteht ab einem BMI von 40 kg/m² (bzw. ab 35 kg/m², wenn zusätzlich Begleiterkrankungen wie ein Typ-2-Diabetes vorhanden sind), die Möglichkeit einer operativen Behandlung, etwa in Form eines Magenbypasses.

Diabetes-Therapie: Wie bei der Adipositas-Therapie bildet auch hier die Beratung zur Lebensstiländerung die Basis. Darüber hinaus ist sie ständige Begleittherapie. Zu empfehlen ist dabei eine „mediterrane Ernährung", die eiweißreich, zuckerarm und ballaststoffreich ist. Sie enthält Vollkornprodukte, Hülsenfrüchte, Salat, Obst in Maßen und Nüsse sowie Fisch und gedünstetes helles Fleisch. Das Essen sollte möglichst frisch zubereitet werden. Soft Drinks sind zu vermeiden.

Hinzu kommt ausreichende Bewegung. Dabei kommt es v. a. darauf an, weniger zu sitzen und sich mehr zu bewegen („Sitting less and moving more"). Empfohlen wird pro Woche mindestens 150 Minuten moderates Ausdauertraining sowie Krafttraining (2 × /Wo.), bei dem alle großen Muskelgruppen trainiert werden. Aber auch ausgleichende Dehnungs- und Balanceübungen sind wichtig. Bei sehr intensivem Training genügt auch die Hälfte der Zeit. Dabei sollte jeweils 50 bis 70 % (bzw. > 70 %) der maximalen Herzfrequenz erreicht werden.

Da besonders bei Frauen Depressionen häufig mit Übergewicht und Diabetes assoziiert sind, werden auch hier kausale Zusammenhänge vermutet. Deshalb sollen bei Diabetes-PatientInnen psychische Erkrankungen ausgeschlossen bzw. diese behandelt werden. Frauen mit Diabetes mellitus geben insgesamt häufiger psychische Belastungen und eine schlechtere Lebensqualität an.

Wenn eine medikamentöse Therapie nötig ist, gibt es mittlerweile eine Vielzahl von Medikamenten mit den unterschiedlichsten Angriffspunkten innerhalb des Zuckerstoffwechsels, die eine individualisierte Therapie ermöglichen. Diese Vielzahl von Medikamenten sowie die unterschiedlichen Insuline mit verschiedenen Wirkprofilen, die mittlerweile zur Verfügung stehen, ermöglichen inzwischen eine Behandlung, die einer Präzisionsmedizin (*Precision Medicine*) immer näherkommt. Dazu tragen auch neue Hilfsmittel (Devices) zur unblutigen kontinuierlichen oder zur Flash-Glucose-Messung über einem Hautsensor bei. Eine solche Therapie kann bei vielen

Menschen mit Typ-2-Diabetes die Lebensqualität deutlich verbessern, ohne die Gefahr einer Unterzuckerung oder einer weiteren Gewichtszunahme. Zur Diabetes-Therapie stehen Tabletten oder Injektionen unter die Haut zur Verfügung, die in Abhängigkeit vom Blutzucker die Insulinausschüttung nach Mahlzeiten ankurbeln (z. B. GLP-1-Analoga), die vermehrte Glukoseproduktion der Leber vermindern (z. B. Metformin) oder die Insulinempfindlichkeit von Muskel und Fettgewebe verbessern. Hinzu kommen Arzneimittel, die die Zuckerausscheidung über den Harn steigern und dabei auch Gewicht und Blutdruck senken (SGLT2-Hemmer). Bei einigen dieser Medikamente (SGLT2-Hemmer und GLP-1-Analoga) konnten zusätzlich zur Blutzuckersenkung direkte günstige Effekte auf das Herz-Kreislauf-System, die Nierenfunktion und die Lebenserwartung nachgewiesen werden. Werden bei der Therapie Alter, Geschlecht, psychosoziale Faktoren, Gewicht, Komplikationen und Begleiterkrankungen, das Hypoglykämie-Risiko sowie die individuellen Erwartungen und Ziele berücksichtigt, dann kann dies tatsächlich in naher Zukunft zu einer „Personalisierten Diabetes-Therapie" führen.

8.3 Herz-Kreislauf-Erkrankungen

Gerald Haidinger, Thomas E. Dorner, Anita Rieder

Rund ein Drittel der weltweiten Todesfälle sind auf *Herz-Kreislauf-Erkrankungen* zurückzuführen. In den industrialisierten Ländern sind sie die häufigste Todesursache. Den größten Anteil daran hat die *Koronare Herzkrankheit*, gefolgt vom Schlaganfall und der Herzinsuffizienz. In westlichen Industrienationen dürfte jede zweite Person im Lauf ihres Lebens an Herz-Kreislauf-Erkrankungen (HKE) erkranken. Da das Risiko mit zunehmendem Alter ansteigt, wird die Anzahl von HKE aufgrund der demografischen Entwicklung in Zukunft weiter zunehmen.

Der Begriff **Herz-Kreislauf-Erkrankungen** ist international nicht einheitlich definiert. Im weitesten Sinne umfasst er alle Krankheiten des Herzens und des Blutkreislaufs. In der Epidemiologie und Gesundheitsstatistik werden hierunter jedoch meist jene Krankheiten verstanden, die im Kapitel IX (Codes I00-I99) der *International Statistical Classification of Diseases and Related Health Problems* (ICD) der WHO aufgelistet sind. Hierzu gehören u. a. Durchblutungsstörungen im Bereich der Herzkranzgefäße (*ischämische koronare Herzkrankheiten*), Durchblutungsstörungen und Blutungen im Bereich der Hirnarterien (*ischämische* und *hämorrhagische zerebrovaskuläre Erkrankungen*, Schlaganfall), die periphere arterielle Verschlusskrankheit (v. a. im Bereich der Beinarterien, PAVK), der Bluthochdruck (*Hypertonie*) und die chronische Herzschwäche (*Herzinsuffizienz*). Die häufigsten HKE, wie die koronare Herzkrankheit, der Schlaganfall und die PAVK, sind vor allem auf chronische pathologische Veränderungen in den Arterien (*Arteriosklerose*) zurückzuführen. Zu einer Herzinsuffizienz kann es hingegen aus unterschiedlichen Gründen kommen, beispielsweise durch eine Herzmuskelschädigung, aufgrund einer Herzklappenfehl-funktion oder durch Bluthochdruck im Kreislaufsystem des Körpers.

8.3.1 Epidemiologische Daten

Globale Bedeutung

Nach Angaben der WHO starben im Jahr 2016 weltweit rund 17,9 Mio. Menschen an Herz-Kreislauf-Erkrankungen. Dies waren rund 31 % der insgesamt 56,9 Mio. Todes-fälle in diesem Jahr. Auf unserer Lehrbuch-Homepage finden Sie in Kap. 8.2 eine Ab-bildung, die die Anzahl an HKE-Todesfällen pro 100.000 Einwohner zeigt, auf-geschlüsselt nach der wirtschaftlichen Entwicklung der Länder in den vier WHO-Re-gionen im Jahr 2017. Danach wurden in den wirtschaftlich entwickelten *Upper Middle-* und *High Income*-Ländern rund 40 % bzw. 32 % der Todesfälle auf HKE zu-rückgeführt. In den *Low Income-* und *Lower Middle Income*-Ländern waren es mit rund 15 % und 28 % deutlich weniger. Hier gibt es allerdings erhebliche Unterschie-de zwischen den verschiedenen WHO-Regionen. In der WHO-Region Afrika wurden lediglich 16 % der Todesfälle durch Herz-Kreislauf-Krankheiten verursacht, in den Regionen Europa (43 %), Asien (33 %) und Amerika (29 %) lag der Prozentsatz deut-lich höher. Den größten Anteil an der Mortalität von Herz-Kreislauf-Erkrankungen hat die koronare Herzkrankheit, gefolgt vom Schlaganfall und der Herzinsuffizienz. In Regionen mit niedriger HKE-Sterblichkeit, wie beispielsweise Japan und Afrika, ist der Schlaganfall als Todesursache häufiger als die koronare Herzkrankheit.

Die HKE ist bezüglich ihrer Sterblichkeit und der durch sie hervorgerufenen Krankheitslast (*Burden of Disease*; s. Kap. 10.1.2), aber auch bezüglich der durch sie bedingten Kosten weltweit an führender Stelle, noch vor Infektions- und Krebs-erkrankungen. Für die westlichen Industrienationen schätzt man, dass 25 % der ge-samten direkten und indirekten Kosten aller Erkrankungen auf HKE zurückzuführen sind. In diesem Zusammenhang ist anzumerken, dass die offiziellen staatlichen To-desursachen-Statistiken in den seltensten Fällen auf Todesursachen-Feststellungen (Totenbeschau, Leichenschau) durch PathologInnen im Rahmen einer Autopsie ba-sieren (Deutschland < 4 %, Österreich < 11 %, Schweiz < 5 %). Meist wird die Todes-ursache durch die hinzugezogenen ÄrztInnen festgestellt. Es ist anzunehmen, dass ein nicht unerheblicher Teil der unter einer HKE-Todesursache geführten Todesfälle in Wirklichkeit durch andere Erkrankungen verursacht wurde.

Geografische Unterschiede

Die Häufigkeit von Herz-Kreislauf-Erkrankungen ist eng mit der Ausprägung der wichtigsten verhaltensbedingten Risikofaktoren (s. u.) in der Bevölkerung assoziiert. Darüber hinaus lässt sich ein enger Zusammenhang zwischen dem ökonomischen Entwicklungsgrad einer Gesellschaft und der Ausbreitung der HKE feststellen. Dieser

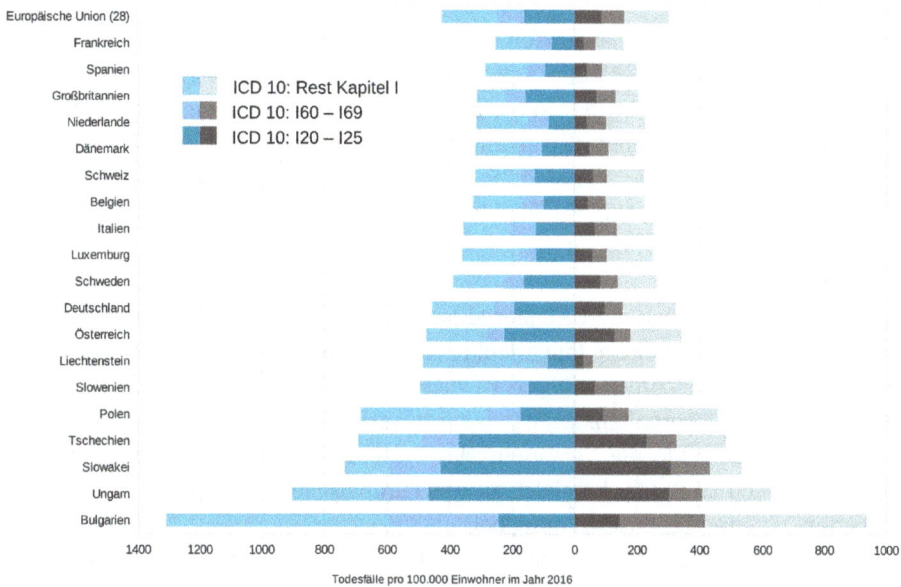

Abb. 8.5: Herz-Kreislauf-Mortalität in Europa im Jahr 2016 bei Männern und Frauen. Die Einteilung erfolgt nach der *Internationalen statistischen Klassifikation der Krankheiten und verwandter Gesundheitsprobleme, 10. Revision*: ICD10: I 20–I 25 Koronare Herzkrankheiten, ICD10: I 60–I 69 Zerebrovaskuläre Erkrankungen; ICD10: Rest Kapitel I Übrige Herz-Kreislauf-Krankheiten (Quelle: Eurostat).

Zusammenhang zeigt sich insbesondere dort, wo ein hoher ökonomischer Entwicklungsgrad mit einem als ‚westlich' oder ‚modern' bezeichneten Lebensstil einhergeht. Wichtige Risikofaktoren sind hier Rauchen, Bewegungsarmut und eine Ernährung, die reich an Kalorien (insbesondere aus Zucker und Fett) und an Salz ist (s. Kap. 4.2.2).

In den *High-* und *Middle-Income*-Ländern ist die HKE-Sterblichkeit bei Männern durchschnittlich 1,5-mal so hoch wie bei Frauen. Abb. 8.5 zeigt für das Jahr 2016 die Anzahl der Todesfälle pro 100.000 Einwohner (Männer/Frauen) in der EU (28) und in 19 europäischen Ländern. Sowohl bei den Männern als auch bei den Frauen unterscheidet sich die HKE-Sterblichkeit in mediterranen Ländern wie Frankreich und Spanien mit relativ niedrigen Raten erheblich von jener in osteuropäischen Ländern wie Ungarn und Bulgarien. Dort sind die Raten etwa dreimal so hoch. Die HKE-Sterblichkeit der Schweiz und von Deutschland und Österreich befinden sich im europäischen Mittelfeld.

Zeitliche Trends

In den westlichen Industrienationen ist die altersstandardisierte HKE-Sterblichkeit seit den 1970er Jahren rückläufig. Seit 1980 zeigt sich eine beschleunigte Abnahme, die v. a. durch einen Rückgang der Sterblichkeit bei Schlaganfällen, Herzinsuffizienz und anderen nichtkoronaren HKE bedingt ist. Darüber hinaus ist seit den 1990er Jahren auch die Sterblichkeit an der koronaren Herzkrankheit stark rückläufig. Die beobachtete Reduktion der HKE-Sterblichkeit um etwa ein Viertel pro zehn Jahre ist typisch für die Entwicklung in den westlichen Industrienationen (Abb. 8.6 und Box 8.3.1).

Demgegenüber stieg die HKE-Mortalität in Russland und mehreren osteuropäischen Ländern (insbesondere Bulgarien, Estland, Ungarn und Rumänien) in den letzten Jahrzehnten an. Zurückzuführen ist dies v. a. auf den dort zu verzeichnenden starken Anstieg an verhaltensbedingten kardiovaskulären Risikofaktoren, aber auch auf die teilweise schlechte Versorgungslage. Diese ungünstige Konstellation trägt hier maßgeblich zu der im Vergleich zu westeuropäischen Ländern eindrücklich reduzierten mittleren Lebenserwartung bei.

In den westlichen Industrienationen leiden aktuell rund 30 % der über 35-jährigen Männer und 20 % der über 35-jährigen Frauen an einer HKE. Auf unserer Lehrbuch-Homepage finden Sie in Kap. 8.2 zwei Abbildungen, die die für westliche Industrienationen typischen Altersabhängigkeiten bei der Inzidenz und der Prävalenz der HKE zeigen. Dieser Zusammenhang wurde insbesondere durch die Ergebnisse

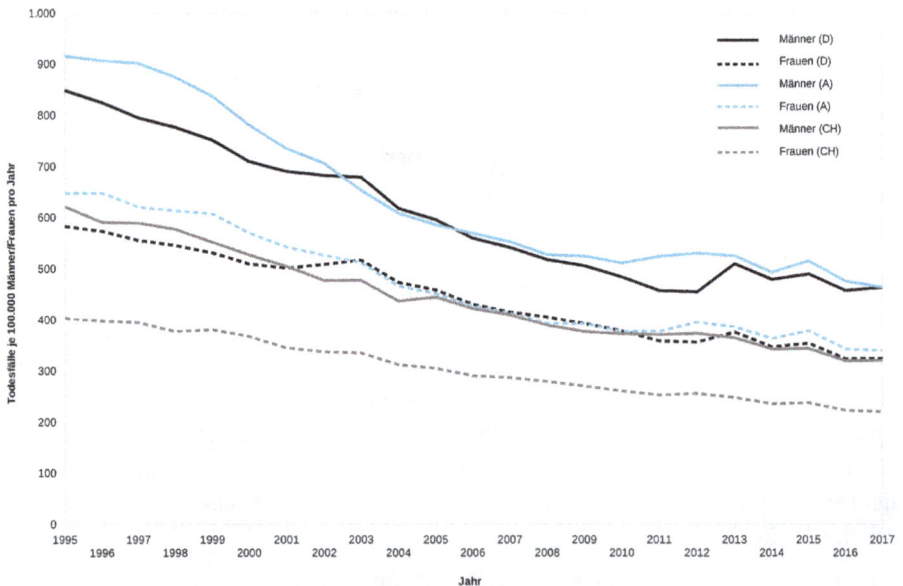

Abb. 8.6: Entwicklung der Herz-Kreislauf-Mortalität in Deutschland, Österreich und der Schweiz in den Jahren 1995 bis 2017 bei Männern und Frauen. (Quelle: EUROSTAT, altersstandardisiert auf WHO-Europa-Standardbevölkerung).

der Framingham Heart Study deutlich, einer 1948 an der US-amerikanischen Ostküste begonnenen prospektiven Kohortenstudie. Danach gilt die Faustregel, dass jede zweite Person im Laufe ihres Lebens an einer HKE erkrankt.

Die Bedeutung und die Prävalenz der HKE werden in Zukunft überall ansteigen:

- In den *Low/Middle-Income*-Ländern, weil dort von der Bevölkerung ein Lebensstil angenommen wird, der im Hinblick auf mögliche Risikofaktoren wie Rauchen, Bewegungsarmut und Ernährung dem der westlichen Industrienationen zunehmend ähnelt.
- In den *High-Income*-Ländern, weil hier infolge einer Verminderung von Risikofaktoren und der stetigen Verbesserung der therapeutischen Möglichkeiten bei HKE immer mehr Menschen trotz HKE überleben. Die durchschnittliche Lebenserwartung wird dann u. a. auch aus diesem Grund weiter zunehmen.

Box 8.3.1: Wahrscheinliche Ursachen für den Rückgang der Sterblichkeit an ischämischen Herz-Kreislauf-Erkrankungen

In den USA wurde zwischen 1980 und 2000 eine Halbierung der altersstandardisierten Sterblichkeit an *koronarer Herzkrankheit* beobachtet. Die Mortalitätsraten sanken hier von 5,4 auf 2,7 Todesfälle pro 1.000 Männer bzw. von 2,6 auf 1,3 Todesfälle pro 1.000 Frauen.

- Etwa die Hälfte dieses Rückgangs war auf die Durchführung *evidenzbasierter Therapien* zurückzuführen. Dazu gehörten auch die medikamentöse Tertiärprävention nach Herzinfarkt und die operative Wiederherstellung der Durchblutungsverhältnisse (Revaskularisierung; 11 % des Rückgangs), die Erstbehandlung des akuten Koronarsyndroms (Herzinfarkt oder instabile Angina pectoris; 10 % des Rückgangs), die medikamentöse Behandlung einer Herzinsuffizienz (9 % des Rückgangs) und die Revaskularisierung bei chronischer Angina pectoris (5 % des Rückgangs).
- Die andere Hälfte wurde der *Modifikation verhaltensbedingter Risikofaktoren* zugeschrieben. Hierzu zählte man auch die Senkung des Cholesterinwertes (24 % des Rückgangs), die Senkung des systolischen Blutdrucks (20 % des Rückgangs), die Reduktion der Raucherzahlen (12 % des Rückgangs) und vermehrte Bewegung (5 % des Rückgangs).

Im gleichen Zeitraum kam es jedoch auch zu einem gegenläufigen Effekt durch einen Anstieg des *Body-Mass-Index* – ihm wurde eine Erhöhung der Sterblichkeit um 8 % zugeschrieben – und der Prävalenz von *Diabetes mellitus* (Erhöhung um 10 %).

Quelle: Ford ES et al. Explaining the decrease in U. S. deaths from coronary disease, 1980–2000. N Engl J Med 2007;356:2388–98.

8.3.2 Risiko- und Schutzfaktoren

Zunehmendes Alter und männliches Geschlecht sind die bedeutendsten Risikofaktoren für HKE. Die wichtigsten verhaltensbedingten und damit potenziell modifizierbaren Risikofaktoren sind das Rauchen sowie das ungesunde Ernährungs- und Bewegungsverhalten der Menschen (s. Kap. 4.2.2). Sie führen zu Übergewicht, Fettstoffwechselstörungen (*Hyperlipidämien*) und Bluthochdruck. Hinzu kommen sozioökonomische und psychosoziale Risikofaktoren. Bei Frauen ist die Prävalenz von HKE zwar geringer als bei Männern, die Letalität ist allerdings höher. Dies ist vor allem auf geschlechtsspezifische Erkrankungszeichen zurückzuführen. Die von Frauen angegebenen Symptome sind unspezifischer und anders (Männer: starke Schmerzen im Brustraum, ausstrahlend in die Arme, besonders in linke Schulter; Frauen: starke Kurzatmigkeit, Übelkeit, Erbrechen oder auch Beschwerden im Oberbauch). Da sie oft erst spät als Symptome eines Herzinfarktes erkannt werden, kann es für akute medizinische Interventionen unter Umständen schon zu spät sein.

Rauchen

Weltweit rauchen 20 bis 80 % der erwachsenen Menschen. In Westeuropa und Nordamerika sind es 20 bis 40 %, in Osteuropa, Russland und China jedoch zwischen 40 und 80 %. Zeitliche Trends zeigen, dass die Prozentsätze in den westlichen Industrienationen stagnieren oder sinken, in *Low/Middle-Income*-Ländern jedoch weiterhin ansteigen. Rauchen trägt maßgeblich zur Entwicklung einer Arteriosklerose bei und ist damit ein ‚chronischer' Risikofaktor für das Auftreten einer koronaren Herzkrankheit und eines Schlaganfalls (s. Kap. 6.4.3). Eine weitere Folge des Rauchens ist die Erhöhung des Sympathikotonus[74] und eine Aktivierung des Gerinnungssystems. Die Reduktion solch akuter Effekte führt bei einem Rückgang der Raucherprävalenz ohne zeitliche Verzögerung zu einer Reduktion der Herzinfarkt-Inzidenz. Neben dem aktiven Rauchen ist seit den 1990er Jahren auch das Passivrauchen allgemein als Risikofaktor für das Auftreten von HKE anerkannt (s. Kap. 5.2.2).

Ernährung/Übergewicht

Eine fett-, salz- und kalorienreiche Ernährung kann zu einer Erhöhung des Blutfettspiegels (*Hyperlipidämie*), zu erhöhtem Blutdruck und zu Diabetes mellitus Typ 2 führen.

Alle diese Faktoren sind Risikofaktoren für das Auftreten von Herz-Kreislauf-Erkrankungen. Regelmäßiger Konsum von Vollkornprodukten, Nüssen und Fisch sowie eine an Früchten und Gemüse reiche Ernährung gelten als protektiv (vgl. Kap. 8.2). Alkohol in geringen bis moderaten Mengen ist als Schutzfaktor anerkannt, wird aber aus Gründen der Abhängigkeitsentwicklung medizinisch nicht empfohlen. Hoher Alkoholkonsum steigert das HKE-Risiko. Dies gilt sowohl für den chronischen Konsum wie auch für die akute Zufuhr großer Mengen. In Osteuropa und Russland trägt hoher Alkoholkonsum maßgeblich zur im Vergleich zu Westeuropa eindrücklich höheren HKE-Sterblichkeit bei (s. a. Kap. 10.1.4).

---

74 Als *Sympathikotonus* bezeichnet man den Erregungszustand des sympathischen Nervensystems, der u. a. zu einem Blutdruckanstieg und zur Herzfrequenzsteigerung führt.

Eine fett- und kalorienreiche Ernährung führt in Kombination mit Bewegungsarmut (s. u.) zu Übergewicht (s. Kap. 8.2). Übergewicht kann wiederum mit Hyperlipidämie, erhöhtem Blutdruck, Diabetes mellitus und Insulinresistenz einhergehen. Eine Reduktion des Übergewichts führt auch zu einer Abnahme dieser Risikofaktoren.

Erhöhte Blutfettwerte

Zwischen den Blut-Cholesterinwerten und dem Auftreten einer koronaren Herzkrankheit besteht ein linearer Zusammenhang. Das LDL-Cholesterin (LDL = *Low Density Lipoprotein*) fördert die Entstehung einer Arteriosklerose, während das HDL-Cholesterin (HDL = *High Density Lipoprotein*) vor der Entstehung einer Arteriosklerose schützt. Erhöhte Serumtriglyceride tragen wahrscheinlich ebenfalls zum Arteriosklerose-Risiko bei. Die Aufnahme langkettiger gesättigter Fettsäuren (v. a. aus tierischen Fetten) erhöht den Gesamt- und LDL-Cholesterinspiegel. Dagegen können mehrfach ungesättigte Fettsäuren (z. B. aus Nüssen oder Rapsöl) den LDL-Cholesterinspiegel senken und den HDL-Cholesterinspiegel etwas erhöhen. Körperliche Bewegung hat einen HDL-erhöhenden Effekt, schützt also vor der Entstehung einer Arteriosklerose.

Diabetes mellitus Typ 2

In westlichen Industrieländern leiden etwa 10 % der Erwachsenen an einem Diabetes mellitus Typ 2 (DM II, s. Kap. 8.2). Bei dieser Erkrankung besteht einerseits eine starke Assoziation zu Übergewicht und Hyperlipidämie, andererseits ist der DM II aber auch ein starker unabhängiger Risikofaktor für das Auftreten einer HKE. Die Krankheit führt über makrovaskuläre Komplikationen zu Herzinfarkt, Schlaganfall und peripherer arterieller Verschlusskrankheit, über mikrovaskuläre Komplikationen zu Retinopathie (Erkrankung der Netzhaut des Auges), Nieren- und Herzinsuffizienz.

Bewegungsarmut

Menschen, die sich wenig körperlich betätigen, neigen zu Übergewicht (s. Kap. 4.2.2). Risikofaktoren wie Hyperlipidämie, erhöhter Blutdruck und DM II treten bei ihnen häufiger auf. Bewegungsarmut ist daher indirekt mit einem erhöhten Risiko für das Auftreten einer HKE assoziiert. Darüber hinaus gibt es wahrscheinlich auch einen direkten kausalen Zusammenhang unabhängig von diesen Risikofaktoren. Regelmäßige körperliche Bewegung/sportliche Aktivität geht mit einer Risikoreduktion für Herzinfarkte und plötzlichen Herztod einher und führt zu einer Senkung des Blutdrucks.

Erhöhter Blutdruck

Die Ursachen des Bluthochdrucks (*Hypertonie*) werden bisher nur teilweise verstanden. Erhöhter Salz- und Alkoholkonsum, Übergewicht, Bewegungsarmut, psychische und genetische Faktoren spielen bei der Entstehung einer Hypertonie wesentliche Rollen. Daher können neben medikamentösen Maßnahmen auch eine Ernährungsumstellung, die Reduktion von Übergewicht und mehr Bewegung zu einer Normalisierung des Blutdrucks beitragen. Ein niedrigerer Blutdruck bedeutet wiederum eine Risikoreduktion für das Auftreten von koronarer Herzkrankheit, von Schlaganfall und Herzinsuffizienz.

Chronische Entzündungen

Auch chronische Entzündungen, die durch eine Vielzahl von Faktoren verursacht sein können, spielen wahrscheinlich bei der Entstehung der koronaren Herzkrankheit und anderer Herz-Kreislauf-Erkrankungen eine ursächliche Rolle. Dabei ist das *C-reaktive Protein* (CRP) allerdings lediglich ein Marker der Entzündung und nicht, wie ursprünglich vermutet, ein unabhängiger Risikofaktor.

Umweltfaktoren

Verschiedene Untersuchungen des HKE-Risikos in Bezug auf die Exposition gegenüber Feinstaub (s. Kap. 6.4.1) und Lärm (s. Kap. 6.6.3) konnten zeigen, dass das Risiko für HKE bei Zunahme dieser Expositionen ansteigt.

Niedriger sozioökonomischer Status

Männer und Frauen mit geringerer Schulbildung, in niedrig qualifizierten Berufen oder mit geringerem Einkommen haben im Vergleich zu Menschen aus höheren sozialen Schichten ein mehrfach erhöhtes Risiko für das Auftreten von HKE. Etwa die Hälfte dieses Effektes ist auf eine schichtspezifische Verteilung der oben genannten Risikofaktoren zurückzuführen. Der Rest des Effektes beruht u. a. auf den nachfolgend genannten Aspekten.

Soziale Isolation und Mangel an sozialem Rückhalt

Ein Leben ohne Partner, der Verlust naher Angehöriger sowie ein Mangel an emotionalem Rückhalt durch zuverlässige soziale Beziehungen führen zu einer Erhöhung des HKE-Risikos und beeinflussen den Krankheitsverlauf negativ. Sozialer Rückhalt scheint dabei als Schutzfaktor den psychobiologischen Stressreaktionen (s. Kap. 4.2.2) entgegenzuwirken.

Psychosoziale Belastung am Arbeitsplatz und in der Familie

Chronisches Stresserleben am Arbeitsplatz sowie fortdauernde Konflikte in Partnerschaft, Familie und Freundeskreis begünstigen die Entwicklung einer koronaren Herzkrankheit und fördern das Auftreten von Rezidiven. Auch mehrjährige Schichtarbeit in Verbindung mit Nachtarbeit und exzessive Mehrarbeit in Form von Überstunden sind mit einem erhöhten HKE-Risiko assoziiert.

Depressivität

Depressivität ist ebenfalls mit einer erhöhten kardiovaskulären Morbidität und Mortalität verknüpft, und zwar unabhängig von den oben genannten Risikofaktoren. Dabei scheinen nicht nur behandlungswürdige Formen der Depression, sondern auch leichtere depressive Beschwerden das Risiko zu erhöhen. Gleiches gilt für ausgeprägte Angstzustände und Gefühle der Hoffnungslosigkeit (s. a. Kap. 8.8).

8.3.3 Prävention

Zur Primärprävention von Herz-Kreislauf-Erkrankungen ist ein koordiniertes Maßnahmenpaket erforderlich. Die Komponenten dieses Pakets sollen sowohl strukturell wirken als auch auf das Verhalten des Einzelnen abzielen (s. Kap. 4.1.1), um gesundheitsschädigende Verhaltensweisen abzubauen und gesundheitsfördernde Ressourcen zu stärken.

In frühen Lebensphasen können z. B. schulische Programme dazu beitragen, die SchülerInnen zu vermehrter Bewegung anzuregen und eine gesunde Ernährungsweise zu fördern. Auch der kontrollierte Umgang mit Suchtmitteln (Rauchen, Alkohol) bzw. der Verzicht auf diese Substanzen sollte in dem Zusammenhang angesprochen werden. Solche Programme sollten jedoch nicht nur das Wissen um Risiko- und Schutzfaktoren erweitern, sondern auch helfen, psychosoziale Kompetenzen (z. B. im Hinblick auf Selbstwirksamkeit und Belohnungsaufschub; s. a. Kap. 4.2.2) aufzubauen. Im Erwachsenenalter sind größere Betriebe und Wohngemeinden oder Stadtviertel der geeignete Rahmen für primärpräventive Maßnahmen, da dort eine größere Anzahl von Menschen regelmäßig angesprochen und in die Maßnahmen eingebunden werden kann. Bei der betrieblichen Gesundheitsförderung sollten auch die psychosozialen Risikofaktoren des Arbeitslebens beeinflusst werden. Hier bieten sich z. B. Maßnahmen der Organisations- und Personalentwicklung (s. Kap. 7.4) an. Als aufwändig und nur teilweise wirksam haben sich verschiedene, in der zweiten Hälfte des 20. Jahrhunderts in den USA und in Europa durchgeführte kommunale Präventionsprogramme erwiesen. Eine Ausnahme ist das international bekannte Nordkarelien-Projekt (s. Box 8.3.2).

Solche bevölkerungsbezogenen Interventionsprogramme zielen auf die breite Bevölkerung ab, d. h. auf eine große Gruppe gesunder Personen, deren Motivation zu Verhaltensänderungen in der Regel geringer ist als die jener Personen, die bereits Risikofaktoren aufweisen oder manifest erkrankt sind. Daher wird heute eine Kombination aus Programmen empfohlen, die sich zum einen an breite Bevölkerungsgruppen, zum anderen an spezifische Hochrisikogruppen mit erhöhtem Präventionsbedarf richten (z. B. Individuen mit spezifischen Risikofaktoren wie RaucherInnen, DiabetikerInnen oder Menschen mit niedrigem sozioökonomischem Status; vgl. auch Kap. 1.5.2).

Die Bedeutung der Tertiärprävention, d. h. der Rezidivprophylaxe nach überstandenem Myokardinfarkt oder Schlaganfall, hat in den letzten Jahren – auch durch die Entwicklung neuer Medikamente und den Ausbau anderer therapeutischer Maßnahmen – immer mehr zugenommen. Wichtigstes Ziel ist hier neben einer optimalen, evidenzbasierten Therapie die günstige Beeinflussung der oben genannten Risikofaktoren sowie die Stärkung von Schutzfaktoren. Dazu gehören weitreichende Veränderungen von Lebensstilgewohnheiten, von Einstellungen und Motivationen. Um hier erfolgreich zu sein, ist eine konsequente multidisziplinäre Zusammenarbeit im stationären und ambulanten Kontext unerlässlich.

Im Bereich Public Health sind von Seiten der Politik und der (Gesundheits-)Verwaltung Maßnahmen zu initiieren, um die Prävention von HKE zu fördern und jeder Person die Möglichkeit zu geben, ohne besondere Anstrengungen bereits in jungen Jahren das Risiko für HKE zu senken. Dazu gehören beispielsweise die Einschränkung der Tabakwerbung und eine entsprechende Preisgestaltung von Tabakerzeugnissen, die Salz- und Zucker-Reduktion in Fertiggerichten und Gemeinschaftsküchen, kommunale Maßnahmen gegen soziale Isolation sowie ein Bündel verschiedener (Aufklärungs-)Maßnahmen, die entsprechende Lebensstilveränderungen leichter möglich machen sollen.

Box 8.3.2: Das Nordkarelien-Projekt.
In Finnland nahm in den 1950er und 1960er Jahren die Zahl kardiovaskulärer Krankheiten rasch zu. Besonders hohe Mortalitätsraten verzeichnete man in der Provinz Nordkarelien. Daher wurde hier 1972 ein umfassendes Präventionsprogramm gestartet, das zum Ziel hatte, die Sterblichkeitsrate durch Lebensstiländerungen in der Bevölkerung zu senken. Das bis 1995 durchgeführte bevölkerungsbezogene Interventionsprogramm vermochte durch die Einbindung wichtiger örtlicher Akteure (Schulen, Betriebe, Kantinen, Sportvereine, Supermärkte), der Medien sowie verschiedener Meinungsmacher und Entscheidungsträger der Region eine erfolgreiche und nachhaltige Verhaltensänderung auf breiter Basis zu erzielen. Es kam zu einer Senkung der Cholesterin- und Blutdruckwerte in der Bevölkerung. Die Menschen rauchten weniger und bewegten sich mehr. Parallel zur Senkung der Risikofaktoren ließ sich eine eindrucksvolle Senkung der kardiovaskulären Morbidität und Mortalität beobachten, die ausgeprägter war als diejenige in anderen westlichen Industrienationen im selben Zeitraum. Die koronare Mortalität verringerte sich in der Bevölkerung mittleren Alters von 1972 bis 2014 um 84 %. Etwa ⅔ des Rückganges der Mortalität wurde durch Änderungen bei den Risikofaktoren und ⅓ durch die Verbesserung der seit den 1980er Jahren entwickelten neuen Therapien erklärt.

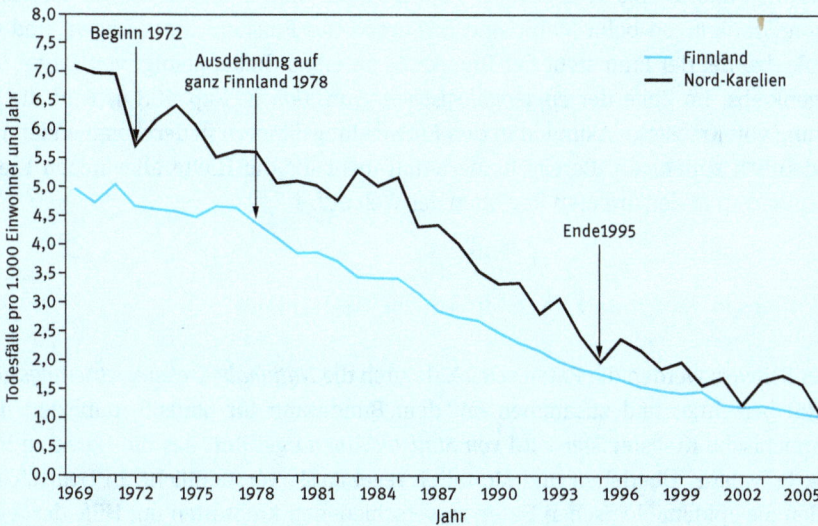

Verlauf der Sterblichkeit an koronarer Herzkrankheit in Nord-Karelien und ganz Finnland in den Jahren 1969 bis 2006 (altersstandardisiert, Standard-Europa-Bevölkerung).
Quelle: Adaptiert nach Puska P, Vartiainen E, Laatikainen T, Jousilahti P, Paavola M [editors]. The North Karelia Project: from North Karelia to National Action. Helsinki: Helsinki University Printing House, 2009 (Neuere Grafik in https://www.ncbi.nlm.nih.gov/pmc/articles/PMC6062761/)

8.4 Bösartige Tumoren

Marcel Zwahlen, Nicole Steck, Matthias Egger

Bösartige Tumoren, oft auch vereinfachend als „Krebs" bezeichnet, sind in den industrialisierten Ländern nach den Herz-Kreislauf-Erkrankungen die zweithäufigste Todesursache. Etwa ein Viertel aller Todesfälle sind auf bösartige Tumoren zurückzuführen. In der Schweiz, in Österreich und in Deutschland erkrankt fast jede zweite Person im Laufe ihres Lebens an Krebs. Für viele Krebsarten nimmt das Erkrankungsrisiko mit zunehmendem Alter zu. Aufgrund der demographischen Entwicklung in Deutschland, Österreich und der Schweiz werden die Tumorerkrankungen in absoluten Zahlen selbst dann zunehmen, wenn das alters- und geschlechtsspezifische Krebsrisiko gleichbleibt.

Nach den Schätzungen der *International Agency for Research on Cancer* (IARC) wurden 2018 weltweit 18 Mio. neue Krebsdiagnosen gestellt. Im selben Zeitraum kam es zu 9,6 Mio. Todesfällen durch Krebserkrankungen. Weltweit sind bösartige Tumoren für 9,4 % aller DALYs (s. Kap. 10.1.2) verantwortlich. In Europa sind sogar 19,2 % der verlorenen gesunden Lebensjahre auf Tumorerkrankungen zurückzuführen. Verantwortlich hierfür sind v. a. Lungen-, Darm-, Brust- und Magenkrebs. Die häufigsten Tumorerkrankungen beim Mann sind in Europa der Prostata-, der Lungen- und der Darmkrebs. Bei der Frau steht der Brustkrebs an erster Stelle, gefolgt von Darm- und Lungenkrebs. Im Zuge der *epidemiologischen Transition* (s. Kap. 10.1.4) wird die Bedeutung von Krebserkrankungen in den Entwicklungsländern in den kommenden Jahren deutlich zunehmen. Bereits heute treten mehr als die Hälfte aller neuen Krebserkrankungen in den ärmeren Regionen der Welt auf.

8.4.1 Krebs in der Schweiz, in Österreich und Deutschland

In der Schweiz werden die Raten seit 2020 durch die *Nationale Krebsregistrierungsstelle* (NKRS) berechnet und zusammmen mit dem Bundesamt für Statistik publiziert. Das österreichische Krebsregister wird *von Statistik Austria* geführt, das die Daten zu Inzidenz, Prävalenz, Überleben und Mortalität regelmäßig veröffentlicht. In Deutschland werden die epidemiologischen Daten zu verschiedenen Krebsarten mit Hilfe der regionalen Krebsregister erhoben. Das *Zentrum für Krebsregisterdaten* (ZfKD) am Robert Koch-Institut in Berlin führt diese Daten zusammmen und errechnet daraus die nationalen Inzidenz- und Mortalitätsraten. Die Statistiken der drei Länder zeigen, dass sich die Situationen in Deutschland, Österreich und der Schweiz etwas unterscheiden: Deutschland hat eine höhere altersstandardisierte Inzidenzrate für Magen-, Lungen- und Darmkrebs. Österreich registriert deutlich weniger Fälle von Brustkrebs als seine beiden deutschsprachigen Nachbarländer. In der Schweiz wird bei den Männern häufiger Schwarzer Hautkrebs und Prostatakrebs diagnostiziert als in Deutschland und Österreich. Eine detaillierte Aufstellung hierzu finden Sie auf unserer Lehrbuch-Homepage in einer Tabelle in Kap. 8.4.

Das Risiko einer Frau, im Laufe ihres Lebens an Krebs zu erkranken, beträgt etwa 40 %. Bei Männern ist das Risiko mit etwa 50 % noch höher. Von 1985 bis zum Beginn des neuen Jahrtausends hat die anhand der Europäischen Standardbevölkerung altersstandardisierte **Inzidenzrate** (s. Kap. 2.1.2) für Krebs sowohl in Deutschland als auch in Österreich und der Schweiz zugenommen. Seit 2007 bzw. 2008 ist die altersstandardisierte Inzidenzrate für Krebs insgesamt wieder etwas gesunken. Bei den Frauen war in den vergangenen Jahrzehnten eine Abnahme der Inzidenz des Gebärmutterhalskrebses festzustellen, gleichzeitig stiegen jedoch die Inzidenzen an Lungen-, Haut-, Leber- und Brustkrebs deutlich an. Im Gegensatz dazu nahm die Inzidenz für den Lungenkrebs bei den Männern erheblich ab, andererseits kam es zu einer deutlichen Zunahme bei Prostata-, Haut- und Leberkrebs. Bei beiden Geschlechtern blieb die Inzidenzrate des Darmkrebses relativ stabil. In anderen europäischen Ländern sind ähnliche Entwicklungen feststellbar.

Parallel dazu blieben die altersstandardisierten **Mortalitätsraten** in der Schweiz, in Österreich und Deutschland zwischen 1980 und 1990 für alle Krebsarten relativ stabil. Mit Beginn der 1990er Jahre setzte ein abnehmender Trend ein, ausgeprägter bei den Männern als bei den Frauen. Der rückläufige Trend in der Gesamt-Tumormortalitätsrate war bei den Männern primär durch die deutliche Reduktion der Sterbefälle an Lungenkrebs bedingt, ferner durch die leicht zurückgehende Sterblichkeit an Prostata- und Darmkrebs. Bei den Frauen erklärt sich der nur leicht abnehmende Trend in der Mortalitätsrate für alle Krebsarten durch rückläufige Mortalitätsraten beim Gebärmutterhals-, Brust- und Darmkrebs. Diese Abnahmen wur-

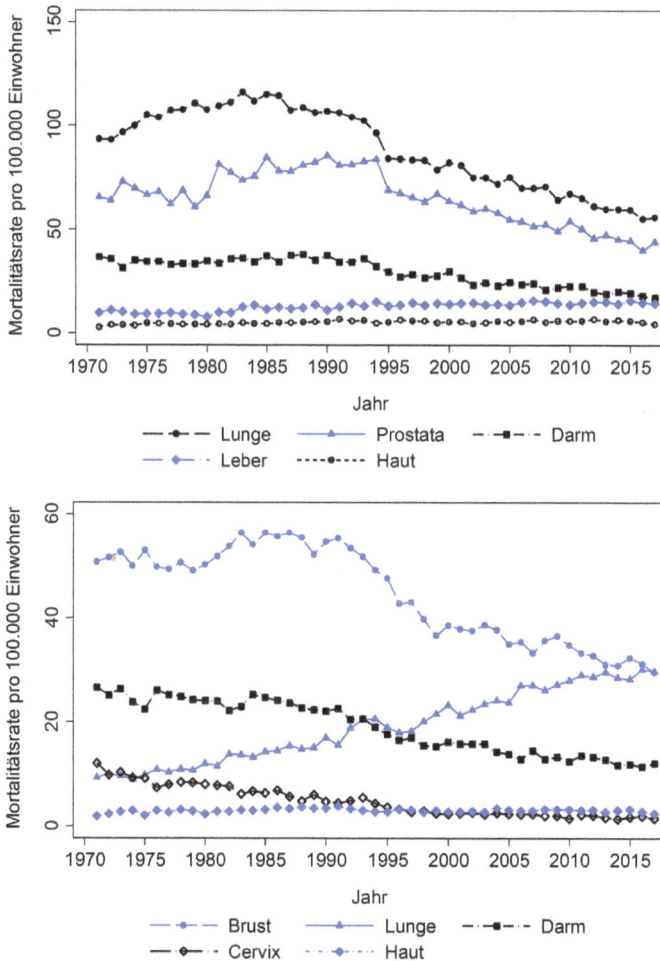

Abb. 8.7: Altersstandardisierte Krebs-Mortalitätsraten der häufigsten Krebsarten bei Männern *(oben)* und Frauen in der Schweiz *(unten)*, 1970–2017*. Als Cervix-Karzinom bezeichnet man den Gebärmutterhals-Krebs.

* Zum Jahreswechsel 1994/1995 fand im Rahmen der Umstellung von ICD 8 auf ICD 10 eine Änderung der Kodierungsregeln für Todesursachen statt. Zur Altersstandardisierung wurde die im Jahr 2013 revidierte Standardbevölkerung für Europa verwendet (wie in einer Box zu Kap. 2.2 auf unserer Lehrbuch-Homepage beschrieben).

den teilweise durch eine Zunahme der Lungenkrebsmortalität bei den Frauen kompensiert. Abb. 8.7 illustriert diese Trends für die Schweiz.

8.4.2 Überlebensraten nach Krebsdiagnose

Die Überlebenszeit nach einer Krebsdiagnose hat sich in den vergangenen Jahren erhöht. In Deutschland und Österreich beträgt die für alle Krebsarten zusammen berechnete aktuelle relative 5-Jahres-Überlebensrate bei den Männern etwa 58–60 %, in der Schweiz liegt sie mit 65 % etwas darüber. Auch bei den Frauen ist sie etwas höher (A: 63,3 %, D: 65 %, CH: 68 %). Die aktuellen 5-Jahres-Überlebensraten reichen von sehr günstigen Werten von über 95 % für Hodenkrebs und etwa 90 % für das maligne Melanom der Haut und den Prostatakrebs bis zu ungünstigen Werten von etwa 20 % bei Lungen- und Speiseröhrenkrebs bzw. von unter 10 % für den Krebs der Bauchspeicheldrüse. In den letzten Jahren hat sich die Überlebensrate bei den meisten Tumorarten erhöht. Am ausgeprägtesten war die statistische Erhöhung beim Prostatakrebs. Dies dürfte zu einem großen Teil auf die Krebsfrüherkennungsuntersuchungen mittels PSA-Test (Test auf prostataspezifisches Antigen) zurückzuführen sein, da hierdurch der Zeitpunkt der Diagnosestellung um Jahre vorverlegt wird, was zu einer Erhöhung der 5-Jahres-Überlebensrate führt. Die Erhöhung der Überlebensrate durch Vorverlegung der Diagnose wird als *Lead-Time-Effekt* bezeichnet und bedeutet nicht, dass das Screening zu einer verbesserten Prognose führt (s. Kap. 4.5.2).

8.4.3 Risikofaktoren und Prävention

Zu einer umfassenden Krebsbekämpfung gehören neben Primärprävention und Früherkennung selbstverständlich auch die kurative therapeutische Behandlung sowie eine palliative Therapie, die auf den Erhalt der Lebensqualität abzielt, wenn keine Heilung mehr möglich ist. Wichtigstes Ziel aus Public-Health-Sicht ist jedoch eine wirksame Primärprävention. Allerdings gibt es zahlreiche Risikofaktoren, die sich je nach Tumorart unterscheiden und unterschiedlich gut wissenschaftlich dokumentiert sind. Eine Tabelle in Kap. 8.4 auf unserer Lehrbuch-Homepage gibt einen Überblick über die wichtigsten Risiko- und Schutzfaktoren, die als Ansatzpunkte für primärpräventive Maßnahmen dienen können. Potenziell modifizierbare Risikofaktoren sind in erster Linie das Zigarettenrauchen (s. a. Kap. 4.2.2 und Kap. 6.4) sowie das Ernährungs- und Bewegungsverhalten in Kombination mit Übergewicht und Adipositas (s. Kap. 4.2.2 und Kap. 8.2). Zudem dürften 5–8 % aller Krebsfälle auf berufsbedingte Expositionen zurückgehen. Der Schutz vor krebserregenden Stoffen ist daher in Deutschland, Österreich und der Schweiz als Teil des Arbeitnehmerschutzes gesetzlich geregelt (s. Kap. 7.2, Kap. 7.5, Kap. 7.6 und Kap. 7.7). Auch wenn nicht alle Krebsarten mit einem höheren Lebensalter assoziiert sind, ist zunehmendes Alter doch der bedeutendste Risikofaktor für viele Tumorarten.

Rauchen ist der wichtigste modifizierbare Risikofaktor für Krebs

Die wichtigste Maßnahme zur Primärprävention von Krebserkrankungen ist die Reduktion der Anzahl der RaucherInnen in der Bevölkerung. In den letzten Jahren konnten bereits deutliche Erfolge bei den Männern im mittleren Lebensalter erzielt werden, was einen Rückgang der Lungenkrebsmortalität zur Folge hatte. Internationale Erfahrungen zeigen, dass die Verringerung des Raucheranteils in der Bevölkerung nur mit Hilfe eines koordinierten Maßnahmenpaketes gelingen kann. Die Interventionen müssen sowohl strukturell wirken als auch auf das Verhalten des Einzelnen abzielen. Sie sollen den Einstieg in das Zigarettenrauchen verhindern und den RaucherInnen beim Ausstieg helfen. Strukturelle Maßnahmen wie rauchfreie öffentliche Räume leisten hier einen unverzichtbaren und wirksamen Beitrag (s. Kap. 4.2.2).

Krebsprävention durch Ernährung, körperliche Bewegung und Vermeidung von Übergewicht

Obwohl verschiedene, groß angelegte epidemiologische Studien versucht haben, den Einfluss von Ernährung und körperlicher Bewegung auf das Krebsrisiko zu quantifizieren, konnte man bislang noch kein konsistentes Bild hieraus ableiten. Gut nachgewiesen ist mittlerweile der negative Gesamteinfluss, den ungünstiges Ernährungsverhalten kombiniert mit ungenügender körperlicher Bewegung und daraus resultierendem erhöhtem Körpergewicht auf das Erkrankungsrisiko bei verschiedenen Krebsarten haben, die nicht primär mit dem Rauchen assoziiert sind. Das Dreieck aus Ernährung, körperlicher Bewegung und Übergewicht stellt eine große Herausforderung in Bezug auf mögliche Interventionen dar. Wie beim Rauchen ist hier ein kombiniertes Maßnahmenpaket nötig (s. a. Kap. 4.1.2, Kap. 4.2.1, Kap. 4.2.2 und Kap. 8.2).

8.4.4 Krebsfrüherkennung

Die systematische, bevölkerungsbasierte Durchführung von Krebsfrüherkennungsprogrammen ist ein wichtiges Instrument, um die Krebsmortalitätsraten zu senken. In der Regel dauert es bei der Tumorentwicklung mehrere Jahre bis zum Auftreten klinischer Symptome. Die Früherkennung zielt auf die Identifizierung von bislang asymptomatischen Krebsherden und Krebsvorstufen ab. Bei den meisten Krebsarten ist die Prognose vom Tumorstadium bei Diagnosestellung abhängig. Je differenzierter (d. h. weniger entartet) die Tumorzellen sind, je kleiner der Tumorherd ist und je weniger Metastasen vorhanden sind, desto besser ist die Prognose. Um die Wirksamkeit von Krebsfrüherkennungsuntersuchungen verlässlich festzustellen, sind Resultate von groß angelegten, randomisierten Studien notwendig, in deren Rahmen eine Bevölkerungsgruppe systematisch zur Krebsfrüherkennung eingeladen wird, die andere jedoch nicht. In beiden Gruppen wird jede diagnostizierte Krebserkrankung nach dem aktuellsten Stand des Wissens möglichst optimal behandelt. Erst wenn in solchen randomisierten Studien im Laufe der Jahre die spezifische Krebs-Mortalitätsrate in der Gruppe der systematisch untersuchten Personen dauerhaft gesenkt werden kann, gilt ein Screening als wirksam (s. Kap. 4.5).

Verschiedene randomisierte Studien konnten die Wirksamkeit des Brustkrebs-Screenings mittels Mammografie und des Darmkrebs-Screenings mittels Test auf okkultes Blut im Stuhl (Hämoccult-Test) oder Sigmoidoskopie nachweisen. Mittlerweile liegen auch Resultate aus zwei großen randomisierten Studien aus den USA und den Niederlanden/ Belgien zum Lungenkrebs-Screening mit Hilfe der Computertomografie (niedrige Strahlendosis) vor. Beide zeigen eine Reduktion der Lungenkrebssterblichkeit über einen Zeitraum von sechs bis zehn Jahren. In der US-Studie fand man in der Screening-Gruppe eine verminderte Gesamtsterblichkeit gegenüber der Kontrollgruppe, nicht jedoch in der niederländisch/belgischen Studie. Im Gegensatz zur niederländisch/belgischen Studie führte das Screening in der US-Studie zudem zu vielen zusätzlichen Abklärungen. Screening-Empfehlungen (meist für *Hochrisiko-Gruppen*, s. Kap. 1.5.2) liegen nun für die USA und Kanada vor. Auch verschiedene europäische Länder (einschließlich Großbritannien) überarbeiten derzeit ihre Screening-Empfehlungen zum Lungenkrebs.

Die Wirksamkeit des Gebärmutterhalskarzinom-Screenings mit Hilfe eines Abstrichs wurde nie durch randomisierte Studien überprüft. Da es aber im Zusammenhang mit dieser – in der Regel als opportunistisches Screening – in vielen Ländern durchgeführten Maßnahme zu einer andauernden Absenkung der Mortalitätsrate beim Cervixkarzinom kam, gilt die Wirksamkeit als erwiesen. Das Prostatakarzinom-Screening mittels *prostata-spezifischem Antigen* (PSA) führt zu vielen zusätzlichen Prostatakrebs-Diagnosen, da damit auch Tumoren bei älteren Männern diagnostiziert werden, die oft nur langsam wachsen und meist nicht klinisch manifest werden (*Überdiagnose*, s. Kap. 4.5). Daher kann das Prostatakrebs-Screening nicht empfohlen werden. Tab. 8.9 fasst zusammen, für welche Krebsarten und Modalitäten der Krebsfrüherkennung die Evidenz als genügend stark erachtet wird, um ein Screening zu befürworten.

Tab. 8.9: Übersicht über die Evidenzlage zum Screening für verschiedene Krebsarten; adaptiert nach dem Kapitel „Früherkennung" im „Nationalen Krebsprogramm für die Schweiz, 2011–2015";
s. https://www.oncosuisse.ch/dokumente/.

Tumorart	Methode	Alter oder Zielgruppe	Frequenz
Guter Evidenzgrad für Screening-Empfehlung			
Brustkrebs	Mammografie	≥ 50 J.	alle 2 Jahre
Gebärmutterhalskrebs (Cervixkarzinom)	Abstrich	≥ 25 J.	jährlich bis alle 3 Jahre, hängt von den Resultaten der vorherigen Abstriche ab
Darmkrebs	Test auf okkultes Blut im Stuhl	≥ 50 J.	jährlich
	Sigmoidoskopie	55–64 J.	einmalig
Evidenzlage für Empfehlung wird unterschiedlich interpretiert oder Empfehlungen werden überarbeitet			
Prostatakrebs	PSA-Test	≥ 50 J.	jährlich
Lungenkrebs	Computertomographische Untersuchung mit niedriger Strahlendosis	Raucher oder Ex-Raucher	unklar
Evidenzlage genügend für Ablehnung von Screening			
Neuroblastom	Urintest auf *Homovanillinsäure* (HVA) und Vanillinmandelsäure (VMA)	–	–
Lungenkrebs	Röntgenbild	–	–
Brustkrebs	Selbstuntersuchung	–	–

8.5 Erkrankungen des Bewegungsapparates

Stephan Reichenbach

Die Erkrankungen des Bewegungsapparates, d. h. die Krankheiten der Gelenke, Knochen und Muskeln, verursachen weltweit am häufigsten Gesundheitsprobleme. Die dabei auftretenden Beschwerden reichen von leichten, vorübergehenden Beeinträchtigungen bis hin zu schweren, chronischen Behinderungen, welche schließlich zur Berentung führen können. Nur selten sind sie lebensbedrohlich – sie schränken aber den Aktionsradius und damit die Lebensqualität der Betroffenen oft massiv ein. Dies führt zu großen sozioökonomischen Belastungen, nicht nur durch kostenintensive Therapien und Betreuungsangebote, sondern auch als Folge der verminderten Produktivität der Betroffenen.

Zu den klinisch und epidemiologisch relevanten Krankheitsbildern in dieser Gruppe gehören der *Rückenschmerz* (ICD-10, M40–M54), die *Arthrose* (ICD-10, M15–M19), die *Osteoporose* (ICD-10, M80–M85) sowie die *rheumatoide Arthritis* (ICD-10, M05–M14). Kardinalsymptome bei all diesen Erkrankungen sind Schmerzen, Bewegungseinschränkungen und damit einhergehender Funktionsverlust. Trotz der großen volkswirtschaftlichen Bedeutung dieser Krankheitsgruppe wurden bislang noch keine Interventionsstudien zur Primärprävention durchgeführt. Die hier vorgeschlagenen Präventionsmaßnahmen zielen primär auf die Verhinderung und Reduktion der bekannten und beeinflussbaren Risikofaktoren.

8.5.1 Rückenschmerzen

Unter dem Begriff *Rückenschmerzen* fasst man unabhängig von der Ursache alle Schmerzzustände im Bereich des Rückens zusammen. In ca. 20 % der Fälle sind dies klar umschriebene Krankheitsbilder. Meist ist jedoch eine genaue Zuordnung zu einem definierten Krankheitsbild nicht möglich, sodass die Schmerzen dann als unspezifisch klassifiziert werden (ca. 80 % der Fälle). Die unspezifischen Rückenschmerzen werden nach ihrer zeitlichen Dauer in akute (< als 1 Monat), subakute (< als 3 Monate) und chronische Schmerzzustände eingeteilt. Eine Chronifizierung der Schmerzen tritt in etwa 10 % der Fälle ein (s. Box 8.5.1).

Box 8.5.1: „Back pain – don't take it lying down" – Massenmedien-Kampagne in Australien (1997–1999)

Gelegentliche Rückenschmerzen sind häufig, dauern meist nur kurze Zeit an und gehören praktisch zu unserem Leben dazu. Entgegen dem subjektiven Empfinden sind sie in den letzten 30 Jahren nicht häufiger geworden. Wir fühlen uns allerdings durch Rückenschmerzen heute mehr beeinträchtigt als früher und nehmen deswegen auch öfter therapeutische Hilfe in Anspruch. Meist sind dann subjektives Empfinden, radiologische Befunde und Störungen der Funktionsfähigkeit nicht miteinander in Einklang zu bringen. Bei bis zu 90 % der Betroffenen gehen die Beschwerden auch ohne spezielle Behandlung innerhalb von sechs Wochen zurück.

Im australischen Bundesstaat *Viktoria* wurde deshalb zwischen 1997 und 1999 eine Aufklärungskampagne im Fernsehen durchgeführt (Videoclips hierzu auf unserer Lehrbuch-Homepage). Prominente aus Sport, Kultur und Gesundheitswesen erläuterten den Zuschauern anhand einfacher Regeln sinnvolles Verhalten beim Auftreten von Rückenschmerzen:

– Rückenschmerzen sind in der Regel zwar lästig, aber harmlos.
– Die dadurch hervorgerufenen Einschränkungen können durch eine positive Grundhaltung reduziert werden.
– Eine spezifische Behandlung ist meist nicht nötig. Keine Bettruhe, Gymnastik und keine Krankschreibung, stattdessen Weiterführung der bisherigen Tätigkeiten.

Eine anschließende Studie konnte nachweisen, dass sich dadurch die Bewertung des Rückenschmerzes in der Bevölkerung änderte. Es kam zu einem signifikanten Rückgang der Behandlungskosten, der Krankheitstage und der Sozialversicherungskosten.

Epidemiologische Daten

– **Burden of Disease:** Die WHO berechnete für das Jahr 2015 insgesamt 762 DALYs/ 100.000 Einwohner. Dies bedeutet eine Steigerung um 17,5 % seit dem Jahr 2007.
– **Mortalität:** Es gibt keine Hinweise darauf, dass der unspezifische Rückenschmerz mit einer erhöhten Mortalität einhergeht.
– **Inzidenz:** Aufgrund der oft unklaren Zuordnung und des möglichen episodischen Verlaufs mit Rezidiven sind Angaben zur Inzidenz schwierig. In den meisten *High-Income*-Ländern liegt die jährliche Neuerkrankungsrate bei 4.000– 5.000 pro 100.000 Einwohner.
– **Prävalenz:** Die Lebenszeitprävalenz variiert in den High-Income-Ländern zwischen 60 % und 85 %, d. h. die meisten Menschen leiden im Laufe ihres Lebens mindestens einmal an Rückenschmerzen. In „Entwicklungsländern" liegt die Lebenszeitprävalenz mit durchschnittlich 60.000 pro 100.000 Einwohner etwas niedriger.

Risikofaktoren

Zu den mechanischen Risikofaktoren gehören das schwere Heben von Lasten am Arbeitsplatz, eine kauernde, gebeugte oder gedrehte Körperhaltung sowie die Exposition gegenüber Vibrationen (s. Kap. 7.3). Ebenso wichtig sind psychosoziale Begleitfaktoren wie Unzufriedenheit am Arbeitsplatz, monotone Arbeit, Depressivität und

Somatisierung. Dies gilt insbesondere im Hinblick auf eine mögliche Chronifizierung.

Prävention
–   Maßnahmen der **Verhaltensprävention** sind muskelkräftigende sowie die Ausdauer fördernde sportliche Aktivitäten.
–   Zu den Maßnahmen der **Verhältnisprävention** gehört es, an Arbeitsplätzen monotone Arbeitsabläufe und ein belastendes Arbeitsklima zu vermeiden. Dort, wo schweres Heben unumgänglich ist, wie z. B. in der Alten- und Krankenpflege, auf dem Bau oder in der Landwirtschaft, sollten ergonomische Schulungen der Arbeitskräfte zusammen mit Bewegungsprogrammen angeboten werden (s. a. Kap. 7.3).

8.5.2 Arthrose

Unter dem Krankheitsbild der Arthrose versteht man ein progressives Gelenkversagen aufgrund eines chronischen Ab- und Umbauprozesses, welcher alle Strukturen eines Gelenkes (Knorpel, subchondraler Knochen, Synovia, Sehnen und Muskeln) betreffen kann. Man unterscheidet dabei die *primäre Arthrose*, die ohne erkennbare Ursache entstanden ist, von der *sekundären Arthrose*, die z. B. auf ein Trauma zurückgeführt werden kann.

Epidemiologische Daten
–   **Burden of Disease:** Aufgrund der recht hohen Einschränkung der Lebensqualität durch die Erkrankung wird die in DALYs ausgedrückte Krankheitslast der Arthrose mit 187 verlorenen, gesunden Lebensjahren pro 100.000 Einwohner angegeben [95 %-Vertrauensintervall: 130–256]. Gegenüber 2007 bedeutet dies eine Steigerung um 3,5 %.
–   **Mortalität:** Da die Arthrose nur in den seltensten Fällen das Leben der Betroffenen bedroht, liegen die Mortalitätsraten weltweit nur bei 0,0 bis 0,8 Todesfällen pro 100.000 Einwohner und Jahr.
–   **Inzidenz:** Die größte Zahl an diagnostizierten Neuerkrankungen findet man zwischen dem 65. und 75. Lebensjahr. Frauen sind häufiger betroffen als Männer. Modellrechnungen haben für die westlichen Industrienationen bei den Frauen eine jährliche Inzidenzrate von 1.350 und bei den Männern von 900 pro 100.000 Einwohner und Jahr ergeben.
–   **Prävalenz:** Hier wird meist zwischen einer radiologisch nachgewiesenen und einer symptomatischen Arthrose unterschieden. Etwa 50 % der 65-Jährigen und 80 % der 75-Jährigen zeigen bei uns radiologische Zeichen einer Arthrose. Am häufigsten betroffen sind dabei die Knie-, Hüft- und Fingergelenke. Die Prävalenz von Gelenkschmerzen steigt mit dem radiologischen Schweregrad der Arthrose

an, wobei die Assoziation zwischen Röntgenbefund und Schmerzinzidenz jedoch nur mäßig ist (s. Abb. 8.8). Unterschiede in der Prävalenz der Arthrose existieren sowohl zwischen den einzelnen Regionen dieser Erde als auch in Bezug auf die bevorzugt betroffenen Gelenke. Die Hüftgelenksarthrose kommt z. B. in Südostasien deutlich seltener vor als in Europa und den USA. In den *High-Income*-Ländern ist die symptomatische Arthrose eher ein Problem der Schichten mit niedrigem sozioökonomischem Status. Hier besteht eine enge Korrelation zur Adipositas, welche ein Risikofaktor für die Entstehung der Erkrankung ist (s. Kap. 8.2).

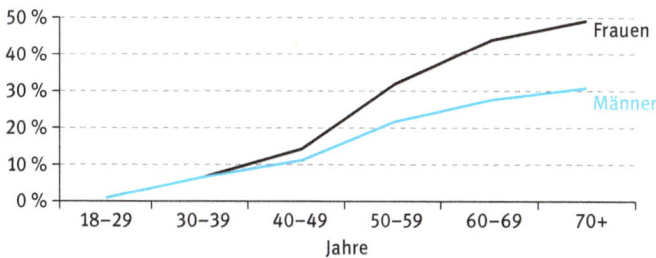

Abb. 8.8: Altersabhängige Zunahme der Beschwerden durch Arthrose in den letzten 12 Monaten vor der Befragung, unterschieden nach dem Geschlecht. Die Prozentangaben beziehen sich jeweils auf gleichaltrige Frauen bzw. Männer in Deutschland. (Quelle: Robert Koch-Institut 2013, Studie GEDA 2010, Erhebung 2009–2010; http://www.rki.de/DE/Content/Gesundheitsmonitoring/Themen/Chronische_Erkrankungen/Muskel_Skelett_System/Muskel_Skelett_System_node.html.)

Risikofaktoren

Zu den wichtigsten Risikofaktoren der Arthrose gehören Alter, Geschlecht, eine familiäre Prädisposition sowie Übergewicht. Aber auch Traumata, die einmalig oder wiederholt auf ein Gelenk einwirken (z. B. eine Meniskusoperation am Knie oder die berufsbedingte Überlastung der Gelenke in der Landwirtschaft), stellen Risikofaktoren dar. Diese können sich je nach Gelenk unterschiedlich stark auswirken. So spielt das Übergewicht bei der Entstehung der Kniearthrose eine wichtigere Rolle als bei der Entstehung der Hüftarthrose. Für das Fortschreiten der Arthrose scheint das Übergewicht dann interessanterweise jedoch kaum noch eine Bedeutung zu haben (*Obesity paradoxon*).

Prävention

- Die wichtigsten Maßnahmen der **Verhaltensprävention** sind das Vermeiden von Übergewicht sowie regelmäßige sportliche Aktivitäten, die die Muskulatur kräftigen und die Ausdauer fördern.
- Zu den Maßnahmen der **Verhältnisprävention** gehört z. B. die ergonomische Schulung von Personen an ihren Arbeitsplätzen in Kombination mit dem Angebot einer Bewegungstherapie.

8.5.3 Osteoporose

Die Osteoporose ist eine systemische Knochenerkrankung, charakterisiert durch eine niedrige Knochenmasse und eine beeinträchtigte Mikroarchitektur, die zu einer erhöhten Knochenbrüchigkeit und damit zu einem höheren Frakturrisiko führt. Typischerweise kommt es infolge einer Osteoporose zu Frakturen im Bereich der Wirbelkörper, des Oberschenkelhalses, des proximalen Humerus[75] und des distalen[76] Unterarms. Schmerzen durch osteoporotische Veränderungen treten besonders im Rückenbereich auf.

Epidemiologische Daten

- **Burden of Disease:** Eine Studie aus dem Jahr 2014 bezifferte die Krankheitslast infolge Osteoporose mit 5.216.000 DALYs weltweit, was ein Anstieg von 67 % gegenüber dem Jahr 1990 bedeutet. Die durch eine Osteoporose hervorgerufene Krankheitslast ist beträchtlich, da 20 % aller Personen mit Hüftfrakturen und 2 % derjenigen mit einer Wirbelkörperfraktur im Anschluss an das Ereignis in einem Pflegeheim weiterbetreut werden müssen. Die durch eine Hüftfraktur bedingten DALYs betragen 27/1.000 Personen.
- **Mortalität:** 10–20 % aller PatientInnen mit einer Oberschenkelhalsfraktur sterben innerhalb eines Jahres. Auch für PatientInnen mit einer Wirbelkörperfraktur wird eine zwei- bis dreifach erhöhte Mortalitätsrate gegenüber der Normalbevölkerung angegeben. Ähnliches gilt auch für andere Frakturen infolge Osteoporose.
- **Inzidenz:** Die Inzidenz der Osteoporose wird indirekt aufgrund der Häufigkeit der auftretenden Schenkelhalsfrakturen geschätzt, da diese in den *High-Income*-Ländern zur Hospitalisation führen. Grundsätzlich lässt sich sagen, dass Frauen häufiger betroffen sind als Männer. Die höchsten Inzidenzraten werden in Nordeuropa und Nordamerika angegeben. In den USA liegt die Inzidenz in der Altersgruppe der 75–79-Jährigen beispielsweise bei den Männern bei 534, bei den Frauen bei 861 pro 100.000 Einwohner und Jahr. Die Zahlen aus Afrika sind mit 2 pro 100.000 Einwohner und Jahr wesentlich niedriger. Da in den „Entwicklungsländern" jedoch nicht alle PatientInnen mit einer Schenkelhalsfraktur hospitalisiert werden, ist ein Vergleich hier schwierig.
- **Prävalenz:** Die Prävalenz der Osteoporose wird indirekt aufgrund einer verminderten Knochendichte ermittelt, da das Risiko, eine Fraktur zu erleiden, mit der Verminderung der Knochendichte zunimmt. Die Krankheitshäufigkeit steigt in den westlichen Industrienationen mit dem Alter deutlich an, und zwar von 5 %

---

75 *proximal*: Zum Rumpf in gelegen; *Humerus*: Oberarmknochen.
76 *distal*: Körperfern, vom Rumpf weg liegend.

bei den 50-jährigen Frauen bzw. 2,4 % bei den 50-jährigen Männern auf 50 % bei den 85-jährigen Frauen und 20 % bei den 85-jährigen Männern.

Risikofaktoren

Zu den Risikofaktoren der Osteoporose gehören neben Geschlecht und Alter auch eine frühe Menopause, ein niedriger Body-Mass-Index (BMI), Immobilität, Rauchen, Alkohol und verschiedene Medikamente (v. a. Glukokortikoide). Zusätzliche Faktoren, die das Risiko für eine Schenkelhalsfraktur erhöhen können, sind vorausgegangene Frakturen bei niedriger Knochendichte, Seh- und Gehstörungen, schlecht eingerichtete Wohnungen mit Stolperfallen sowie die Einnahme von Medikamenten, die Bewusstsein und Aufmerksamkeit beeinträchtigen können (z. B. Benzodiazepine).

Prävention

- Zu den Maßnahmen der **Verhaltensprävention** gehören neben dem Verzicht auf Nikotin und Alkohol vor allem das Vermeiden eines zu niedrigen Körpergewichts und einer lang andauernden Immobilität (von großer Bedeutung ist hier die frühzeitig einsetzende Physiotherapie).
- Die wichtigste **verhältnispräventive** Maßnahme besteht in der Verhinderung von Stolperstürzen durch das Vermeiden von Stolperfallen wie rutschenden Teppichen, Türschwellen etc.

8.5.4 Rheumatoide Arthritis

Die rheumatoide Arthritis ist eine systemische Autoimmunerkrankung mit symmetrischem Befall von Gelenken, Sehnenscheiden und Schleimbeuteln. Krankheitstypisch sind Rheumaknoten und der Nachweis von Autoantikörpern.

Epidemiologische Daten

- **Burden of Disease:** Die WHO berechnete für das Jahr 2017 356 DALYs/100.000 Einwohner [95 %-Vertrauensintervall: 259–463]. Im Vergleich zu 1990 ist dies eine Reduktion um 4,5 %.
- **Mortalität:** PatientInnen mit rheumatoider Arthritis weisen gegenüber der Normalbevölkerung eine mehr als doppelt so hohe Sterblichkeit auf. Die Mortalitätsraten variieren weltweit zwischen 0,1 und 2,7 Todesfällen pro 100.000 Einwohner pro Jahr.
- **Inzidenz:** In Westeuropa wird die Inzidenz der rheumatoiden Arthritis mit 20 pro 100.000 Einwohner und Jahr angegeben. Dies ist ein Anstieg von 7,3 % gegenüber 1990.

- **Prävalenz:** In Westeuropa leiden heute zwischen 314 und 378 Menschen je 100.000 Einwohner an rheumatoider Arthritis. Die niedrigsten Prävalenzzahlen melden mit 100 bis 135 erkrankten Menschen je 100.000 Einwohner Südostasien, Ozeanien und das westliche Subsahara-Afrika.

Risikofaktoren

Weibliches Geschlecht, eine familiäre Prädisposition sowie bestimmte genetische Faktoren (HLA *DRB1*) erhöhen das Risiko, an rheumatoider Arthritis zu erkranken. Allerdings tritt die Erkrankung auch in der mediterranen Bevölkerung auf, wo das genannte Allel kaum vorkommt.

Prävention

- **Verhaltensprävention:** Bislang existieren keine Ansätze zur *Primärprävention*. Ziel der medikamentösen Behandlung mit Basismedikamenten muss es sein, Schäden an der Struktur der Gelenke zu verhindern (*Tertiärprävention;* s. Kap. 1).
- **Verhältnisprävention:** Bei der Arbeitsplatzgestaltung spielen ergotherapeutische Maßnahmen eine entscheidende Rolle. Auch die Abgabe von Hilfsmitteln erfolgt nach ergotherapeutischen Gesichtspunkten.

8.6 Atemwegserkrankungen und Allergien

Claudia Kuehni, Philipp Latzin, Milo Puhan

Aufgrund ihrer großen Oberfläche und des dort stattfindenden Gasaustauschs ist die Lunge den zahlreichen Luftschadstoffen unmittelbar ausgesetzt. Besonders empfindlich hierfür ist die noch wachsende Lunge. Sowohl in Mitteleuropa wie auch weltweit machen Atemwegserkrankungen einen beträchtlichen Anteil der Krankheitslast (*Burden of Disease*) aus. Betroffen sind insbesondere Kinder und ältere Menschen. In ärmeren Ländern tragen Lungenentzündungen und Tuberkulose (s. Kap. 9.3.2) signifikant zur *Mortalität* bei, in den westlichen Industrienationen gehören chronische Atemwegserkrankungen wie COPD und Asthma zu den häufigsten *Noncommunicable diseases* (NCD; s. Einleitung zu Kap. 8).

8.6.1 Der Respirationstrakt im Laufe des Lebens

Kinder reagieren besonders empfindlich auf Umwelteinflüsse:
- Im Verhältnis zu ihrem Körpergewicht trinken sie mehr Wasser als Erwachsene, essen mehr Nahrung und atmen mehr Luft. Pro m² Alveolarfläche ventiliert ein

Erwachsener z. B. 7,5 ml Luft/min, ein Neugeborenes jedoch 500 ml Luft/min. Die Folge ist eine beträchtlich höhere Schadstoffexposition (siehe Kap. 6.4).
– Viele Stoffwechselwege, v. a. Stoffaufnahme (*Absorption*), Stoffausscheidung (*Exkretion*) und Entgiftung (*Detoxifikation*), sind noch unreif, sodass Schadstoffe länger und intensiver auf den Organismus einwirken.
– Die geringere Körpergröße und eine höhere körperliche Aktivität potenzieren die Auswirkungen verkehrsbedingter Luftverschmutzung (so ist z. B. die Nase eines Kindes näher am Auspuff von Fahrzeugen).

Insgesamt reagiert das sich entwickelnde Atemwegssystem empfindlicher (*vulnerabler*) auf Störfaktoren. Die Vulnerabilität ist abhängig von der kindlichen Entwicklungsphase und dem jeweiligen Schadstoff. Es gibt Phasen erhöhter Empfindlichkeit (*Windows of Susceptibility*), z. B. im Säuglingsalter, in denen die Lunge schnell wächst und das Abwehrsystem noch nicht voll ausgebildet ist. Umweltepidemiologische Studien müssen daher das Alter zum Zeitpunkt der Exposition berücksichtigen.

Lungenentwicklung: Die Lungenentwicklung beginnt ab der 5. Gestationswoche (GW), ab der 17. GW ist der Bronchialbaum vollständig ausgebildet. In der 36. GW beginnt die Entwicklung der Lungenbläschen (Alveolen). Sie erreicht ihr Maximum in den ersten beiden Lebensjahren und geht dann mit verminderter Intensität bis ins frühe Erwachsenenalter weiter. Die *Lungenfunktion*, d. h. die physiologische Befähigung der Lunge zum Gasaustausch, erreicht einen individuellen Höchstwert im Alter von etwa 18 (♀) bzw. 20 (♂) Jahren. Danach beginnt die Lungenalterung mit kontinuierlichem Abfall der Lungenfunktionswerte (z. B. der Einsekundenkapazität, FEV1) bis zum Lebensende (Abb. 8.9). Wegen der großen funktionellen Reserve der Lunge treten Symptome, wie z. B. Kurzatmigkeit, relativ spät auf. Wann dieser Zeitpunkt erreicht wird, hängt von der individuellen Ausgangslage (Lungenfunktion bei Geburt), dem Lungenwachstum, dem erreichten Maximum im jungen Erwachsenenalter und der Steilheit des Abfalls ab. Pränatale und postnatale Einflüsse können die Lungenentwicklung während der gesamten Wachstumsphase beeinträchtigen. Gleichzeitig kann die wachsende Lunge jedoch kleinere Schäden auch reparieren. Wichtige Umwelteinflüsse auf die wachsende Lunge sind z. B. mütterliches Rauchen während der Schwangerschaft (s. Kap. 4.2.2), die intrauterine/postnatale Ernährung, Tabakrauchexposition, Luftverschmutzung und Erkrankungen wie Asthma und Atemwegsinfekte Hierbei ist das Zusammenspiel zwischen Lungenwachstum und Immunsystem von Bedeutung, da beide Faktoren z. B. bei der Entstehung von Asthma eine entscheidende Rolle spielen.

Erwachsenenalter: Wichtige Einflüsse im Erwachsenenalter, die den Abfall der Lungenfunktion beeinflussen, sind z. B. Aktiv- und Passivrauchen (s. Kap. 4.2.2), Luftverschmutzung oder Exposition am Arbeitsplatz. Ein niedriges Lungenfunktionsmaximum und ein steilerer Abfall bewirken, dass früher Symptome auftreten. Nach

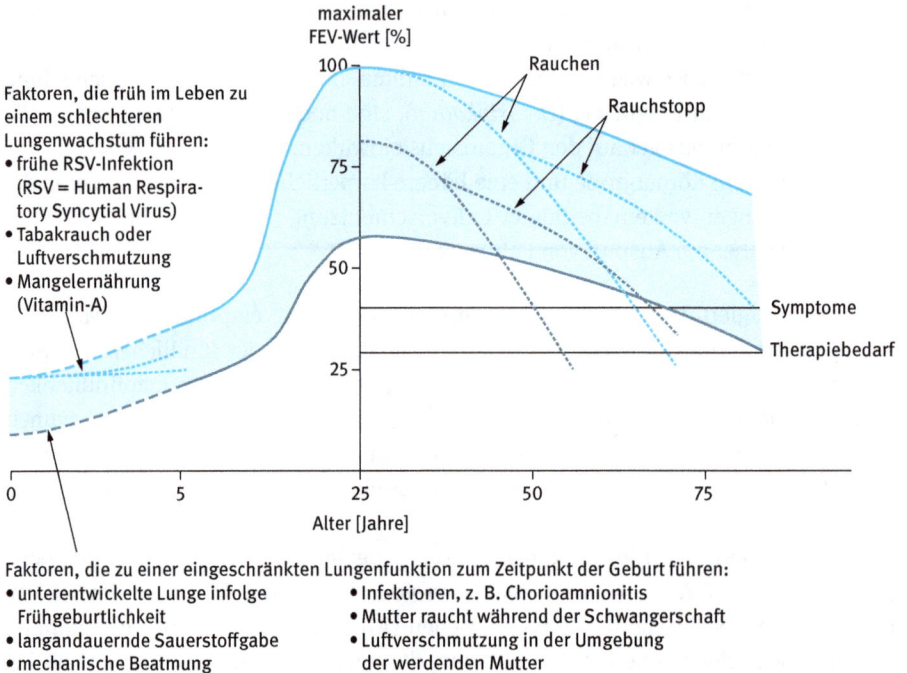

Faktoren, die früh im Leben zu einem schlechteren Lungenwachstum führen:
- frühe RSV-Infektion (RSV = Human Respiratory Syncytial Virus)
- Tabakrauch oder Luftverschmutzung
- Mangelernährung (Vitamin-A)

Faktoren, die zu einer eingeschränkten Lungenfunktion zum Zeitpunkt der Geburt führen:
- unterentwickelte Lunge infolge Frühgeburtlichkeit
- langandauernde Sauerstoffgabe
- mechanische Beatmung
- Infektionen, z. B. Chorioamnionitis
- Mutter raucht während der Schwangerschaft
- Luftverschmutzung in der Umgebung der werdenden Mutter

Abb. 8.9: Schematische Darstellung der Lungenfunktion im Lauf des Lebens. (Quelle: modifiziert nach Baraldi E, Filippone M. Chronic Lung Disease after Premature Birth. The New England Journal of Medicine 2007;357:1946–1955).

der Beendigung einer schädlichen Exposition (z. B. durch Rauchstopp) können sich das Lungenwachstum bei Kindern und die Geschwindigkeit des Lungenfunktionsabfalls bei Erwachsenen wieder normalisieren (Abb. 8.9). Das Ausmaß der Reversibilität hängt dabei von der Dauer und der Intensität der vorausgegangenen Belastung ab. Verschiedene Kohortenstudien (s. Kap. 2.1.5) zeigen eine Korrelation zwischen der Lungenfunktion im Kindesalter und im späteren Leben (*„Tracking“*[77]). Es unterstreicht die Bedeutung der genetischen, epigenetischen, pränatalen und frühkindlichen Einflüsse auf die spätere Entwicklung eines Kindes (*„Fetal Programming“* oder *„Barkers Hypothese“*; Näheres dazu finden Sie auf unserer Lehrbuch-Homepage sowie in Kap. 5.1 und 5.2).

Konzept der „United Airways“: Erkrankungen der oberen und unteren Atemwege sind eng miteinander verknüpft. So können ein Heuschnupfen oder eine chronische Nebenhöhlenentzündung (Sinusitis) die Entstehung von unteren Atemwegsproble-

---

[77] *tracking* (engl.): Auf der eingeschlagenen Fahrbahn/Spur bleiben.

men (Asthma, chronische Bronchitis) bahnen. Beteiligt sind Mechanismen wie fehlende Reinigung der Einatmungsluft durch die Nase bei Mundatmung, Sekretfluss aus den oberen in die unteren Atemwege oder die systemische Verbreitung lokal gebildeter Entzündungsmediatoren.

8.6.2 Epidemiologie der Erkrankungen der Atemwege

Unter den 20 weltweit häufigsten Todesursachen listet die WHO (2019) vier respiratorische Erkrankungen auf.

- Die *chronisch obstruktive Lungenerkrankung* (COPD) ist nach der ischämischen Herzerkrankung und dem Schlaganfall weltweit die drittwichtigste Todesursache mit 3,3 Mio. Toten pro Jahr (= 6,0 % der Gesamtmortalität).
- Ähnlich bedeutend sind die unteren Atemwegsinfekte (uAWI) als viertwichtigste Todesursache mit weltweit 2,6 Mio. Toten pro Jahr (= 4,7 % der Gesamtmortalität). In Ländern mit niedrigem Einkommen sind uAWI Todesursache Nummer 2 mit mehr als 400.000 Toten pro Jahr.
- Der *Lungenkrebs* liegt weltweit auf Platz 6 mit 1,8 Mio. Toten pro Jahr (= 3,2 % der Gesamtmortalität). Unter anderem in der Schweiz und in Deutschland ist er die häufigste krebsbedingte Todesursache.
- Die *Tuberkulose* (Tbc) ist erstmals weltweit nicht mehr unter den 10 häufigsten Erkrankungen, gehört jedoch in den *Lower-Income-* und den *Lower-Middle-Income-*Ländern weiterhin mit Platz 8 bzw. 7 zu den häufigsten Todesursachen.

Die respiratorischen Erkrankungen tragen auch in erheblichem Umfang zur Krankheitslast (ausgedrückt in *Disability Adjusted Life Years*, DALYs, s. Kap. 10.1.2) bei. Hier liegen die uAWI mit 130 Mio. DALYs (5 %) auf Platz 3. Etwas geringer ist die globale Krankheitslast bei der COPD (72 Mio. DALYs ≙ 2,7 %, Platz 7), der Tbc (52 Mio. DALYs ≙ 1,9 %, Platz 12) und dem Lungenkrebs (41 Mio. DALYs ≙ 1,5 %, Platz 17). In der Schweiz und in Deutschland sind Atemwegsinfekte und Asthma bei Kindern häufige Gründe für Arztbesuche und Krankenhausaufenthalte. Durch den Erwerbsausfall der Eltern kranker Kinder entstehen zusätzlich beträchtliche indirekte Kosten.

8.6.3 Risikofaktoren für Atemwegserkrankungen

Risikofaktoren für *Atemwegsinfekte* sind einerseits Faktoren, die die Exposition gegenüber Infektionserregern erhöhen, wie z. B. die Anzahl der Geschwister oder eine Kinderbetreuung in großen Gruppen (Kindertagesstätten). Andererseits spielen individuelle Faktoren eine Rolle. Dies können Faktoren sein, die die Lunge indirekt über die Immunabwehr (Impfungen, Stillen, Mangelernährung) oder direkt (Innen- und

Außenluftverschmutzung, Asthma, Allergien) beeinflussen, auch beides kommt vor (genetische Veranlagung, Rauchen während der Schwangerschaft).

Risikofaktoren für eine *COPD* sind in Ländern mit mittleren und hohen Einkommen vor allem der Tabakrauch, aber auch die Luftverschmutzung und Expositionen am Arbeitsplatz. In Ländern mit niedrigem Einkommen ist derzeit die Außen- und Innenraumluftverschmutzung (z. B. die durch Holzfeuerung hervorgerufene Luftbelastung in Innenräumen) der wichtigste COPD-Risikofaktor. Da die Menschen oft von Geburt an verschmutzter Außen- und Innenraumluft ausgesetzt sind, kann dies die Lungenentwicklung beeinträchtigen und die Lunge früh und kontinuierlich schädigen. In Ländern mit niedrigem Einkommen tritt eine COPD-Symptomatik daher oft schon mit 30 Jahren auf. In den genannten Ländern gewinnt auch der Tabakrauch zunehmend an Bedeutung, da die Zahl der RaucherInnen aufgrund starker Marketinganstrengungen der Tabakindustrie dort noch immer steigt, sodass mit einer weiteren COPD-Zunahme zu rechnen ist.

Asthma und Allergien

Asthma zählt zusammen mit Heuschnupfen und Neurodermitis zu den atopischen Erkrankungen. Allerdings ist nur ein Teil der Asthmaerkrankungen allergisch bedingt („Attributable to Atopy"). In den entwickelten Ländern sind dies etwa 50 %, in den weniger entwickelten Ländern etwa 25 %. „Asthma" ist ein heterogenes Krankheitsbild mit vielen Untergruppen („Phänotypen"), die sich bezüglich Ätiologie, Pathophysiologie, therapeutischem Ansprechen und Prognose unterscheiden. Bestimmte Asthma-Phänotypen gehen mit einem erhöhten COPD-Risiko im Alter einher.

Diagnose: Die Diagnose „Asthma" wird primär anhand anamnestischer und klinischer Kriterien gestellt und dann anhand verschiedener Zusatzuntersuchungen erhärtet. Negative Tests erlauben aber nicht den Ausschluss eines Asthmas bei entsprechender klinischer Symptomatik. Erschwerend für die Diagnosestellung sind der unterschiedliche Schweregrad der Erkrankung mit fließendem Übergang zum Normalen und die zeitliche Fluktuation mit asymptomatischen Phasen, in denen Lungenfunktion und andere Messparameter normal sind. Für die epidemiologische Forschung sind deshalb pragmatische Definitionen wichtig. Meist wird die *Jahres-Prävalenz* von „Wheeze" („pfeifende Atmung in den vergangenen 12 Monaten") erfasst.

Epidemiologische Daten: Dank guter Behandlungsmöglichkeiten ist die *Asthma-Mortalität* in Mitteleuropa gering. Die meisten Todesfälle ereignen sich in Ländern mit mittlerem und niedrigem Einkommen. Mit geschätzten 339 Mio. Asthmakranken und 25 Mio. DALYs weltweit (WHO 2016) trägt die Morbidität dagegen erheblich zur *globalen Krankheitslast* bei. Im Kindesalter ist Asthma die wichtigste chronische Erkrankung. Die ISAAC-Studie (*International Study of Asthma and Allergies in Childhood*), die auf die Daten von 2 Mio. Kindern aus über 100 Ländern zurückgreift, belegt die große regionale Variabilität. Hiernach betrug die *Jahres-Prävalenz* von „Wheeze" im Untersuchungszeitraum in englischsprachigen Ländern (Australien, Neuseeland, England, USA) mehr als 20 %, in Mitteleuropa etwa 10 %, in Osteuropa und Ostasien dagegen nur wenige Prozent. Kohortenstudien mit wiederholten Befragungen zeigen, dass im Verlauf der Kindheit bis zu 50 % aller Kinder in Europa mindestens einmal unter Asthma-Symptomen leiden. Der Langzeitverlauf ist sehr variabel. Nur wenige Kinder haben jahrelang Beschwerden, bei der Mehrzahl der Kinder treten Symptome nur zeitweise (intermittierend) oder vorübergehend (transient) auf.

Zeitliche Trends: Nach einer starken Zunahme der Asthma-Prävalenz im vergangenen Jahrhundert wird derzeit in den meisten Ländern eine Stabilisierung beobachtet. Die Zunahme der Asthma-Symptomatik in den letzten Jahrzehnten konnte zum Teil durch serielle Untersuchungen von objektivierbaren asthma-assoziierten Merkmalen wie Atopie und bronchialer Hyperreaktivität bestätigt werden. Aber auch eine großzügigere Diagnosestellung, eine unterschiedliche Verwendung des Begriffes *Wheeze* (pfeifende Atmung) und die erhöhte öffentliche Aufmerksamkeit haben zur Zunahme von diagnostiziertem Asthma beigetragen.

Risikofaktoren und Prävention: Asthma und Atopien sind multifaktoriell bedingte Erkrankungen. Neben einer genetischen Veranlagung beeinflusst eine Vielzahl von Umweltfaktoren die Entwicklung von Immunsystem und Lunge. Trotz großer Forschungsanstrengungen sind die Ursachen der regionalen Variabilität und der zeitlichen Trends nur ungenügend bekannt. Eindeutige Risikofaktoren sind prä- und postnatale Tabakrauchexposition und Luftverschmutzung. Gestillte Kinder leiden etwas weniger häufig unter Asthma und haben eine etwas bessere Lungenfunktion. Eine frühe Infekt-Exposition (durch ältere Geschwister, Besuch einer Kinderkrippe) erhöht die Häufigkeit von virus-induzierten obstruktiven Bronchitiden bei Kleinkindern, führt möglicherweise jedoch zu einer Reduktion der Symptomatik im Schulalter. Einflüsse durch Haustierhaltung, Ernährung, häufige Antibiotikagabe und „bäuerliche Lebensweise" werden derzeit intensiv erforscht, die Resultate sind jedoch bisher nicht eindeutig.

Als *Präventionsmaßnahmen* werden neben dem Stillen und einer gesunden Ernährung vor allem der Schutz vor Passivrauchen sowie vor Innen- und Außenluftverschmutzung empfohlen. Bei klinisch relevanten Allergien (zum Beispiel einer Hausstauballergie) sollte versucht werden, die Exposition gegenüber diesen Allergenen zu reduzieren. Eine konsequente Therapie mit inhalativen Steroiden[78] sowie kurz-

---

78 *Inhalative Steroide:* „Cortisonsprays". Hierunter versteht man Medikamente aus der Gruppe der Kortikosteroide, die inhaliert werden. Es handelt sich um Nebennierenrindenhormone, die direkt in der Lunge entzündungshemmend, antiallergisch und immunsuppressiv wirken.

und langwirksamen Bronchodilatatoren[79] führt bei der Mehrzahl der Betroffenen zu Symptomfreiheit und einer Reduktion von Exazerbationen (plötzliche Verschlechterungen des Krankheitsbildes). Allerdings lassen sich mit den derzeit vorhandenen Therapien weder die Langzeitprognose beeinflussen noch eine Heilung erreichen.

Chronisch obstruktive Lungenerkrankung (COPD)

Die COPD ist definiert als eine chronische Obstruktion der Atemwege, welche sich in der Lungenfunktionsmessung nach Bronchodilatation (medikamentöser Erweiterung der Bronchien) durch ein Verhältnis der *forcierten Einsekundenkapazität* (FEV1) zur *forcierten Vitalkapazität* (FVC) von < 0,7 auszeichnet. Diese Definition berücksichtigt allerdings nicht das Vorliegen von respiratorischen Symptomen wie Husten, Auswurf und Atemnot. In Ländern mit hohem Einkommen haben rund 15 % der erwachsenen Bevölkerung eine chronische Obstruktion der Atemwege, wobei die Hälfte davon an mindestens einem respiratorischen Symptom leidet. Andererseits geben rund 30 % der Patienten in der Grundversorgung mindestens ein Symptom an, ohne dass eine Obstruktion der Atemwege vorliegt.

Der Schweregrade der COPD wird auf der Basis des Ausmaßes der Obstruktion (FEV1), des Vorliegens von Atemnot bei körperlicher Aktivität und/oder dem Auftreten einer akuten Verschlechterung (Exazerbation) in vier Klassen angegeben (von geringer Obstruktion ohne oder mit wenig Atemnot und Exazerbationen bis hin zu starker Obstruktion mit Atemnot und wiederholten Exazerbationen). Allerdings ist diese Klassifikation nur mäßig mit dem Überleben der Betroffenen assoziiert. Daher werden vermehrt Risiko-Scores (wie BODE[80] oder ADO[81]) verwendet, welche auch die körperliche Leistungsfähigkeit oder das Alter berücksichtigen und eine konkrete Wahrscheinlichkeit des 3-Jahres-Überlebens angeben.

Epidemiologische Daten: Je nach Land und Art der Studie variieren die Schätzungen zur COPD-Prävalenz weltweit zwischen 10 und 15 % der erwachsenen Bevölkerung. Die bevölkerungsbasierte *SAPALDIA-Kohortenstudie* aus der Schweiz beobachtete 1992 eine Prävalenz der chronischen Obstruktion von 9,1 %. Bis zum Jahr 2003 entwickelten weitere 14 % der Kohorte eine chronische Obstruktion. Lungenfunktions-Daten von fast 86.000 Personen, die im Rahmen des Projekts LuftiBus des Vereins Lunge Zürich erhoben wurden, zeigen einen starken Anstieg der chronischen Obstruktion von 6,1 % im Jahr 1993 auf 15,6 % im Jahr 2012 (Abb. 8.10). Der Anstieg

---

79 *Bronchodilatatoren:* Medikamente, die auf verschiedenen Wegen die Bronchien erweitern können.

80 Der *BODE-Index* ist ein Score, der nicht nur auf der Lungenfunktion basiert. Er bezieht „body mass" (B), „obstruction" (O), „dyspnoea" (D) und „exercise" (E) mit ein.

81 Der *ADO-Index* berücksichtigt anstatt der körperlichen Leistungsfähigkeit (E) das Alter (A) der betroffenen Menschen.

Frauen

Männer

Prävalenz von Atemwegsobstruktionen

30

20

10

0

1993 1994 1995 1996 1997 1998 1999 2001 2003 2004 2005 2006 2007 2008 2009 2010 2011 2012

Jahr der Messung

1993 1994 1995 1996 1997 1998 1999 2001 2003 2004 2005 2006 2007 2008 2009 2010 2011 2012

Jahr der Messung

Raucherstatus

········· niemals geraucht

– – – – früherer Raucher

– · – · Passivraucher

——— aktiver Raucher

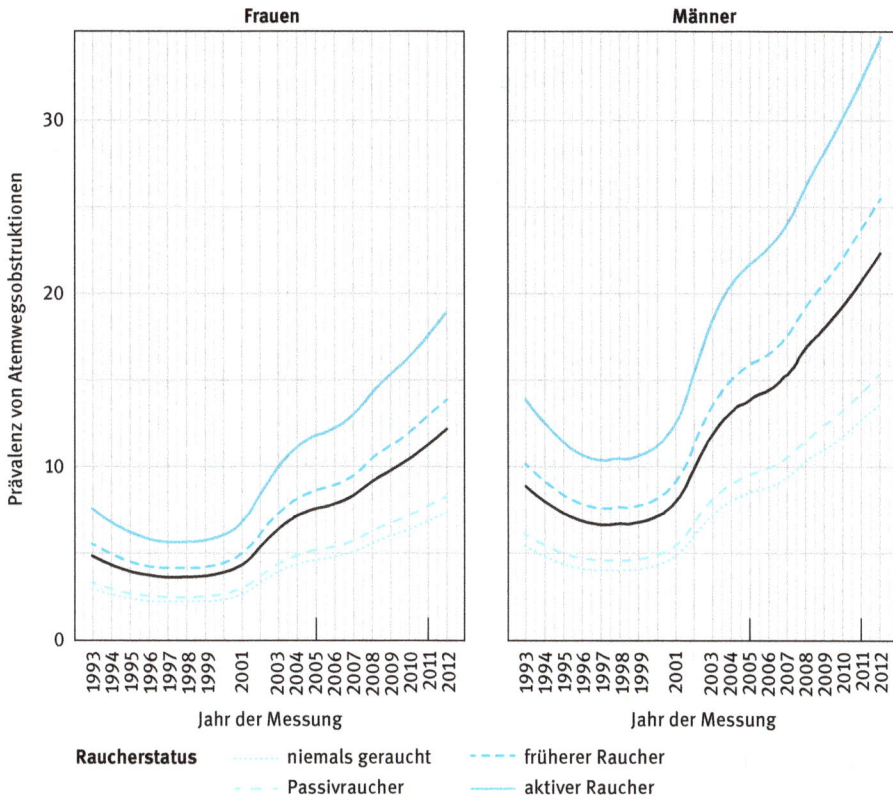

Abb. 8.10: Entwicklung der Prävalenz von chronischen Lungenerkrankungen, die durch eine Atemwegsobstruktion gekennzeichnet sind, in der Schweiz zwischen 1993 und 2012. Die von der Global Lung Initiative (GLI) jährlich festgelegten Werte sind nach Geschlecht und Raucherstatus stratifiziert. Die blauen Linien zeigen die Prävalenzen für Frauen (links) und Männer (rechts) je nach Raucherstatus, die durchgezogenen schwarzen Linien die Gesamtprävalenzen, ebenfalls unterschieden nach dem Geschlecht. Quelle: Reprinted with permission of the American Thoracic Society. Copyright © 2020 American Thoracic Society. All rights reserved. West EA, Strassmann A, Wang C et al. for the Swiss National Cohort Study Group. Increase in Airway Obstruction between 1993 and 2012 in Switzerland. An Observational Study. Ann Am Thorac Soc 2020;17(4):457–465.

war bei Frauen und Männern unabhängig vom Raucherstatus zu beobachten. Man geht davon aus, dass hier Umweltfaktoren eine Rolle spielen, zumal die Luftverschmutzung in Zürich und Umgebung in den 1970er und 1980er Jahren wesentlich höher war als heute. Das Beispiel macht deutlich, dass entsprechende Expositionen (Rauchen, Luftverschmutzung etc.) aufgrund einer langen Pathogenese in der Regel erst rund 30 Jahre später zu einer COPD oder einem Lungenkrebs führen.

Prävention: Die Maßnahmen zur COPD-Prävention umfassen sowohl solche auf struktureller als auch auf individueller Ebene. Auf der strukturellen Ebene sind es Maßnahmen zur Reduktion der Luftverschmutzung (Außen- und Innenraumluft) und zur Vermeidung einer Exposition gegenüber Stäuben, Gasen, Dämpfen und Rauch am Arbeitsplatz (besonders exponiert sind Bauarbeiter, Bauern und generell Berufe in der verarbeitenden Industrie). Zur strukturellen Prävention gehören auch die Regulation des Verkaufs und der Bewerbung von Tabakprodukten, die Tabak-Präventionsarbeit bei Minderjährigen sowie andere Maßnahmen im Rahmen der WHO Framework Convention on Tobacco Control (s. Kap. 4.2.2 → Rauchen). Die wichtigsten Maßnahmen auf der Ebene des Individuums sind die Unterstützung von RaucherInnen bei der Durchführung eines Rauchstopps und das Vermeiden aller schädlichen Expositionen. Zentrales Ziel der Sekundär- und Tertiärprävention ist die Vermeidung von Exazerbationen, da diese die Prognose der COPD deutlich verschlechtern. Hierzu stehen verschiedene nichtpharmakologische und pharmakologische Interventionen zur Verfügung.

8.7 Psychische Störungen

Nicole Steck, Thomas Müller

Mehr als eine Milliarde Menschen waren im Jahr 2017 weltweit von einer psychischen Störung betroffen. Zu diesem Schluss kommt die „Global Burden of Disease"-Studie, mit der die WHO jährlich die Krankheitslast schätzt. Psychische Erkrankungen sind für rund 7 % aller verlorenen gesunden Lebensjahre und sogar für fast ⅕ aller mit Krankheit oder Behinderung verbrachten Lebensjahre verantwortlich. In der Europäischen Region der WHO sind psychische Störungen die Hauptursache für Behinderungen und die dritthäufigste Ursache der Gesamt-Krankheitslast. 2017 litten hier nach Angaben der WHO über 120 Mio. Menschen an einer psychischen Störung (einschließlich Substanzmissbrauch), was 15 % der Gesamtbevölkerung entspricht. In Deutschland, Österreich und der Schweiz ist rund jede sechste Person von einer psychischen Störung betroffen.

Es gibt eine große Bandbreite an psychischen Erkrankungen, die sich durch sehr unterschiedliche Symptome manifestieren. Grundsätzlich sind psychische Störungen charakterisiert durch eine Kombination aus abnormalen Gedanken und Emotionen, Verhaltensauffälligkeiten und Problemen in sozialen Beziehungen. Eine Diagnosestellung geschieht anhand festgelegter Kriterien auf der Basis der *10. Internationalen statistischen Klassifikation der Krankheiten der Weltgesundheitsorganisation* (ICD-10, Kapitel F; ab 01.01.2022 ICD-11, Kapitel 06) sowie der fünften Auflage des *Diagnostic and Statistical Manuals of Mental Disorders* (DSM-5) der *American Psychiatric Association*.

Zwar wurden psychische Störungen bereits in der Antike beschrieben, die Vorstellung, was eine psychische Störung ist, veränderte sich aber im Laufe der Zeit. So war bis ins Jahr 1992 *Homosexualität* als psychische Störung im ICD aufgeführt. Andere Diagnosen wurden bei Revisionen des ICD oder des DSM neu aufgenommen, wie Ende der 1970er Jahre z. B. die *Aufmerksamkeitsdefizitstörung* (ADHS). Auch die Diagnosekriterien verändern sich laufend.

Psychische Störungen sind für Betroffene und Angehörige sehr belastend und können sich auf alle Lebensbereiche auswirken. Betroffene sind oft Stigmatisierungen und Diskriminierung ausgesetzt. Auch werden psychische Störungen häufig nicht als Krankheit erkannt und anerkannt, ihre individuelle, gesellschaftliche und volkswirtschaftliche Bedeutung wird unterschätzt. Nach Angaben der OECD betragen die gesellschaftlichen Kosten psychischer Störungen in den EU-Ländern mehr als 600 Mrd. €, dies entspricht über 4 % des Bruttoinlandsprodukts.

Zu den Ursachen psychischer Störungen gehören genetische, psychische und soziale Faktoren. Risikofaktoren sind u. a. starke berufliche oder familiäre Belastungen und kritische Lebensereignisse. Komorbiditäten spielen bei psychischen Störungen eine bedeutende Rolle. Einerseits können mehrere psychische Erkrankungen miteinander kombiniert auftreten. Andererseits leiden viele Menschen mit psychischen Störungen zusätzlich auch unter körperlichen Beschwerden. Dabei können körperliche Krankheiten sowohl zu psychischen Störungen führen als auch Folge psychischer Störungen sein. Während einige psychische Erkrankungen (z. B. Essstörungen) vorwiegend bei Frauen vorkommen, haben Männer beispielsweise bei Abhängigkeitserkrankungen ein deutlich höheres Risiko (s. Box 8.7.2). Die komplexe Genese psychischer Störungen erfordert mehrschichtige Ansätze in Prävention (s. Box 8.7.1) und Therapie.

Box 8.7.1: Prävention muss der Komplexität psychischer Störungen gerecht werden
Aufgrund der Vielfältigkeit der psychischen Störungen und ihrer Ursachen muss auch die Prävention in verschiedenen Ebenen und Bereichen ansetzen. Mit dem Aktionsplan *Mental Health 2013–2020* definiert die WHO daher die Grundlagen für bessere politische, finanzielle und versorgungstechnische Maßnahmen zum Umgang mit psychisch beeinträchtigten Menschen und Risikogruppen, bei denen eine solche Beeinträchtigung droht. Der *Mental Health Atlas 2017* zeigt, dass die dort genannten Ziele etwa im Bereich der Gesetzgebung inzwischen bereits übertroffen wurden. Hingegen erfassen weltweit weniger als die Hälfte der Staaten die notwendigen Indikatoren zur psychischen Gesundheit. Dies soll u. a. über mehr Mitwirkung der Betroffenen geschehen. In Deutschland, Österreich und der Schweiz existieren bereits mehrere Präventionsprogramme im Bereich Mental Health. Akteure sind hier die öffentliche Hand sowie Fachverbände und private Organisationen. So haben beispielsweise 2014 die Schweizerische Stiftung *Pro Mente Sana* und der Kanton Zürich die Kampagne „Wie geht's Dir?" lanciert. Diese soll zur Entstigmatisierung von psychischen Krankheiten beitragen, für das Thema sensibilisieren und dazu ermutigen, im Alltag über psychische Erkrankungen zu sprechen. Andere Kampagnen oder Aktionen beziehen sich gezielt auf einzelne Erkrankungen, wie etwa das *Deutsche Bündnis gegen Depression*, dem zahlreiche Regionen und Städte angehören. Mit Informationen, Ansprechpersonen und Öffentlichkeitsarbeit will das Bündnis erreichen, dass depressive Erkrankungen besser erkannt und Betroffene nicht stigmatisiert werden. Die *Österreichische Gesellschaft für Suizidprävention* setzt sich u. a. für eine Reduktion der Verfügbarkeit von Suizidmitteln und eine verantwortungsvolle Medienberichterstattung über Suizidereignisse ein. Darüber hinaus bietet sie Hinterbliebenen Hilfe an.

8.7.1 Affektive Störungen

Affektive Störungen sind durch eine krankhafte Veränderung der Stimmung gekennzeichnet. Die weitaus häufigste affektive Störung ist die *Depression*, die durch eine gedrückte Stimmung, ein vermindertes Selbstwertgefühl sowie durch Antriebslosigkeit charakterisiert ist. Sie wird häufig von Schlaf- und Appetitlosigkeit, Müdigkeit und Konzentrationsstörungen begleitet. Bei einer *Manie* ist die Stimmung hingegen euphorisch-gehoben, teilweise auch gereizt. Betroffene sind enthemmt und überschätzen sich. Bei einer *bipolaren Störung* lösen sich depressive und manische Phasen ab.

Epidemiologie der affektiven Störungen

- **Burden of Disease:** Nach der *Global Burden of Disease Study* der WHO waren 2017 in der europäischen Region der WHO rund 7,5 Mio. verlorene gesunde Lebensjahre (DALYs; s. Kap. 10.1.2) auf depressive und bipolare Störungen zurückzuführen. Sie sind damit für 2,5 % aller DALYs in Europa verantwortlich und stehen in der Rangfolge der durch einzelne Erkrankungen bzw. Erkrankungsgruppen verursachten DALYs an dritter Stelle (s. Tab. 8.10).
- **Mortalität:** Das Sterberisiko ist bei Menschen, die an einer affektiven Störung leiden, um rund 80 % erhöht. Die höhere Sterblichkeit ist insbesondere auf Suizide und Unfälle zurückzuführen, aber auch auf natürliche Todesursachen wie Lungen- oder Herzerkrankungen.
- **Prävalenz:** In Deutschland, Österreich und der Schweiz leiden jährlich rund 9 bis 10 % der Bevölkerung an einer Depression *(12-Monats-Querschnittsprävalenz)*, wobei die Zahlen je nach Art der Erhebung stark variieren können. Das Risiko, innerhalb der gesamten Lebensspanne an einer affektiven Störung zu erkranken, beträgt rund 20 %.

Tab. 8.10: Altersstandardisierte DALY-Raten aufgrund von psychischen Störungen pro 100.000 Einwohner in Deutschland, Österreich und der Schweiz (nach der *Global Burden of Disease Study* 2017).

	Deutschland	Österreich	Schweiz
Psychische Störungen	2.023,3	1.882,9	1.959,4
– Depressive Störung	839,3	748,2	840,4
– Schizophrenien	180,9	188,7	192,0
– Alkoholabhängigkeit	404,5	330,6	209,7
– Drogenabhängigkeit	237,2	288,6	255,3
– Essstörung	82,5	116,0	98,9

Risikofaktoren

Es gibt zahlreiche Faktoren, die zur Auslösung einer Depression beitragen können. So haben Frauen ein bis zu doppelt so hohes Risiko an einer Depression zu erkranken als Männer (s. Box 8.7.2). Ältere Menschen sind ebenfalls überdurchschnittlich häufig betroffen. Auch soziale Isolation gilt als Risikofaktor. Traumatische Erlebnisse in der Kindheit wie Vernachlässigung oder Missbrauch können noch nach Jahren oder gar Jahrzehnten Depressionen auslösen (s. Kap. 5). Als Risikofaktoren gelten zudem schwere körperliche Erkrankungen und andere psychische Störungen.

Finanzielle Folgen

Die jährlichen Folgekosten affektiver Erkrankungen in Europa werden auf rund 100 Mrd. € geschätzt. Rund ein Drittel der Kosten entfallen auf die Behandlung, zwei Drittel auf Arbeitsausfälle.

Box 8.7.2: Auch eine Frage des Geschlechts
Frauen und Männer sind von den verschiedenen psychischen Störungen in unterschiedlichem Ausmaß betroffen. Zudem äußern sich die Erkrankungen bei beiden Geschlechtern nicht immer gleich. So sind Zwangsstörungen und Schizophrenien bei Frauen und Männern zwar etwa gleich häufig, Frauen erkranken aber im Schnitt rund fünf Jahre später als Männer. Bei Depressionen zeigen Frauen eindeutigere Symptome, sodass die Erkrankung entsprechend häufiger diagnostiziert wird. Ein sogenanntes *Gender-Paradox* besteht beim Suizid. Nach Angaben der WHO sterben in Westeuropa 3,5-mal so viele Männer wie Frauen durch Suizid, obwohl Frauen rund 1,5-mal so häufig Suizidversuche unternehmen. Ein Grund hierfür ist, dass Männer eher gewalttätigere und damit tödlichere Suizidmethoden wählen (s. Abb. 8.11).

8.7.2 Angsterkrankungen und Zwangsstörungen

Unter dem Begriff **Angsterkrankungen** werden Störungen zusammengefasst, bei denen die Betroffenen grundlos oder unverhältnismäßig starke Angstreaktionen zeigen. Dabei reagieren sie auch mit körperlichen Symptomen wie Zittern, Schwitzen, Schwindel, Herzrasen oder Atemnot. Es wird zwischen *generalisierten Angststörungen*, *Phobien* und *Panikstörungen* unterschieden.

Als **Zwangsstörungen** werden Krankheitsbilder bezeichnet, die durch unangenehme Gedanken, Handlungsimpulse und/oder Zwangshandlungen charakterisiert sind. Dabei werden die Gedanken bzw. die Zwangshandlungen zwar als sinnlos erlebt, wiederholen sich aber stereotyp und können nicht vermieden oder unterbrochen werden.

Epidemiologie der Angsterkrankungen und Zwangsstörungen

– **Burden of Disease:** Im Jahr 2017 ließen sich in Europa 3,7 Mio. DALYs auf Angststörungen zurückführen. Dies entspricht 1,3 % aller verlorenen gesunden Lebensjahre in diesem Zeitraum in Europa (s. Kap. 8.7).
– **Mortalität:** Die Mortalität von Menschen mit Angsterkrankungen ist um rund 40 % erhöht. Dabei ist ihr Suizidrisiko dreimal so hoch wie das der Durchschnittsbevölkerung.
– **Prävalenz:** Etwa 15 % der weltweiten Bevölkerung sind im Laufe ihres Lebens mindestens einmal von einer Angststörung betroffen. Rund die Hälfte davon leidet an einer spezifischen Phobie. Die Lebenszeitprävalenz der diagnostizierten Zwangserkrankungen liegt bei rund 2 %, die Jahresprävalenz bei gut 1 %. In einer Umfrage in den USA gaben jedoch rund ein Viertel der Befragten an, in ihrem Leben schon unter Zwängen gelitten zu haben.

Risikofaktoren

Angsterkrankungen: Auslöser können belastende Situationen oder anstehende große Veränderungen sein. Missbrauch oder traumatische Ereignisse in der Kindheit erhöhen das Risiko, an einer Angststörung zu erkranken. Schwere körperliche Erkrankungen oder andere psychische Störungen wie Depressionen gelten ebenfalls als Risikofaktoren.

Zwangsstörungen: Familienangehörige von Zwangserkrankten haben ein erhöhtes Risiko, selbst an Zwangsstörungen zu erkranken. Allerdings ist unklar, inwieweit dieser Zusammenhang genetische Ursachen hat. Weitere Risikofaktoren sind traumatische oder andere belastende Erfahrungen.

8.7.3 Somatoforme Störungen

Unter somatoformen Störungen versteht man das wiederholte Auftreten von körperlichen Symptomen, die sich nicht auf eine organische Erkrankung zurückführen lassen. Die häufigsten Symptome sind dabei Schmerzen, Müdigkeit und Erschöpfung oder Verdauungsprobleme. Somatoforme Störungen werden oft nicht als solche erkannt. Sie treten häufig gemeinsam mit anderen psychischen Erkrankungen auf, insbesondere mit Depressionen oder Angststörungen.

Epidemiologie der somatoformen Störungen

– **Burden of Disease:** Obwohl somatoforme Störungen zu den häufigsten psychischen Erkrankungen gehören, wurden die dadurch verursachten DALYs in der *Burden of Disease Study* der WHO bisher nicht erhoben.
– **Mortalität:** Somatoforme Störungen sind mit einem um rund 50 % höheren Risiko für Suizidversuche assoziiert.

– **Prävalenz:** Die Prävalenz für diagnostizierte somatoforme Störungen liegt in Europa bei etwa 5 %. Allerdings variieren die Zahlen sehr stark, je nachdem, welche Diagnosekriterien in einer Studie zugrunde gelegt wurden. Man geht zudem von einer hohen Dunkelziffer aus.

Risikofaktoren

Die genauen Ursachen für somatoforme Störungen sind unklar. Man geht davon aus, dass verschiedene Faktoren (z. B. genetische Disposition zu einer verstärkten Reaktionsbereitschaft des vegetativen Nervensystems, entwicklungspsychologische Belastungen, die Art der Persönlichkeit sowie weitere psychische und physische Erkrankungen) eine Rolle spielen können. Auslöser somatoformer Störungen sind meist seelische Konflikte, in deren Folge dann körperliche Beschwerden auftreten.

8.7.4 Abhängigkeitserkrankungen

Die Abhängigkeit von einer Substanz, die auf die Psyche einwirkt (*psychotrope Substanz*), kann körperlicher und/oder psychischer Art sein. Es kann sich um legale Substanzen wie Alkohol und Tabak, verschreibungspflichtige Medikamente (v. a. Benzodiazepine oder Opioide) oder um illegale Stoffe wie Cannabis, Amphetamine, Kokain und Opiate handeln (s. a. Box 8.7.3). Die rechtliche Unterscheidung ist medizinisch nicht von Bedeutung. Wichtige Kriterien bei der Diagnosestellung von Abhängigkeitserkrankungen sind Kontrollverlust, Toleranzentwicklung und das Auftreten von Entzugssymptomen bei einer Dosisreduktion. Abhängigkeitserkrankungen sind einerseits durch die Art der verwendeten psychotropen Substanz, andererseits durch die Art der sich hieraus ergebenden Störung bestimmt.

Box 8.7.3: Die Opioid-Krise in den USA – ein Public-Health-Notfall
In den letzten drei Jahrzehnten wurden in den USA die zuvor meist nur für Schwerkranke und Sterbende verwendeten Opioide – begünstigt durch aggressives Marketing von Pharmaunternehmen – zu alltäglichen und von ÄrztInnen immer häufiger verschriebenen Schmerzmitteln. Dies führte bis 2016 zu mehr als 2 Mio. opioidabhängigen AmerikanerInnen. Viele von ihnen stiegen von den legal verschriebenen Medikamenten auf das günstigere, illegale Heroin um. Im Jahr 2018 starben fast 70.000 US-AmerikanerInnen an einer Überdosis illegaler Drogen. Die altersstandardisierte Rate von Überdosis-Todesfällen nahm zwischen 1999 und 2018 von 6,1 auf 20,7 pro 100.000 Einwohner zu. Der damalige US-Präsident Donald Trump sprach im Herbst 2017 von einer *Opioid-Krise* und erklärte sie zu einem *Public-Health-Notfall*.

Epidemiologie der Abhängigkeitserkrankungen

- **Burden of Disease:** Nach Schätzungen der WHO waren Abhängigkeitserkrankungen im Jahr 2017 in Europa für fast 7,7 Mio. DALYs (= 2,9 % aller DALYs) verantwortlich (s. Tab. 8.10).
- **Mortalität:** Die Mortalität infolge von Abhängigkeitserkrankungen variiert je nach Art der konsumierten Substanz. So schätzt die WHO, dass weltweit einer von zehn Toten auf *Rauchen zurückzuführen ist* – durch Lungen- und Krebserkrankungen, aber auch Herz-Kreislauf-Todesfälle (s. a. Kap. 4.2.2, Kap. 8.3, Kap. 8.4). Verschiedene Studien zeigen, dass *Alkoholabhängige* ein doppelt bis vierfach so hohes Sterberisiko im Vergleich zur Durchschnittsbevölkerung haben. Rund ein Drittel der zusätzlichen Todesfälle geht hier auf unnatürliche Tode wie Suizide und Gewalttaten zurück. Menschen, die von *Opiaten* abhängig sind, haben ein 6- bis 14-mal höheres Sterberisiko als die Durchschnittsbevölkerung. Mehr als die Hälfte der zusätzlichen Todesfälle ist auf unnatürliche Todesarten (Suizid, Überdosis) zurückzuführen.
- **Prävalenz:** Weltweit rauchen nach Angaben der WHO über 1 Mrd. Menschen, vier Fünftel von ihnen leben in Ländern mit niedrigen und mittleren Einkommen. In Deutschland und in der Schweiz raucht knapp ein Viertel der Bevölkerung zumindest ab und zu, in Österreich sind es etwa 30 %.
  In Deutschland, Österreich und der Schweiz trinken über 90 % der erwachsenen Bevölkerung zumindest gelegentlich Alkohol. Während Deutschland und Österreich den Konsum bereits ab einem Standardglas täglich bei Frauen und zwei Gläsern bei Männern als risikoreich einstufen, setzt die Schweiz die Grenze erst bei der doppelten Menge an. Entsprechend weisen in Deutschland mit 12,6 % und in Österreich mit 14 % deutlich mehr Menschen einen risikoreichen Konsum auf als in der Schweiz mit 3,3 %.
  Von Opiaten sind in Deutschland, Österreich und der Schweiz je nach Datenquelle rund 0,2 bis 0,4 % der Menschen abhängig.

Risikofaktoren

Zu den Risikofaktoren gehören neben genetischen Faktoren, die sich u. a. auf die spezifische Funktionsweise bestimmter Neurotransmittersysteme auswirken, auch die Lebensumstände, die Verfügbarkeit der Substanzen und die Persönlichkeit der Betroffenen. Als weitere Risikofaktoren gelten psychische Erkrankungen (z. B. Depressionen, Aufmerksamkeitsdefizitsyndrom).

8.7.5 Verhaltensauffälligkeiten mit körperlichen Störungen

Zu den häufigsten Verhaltensauffälligkeiten mit körperlichen Störungen gehören neben den Schlafstörungen die Essstörungen (v. a. *Anorexia nervosa* und *Bulimia ner-*

vosa). Menschen mit Anorexie nehmen kaum noch Nahrung zu sich, sodass sie massiv an Gewicht verlieren. Bei der Bulimie kommt es zu Heißhunger- und Fressattacken. Um eine Gewichtszunahme zu vermeiden, erbrechen die Betroffenen, nehmen Abführmittel oder betreiben exzessiv Sport.

Epidemiologie der Verhaltensauffälligkeiten mit körperlichen Störungen

- **Burden of Disease:** Nach Angaben der WHO waren Essstörungen in Europa im Jahr 2017 für rund 620.000 DALYs (= 0,2 % aller DALYs) verantwortlich (s. Tab. 8.10).
- **Mortalität:** Menschen, die an einer Anorexie leiden, haben ein rund 5,9-mal höheres Sterberisiko als der Bevölkerungsdurchschnitt. Bei Menschen, die an Bulimie erkrankt sind, ist das Sterberisiko immerhin noch 1,9-mal so hoch.
- **Inzidenz:** Zur Inzidenz von Essstörungen gibt es sehr unterschiedliche Angaben, je nach dem Zeitraum der Untersuchung, nach der Art der zugrunde gelegten Definition sowie nach den dort erfassten Krankendaten.
- **Prävalenz:** Die Jahresprävalenz von Essstörungen liegt bei 0,3 % bis 1,4 %.

Risikofaktoren

Unter *Essstörungen* leiden vor allem Frauen. Nur rund jeder zehnte Betroffene ist ein Mann. Als Risikofaktor gilt u. a. das in den Medien propagierte Schönheitsideal, aber auch die Familienstruktur scheint einen Einfluss auf die Entstehung der Erkrankungen zu haben.

8.7.6 Suizidalität und Suizid

Der Begriff *Suizidalität* umfasst alle Gedanken und Handlungen, die darauf abzielen, das eigene Leben zu beenden. Unter *Suizid* versteht man die vorsätzliche Beendigung des eigenen Lebens. Neben verschiedenen aktiven Suizidmethoden (s. Abb. 8.11), gibt es insbesondere bei schweren Erkrankungen auch das passive Verweigern der Nahrungsaufnahme, das zum Tod führen kann. Angehörige und Freunde brauchen häufig psychologische Hilfe. Suizide im öffentlichen Raum können zudem zur Traumatisierung von Drittpersonen führen.

Epidemiologie von Suizidalität und Suizid

- **Burden of Disease:** Selbstverletzungen (autoaggressives Verhalten einschließlich Selbstmordversuche) waren im Jahr 2017 in der WHO-Region Europe für 5,7 Mio. DALYs (= 2,0 % aller DALYs) verantwortlich. In der Schweiz ist der Suizid nach Krebs- und Herz-Kreislauf-Erkrankungen sowie Unfällen der vierthäufigste Grund für verlorene potenzielle Lebensjahre (*vorzeitige Sterblichkeit*).

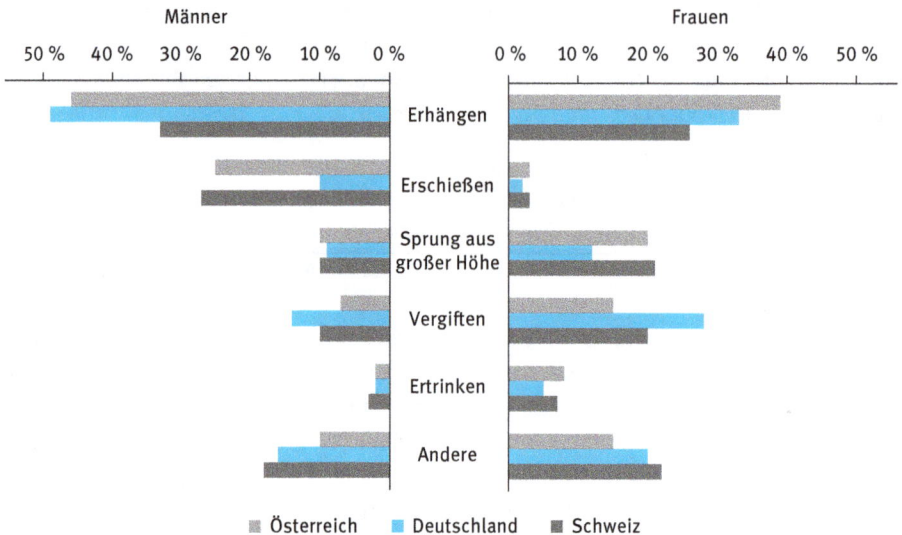

Abb. 8.11: Suizide in Deutschland, Österreich und der Schweiz, unterschieden nach der Art der verwendeten Methode und dem Geschlecht der Betroffenen (in % aller durch Männer bzw. durch Frauen verübten Suizide eines Landes, gestützt auf ICD-10 Diagnosen). Bei den Angaben zur Schweiz wurden assistierte Suizide nicht mit eingerechnet. (Quellen der Daten: (1) Deutschland: Statistisches Bundesamt, Zahlen 2017; (2) Schweiz: Bundesamt für Statistik, Todesursachenstatistik 2016; (3) Österreich: Statistik Austria, Zahlen 2017).

–   **Mortalität:** In den meisten Ländern werden überlebte Suizidversuche nicht statistisch erfasst. Schätzungen für Deutschland und Österreich gehen von 10 bis 20 Suizidversuchen pro erfolgtem Suizid aus.
–   **Inzidenz:** Die Suizidrate variiert je nach Region sehr stark. Weltweit beziffert die WHO die altersstandardisierte Inzidenz mit 10,0 Suiziden pro 100.000 Personenjahre. Im Jahr 2017 betrug die Inzidenz in der Schweiz 9,3 pro 100.000 Personenjahre (altersstandardisiert mit der WHO-Weltbevölkerung; die in der Schweiz erlaubten *assistierten Suizide* [Sterbehilfe] sind nicht mitgezählt). Mit 13,9/ 100.000 Personenjahre war sie bei den Männern deutlich höher als bei den Frauen (5,0/100.000 Personenjahre). In Deutschland starben laut WHO im Jahr 2017 9,9 von 100.000 Menschen (♂: 15,4/100.000; ♀: 4,8/100.000) durch Suizid. Die Suizidrate lag in Österreich im selben Zeitraum bei 11,2 von 100.000 Personenjahren (♂: 17,8/100.000; ♀: 5,2/100.000). Die Jahresprävalenz von Suizidgedanken beträgt laut WHO in entwickelten Ländern 2,0 %.

Risikofaktoren

Psychische Erkrankungen (Depression, Schizophrenie, Suchterkrankung, Persönlichkeitsstörung) sind mit einer erhöhten Suizidalität verbunden. Daneben spielen aber auch die genetische Veranlagung, die jeweilige Persönlichkeitsstruktur, traumatische Erlebnisse und somatische Erkrankungen eine Rolle. Die Verfügbarkeit von Suizidmethoden ist häufig dafür entscheidend, ob ein Suizid vollzogen wird oder nicht. So wurde die Anzahl der Waffen in Privathaushalten in der Schweiz mit der Armee-Reform des Jahres 2004 deutlich reduziert. Verglichen mit der Vorjahresperiode sank daraufhin nicht nur die Zahl der Suizide durch Schusswaffen, sondern auch die der Suizide bei Männern generell.

8.8 Unfälle

Steffen Niemann, Anke-Christine Saß

Weltweit sterben jährlich 1,35 Mio. Menschen auf den Straßen. *Straßenverkehrsunfälle* sind bei Kindern, Jugendlichen und jungen Erwachsenen die häufigste Todesursache. Die Vereinten Nationen (UN) haben daher im Jahr 2011 die *Decade of Action for Road Safety 2011–2021* ausgerufen. Doch nicht nur im Bereich des Verkehrs spielen Unfälle eine große Rolle. In den Industrienationen führt die Änderung der Altersstruktur derzeit auch zu einer steigenden Anzahl von Unfällen im häuslichen Bereich.

Eine unfallbedingte Verletzung ist international definiert als ein *nicht beabsichtigter Schaden am Körper*, hervorgerufen entweder durch
- eine akute Exposition von thermischer, mechanischer, elektrischer oder chemischer Energie oder
- das Fehlen von lebensnotwendigen Stoffen, wie etwa Wärme oder Sauerstoff.

Um unfallbedingte Verletzungen von Verletzungen aufgrund degenerativer Prozesse abzugrenzen, wie sie vor allem im Sport auftreten können, wird in der Definition des *Schweizer Sozialversicherungsgesetzes* (Art. 4, ATSG) darüber hinaus das Vorliegen eines „plötzlichen und ungewöhnlichen äußeren Faktors" betont. Gleichzeitig werden dort neben physischen auch psychische und geistige Folgen als Unfallfolgen eingeschlossen.

In der *ICD-10-Klassifikation* werden Verletzungen im Kapitel 19 (S00–T98) beschrieben. Kapitel 20 (V01–Y98) erlaubt die zusätzliche Kodierung der äußeren Ursachen. Eine detaillierte und mehrdimensionale Beschreibung der Unfallursachen kann darüber hinaus mit Hilfe der *International Classification of External Causes of Injury* der *WHO* vorgenommen werden.

8.8.1 Epidemiologische Daten

Daten der WHO zeigen, dass im Jahr 2019 weltweit 5,4 % aller Todesfälle auf Unfälle zurückzuführen waren. Die höchsten Mortalitätsraten finden sich bei den Straßenverkehrsunfällen, insbesondere in den sog. Schwellenländern und den am wenigsten entwickelten Ländern. In den Ländern mit hohem Einkommen sind die entsprechenden Raten wesentlich niedriger (vgl. Kap. 10.1.4). Bei den Stürzen liegen die High-Income-Länder dagegen an der Spitze. Ertrinken ist in Afrika südlich der Sahara und den Inseln Ozeaniens eine häufige Todesursache.

In Deutschland kommen jährlich mehr als 27.000, in der Schweiz und in Österreich jeweils rund 2.500 Personen bei Unfällen ums Leben. Die Anzahl der Verletzten wird auf knapp 10 Mio. (D), 1 Mio. (CH) und 0,78 Mio. (A) geschätzt. Der größte Anteil der Unfälle ereignet sich in allen drei Ländern im Haushalt und in der Freizeit.

Internationale Vergleiche stützen sich hierbei auf die nationalen Mortalitätsstatistiken. Für nichttödliche Verletzungen ist die Datenlage in vielen Ländern lückenhaft, da diese nicht systematisch erfasst werden. Die Inzidenz unfallbedingter Verletzungen wird in vielen Bereichen nur durch Schätzungen und Hochrechnungen oder spezielle periodische Bevölkerungserhebungen ermittelt. Auch zu den Langzeitfolgen nichttödlicher unfallbedingter Verletzungen liegen in den deutschsprachigen Ländern keine gesicherten Daten vor. Informationen darüber, welche Datenquellen uns insbesondere in Deutschland, Österreich, der Schweiz und der EU zur Verfügung stehen, finden Sie auf unserer Lehrbuch-Homepage.

Arbeitsunfälle

In Deutschland muss ein Berufsunfall gemeldet werden, wenn dieser zu einer Arbeitsunfähigkeit von mehr als drei Kalendertagen oder zum Tode führt. In der Schweiz fällt jeder Unfall mit ärztlicher Behandlung oder Arbeitsausfall unter die Meldepflicht. Im Jahr 2018 gab es in Deutschland insgesamt 0,95 Mio. meldepflichtige Arbeitsunfälle (ohne Wegeunfälle), 541 endeten tödlich. Seit 1960 ist hier ein nahezu kontinuierlicher Rückgang der Unfallquoten zu verzeichnen. In Österreich gab die *Allgemeine Versicherungsanstalt AUVA* für 2018 rund 106.000 Arbeitsunfälle (ohne Wegeunfälle) an. Davon waren 91 tödlich. In der Schweiz registrierte die *Sammelstelle für die Statistik der Unfallversicherung* für das Jahr 2018 rund 252.000 Arbeitsunfälle (ohne Wegeunfälle). Hier haben sich seit der Einführung der obligatorischen Unfallversicherung im Jahr 1984 die Anzahl der Berufsunfälle und das Unfallrisiko ebenfalls stetig verringert. Für den Rückgang der Arbeitsunfälle können zwei Faktoren verantwortlich gemacht werden: Strukturelle Veränderungen am Arbeitsmarkt haben zu einer Verringerung der Anzahl an ArbeitnehmerInnen im unfallbelasteten Produktionssektor geführt. Gleichzeitig wurde die Arbeitssicherheit durch Präventionsmaßnahmen erhöht und die Einhaltung dieser Maßnahmen durch gesetzliche Regelungen und institutionalisierte Überwachung sichergestellt (s. Kap. 7.5–7.7).

Straßenverkehrsunfälle

Laut Verkehrsunfallstatistik wurden im Jahr 2019 in Deutschland 3.045 Menschen bei Straßenverkehrsunfällen getötet. Darüber hinaus wurden 384.033 Personen bei polizeilich registrierten Straßenverkehrsunfällen verletzt. In der Schweiz starben 187 Personen durch Verkehrsunfälle, 21.280 Personen wurden verletzt. In Österreich lag die Zahl der Verkehrstoten in diesem Zeitraum bei 416, die der Verletzten bei 45.140. In allen drei Ländern sanken die Zahlen seit 1970 nahezu kontinuierlich, obwohl parallel dazu das Verkehrsaufkommen, gemessen am Fahrzeugbestand und der Fahrleistung des motorisierten Verkehrs, deutlich und stetig anstieg (Abb. 8.12). Nach einem leichten Anstieg der Zahl der im Straßenverkehr Getöteten in Deutschland in den Jahren 2014 und 2015, ist die Zahl aktuell wieder rückläufig. Im internationalen Vergleich ergibt sich für die Schweiz ein besonders positives Bild: Mit einer niedrigen Zahl von Getöteten (bezogen auf die jeweilige Population) liegt sie auf einem der vorderen Rangplätze vor Deutschland und Österreich.

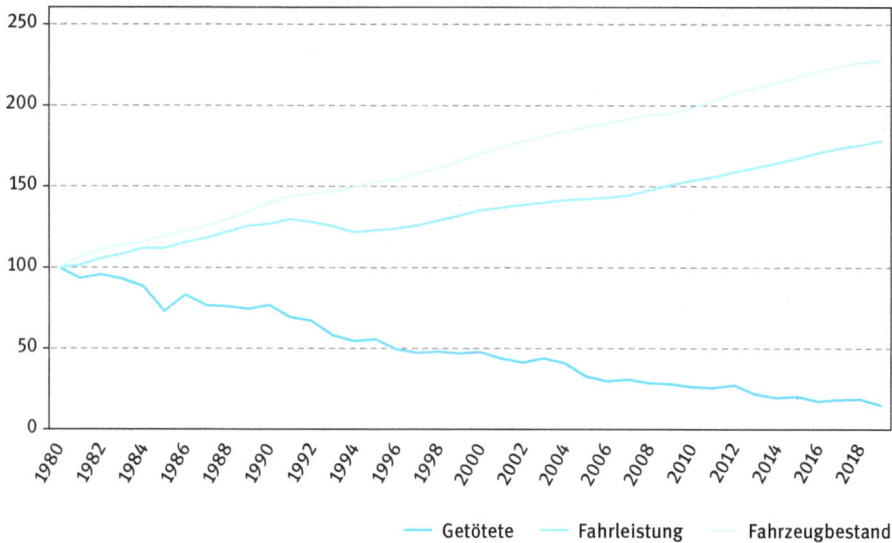

Abb. 8.12: Anzahl der Getöteten im Straßenverkehr im Verhältnis zur Fahrleistung (gefahrene Strecke) des motorisierten Verkehrs und zum Fahrzeugbestand im Zeitraum 1980–2019 in der Schweiz (Quelle: BFU, BFS).

Sport-, Haus- und Freizeitunfälle

Im Jahr 2018 kamen in Deutschland 11.960 Personen bei Unfällen im häuslichen Bereich ums Leben. Zusätzlich starben 11.489 Personen bei Freizeitunfällen. Im Haus- und Freizeitbereich ereigneten sich damit fast siebenmal so viele tödliche Unfälle wie im Straßenverkehr. Von nichttödlichen Verletzungen im Haus oder bei Freizeitbeschäftigungen waren 2015 gut 7 Mio. Menschen betroffen (s. a. Abbildung in Kap. 8.8 auf unserer Lehrbuch-Homepage).

Im Jahr 2017 ereigneten sich in der Schweiz 2.032 tödliche Unfälle im Haus- und Freizeitbereich sowie 131 Todesfälle bei sportlichen Aktivitäten. Ähnlich wie in Deutschland sind es weit mehr Personen, die zu Hause und in ihrer Freizeit tödlich verunglücken als durch Verkehrsunfälle. Die geschätzte Anzahl der Verletzten liegt hier bei 566.000 im Haus- und Freizeitbereich sowie bei 432.000 im Sportbereich. Für die Schweiz erlauben die vorliegenden Daten zu Unfällen eine genauere Aufgliederung. Die häufigste Ursache der Haus- und Freizeitunfälle sind demnach Stürze: Rund 50 % aller Verletzten und 82 % der Verstorbenen sind gestürzt. Betroffen sind vor allem Personen in höherem Alter. Mit mehr als 82.000 Verletzten pro Jahr liegt Fußballspielen bei den verletzungsgefährdeten Sportarten an führender Stelle, allerdings wird Fußball auch am häufigsten gespielt (Abb. 8.13). Skifahren (53.000 Verletzte) und Wandern/Bergwandern (27.000 Verletzte) stehen bei der Zahl der Verletzten auf Rang zwei und drei. Die Beliebtheit des Snowboardens nahm in den letzten zehn Jahren ab. Damit ging auch die Zahl der hierdurch verletzten Personen von 15.000 auf 10.000 zurück. Die meisten Todesfälle im Sport fordern in der Schweiz das Bergsteigen und das Wandern/Bergwandern (44 % der durch Sportunfälle Verstorbenen).

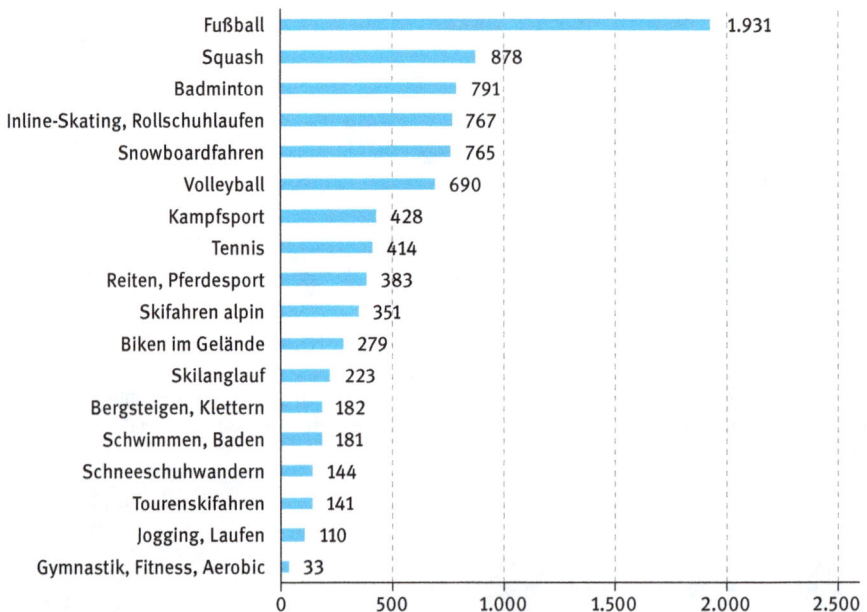

Abb. 8.13: Verletzte beim Sport pro 1 Mio. ausgeübte Stunden. Die Zahlen beziehen sich auf die erwerbstätige Schweizer Wohnbevölkerung (Ø der Jahre 2009–2013). (Quelle der Daten: Observatorium Sport und Bewegung Schweiz. Indikator 4.1; www.sportobs.ch).

In Österreich (2018) wird die Zahl der durch Freizeit- und Sportunfälle verletzten Personen mit 280.000 angegeben. Die Zahl der Verletzten im Haushalt schätzt man auf 308.000.

8.8.2 Risikofaktoren

Als Risikofaktoren für Unfälle konnten eine Reihe demografischer Merkmale identifiziert werden: Männer sind in vielen Unfallbereichen weit häufiger betroffen als Frauen. Im Straßenverkehr gehen vor allem junge Männer höhere Risiken ein. Ältere Menschen sind besonders in Haus und Freizeit durch Stürze, aber auch als Fußgänger im Straßenverkehr gefährdet. Alkohol ist im Straßenverkehr und vermutlich auch in anderen Unfallbereichen ein bedeutender Risikofaktor. Bevölkerungsbefragungen aus Deutschland geben Hinweise darauf, dass das Unfallrisiko ganz allgemein nicht von der sozialen Situation beeinflusst wird, wohl aber der Unfallort. Während Menschen in ungünstiger sozioökonomischer Lage öfter Arbeitsunfälle erlitten, hatten die Bessergestellten ein erhöhtes Freizeitunfallrisiko.

8.8.3 Prävention

Ein wichtiges Werkzeug im Bereich der Unfallprävention ist die sog. *Haddon-Matrix*, die in den 1970er Jahren entwickelt wurde. Sie beschreibt auf einer Achse den zeitlichen Ablauf eines Unfalls („vor dem Ereignis", „während des Ereignisses", „nach dem Ereignis"), auf der anderen Achse die beteiligten Faktoren (Mensch, Energieträger, physikalische/soziale Umwelt). In den Feldern der Matrix werden jeweils die verschiedenen Einflussfaktoren (protektive Faktoren, Risikofaktoren) zeitlich eingeordnet. Aus dieser zeitlichen Zuordnung können schließlich Maßnahmen der primären (Maßnahmen, die das Ereignis verhindern), der sekundären (Maßnahmen, die Verletzungsfolgen verringern) und der tertiären Prävention (Maßnahmen des Rettungswesens, der Rehabilitation) entwickelt werden (s. Tab. 8.11).

Tab. 8.11: Haddon-Matrix (modifiziert): Interventionen zur Prävention von Brandverletzungen bei Kindern. (Quelle: In Anlehnung an Stevenson M, Shanti A, McClure R. The Rationale for Prevention. In: McClure R, Stevenson M, McEvoy S (Hrsg.) The Scientific Basis of Injury Prevention and Control, Victoria, Aus: IP Communications;2004:34– 43).

	Mensch (Verhaltensprävention)	**Überträger, hier: Feuer** (Verhaltens-/Verhältnisprävention)	**Umwelt** (Verhältnisprävention)
Vor dem Ereignis	Ausbildung von Kindern und Eltern zum Brandschutz	Kindersichere Behälter für brennbare Flüssigkeiten; Kindersicherung für Feuerzeuge	Vorschriften und Empfehlungen zur Nutzung schwer entflammbarer Materialien beim Hausbau und in der Wohnungseinrichtung
Während des Ereignisses	Verhaltenstraining für einen Brandfall (Alarmieren, Retten, Löschen)	Tragen schwer entflammbarer Kinderkleidung	Rauchmelder; Sprinkleranlagen; Kennzeichnung von Fluchtwegen
Nach dem Ereignis	Ausbildung in Erster Hilfe für Brandverletzungen	Behandlung und Rehabilitation in medizinischer Einrichtung für Brandverletzungen	Sicherstellung kurzer Alarmzeiten für Feuerwehr

Straßenverkehr

Im Straßenverkehr hat sich im Bereich *Prävention* eine Kombination aus technischen (*Engineering*), informativen und erzieherischen (*Education*) sowie rechtlichen Maßnahmen (*Enforcement*) bewährt. So wurde in der Schweiz im Jahr 2005 der zulässige Promillewert für Fahrzeuglenker auf 0,5 Promille gesenkt. Die Einführung der gesetzlichen Regelung wurde von Informationskampagnen begleitet. Gleichzeitig erhöhte man die polizeiliche Kontrolldichte im Straßenverkehr. In Deutschland gilt die 0,5-Promillegrenze bereits seit 1998. Als besonders erfolgreich bei der Prävention schwerster und tödlicher Verletzungen im Straßenverkehr hat sich die Einführung der gesetzlichen Anschnallpflicht in den 1970er Jahren erwiesen. Parallel dazu wurden die Fahrzeuge mit Sicherheitsgurten ausgerüstet. Die Gurttragepflicht auf Vordersitzen gibt es in der BRD, Österreich und der Schweiz seit 1976, in der DDR seit 1980. In der Schweiz wurde das „Gurtenobligatorium" allerdings aus politischen Gründen 1978 ausgesetzt und dann erst 1981 wiedereingeführt. Auch die Einführung der Helmtragepflicht für Motorradfahrer (in D seit 1976, in der CH seit 1981) reduzierte das Risiko schwerer und tödlicher Kopfverletzungen. In Österreich besteht seit 1979 eine Helmpflicht im Straßenverkehr für Fahrer und Beifahrer von Krafträdern und offenen drei- oder mehrrädrigen Kraftfahrzeugen ohne Sicherheitsgurt. Die Schutzwirkung des Helms ist jedoch nicht perfekt: Trotz Helm erleiden viele Motorradfahrer bei Unfällen tödliche Kopfverletzungen. Die Wirksamkeit von Fahrradhelmen ist inzwischen nachgewiesen. Während die Einführung einer Tragepflicht für Kinder in Deutschland und der Schweiz immer wieder kontrovers und emotional diskutiert wird, gilt sie in Österreich bereits seit 2011. Dort wurde sie für Kinder bis zum 12. Lebensjahr eingeführt, die selbst Rad fahren, auf dem Fahrrad mitgeführt werden oder im Fahrradanhänger sitzen. Mit der steigenden Zahl der *E-Bikes* steigt auch die Zahl der Unfälle, in die E-Bikes verwickelt sind. Für die „schnellen E-Bikes" (bis 45 km/h) gilt in der Schweiz daher seit 2012 eine Helmtragepflicht (Helmtragequote: 92 %). Problematisch bleibt die Infrastruktur, die oft zu wenig Platz bietet, um z. B. Überholvorgänge zwischen E-Bikes und Fahrrädern gefahrlos zu ermöglichen. In Hinblick auf die *E-Scooter* (CH: E-Trottinett) liegen derzeit noch keine gesicherten Unfallzahlen vor. In der Schweiz müssen sie die Fahrradinfrastruktur nutzen oder auf der Fahrbahn fahren. Das Fahren auf dem Bürgersteig ist verboten.

Zu den präventiven Maßnahmen im Bereich des Straßenverkehrs gehört auch die Ausstattung von Fahrzeugen mit sicherheitsrelevanten Fahrerassistenzsystemen. In Zukunft kann von vollständig autonom fahrenden Fahrzeugen ein weiterer präventiver Nutzen erwartet werden.

Von großer Bedeutung sind zudem infrastrukturelle Maßnahmen, durch die sich Straßen so gestalten lassen, dass z. B. die signalisierte Höchstgeschwindigkeit besser akzeptiert oder Fußgängern ein sicheres Überqueren der Straße ermöglicht wird. Beispiele hierfür sind bauliche Maßnahmen wie Mittelinseln/-streifen für Fußgänger bei gleichzeitiger Senkung der erlaubten Höchstgeschwindigkeit auf 30 km/h. Signalanlagen und Zebrastreifen fallen dann weg. Zudem gibt es in der Schweiz immer mehr „Begegnungszonen". Die Höchstgeschwindigkeit beträgt dort 20 km/h. Fußgänger haben hier immer Vortritt vor dem Fahrzeugverkehr.

Haus und Freizeit

Bei der Prävention von Haus- und Freizeitunfällen steht die Verhältnisprävention im Vordergrund. Alters- und behindertengerechtes Bauen, sichere Produkte, rutschfeste Bodenbeläge und bauliche Maßnahmen zur Absturzsicherung sind hier nur einige Beispiele. Eine frühzeitige Bewegungsförderung verhindert Sturzunfälle im höheren Alter (vgl. Kap. 8.5). Wichtig ist darüber hinaus, mögliche Risikogruppen umfassend zu informieren und dadurch eine Sensibilisierung für das Problem zu erreichen.

Sport

Im Sport lassen sich Unfälle durch die sichere Gestaltung von Sportstätten verhindern. Zudem können sicherere Sportgeräte und die vermehrte Nutzung von Schutzausrüstungen die Zahl der Sportverletzungen in Zukunft weiter reduzieren helfen. Solche technischen Weiterentwicklungen gibt es derzeit z. B. schon beim Handgelenksschutz für das Snowboarden. Auch im Sportbereich spielt bei der Unfallverhütung die Sensibilisierung durch Information eine wichtige Rolle. Vermittler können hier vor allem Schulen und Verbände sein.

Internet-Ressourcen

Auf unserer Lehrbuch-Homepage **(www.public-health-kompakt.de)** finden Sie Hinweise auf Literaturquellen und weiterführende Literatur, zusätzliche Abbildungen und Tabellen sowie Links zu themenrelevanten Studien und Institutionen.

9 Infektionskrankheiten

Gilles Wandeler, Jonas Marschall, Petra Gastmeier, Heimo Lagler

Trotz bedeutender Fortschritte im Bereich der Prävention und der Therapie gehören *Infektionen* noch immer weltweit zu den wichtigsten Ursachen menschlicher Morbidität und Mortalität. Ein markantes Merkmal von Infektionskrankheiten ist ihre *Übertragbarkeit*, die je nach Übertragungsweg und Beteiligung von lebenden Überträgern (Vektoren) auch stark durch Umweltfaktoren beeinflusst werden kann.

In diesem Kapitel geben wir eine Übersicht über die wesentlichen epidemiologischen Aspekte der Infektionskrankheiten, berücksichtigen dabei geografische Unterschiede und gehen in diesem Rahmen auch auf die epidemiologischen Konzepte der Übertragungsdynamik ein. Wir konzentrieren uns dabei auf Infektionen und Konzepte, die aktuell von großer Bedeutung sind oder deren Bedeutung in Zukunft zunehmen wird.

9.1 Allgemeine Konzepte

9.1.1 Merkmale einer Infektionskrankheit

Infektionskrankheiten werden durch Krankheitserreger ausgelöst. Es handelt sich dabei um Mikroorganismen (Bakterien, Pilze, Viren, Protozoen und Würmer), die in den Körper eindringen und sich dort vermehren. Der Mensch dient diesen Mikroorganismen als *Wirt*. Infektionskrankheiten zeigen meist einen typischen zeitlichen Verlauf. Tab. 9.1 definiert die hierbei verwendeten Begriffe.

Für die epidemiologische Beurteilung von Infektionskrankheiten ist es wichtig zu wissen, wie diese Stadien bei einer bestimmten Infektion verlaufen (Abb. 9.1). In einer Abbildung in Kap. 9.1 auf unserer Lehrbuch-Homepage finden Sie hierzu die Inkubationszeiten von wichtigen Infektionskrankheiten. Epidemiologisch bedeutend sind die

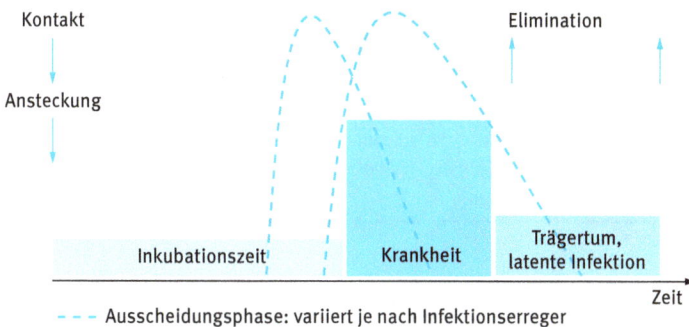

Abb. 9.1: Stadien einer Infektion. Die Phase „Trägertum/latente Infektion" ist kein obligatorisches Stadium.

https://doi.org/10.1515/9783110673708-009

Stadien, während derer der Infektionserreger ausgeschieden wird und damit übertragen werden kann. Wie lange dieser Zeitraum ist, hängt von der Art des Erregers ab.

Tab. 9.1: Die wichtigsten Begriffe zum zeitlichen Ablauf einer Infektionskrankheit (Definition des Begriffs *Kontagiosität* in Tab. 9.3).

Ansteckung	Kontakt, Etablierung und Vermehrung des Infektionserregers im Wirt.
Inkubationszeit	Zeitintervall zwischen der Übertragung und dem Auftreten erster Symptome, z. B. durch erste Vermehrung des Erregers an der Eintrittspforte und anschließende Dissemination (Streuung) über die Blutbahn zum Zielorgan (s. dazu eine Abbildung in Kap. 9.1 auf unserer Lehrbuch-Homepage).
Krankheit	Zeitraum, der durch das Vorhandensein von Symptomen gekennzeichnet ist.
Asymptomatische Infektion	Infektion, die bei einem Menschen keine Symptome verursacht. Asymptomatische Infektionen können epidemiologisch wichtig sein, da Infizierte als Quelle für die Weiterverbreitung der Infektion in Frage kommen können.
Ausscheidungsphase	Zeitspanne, während der der Infektionserreger übertragbar ist. Sie korreliert häufig mit der Krankheitsphase. Beispiel für wichtige Ausnahmen hiervon sind Hepatitis A-, Varizellen-, Influenza-, Parvovirus B19- und HIV-Infektionen.
Elimination	Der Erreger wird durch das Abwehrsystem (und evtl. die Therapie) abgewehrt und unschädlich gemacht.
Immunität	Unempfindlichkeit gegenüber dem Erreger: Der Wirt kann nicht (mehr) angesteckt werden, bzw. es kommt zu einer epidemiologisch bedeutungslosen abortiven Infektion, die zu keiner weiteren Erregerübertragung führt.
Kolonisation	Vermehrung von Erregern (Bakterien, Pilze) auf Haut oder Schleimhäuten, ohne dass Krankheitssymptome auftreten. Die Kolonisation ist epidemiologisch wichtig, da durch diese die Möglichkeit der Übertragung (*Transmission*) der Erreger auf andere Personen besteht.
Latente Infektion	Andauernde Infektion ohne Krankheitssymptome und evtl. auch ohne Vermehrung des Erregers im Wirt. Von epidemiologischer Bedeutung sind latente Infektionen aufgrund ihres Reaktivierungspotentials: Sie können unter ungünstigen Bedingungen wieder zu klinisch aktiven Infektionen werden.

9.1.2 Übertragungswege und Übertragungsdynamik

Übertragungswege

Ein Schlüsselmerkmal von Infektionserregern ist die Übertragbarkeit von Wirt zu Wirt. Die möglichen *Übertragungswege* werden in Tab. 9.2 dargestellt. Als *horizontale Übertragung* bezeichnet man hierbei die Übertragung innerhalb einer Wirtspopulation, als *vertikale Übertragung* die *Übertragung* auf die nächste Generation, d. h. von der Mutter auf den Fetus oder das Neugeborene.

Die genaue Kenntnis des Übertragungsweges eines Infektionserregers ist einer der Grundpfeiler für die Expositionsprophylaxe (s. Kap. 9.4.3). Der Übertragungsweg für einen bestimmten Infektionserreger wird in der Regel aus den epidemiologischen Daten abgeleitet. Nur selten wurden Übertragungswege im Tierexperiment oder in klinischen Studien bewiesen.

Übertragungsdynamik

Die *Übertragungsdynamik* beschreibt die Geschwindigkeit und das Muster der Ausbreitung eines Infektionserregers in einer Population. Sie wird heute oft in mathematischen Modellen beschrieben. Wichtige Begriffe und Merkmale hierzu werden in Tab. 9.3 definiert. Auf unserer Lehrbuch-Homepage zeigt eine Abbildung in Kap. 9.1 den zeitlichen Verlauf der effektiven Reproduktionszahl (R) einer Infektion innerhalb einer voll empfänglichen Population und einer Population, in der 30 % der Personen gegen die Erkrankung immun sind.

Tab. 9.2: Übertragungswege von Infektionserregern. Die Übertragung eines Erregers wird auch als Transmission bezeichnet.

Übertragungsweg	Erreger, die auf diesem Weg übertragen werden
Horizontale Übertragung, direkt	
Physischer Kontakt	
Hände	viele multiresistente Bakterien (z. B. MRSA, MRGN), Durchfallerreger, Respiratory-Syncytial-Virus (RSV)
Sexualkontakt	Erreger sexuell übertragbarer Infektionen (Sexually Transmitted Infections [STI])
Aerogen	
Tröpfchen	Pneumokokken, Meningokokken, Gruppe-A-Streptokokken, respiratorische Viren (wie z. B. Influenza, SARS-CoV-2)
Aerosol	Tuberkulosebakterien, Varizella-Zoster-Virus, Masernvirus

Tab. 9.2: (fortgesetzt)

Übertragungsweg	Erreger, die auf diesem Weg übertragen werden
Horizontale Übertragung, indirekt	
Vehikel (unbelebt)	
Gegenstände	Multiresistente Keime, RSV
Nahrung, Wasser	Hepatitis-A-Viren, Hepatitis-E-Viren, Salmonellen, Campylobacter, Brucellen, Listerien
Blut u. a. biologische Flüssigkeiten	HIV, Hepatitis-B-Viren, Hepatitis-C-Viren
Erde	Erreger von Tetanus, Gasbrand *(C. perfringens), Aspergillen*
Vektor (belebt)	
Mücken, Zecken etc.	Erreger von Malaria, Dengue, Frühsommer-Meningoenzephalitis (FSME), Lyme Borreliose
Vertikale Übertragung	
Prä-, Perinatal	Zytomegalievirus, Rötelnvirus, *Toxoplasma gondii*

Eine Erläuterung hierzu: Die aerogene Übertragung geht in der Regel von den Sekreten der Atemwege aus. *(1) Tröpfchen:* Während wir sprechen, husten, niesen, singen etc. werden Sekrettröpfchen, die einen Durchmesser von > 5 µm haben, in die Luft entlassen. Diese fallen aufgrund ihrer Größe nach 1 – 2 m Entfernung auf den Boden. Beim Einatmen gelangen sie nur bis in die oberen Atemwege. *(2) Aerosol:* Durch das Verdampfen der Tröpfchen entstehen Tröpfchenkerne (Durchmesser < 5 µm), welche aufgrund ihrer geringen Größe schweben und über weite Distanzen übertragen werden können. Beim Einatmen gelangen Aerosole bis in die unteren Atemwege. Nur wenige Infektionserreger können im geringen Feuchtigkeitsgehalt eines Aerosols überleben.

9.1.3 Epidemie

Definition

Unter einer *Epidemie* versteht man die Zunahme an neuen Erkrankungsfällen über einen zu erwartenden Schwellenwert hinaus innerhalb eines definierten Zeitraums in einer definierten Region. Es handelt sich also um eine zeitliche und örtliche Häufung einer (Infektions-)Krankheit innerhalb einer Population. Dies steht im Gegensatz zur *endemischen Situation*, in welcher eine Infektion in einer definierten Population mit stabiler Rate präsent ist. Betrifft eine Epidemie mehrere Kontinente, so spricht man von einer *Pandemie*. Bekannte Beispiele für eine Pandemie sind die Influenza-A-H1N1-Pandemien von 1918 bis 1919 („Spanische Grippe"), die SARS-CoV-2-Pandemie (Beginn: Ende 2019) sowie die sich seit dem Ende des 20. Jh. weltweit ausbreitende HIV-Pandemie.

Bei systematisch überwachten Infektionskrankheiten, wie z. B. bei der Influenza, ist die Basisrate gut bekannt, sodass für wiederkehrende (saisonale) Epidemien ein Schwellenwert definiert wird. Dieser Schwellenwert beträgt für die Influenza 69 Fälle von „Influenza-like Illness" pro 100.000 Einwohner. Bei nicht systematisch überwachten Infektionskrankheiten oder kleinen, lokal begrenzten Epidemien führt oft der subjektive Eindruck einzelner Beobachter zur Entdeckung einer Epidemie. In Deutschland, Österreich und der Schweiz sind Häufungen von Infektionskrankheiten meldepflichtig (> 2 unerwartete oder bedrohliche Fälle am gleichen Ort, auch wenn der Erreger nicht meldepflichtig ist; s. Kap. 9.2.3).

Tab. 9.3: Die wichtigsten Begriffe zur Übertragungsdynamik von Infektionserregern in einer Population.

Kontagiosität (Ansteckbarkeit)	Maß für die Wahrscheinlichkeit, dass die Übertragung eines Erregers stattfindet. Sie ist abhängig vom Übertragungsweg (s. Tab. 9.2) sowie den biologischen Merkmalen des Infektionserregers (z. B. Adhärenzfaktoren) und des Wirtes (z. B. Rezeptoren).
Populationsdichte	Anzahl der Personen pro Fläche (km²). Enges Zusammenleben auf kleinem Raum wird auch als „Crowding" bezeichnet. Die Populationsdichte beeinflusst die Geschwindigkeit, mit der sich ein Infektionserreger ausbreiten kann. Sie korreliert in der Regel invers mit dem Wohlstand einer Population.
Durchmischung einer Population	Menschliche Populationen mischen sich in der Regel nicht homogen, sie gruppieren sich z. B. nach Interessen, sozialer Schichtung, Verhalten usw. Dies kann auch das Übertragungsmuster einer Infektionskrankheit beeinflussen. Beispiel: Sexuell übertragene Infektionen bei Personen mit besonderem Sexualverhalten, Masernausbruch in Gemeinschaften von Impfgegnern.
Reproduktionszahl	Die Reproduktionszahl beschreibt hier die Anzahl an neuen Infektionen, die von einem Fall ausgehen (s. Abb. 9.3).
R_0	Die Reproduktionszahl R_0 bezieht sich auf eine Population, in der alle Mitglieder für die Infektion empfänglich sind. Sie wird durch die Kontagiosität, die Populationsdichte und die Durchmischung einer Population bestimmt. In verschiedenen Populationen kann die Reproduktionszahl deshalb für denselben Erreger unterschiedliche Werte annehmen. Beispiele für R_0 – Morbilli (Masern): 11–18 – Pertussis (Keuchhusten): 5,5 – Varizellen (Windpocken): 5–7 – HIV: 2–5 – Ebola: 1–2
R	Die Effektive Reproduktionszahl R berechnet man für eine Population, in der nicht alle Mitglieder für die Infektion empfänglich sind. $R \leq R_0$ – wenn R > 1, dann nimmt die Anzahl der Infektionsfälle zu – wenn R = 1, dann bleibt die Anzahl der Infektionsfälle konstant – wenn R < 1, dann nimmt die Anzahl der Infektionsfälle ab

Tab. 9.3: (fortgesetzt)

	Im Verlauf einer Epidemie (s. Kap. 9.1.3) ist R zu Beginn > 1. Je mehr Personen der exponierten Population die Infektion durchlebt haben, desto stärker sinkt die Anzahl der für die Infektion empfänglichen Personen. Ist dann der kritische Punkt erreicht, bei dem nur noch wenige empfängliche Personen zur Verfügung stehen oder Maßnahmen das Fortschreiten der Epidemie eindämmen, sinkt R < 1 und die Epidemie kommt zum Stillstand.
„Superspreader"	Einige Individuen zeichnen sich durch ein überdurchschnittlich hohes R_0 bzw. R aus. Dabei spielen bislang unbekannte biologische Merkmale und/oder ein besonderes Verhalten eine Rolle. So war z. B. im Februar 2002 ein einziger Patient in Hongkong für den Beginn der SARS-Epidemie verantwortlich, da er in einem Hotel mindestens 10 Personen ansteckte (durchschnittliche R_0 für SARS: 2–3).
Herdenimmunität	Als Herdenimmunität (*Herd Immunity*) bezeichnet man einen Effekt innerhalb einer Population (der „Herde"), der dann entsteht, wenn dort eine durch Impfung erzeugte oder durch Infektion erworbene Immunität gegen einen Krankheitserreger so weit verbreitet ist, dass in der Population auch nicht-immune Personen geschützt sind, da der Erreger sich nicht weiter ausbreiten kann.

Begriffe

Grundsätzlich kann jeder Infektionserreger zu einer Epidemie führen. Hierzu müssen jedoch einige Bedingungen erfüllt sein. So muss eine Quelle für den Infektionserreger existieren, der Infektionserreger muss ein gewisses Maß an Kontagiosität aufweisen, und es müssen genügend empfängliche Individuen zur Verfügung stehen, damit die Reproduktionszahl der Infektion > 1 ist (s. Kap. 9.1.2). Entwicklungsstand, Einkommen und lokale sozio-kulturelle Eigenschaften einer Bevölkerung sowie die Schwächen der Gesundheitssysteme können daher ebenso wie Umwelt und Klima bei der Entwicklung einer Epidemie eine wichtige Rolle spielen.

Wichtige Begriffe im Rahmen einer Epidemie sind:
- *Inkubationszeit* (Kap. 9.1.1): Sie kann einen wichtigen Hinweis auf den (noch unbekannten) Infektionserreger einer Epidemie geben.
- *Attack Rate* (*Kontagionsindex*): Sie beschreibt das Verhältnis von neu infizierten Personen bezogen auf alle exponierten Personen. Durch sie lassen sich Hinweise auf die Kontagiosität und damit die Identität des Infektionserregers gewinnen.
- *Reproduktionszahl R_0* (s. Kap. 9.1.2)
- *Epidemiekurve*: Sie zeigt den zeitlichen Verlauf der Anzahl an Fällen während einer Epidemie in Form einer graphischen Darstellung. Ein typisches Beispiel ist die Darstellung der saisonalen Influenzaepidemie (s. Abb. 9.2).

Die Form der *Epidemiekurve* kann einen Hinweis auf die Art der Quelle und den Übertragungsweg geben. Zudem kann in manchen Fällen („Common source" mit

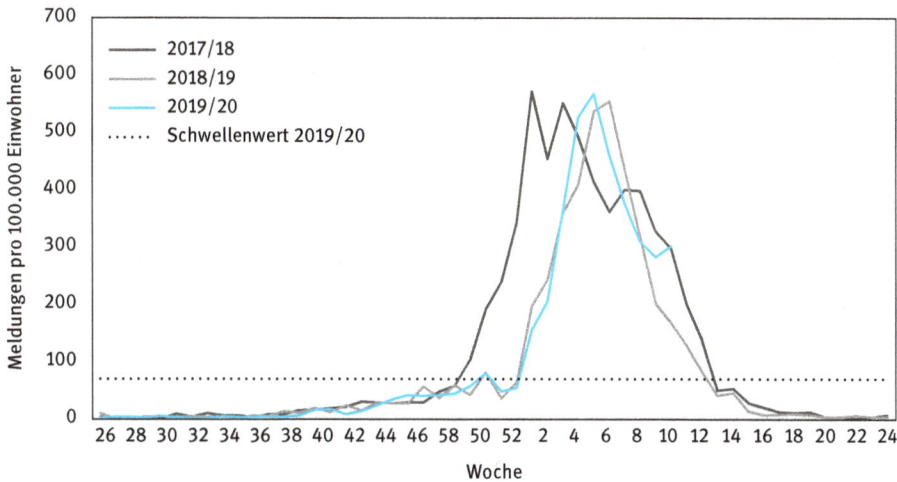

Abb. 9.2: Epidemie-Kurven der saisonalen Influenzaepidemien in der Schweiz in den Zeiträumen 2017/2018, 2018/2019 und 2019/2020. Dargestellt ist die Zahl der wöchentlichen ärztlichen Konsultationen von PatientInnen mit Influenzaverdacht. Eingezeichnet ist darüber hinaus der errechnete saisonale Influenza-Schwellenwert für den Zeitraum 2019/2020 (Quelle: auf der Basis der Daten des Bundesamtes für Gesundheit BAG, 2020).

Punktquelle, s. u.) aus der Epidemiekurve die Inkubationszeit des Infektionserregers errechnet werden, was dann wiederum Rückschlüsse auf die Art des Infektionserregers erlaubt (s. Abb. 9.3). Eine Epidemie, die von einer spezifischen Infektionsquelle ausgeht und nicht zusätzlich von Person zu Person übertragen wird, wird als *Common source-Epidemie* bezeichnet. Sie kann entweder durch eine einmalige oder auch durch wiederholte Exposition hervorgerufen werden. Bei einer einmaligen Exposition spricht man von einer *Point source-Epidemie* (Epidemie mit Punktquelle), bei wiederholter Exposition von Epidemie mit verlängerter Exposition (*Extended epidemic*). In beiden Fällen lässt sich die „Attack Rate" (s. o.) berechnen. Falls Infektionen zu verschiedenen Zeitpunkten auftreten und von Person zu Person übertragen werden, spricht man von *Propagated source-Epidemien* (propagierte Epidemie; Beispiel: Masern-Epidemie).

Epidemieabklärung

Damit die Ausbreitung einer Epidemie möglichst früh in ihrem Verlauf gestoppt oder eingeschränkt werden kann, müssen Infektionserreger, Quelle und Übertragungsweg ermittelt werden. Basierend auf diesen Kenntnissen werden dann Kontrollstrategien formuliert und umgesetzt. Ein weiterer wichtiger Punkt ist die laufende und angemessene Information der Öffentlichkeit. Eine Tabelle in Kap. 9.1 auf unserer Lehrbuch-Homepage zeigt die von den *Centers for Disease Control and Prevention* (CDC,

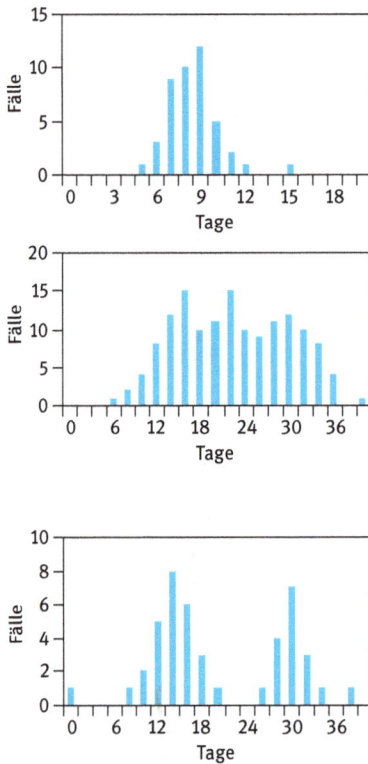

Common source-Epidemie mit Punktquelle
Beispiel: Kartoffelsalat bei einem Büffet.
Die Zeit zwischen der Exposition (Tag 0 = Büffet) und
dem Gipfel der Epidemie (Tag 9) entspricht der durchschnittlichen Inkubationszeit.

Common-source-Epidemie mit verlängerter Exposition
Beispiele: kontaminierte Wasserquelle
Ist eine Ansteckungsquelle über längere Zeit aktiv, so
ergibt sich eine langgestreckte Kurve. Jedoch kann bei
bekanntem Erreger die aus der Literatur ersichtliche
durchschnittliche Inkubationszeit bei der Identifikation der Quelle behilflich sein. Die Quelle musste zur
Zeit des ersten Falles abzüglich der kürzesten Inkubationszeit bereits aktiv gewesen sein.

Propagierte Epidemie
Beispiel: Kinderkrankheiten wie Röteln, Masern
Ein Indexfall (Tag 0, erster Fall und Ausgangspunkt der
Epidemie) führt zu einer ersten Welle von Fällen. Diese
stecken weitere Personen an, was zu einer zweiten
(und evtl. dritten Welle etc.) führt. Ein solches Bild
wird bei Infektionskrankheiten beobachtet, die direkt
von Person zu Person übertragen werden und hoch
kontagiös sind. Die Inkubationszeit ergibt sich aus
der Zeitdifferenz zwischen dem Indexfall und dem
Gipfel der ersten Welle bzw. zwischen den Gipfeln
zweier Wellen.

Abb. 9.3: Beispiele verschiedener Epidemiekurven (Quelle: Bundesamt für Gesundheit BAG).

Atlanta, USA) entwickelten und empfohlenen allgemeinen Schritte im Rahmen einer
Epidemieabklärung. Im individuellen Fall werden diese Schritte nicht immer präzise
entsprechend dieser Reihenfolge ausgeführt. Je nach Situation ist ein paralleles Vorgehen angezeigt, oder es müssen Schritte wiederholt werden.

Die *Zuständigkeit für eine Epidemieabklärung* liegt grundsätzlich bei den Gesundheitsbehörden und damit in der Hand des Staates und seiner Organe. Dies ist wichtig, da unter Umständen beachtliche gesundheitsschädigende und finanzielle Folgen
aus einer Epidemie entstehen können. Darüber hinaus sind im Rahmen der Kontrollstrategien eventuell notwendige Verbote und andere freiheitseinschränkende Maßnahmen zu treffen. Die Behörden können die Aufgabe einer Epidemieabklärung aber
auch delegieren. So wird die Abklärung einer nosokomialen Epidemie (d. h. einer
Epidemie, die von einem Krankenhaus oder einer Pflegeeinrichtung ausgeht,

s. Kap. 9.3.2) in der Regel durch die lokalen Verantwortlichen für Infektionskontrolle durchgeführt. In der Schweiz ist es das *National Center for Infection Control* (Swissnoso) die Referenzeinrichtung. Die Abklärung geschieht auf kantonalem Niveau. In Deutschland ist das *Robert Koch-Institut* (RKI) die zentrale Einrichtung der Bundesregierung auf dem Gebiet der Krankheitsüberwachung und -prävention. Die Zuständigkeit für den Infektionsschutz liegt jedoch bei den einzelnen Bundesländern. Daher kann das RKI z. B. für den Epidemie-Fall nur mobile Teams bereithalten, die vor Ort auf Einladung der Länder unterstützend tätig sein können. Auch in Österreich gibt es eine zentrale Einrichtung, die Agentur für Gesundheit und Ernährungssicherheit (AGES), die Zuständigkeit für den Infektionsschutz liegt jedoch bei den Bundesländern (Landessanitätsdirektionen).

Einige Infektionserreger verursachen regelmäßig wiederkehrende Epidemien. Typische Beispiele hierfür sind die saisonalen Epidemien durch respiratorische Viren (Influenzaviren, *Respiratory Syncytial Virus* etc.). Die Regelmäßigkeit dieser Epidemien erlaubt Voraussagen für den weiteren Verlauf und somit die rechtzeitige Einleitung von Kontrollstrategien (Beispiel: jährliche Impfung gegen Influenza).

9.2 Überwachung

9.2.1 Ziele der Überwachung

Überwachung oder *Surveillance* definieren die amerikanischen *Centers for Disease Control and Prevention* (CDC, Atlanta, USA) als „kontinuierliche, systematische Erfassung und Interpretation von Gesundheitsdaten, die für die Planung, Implementierung und Evaluation von Public-Health-Maßnahmen unerlässlich sind". Das Hauptziel eines solchen Überwachungssystems ist es, systematische Veränderungen der Neuerkrankungsraten (*Inzidenzen*) bei bestimmten Krankheiten zu erkennen, um dann adäquate Kontrollstrategien einzuleiten. Besonders wichtig ist zudem die umgehende Veröffentlichung der erhobenen und analysierten Daten.

9.2.2 Gesetzliche Grundlagen und Rahmenbedingungen

Die weltweite Überwachung von Infektionskrankheiten geschieht über spezifische nationale und internationale Melde- und Informationssysteme. Die passenden Links zu den entsprechenden Internetseiten finden Sie in Kap. 9.2 auf unserer Lehrbuch-Homepage.

Robert Koch-Institut (RKI)

In Deutschland ist das Robert Koch-Institut die zentrale Einrichtung des Bundes auf dem Gebiet der Krankheitsüberwachung und -prävention. Es ist damit auch ein wichtiges Zentrum der anwendungs- und maßnahmenorientierten biomedizinischen For-schung. Seine Kernaufgaben sind die Erkennung, Verhütung und Bekämpfung von Krankheiten, wobei ein wichtiger Schwerpunkt bei den Infektionskrankheiten liegt. Das RKI berät die zuständigen Bundesministerien, insbesondere das *Bundesministeri-um für Gesundheit* (BMG) und unterstützt die entsprechenden Institutionen bei der Entwicklung von Normen und Standards in diesem Bereich. Es informiert und berät die Fachleute ebenso wie die breite Öffentlichkeit. Im Hinblick auf das Erkennen von gesundheitlichen Gefährdungen und Risiken nimmt das RKI eine zentrale „Anten-nenfunktion" im Sinne eines Frühwarnsystems wahr.

Bundesamt für Gesundheit (BAG)

In der Schweiz ist die Bekämpfung übertragbarer Krankheiten, die eine Gefährdung der öffentlichen Gesundheit darstellen, Aufgabe der Abteilung *Übertragbare Krank-heiten* des Bundesamts für Gesundheit. Das BAG arbeitet dabei eng mit den Kanto-nen, den internationalen Gesundheitsbehörden und weiteren Partnern zusammen. Im Rahmen dieser Aufgabe überwacht es das Auftreten übertragbarer Krankheiten, legt Präventions- und Kontrollstrategien fest, erlässt Weisungen, bereitet Verordnun-gen und Gesetze vor, erarbeitet Empfehlungen für die Ärzteschaft und die Bevölke-rung und publiziert regelmäßig Berichte zur aktuellen epidemiologischen Situation.

Bundesministerium für Soziales, Gesundheit, Pflege und Konsumentenschutz (BMSGK)

In Österreich ist das Bundesministerium für Soziales, Gesundheit, Pflege und Kon-sumentenschutz für die Überwachung und Bekämpfung übertragbarer Krankheiten sowie für Hygiene- und Impfwesen zuständig. Im Zentrum steht dabei das *Epidemio-logische Meldesystem* (EMS), mit dessen Hilfe das zeitliche und räumliche Auftreten von Infektionskrankheiten leicht erkannt werden kann. Die qualitativen, routine-mäßig erfassten Daten bieten einen Überblick über die epidemiologische Lage und sind Voraussetzung für die Planung von Präventivmaßnahmen. Die Nutzung des EMS durch Gesundheitsbehörden ist in mehreren Bundesgesetzen festgelegt. Die im *Gesundheits- und Ernährungssicherheitsgesetz* definierte Hauptaufgabe der AGES ist die Mitwirkung bei der Bekämpfung von Infektionskrankheiten, Epidemien und Pan-demien.

World Health Organization (WHO)

Bei der internationalen Überwachung spielt die *WHO* eine zentrale Rolle. Sie leitet globale wissenschaftliche Netzwerke, wie das *Global Influenza Surveillance Network*. Die dort erhobenen Daten zu den aktuell zirkulierenden Influenzaviren-Subtypen werden beispielsweise als Grundlage für die Empfehlung der Zusammensetzung des Influenzaimpfstoffes der nächsten Saison benötigt.

International Health Regulations (IHR)

Die gesetzliche Basis für die internationale Autorität der WHO im Rahmen der Epidemie-Kontrolle bilden die *International Health Regulations (Internationale Gesundheitsvorschriften)*. Unter diesem Namen wurde erstmals 1969 ein Dokument veröffentlicht, das die obligatorische Meldung der drei wichtigen übertragbaren Krankheiten Cholera, Gelbfieber und Pest vorsah. Es verblieb über Jahre unverändert. Die lang erwartete Revision der IHR wurde u. a. durch die zunehmende Globalisierung (Handel, Tourismus) sowie durch das Auftreten damit zusammenhängender, neuer Bedrohungen für die öffentliche Gesundheit (u. a. die SARS-CoV-1-Epidemie) nötig. Die Arbeiten hieran konnten 2005 abgeschlossen werden. Die neuen IHR wurden anschließend von 194 Ländern unterzeichnet und sind seit 2007 völkerrechtlich bindend. Die WHO hat nun die Möglichkeit, Vorgaben hinsichtlich der Überwachung und der Kontrolle von Ereignissen von internationaler Tragweite zu machen, die die öffentliche Gesundheit bedrohen. Diese müssen dann von den Mitgliedstaaten umgesetzt werden. Der Schwerpunkt der neuen IHR liegt vor allem in der Standardisierung der Meldungen von Public Health-Bedrohungen und -Notfällen.

Global Outbreak Alert and Response Network (GOARN)

Um die globalen Antworten auf neue Epidemien (*Emerging Infections*) schnell und effizient unterstützen und koordinieren zu können, gründete die WHO im Jahr 2000 das *Global Outbreak Alert and Response Network*. GOARN beruht auf der Zusammenarbeit von Hunderten internationaler, interdisziplinärer Teams, die im Fall einer neuen Epidemie von möglicher globaler Bedeutung ihre Unterstützung anbieten.

European Centre for Disease Prevention and Control (ECDC)

Länderübergreifende europäische Daten werden zudem durch das in Stockholm angesiedelte ECDC publiziert.

Nationale Meldesysteme

In vielen Ländern besteht eine gesetzliche Meldepflicht für definierte übertragbare Krankheiten. Gesetzliche Grundlagen für die Meldesysteme sind in Deutschland das *Infektionsschutzgesetz* und in der Schweiz das *Epidemiengesetz*. In Österreich ist die Meldepflicht für übertragbare Krankheiten in verschiedenen Gesetzen (Epidemiegesetz, Tuberkulosegesetz, AIDS-Gesetz, Geschlechtskrankheitengesetz) einschließlich zugehöriger Gesetzesnovellen der Bundesministerien geregelt.

9.2.3 Methodik und Meldesysteme

Das Sammeln von Daten über Infektionserreger und Infektionskrankheiten kann grundsätzlich durch *aktive* oder *passive Überwachung* geschehen. Die *passive Überwachung* beruht auf der Analyse von Daten, die routinemäßig (und mit unterschiedlicher Systematik) erhoben werden. Bei der *aktiven Überwachung* werden Daten erhoben, die im täglichen Routinebetrieb nicht systematisch gesammelt werden. Diese Art der Überwachung ist genauer und weniger anfällig für systematische Verzerrungen (*Meldebias*). Allerdings ist sie aufwändiger und wird deshalb gezielter eingesetzt als die passive Überwachung.

Je nach Land werden zusätzlich zu den WHO-meldepflichtigen Erkrankungen bis zu 50 weitere Infektionskrankheiten überwacht. Die schematische Darstellung in Abb. 9.4 verdeutlicht den *Meldeablauf*, der beim Auftreten von meldepflichtigen Erkrankungen in der Schweiz eingehalten werden muss. Meldende Stellen sind dort die diagnostizierenden ÄrztInnen sowie die Laboratorien. Aufgrund des föderalistischen Schweizer Systems erfolgt die Meldung zuerst an das zuständige Kantonsarztamt, das die Information an das *Bundesamt für Gesundheit* (BAG) weiterleitet.

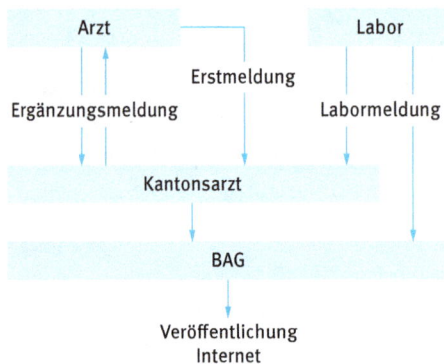

Abb. 9.4: Meldeablauf bei einer meldepflichtigen Infektionskrankheit in der Schweiz. Die Daten laufen beim Bundesamt für Gesundheit (BAG) zusammen, wo sie erfasst, analysiert und schließlich veröffentlicht werden. (Quelle: modifiziert nach Bundesamt für Gesundheit [BAG], Schweiz).

Eine Beschreibung des Meldesystems in Deutschland findet sich im *Gesetz zur Verhütung und Bekämpfung von Infektionskrankheiten beim Menschen* im 3. Abschnitt *Meldewesen* (s. Internetquellen auf unserer Lehrbuch-Homepage). Dort sehen Sie auch in Kap. 9.2 eine Abbildung, die als Beispiel den Daten- und Informationsfluss vom und zum Robert Koch-Institut während der EHEC/HUS-Epidemie[82] in Deutschland im Frühjahr 2011 zeigt.

In Österreich ist die elektronische Meldepflicht von übertragbaren Krankheiten seit 2014 gesetzlich geregelt. Nach dem Epidemiegesetz müssen Labore einschließ-

---

82 EHEC = enterohämorrhagische *Escherichia coli;* HUS = hämolytisch-urämisches Syndrom.

lich der Labore in Krankenanstalten meldepflichtige übertragbare Krankheiten elektronisch über das Epidemiologische Meldesystem EMS melden. Die Daten dürfen nur von den zuständigen Behörden – Bezirkshauptmannschaften oder Magistrate – zur Erhebung sowie zur Planung und Durchführung von Maßnahmen eingesehen werden.

Meldepflichtige Infektionen müssen in einem festgelegten Zeitintervall in vorgegebener Form bei der zuständigen Stelle gemeldet werden. Die Dringlichkeit einer Meldung richtet sich dabei nach dem Risikopotential der Erkrankung und der Notwendigkeit bzw. Möglichkeit, unverzüglich Kontrollmaßnahmen zu ergreifen. In der Schweiz müssen beispielsweise Infektionskrankheiten wie Anthrax, Diphtherie, SARS und die viralen hämorrhagischen Fieber innerhalb von 24 Stunden, SARS-CoV-2-Fälle aktuell innerhalb von zwei Stunden gemeldet werden. Für andere Erkrankungen wie HIV-AIDSMalaria oder Tuberkulose ist eine Meldung innerhalb einer Woche vorgegeben (die vollständigen Listen finden Sie auf der Homepage des BAG). Zur Meldung werden definierte Meldeformulare benutzt. Bei einigen Infektionskrankheiten erfolgt die Meldung anonym (Beispiel: HIV). Für bestimmte Infektionserreger (z. B. invasive Pneumokokkeninfektion, Tuberkulose) ist nach der Erstmeldung eine Ergänzungsmeldung mit Hilfe eines von den Behörden zugestellten Fragebogens durchzuführen.

Nicht alle Infektionen, die von epidemiologischer Bedeutung sind, sind auch meldepflichtig. Hierfür gibt es verschiedene Gründe. So ist z. B. die umfassende Meldung aller Fälle bei sehr häufigen Infektionskrankheiten, wie etwa Influenza, nicht zweckmäßig. Hier genügt es, über ein sogenanntes *Sentinella-System* (Sentinel System; von *sentinel* [engl.: Wächter]) die Daten zur Inzidenz der Erkrankung in Form einer repräsentativen Stichprobe zu erheben. Die Teilnahme an einem solchen Sentinella-System ist in der Regel freiwillig. Ein Beispiel hierfür ist das *GrippeWeb* des Robert Koch-Instituts in Deutschland, das die Aktivität akuter Atemwegserkrankungen beobachtet und dazu Informationen direkt aus der Bevölkerung sammelt. Die auf diese Weise gewonnenen Daten werden durch die Daten der *Arbeitsgemeinschaft Influenza (AGI)* ergänzt, die auf der Ebene der primärärztlichen Versorgung gewonnen werden.

In der Schweiz wurde das **Sentinella-Meldesystem** 1986 ins Leben gerufen. Dem Netzwerk gehören zwischen 150 und 250 ÄrztInnen an, die in der Grundversorgung tätig sind. Dies entspricht etwa 3 % der Allgemeinmediziner, Internisten und Pädiater in der Schweiz. Die teilnehmenden ÄrztInnen stellen eine repräsentative Auswahl für die Schweiz dar und senden wöchentlich Daten zu ausgewählten Themen an das Bundesamt für Gesundheit. Klassische Beispiele für Erkrankungen, die über dieses System erfasst werden, sind neben der Grippe (Influenza) auch andere Infektionskrankheiten wie Masern und Mumps, die sich durch Impfung verhüten lassen. In den letzten Jahren hat sich das Spektrum der über das Sentinella-Netzwerk erhobenen Daten auch auf nicht-infektiöse Krankheiten (z. B. Depression, Suizidversuche) und andere wichtige Faktoren wie z. B. die Antibiotikaverschreibung ausgedehnt.

Seit 1995 existiert in der Schweiz darüber hinaus ein Netzwerk zur Erfassung von wichtigen, aber seltenen pädiatrischen Krankheiten, die **Swiss Paediatric Surveillance Unit** (SPSU). Überwachte Themen sind hier z. B. die „akute schlaffe Lähmung", und das „konnatale Rötelnsyndrom". Antibiotikaresistenzen werden in der Schweiz seit 2007 durch das nationale Überwachungssystem **ANRESIS** registriert (den passenden Link finden Sie in Kap. 9.2 auf unserer Lehrbuch-Homepage). Auch dieses System beruht auf freiwilliger Partizipation. Hier werden Routinedaten von ausgewählten Mikrobiologielabors gesammelt.

In Deutschland wurde mit der **Antibiotika-Resistenz-Surveillance** (ARS) ein repräsentatives, flächendeckendes System zur Überwachung von Antibiotika-Resistenzen eingerichtet, das sowohl die stationäre Krankenversorgung als auch den Sektor der ambulanten Versorgung einbezieht. Auf diese Weise werden in Deutschland aussagekräftige Daten zur Epidemiologie der Antibiotika-Resistenz – auch im Hinblick auf bestimmte Strukturmerkmale der Krankenversorgung und hinsichtlich der regionalen Verteilung – gewonnen. ARS wurde als laborgestütztes Surveillance-System zur kontinuierlichen Erhebung von Daten konzipiert, das Daten zum gesamten Spektrum klinisch relevanter bakterieller Erreger aus dem Routinebetrieb der Krankenversorgung sammelt. Das ARS ist Kooperationspartner des *European Antimicrobial Resistance Surveillance Network* (EARS-Net).

In Österreich gibt es das *Austrian Nosocomial Infection Surveillance System* (ANISS), das als Teil des europäischen HAI-Net (*Healthcare-Associated Infections Surveillance Network*) seit 2004 anonymisierte Daten über nosokomiale Infektionen in österreichischen Krankenhäusern sammelt, analysiert und verbreitet. Zudem wird jährlich ein Antibiotikaresistenz-Bericht (AURES) des Bundesministeriums für Soziales, Gesundheit, Pflege und Konsumentenschutz veröffentlicht. Der Bericht legt auch den Verbrauch antimikrobieller Substanzen im Human-, Veterinär- und Lebensmittelbereich in Österreich dar. Die Daten des AURES-Berichts sind Basis für Empfehlungen und Maßnahmen, welche im Rahmen des Nationalen Aktionsplanes zur Eindämmung der antimikrobiellen Resistenzen in Österreich eingesetzt werden.

9.3 Epidemiologie wichtiger Infektionskrankheiten

9.3.1 Mortalität und Morbidität infolge von Infektionskrankheiten

Weltweit verursachen Infektionskrankheiten 20–30 % aller Todesfälle (vgl. Kap. 10.1). Die relative Verteilung der zehn weltweit wichtigsten Todesursachen variiert in Abhängigkeit von der geografischen Lage und dem Lebensstandard der Population. So sterben in *Low-Income-Ländern* jährlich mehr als 500.000 Menschen (9 % der Todesfälle) an Infektionen der unteren Luftwege und 383.000 Personen (7 %) an

Durchfallerkrankungen. In *High-Income-Ländern*, wo ischämische kardiovaskuläre Erkrankungen (s. Kap. 8.3), Schlaganfälle, Demenz und Lungenkrebs (s. Kap. 8.4) als Todesursachen im Vordergrund stehen, sind Pneumonien nur für 4 % der Todesfälle verantwortlich. Pneumonien und Durchfallerkrankungen sind global gesehen auch die wichtigsten Gründe für Morbidität. Die hierdurch hervorgerufene geschätzte Krankheitslast beträgt 11 % der weltweit verlorenen gesunden Lebensjahre, ausgedrückt in DALYs (s. dazu eine Tabelle in Kap. 10.1 auf unserer Lehrbuch-Homepage). HIV/AIDS, virale Hepatitis B und C sowie Tuberkulose gehören ebenfalls zu den häufigsten Todesursachen. Besonders betroffen ist hier die Subsahara-Region in Afrika. Dort hat die HIV/AIDS-Pandemie am Ende des 20. Jahrhunderts zu einer massiven Senkung der Lebenserwartung geführt.

Die Mehrheit der Todesfälle durch Infektionskrankheiten bei Kindern ereignet sich in der Gruppe der Unter-5-Jährigen in Entwicklungsländern. In dieser Altersgruppe haben akute respiratorische Infektionen und Durchfallerkrankungen den größten Einfluss auf die Gesamtmorbidität und -mortalität (s. Tab. 10.3). Zusammen mit Geburtskomplikationen und Malariainfektionen tragen diese Infektionen zu drei Vierteln der Todesfälle bei.

9.3.2 Global bedeutende Infektionskrankheiten am Beispiel von Malaria und HIV/AIDS und Tuberkulose

Malaria

Die Malaria gehört zu den häufigsten Infektionskrankheiten weltweit. Im Jahr 2018 wurden der WHO 228 Mio. Erkrankungsfälle und 405.000 Todesfälle gemeldet. Insgesamt 93 % der Erkrankungs- und 94 % der Todesfälle aufgrund von Malaria kamen in der WHO-Region Afrika vor. Der Erreger ist ein Parasit, der durch Anopheles-Mücken übertragen wird. Diese Mücken sind in den meisten tropischen Regionen endemisch. Die höchste Morbidität und Mortalität ruft *Plasmodium falciparum* hervor, das für 90 % der Malariainfektionen weltweit verantwortlich ist. Die Verwendung von Artemisinin-basierte Kombinationen als Primärtherapie der Malaria, gilt als wichtige Waffe im Kampf gegen die Malaria weltweit. Der zweithäufigste Malariaerreger ist *Plasmodium vivax*, der vor allem in Asien, Südamerika und im Westpazifik vorkommt. Infektionen durch diesen Erreger zeigen in der Regel einen gutartigen klinischen Verlauf. Seltenere Malariaerreger sind *Plasmodium ovale*, *Plasmodium malariae* und *Plasmodium knowlesi*.

Die wichtigen Pfeiler der **Malariaprävention** sind

– die *Expositionsprophylaxe* (s. a. Kap. 9.4.3) durch Mückenschutz, wie z. B. deckende Kleidung, topische Repellentien (Abwehrstoffe, Abschreckungsmittel) und mit Insektizid imprägnierte Moskitonetze

– die *Chemoprophylaxe* gegen Malaria in Form einer medikamentösen Dauerprophylaxe

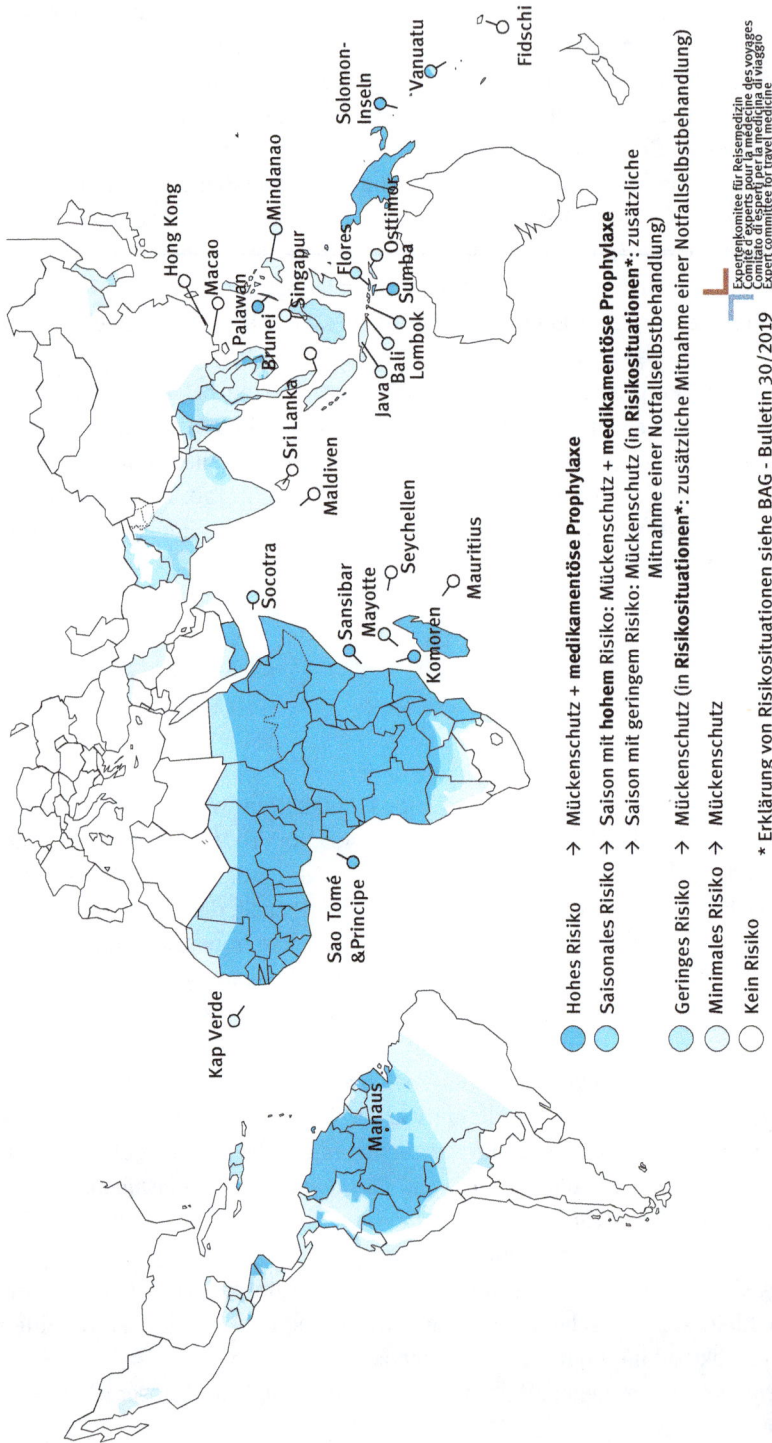

Abb. 9.5: Einteilung der Malariagebiete entsprechend des dort vorhandenen Risikos sowie die durch das Expertenkomitee für Reisemedizin (EKRM/Schweiz) für 2019 empfohlenen Malariaprophylaxe-Möglichkeiten. (Quelle: Bull BAG 2019; Nr. 30: 54–60).

Abb. 9.5 gibt einen Überblick über die aktuelle Verbreitung der Malaria sowie über die empfohlenen Möglichkeiten der Chemoprophylaxe. Für Aufenthalte in vielen afrikanischen Ländern, sowie einzelne Gebiete in Asien und Zentral-/Südamerika wird eine Prophylaxe mit Mefloquin, Atovaquon/Proguanil oder Doxycyclin empfohlen. In anderen Gebieten mit niedriger Malariaverbreitung wird eine Selbstmedikation als Notfalltherapie bei Auftreten von klassischen Symptomen wie hohes Fieber, Kopf- und Gliederschmerzen empfohlen. Reisende, die eine Malaria entwickeln, haben häufig die Empfehlungen zur Expositions- und Chemoprophylaxe nicht befolgt. Dieses Risiko ist besonders hoch bei MigrantInnen, die ihre einheimischen Verwandten in tropischen Ländern besuchen („*Visiting Friends and Relatives*"). Malaria ist eine wichtige Ursache für unklare Fieberzustände nach der Rückkehr aus den Tropen. Die ersten Symptome treten klassischerweise zwischen einer und vier Wochen nach Exposition auf. Die Wahrscheinlichkeit einer *Plasmodium falciparum*-Infektion ist v. a. in den ersten vier Wochen nach der Rückkehr hoch. Bei einer *Plasmodium vivax-*, *P. ovale-* und *P. malariae-Infektion* ist der Symptombeginn oft später (s. a. Kap. 9.3.6). Die Europäische Arzneimittel-Agentur EMA hat 2015 den Impfstoff RTS,S (Mosquirix) für die Anwendung außerhalb der EU zugelassen. Derzeit laufen hierzu noch verschiedene Studien sowie von der WHO koordinierte Impfprogramme in Subsahara-Afrika.

HIV/AIDS und Tuberkulose

Die ersten AIDS-Fälle wurden 1981 bei homosexuellen Männern in den USA beschrieben. Erreger ist das Humane Immundefizienz-Virus (*Human Immunodeficiency Virus, HIV*). Die Tuberkulose (Erreger: v. a. *Mycobacterium tuberculosis*) ist dagegen eine Erkrankung, die den Menschen schon in prähistorischer Zeit befiel. Beide Erkrankungen treten heute in vielen Regionen gemeinsam auf. Die HIV-Infektion erhöht das Risiko, an einer Tuberkulose zu erkranken. Da die Prävalenzen beider Infektionskrankheiten vor allem in den Entwicklungsländern hoch sind, ist dort auch der Anteil an Patienten, die an beiden Krankheiten leiden, sehr hoch. Im Jahr 2014 waren weltweit 13 % der 9,6 Mio. Menschen, die neu an Tuberkulose erkrankten, auch mit HIV infiziert. Achtzig Prozent dieser co-infizierten PatientInnen lebten in Afrika. Im selben Jahr war die Tuberkulose Ursache für 26 % der HIV-assoziierten Todesfälle. Auf unserer Lehrbuch-Homepage finden Sie eine WHO-Karte, die die HIV-Prävalenz bei neuen Tuberkulose-Fällen im Jahr 2009 zeigt (s. dazu eine Abbildung in Kap. 9.3 auf unserer Lehrbuch-Homepage).

Anders als in Subsahara-Afrika, wo diese beiden Krankheiten zu generalisierten Epidemien führten, betreffen sie in Europa und Nordamerika v. a. bestimmte Risikopopulationen. Die Tuberkulose wird insbesondere bei ImmigrantInnen aus Afrika und Osteuropa bzw. bei immunsupprimierten PatientInnen diagnostiziert. In der Schweiz ist die Zahl an neuen HIV-Infektionen infolge heterosexueller Kontakte oder intravenösem Drogenabusus seit Ende der 1990er Jahre stabil. Ab 2004 beobachtete man hier jedoch einen leichten Anstieg bei den Ansteckungen durch homosexuellen

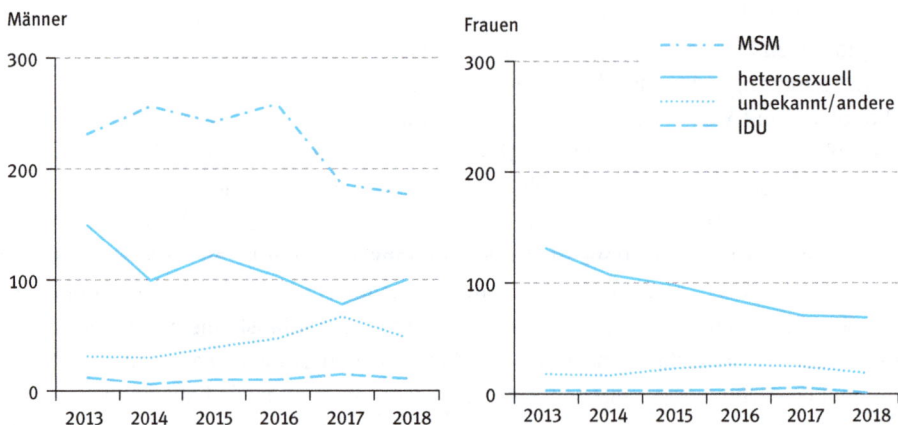

Abb. 9.6: Schätzung der Anzahl der HIV-Diagnosen in der Schweiz, unterschieden nach Ansteckungs-weg und Geschlecht (2013–2018). Alle Fallzahlen wurden unter der Annahme geschätzt, dass die jeweiligen Anteile in den Ergänzungsmeldungen für die Gesamtheit der Labormeldungen repräsentativ sind. MSM: sexuelle Kontakte zwischen Männern; IDU: injizierender Drogenkonsum. (Quelle: Bundesamt für Gesundheit [BAG], Schweiz. HIV, Syphilis, Gonorrhoe und Chlamydiose in der Schweiz im Jahr 2018: eine epidemiologische Übersicht. BAG-Bulletin 41 vom 7. Oktober 2019, S. 14).

Kontakt, der sich inzwischen allerdings wieder zu stabilisieren scheint (Abb. 9.6). In Deutschland stieg die Zahl an Neuinfektionen Anfang der 2000er-Jahre nach Jahren des Rückgangs wieder deutlich an. Seit 2007 hat sich der Anstieg jedoch sichtbar verlangsamt. Die geschätzte Zahl der HIV-Neuinfektionen für das Jahr 2018 liegt nach Angaben des RKIs bei etwa 2.400 Fällen.

Die seit 1996 zur Verfügung stehende *kombinierte antiretrovirale Therapie* (cART; s. a. Kap. 9.4.2) hat die HIV-assoziierte Mortalität in den industrialisierten Ländern erheblich reduziert. In Subsahara-Afrika, wo zwei Drittel der HIV-infizierten Menschen leben, wurde die cART nur zögernd ab 2001 eingeführt. 2018 haben mehr als 40 % der Personen, die mit einer HIV-Infektion leben, noch immer keinen Zugang zur HIV-Therapie. Infolge der HIV-Pandemie ist die Lebenserwartung in vielen Ländern des südlichen Afrikas stark gesunken. Die katastrophalen finanziellen und sozialen Konsequenzen dieser Pandemie sind für weite Teile Afrikas noch nicht absehbar. Ohne Zweifel werden HIV und Tuberkulose in den nächsten Jahrzehnten weiterhin im Vordergrund der internationalen Public-Health-Bemühungen bleiben.

9.3.3 Neue Infektionskrankheiten

Zu Beginn der 2. Hälfte des 20. Jh. gingen viele Menschen davon aus, dass Infektionskrankheiten in Zukunft nur noch eine untergeordnete Rolle spielen würden. Der

Grund hierfür waren die großen Errungenschaften in der Prävention und Behandlung von Infektionskrankheiten in den Jahrzehnten zuvor. Hierzu gehörten z. B. die Einführung von verbesserten Hygienemaßnahmen (sanitäre Einrichtungen, Verbesserung der Wasserqualität etc.), die Entdeckung von Antibiotika und die Einführung von Impfungen. Im Nachhinein zeigte sich jedoch, dass diese Einschätzung zu optimistisch war. Seither sind zahlreiche neue Infektionskrankheiten wie etwa HIV/AIDS (s. Kap. 9.3.2) und COVID-19 aufgetreten, es kam zu einer erneuten Zunahme von bekannten Infektionen wie etwa der Tuberkulose oder des Dengue-Fiebers. Auch die steigende Zahl der Antibiotikaresistenzen (s. Kap. 9.3.6) hat deutlich gezeigt, dass sich Infektionserreger dank der ständigen Veränderung ihrer genetischen Merkmale (Evolution) unseren Kontrollmaßnahmen entziehen können.

Der Begriff der **neuen Infektionskrankheiten** (*Emerging Infections*) umfasst neue, bisher unbekannte Infektionen, neue Varianten einer bekannten Infektion sowie erneut auftretende Infektionskrankheiten mit hohem epidemischem oder endemischem Potenzial. Abb. 9.7 zeigt die wichtigsten Faktoren, die zu einer Zu- bzw. Abnahme von Infektionskrankheiten führen.

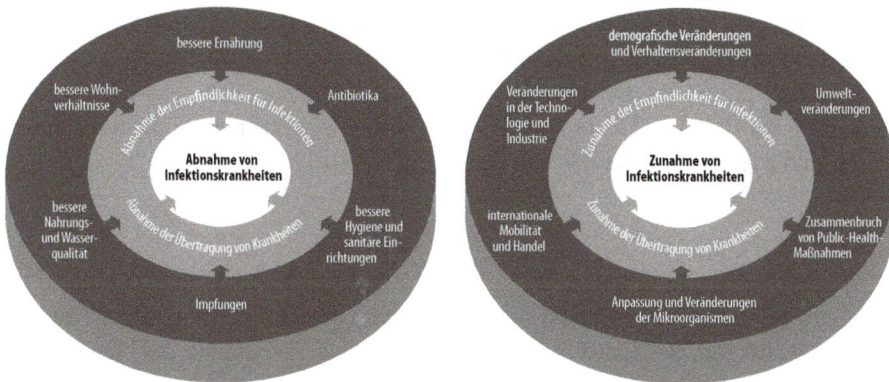

Abb. 9.7: Faktoren, die zu einer Ab- bzw. Zunahme von Infektionskrankheiten führen. Die Bedingungen, die zu einer Zunahme von Infektionskrankheiten führen, begünstigen das Auftreten von neuen Infektionskrankheiten (*Emerging Infections*). (Quelle: modifiziert nach Cohen ML. Changing patterns of infectious disease. Nature 2000;406:762–767).

Die meisten neuen oder wieder neu auftretenden Infektionskrankheiten sind vektorübertragene Erkrankungen, wie die Lyme-Borreliose, die Malaria, das Dengue-Fieber, Chikungunya- und Zika-Virus-Infektionen, sowie Zoonosen (s. Kap. 9.3.4) wie COVID-19, Vogelgrippe und Ebola. Die Entstehung solcher Infektionskrankheiten wird vor allem durch die sozioökonomischen und ökologischen Faktoren beeinflusst, die an einem Ort herrschen. Die zunehmende Migration, die Ausbreitung städtischer Lebensformen und andere Veränderungen in der Umwelt der Menschen ermöglichen es Bakterien und Viren, sich noch besser an den Menschen anzupassen. Sie erhöhen entweder die Empfindlichkeit des Menschen für bestimmte Krankheitskeime, oder sie steigern die Wahrscheinlichkeit der Exposition gegenüber einem Mikroorganismus bzw. dessen Übertragung (*Transmission*). Ein Beispiel dafür ist die Zunahme an bakteriellen Infektionskrankheiten in den industrialisierten Ländern. Hier führten die Verbesserungen der medizinischen Technik zu einem Anstieg der Lebenserwartung in der Bevölkerung allgemein, insbesondere jedoch zu einer erhöhten Überlebensrate von chronisch kranken und immunsupprimierten PatientInnen. Dadurch erhöhte sich auch die Zahl der für bakterielle Infekte empfindlichen Personen. Wichtig sind darüber hinaus auch klimawandelbedingte Änderungen in der Verbreitung von Vektoren. So ermöglichte z. B. die zunehmende Dichte an Aedes-Mücken in Italien im Jahr 2007 eine der ersten dokumentierten Chikungunya-Epidemien in Europa. Eine besondere Gefahr geht dabei von Erregern aus, die hier bisher nicht heimisch sind, aber verstärkt durch erkrankte Menschen, Vektoren und Reservoirtiere eingeschleppt werden.

Die durch die Globalisierung bedingte Zunahme der Reisetätigkeit und des internationalen Austauschs hat sowohl die Geschwindigkeit als auch das Ausmaß der Verbreitung von Mikroorganismen massiv gefördert (s. Kap. 9.3.7). Dies hat zu einem Anstieg der Zahl an Krankheitsausbrüchen bei verschiedenen Infektionserkrankungen geführt. Eine globale, gemeinsame Public-Health-Antwort auf dieses Phänomen ist zwingend nötig, um die Anzahl und Dauer dieser Epidemien sowie deren Konsequenzen kontrollieren zu können. Die wichtigsten Beispiele neuer Infektionskrankheiten sind HIV/AIDS (s. Kap. 9.3.2), Ebola und COVID-19.

SARS-CoV-2/COVID-19

Im Dezember 2019 berichteten die Gesundheitsbehörden von Wuhan, China, erstmals von einer Häufung hospitalisierter PatientInnen mit einer atypischen, akuten Lungenerkrankung. Bei vielen Betroffenen konnte eine Verbindung mit einem Wildtiermarkt nachgewiesen werden, sodass als Ursache eine Zoonose vermutet wurde. Innerhalb einiger Wochen zeigten genetische Analysen, dass die Erkrankung durch ein neues Virus der Familie *Coronaviridae* hervorgerufen wurde, das später als SARS-CoV-2 (Severe Acute Respiratory Syndrome Coronavirus 2) bezeichnet wurde. Die hiermit assoziierte Krankheit erhielt den Namen COVID-19 (Coronavirus Disease 2019). Obwohl der Übertragungsweg vom Tier zum Menschen bislang unklar ist, scheinen Fledermäuse das Hauptreservoir zu sein. Die zwischenmenschliche Ansteckung erfolgt hauptsächlich durch Tröpfchen, den Kontakt mit respiratorischen Sekreten und über Aerosole. Die im Vergleich zur Influenza erhöhte Kontagiösität, das verzögerte Einsetzen von Präventivmaßnahmen sowie der seit Jahren zunehmende internationale Flugverkehr führten zu einer schnellen Verbreitung der Infektion. Ende Januar 2020 wurden die ersten COVID-19-Fälle in Europa diagnostiziert. Bereits im Februar deklarierte die WHO den SARS-CoV-2-Ausbruch offiziell als Pandemie.

Man schätzt, dass ein beträchtlicher Anteil der Infektionen einen asymptomatischen Verlauf nimmt, was die Kontrolle der Transmission erheblich erschwert. Ist die Infektion symptomatisch, wird bei den meisten betroffenen PatientInnen (> 80 %) ein benigner Verlauf beobachtet, oft mit grippalen Beschwerden oder einer milden Lungenentzündung. Weniger als 10 % der Infizierten entwickeln eine schwere Pneumonie und müssen mechanisch beatmet werden. Bei diesen PatientInnen ist die Mortalität hoch. Inzwischen wurden verschiedene Risikofaktoren für einen schweren Verlauf beschrieben. Hierzu gehören v. a. Übergewicht, kardiometabolische Erkrankungen (s. Kap. 8.3) und Krebserkrankungen (s. Kap. 8.4). Kinder scheinen bei einer Infektion seltener Komplikationen zu entwickeln.

Bereits in den ersten Monaten der Pandemie wurden multiple randomisierte Studien zur Evaluation von antiviralen und immunmodulierenden Substanzen gestartet. Jedoch hatten nur wenige Therapieansätze einen positiven Einfluss auf den Krankheitsverlauf. So reduziert das Kortison-Präparat Dexamethason die Sterberate bei schwerkranken Personen. Remdesivir – eine antivirale Substanz, die zuvor ohne wesentlichen Erfolg bei Ebola-PatientInnen erprobt wurde – verkürzt die Symptomdauer bei hospitalisierten Personen um 4 Tage, ohne allerdings die Sterblichkeit zu beeinflussen. Da schwerkranke PatientInnen oft mehr als 10 Tage mechanisch beatmet werden müssen, ist das Fehlen von Beatmungsplätzen ein limitierender Faktor im Umgang mit COVID-19. Parallel dazu wurden weltweit passende Impfstoffe entwickelt. Anfang 2021 waren in Europa bereits mehrere Impfstoffe zugelassen.

In vielen Ländern konnte die Ausbreitung der Pandemie nach einigen Monaten durch Maßnahmen der *Expositionsprophylaxe* gebremst werden. Wie zuerst in China, wurde auch in vielen Regionen Europas zu Beginn eine Massenquarantäne („Lockdown") verhängt, wobei die Einschränkungen des öffentlichen Lebens unterschiedlich ausgeprägt waren. In der Zwischenzeit wurden Tests (Erregernachweis, Antigen- und Antikörpertests) entwickelt und die Testkapazitäten ausgebaut. Hinzu kamen „Contact Tracing"-Systeme, über die enge Kontakte mit SARS-CoV-2-infizierten Personen ausfindig gemacht werden können. Nach dem Abklingen der ersten Infektionswelle wurde der Lockdown in vielen Ländern unter Beibehaltung strikter Regeln aufgehoben. Auch danach blieben das Tragen eines Mund-Nasen-Schutzes, die Händehygiene und die räumliche Distanzierung („Social Distancing") weltweit die Eckpfeiler der Public Health-Maßnahmen im Rahmen der Bekämpfung des Virus.

In den ersten zehn Monaten der Pandemie haben sich fast 90 Mio. Menschen infiziert, fast 1,9 Mio. Menschen starben an der Infektion. Die höchsten Fallzahlen melden die USA, Indien und Brasilien. Zu den Ländern mit den meisten Infizierten pro 1 Mio. Einwohner gehören Tschechien, die USA, Belgien und die Schweiz. (Stand: Anfang Januar 2021). Viele Länder der Nordhalbkugel erleben seit dem Herbst 2020 eine zweite oder dritte Welle des Infektionsgeschehens, die mit z. T. deutlich höheren Infektions- und Todeszahlen einhergehen. In der Zwischenzeit sind in Großbritannien, Südafrika und Brasilien Virusmutationen aufgetreten, durch die sich das Virus noch schneller in der Bevölkerung ausbreiten kann. In Anbetracht der sich weiter ausbreitenden Pandemie ist eine Besserung der Situation nur durch den Einsatz globaler Impfprogramme zu erwarten.

Ebola

In den Jahren 2014/15 ereignete sich in Westafrika die bislang größte Ebola-Virus-Epidemie mit über 28.000 erkrankten Personen und 11.000 Todesfällen. Bis zu diesem Zeitpunkt gab es nur selten kleinere Ebola-Epidemien in Zentralafrika. Diese Ausbrüche betrafen wenig mobile Bevölkerungsgruppen in kleinen Dörfern. Daher konnten diese Epidemien jeweils innerhalb von einigen Wochen unter Kontrolle gebracht werden.

Das Ebola-Virus ist ein RNA-Virus aus der Familie der *Filoviridae* und wird durch den Kontakt mit Wildtieren (Fledermäusen, Flughunden, Affen) auf den Menschen übertragen. Danach kann es zu einer Mensch-zu-Mensch-Übertragung beim Kontakt mit infizierten Körperflüssigkeiten kommen. Zwei bis 20 Tage nach der Infektion treten Fieber, Kopfschmerzen, Müdigkeit, Durchfall, Erbrechen sowie innere und äußere Blutungen (Hämorrhagien) auf. Die oben genannte Ebola-Virus-Epidemie begann Ende 2013 in Guinea. Danach breitete sie sich sehr schnell auch in den benachbarten Ländern Sierra Leone und Liberia aus. Vereinzelte importierte Fälle wurden auch im Senegal, in Mali und Nigeria beobachtet. Für diese explosionsartige Verbreitung waren u. a. die folgenden Faktoren verantwortlich:

- Betroffen waren dicht besiedelte städtische Gebiete.
- Die große Mobilität der betroffenen Bevölkerung (nationale und internationale Reisen) förderte die Ausbreitung der Epidemie.
- In den betroffenen Ländern gab es nur ungenügende Gesundheits- und Vorbeugemaßnahmen sowie einen Mangel an Pflegepersonal.
- Internationale und regionale Gesundheitseinrichtungen wurden sich erst spät der Dimension dieser Epidemie bewusst und reagierten verzögert.
- Es gab Schwierigkeiten bei der Umsetzung (Implementierung) von Strategien, die zum Teil für die Bevölkerungen auch nicht annehmbar waren.

Erst im Frühjahr 2015 ging die Zahl der Neuinfektionen in den drei am stärksten betroffenen Ländern zurück. Besonders hoch war die Zahl der Opfer mit ca. 900 Toten unter dem medizinischen Personal. Inzwischen wurde an der Entwicklung eines Ebola-Impfstoffs geforscht. Im November 2019 hat die Europäische Kommission einen ersten Impfstoff für Europa zugelassen.

9.3.4 Zoonosen und vektorübertragene Infektionskrankheiten

Zoonosen sind Infektionen, die auf natürliche Weise zwischen Wirbeltieren und Menschen übertragen werden. *Vektorübertragene Infektionskrankheiten* sind Krankheiten, die durch einen lebenden Vektor (Träger; häufig: Insekten) auf den Menschen gelangen. Bei einigen Infektionen ist sowohl ein Wirbeltier als Wirt als auch ein Vektor am Übertragungszyklus (Transmissionszyklus) beteiligt. In diesem Fall sind sowohl Mensch als auch Tier Hauptwirte[83] (z. B. bei der Schlafkrankheit), oder der Mensch ist – wie etwa bei der Pest – nur als akzidenteller Wirt (Fehlwirt, Gelegenheitswirt) betroffen.

Einige der Zoonosen und vektorübertragenen Infektionskrankheiten, wie die Malaria (s. Kap. 9.3.2) und das Dengue-Fieber, gehören zu den häufigsten Infektionserkrankungen weltweit. Das Interesse an Zoonosen und vektorübertragenen Infektionen hat seit dem Ende des 20. Jh. wieder zugenommen, da der überwiegende Anteil von neu entdeckten oder erneut auftretenden Infektionen (*Emerging Infections*) ihren Ursprung in der Tierwelt haben. Viele dieser Infektionskrankheiten gehören gleichzeitig zu den sogenannten *Neglected Tropical Diseases* (NTDs). Dies sind Krankheiten, die vor allem in nicht industrialisierten Ländern endemisch sind und dort in den armen Bevölkerungsgruppen eine hohe Krankheitslast verursachen. Eine Abbildung in Kap. 9.3 unserer Lehrbuch-Homepage zeigt die geografische Verteilung der wichtigsten NTDs. Da sie in den industrialisierten Ländern praktisch nicht vorkommen, wurden diese Krankheiten lange Zeit von der internationalen Gemeinschaft vernachlässigt. Heute unterstützen die WHO und andere Organisationen Initiativen gegen NTDs. Die globale Kontrolle der NTDs ist ein wichtiger Beitrag zur Bekämpfung der Armut und ein notwendiger Schritt zur Erreichung der „Sustainable Development Goals" (s. Kap. 10.4.1).

Zahlreiche virale, bakterielle und parasitäre Infektionskrankheiten sind Zoonosen oder vektorübertragene Infektionskrankheiten. Zoonosen sind geografisch recht unterschiedlich verteilt. Mittlerweile spielen sie auch in gemäßigten Klimazonen und in industrialisierten Ländern eine bedeutende, zum Teil zunehmende Rolle. Auf unserer Lehrbuch-Homepage finden Sie in Kap. 9.3 eine Tabelle mit den Erregern und Wirten von Tollwut, Toxoplasmose, Milzbrand (Anthrax) und anderen weltweit wichtigen Zoonosen. Anders als Zoonosen, kommen vektorübertragene Parasiten häufiger in tropischen Gebieten und in nicht-industrialisierten Ländern vor. Zu den wichtigsten vektorübertragenen Infektionskrankheiten gehören die Malaria, die Schlafkrankheit, die Leishmaniose, das Dengue-Fieber und die Borreliose (s. dazu eine Tabelle in Kap. 9.3 auf unserer Lehrbuch-Homepage). Darüber hinaus hat die Zika-Virus-Erkrankung in den letzten Jahren zunehmend an Bedeutung gewonnen. Das in der Regel von infizierten Mücken übertragene Virus kommt mittlerweile in weiten Teilen Afrikas, Asiens, Ozeaniens, Süd- und Mittelamerikas vor. Eine Infektion führt meist nur zu einer leichten, fieberhaften Erkrankung. In der Schwanger-

---

83 Hauptwirt (= Endwirt): Lebewesen, das von Parasiten aufgrund der optimalen Entwicklungs- und Vermehrungsbedingungen bevorzugt befallen wird. **Zwischenwirt** (= Intermediärwirt): Organismus, in dem der Parasit seine Entwicklung fortsetzt, ohne geschlechtsreif zu werden.

schaft kann sie jedoch beim ungeborenen Kind eine schwere Fehlentwicklung des Gehirns sowie eine allgemeine Wachstumsretardierung zur Folge haben und sogar zum Tod des Ungeborenen führen.

Durch Zecken übertragene Krankheiten

Während in tropischen Ländern Stechmücken die häufigsten Vektoren sind, überwiegen in Europa und Nordamerika Zecken als Überträger. Zecken sind u. a. für die Transmission von verschiedenen Arboviren, Borrelien, Ehrlichien, Rickettsien und Babesien verantwortlich. Die Arthropoden halten sich überwiegend in hohen Gräsern, im Gestrüpp oder im Unterholz auf. Wenn ein potentieller Wirt sie streift, heften sie sich an seine Haut und übertragen beim Blutsaugen die Krankheitserreger auf Mensch oder Tier. In Europa werden vor allem die Erreger der Lyme-Borreliose und der Frühsommer-Meningoenzephalitis (FSME) durch Zeckenstiche übertragen.

Die **Lyme-Borreliose** (*Lyme disease*) ist eine durch Borrelien verursachte systemische Infektionskrankheit. Die klinischen Manifestationen sind sehr unterschiedlich und können von einer lokalen Hautreaktion (*Erythema migrans*) bis hin zu Infektionen der Gelenke, des Herzmuskels und des Zentralnervensystems (Neuroborreliose) gehen. In der Regel ist eine antibiotische Behandlung dann erfolgreich, wenn die Diagnose frühzeitig gestellt wird. Das sog. Post-Lyme-Syndrom, das mit chronischer Müdigkeit sowie Muskel- und Gelenkschmerzen einhergeht und trotz adäquater Therapie der Borreliose auftreten kann, ist in seiner Entstehung im Detail bislang noch nicht geklärt. Da vereinzelt Borreliose-Patienten trotz adäquater Therapie über persistierende Beschwerden klagen, wurde die Lyme-Borreliose in den letzten Jahren zu einer populären Erklärung für unklare, chronische Beschwerden.

Das **FSME-Virus**, ein Flavivirus, kann beim Menschen zu einem grippalen Syndrom und seltener auch zu einer schweren Infektion des Zentralnervensystems führen (s. Abb. 9.8). Im Gegensatz zur Lyme-Borreliose, die in Deutschland, Österreich und der Schweiz ubiquitär vorkommt, sind bei der Frühsommer-Meningoenzephalitis spezifische Endemiegebiete bekannt. In Deutschland sind v. a. Baden-Württemberg, Bayern, Hessen, Thüringen und Sachsen betroffen. In Österreich wurde mittlerweile das gesamte Bundesgebiet zum FSME-Risikogebiet erklärt, in der Schweiz alle Kantone außer den Kantonen Genf und Tessin. Die Ausbreitung der Risikogebiete und die kontinuierliche Zunahme der Fallzahlen in den letzten Jahrzehnten beruhen wahrscheinlich v. a. auf der globalen Erwärmung (s. Kap. 6.1), da sich die Zecken bei höheren Durchschnittstemperaturen besser entwickeln und dadurch auch weiterverbreiten können.

Kontrollmaßnahmen bei Zoonosen und vektorübertragenen Infektionskrankheiten

Die gezielte Kontrolle von Zoonosen und vektorübertragenen Infektionskrankheiten verlangt detaillierte Kenntnisse über die komplexen Interaktionen zwischen Menschen, Wirbeltieren, Insekten und Mikroorganismen. Zur Bekämpfung von Zoonosen

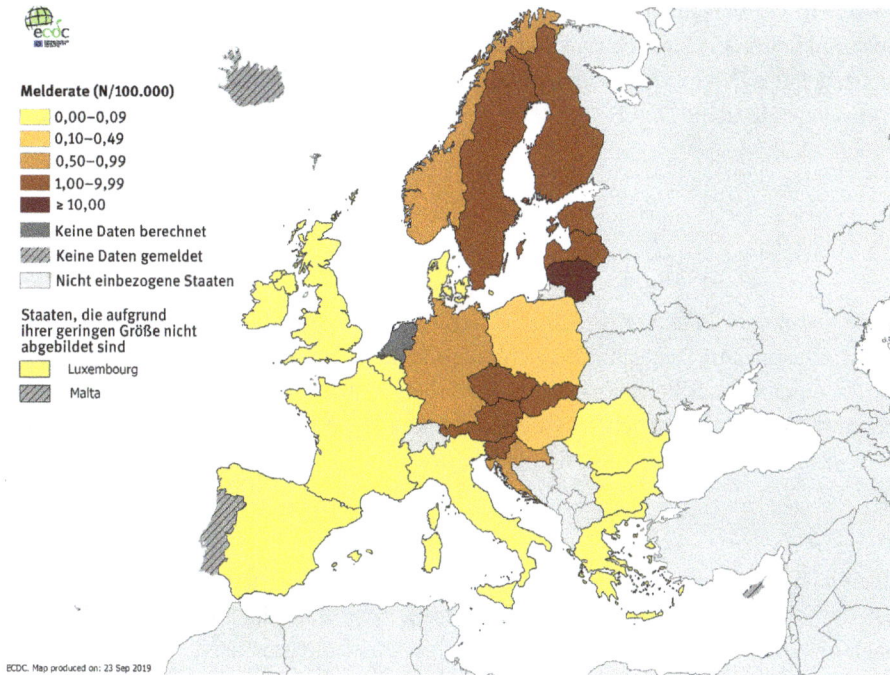

Abb. 9.8: Bestätigte Meldungen von durch Zecken übertragenen Enzephalitis-Fällen (= Fälle von Ge-hirnentzündung) pro 100.000 Einwohner in Europa, 2018. (Quelle: European Centre for Disease Pre-vention and Control. Tick-borne encephalitis. Annual Epidemiological Report for 2018.)

und vektorübertragenen Infektionen bieten sich neben den Maßnahmen am Men-schen auch Maßnahmen zur Kontrolle des Tierreservoirs bzw. Vektor-Kontrollmaß-nahmen an.

Beispiele für solche Programme sind

– die Verbreitung von Insektizid-imprägnierten Moskitonetzen gegen Malaria in Afrika (s. Kap. 9.3.2)
– die Maßnahmen zur Verminderung der Aedes-Mückenlarvengewässer und das Einsetzen von Larviziden sowie larvenfressenden Fischen zur Bekämpfung des Denguefiebers in Zentral- und Südamerika
– die Anpassung der Umgebung, z. B. das Roden von Waldrändern in Ostafrika, um eine Distanz zwischen den Wohngebieten und den im Wald lebenden Tsetseflie-gen zu schaffen, die die Trypanosomen (Erreger der Schlafkrankheit) übertragen
– Programme zur Bekämpfung von Salmonelleninfektionen bei Hühnern in Europa

Die Existenz mehrerer biologischer Reservoire ist ein großes Hindernis für die Ausrot-tung (*Eradikation*) von Zoonosen und vektorübertragenen Infektionskrankheiten. Die Durchführung von Kontrollmaßnahmen verlangt hier eine enge Zusammenarbeit zwischen den verschiedenen Experten für Umweltwissenschaften sowie für Infektionskrankheiten bei Mensch und Tier. Das Bestreben, eine solche umfassende Zusammenarbeit der Disziplinen herbeizuführen, wird gemäß dem Motto der Initiative „One World-One Medicine-One Health" unter dem Begriff „One Health" zusammengefasst (s. Kap. 6.3).

9.3.5 Nosokomiale Infektionen

Als *nosokomiale Infektion* (aus dem Altgriechischen von *nósos*: Krankheit und *komein*: pflegen; auf Deutsch: Krankenhausinfektion) bezeichnet man eine Infektion, die in einer Gesundheitseinrichtung erworben wurde. Der Begriff Gesundheitseinrichtung umfasst dabei neben den Akutkrankenhäusern auch die Einrichtungen der Langzeitpflege sowie ambulante Praxen.

Definition

Überwachungsprogramme definieren nosokomiale Infektionen als Infektionen, die bei Aufnahme in eine Gesundheitseinrichtung noch nicht latent vorhanden waren, nach mehr als 48 Stunden dann aber manifest (bzw. diagnostiziert) wurden. Das gewählte Intervall von 48 Stunden ergibt sich daraus, dass nosokomiale Infektionen häufig durch Bakterien ausgelöst werden, und die Inkubationszeit von bakteriellen Infektionen meist weniger als 48 Stunden beträgt. Bei Infektionskrankheiten mit einer längeren Inkubationszeit (z. B. Legionellose oder Erkrankungen, die durch respiratorische Viren hervorgerufen werden) muss diese Definition dementsprechend angepasst werden. Nosokomiale Infektionen können auch erst nach einer Krankenhausentlassung manifest werden – ein Aspekt, der für Überwachungsprogramme besonders relevant ist (s. u.). Für die einzelnen nosokomialen Infektionen haben die *Centers for Disease Control and Prevention* (CDC) in den USA spezifische Definitionen entwickelt, die inzwischen weltweit gebräuchlich sind.

Bedeutung

Nosokomiale Infektionen sind von großer gesundheitspolitischer Bedeutung. Sie gefährden nicht nur die Behandlungsqualität und die Patientensicherheit (s. Kap. 3.3), sondern verursachen zusätzlich auch erhebliche Kosten. Die Kosten entstehen durch einen verlängerten Aufenthalt im Krankenhaus, der abhängig von der Art und dem Schweregrad der jeweiligen nosokomialen Infektion unterschiedlich lang sein kann. Weitere Kosten fallen darüber hinaus durch den Arbeitsausfall sowie durch Betreuungsleistungen von Angehörigen oder Pflegekräften an. Besonders hoch sind die Folgekosten bei Invalidität oder Tod. Eine Schätzung der durchschnittlichen Mehrkosten ist jedoch schwierig, da diese je nach Art und Schweregrad der Infektion sowie der Art der Vergütungsregelung stark schwanken können.

Häufigkeit

In den Schweizer Akutkrankenhäusern wird die Prävalenz nosokomialer Infektionen auf durchschnittlich 7 % der hospitalisierten PatientInnen geschätzt. Ihre Anzahl ist mit 4 bis 5 % in den kleinen Krankenhäusern (< 200 Betten) wesentlich niedriger als in den Großkliniken (> 500 Betten), wo sie bis zu 10 bis 11 % beträgt. Innerhalb eines Krankenhauses beobachtet man die höchste Rate an nosokomialen Infektionen auf den Intensivstationen (vgl. www.swissnoso.ch).

In Deutschland wurden für das Jahr 2006 Schätzungen zur Häufigkeit von nosokomialen Infektionen und zu Todesfällen infolge nosokomialer Infektionen vorgenommen. Danach kam es in diesem Jahr zu 400.000 bis 600.000 nosokomialen Infektionen. Bei schätzungsweise 10.000 bis 15.000 PatientInnen waren nosokomiale Infektionen die Todesursache.

Nach einer österreichischen Studie aus dem Jahr 2017/18 liegt die Punktprävalenz von *Healthcare Associated Infections* (HAI) dort bei 4 %. Die häufigsten HAI sind postoperative Wundinfektionen (24,7 %), Pneumonie und andere tiefe Atemwegserkrankungen (22,8 %), Harnwegsinfektionen (22,2 %), Sepsis (9,6 %) und Infektionen durch Clostridium difficile (5,1 %). Die Hälfte der HAI tritt innerhalb der ersten neun Tage eines Klinikaufenthaltes ein.

Sowohl in Deutschland als auch in der Schweiz wurden in den letzten Jahren neue nationale Punktprävalenz-Studien zur Häufigkeit von nosokomialen Infektionen veröffentlicht.

Klinische Manifestation

Die häufigste Form von Krankenhausinfektionen sind chirurgische Wundinfektionen (ca. 30 %) und symptomatische Harnwegsinfekte (ca. 20 %), gefolgt von Sepsis/Bakteriämie (15 %) und Pneumonie (13 %).

Infektionserreger

Bei Erwachsenen werden Krankenhausinfektionen mit Abstand am häufigsten durch Bakterien verursacht. Vor allem in der Pädiatrie sind darüber hinaus nosokomiale *Virusinfektionen* von Bedeutung. Sie zeigen allerdings saisonale Schwankungen parallel zur epidemiologischen Situation in der Gesamtbevölkerung. Die häufigsten bakteriellen Erreger von Krankenhausinfektionen sind *Staphylococcus aureus* (10 bis 15 %), *koagulase-negative Staphylokokken* (10 bis 15 %) und *Escherichia coli* (10 bis 15 %). Eine wichtige Rolle spielen auch antibiotikaresistente Erreger wie Methicillin-resistente *S. aureus* (*MRSA*) oder Enterobacteriaceae, die zur Bildung von Breitspektrum-Betalaktamasen oder Carbapenemasen in der Lage sind (*ESBL;* s. Kap. 9.3.6). Zu den häufigsten nosokomial übertragenen Viren gehören neben dem *Respiratory Syncytial Virus* (RSV) und *Influenzaviren* auch *Rota-* und *Noroviren*.

Quelle

Die weitaus häufigste Quelle für eine Krankenhausinfektion ist die patienteneigene bakterielle Flora. Die Erreger gelangen meist im Rahmen von invasiven medizinischen Maßnahmen (z. B. durch Beatmungsmaßnahmen oder über Venen- bzw. Harnwegskatheter) in den Körper des Patienten. Andere Quellen wie kontaminierte Gegenstände und Flächen, Wasser, Lebensmittel und Luft spielen heute in industrialisierten Ländern dank der qualitativ hochstehenden Infrastruktur eine untergeordnete Rolle. Eine Ausnahme bilden Fälle von nosokomialen *Legionellosen*. Hier können die Erreger durch kontaminierte Wasserleitungen übertragen werden. Auch das Krankenhauspersonal ist eine weitere mögliche Quelle für Erreger-Übertragungen im Krankenhaus.

Wichtige Risikofaktoren

Es gibt eine Reihe von Faktoren, die das Risiko erhöhen, an einer nosokomialen Infektion zu erkranken. Man unterscheidet hierbei exogene, nicht patientengebundene von endogenen, patientengebundenen Risikofaktoren. Endogene Faktoren, die das Infektionsrisiko erhöhen, sind v. a. Vorerkrankungen wie etwa Stoffwechselstörungen und Krankheiten, bei denen es zu einer Immunsuppression kommt, aber auch eine Adipositas und der Konsum von Suchtmitteln (z. B. Nikotin). Exogene Risikofaktoren entstehen in der Regel im Rahmen von therapeutischen Maßnahmen. An erster Stelle stehen hier Eingriffe, die die natürliche Infektabwehr der PatientInnen beeinträchtigen können (das Legen eines intravaskulären Katheters oder eines Harnwegskatheters, die künstliche Beatmung etc.).

Die Korrelation zwischen der Rate an nosokomialen Infektionen und der Größe bzw. Art des Krankenhauses spiegelt einerseits die dort angebotenen Behandlungen, andererseits die unterschiedliche Zusammensetzung der Patientenpopulation im Hinblick auf die Prävalenz von Risikofaktoren wider („Case Mix").

Kontrollstrategien

Programme zur Kontrolle von Krankenhausinfektionen beruhen auf mehreren Pfeilern (s. Tab. 9.4). Auf einer Abbildung in Kap. 9.3 unserer Lehrbuch-Homepage finden Sie Näheres zur *Überwachung chirurgischer Wundinfektionen* im Rahmen des OP-KISS Krankenhaus-Infektions-Surveillance-Systems (www.nrz-hygiene.de).

Organisationen zur Überwachung nosokomialer Infektionen

– In Deutschland ist die *Kommission für Krankenhaushygiene und Infektionsprävention* (KRINKO) beim **Robert Koch-Institut** für die Formulierung von Empfehlungen zur Verhütung von Krankenhausinfektionen verantwortlich (https://www.rki.de/DE/Content/Infekt/Krankenhaushygiene/Kommission/kommission_node.html). Das RKI analysiert auch regelmäßig die Daten zu meldepflichtigen nosokomialen Infektionen (z. B. Blutstrominfektionen durch MRSA). Die Surveillance von nosokomialen Infektionen erfolgt durch das *Krankenhaus-Infektions-Surveillance-System (KISS) am Nationalen Referenzzentrum für die Surveillance von nosokomialen Infektionen.*

- In der Schweiz übernimmt diese Aufgabe der Verein **Swissnoso** (www.swissnoso.ch),
- In Österreich erfolgt die einheitliche, bundesweite Erfassung durch das A-HIA-Projekt. Der operative Betrieb findet im BMSGPK statt. Seit 2020 ist die Universitätsklinik für Krankenhaushygiene und Infektionskontrolle der Medizinische Universität Wien das *Nationale Referenzzentrum für Gesundheitssystem-assoziierte Infektionen (HAI).*
- In den USA sind die **Centers for Disease Control and Prevention** (CDC, www.cdc.gov) mit ihrem *National Healthcare Safety Network* (NHSN) für die Überwachung nosokomialer Infektionen verantwortlich.

Tab. 9.4: Die wichtigen Pfeiler zur Kontrolle von Krankenhausinfektionen.[84]

Hygiene-maßnahmen	Dies umfasst alle Handlungen und Maßnahmen, die das Risiko für eine nosokomiale Infektion sowie die Übertragung von Erregern einer Krankenhausinfektion vermindern. Hierzu gehören neben den Standard- oder Basis-Hygienemaßnahmen auch Hygienemaßnahmen bei Eingriffen am Patienten, prophylaktische Behandlungen (z. B. die perioperative Antibiotikaprophylaxe) und die Behandlung von Instrumenten, Gegenständen und Flächen. Im weiteren Sinne gehören dazu auch personalärztliche Betreuungsmaßnahmen, eine rationale Antibiotikapolitik, das Abklären von Epidemien sowie die Überwachung der Qualität von Lebensmitteln, Luft und Wasser. Die Hygienemaßnahmen müssen schriftlich in Form von Hygienerichtlinien dokumentiert sein und regelmäßig überarbeitet werden.
Schulung	Hierzu gehört die in regelmäßigen Abständen stattfindende Information aller relevanten Berufsgruppen im Hinblick auf die Hygienerichtlinien.
Überwachung	Ziel eines Überwachungsprogramms kann entweder die Ermittlung der Infektionsrate oder die Kontrolle von bestimmten Prozessen (z. B. Händehygiene-Compliance) sein. Infektionsraten können entweder durch Prävalenzstudien (z. B. Stichprobenerhebung in der ganzen Klinik in Bezug auf alle Infektarten) oder durch longitudinal-prospektive Studien (Infektüberwachungen; etwa im Hinblick auf chirurgische Wundinfektionen oder katheterassoziierte Bakteriämien) ermittelt werden.
Verbesserung	Erkannte Mängel (z. B. eine zu hohe Infektrate) sollen im Rahmen von Verbesserungsprojekten soweit möglich korrigiert werden. Der Erfolg dieser Maßnahmen sowie seine Nachhaltigkeit müssen überwacht werden.

---

[84] Die Standardhygienemaßnahmen wurden im Rahmen der HIV-Epidemie entwickelt, als man noch von einer potenziellen Infektiosität aller Körperflüssigkeiten ausging.

9.3.6 Antibiotikaresistenz

Definition

Als *Antibiotikaresistenz* bezeichnet man die verminderte Empfindlichkeit eines Mikroorganismus gegenüber einem Antibiotikum[85]. *Multiresistente Mikroorganismen* sind Keime, die Resistenzen gegenüber mehreren wichtigen Antibiotika oder Antibiotikagruppen aufweisen. Hier sind die Therapiemöglichkeiten signifikant eingeschränkt.

Bedeutung

Antibiotikaresistenzen sind weltweit ein großes gesundheitspolitisches Problem, dessen Bedeutung immer mehr zunimmt. Dies haben inzwischen alle großen Organisationen mit länderübergreifenden gesundheitspolitischen Aufgaben (wie WHO, CDC und ECDC) erkannt.

Kosten können aufgrund einer Antibiotikaresistenz durch das Therapieversagen selbst entstehen, aber auch infolge eines verzögerten Beginns einer adäquaten antibiotischen Behandlung, einer verlängerten Krankheits- bzw. Hospitalisationsdauer, zusätzlicher Behandlungen sowie durch mögliche Invalidität oder den Tod der Betroffenen. Für die Gesundheitsinstitutionen fallen zusätzliche Kosten durch die Kontrollmaßnahmen (z. B. Isolationsmaßnahmen, Screening etc.) an.

Häufigkeit/Vorkommen

Praktisch alle wichtigen, für den Menschen pathogenen Bakterien sind heute von Antibiotikaresistenzen betroffen, es gibt jedoch auch zunehmend Resistenzen bei Viren und Parasiten. So kennt man Resistenzen gegenüber Virostatika z. B. bei HIV, Influenzaviren und dem Herpes-simplex-Virus, aber auch gegenüber antiparasitären Substanzen wie etwa bei Malariaerregern. Eine Tabelle in Kap. 9.3 unserer Lehrbuch-Homepage nennt Beispiele von Krankheitserregern, bei denen Resistenzen gegenüber bestimmten antimikrobielle Substanzen bekannt sind.

Die Verbreitung von resistenten Keimen zeigt oft geografische Unterschiede (Abb. 9.9). Methicillin-resistente *S. aureus*-Stämme (**MRSA**) waren bei ihrer ersten Beschreibung im Jahr 1961 ein typisches nosokomiales Problem ohne größere Verbreitung in der Allgemeinbevölkerung. Dies galt bis in die frühen 1990er Jahre. Durch die rasche Verbreitung von ambulant erworbenen (*community-acquired*, CA) MRSA kam es in den letzten 20 bis 25 Jahren zu einer zunehmenden Verdrängung

---

[85] Im ursprünglichen Sinne sind *Antibiotika* natürlich produzierte Stoffwechselprodukte von Bakterien und Pilzen, die andere Mikroorganismen in ihrem Wachstum hemmen oder diese abtöten. Der Begriff wird heute breiter gefasst (antimikrobielle Substanzen) und schließt auch synthetisch hergestellte Hemmstoffe ein.

der nosokomialen MRSA. MRSA werden nun zunehmend auch bei Tieren beobachtet. In den Niederlanden hat sich beispielsweise zu Beginn des 21. Jahrhunderts ein spezifischer MRSA-Klon in Schweineherden ausgebreitet (*Livestock-Associated*, LA-MRSA), der auf den Menschen übertragbar ist und inzwischen auch in anderen europäischen Ländern bei Zuchttieren festgestellt wurde. Darüber hinaus ist die zunehmende Verbreitung von multiresistenten gram-negativen (MRGN) Bakterien, meist Vertreter von *Enterobacteriaceae* mit Bildung von Breitspektrum-Betalaktamasen (ESBL) und/oder Carbapenemasen (vor allem *E. coli* und *Klebsiella pneumoniae*), in den letzten Jahren weltweit zu einem Problem geworden. Vieles deutet darauf hin, dass die zunehmende Resistenz in dieser Bakterienfamilie von Umweltkeimen auf humanpathogene Keime übertragen wird und sich die resistenten Keime in stationären Gesundheitsinstitutionen ebenso wie im ambulanten Bereich ausbreiten. Als Reservoire dienen neben dem Menschen auch Tiere und Lebensmittel. Ein wichtiger Faktor, der bei der Verbreitung resistenter Mikroorganismen eine Rolle spielt, ist daher die Übertragung von Mensch zu Mensch bzw. von anderen Reservoiren auf den Menschen und umgekehrt.

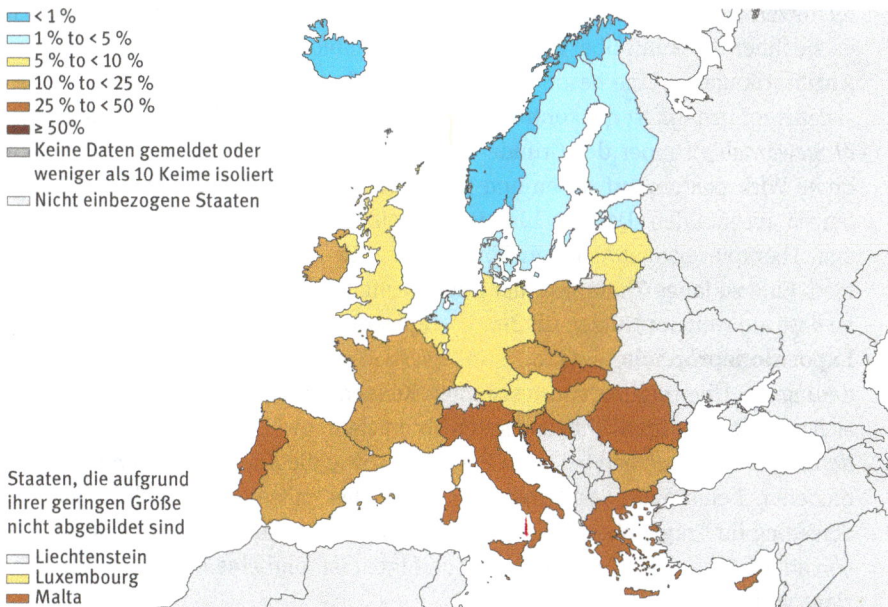

Abb. 9.9: Prävalenz der Methicillinresistenz bei Staphylococcus aureus in Europa im Jahr 2018. Die Überwachung der Antibiotikaresistenzen erfolgt in weiten Teilen Europas über das EARS Programm (www.ecdc.europa.eu) und in der Schweiz über das nationale Programm ANRESIS (www.anresis.ch). (Quelle modifiziert nach: European Centre for Disease Prevention and Control. Surveillance of antimicrobial resistance in Europe. Annual report of the European Antimicrobial Resistance Surveillance Network [EARS-Net]. Stockholm: ECDC; 2019).

Risikofaktoren

Der wichtigste Risikofaktor, der die Selektion von antibiotikaresistenten Keimen begünstigt, ist die unkritische Anwendung von Antibiotika. Eine bedeutende Rolle spielt hier neben dem Antibiotikaeinsatz beim Menschen auch die Verwendung von Antibiotika in der Tierzucht. Obwohl die Gabe von Antibiotika zur Wachstumsförderung bei Tieren in der EU seit Beginn des 21. Jahrhunderts verboten ist, werden sie jedoch immer wieder illegal verwendet. Darüber hinaus werden sie auch weiterhin zu therapeutischen Zwecken eingesetzt. Dabei kommen auch Substanzen und Substanzklassen zur Anwendung, die in der Humanmedizin verwendet werden.

Kontrollstrategien

Die Kontrolle von Antibiotikaresistenzen ruht auf drei Pfeilern.
- **Überwachungsprogramme** (sog. *Surveillance-Programme*) zur Antibiotikaresistenz erlauben, das Problem zu quantifizieren, sowie Zeittrends und Gebiete bzw. Bevölkerungsgruppen mit erhöhtem Risiko zu erkennen. Sie bilden deshalb die Basis einer zielgerichteten Kontrolle sowie der Überprüfung des Erfolgs von Maßnahmenpaketen (Interventionsprogramme). Überwachungsprogramme unterstützen zudem TherapeutInnen bei der korrekten Wahl eines Antibiotikums, da sie ihnen Auskunft über die Resistenzepidemiologie geben.
- **Antibiotikagabe:** Eine besonders wichtige Maßnahme zur Eingrenzung der Resistenzproblematik ist die kontrollierte Anwendung von Antibiotika (*Antimicrobial Stewardship*). Einer der Gründe hierfür ist, dass Antibiotika unterschiedlich breite Wirkspektren aufweisen und sich in ihrer Fähigkeit unterscheiden, Resistenzen auszubilden. Darüber hinaus führt eine zu niedrige Dosierung nicht nur zum Therapieversagen, sondern fördert auch die Selektion von resistenten Keimen. Eine zu lange Therapiedauer trägt ebenfalls zur Resistenzselektion bei, ohne dass ein weiterer Nutzen für den Therapieerfolg zu verzeichnen wäre.
- **Expositionsprophylaxe** (s. a. Kap. 9.4.3): Kontrollmaßnahmen zur Verhinderung der Übertragung von resistenten Keimen von Mensch zu Mensch haben sich vor allem im Krankenhausbereich als effizient erwiesen. Sie beinhalten *Standardhygienemaßnahmen* bei allen Patienten sowie die *Kontaktisolation* von identifizierten Keimträgern. Falls möglich, sollte dies mit einem gezielten, aktiven Screening für Träger resistenter Keime kombiniert werden. Dies hängt jedoch davon ab, ob ein solcher Screening-Test verfügbar ist, und eine Kosten-Nutzen-Effizienz vorliegt.

Mit Hilfe dieses Verfahrens kann z. B. die MRSA-Prävalenz in einer Gesundheitseinrichtung signifikant gesenkt werden. Dagegen ist die Wirksamkeit von Hygienemaßnahmen zur Verminderung von Antibiotikaresistenzen im ambulanten Bereich bislang noch nicht genügend untersucht.

9.3.7 Reisemedizin

Reisen in tropische Gebiete und sog. Entwicklungsländer sind mit einem erheblichen zusätzlichen Krankheitsrisiko verbunden. Infektionskrankheiten haben hierbei den höchsten Stellenwert. Aber auch Unfälle, Herz- und Kreislaufprobleme, die Verschlechterung einer bestehenden Grundkrankheit sowie psychiatrische Störungen treten häufiger auf. Erkrankungen von Flüchtlingen gehören nicht zum Bereich der Reisemedizin, sondern werden in Kap. 10.2.7 *Migration* besprochen.

Verschiedene *Faktoren* beeinflussen das Infektionsrisiko auf Reisen:
– das Reiseziel
– ein erhöhtes Expositionsrisiko durch mangelnde Hygiene im bereisten Gebiet
– die unterschiedliche Infektionsepidemiologie beispielsweise bei Parasiten, vektorübertragenen oder sexuell übertragenen Infektionskrankheiten
– die Jahreszeit (Beispiel: erhöhtes Malaria-Risiko während der Regenzeit)
– die Reisedauer (Beispiel: erhöhtes Tollwut-Risiko bei längerem Aufenthalt in einem Risikogebiet)
– die Unterkunft (Beispiel: infektiöse Hauterkrankungen)
– risikoreiches Verhalten (Beispiel: Sexualkontakte)
– eine erhöhte Empfindlichkeit durch Stress, klimatische Bedingungen etc.
– genetische Faktoren und Vorerkrankungen

In den letzten Jahren ist die *Bedeutung* der auf Reisen erworbenen Infektionen durch die zunehmende beruflich bedingte und private Reisetätigkeit der Menschen erheblich angestiegen. Man schätzt, dass jährlich über 20 Mio. Deutsche in Gebiete verreisen, die ein gesundheitliches Risiko bergen. Im Jahr 2001 besuchten 1,3 Mio. Schweizer ein tropisches Land.

Reiseinfektionen betreffen natürlich die Reisenden selbst. Je nach Art des Infektionserregers kann der Import von Infektionskrankheiten durch infizierte bzw. kolonisierte Reisende oder durch mitgeführte Produkte nach der Rückkehr ins Ursprungsland auch zu einer weiteren, eventuell sogar epidemischen Verbreitung des Erregers führen.

Die **Prävention von Reiseinfektionen** basiert auf vier Pfeilern:
– Awareness (Bewusstsein für die Möglichkeit einer Reiseinfektion herstellen)
– Expositionsprophylaxe (s. Kap. 9.4.3, Kap. 9.3.6. und Reisediarrhö, s. u.)
– Impfung (s. Kap. 9.4.1 und Text s. u.)
– Chemoprophylaxe (s. Kap. 9.4.2, Kap. 9.3.2 und Reisediarrhö, s. u.)

Die Vermittlung dieser präventiven Prinzipien geschieht ebenso wie die präventive Behandlung in den meisten industrialisierten Ländern im Rahmen von reisemedizinischen Sprechstunden bzw. Beratungen. Dies kann sowohl durch Spezialisten für Tropenkrankheiten oder durch entsprechend geschulte ÄrztInnen anderer Fachrichtungen an einem Zentrum für Tropen- und Reisemedizin oder in der ärztlichen Praxis stattfinden. Einige Maßnahmen benötigen eine spezielle Praxisbewilligung (Beispiel: Gelbfieberimpfung in der Schweiz; auch in Deutschland und Österreich darf die Gelbfieberimpfung nur durch speziell weitergebildete ÄrztInnen verabreicht werden). Da Impfungen eine gewisse Zeit benötigen, um ihre Schutzwirkung aufzubauen, und je nach Impfung mehrere Dosen notwendig sein können, muss die Beratung in einem ausreichend langen Zeitabstand vor der Abreise stattfinden. Wichtig ist darüber hinaus, dass die Reisenden über Präventivmaßnahmen und Behandlungsmöglichkeiten bei den in Frage kommenden Infektionen verständlich informiert werden und wissen, wann sie im Notfall medizinische Hilfe in Anspruch nehmen sollen.

Zum Thema *Reisemedizin* bietet das Internet Reisenden und Ärzten über verschiedene Quellen ausführliches, beratendes Material an. Informationen finden sich z. B. bei *Tropimed* (www.tropimed.com), *safetravel (www.safetravel.ch)*, dem *Schweizerischen Bundesamt für Gesundheit* (www.bag.admin.ch), dem *FORUM Reisen und Medizin* (www.frm-web.de), dem *Robert Koch-Institut* (www.rki.de), den *CDC* (www.cdc.gov/travel) und der *WHO* (www.who.int/ith). Im Folgenden werden beispielhaft einige wichtige Themen aus dem Bereich der Reisemedizin ausführlicher besprochen.

Impfungen

Eine reisemedizinische Beratung sollte als wichtige Gelegenheit genutzt werden, alle *empfohlenen Routineimpfungen* auf ihre Aktualität hin zu überprüfen. Insbesondere soll der Schutz gegen Diphtherie, Tetanus, Poliomyelitis und Masern kontrolliert werden. Daneben gibt es eine Reihe von *Indikationsimpfungen*, die speziell bei Reisenden durchgeführt werden. Dazu gehören Impfungen gegen Hepatitis A (oft kombiniert mit einer Hepatitis B-Impfung), gegen Tollwut, Japanische Encephalitis, Abdominaltyphus, Gelbfieber und Infekte durch Meningokokken bestimmter Serogruppen. Einige dieser Impfungen werden von bestimmten Zielländern obligatorisch bei der Einreise verlangt. Beispiele hierfür sind die Gelbfieber-Impfung in bestimmten tropischen Regionen Afrikas und Südamerikas sowie die Meningokokken-Impfung (Serogruppen A, W 135 und Y) bei Mekka-Pilgern.

Reisediarrhö

Das häufigste Gesundheitsproblem von Tropenreisenden bzw. Reisenden in sog. Entwicklungsländern ist der Reisedurchfall. Ungefähr die Hälfte der Reisenden leidet an Durchfallerkrankungen. Wie auch bei anderen Infektionen hängt das individuelle Risiko, eine Reisediarrhö zu entwickeln, von zahlreichen Faktoren ab. Hierzu gehören neben dem Reiseziel (wichtigster Prädiktor), der Jahreszeit und der Dauer des Aufenthaltes auch die Ernährung, die Art der Unterkunft und der Aktivitäten sowie wahrscheinlich auch genetische Faktoren.

Die Erreger eines Reisedurchfalls werden in der Regel fäkal-oral durch kontaminiertes Trinkwasser (s. Kap. 6.2) oder durch kontaminierte Lebensmittel übertragen. Die Mehrheit (bis zu 90 %) dieser Infektionen wird durch enteropathogene Bakterien

(z. B. verschiedene *E. coli-Stämme*, Salmonellen, Shigellen) verursacht, nur ein kleiner Teil durch Viren (v. a. Rotaviren, Enterisches Adenovirus) oder Parasiten (z. B. *Entamoeba histolytica*). Die weltweit häufigsten Erreger des Reisedurchfalls sind enterotoxische *Escherichia coli*. Es handelt sich dabei um eine sog. sekretorische Diarrhoe von kurzer Dauer (3 bis 5 Tage), bei der dünnflüssiger Stuhl das Hauptsymptom ist. Der Schweregrad der Erkrankung ist allerdings niedrig. Infektionen durch invasive pathogene Keime (wie Campylobacter, Salmonellen und Shigellen) können mit Bauchkrämpfen, blutigem Stuhlgang und Fieber einhergehen. Die durch Parasiten (*Entamoeba histolytica*, *Giardia lamblia*) verursachten Durchfallerkrankungen verlaufen in der Regel weniger akut und werden oft erst nach der Rückkehr diagnostiziert. Bei 1 bis 3 % der Reisenden kommt es zu chronischen Diarrhoen (> 1 Monat Dauer).

Die Prävention der Reisediarrhö umfasst vor allem Hygienemaßnahmen einschließlich einer geeigneten Lebensmittelhygiene (Motto: „Boil it, cook it, peel it or leave it.“). Die Compliance ist bei diesen Empfehlungen allerdings gering. Eine routinemäßige Antibiotikaprophylaxe wird wegen der assoziierten Nebenwirkungen, der Medikamenten-Interaktionen, dem Risiko der Entwicklung von Antibiotikaresistenzen sowie der entstehenden Kosten nicht empfohlen.

Die Reisediarrhö ist eine meist selbstlimitierende Erkrankung. Sie benötigt in diesem Fall keine spezifische Therapie. Allerdings muss auf eine genügende Flüssigkeits- und Elektrolytzufuhr geachtet werden. Die heute oftmals routinemäßige Verschreibung von Antibiotika für die Reiseapotheke muss auf der Basis der weitgehenden Harmlosigkeit eines Reisedurchfalls und der weltweit rasch zunehmenden Antibiotikaresistenz-Problematik sehr kritisch hinterfragt werden.

9.4 Impfungen und andere präventive Maßnahmen

9.4.1 Impfungen

Impfungen gehören zu den großen medizinischen Errungenschaften des 20. Jahrhunderts. Durch sie konnten Infektionskrankheiten mit hoher Krankheitslast ausgerottet (Beispiel: Pocken) oder in ihrem Vorkommen drastisch eingeschränkt werden (Beispiele: Poliomyelitis, Diphtherie, Tetanus, Masern, Pertussis, Hepatitis B etc.). Die *aktive Immunisierung* spielt hierbei eine ungleich größere Rolle als die *passive Immunisierung*. Als aktive Immunisierung bezeichnet man die Stimulation einer Immunantwort im Wirt (z. B. im Menschen) durch Verabreichung von geeigneten Antigenen des Erregers. Solche Antigene können z. B. Eiweiße aus der Oberfläche des Erregers sein. Bei der passiven Immunisierung verabreicht man dagegen fertige Antikörper oder Immuneffektorzellen. Diese Form der Immunisierung hat jedoch nur eine beschränkte Wirkungsdauer (wenige Monate) und ist in der Regel mit hohen Kosten verbunden.

Empfehlungen zu bestimmten Impfungen werden in Deutschland, Österreich und der Schweiz durch die nationalen Gesundheitsbehörden erlassen. Unterstützt werden die Behörden dabei durch Expertengremien. In der Schweiz ist dies die *Eidgenössische Impfkommission* **(EKIF)**, in Deutschland die *Ständige Impfkommission* **(STIKO)** und in Österreich das *Nationale Impfgremium*. Der auf der Basis dieser Empfehlungen erstellte Impfplan wird jährlich neuen Entwicklungen angepasst und anschließend veröffentlicht. Die entsprechenden Impfpläne für Deutschland, Österreich und die Schweiz finden Sie auf unserer Lehrbuch-Homepage.

Standardimpfung, Indikationsimpfung, ergänzende Impfung

Impfungen, die für die gesamte Bevölkerung empfohlen werden, bezeichnet man als *Standard-* oder *Routineimpfungen* (Beispiele: Impfungen gegen Tetanus, Diphtherie, Poliomyelitis, Masern).

Indikationsimpfungen werden dagegen nur Personen mit einem erhöhten Expositionsrisiko oder einem erhöhten Risiko für eine schwer verlaufende Infektion empfohlen (Beispiele s. S. 496 [Mitte]). Zu den Indikationsimpfungen gehören aber auch die Impfungen von Menschen, die eine Infektion auf besonders gefährdete Personen übertragen könnten. Eine solche Indikationsimpfung wäre beispielsweise die Impfung gegen Influenza bei Krankenhauspersonal mit Patientenkontakt, bei Angehörigen immunsupprimierter Patienten oder Angehörigen von jungen Säuglingen (< 6 Monate).

In der Schweiz wurde im Jahr 2006 eine dritte Kategorie, die *ergänzende Impfung*, definiert. Mit diesem Begriff bezeichnet man Impfungen, die aufgrund ihrer guten Schutzwirkung vor allem Personen in speziellen Risikogruppen angeboten werden sollten, für die aber nicht unbedingt eine hohe Durchimpfungsrate angestrebt wird. Hierzu gehören z. B. die Pneumokokkenimpfung sowie die Varizellen-Lebendimpfung.

Voraussetzungen für die Empfehlung eines Impfstoffs

Die wichtigsten Voraussetzungen für die Empfehlung eines Impfstoffs sind seine *Wirksamkeit*, seine *Sicherheit* und der Nachweis der *Kosten-Nutzen-Effizienz*. Daneben sollen noch zusätzliche Aspekte berücksichtigt werden, wie etwa die Möglichkeit zur Umsetzung der Empfehlung und die Möglichkeit eines gerechten Zugangs zur Impfung für alle Personen mit entsprechender Impfindikation. Die Impfwirksamkeit sollte auf Populationsebene überwacht werden können. Zudem sollte die Möglichkeit bestehen, unerwartete Nebenwirkungen frühzeitig zu erkennen (*Pharmakovigilanz*). Solche unerwünschten Nebenwirkungen in Zusammenhang mit einer Impfung sind meldepflichtig.

Die *Wirksamkeit einer Impfung* ergibt sich aus dem Anteil der Geimpften, der gegen die Infektion geschützt ist, im Vergleich zum Anteil nicht geimpfter, geschützter

Personen. Sie wird nach der folgenden Formel berechnet:

$$\text{Wirksamkeit in \%} = \frac{(\text{Attack Rate bei Nicht-Geimpften} - \text{Attack Rate bei Geimpften})}{\text{Attack Rate bei Nicht-Geimpften}} \cdot 100$$

Von *Impfversagen* spricht man, wenn eine Infektion trotz Impfung aufgetreten ist. *Primäres Impfversagen* kann auf einer ungenügenden Stimulation des Immunsystems beruhen. *Sekundäres Impfversagen* entsteht in der Regel durch das Absinken der Schutzwirkung im Laufe der Zeit. Bei der *Verabreichung einer Impfung* müssen folgende Punkte berücksichtigt werden:
– Indikationsstellung entsprechend der offiziellen Empfehlung
– Verwendung eines Impfschemas entsprechend der offiziellen Empfehlung
– Empfohlene Verabreichungsart (z. B. intramuskulär, subkutan, Berücksichtigung der anatomischen Lokalisation)
– Berücksichtigung von Kontraindikationen (z. B. keine Verwendung von Lebendimpfstoffen bei Schwangeren oder immunsupprimierten Personen, Berücksichtigung bekannter Unverträglichkeiten)
– Beachtung der Lagerungsbedingungen (Beispiel: Einhaltung der Kühlkette)

Die *Kosten* für die offiziell empfohlenen Impfungen werden in der Schweiz und in Deutschland in der Regel (aber nicht zwingend) von den Krankenversicherungen übernommen. Impfungen, die wegen besonderer beruflicher Exposition indiziert sind, werden in der Schweiz in der Regel vom Arbeitgeber bezahlt. In Österreich werden die Kosten für die im Impfplan empfohlenen Impfungen für Säuglinge und Kleinkinder gemeinsam von Bund, Ländern und Sozialversicherung übernommen (*Gratisimpfprogramm*). Die Kosten von Impfungen bei Erwachsenen werden jedoch nicht von der Sozialversicherung getragen.

Der Einfluss von Impfungen auf die Übertragungsdynamik

Das Ziel jeder aktiven Impfung ist es, eine möglichst langdauernde, individuelle Schutzwirkung zu erzeugen. Mit steigender *Durchimpfungsrate*, d. h. steigendem Anteil an geimpften Personen in einer Population, kann sich eine Impfung damit auch auf die Übertragungsdynamik des Infektionserregers in der Population auswirken. Man spricht dann von einer **Herdenimmunität** (vgl. auch Kap. 9.1.1). Die *Voraussetzungen* dafür sind, dass ein Infektionserreger sein Reservoir nur im Menschen hat, und dass die Impfung nicht nur gegen die Infektion schützt, sondern auch die Übertragung verhindert. Es darf also keine nennenswerte Replikation des Erregers im geimpften Wirt stattfinden. Die sich daraus ergebende verzögerte Erregerzirkulation kann folgende Auswirkungen auf die Epidemiologie des Infektionserregers haben:
– **Anstieg des durchschnittlichen Infektionsalters:** Dies kann unangenehme Folgen für die Betroffenen haben, wenn der Schweregrad einer Infektion mit dem Alter zunimmt. Beobachtet wurde ein solcher Anstieg des durchschnittlichen Infekti-

onsalters bei einigen „Kinderkrankheiten" wie Windpocken (Varizellen) und Röteln. Darüber hinaus stellt die Rötelnembryopathie als Folge einer späten Erstinfektion der Mutter in der Frühschwangerschaft eine ernsthafte Gefahr für das Ungeborene dar. Weiterhin können mit Keuchhusten (Pertussis) infizierte Erwachsene zur Ansteckungsquelle für junge Säuglinge werden, die aufgrund ihres Alters noch über keinerlei Schutz verfügen und deshalb besonders gefährdet sind.

– **In regelmäßigen Abständen wiederkehrende Epidemien:** Dieses „Auffüllen des Pools" von empfänglichen Personen lässt sich z. B. bei Masern beobachten. Die ungenügende Durchimpfung der Bevölkerung führt u. a. in Deutschland, Österreich und der Schweiz immer wieder zu größeren Epidemien.

Wichtig ist daher, in der Bevölkerung eine möglichst hohe Übereinstimmung mit den Impfzielen (*Compliance*) zu erreichen. Der Verzicht auf einen Impfplan, z. B. wegen möglicher Impfkomplikationen, wäre hier ein falscher Lösungsansatz. Sowohl die Anzahl an Infizierten wie auch die Krankheitslast wären ohne einen solchen Impfplan immer höher als mit einer Impfstrategie. Die persönliche Entscheidung für oder gegen eine Impfung hat damit immer auch epidemiologische Auswirkungen, die weit über den individuellen Effekt hinausgehen.

Eradikation des Infektionserregers bei genügend hoher Durchimpfungsrate

Sinkt die Übertragungsrate unter eine kritische Schwelle, so wird der Infektionserreger entsprechend den mathematischen Modellen zur Übertragungsdynamik zu gegebener Zeit aussterben. Die Höhe der **kritischen Schwelle**, bei der dies eintritt, hängt von verschiedenen Parametern wie der Kontagiosität des Erregers, der Populationsdichte und der Populationsdurchmischung ab. Auch gilt dies nur für den Fall, dass der Mensch das einzige Erregerreservoir darstellt.

Ein Beispiel für eine solche *Eradikation* ist das Ausrotten der Pocken. Hierfür wurde die Durchimpfungsrate in der Weltbevölkerung, die nötig ist, um die Pocken auszurotten, auf 80 % geschätzt. Tatsächlich konnten die Pocken mit dieser Strategie weitgehend eliminiert werden. Nur in einigen Ländern Afrikas kam es weiterhin zu neuen Fällen. Durch eine intensivierte Impfkampagne gelang es, auch hier die Zahl der Pockenfälle einzuschränken. Die letzte natürlich erworbene Pockeninfektion wurde in Somalia am 26. Oktober 1977 diagnostiziert.

Das außerordentlich hohe Potenzial von Impfungen wird immer wieder durch die fehlende oder unvollständige Umsetzung von Impfzielen gefährdet. So kam es z. B. 1991 nach der Auflösung der Sowjetunion durch die nachfolgenden politischen Wirren zu einer Vernachlässigung des Impfprogramms, was eine Diphtherieepidemie zur Folge hatte. Wie oben geschildert, tragen Impfgegner in Deutschland, Österreich und der Schweiz maßgeblich dazu bei, dass die Durchimpfungsrate bei Masern immer noch ungenügend hoch ist (< 95 %), was die Erreichung des von der WHO angestrebten Ziels der Maserneradikation bislang unmöglich macht (s. a. Box 9.1.1).

Box 9.1.1: Maßnahmen zur Erhöhung der Impfraten

Autor: Oliver Razum

Die Ablehnung von Impfungen oder das Anzweifeln ihres Nutzens („Vaccine Hesitancy") ist ein zunehmendes Problem, worauf auch die WHO ausdrücklich hinweist. Wie lässt sich aus Public-Health-Sicht damit umgehen? In vielen europäischen Ländern gibt es eine Pflicht zur Masern- und Rötelnimpfung, oft auch noch für weitere Impfungen.

In Deutschland besteht seit 2020 eine Impfpflicht gegen Masern für alle nach 1970 Geborenen, die in Gemeinschaftseinrichtungen (insbesondere Kitas und Schulen) betreut werden oder arbeiten. Ob eine Impfpflicht zu einer weiteren Erhöhung der Durchimpfungsrate beiträgt, ist umstritten. Zum einen erfasst z. B. Deutschlands Impfpflicht für Masern nicht alle Ungeschützten, zum anderen kann sie Widerstände gegen Impfungen erhöhen. Aus diesen und ähnlichen Gründen sind in anderen Ländern – wie der Schweiz – Impfungen nicht obligatorisch.

Neben einer Impfpflicht gibt es weitere Wege, die Impfbereitschaft zu erhöhen. Dazu gehören z. B. Erinnerungen an fällige Impfungen durch die Kinder- und HausärztInnen, das Angebot von Impfungen auch durch SchulärztInnen, das Angebot von Impfungen für Erwachsene möglichst bei jedem Kontakt mit ÄrztInnen, Werbung für Impfungen durch prominente Personen sowie eine bessere Honorierung der ÄrztInnen für Impfungen und Impfberatung (s. Kap. 4.4).

9.4.2 Chemoprophylaxe

Unter einer Chemoprophylaxe versteht man die Gabe einer antimikrobiellen Substanz mit der Absicht, eine Infektionskrankheit zu verhindern. Diese Strategie spielt vor allem bei der Prävention von Infektionskrankheiten eine wichtige Rolle. Sie wird aber auch in anderen Bereichen der Medizin angewendet, so z. B. zur Prävention von Herz-Kreislauf-Erkrankungen mit Hilfe von Acetylsalicylsäure. Man unterscheidet dabei die *primäre Prophylaxe*, die das Auftreten einer Krankheit zu verhindern sucht, von der *sekundären Prophylaxe*, welche das Rezidiv einer Krankheit verhindern soll. So erhalten etwa immunsupprimierte HIV-infizierte PatientInnen eine sekundäre Prophylaxe zur Prävention opportunistischer Infektionen. Als *tertiäre Prophylaxe* bezeichnet man Maßnahmen, die mögliche Komplikationen einer Infektionskrankheit verhindern sollen. In diesem Kapitel werden wir auf einige Möglichkeiten der *primären Prophylaxe* eingehen.

Perioperative Antibiotikaprophylaxe

Die *perioperative Antibiotikaprophylaxe* **(PAP)** ist ein wichtiger Pfeiler der Prävention von chirurgischen Wundinfektionen. Das Prinzip der PAP beruht auf der Gabe von Antibiotika kurz vor dem chirurgischen Eingriff mit dem Ziel, die bakterielle Kontamination des Wundgebietes zu senken und damit das Infektionsrisiko zu verringern. Die Nachteile einer PAP sind mögliche Medikamentennebenwirkungen, die Selektion von resistenten Keimen sowie die zusätzlich entstehenden Kosten. Deshalb wird die PAP auf Eingriffe beschränkt, bei denen die Kosten-Nutzen-Effizienz erwiesen oder wahrscheinlich ist. Dies sind v. a. Eingriffe, bei denen es zu einer Verletzung von Erregerbesiedelten Schleimhäuten kommt (z. B. bei der Kolonchirurgie) und Eingriffe, bei denen Fremdkörper dauerhaft implantiert werden (z. B. Gelenkendoprothesen).

Malariaprophylaxe
(siehe Kap. 9.3.2)

Postexpositionelle Prophylaxe
Aufgabe einer postexpositionellen Prophylaxe **(PEP)** ist es, nach einem mutmaßlichen Kontakt mit dem Erreger, eine Infektion zu bekämpfen. Wichtige Beispiele hierfür sind die postexpositionelle Prophylaxe zur Verhütung einer HIV-Infektion, einer invasiven Meningokokkeninfektion und einer aktiven Infektion durch *Mycobacterium tuberculosis*. Auf diese Weise kann z. B. das Risiko einer HIV-Ansteckung nach Kontakt mit Blut oder anderen Körperflüssigkeiten und -sekreten durch die frühzeitige Einnahme einer HIV-PEP signifikant reduziert werden. Dieses Prinzip spielt u. a. bei der Verhütung von nosokomial erworbenen HIV-Infektionen durch Stich- oder Schnittverletzungen bei Krankenhauspersonal eine wichtige Rolle.

9.4.3 Expositionsprophylaxe

Standardhygienemaßnahmen im Krankenhaus
- *Händedesinfektion:* Die wichtigste Präventionsmaßnahme im Krankenhaus ist die hygienische Händedesinfektion. Die von der WHO festgelegten Indikationen für eine Händedesinfektion sind in Tab. 9.5 aufgelistet[86]. Hierbei wird zwischen der direkten und der erweiterten Patientenumgebung unterschieden. Zur direkten Patientenumgebung gehören das Bett des Patienten, der Nachttisch und patientenbezogene Geräte, die sich in der unmittelbaren Umgebung des Patienten befinden. Als erweiterte Patientenumgebung bezeichnet man alle darüber hinaus gehenden Bereiche des Patientenzimmers.
- *Händewaschen*: Die hygienische Händedesinfektion mit einem alkoholischen Händedesinfektionsmittel ist dem Händewaschen mit Wasser und Seife vorzuziehen, da sie schneller geht und wirksamer ist.
- *Handschuhe:* Handschuhe sollten immer dann benutzt werden, wenn es zu einem Kontakt mit Blut, Körperflüssigkeiten, Schleimhäuten oder nicht intakter Haut sowie potenziell infektiösem Material kommen kann. Darüber hinaus gibt es kaum Hinweise, dass das regelmäßige Tragen von Handschuhen im Vergleich zur regelmäßigen Händedesinfektion die Infektionsprävention verbessert. In be-

---

[86] Die „Aktion Saubere Hände", auf die in Tab. 9.5 hingewiesen wird, ist eine nationale Kampagne zur Verbesserung der Compliance der Händedesinfektion in deutschen Gesundheitseinrichtungen.

stimmten Situationen werden Handschuhe jedoch empfohlen, etwa wenn es um die Pflege von PatientInnen geht, die an Clostridium difficile assoziierter Diarrhö (CDAD) leiden. Das Tragen von Handschuhen ersetzt nicht die Notwendigkeit zur Händedesinfektion!

– *Mund-Nasen-Schutz*: Ein chirurgischer Mund-Nasen-Schutz („chirurgische Maske") empfiehlt sich bei PatientInnen mit einer Tröpfcheninfektion (z. B. Influenza, Pertussis, Mumps, Röteln, Meningokokken-Infektion oder Angina tonsillaris, hervorgerufen durch Streptokokken der A-Gruppe), wenn die Distanz zum Patienten weniger als 1 bis 2 m beträgt. Dies gilt auch für die aktuell andauernde SARS-CoV-2-Pandemie. Eine sog. FFP2- oder N95-Maske sollte getragen werden, wenn bei einem Patienten eine aerogen übertragbare Infektion (z. B. Tuberkulose, Masern, Varizellen) vorliegt.

– *Schutzkleidung*: Die normale Arbeitskleidung (= Bereichskleidung) dient v. a. dem eigenen Schutz vor einer Kontamination mit Blut und Körperflüssigkeiten. Sie soll täglich sowie bei sichtbarer Verschmutzung gewechselt werden. Zusätzlich empfohlen wird das Tragen einer Schutzkleidung (= Schutzkittel oder Überschürze) bei Manipulationen mit infektiösem Material sowie bei physischem Kontakt mit PatientInnen mit multiresistenten Erregern. Die Schutzkleidung ist patientenbezogen zu verwenden, d. h. sie muss nach dem Kontakt mit dem Patienten gewechselt werden. Sofern ein Patient nicht isoliert wird und kein direkter Patientenkontakt gegeben ist, ist es nicht erforderlich, dass Besucher spezielle Überkittel tragen.

Standardhygienemaßnahmen in der ambulanten Praxis

Für die ambulante Praxis gelten im Prinzip dieselben Empfehlungen zur Standardhygiene wie im Krankenhaus. Da es hier keine individuelle Patientenumgebung gibt, sind Händedesinfektionsmaßnahmen regelmäßig zwischen zwei Patientenkontakten erforderlich. Darüber hinaus muss eine Händedesinfektion vor aseptischen Tätigkeiten (Indikation 2, Tab. 9.5) und nach Kontakt mit potenziell infektiösen Materialien (Indikation 3, Tab. 9.5) durchgeführt werden. Eine Ausnahme bilden Praxen, in denen invasive Maßnahmen wie z. B. Hämodialysen durchgeführt werden. Dort ist das Vorgehen analog zum Prozedere im Krankenhaus.

Hygienemaßnahmen in der Bevölkerung

Außerhalb von Krankenhäusern und Praxen reicht zur Händehygiene in der Regel das Händewaschen aus. Es sollte regelmäßig vor den Mahlzeiten und nach dem Toilettengang durchgeführt werden, sowie nach Kontakt mit schmutzigen und potenziell kontaminierten Gegenständen. Ebenso sollte die „respiratorische Etikette" beachtet werden. Das bedeutet, dass bei jedem Husten oder Niesen ein Taschentuch benutzt und dann entsorgt wird. Anschließend sollten die Hände gewaschen werden. Alternativ dazu wird empfohlen, in die Ellenbeuge zu husten oder zu niesen. Wichtig ist auch die Beachtung der Lebensmittelhygiene in der Küche. Hierzu gehört z. B.

das gründliche Abwaschen von potenziell kontaminierten Lebensmitteln. Nach jedem Arbeitsgang sollten die Hände gewaschen und die benutzten Gerätschaften gereinigt werden, oder es sollten neue Werkzeuge verwendet werden.

Tab. 9.5: Indikationsgruppen nach dem WHO-Modell „Die fünf Indikationen der Händedesinfektion".

Indikationsgruppe	Risiko
1. Vor Patientenkontakt	Übertragung von Mikroorganismen von den Händen des Personals aus der erweiterten Patientenumgebung auf den Patienten
2. Vor aseptischen Tätigkeiten	Übertragung von Mikroorganismen von den Händen des Personals in oder auf primär sterile oder nicht besiedelte Bereiche des Patienten (z. B. bei Umgang mit Kathetern, Beatmungszubehör, Schleimhäuten)
3. Nach Kontakt mit potenziell infektiösen Materialien	Exposition der Hände des Personals gegenüber Körperflüssigkeiten des Patienten, die potenziell infektiös sind
4. Nach Patientenkontakt	Übertragung von Mikroorganismen der Patientenflora auf andere Oberflächen und Patienten im Krankenhaus
5. Nach Kontakt mit der unmittelbaren Patientenumgebung	Übertragung von Mikroorganismen der Patientenflora auf andere Oberflächen und Patienten im Krankenhaus

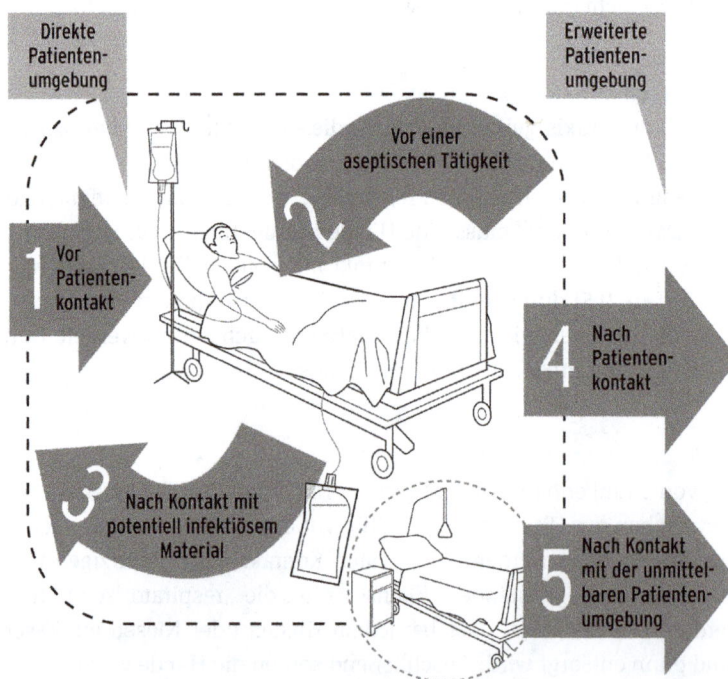

Isolationsmaßnahmen

Bei manchen Infektionskrankheiten werden zusätzlich zu den Standardmaßnahmen Isolationsmaßnahmen empfohlen (Tab. 9.6). Die zu ergreifenden Maßnahmen unterscheiden sich nach der Art der Erregerausbreitung (s. Kap. 9.3.1).

Besondere Isolationsmaßnahmen werden bei sogenannten *allgemeingefährlichen Seuchen* wie Pocken, Lungenpest, Lungenmilzbrand und virusbedingtem hämorrhagischem Fieber ergriffen, bei denen die PatientInnen vorzugsweise in speziell dafür eingerichteten Zentren behandelt werden sollen. In Deutschland sind dies v. a. *spezielle Kompetenzzentren* in Berlin, Hamburg, Frankfurt, München und Leipzig. Dort gibt es nicht nur einzelne Zimmer, die mit Unterdruck ausgestattet sind, sondern ein abgestuftes System von Schleusen, Vorbereitungs- und Dekontaminationsräumen sowie speziell dafür trainiertes Personal, sodass die PatientInnen unter diesen Bedingungen sicher behandelt werden können.

Neben diesen Isolationsmaßnahmen zur Behandlung von infizierten oder kolonisierten PatientInnen gibt es ferner die sogenannte *protektive Isolierung* oder Umkehrisolierung. Sie wird bei PatientInnen mit ausgeprägter Immunsuppression empfohlen. Dies sind z. B. PatientInnen nach Stammzelltransplantationen. Im Unterschied zur Unterbringung von PatientInnen in Einzelzimmern mit Unterdruck wird hier mit Überdruck gearbeitet, um das Eindringen von pathogenen Erregern in das Zimmer zu verhindern.

Populationsbezogene Maßnahmen

- **Quarantäne:** Die Quarantäne ist die befristete Isolierung von Personen, die verdächtig sind, an einer bestimmten *Infektionskrankheit* erkrankt oder Überträger dieser Krankheit zu sein. Die Zeitdauer der Quarantäne richtet sich nach der *Inkubationszeit* der vermuteten Krankheit. Quarantänebestimmungen gelten für die sogenannten allgemeingefährlichen Seuchen (s. o.). Sie kommen aber z. B. auch bei Varizellen-Kontaktpersonen zum Einsatz, wenn diese während der Inkubationszeit hospitalisiert werden müssen. Als *Isolation* bezeichnet man die Absonderung infizierter Personen von anderen.
- **Social Distancing:** Unter diesem Begriff fasst man Maßnahmen wie vorübergehende Schulschließungen, Verzicht auf Massenveranstaltungen etc. zusammen. Sie haben vor allem bei der Prävention einer weiteren Ausbreitung der pandemischen Influenza Bedeutung erlangt. Darüber hinaus können sie aber auch bei neu auftretenden Infektionen von großer Wichtigkeit sein (wie z. B. bei SARS-CoV-1, Ebola oder COVID-19/SARS-CoV-2). Die Art der Maßnahmen richtet sich nach dem sozialen Verhalten der vermuteten Risikogruppen.

Tab. 9.6: Übersicht über verschiedene Isolationsmaßnahmen, die sich nach Art der Erregerausbreitung unterscheiden.

Erregerausbreitung	Maßnahmen	Beispiele
Kontakt	Vorzugsweise Einzelzimmer; wenn Einzelzimmer nicht möglich, dann Kohortenisolierung im Mehrbettzimmer; wenn das auch nicht möglich, „Kittel-Handschuh-Pflege" am Patientenplatz im Mehrbettzimmer	Multiresistente Erreger, infektiöse Durchfallerkrankungen, *C. difficile*-Infektion
Tröpfcheninfektion	Vorzugsweise Einzelzimmer; wenn Einzelzimmer nicht möglich, Kohortenisolierung im Mehrbettzimmer	Meningokokken-Infekte, Pneumokokken-Infekte, Pertussis, Diphtherie, Influenza, Mumps, Röteln
Aerogene (durch die Luft übertragene) Infektion	Einzelzimmer, möglichst mit Unterdruck; FFP2-Maske (evtl. Kittel, Handschuhe)	Tuberkulose, Masern, Varizellen

Internet-Ressourcen

Auf unserer Lehrbuch-Homepage **(www.public-health-kompakt.de)** finden Sie Links zu den Literaturquellen und zu weiterführender Literatur, zusätzliche Abbildungen und Tabellen sowie Links zu anderen themenrelevanten Internet-Ressourcen.

10 Globale Gesundheit

Matthias Egger, Nicola Low, Kathrin Zürcher, Oliver Razum

> Durch die Globalisierung werden wir zunehmend mit Problemen konfrontiert, die die Landesgrenzen überschreiten. Auch viele gesundheitspolitische Entscheidungen werden heute auf europäischer Ebene oder unter der Mitarbeit internationaler Organisationen getroffen.
> In diesem Kapitel betrachten wir Gesundheitsindikatoren sowie Krankheits- und Todesursachen im Hinblick auf das Bevölkerungseinkommen und die Entwicklung in verschiedenen Ländern. Wir analysieren die wichtigsten Faktoren, die die Gesundheit der Menschen in Industrie- und Entwicklungsländern beeinflussen und beschäftigen uns schließlich mit den Strategien und Akteuren, welche die Globale Gesundheit heute prägen.

10.1 Internationale Vergleiche

10.1.1 Klassifizierung der Länder nach Einkommen und Entwicklung

Der Forschungsbereich *Globale Gesundheit* beschäftigt sich vor allem mit Analysen und Vergleichen des Gesundheitsstatus' von Bevölkerungen in verschiedenen Ländern unter Berücksichtigung des jeweiligen soziokulturellen und ökonomischen Kontexts. Hierzu werden die Länder meist nach ihrem Bruttonationaleinkommen oder nach dem Entwicklungsstand klassifiziert. Häufig verwendet man dabei die von der Weltbank definierten vier Einkommensgruppen (*High Income*, *Upper Middle Income*, *Lower Middle Income*, *Low Income*) sowie die Kriterien der Vereinten Nationen für den Entwicklungsstand eines Landes (Box 10.1.1).

> **Box 10.1.1: Einteilung der Länder nach Einkommen und Entwicklung (Daten von 2018 bzw. 2019)**
> Die **Weltbank** klassifiziert die Länder nach ihrem Bruttonationaleinkommen pro Kopf und Jahr (Gross National Income per Capita).
> - *High Income*-Länder: > 12.535 US-Dollar
> - *Upper Middle Income*-Länder: 4.036–12.535 US-Dollar
> - *Lower Middle Income*-Länder: 1.036–4.045 US-Dollar
> - *Low Income*-Länder: < 1.036 US-Dollar
>
> Bei den *High Income*-Ländern wird unterschieden zwischen den Industrienationen der OECD (Organisation für wirtschaftliche Zusammenarbeit und Entwicklung) und anderen *High Income*-Ländern, wie z. B. den Ölförderländern am Arabischen Golf.

https://doi.org/10.1515/9783110673708-010

Die **Vereinten Nationen (UN)** bezeichneten 2018 insgesamt 47 Länder aufgrund der folgenden Kriterien als *Least Developed Countries* (LDC):
- *Niedriges Pro-Kopf-Einkommen:* durchschnittliches jährliches Bruttonationaleinkommen über drei Jahre < 1.025 US-Dollar
- *Hohe ökonomische Verwundbarkeit:* basierend auf dem *Economic Vulnerability Index*, der u. a. den Anteil der verarbeitenden Industrie und der Dienstleistungen sowie die Stabilität der landwirtschaftlichen Produktion und des Exports von Gütern und Dienstleistungen erfasst
- *Geringe humane Ressourcen:* basierend auf dem *Human Assets Index*, der auf Angaben zur Alphabetisierungsrate, zur Einschulungsrate in Sekundarschulen, zur Ernährungslage und zur Kindersterblichkeit beruht

Tab. 10.1 zeigt die Verteilung aller 218 Länder und Territorien bezüglich Einkommensgruppen und Entwicklung, untergliedert nach den Regionen der Weltbank. Die Mehrzahl der Länder in der Region *Sub-Saharan Africa* und die Hälfte der Länder in *South Asia* gehören zu den am wenigsten entwickelten Ländern. Dagegen weisen die Industrieländer Nordamerikas und Europas sowie Australien, Neuseeland und Japan (Teile von *East Asia & Pacific*) ein hohes Bruttonationaleinkommen und einen hohen Entwicklungsgrad auf. Die Öl-fördernden Länder des Nahen Ostens und Arabiens (Teile von *Middle East & North Africa*) bilden eine Gruppe mit hohem Bruttonationaleinkommen, während China, Indien, Thailand, Brasilien und Südafrika als Beispiele für sogenannte Schwellenländer mit mittlerem Einkommen stehen. Die übrigen Länder bezeichnet man als „Entwicklungsländer" oder besser „Länder mit großen Mittelknappheiten" (*Ressource Limited Countries*). Sie alle weisen ein niedriges Einkommen auf, viele von ihnen gehören zu den am wenigsten entwickelten Ländern der Erde. Äquatorialguinea, ein kleiner Staat in Westafrika, ist ein Sonderfall. Seit vor seinen Küsten große Erdölvorkommen entdeckt und von internationalen Ölfirmen genutzt werden, ist hier das Bruttonationaleinkommen pro Kopf rasant gestiegen. Das Land gehörte bis vor kurzem zu den *High Income*-Ländern, heute ist es aufgrund der gefallenen Ölpreise ein *Upper Middle Income*-Land. Gleichzeitig ist es aufgrund der hohen ökonomischen Verwundbarkeit durch die Abhängigkeit vom Öl sowie der geringen Investitionen in Bildung und Gesundheit eines der am wenigsten entwickelten Länder der Erde.

Tab. 10.1: Anzahl und Prozentsatz der Länder und Territorien in sechs Regionen, unterteilt nach Einkommen und Entwicklungsstand.

Ländergruppen unterteilt nach:	Region					
	Americas (n = 45)	East Asia & Pacific (n = 38)	Europe & Central Asia (n = 58)	Middle East & North Africa (n = 21)	South Asia (n = 8)	Sub-Saharan Africa (n = 48)
Pro-Kopf-Einkommen						
High Income	20 (44,4 %)	15 (39,5 %)	38 (65,5 %)	8 (38,1 %)	0 (0,0 %)	2[a] (4,2 %)
Upper Middle Income	20 (44,4 %)	10 (26,3 %)	15 (25,9 %)	5 (23,8 %)	1[b] (12,5 %)	5 (10,4 %)
Lower Middle Income	4 (8,9 %)	12 (31,6 %)	4 (6,9 %)	6 (28,6 %)	6 (75,0 %)	18 (37,5 %)
Low Income	1 (2,2 %)	1 (2,6 %)	1 (1,7 %)	2 (9,5 %)	1 (12,5 %)	23 (47,9 %)
Entwicklungsstand						
Least Developed	1[c] (2,2 %)	8[d] (21,1 %)	0 (0,0 %)	2[e] (9,5 %)	4[f] (50,0 %)	32[g] (66,7 %)

[a] Seychellen, Mauritius
[b] Malediven
[c] Haiti
[d] Kambodscha, Kiribati, Laos, Myanmar, Osttimor, Salomon-Inseln, Tuvalu, Vanuatu
[e] Dschibuti, Jemen
[f] Afghanistan, Bangladesch, Bhutan, Nepal
[g] Angola, Äthiopien, Benin, Burkina Faso, Burundi, Eritrea, Gambia, Guinea, Guinea-Bissau, Komoren, Kongo (Dem. Republik), Lesotho, Liberia, Madagaskar, Malawi, Mali, Mauretanien, Mosambik, Niger, Ruanda, Sambia, São Tomé und Príncipe, Senegal, Sierra Leone, Somalia, Sudan, Südsudan, Tansania, Togo, Tschad, Uganda, Zentralafrikanische Republik
(Quelle: World Bank list of economies. The World Bank, August 2020).

10.1.2 Gesundheitsindikatoren

Gesundheitsindikatoren sind Parameter, die Rückschlüsse auf die Gesundheit der Bevölkerung, die Gesundheitsversorgung und auf verfügbare Ressourcen erlauben.

Hier einige Beispiele:

- Ein wichtiger Indikator ist die *Mortalität* (s. Kap. 2.2.3). Jedes Jahr sterben weltweit ca. 55,9 Mio. Menschen. Davon sind 49,8 Mio. Erwachsene (> 15 Jahre) und 0,73 Mio. Kinder und Jugendliche im Alter von 5–15 Jahren. 5,4 Mio. Todesfälle entfallen auf die Unter-5-Jährigen.

- Die *Lebenserwartung* lässt sich auf der Basis der altersspezifischen Mortalitäts-raten (s. Kap. 2.2.4) berechnen. Dieser Wert gibt die durchschnittliche Anzahl an Jahren an, die ein Mensch eines bestimmten Alters aufgrund der aktuellen Ster-beraten erwartungsgemäß noch leben würde.
- Besonders in ärmeren Ländern beeinflusst die *Säuglingssterblichkeit* (s. unten und Kap. 2.2.3) die Lebenserwartung bei Geburt maßgeblich.
- Indikatoren für die *Morbidität* in einer Bevölkerung können die Tuberkulose- oder die Malaria-Inzidenz sein. Da aber auch in vielen ärmeren Ländern – eben-so wie in den Industrienationen – die Zahl an chronischen, nicht übertragbaren Erkrankungen zunimmt, ist z. B. auch die alters- und geschlechtsspezifische Prä-valenz des Diabetes mellitus Typ 2 (s. Kap. 8.2) ein wichtiger Morbiditätsindika-tor.
- Wichtige Indikatoren der *Gesundheitsversorgung* sind z. B. auch der Anteil an Einjährigen, der gegen Masern geimpft wurde oder der Prozentsatz der Geburten, der durch ausgebildetes Personal betreut wurde. Bei älteren Menschen ist der Anteil mit Bluthochdruck, deren Blutdruck korrekt eingestellt ist, ein Indikator.
- Für die *Entwicklung* eines Landes sind Zugang zu sauberem Wasser (s. Kap. 6.2) und Zugang zu Bildung wesentliche Indikatoren.

Mit dem Konzept des *Burden of Disease* wird versucht, die Krankheitslast zu erfassen, der eine Population ausgesetzt ist. Zu dieser Last gehören Einschränkungen durch Krankheit, Unfälle und Behinderungen ebenso wie der frühzeitige Tod. Der Gesund-heitszustand einer Population wird dabei mit der Idealsituation verglichen, in der al-le Mitglieder bei guter Gesundheit altern würden. Die Krankheitslast wird in *Disabili-ty Adjusted Life Years* (DALYs) angegeben, wobei ein DALY einem durch Erkrankung oder vorzeitigen Tod verlorenen gesunden Lebensjahr entspricht (s. a. Kap. 2.2.5). Ein ähnlicher Gedanke liegt der *Healthy Life Expectancy* (HALE) zugrunde. Die HALE entspricht der Anzahl an Jahren, die bei guter Gesundheit verbracht werden kann. Auch DALYs und HALE sind wichtige Gesundheitsindikatoren. Tab. 10.2 zeigt dies für ausgewählte Länder innerhalb der von der Weltbank definierten Einkommens-gruppen.

Tab. 10.2: Gesundheitsindikatoren in ausgewählten Ländern. (Quelle: Global Burden of Disease, Institute for Health Metrics and Evaluation 2020; World Bank 2020).

Einkommens-gruppe ausgewählte Länder	Mortalitätsraten (2017)			DALYs und Lebenserwartung (2018)		
	Säuglinge (< 1 J.) (pro 1.000 Lebend-geburten)	Kinder & Jugendliche (5–14 J.) (pro 100.000 Einwohner)	Erwachsene (15–49 J.) (pro 100.000 Einwohner)	altersstan-dardisierte* DALYs (pro 100.000 Einwohner)	Lebens-erwartung bei der Geburt (Jahre)	Lebens-erwartung in Gesundheit (HALE, Jahre)
High Income (OECD)						
Deutschland	3,3	7,7	84,3	19.580	80,9	69,6
Österreich	2,9	7,8	74,5	18.620	81,7	70,4
Schweiz	3,7	6,8	54,7	17.047	83,8	71,9
USA	5,7	13,0	157,1	24.305	78,5	66,57
High Income (non OECD)						
Kroatien	4,1	9,8	91,2	21.599	78,1	67,4
Saudi-Arabien	6,3	19,48	141,7	24.935	75,0	66,3
Singapur	2,1	7,5	52,3	14.901	83,2	74,2
Higher Middle Income						
Brasilien	13,2	29,1	206,8	27.894	75,7	65,4
Südafrika	28,2	65,1	578,0	45.453	63,9	57,1
Türkei	9,8	24,6	91,7	23.005	77,4	67,9
Lower Middle Income						
Bolivien	22,9	44,1	154,8	30.715	71,2	63,6
Philippinen	22,7	67,8	241,8	36.379	71,1	61,0
Indien	31,4	58,8	220,9	39.559	69,4	59,4
Low Income						
Zentral-afrikanische Republik	85,5	192,2	780,7	96.470	52,8	44,8
Haiti	50,7	75,5	314,1	49.023	63,7	56,3
Malawi	33,5	128,2	408,2	52.313	63,8	55,0

* Standardisiert auf Global Standard Population der WHO. DALY: Disability Adjusted Life Years; HALE: Healthy Life Expectancy

10.1.3 Kinder- und Säuglingssterblichkeit

Abb. 10.1 zeigt den Verlauf der Kindersterblichkeit in den Jahren 1970 bis 2018 in Abhängigkeit vom Einkommen des jeweiligen Landes.

Seit 1990 ist die Kindersterblichkeit weltweit um mehr als 50 % gesunken, wobei eine Abnahme in allen Einkommensgruppen zu verzeichnen war. Die Unterschiede zwischen den Einkommensgruppen sind in absoluten Zahlen kleiner geworden, relativ gesehen haben sie jedoch zugenommen. In afrikanischen Ländern hat sich die Abnahme der Sterblichkeit durch die HIV/AIDS-Epidemie (s. a. Kap. 9.3.2) verlangsamt. In Ruanda kam es im Zusammenhang mit dem Genozid im Jahre 1994 zu einem massiven Anstieg der Kindersterblichkeit (Abb. 10.1). Bei den Unter-5-Jährigen sind nur einige wenige Ursachen für eine große Anzahl der Todesfälle verantwortlich (Tab. 10.3). In den *Low Income*-Ländern stehen mit Pneumonien, Malaria und Durchfallerkrankungen v. a. Infektionskrankheiten, aber auch perinatale Ursachen wie Asphyxie und Sepsis im Vordergrund, während in Industrienationen Komplikationen durch extreme Frühgeburtlichkeit und Fehlbildungen dominieren. Gegen Infektionskrankheiten wie Masern und Tetanus sind heute Impfstoffe vorhanden, sodass diese Erkrankungen in den Industrienationen nur noch relativ selten auftreten. Hier gibt es allerdings recht große Unterschiede zwischen einzelnen Ländern. So konnte das WHO-Ziel, die Masern bis 2010 in allen europäischen Staaten zu eliminieren, nur in Finnland erreicht werden. In vielen Entwicklungsländern spielen Infektionskrankheiten eine wesentlich bedeutendere Rolle, insbesondere wenn die Durchimpfungsraten in der Bevölkerung auf Grund eines schwach entwickelten Gesundheitssystems niedrig sind. Malaria ist in der Gruppe der Entwicklungsländer die dritthäufigste Todesursache bei den Unter-5-Jährigen. In den Ländern Subsahara-Afrikas, in denen

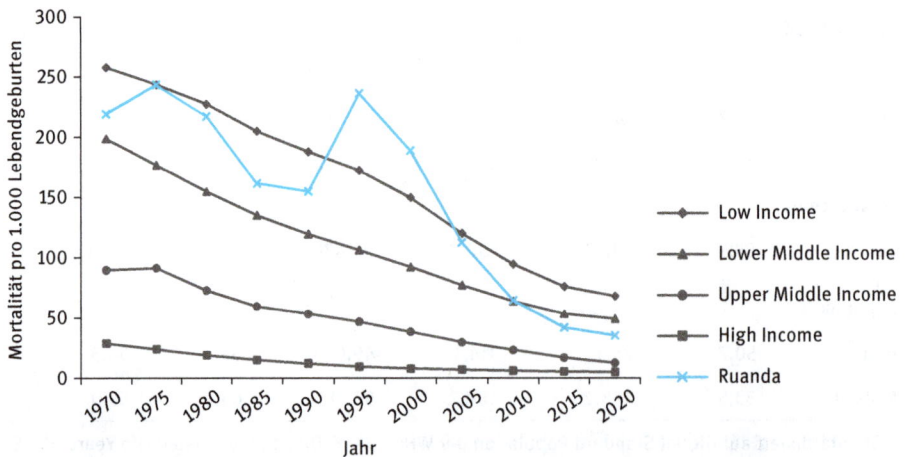

Abb. 10.1: Verlauf der Kindersterblichkeit in 194 nach ihrem Einkommen gruppierten Ländern (1970 bis 2018). Die blaue Kurve zeigt den besonderen Verlauf in Ruanda. (Quelle: World Bank 2020).

Malaria endemisch vorkommt, ist die Krankheit durch die immer wiederkehrenden Infektionen und die damit verbundene Anämie für etwa 11,5 % aller DALYs bei den Unter-5-Jährigen verantwortlich (s. a. Kap. 9.3).

Tab. 10.3: Verteilung der häufigsten Todesursachen bei Kindern unter 5 Jahren im Jahr 2017 – global gesehen und unterschieden nach einkommensabhängigen Ländergruppen. (Quelle: Global Burden of Disease, Institute for Health Metrics and Evaluation, 2020).

Todesursache	Prozent aller Todesfälle (Rang)				
	Global	Low Income	Lower Middle Income	Upper Middle Income	High Income
Untere Atemwegsinfektionen (Pneumonien)	15,0 % (1)	13,9 % (1)	16,5 % (1)	10,6 % (3)	2,8 % (10)
Komplikationen aufgrund Frühgeburtlichkeit	12,1 % (2)	8,4 % (5)	12,8 % (2)	18,3 % (1)	23,8 % (1)
Durchfallerkrankungen	9,9 % (3)	11,1 % (2)	10,5 % (4)	3,0 % (8)	1,1 % (17)
Hirnschädigungen bei Neugeborenen	9,8 % (4)	8,7 % (4)	10,8 % (3)	8,4 % (4)	7,6 % (4)
Malaria	6,6 % (5)	11,1 % (2)	5,2 % (6)	< 1 % (56)	< 1 % (137)
Andere Geburtskomplikationen	6,5 % (6)	4,8 % (6)	7,5 % (5)	5,7 % (5)	8,7 % (2)
Angeborener Herzfehler	4,0 % (7)	2,9 % (9)	3,3 % (8)	10,7 % (2)	8,3 % (3)
Neugeborenen-Sepsis	3,8 % (8)	3,8 % (8)	3,6 % (7)	4,4 % (6)	3,5 % (8)
Fehlernährung (Protein-Energie-Mangelernährung)	2,6 % (9)	4,1 % (7)	2,0 % (10)	1,1 % (16)	< 1 % (67)
Andere Fehlbildungen	2,3 % (10)	1,7 % (15)	2,2 % (9)	4,3 % (7)	6,0 % (5)

Die *Säuglingssterblichkeit* umfasst alle Todesfälle im Zeitraum von der Geburt bis zum ersten Geburtstag (s. Kap. 2.2.3). Die Säuglingssterblichkeitsraten in Deutschland, Österreich und der Schweiz gehören zu den niedrigsten der Welt. In Deutschland sank die Rate von 23,4 Todesfällen pro 1.000 Neugeborene im Jahr 1968 um 86 % auf 3,2 Todesfälle pro 1.000 Neugeborene im Jahr 2019. Im selben Zeitraum ging die Säuglingssterblichkeit in Brasilien um 88 % auf 12,4 Todesfälle pro 1.000 Neugeborene im Jahr 2019 zurück, während in Haiti nur ein Rückgang um 71 % verzeichnet wurde. Die höchsten Säuglingssterblichkeiten weltweit haben derzeit (2019) die Zentralafrikanische Republik, Sierra Leone, Nigeria und Somalia zu verzeichnen. In der Schweiz, Österreich, Deutschland und anderen Industrieländern lässt sich die Säuglingssterblichkeit nur noch wenig senken, u. a. auch weil ein Drittel aller Todesfälle bei Säuglingen auf angeborene Fehlbildungen zurückzuführen ist. Anders dagegen in *Low-Income*-Ländern, wo ein Großteil der frühen Todesfälle durch Verbesserungen der Infrastruktur und des Gesundheitswesens zu verhindern wäre. Die unterschiedlichen Säuglingssterblichkeitsraten korrelieren stark mit dem Einkommen und Entwicklungsstand der jeweiligen Länder. Aber es gibt auch Ausnahmen. So ist die Säuglingssterblichkeit in Kuba mit 3,8 pro 1.000 Neugeborenen beispielsweise niedriger als in den USA (5,6 pro 1.000 Neugeborene). Allerdings variiert die Rate auch innerhalb der USA sehr stark. Diese Unterschiede sind Folge großer ethnischer und sozioökonomischer Gegensätze, sowie der damit verbundenen Ungleichheit im Zugang zur medizinischen Versorgung. In den USA ist also die *Verteilungsgerechtigkeit* (*Equity*, s. Kap. 1.3.2 und Kap. 3.1) nicht gewährleistet. In der kubanischen Gesellschaft sind diese Unterschiede weit geringer. Gleichzeitig werden in den USA öfter als in Kuba medizinische Maßnahmen bei untergewichtigen Neugeborenen ergriffen. Die Maßnahmen erhöhen zwar die Überlebensrate unmittelbar nach der Geburt, führen aber zu einem Ansteigen der Säuglingssterblichkeitsrate im weiteren Verlauf, da diese Säuglinge in den ersten Lebenswochen ein höheres Sterberisiko aufweisen.

10.1.4 Morbidität und Mortalität im Erwachsenenalter

Auch bei den Erwachsenen ist die Gesamtmortalität in den letzten Jahrzehnten weltweit gesunken, wobei wie bei den Kindern große Unterschiede zwischen den einzelnen Ländern bestehen (Abb. 10.2). Russland bildet hier eine Ausnahme. Dort hat die Sterblichkeit seit 1990 sowohl bei Männern als auch bei Frauen zugenommen (s. Box 10.1.2 mit einer Diskussion der Ursachen).

Mit sinkender Geburtenrate und steigender Lebenserwartung erhöht sich in vielen Ländern der Anteil der erwachsenen, insbesondere der älteren Bevölkerung. In solchen Populationen dominiert zunehmend die Krankheitslast durch chronische, nicht übertragbare Erkrankungen (*Non Communicable Diseases*, NCD). Dazu gehören vor allem Herz-Kreislauf-Erkrankungen (Kap. 8.3), bösartige Tumoren (Kap. 8.4), chronische Atemwegserkrankungen (Kap. 8.6) und der Diabetes mellitus (Kap. 8.2). Man bezeichnet diesen Vorgang als epidemiologischen Übergang oder **epidemiologische Transition**. Deutschland, Österreich, die Schweiz und andere Industrienationen haben im letzten Jahrhundert schon weite Strecken dieses Übergangs durchlebt. Dort sind heute 90 % der Todesfälle auf nicht übertragbare Krankheiten zurückzuführen. In Malawi und vielen anderen *Least Developed Countries* hat die epidemiologische Transition erst begonnen, während sie in Brasilien und anderen Schwellenländern schon weiter vorangeschritten ist. Die epidemiologische Transition bedeutet für Schwellenländer eine doppelte Krankheitslast mit hohen Raten bei den Infektionskrankheiten und zunehmender Belastung durch chronische Krankheiten. Während Infektionskrankheiten weiterhin vor allem in ländlichen Gegenden und den

Frauen

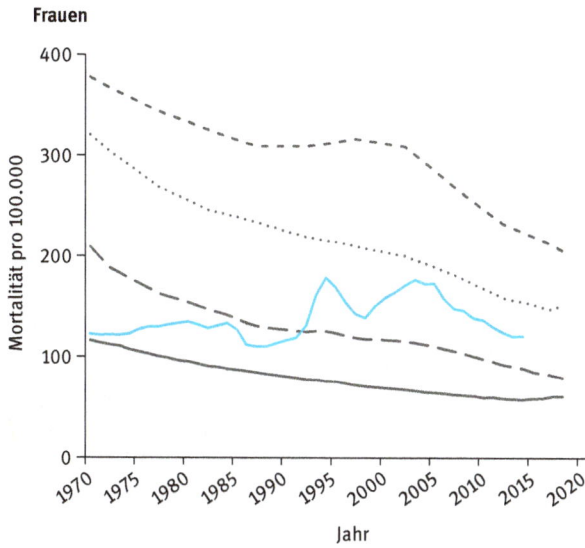

Männer

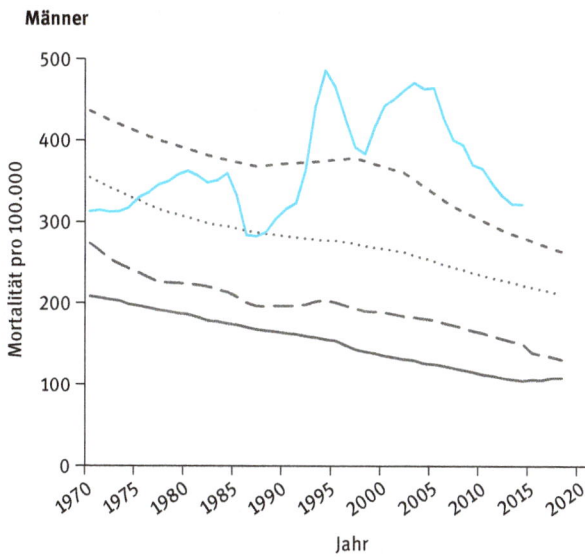

— High Income
- - - Upper Middle Income
· · · · · Lower Middle Income
- · - · Low Income
— Russian Federation

Abb. 10.2: Verlauf der altersstandardisierten Gesamtmortalität bei erwachsenen Frauen (oben) und Männern (unten) im Alter von 15–60 Jahren in den nach ihrem Einkommen gruppierten Ländern (1970 bis 2018). Die blaue Kurve zeigt den besonderen Verlauf in Russland bis 2014 (Russische Sozialistische Föderative Sowjetrepublik, seit 1992 Russische Föderation). (Quelle: Worldbank, 2020).

Elendsvierteln der Städte vorkommen, stellen chronische Krankheiten sowohl ein Problem der ländlichen Bevölkerung (v. a. durch Bluthochdruck, Schlaganfall, s. Kap. 8.3) als auch zunehmend der Mittel- und Oberschicht in den Städten dar (v. a. durch bösartige Tumoren, Lungen- und Herz-Kreislauf-Erkrankungen; s. Kap. 8.3, 8.4 und 8.6).

Abb. 10.3 zeigt die Krankheitslast in DALYs für Männer und Frauen (15 bis 49 Jahre) global gesehen und unterteilt nach einkommensabhängigen Ländergruppen. Sichtbar ist dabei auch jeweils der Anteil, den Infektionskrankheiten, nicht übertragbare Krankheiten und Unfälle/Verletzungen einnehmen. Im Jahr 2017 wurde die weltweite Krankheitslast für Erwachsene in dieser Altersgruppe auf 800 Mio. DALYs, d. h. verlorene gesunde Lebensjahre, geschätzt (für alle Altersgruppen waren es 2,491 Mrd. DALYs). Von dieser Krankheitslast entfielen 320 Mio. (12,8 %) auf *Low Income*-Länder, 1,838 Mio. (73,8 %) auf *Middle Income*-Länder und 333 Mio. (13,4 %) auf *High Income*-Länder. Die im Erwachsenenalter dominierenden *nicht übertragbaren Krankheiten* sind auch in *Low Income*-Ländern für die Mehrheit der DALYs bei Erwachsenen verantwortlich. Allerdings nimmt ihre Bedeutung mit dem jeweiligen Einkommen des Landes zu, während Infektionen, mütterliche und ernährungsbedingte Ursachen mit zunehmendem Einkommen anteilsmäßig weniger häufig vorkommen. Berücksichtigt man alle Altersgruppen, sind die letztgenannten Ursachen in den *Low Income*-Ländern jedoch mit 59,1 % aller DALYs noch immer die wichtigs-

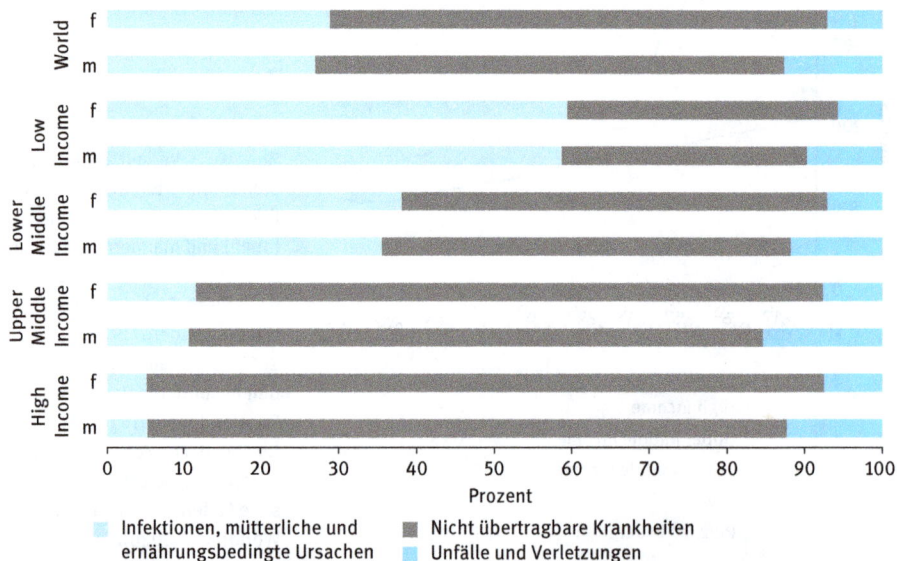

Abb. 10.3: Prozentuale Verteilung der Krankheitslast in DALYs (verlorene gesunde Lebensjahre) global und nach einkommensabhängigen Ländergruppen. Die Daten aus dem Jahr 2017 unterscheiden jeweils zwischen Männern (m) und Frauen (f) und beziehen sich auf die Altersgruppe der 15- bis 49-Jährigen. (Quelle: Global Burden of Disease, Institute for Health Metrics and Evaluation, 2020).

ten. In den *Middle Income-* und *Low Income*-Ländern fallen darüber hinaus Unfälle und Verletzungen besonders ins Gewicht, Männer sind hier wesentlich häufiger betroffen als Frauen (s. a. Kap. 8.8).

Box 10.1.2: Eau de Cologne, „Zapoi" und die Mortalität russischer Männer

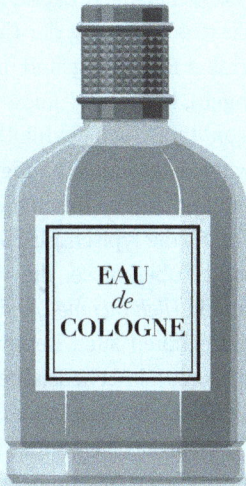

Die Lebenserwartung für Männer in Russland liegt unter dem Durchschnitt der *Upper-Middle-Income*-Länder. Eine wichtige Ursache hierfür ist die hohe Mortalität durch Alkoholvergiftungen. In den Jahren 2003 bis 2005 wurden daher in einer Industriestadt im Ural die Trinkgewohnheiten von verstorbenen Männern in Rahmen einer Fall-Kontroll-Studie erfasst.[a] Die auf diese Weise gewonnenen Angaben wurden dann mit denjenigen von lebenden Männern gleichen Alters verglichen, die den Verstorbenen in Bildungsstand und Rauchgewohnheiten entsprachen. Das Nationalgetränk Wodka war etwa gleich häufig von Verstorbenen und Kontrollpersonen konsumiert worden. Die Gruppen unterschieden sich jedoch in ihren Trinkgewohnheiten. 45 % der Verstorbenen, aber nur 12 % der Kontrollpersonen waren als problematische Trinker eingestuft worden. Zu den problematischen Trinkgewohnheiten gehört in Russland das „Zapoi". Hierunter versteht man mehrtägige Alkoholexzesse, während derer sich die Männer dem normalen sozialen Leben entziehen. Problematisches Trinken verdreifachte das Sterberisiko. Noch stärker war der Zusammenhang mit dem Konsum von nicht für den Verzehr vorgesehenen Alkoholika, z. B. Eau de Cologne. Wodka enthält 43 % Alkohol. In Eau de Cologne, Parfüm, medizinischen Tinkturen und Reinigungsmitteln sind es bis zu 97 %. Der Verkauf dieses Alkohols ist steuerfrei, sodass die genannten Substanzen bis zu sechsmal weniger kosten als Wodka.

Männer der untersten Bildungsschicht konsumierten solche Substanzen im Vergleich zu Männern aus höheren Schichten etwa 8-mal so oft und hatten etwa 5-mal so oft einen Zapoi.[b] Bei 41 % der Verstorbenen und 8 % der Kontrollpersonen war das Trinken von derartigem „Billig-Alkohol" angegeben worden. Unter Berücksichtigung des Alters der Personen errechneten Epidemiologen hieraus für sie ein mehr als 9-mal so hohes Sterberisiko. Aufgrund dieser Studie[a] schätzt man, dass zu jener Zeit etwa 40 % der vorzeitigen Todesfälle bei Männern in Russland auf übermäßigen Alkoholkonsum zurückzuführen waren. Im Jahr 2005 führte Russland ein Alkoholkontrollgesetz ein und verabschiedete fünf Jahre später ein nationales Aktionsprogramm zur Verringerung alkoholbedingter Gesundheitsschäden. Die Situation hat sich seither verbessert. Parallel zum Rückgang des Alkoholkonsums sank inzwischen auch die Mortalität.[c]

[a] Leon DA et al. Hazardous alcohol drinking and premature mortality in Russia: a population-based case-control study. Lancet. 2007;369:2001–2009.

[b] Tomkins S et al. Prevalence and socio-economic distribution of hazardous patterns of alcohol drinking: study of alcohol consumption in men aged 25–54 years in Izhevsk, Russia. Addiction. 2007;102:544–553.

[c] Nemtsov A et al. Are Trends in Alcohol Consumption and Cause-Specific Mortality in Russia between 1990 and 2017 the Result of Alcohol Policy Measures? J Stud Alcohol Drugs. 2019;80:489–498.

(Quelle der Illustration: Christoph Frei)

10.1.5 Die weltweit wichtigsten Ursachen der Krankheitslast

Je nach dem Einkommen eines Landes zeigen sich große Unterschiede in der Verteilung der wichtigsten Erkrankungen, die dann wiederum Auswirkungen auf die DALYs einer Bevölkerung haben. Tab. 10.4 zeigt die jeweils zehn wichtigsten Ursachen für DALYs in allen Altersgruppen weltweit sowie gegliedert nach dem Einkommen der Länder. Es fällt auf, dass die wichtigsten Ursachen in der Welt insgesamt eine Mischung der Ursachen der *Low Income*- und der *High Income*-Länder sind. Von großer Bedeutung sind hier u. a. Herz-Kreislauf-Erkrankungen (kardiovaskuläre Erkrankungen), bösartige Tumoren, Muskel-Skelett-Erkrankungen, zerebrovaskuläre Erkrankungen (z. B. Schlaganfall), chronische Atemwegserkrankungen und Diabetes mellitus, wie sie besonders häufig in den *High Income*-Ländern vorkommen, aber auch Lungenentzündungen, Durchfallerkrankungen, Hirnschädigungen bei Neugeborenen und HIV/AIDS, die typisch für *Low Income*-Länder sind. Ausnahmen sind Malaria, HIV/AIDS und Tuberkulose, die weltweit nicht mehr zu den zehn wichtigsten Ursachen gehören. In den *High Income*-Ländern dominieren somit die nicht übertragbaren Krankheiten. Hier gehören auch Depressionen und Hörverlust zu den wichtigsten Ursachen für verlorene gesunde Lebensjahre im Erwachsenenalter, obwohl sie nicht mit einer hohen Sterblichkeit assoziiert sind. Der große Anteil an psychischen Ursachen unter den DALYs in *High Income*-Ländern unterstreicht den Einfluss sozialer (Drogenmissbrauch, Gewalt, sexueller Missbrauch, Diskriminierung) und ökonomischer Faktoren (Arbeitslosigkeit, Armut, ungenügende Bildung, Stress am Arbeitsplatz), die hier wirken. Alkoholassoziierte Erkrankungen spielen ebenfalls eine große Rolle (s. a. Kap. 4.2.2 und Kap. 8.7).

Die Liste der zehn wichtigsten Ursachen für DALYs in den *Middle Income*-Ländern ähnelt stark der Liste der wichtigsten Ursachen weltweit. Auch sie stellt eine Kombination aus denjenigen der *Low Income*- und der *High Income*-Länder dar. Hier führen die nicht übertragbaren Erkrankungen die Liste an, aber Pneumonien, Hirnschädigungen bei Neugeborenen und Eisenmangelanämien finden sich weiterhin unter den *Top Ten*. In den Schwellenländern sorgen zudem Verkehrsunfälle für immer mehr DALYs. Hauptgründe hierfür sind ungenügend gesicherte Straßen, fehlende Geschwindigkeitsbegrenzungen, der schlechte technische Zustand vieler Kraftfahrzeuge sowie die fehlende Gurtpflicht.

Doch auch innerhalb einer Einkommensgruppe bestehen zwischen den Ländern zum Teil große Unterschiede. Die wichtigsten Ursachen für verlorene gesunde Lebensjahre entsprechen in Deutschland, der Schweiz und Österreich im Wesentlichen dem Muster der *High Income*-Länder. In den USA gehören z. B. der problematische Opioidkonsum und in Saudi-Arabien die Verkehrsunfälle zu den wichtigsten DALY-Ursachen. Zwischen den *Middle Income*- und *Low Income*-Ländern sind die Unterschiede in den Ursachen noch ausgeprägter. HIV/AIDS findet man in Brasilien nicht unter den wichtigsten Ursachen. Auch in Bangladesch ist die Krankheit kaum vertreten, während sie in verschiedenen Ländern Subsahara-Afrikas zu den wichtigen DALY-Ursachen gehört. In Brasilien und Südafrika sind zudem Gewalttaten besonders wichtige Ursachen für verlorene gesunde Lebensjahre.

Tab. 10.4: Die zehn wichtigsten Ursachen für verlorene gesunde Lebensjahre (DALYs) weltweit und in nach Einkommen unterschiedenen Ländergruppen. Die Daten beziehen sich auf alle Altersgruppen und auf das Jahr 2017. (Quelle: Global Burden of Disease, Institute for Health Metrics and Evaluation, 2020).

Rang	Ursache	% aller DALYs	Rang	Ursache	% aller DALYs
Welt (2.491 Mio. DALYs)			**Low Income-Länder (320 Mio. DALYs)**		
1	Kardiovaskuläre Erkrankungen (z. B. Herzinfarkt)	6,82	1	Untere Atemwegsinfektionen (Pneumonien)	8,06
2	Untere Atemwegsinfektionen (Pneumonien)	4,28	2	Malaria	7,24
3	Chronische Atemwegs-erkrankungen	3,26	3	Durchfallerkrankungen	7,15
4	Durchfallerkrankungen	3,25	4	Hirnschädigungen bei Neugeborenen	4,34
5	Frühgeburten	2,82	5	Frühgeburten	4,20
6	Rückenschmerzen	2,59	6	HIV/AIDS	3,24
7	Hirnblutungen	2,58	7	Tuberkulose	3,23
8	Diabetes mellitus	2,29	8	Kardiovaskuläre Erkrankungen (z. B. Herzinfarkt)	2,32
9	Hirnschädigungen bei Neugeborenen	2,27	9	Andere Fehlbildungen	2,30
10	Zerebrovaskuläre Erkrankungen (z. B. Schlaganfall)	2,20	10	Protein-Energie-Mangelernährung	2,24
Middle Income-Länder (1.838 Mio. DALYs)			**High Income-Länder (333 Mio. DALYs)**		
1	Kardiovaskuläre Erkrankungen (z. B. Herzinfarkt)	7,68	1	Kardiovaskuläre Erkrankungen (z. B. Herzinfarkt)	7,34
2	Untere Atemwegsinfektionen (Pneumonien)	3,73	2	Rückenschmerzen	5,68
3	COPD	3,63	3	Lungenkrebs	3,67
4	Hirnblutung	3,21	4	COPD	3,56
5	Frühgeburten	2,71	5	Morbus Alzheimer u. a. Demenzformen	3,29
6	Zerebrovaskuläre Erkrankungen (z. B. Schlaganfall)	2,72	6	Diabetes mellitus	3,14
7	Durchfallerkrankungen	2,68	7	Stürze	2,68
8	Diabetes mellitus	2,44	8	Migräne	2,65
9	Rückenschmerzen	2,35	9	Zerebrovaskuläre Erkrankungen (z. B. Schlaganfall)	2,27
10	Hirnschädigungen bei Neugeborenen	2,06	10	Hörverlust	2,06

Die Prozentangaben beziehen sich auf die Welt oder die jeweilige Ländergruppe. Die Prozente addieren sich nicht auf 100 %, weil nur die 10 wichtigsten Ursachen aufgeführt sind.

10.2 Determinanten der globalen Gesundheit

Armut, Hunger, niedriger Bildungsstand, Bevölkerungswachstum und Ungleichheiten zwischen den Geschlechtern sind wichtige Determinanten der Unterschiede in der Gesundheit zwischen verschiedenen Bevölkerungsgruppen und zwischen den Bevölkerungen verschiedener Länder. Die genannten Determinanten beeinflussen den Altersaufbau einer Bevölkerung. Die daraus resultierenden Unterschiede im Altersaufbau können wiederum einen Teil der Unterschiede in der Gesundheit zwischen den Bevölkerungen der verschiedenen Länder erklären.

10.2.1 Armut

Etwa 713 Mio. Menschen leben von weniger als 2 US-Dollar am Tag. Armut und schlechter Gesundheitszustand stehen in einem engen Zusammenhang. Sowohl auf nationaler als auch auf individueller Ebene verhindert ein niedriges Einkommen die Verfügbarkeit, den Zugang zu sowie die Nutzung von Gesundheitseinrichtungen. Umgekehrt trägt ein schlechter Gesundheitszustand zur Armut bei, weil kranke Menschen oder Menschen mit Behinderung meist keiner geregelten Tätigkeit nachgehen können. Ein guter Gesundheitszustand ist somit nicht nur Voraussetzung für individuellen Wohlstand, sondern auch für wirtschaftliches Wachstum und für die Entwicklung eines Landes.

Eine Abbildung in Kap. 10 auf unserer Lehrbuch-Homepage zeigt, dass das Bruttoinlandsprodukt (GDP = *Gross Domestic Product*) stark mit der Kindersterblichkeit und der Lebenserwartung korreliert. Die höchste Lebenserwartung haben die Menschen in Ländern und Gebieten mit hohem Volkseinkommen (z. B. Singapur, Japan, Schweiz, Italien, Spanien, Frankreich, Schweden), die niedrigste Lebenserwartung findet man in Ländern und Gebieten mit niedrigem Volkseinkommen (z. B. in der Zentralafrikanischen Republik, in Lesotho, Mosambik, Papua-Neuguinea, Südsudan und Swasiland). Allerdings gibt es hier Ausreißer: Die Menschen in Südafrika haben z. B. eine relativ geringe Lebenserwartung im Vergleich zum dort vorhandenen Wohlstand. Dies ist u. a. auf die ungleiche Verteilung des Einkommens zurückzuführen. Eine Minderheit der Gesamtpopulation verfügt über den größten Teil des Einkommens, während die große Mehrheit der Bevölkerung in Armut lebt und eine hohe Mortalitätsrate aufweist.

Die Zusammenhänge zwischen Volkseinkommen und Kindersterblichkeit wurden nach der *Deklaration von Alma Ata* (1978) erstmals systematisch untersucht. Länder wie Costa Rica, Kuba und der Bundesstaat Kerala in Indien gehörten hiernach zu den „Sonderfällen", da sie trotz geringem Einkommen eine niedrige Kindersterblichkeitsrate aufwiesen. Man konnte fünf Schlüsselfaktoren identifizieren, die es einem Land erlauben, trotz relativ geringem Volkseinkommen gute Gesundheitsergebnisse zu erzielen:

–   Staatliche Förderung der sozialen Sicherheit
–   Einbeziehung der Bevölkerung in die Prioritätensetzung und Entscheidungsfindung (*Community Participation*)
–   Verteilungsgerechtigkeit (*Equity*) durch Berücksichtigung der Risikogruppen (ethnische Minderheiten, Kinder, Frauen, Randgruppen)
–   Intersektorale Zusammenarbeit (Gesundheit, Bildung, Wasserversorgung, Landwirtschaft)
–   Einbeziehung der lokalen Traditionen und Kultur

10.2.2 Hunger

Auf der Erde gibt es genug Nahrung, um die gesamte Weltbevölkerung zu ernähren. Dennoch leiden etwa 821 Mio. Menschen an chronischem Hunger und 149 Mio. Kinder unter fünf Jahren sind für ihr Alter zu klein, weil sie nicht genug zu essen hatten. Die Hauptgründe für *Hungersnöte* sind Umsiedlungen und Zerstörungen von landwirtschaftlichen Erzeugnissen durch kriegerische Handlungen, zunehmend aber auch der Klimawandel sowie die Fehlverteilung von und die Spekulation mit Grundnahrungsmitteln.

Von *Mangelernährung* spricht man dann, wenn ein Mensch über einen längeren Zeitraum nicht genug oder zu einseitige Nahrung aufnimmt. Unterernährung ist eine Form der Mangelernährung, die durch eine anhaltende Reduktion der Energiezufuhr hervorgerufen wird. Sie führt zu einer allgemeinen Schwäche, verzögertem Wachstum und Untergewicht. Bei Kindern kommt es als Folge einer zu geringen Eiweiß-Zufuhr, kombiniert mit einem niedrigen Energiegehalt der Nahrung, zum *Kwashiorkor*. Kwashiorkor bedeutet in einer ghanaischen Sprache: „Die Krankheit, die ein Kind bekommt, wenn ein neues Kind geboren wird". Sie tritt dann auf, wenn während einer erneuten Schwangerschaft die Milchproduktion bei der Mutter aussetzt und das Kind danach mit eiweißarmer Nahrung ernährt wird. Ein typisches Symptom des Kwashiorkors ist die Ödembildung (sichtbar v. a. am sogenannten Hungerbauch). Im Gegensatz hierzu ist der *Marasmus* Folge einer generellen Unterernährung mit einem Mangel an Eiweißen, Fetten und Kohlenhydraten. Er führt durch den Abbau der Energie- und Eiweißreserven des Körpers zur Gewichtsabnahme bei gleichzeitiger Reduktion der Muskelmasse, nicht jedoch zur Ödembildung. Diese Form des Protein-Energie-Mangelsyndroms (PEM) findet man v. a. in den *Least Developed Countries*. Mangelernährung trägt zu etwa 50 % aller Todesfälle bei Kindern bei. Einer der Gründe hierfür ist die eingeschränkte Widerstandskraft der betroffenen Kinder gegen Infektionskrankheiten. Schwangere Frauen, die unterernährt sind, bringen sehr oft untergewichtige Kinder zur Welt, die dann wiederum ein stark erhöhtes Risiko haben, an Atemwegsinfektionen und Durchfall zu erkranken und zu versterben.

10.2.3 Niedrige Bildung

Der Gesundheitszustand einer Bevölkerung ist eng mit ihrer Bildung verbunden. Global gesehen korreliert die Anzahl an Schuljahren mit der Lebenserwartung ähnlich eng wie das Einkommen. Auch innerhalb der einzelnen Länder ist dieser Zusammenhang nachweisbar. So übertrifft die Lebenserwartung von Hochschulabgängern in der Schweiz die der am wenigsten Gebildeten um mehrere Jahre (s. a. Kap. 1.3.2).

Dabei hat insbesondere in ärmeren Ländern die Ausbildung von Mädchen einen größeren Einfluss auf die Entwicklung einer Gesellschaft sowie auf die Verminderung von Armut als die Ausbildung der Jungen. Ihre Ausbildung führt zu einer positiven Verstärkung folgender Faktoren: Gut ausgebildete Frauen heiraten später, benutzen Verhütungsmittel, bekommen weniger Kinder und ziehen diese gesünder auf. Sie treffen bessere Entscheidungen für sich und ihre Kinder und leisten in wirtschaftlicher Hinsicht größere Beiträge zum Haushalt. Zudem haben Mädchen, die in eine kleinere Familie hinein geboren werden, eine größere Chance, eine Schule zu besuchen und diese auch abzuschließen.

10.2.4 Ungleichheit zwischen den Geschlechtern

Gesellschaftlich festgelegte Rollen und Haltungen gegenüber Frauen und Männern führen zu sozialen Unterschieden, die die eine Gruppe stärken und die andere benachteiligen. Armut und unzureichende Bildung verstärken die Ungleichheit zwischen den Geschlechtern. Weltweit sind fast 90 % der Kinder, die keine Schule besuchen oder abschließen können, Mädchen. Frauen erhalten in vielen Ländern (auch in der Schweiz, in Österreich und Deutschland!) weniger Lohn für dieselbe Arbeit. Der Zugang zu gut bezahlter Arbeit ist ihnen oft verwehrt. In einkommensschwachen Ländern sind Schwangerenvorsorge und Geburtshilfe meist nicht für alle Frauen zugänglich. Mittlerweile finden dort fast 90 % der Schwangerschaftsabbrüche weltweit statt – häufig unter gesundheitsschädigenden Bedingungen. Nicht selten sind schwerste Infektionen, Blutungen oder Tod die Folge.

10.2.5 Kriegerische Konflikte

Im Jahr 2019 zählte das Heidelberger Institut für Internationale Konfliktforschung 358 politische Konflikte weltweit, 196 Konflikte wurden als „gewaltsam" eingestuft. Anders als die beiden Weltkriege sind viele der heutigen Konflikte Bürgerkriege, die über Jahrzehnte geführt werden, so z. B. in einer Reihe von afrikanischen Ländern wie Ruanda, Angola, Uganda und Somalia. Trotz des Schutzes, den die *Genfer Konvention* der Zivilbevölkerung zusichert, sind vor allem Zivilisten die Leidtragenden dieser Auseinandersetzungen. 95 % aller Toten in Bürgerkriegen sind Nichtkombattanten. Ein Krieg kann sich direkt und indirekt auf die Gesundheit einer Bevölkerung auswirken, seine Folgen sind oft über Generationen wirksam. Noch Jahre und Jahrzehnte nach einem Konflikt stellen Landminen eine große Gefahr für die Zivilbevölkerung dar (z. B. in Bosnien-Herzegowina oder Kambodscha). Die *International Campaign to Ban Landmines* erreichte 1997 ein Verbot von Herstellung, Handel und Einsatz von Anti-Personenminen (Ottawa-Konvention) und erhielt dafür den Friedensnobelpreis. Doch auch heute noch sind Landminen pro Jahr für rund 7.000 Todesfälle und schwere Verletzungen verantwortlich. In den USA hatte der ehemalige Präsident Barack Obama den Einsatz von Landminen zwar 2014 ausgesetzt, sein Nachfolger Donald Trump nahm diese Entscheidung 2020 jedoch wieder zurück. Zudem werden Landminen von vielen Industrieländern trotz des Verbots weiterhin produziert.

In bürgerkriegsähnlichen Konflikten werden immer mehr Frauen Opfer von Gewalt. So wurden Frauen beispielsweise in Ex-Jugoslawien, Ruanda und Sierra Leone systematisch von Soldaten oder Milizionären vergewaltigt. Ähnlich gingen die Angehörigen des sogenannten Islamischen Staates (IS oder Daesch) in Syrien und im Irak sowie Boko Haram im Norden Nigerias und den angrenzenden Staaten vor bzw. tun dies noch immer. In der Folge führen schwerste psychische Traumatisierungen, ungewollte Schwangerschaften und die Übertragung von HIV/AIDS zu gravierenden gesundheitlichen Belastungen bei den Betroffenen.

Darüber hinaus sind bewaffnete Konflikte Ursache für eine ökonomische Stagnation, die das Armutsrisiko in der Bevölkerung erhöht. Die Rüstungsausgaben entziehen dem Gesundheitswesen die Ressourcen, die z. B. für Impfkampagnen oder *Vektor-Kontrollmaßnahmen* (s. Kap. 9.3 und Kap. 9.4) benötigt würden. In Burundi trug dieser Faktor 2001 zu einer Malaria-Epidemie bei. ÄrztInnen und Pflegefachkräfte verlassen bei kriegerischen Konflikten oftmals ihr Land. Die Zerstörung der Infrastruktur begünstigt Epidemien von ansonsten vermeidbaren Krankheiten (z. B. Cholera), chronischer Nahrungsmangel führt zu Hungersnöten.

10.2.6 Umweltveränderungen

Unsere Umwelt wird durch Bevölkerungswachstum, Industrialisierung und Urbanisierung stark verändert. Treibhausgase, wie sie bei der Verbrennung von fossilen Brennstoffen entstehen, Bodenerosion, Erschöpfung der Trinkwasservorräte, Abnahme der Biodiversität und Anreicherungen von Chemikalien in Ökosystemen sind einige Beispiele dafür, wie die Natur in Mitleidenschaft gezogen wird. Die Bevölkerung der Industrieländer verbraucht ca. 50 Mal mehr Energie pro Person als die Einwohner von Entwicklungsländern. Der Weltklimarat *(Intergovernmental Panel on Climate Change, IPCC)* geht von einem Anstieg der weltweiten Durchschnittstemperatur um 1,5 bis 3° C bis zum Jahr 2100 aus. Schon heute zeigen sich deutliche Auswirkungen des *Klimawandels* auf die Gesundheit der Bevölkerung (s. a. Kap. 6.1).

10.2.7 Migration und Flucht

Seit jeher suchen Menschen für sich und ihre Familien bessere wirtschaftliche Bedingungen/Umweltbedingungen (selbst gewählte Migration) oder Schutz vor Verfolgung und Krieg (erzwungene Migration, Flucht). Im 21. Jahrhundert haben sich Migration und Flucht aber zu einer „neuen Normalität" entwickelt: Weltweit gibt es laut den Vereinten Nationen 271 Mio. internationale MigrantInnen. Im Jahr 2019 waren weltweit 79,5 Mio. Menschen auf der Flucht („Displaced People"), davon suchten fast 34 Mio. Schutz in einem anderen Land, die meisten in einem Nachbarland. Mehr als die Hälfte der *Displaced People* sind unter 18 Jahre alt. Tab. 10.5 zeigt aktuelle Zahlen für Deutschland, Österreich und die Schweiz. Im Vergleich zu den weltweiten Zahlen wird deutlich, dass die weitaus meisten MigrantInnen und Flüchtlinge nicht nach Europa kommen, sondern in städtische Slums ihrer Länder oder in Nachbarländer ziehen. Derzeit beherbergen die Türkei (3,6 Mio.), Kolumbien (1,8 Mio.), Pakistan (1,4 Mio.), Uganda (1,4 Mio.) und Deutschland (1,1 Mio.) die größte Zahl von Geflüchteten.

Tab. 10.5: Anzahl ausländischer Staatsangehöriger und Zahl der Asylanträge in Deutschland, Österreich und der Schweiz im Jahr 2019.

Land	Gesamtbevölkerung (Mio.)	ausländische Staatsangehörige (Mio.)	gestellte Asylanträge
Deutschland	83, 2	11,2 *	165.938
Österreich	8,9	1,4	12.886
Schweiz	8,6	2,1	14.269

* Die Zahl der Menschen mit Migrationshintergrund (selbst zugewandert oder direkte Nachfahren von Zuwanderern, unabhängig von der Staatsangehörigkeit) ist mehr als doppelt so hoch. (Quellen: BAMF 2020; ÖIF 2020; Sem 2020; Schweizerische Eidgenossenschaft 2020).

Migration (einschließlich Fluchtmigration) ist in mehrerlei Hinsicht eng mit Gesundheit assoziiert. Migrationshintergrund kann somit eine eigenständige soziale Determinante von Gesundheit sein. Menschen, die aus wirtschaftlichen Gründen migrieren, sind oft besonders gesund und mutig. Sie können daher zunächst gesundheitliche Vorteile gegenüber der Bevölkerung des Ziellands aufweisen *(Healthy Migrant-Effekt)*. Durch ihre oft ungünstigen Lebens- und Arbeitsbedingungen verlieren sich diese Vorteile im Laufe von Jahren oder Jahrzehnten und verwandeln sich in gesundheitliche Nachteile. Dazu tragen neben Diskriminierung auch sprachliche und kulturelle Barrieren bei, die den Zugang zur Gesundheitsversorgung erschweren. Diversitätssensible Gesundheitsdienste, die versuchen, die Bedürfnisse der verschiedenen Migrantengruppen zu berücksichtigen und Dolmetscherdienste zur Verfügung stellen, können gemeinsam mit einer expliziten Antidiskriminierungspolitik zu Verbesserungen der Situation beitragen.

Geflüchtete Menschen sind gleichfalls eine sehr heterogene Gruppe – nicht nur im Hinblick auf ihre Herkunftsländer und Kulturen, sondern auch auf ihre gesundheitliche Situation. Das Spektrum reicht von Menschen mit großer Resilienz bis hin zu körperlich oder psychisch schwer Traumatisierten, die Opfer von Gewalt einschließlich sexueller Übergriffe im Herkunftsland, während der Flucht oder in Massenunterkünften im Zielland geworden sind. Während die körperlichen Folgen meist leicht zu diagnostizieren sind, können psychische Traumafolgen verkannt werden oder mit Verzögerung auftreten. Es besteht eine Unterversorgung mit psychotherapeutischen Diensten, die entsprechende sprachliche und kulturelle Kenntnisse haben. Oftmals werden im Vergleich dazu große Ressourcen für das Screening auf Infektionskrankheiten eingesetzt. Hierbei ist jeweils zu prüfen, ob damit tatsächlich ein Nutzen erzielt wird (s. Kap. 4.5).

In Deutschland sehen sich Asylsuchende in den ersten 15 Monaten (seit 2019: 18 Monaten) ihres Aufenthalts zusätzlichen Zugangshindernissen zu den Gesundheitsdiensten gegenüber. Sie haben nur Anspruch auf die Behandlung akuter Erkrankungen und Schmerzzustände, Impfungen sowie die Betreuung während Schwangerschaft und Geburt. In einigen Städten und Gemeinden müssen sie zudem einen Berechtigungsschein von der Sozialbehörde besorgen, bevor sie ärztliche Behandlung in Anspruch nehmen dürfen. Diese Einschränkungen führen nachweislich zu höheren Gesundheitskosten. Gleichzeitig sind sie mit der gängigen Interpretation von bestmöglicher Gesundheit als einem Menschenrecht nicht kompatibel und sollten daher dringend aufgehoben werden.

10.3 Die Covid-19-Pandemie

Ende Dezember 2019 berichteten chinesische Gesundheitsbeamte der WHO von einem Ausbruch einer neuartigen Infektionskrankheit in Wuhan (Provinz Hubei), die mit einer Lungenentzündung einhergeht. Anfang Januar 2020 isolierten chinesische Wissenschaftler die genetische Sequenz dieses neuartigen Coronavirus', das später als *Severe Acute Respiratory Syndrome Coronavirus 2* (SARS-CoV-2) bezeichnet wurde. Das vorwiegend durch Tröpfcheninfektion übertragene Virus verursacht das Krankheitsbild COVID-19 (*Coronavirus Disease 2019*). In China führte es innerhalb eines Monats zu etwa 85.000 nachgewiesenen Infektionen und mehr als 4.000 Todesfällen. Der Schweregrad der COVID-19-Erkrankung steigt mit dem Alter stark an, ebenso das Sterberisiko. Auch bei Menschen mit chronischen Krankheiten wie Adipositas, Diabetes mellitus und Herz-Kreislauf-Erkrankungen ist es deutlich höher.

Da es sich bei SARS-CoV-2 um einen neuen Erreger handelt, ist prinzipiell jeder Mensch dafür empfänglich. Das Virus breitete sich daher von China ausgehend sehr schnell über den Globus aus (Abb. 10.4) und wurde zu einem weltweiten Gesundheitsproblem (s. Kap. 9.3.3). Schon im Februar sprach die WHO von einer Pandemie. Bis Anfang Januar 2021 wurden fast 86 Mio. diagnostizierte Fälle und annähernd 1,9 Mio. Todesfälle durch COVID-19 registriert. Man geht zudem von einer hohen Dunkelziffer aus. Um eine exponentielle Ausbreitung von SARS-CoV-2 zu verhindern, wurden nationale „Lockdowns" unterschiedlicher Ausprägung verhängt. In vielen Staaten wurde die Bevölkerung aufgefordert, während dieser Zeit zu Hause zu bleiben. Nur wenige Geschäfte blieben offen, wenige essenzielle Dienstleistungen konnten weiterhin durchgeführt werden. Als wichtige Public-Health-Maßnahmen zur Eindämmung der Pandemie wurde das breite Testen (auch bei geringfügigen Symptomen), das Isolieren der infizierten Personen sowie das Nachverfolgen von engen Kontaktpersonen und ggf. die Verhängung von Quarantänemaßnahmen durchgeführt. Zentrale Maßnahmen auf der individuellen Verhaltensebene, die die Übertragung des Virus weitgehend verhindern sollen, sind die Handhygiene, das Distanzhalten und das Tragen von Masken (Mund-Nase-Bedeckung). Nach der Lockerung der Maßnahmen im Frühsommer 2020 stieg die Zahl der Neuinfektionen in verschiedenen Ländern wieder an, u. a. auch in der Schweiz und in Österreich.

Die Ausbreitung von SARS-CoV-2 überforderte die Gesundheitsdienste und Krankenhäuser in vielen Ländern und beeinträchtigte das wirtschaftliche und soziale Leben sehr stark. Die indirekten Auswirkungen der Pandemie – z. B. der Anstieg der

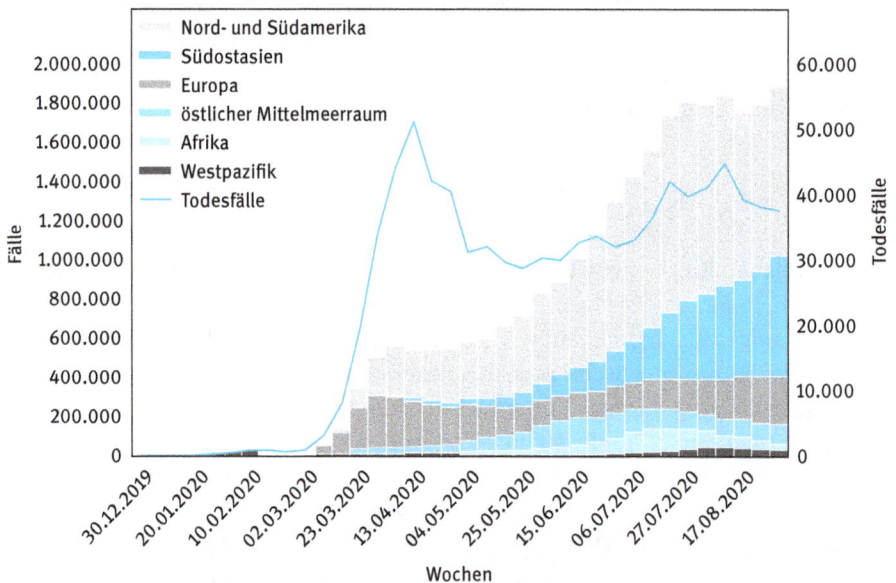

Abb. 10.4: Anzahl der wöchentlich gemeldeten COVID-19-Fälle, unterschieden nach WHO-Regionen. Die blaue Linie beschreibt die Zahl der Covid-19-bedingten Todesfälle zwischen dem 30. Dezember 2019 und dem 6. September 2020. (Quelle: World Health Organization [WHO]. Coronavirus disease [COVID-19] Weekly Epidemiological Update. Data as received by WHO from national authorities, as of 10 am CEST 6 September 2020).

Arbeitslosigkeit – werden wahrscheinlich zu einer erhöhten Morbidität und Mortalität führen. Sie könnten die in den letzten Jahren erreichten Fortschritte in Ländern mit niedrigem und mittlerem Einkommen wieder zunichtemachen. Sichere und wirksame Impfstoffe könnten die weitere Ausbreitung von SARS-CoV-2 verhindern. Erste Impfstoffe sind mittlerweile zugelassen worden. Noch müssen optimale Impfstrategien entwickelt werden. Zugleich muss sichergestellt werden, dass die Impfung für alle Menschen weltweit zugänglich und erschwinglich ist. Neue, ansteckendere Varianten von SARS-CoV-2 sind Anfang 2021 in verschiedenen Ländern aufgetreten. Sie könnten den Erfolg der Impfung beeinträchtigen.

10.4 Health for All: Strategien, Akteure und Setzung von Prioritäten

Im Jahr 1977 formulierte die Weltgesundheitsversammlung der Vereinten Nationen *(World Health Assembly)* das Ziel, dass die gesamte Weltbevölkerung bis zum Jahr 2000 ein Leben in Gesundheit führen kann. Der damalige Direktor der WHO, *Halfdan Mahler* (1923–2016) war Architekt und treibende Kraft von *Health for All by the Year 2000*. Die primäre Gesundheitsversorgung *(Primary-Health-Care*, PHC) wurde in der *Alma-Ata-Deklaration* (1978) als Schlüsselstrategie definiert, mit deren Hilfe dieses Ziel zu erreichen sei (s. a. Kap. 1.6). Seither wird diskutiert, welches die geeigneten Strategien zur Erreichung von *Health for All* sein könnten. Kontrovers diskutiert werden vertikale Programme, die zentral geplant werden und sich auf wenige Gesundheitsprobleme eines Landes oder einer Region konzentrieren. Weder die in Alma Ata propagierte PHC mit dem rudimentär ausgebildeten *Village Health Worker*, noch punktuelle vertikale Programme werden die globalen Gesundheitsprobleme nachhaltig lösen können. Der Aufbau von geeigneten Gesundheitssystemen mit einer starken PHC-Komponente, mit Institutionen und Maßnahmen der Gesundheitsförderung und Prävention stellen wichtige gesellschaftliche Aufgaben dar, die weit über den Gesundheitssektor hinausgehen und ohne eine wirksame Bekämpfung der Armut nicht zu realisieren sind.

10.4.1 Entwicklungsziele

Im September 2000 verabschiedeten die Vereinten Nationen die „Millennium-Entwicklungsziele" *(Millennium Development Goals*, MDGs). Die Bekämpfung von Hunger und Armut, Bildung für alle und Umweltschutz wurden als wichtige übergeordnete Ziele der internationalen Gemeinschaft definiert. Drei Ziele hatten unmittelbar mit Gesundheit zu tun: Reduktion der Kindersterblichkeit (MDG 4), Verbesserung der Gesundheitsversorgung der Mütter (MDG 5) sowie Bekämpfung von HIV/AIDS, Malaria und anderen Krankheiten (MDG 6). Die MDGs verdeutlichten, dass ein verbesserter Gesundheitszustand der Bevölkerung ein Schlüsselfaktor bei der Bekämpfung der Armut in der Welt ist. Um das Erreichen der Ziele messbar zu machen, wurden Indikatoren definiert. Als Basisjahr diente dabei das Jahr 1990, Zieljahr war 2015.

Das Ziel, die Armut weltweit zu halbieren, wurde bereits 2010 erreicht. Obwohl die Kindersterblichkeit deutlich abgenommen hat (Abb. 10.1) wurde das Ziel verfehlt, die Kindersterblichkeit um zwei Drittel zu senken. Die Müttersterblichkeit konnte weltweit fast halbiert werden, erreichte jedoch die Zielvorgabe nicht. Das Ziel, die Ausbreitung von HIV/Aids bis zum Jahr 2015 zum Stillstand zu bringen, wurde trotz eines deutlichen Rückgangs der Neuinfektionen in einigen Regionen Afrikas, Lateinamerikas und Asiens ebenfalls nicht verwirklicht. Obwohl die MDGs somit nur teilweise erreicht wurden, ist die Bilanz insgesamt positiv. Es ist unwahrscheinlich, dass die erzielten Fortschritte ohne die Vereinbarung von konkreten Zielen durch die internationale Gemeinschaft möglich gewesen wären.

Mit der im September 2015 von den Vereinten Nationen verabschiedeten Agenda 2030 für nachhaltige Entwicklung definierte die internationale Staatengemeinschaft erneut Ziele für eine nachhaltige Entwicklung (*Sustainable Development Goals*, SDGs, Abb. 10.5). Die 17 Ziele tragen der wirtschaftlichen, sozialen und ökologischen Dimension der nachhaltigen Entwicklung Rechnung und führen Armutsbekämpfung und Entwicklung in einer Agenda zusammen. Das SDG 3 betrifft die Gesundheit und beinhaltet 13 Unterziele, die u. a. die weitere Reduktion der Mütter- und Kindersterblichkeit, das Ende der AIDS-, Tuberkulose- und Malaria-Epidemien, die Prävention von NCDs und Verkehrsunfällen sowie die Stärkung der Gesundheitssysteme vorsehen. Die SDGs sollen bis 2030 global und von allen UNO-Mitgliedstaaten erreicht

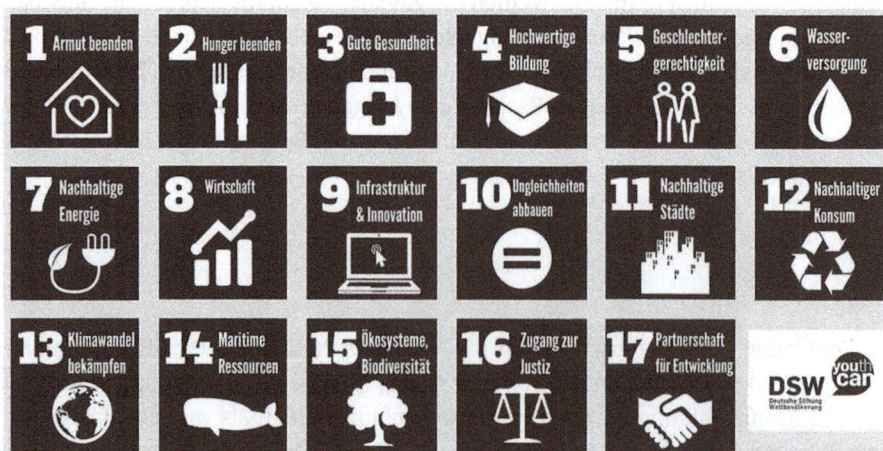

Abb. 10.5: Die nachhaltigen Entwicklungsziele. (Abbildung: Mit freundlicher Genehmigung der *Deutschen Stiftung Weltbevölkerung*).

werden. Auch die Schweiz, Deutschland und Österreich sind aufgefordert, die Ziele national umzusetzen.

10.4.2 Globaler Fonds, Stiftungen und Initiativen

Obwohl vertikale Gesundheitsprogramme immer wieder in der Kritik stehen, sind sie recht erfolgreich in der Bekämpfung von Zielkrankheiten. Ein Beispiel hierfür ist die Bekämpfung von AIDS, Tuberkulose und Malaria durch den *Global Fund to Fight AIDS, Tuberculosis and Malaria (GFATM)*. Der GFATM wurde im Juni 2002 auf Beschluss der UN-Sonderversammlung zu HIV und AIDS gegründet. Aufgabe des Fonds ist die Finanzierung von Maßnahmen zur Bekämpfung der drei Infektionskrankheiten in *Low-* und *Middle-Income*-Ländern. Geldgeber sind Regierungen und Stiftungen. Jährlich mobilisiert und investiert der Fonds etwa 4 Mrd. US-Dollar für Projekte und Programme weltweit. Mit dieser Hilfe konnten im Jahr 2018 etwa 20 Mio. HIV-infizierte Menschen und 5 Mio. Tuberkulose-PatientInnen behandelt sowie die Haushalte in den betroffenen Ländern mit 131 Mio. insektizidbehandelten Mückennetzen versorgt werden (s. a. Kap. 9.2). Zu Beginn einer Zusammenarbeit mit einem Land definieren Fonds und Empfängerorganisation gemeinsam die zu erreichenden Ziele und legen Kriterien fest, wie diese zu messen sind. Programme, die vereinbarte Zielvorgaben wesentlich unterschreiten, erhalten keine weiteren Zahlungen mehr.

Die *Bill & Melinda Gates Foundation* (BMGF) ist mit einem Vergabevolumen von derzeit etwa 5 Mrd. US-Dollar pro Jahr die größte private Stiftung der Welt. Sie unterstützt die Behandlung und Bekämpfung von Krankheiten in der ganzen Welt mit einem Fokus im Bereich AIDS, Tuberkulose und Malaria. Außerdem engagiert sie sich im Bereich der Entwicklung und Bereitstellung von Impfstoffen und Impfstofftechnologien. Die Globale Allianz für Impfstoffe und Immunisierung (*Global Alliance for Vaccine and Immunization*, GAVI) wird zu 75 % (das sind ca. 1,5 Mrd. US-Dollar pro Jahr) von der BMGF finanziert. GAVI ist ein Beispiel für eine der vielen globalen Gesundheitsinitiativen (*Global Health Initiatives*, GHI), Partnerschaften und Programmen, die im Zusammenhang mit der Umsetzung der MDGs entstanden sind. Weitere Beispiele sind die *Stop TB Partnership*, *Roll Back Malaria*, *Partnership for Maternal, Newborn and Child Health* sowie die *Health Workforce Alliance*, die sich für eine Stärkung der Personalstruktur im Gesundheitswesen einsetzt. Kritisiert wird, dass z. B. die BMGF aufgrund ihres Finanzvolumens in der Lage ist, die Ausrichtung globaler Gesundheitspolitik (mit) zu bestimmen und damit die Rolle nationaler Regierungen sowie internationaler demokratischer Institutionen wie der Weltgesundheitsversammlung der WHO zu schwächen.

10.4.3 Die WHO und andere internationale Organisationen

Die *Weltgesundheitsorganisation* (WHO) ist eine Sonderorganisation der *Vereinten Nationen* (UN) mit 192 Mitgliedstaaten und sechs Regionen (s. dazu eine Abbildung in Kap. 10 auf unserer Lehrbuch-Homepage). Als Koordinationsbehörde für das internationale öffentliche Gesundheitswesen unterstützt sie Entwicklungsländer beim Aufbau von Gesundheitssystemen und koordiniert nationale und internationale Aktivitäten, wie z. B. globale Impfprogramme und Programme gegen übertragbare Krankheiten, Rauchen oder Übergewicht. Ein weiterer Schwerpunkt ist die weltweite Erhebung und Analyse von Gesundheits- und Krankheitsdaten. Die wichtigste Publikation der WHO ist der jährlich erscheinende *Weltgesundheitsbericht (World Health Report)*, der in jedem Jahr auf ein aktuelles Thema der Globalen Gesundheit eingeht und dazu die wesentlichen globalen Daten veröffentlicht. Das jährliche Budget der WHO beträgt derzeit etwa 4,4 Mrd. US-Dollar. Ein beträchtlicher Anteil dieser Mittel sind jedoch projektgebunden, was die Handlungsmöglichkeiten der WHO einschränkt.

Weitere wichtige internationale Organisationen, die sich mit Gesundheit beschäftigen, sind z. B. die *UNAIDS (Joint United Nations Programme on HIV/AIDS*; ein Projekt der Vereinten Nationen, dessen Ziel es ist, die verschiedenen Aktivitäten der Länder im Kampf gegen HIV/AIDS zu koordinieren), die *IARC (International Agency for Research on Cancer*, eine Forschungseinrichtung der WHO zum Thema Krebs) und *The Union (International Union Against Tuberculosis and Lung Disease*, eine Organisation der nationalen Lungenligen).

Die WHO und andere Organisationen der UN sind angesichts der vielen Akteure im Bereich Gesundheit stark gefordert. Im Zentrum steht dabei die Harmonisierung der Maßnahmen von mehr als 100 GHI, von globalen und regionalen Finanzierungsagenturen sowie Projekten der Entwicklungszusammenarbeit.

Internet-Ressourcen

Auf unserer Lehrbuch-Homepage (www.public-health-kompakt.de) finden Sie neben zusätzlichen Abbildungen und Tabellen auch Hinweise auf die Literaturquellen, Links zu den genannten Institutionen, zu den SDGs, zu weiterführender Literatur sowie zu anderen relevanten Ressourcen. Besuchen Sie z. B. die Seiten von *Hans Rosling* (1948–2017), der internationale Statistiken eindrücklich interaktiv zum Leben brachte.

Register